Monographien aus dem Gesamtgebiete der Psychiatrie

21

Psychiatry Series

Herausgegeben von
H. Hippius, München · W. Janzarik, Heidelberg
C. Müller, Prilly-Lausanne

G. Huber G. Gross R. Schüttler

Schizophrenie

*Verlaufs- und sozialpsychiatrische
Langzeituntersuchungen an den
1945 – 1959 in Bonn hospitalisierten
schizophrenen Kranken*

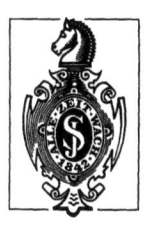

Springer-Verlag
Berlin Heidelberg New York 1979

Professor Dr. GERD HUBER, Professor Dr. GISELA GROSS, Professor Dr. REINHOLD SCHÜTTLER, Universitäts-Nervenklinik und Poliklinik, Venusberg, D-5300 Bonn 1

Die Untersuchung wurde mit Unterstützung der Deutschen Forschungsgemeinschaft durchgeführt

Mit 2 Abbildungen

ISBN 978-3-642-88139-8   ISBN 978-3-642-88138-1 (eBook)
DOI 10.1007/978-3-642-88138-1

CIP-Kurztitelaufnahme der Deutschen Bibliothek. Huber, Gerd: *Schizophrenie* : verlaufs- u. sozialpsychiatr. Langzeitunters. an d. 1945 – 1959 in Bonn hospitalisierten schizophrenen Kranken / von G. Huber ; G. Gross ; R. Schüttler. – Berlin, Heidelberg, New York : Springer, 1979. NE: Gross, Gisela:; Schüttler, Reinhold:
Satz und Offsetdruck: Beltz Offsetdruck, 6944 Hemsbach.

Vorwort

Das Erfahrungsgut, über das im vorliegenden Buch berichtet wird, sind in erster Linie die an einer Schizophrenie erkrankten Patienten, die in den Jahren 1945 bis 1959 in der Bonner Universitäts-Nervenklinik aufgenommen wurden. Die Untersuchungen selbst, die Auswertung der Befunde und die Niederschrift erstreckten sich über einen Zeitraum von 12 Jahren. Die Verfasser, die das Vorhaben von Anfang an gemeinsam planten und durchführten, sind gleichermaßen für alle Teile des Buches verantwortlich. Wir stellten 1964 an der von H.J. Weitbrecht eingerichteten, seinerzeit von G. Huber geleiteten Forschungsstelle für Verlaufspsychiatrie ein Arbeitsprogramm auf, das in Fortführung früherer Langzeituntersuchungen an Heidelberger und Wieslocher Patienten sich zum Ziel setzte, den Lebensweg von Patienten zu beschreiben, die zumindest einmal in ihrem Leben wegen einer schizophrenen Psychose in klinischer Behandlung standen. Bei den Untersuchungen konnten wir auf jahrzehntelange Erfahrungen mit schizophrenen Kranken der Heidelberger Psychiatrischen Klinik und Poliklinik (1949 bis 1962), des Akademischen Krankenhauses der Universität Ulm-Weissenau (1968 bis 1974) und der Psychiatrischen und Neurologischen Klinik der Medizinischen Hochschule Lübeck (1974 bis 1978) zurückgreifen, über die zum Teil in älteren eigenen Publikationen berichtet wurde.

Die Ergebnisse werden mit den bisherigen Kenntnissen und Auffassungen der Schizophrenieforschung verglichen, zumal mit den Befunden der bis heute umfassendsten Langzeituntersuchungen der internationalen Schizophrenieliteratur, der Zürich-Studie von M. Bleuler, der Lausanne-Studie von Ciombi und Müller und der Wieslocher Verlaufsstudie von Janzarik. Wir legten großen Wert darauf, Vorgehen und Ergebnisse so zu beschreiben, daß die Befunde unabhängig vom Schizophreniebegriff und den Deutungen und Auffassungen unseres Arbeitskreises beurteilt, überprüft und von Nachuntersuchern mit den eigenen Erhebungen verglichen werden können. Dabei versuchten wir, einen möglichst großen Teil der uns wesentlich erscheinenden neueren und älteren Literatur zum Thema zu berücksichtigen.

Die Bonner Schizophreniestudie in der nunmehr vorliegenden Form wäre ohne Unterstützung von vielen Seiten nicht möglich gewesen. Wir danken zuerst Frau Maria Linz, unserer Sachbearbeiterin für Forschung, die seit 1971 maßgeblich am Zustandekommen des Projektes in seinen einzelnen Phasen beteiligt war; ohne ihre vielseitigen Kenntnisse und Fertigkeiten hätten wir die Studie nicht zum Abschluß bringen können. Den Kollegen fast aller stationären psychiatrischen Einrichtungen in der Bundesrepublik und vielen niedergelassenen Nervenärzten sind wir für die empfangene Hilfe zu Dank verpflichtet. Es ist nicht möglich, sämtliche Institutionen im einzelnen anzu-

VI

führen, die uns Krankenakten und andere Unterlagen zur Verfügung stellten und persönliche Nachuntersuchungen bei den dauerhospitalisierten Kranken ermöglichten. Wir nennen nur die Univ.-Nervenklinik Köln (Prof. Dr. Scheid, Prof. Dr. Stammler), das Rheinische Landeskrankenhaus in Bonn (Prof. Dr. Huhn), die Landeskrankenhäuser in Andernach (Dr. Katscher), Bedburg-Hau (Dr. Scheurle), Düren (Dr. Köster), Düsseldorf-Grafenberg (Prof. Dr. Panse, Prof. Dr. Kulenkampff), Langenfeld (Prof. Dr. Lauber), die Alexianer-Krankenhäuser Aachen (Dr. Weber), Neuss (Dr. Oles) und Trier (Dr. Guthy), die Ehrenwall'schen Kuranstalten (Dr. Smolenski), den Tannenhof in Remscheid (Prof. Dr. Irle), das Josefs-Krankenhaus in Neuss (Dr. Berg) und das Psychiatrische Krankenhaus Ettelbrück in Luxemburg (Dr. Mischo). Die Kollegen und Mitarbeiter dieser Häuser, in denen ein großer Teil der ehemaligen Bonner Patienten im weiteren Verlauf behandelt wurde, haben uns die Arbeit durch ihre Bereitwilligkeit auch gegenüber oft beträchtlichen Zumutungen dankenswert erleichtert. Die Untersuchungen wurden von Anfang an durch die *Deutsche Forschungsgemeinschaft* unterstützt, der wir besonders dafür danken, daß sie in ganz und gar unbürokratischer Weise über ein Jahrzehnt lang das Projekt durch Sachbeihilfen förderte. Bei den statistischen Fragen und der elektronischen Datenverarbeitung wurden wir von Herrn Prof. Dr. Überla und seinen Mitarbeitern im Ulmer Institut für Medizinische Statistik, Dokumentation und Datenverarbeitung beraten und fortlaufend unterstützt. Schließlich und ganz besonders haben wir den ehemaligen Bonner Patienten und ihren Angehörigen zu danken, die sich für die Gespräche und Untersuchungen in der Klinik und zum größten Teil in ihren Wohnungen zur Verfügung stellten. Wir hatten zu Beginn nicht erwartet, daß die große Mehrzahl von ihnen zur Mitarbeit bereit sein würde.

Dem Springer-Verlag gilt unser Dank für die rasche Drucklegung.

Bonn, im Dezember 1978   GERD HUBER
                                          GISELA GROSS
                                          REINHOLD SCHÜTTLER

Inhaltsverzeichnis

VIII

1. Einleitung. Literaturüberblick

Die Verlaufsforschung bei den Schizophrenien steht erst am Anfang. Diese überraschende Feststellung traf M. Bleuler in seinem 1972 erschienenen Buch über „Die schizophrenen Geistesstörungen im Lichte langjähriger Kranken- und Familiengeschichten". Bis vor kurzem gab es kaum Untersuchungen über lebenslange Verläufe schizophrener Erkrankungen mit annähernd allgemeingültigen Aussagen. In den Jahren nach Einführung der Elektrokrampf- und Insulinschockbehandlung wurden die mangelhaften Kenntnisse über spontane Verläufe und Ausgänge immer wieder lebhaft beklagt. Die zahlreichen Statistiken über Therapieerfolge bezogen sich fast ausschließlich auf kurze Katamnesen von einigen Jahren. Studien an repräsentativen Stichproben, die auch die in der Schizophrenieforschung grob vernachlässigten extramuralen Verläufe und langfristig nicht mehr ärztlich betreuten Patienten erfaßten, fehlten bis vor kurzem fast vollständig. Grundlegende Mängel, die die Verwertbarkeit früherer Studien begrenzten, waren neben der unrepräsentativen Auswahl und unzureichenden Zahl der Kranken die Uneinheitlichkeit und unzulängliche Umschreibung der Diagnose und der Begriffe der psychopathologischen und sozialen Remission bzw. Heilung. Erst im letzten Jahrzehnt wurden einige groß angelegte Studien vorgenommen, die die genannten und andere methodische Schwächen so weit wie möglich vermeiden konnten. Hierher gehören neben der Zürich-Studie von M. Bleuler (1972) die nach Abschluß unserer Untersuchungen publizierte Studie von Ciompi und Müller an ehemaligen Lausanner Patienten sowie die Studie über kindliche und präpuberale Schizophrenien von Eggers (1973).

Frühere Untersuchungen stützten sich in der Regel auf Patienten, die sich noch oder wieder in stationärer oder ambulanter psychiatrischer Betreuung befanden, während systematische, persönliche spätkatamnestische Untersuchungen bei nicht mehr psychiatrisch betreuten ehemaligen Kranken fast vollständig fehlen. Die klassischen Schizophrenielehren basieren auf an hospitalisierten Kranken gewonnenen Erfahrungen. Die älteren, mehr als ein Jahrzehnt zurückliegenden Beiträge zum Thema wurden in den Sammelreferaten der Züricher Klinik (Benedetti et al., 1967), in der Monographie von Janzarik über „Schizophrene Verläufe" (1968) und in Arbeiten von Huber (1957a, 1961a, 1966b, 1968b, 1968c) referiert und kritisch gewürdigt. Eine die Liste von Stephens (1970) der zwischen 1940 und 1969 publizierten Studien über den Langzeitverlauf der Schizophrenie ergänzende Übersicht der mindestens 10jährigen Katamnesen geben Ciompi und Müller (1976).

Bereits 1929 hatte Mayer-Gross anhand von Briefkatamnesen, die 16 Jahre nach der Aufnahme in der Heidelberger Klinik erhoben wurden, bei $^1/_3$ der Schizophrenen „praktische Heilung" und „soziale Anpassung" angenommen; der Anteil der Dauerhospitali-

sierten betrug nur ca. 20% (Mayer-Gross, 1932). Auch bei einem kleinen, nur 27 Fälle
umfassenden Kollektiv von Patienten mit Schizophrenia simplex fand Cornu (1958)
bei der Katamnese nach durchschnittlich 20 Jahren $1/3$ sozial geheilt und berufstätig.
Unter 181 Schizophrenen, die 1949-1953 ebenfalls in der Heidelberger Klinik aufgenommen waren, sah Huber 13-17 Jahre später in 40% soziale Heilungen; die Mehrzahl
dieser sozial geheilten Probanden, nämlich 27% des Gesamtkollektivs, zeigten uncharakteristische reine Residuen und weitere 8% gemischte Residualsyndrome (Huber, 1968c).

Einige der klassischen Verlaufsstudien, so die von Langfeldt und Leonhard, sind
wegen der weitgehenden Orientierung am Dementia praecox-Begriff von Kraepelin
kaum verwertbar. Dies gilt für alle Untersuchungen, die eine Aufspaltung in benigne,
„schizophreniforme" und maligne, echte schizophrene Erkrankungen („Prozeßschizo-
phrenie"), in cycloide Psychosen, unsystematische und systematische Schizophrenien
vornehmen (Langfeldt, 1956; Leonhard, 1966; Retterstøl, 1968). Schon hier zeigt sich,
daß für die Erforschung schizophrener Verläufe bestimmte diagnostische Voraussetzungen erfüllt sein müssen, um Kenntnisse der Verlaufsgestalt und des Ausgangs zu gewinnen, die für die ganze Schizophreniegruppe gültig sind. Hierauf hatten wir in einer gemeinsamen Arbeit mit M. Bleuler (1976) und früher (Huber, 1964c, 1969) hingewiesen.
Auf die „Richtungsprognose" (E. Bleuler), d.h. die Langstrecken- und Dauerprognose
gerichtete Verlaufsuntersuchungen sind nach M. Bleuler nur dann sinnvoll, wenn man
die Diagnose Schizophrenie nicht von der ungünstigen Prognose, dem Ausgang in einen
sog. Defekt, abhängig macht, wie es für die Schizophreniekonzepte von Langfeldt,
Leonhard, Rümke und anderen Autoren zutrifft.

Die systematischen Untersuchungen von Huber (1961a) und Janzarik (1968) an
dauerhospitalisierten Schizophrenen zeigten, daß die Psychose bei vielen Kranken im
Verlauf zugunsten mehr oder minder uncharakteristischer Residualsyndrome, die durch
die „dynamische Insuffizienz", den „reinen Defekt" gekennzeichnet sind, in den Hintergrund tritt. Schon früher hatten Conrad (1958) und Janzarik (1959) in der „Reduktion des energetischen Potentials" und „dynamischen Entleerung" Begriffe entwickelt,
die mit dem des „reinen Defektes" annähernd identisch sind und geeignet erschienen,
das Wesen des irreversiblen defektuösen Kernsyndroms eines Teils schizophrener Erkrankungen auf einen gemeinsamen Nenner zu bringen (Huber, 1961a).

Anhand von Untersuchungen bei 190 Schizophrenen der Heidelberger Psychiatrischen Klinik
beschrieb Huber (1957a) den „asthenischen Typ" schizophrener Residualsyndrome. Es wurde gezeigt, daß dieser später (1961a) als „reiner Defekt" bezeichnete Typus querschnittsmäßig nicht als
schizophren erkennbar und die differentialdiagnostische Abgrenzung gegenüber chronischen pseudoneurasthenischen Syndromen organischer Hirnerkrankungen (Huber, 1962, 1964a, 1972a) und
bestimmten psychopathisch-neurotischen Versagenszuständen schwierig ist; ferner, daß die erscheinungsbildlich durch die vielfältigen erlebnismäßigen Aspekte der „Asthenie", des Potentialverlustes
geprägten, nicht mehr als schizophren imponierenden Residuen mit den Syndromen „reizbarer
Schwäche", Fehlen von schizophrener Kontakt- und Realitätsferne, von Affekt- und Ausdrucksanomalien weit häufiger vorkommen, als schon früher aufgrund von Einzelbeobachtungen vermutet
worden war (Huber, 1957a).

Bei Verlaufsuntersuchungen an 212 schizophrenen Kranken des Psychiatrischen
Landeskrankenhauses Wiesloch erwies sich wiederum der in seinen vielfältigen phänomenalen Äußerungsweisen mehr oder minder uncharakteristische „reine Defekt", die
„dynamische Insuffizienz" (Janzarik, 1959, 1968), gegenüber den grundsätzlich rückbildungsfähig produktiv-psychotischen Symptomen als eine im Kern irreversible

Komponente schizophrener Residualsyndrome. Weil die bisherigen Typologien, so auch die Differenzierung in „Defekt" und „Demenz" oder in leichte, mittelschwere und schwere „Endzustände" (E. Bleuler, 1911; M. Bleuler, 1941, 1972) und andere ausschließlich quantitative Unterscheidungen zur deskriptiv-psychopathologischen Erfassung des Formenreichtums remittierter und chronischer Schizophrenien nicht ausreichten, wurde der Pauschalbegriff des sogenannten schizophrenen Defektes von Huber (1961a) in eine Reihe von Prägnanztypen differenziert. Das für die Schizophrenielehre Neue war dabei unseres Erachtens die Heraushebung der mehr oder minder uncharakteristischen Remissionstypen im Sinne des „reinen Defektes", nachdem früher und bis in die Gegenwart (M. Bleuler 1964, 1972) die Lehrmeinung, Schizophrenien würden stets – wenn sie nicht restlos ausheilen – zu spezifischen, von chronischen organischen Psychosyndromen scharf abgrenzbaren psychischen Dauerveränderungen führen, nicht ernsthaft in Frage gestellt wurde. Für fast alle Schulen und Autoren galt die Petitio principii der durchgehenden psychopathologischen Heterogenität des schizophrenen gegenüber dem organischen Residual- und Defektzustand. Daß es zahlreiche Verläufe gibt, die als Residuum lediglich die reine, im Sinne der traditionellen Konzepte nicht schizophreniecharakteristische Potentialreduktion zeigen, wurde erst durch die Heidelberger und Wieslocher Untersuchungen von Huber und Janzarik als Hypothese formuliert und durch spätere Studien bestätigt (Huber, 1957a, 1961a, 1964c, 1966b, 1968c; Janzarik, 1959, 1962, 1968; Gross et al., 1971a; Gross et al., 1971c).

Bei 100 chronischen Schizophrenien mit einer durchschnittlichen Verlaufsdauer von 35 Jahren, über die Janzarik (1968) berichtete, überwog nicht die Konstanz, sondern die Wandelbarkeit der Verläufe. Noch im Spätstadium können sich die „aktivischen Defektvarianten", an eine persistierende paranoid-halluzinatorische Symptomatik gebundene und als stumpf-autistisch-ausgebrannt-verschroben-zerfahren erscheinende Syndrome auf diskrete Residuen zurückbilden. Die „typisch schizophrene Defektpsychose", ebenso der „gemischte Defekt" sind, wie Janzarik formuliert, rückbildungsfähig, nur der „reine Defekt" erweist sich als beständig. Nach Janzarik setzen typische chronische Schizophrenien die Mitwirkung von drei Grundkomponenten voraus, der produktiv-psychotischen („dynamische Entgleisung"), der „dynamischen Insuffizienz" („reiner Defekt") und der persönlichkeitsbezogenen „strukturellen Verformung" (Janzarik, 1968, 1973). Schon die Heidelberger und Wieslocher Untersuchungen führten zu einer Relativierung von drei teils konträren Annahmen klassischer und moderner Schizophrenielehren: zunächst der These von der obligaten Progredienz und Irreversibilität der Schizophrenien und der Gegenthese des Fehlens eines echten irreversiblen psychischen Defizienzsyndroms bei den Schizophrenien. Angesichts der häufigen, überwiegend wenig aufdringlichen, nicht mehr mit psychotischem Geschehen verbundenen reinen Residualsyndrome („reiner Defekt") konnte auch die These vom ausnahmslos typischen, schizophreniespezifischen Aussehen der Residualsyndrome schizophrener Erkrankungen nicht aufrechterhalten werden. Die späteren Untersuchungen an Bonner Patienten, deren Ergebnisse hier vorgelegt werden, sollten u.a. die früheren Befunde und Thesen überprüfen und den Fragenkomplex der uncharakteristischen reinen Residualzustände und der gleichermaßen schizophrenieuncharakteristischen Prodrome, Basisstadien und Basisstörungen einer Klärung näherzubringen versuchen.

Bei kindlichen Schizophrenien, die sich vor dem 14. Lebensjahr manifestierten, waren von 66 Patienten nach 5-40 Jahren 23% geheilt, 42% gebessert, 9% unverändert und 27% verschlechtert (Eggers u. Stutte, 1971; Eggers, 1973). Vermutlich haben nur die sehr seltenen Frühestschizophrenien mit Erkrankungsbeginn vor dem 10. Lebensjahr eine besonders ungünstige Dauerprognose. Wie Huber hinsichtlich jugendlicher und erwachsener Schizophrenien (1968b) hebt Eggers die Schwierigkeit oder Unmöglichkeit einer verläßlichen Prognostik aus dem initialen psychopathologischen Syndrom hervor. Bislang sind die Versuche, Gesetzmäßigkeiten zwischen Symptomen oder Syndromen im Erkrankungsbeginn und Ausgang aufzuzeigen, aus bestimmten initialen psychopathologischen Zustandsbildern bestimmte maligne oder benigne, typische oder atypische Verläufe abzuleiten, mehr oder weniger gescheitert; sie führten nicht zur Aufstellung von Erscheinungsbild, Verlauf und Ausgang einschließenden Regeln (Huber, 1968b). Eggers fordert auch für die Ausgänge kindlicher Schizophrenien eine psychopathologische Differenzierung in verschiedene Defektsyndrome, wie sie Huber (1961a, 1966b) als Prägnanztypen beschrieb. Intervallär und zeitlich begrenzt, aber auch längerdauernd sind auch bei kindlichen Schizophrenien Besserungen der als defektuös gewerteten Symptomatik und darüber hinaus positive Aufwärtsentwicklungen bei im Querschnitt desolat und erstarrt erscheinenden Patienten möglich. Abnorme Leibgefühlstörungen in Form von Coenästhesien der Stufe 2, die nach Huber zu den aktiven Basisstörungen zu rechnen sind (Huber, 1966b, 1976c; Huber u. Penin, 1968), treten am frühesten auf, erst später mehr konkretisierte und ausgeformte wahnhafte und halluzinatorische Phänomene. Dieser Befund ist gut vereinbar mit der Annahme, daß uncharakteristische Basisstörungen und Basissyndrome vor der Manifestation der Psychose und nach ihrer Remission die eigentliche primäre Symptombildung darstellen, während das typisch Schizophrene, zumal die hochkomplexen und diagnostisch relevanten schizophrenen Endphänomene, erst aus der Amalgamierung der basalen Funktionsstörungen mit der „anthropologischen Matrix" resultieren (Huber, 1969; Gross et al., 1971a, 1971c; Weitbrecht, 1971, 1973).

M. Bleuler ging von 208 unausgelesenen Schizophrenen aus, die er selbst 1942/43 bei der stationären Aufnahme in die Psychiatrische Universitätsklinik Burghölzli (Zürich) behandelte und deren Schicksal er bis zu ihrem Tode oder über mehr als 22 Jahre verfolgte. Zusätzlich sind in seinem 1972 erschienenen Buch noch Katamnesen an 200 Schizophrenen der St. Gallischen Psychiatrischen Klinik in Pfäfers, 100 Schizophrene einer Privatklinik bei New York und 158 Kranke der Basler Psychiatrischen Universitätsklinik berücksichtigt. In Übereinstimmung mit den Heidelberger und Wieslocher Befunden (Huber, 1957a, 1961a, 1964c, 1966b, 1968c; Janzarik, 1959, 1968) ergab sich, daß die Schizophrenie keine sich im Laufe des Lebens progredient verschlimmernde Erkrankung ist, vielmehr durchschnittlich in mittleren und späteren Stadien eher eine Neigung zur Besserung zeigt. Die „schizophrene Katastrophe" im Sinne von Mauz, ein schwerer, endgültiger Zerfall in den ersten 3 Krankheitsjahren kommt im Züricher Erfahrungsgut nur noch in 1% vor. Alle chronischen Psychosen sind leichter geworden, während sich Heilung nicht häufiger fand als früher. Bleuler nimmt eine günstige Verlaufsänderung der Schizophrenien an. Ungefähr die Hälfte seiner früheren Patienten sind nach der Erkrankung wieder langdauernd erwerbstätig. Bei mehr als ¼ zeigen sich selbst nach vieljähriger Krankheitsdauer noch wesentliche Änderungen im Befinden, während die übrigen einen ziemlich stabilen „Endzustand" erreichen; davon zeigen rund

¼ eine dauernde Heilung. Zahlreiche Befunde der wegweisenden Untersuchungen von M. Bleuler werden, ebenso wie die Ergebnisse der Lausanne-Studie von Ciompi und Müller, im folgenden in den einzelnen Kapiteln überall dort, wo ein Vergleich möglich und sinnvoll ist, mit den Resultaten der Bonn-Studie verglichen. Die Züricher und Lausanner Untersuchungen sind die einzigen Langzeituntersuchungen, die unseres Erachtens in bezug auf Diagnosebegriff, Repräsentativität des Materials und Art der Verlaufsbeobachtung in wichtigen Belangen einen Vergleich mit der Bonn-Studie erlauben.

Die Studie von Ciompi und Müller erstreckt sich auf 289 schizophrene Kranke der „Enquête de Lausanne", die alle ehemaligen, vor 1963 in der Lausanner Psychiatrischen Klinik ersthospitalisierten Patienten der Jahrgänge 1873-1897 erfaßte. Die Beobachtungsdauer ist hier mit durchschnittlich 36,8 Jahren nahezu maximal. Die nachuntersuchten 289 überlebenden von ursprünglich 1642 Patienten sind allerdings wegen der Mortalität und dem dadurch bedingten Überschuß an Frauen, an jüngeren Jahrgängen und an solchen mit relativ kürzerer Katamnese nach den Autoren nur bedingt repräsentativ für die Gesamtheit der Kranken, repräsentativ jedoch für die bis ins höhere Alter überlebenden Schizophrenen. Im Rahmen einer umfassenden Analyse der Langzeitentwicklung werden zur Beantwortung der Frage, von welchen Faktoren die unterschiedlichen Verlaufstendenzen abhängen, die eruierbaren anamnestischen, psychopathologischen und aktuell-situativen Variablen hinsichtlich ihrer statistischen Beziehung zu den verschiedenen Aspekten des Langzeitverlaufs geprüft.

Ciompi und Müller gelangen zu der Annahme, daß drei Grundfaktoren, nämlich Persönlichkeits-, Krankheits- und Altersfaktor den Langzeitverlauf beeinflussen. In bezug auf den Krankheitsfaktor hänge der Verlauf von der inneren Mobilität des Geschehens ab, wie sie sich in der Art des Beginns, der Verlaufsform und teilweise in der Symptomatik widerspiegelt. Der Persönlichkeitsfaktor ist nach den Autoren weitgehend identisch mit lebensgeschichtlichen und (in weitestem Sinne) sozialen Elementen; für die Bedeutung lebensgeschichtlicher Einflüsse spreche die Verbesserungstendenz im Alter, die große Spielbreite der Verlaufsmöglichkeiten und die hohe Zahl von Vollremissionen. Die immense Zahl von – nachweisbaren oder zu vermutenden – verlaufsbestimmenden Faktoren kann, wie die Autoren besonders hervorheben, nicht auf einen Nenner gebracht werden; zudem ist es unmöglich, psychodynamische Faktoren bei einer genügend großen Zahl von Probanden in einer katamnestisch-statistischen Forschung in Langzeitverläufen zu erfassen. Auch die anlaufende prospektive Forschung ist hier, wie die Autoren zu Recht bemerken, überfordert.

Auch die Ergebnisse der Lausanne-Studie stimmen mit den Heidelberger und Wieslocher Katamnesen und den früher mitgeteilten Bonner Befunden (Huber, 1961a, 1964c, 1966b, 1968c, 1969; Gross et al., 1971c; Gross et al., 1973a; Huber et al., 1976a; Janzarik, 1968) darin überein, daß bei den Schizophrenien ein lange Zeit grob unterschätztes Besserungspotential besteht und der Verlauf die sehr variable Resultante einer Vielzahl von Einflüssen, von biologischen und somatischen, individuell-psychologischen, persönlichkeitsmäßigen und sozialen Determinanten darstellt. Obschon die theoretischen Auffassungen über das Wesen der Schizophrenien von Ciompi und Müller und M. Bleuler einerseits, unserer Arbeitsgruppe auf der anderen Seite verschieden sind, besteht, wie M. Bleuler in einer gemeinsamen Arbeit (Bleuler et al., 1976) ausführte, vollständige Übereinstimmung in der Diagnostik der Schizophrenie. Insbesondere erfolgte die Diagnose bei den drei Autoren bzw. Autorengruppen unabhängig vom Verlauf (Ausgang) und stützt sich auf die bekannten Kriterien von E. Bleuler und K. Schneider (s. S. 10 ff), so daß auch diese Voraussetzung für die Vergleichbarkeit der Ergebnisse erfüllt ist.

Die Verwertbarkeit der Ergebnisse von Verlaufsuntersuchungen bei Schizophrenen steht und fällt mit der Repräsentativität des Materials (ausreichende Zahl von Proban-

6

den, Eliminierung von Selektionseffekten durch Einbeziehung außerklinischer und
nicht mehr psychiatrisch betreuter Verläufe, häusliche Katamnesen – s. s. 9) und
der Art und eindeutigen Definition des zugrundegelegten Schizophreniekonzeptes. Die
Diagnosestellung muß unabhängig vom Ausgang erfolgen und sich auf das psychopathologische Zustandsbild im Erkrankungsbeginn gründen (s. S. 10 ff); der Schizophreniebegriff muß von vornherein klar definiert und für die gesamte Dauer der Untersuchung
konsequent festgehalten werden. Die meisten, hier nicht gesondert erwähnten Verlaufsuntersuchungen zum Schizophrenieproblem sind nur bedingt verwertbar, weil sie die
von M. Bleuler und unserer Arbeitsgruppe (Gross et al., 1973a; Gross u. Huber, 1973)
genannten methodischen Voraussetzungen nicht erfüllen. Dies gilt auch für diejenigen
Untersuchungen, die in ihren Katamnesen die Hypothese einer Differenzierbarkeit von
echten und unechten Schizophrenien, von „Prozeßschizophrenien" und atypischen,
schizophreniformen, cycloiden oder unsystematischen Schizophrenien zu verifizieren
versuchen (s. S. 2 u. 12 f). Das von diesen Autoren zugrundegelegte diagnostische
Konzept ist untauglich für Verlaufsuntersuchungen; die Ergebnisse sind nicht vergleichbar mit den Befunden von M. Bleuler, Ciompi und Müller und unserer Arbeitsgruppe,
weil nur die ungünstig verlaufenden Erkrankungen als (echte, eigentliche) Schizophrenien angesehen werden. Hier sind besonders die sorgfältigen Studien der skandinavischen Schulen zu nennen, soweit sie Schizophrenien mit günstigem Ausgang, unter
welcher Bezeichnung auch immer („schizophreniforme Psychosen", „schizoaffektive
Psychosen", „reaktive Psychosen", „psychogene Psychosen"), als selbständige Krankheitsformen betrachten und von der „echten Schizophrenie" abtrennen (Langfeldt,
1937, 1939, 1956; Achté, 1961; Niskanen u. Achté, 1971, 1972; Holmboe u. Astrup,
1957; Retterstøl, 1968; auch Vaillant, 1964a, b; Stephens, 1970; van Praag, 1978).

Stephens stellte 1970 eine von Ciompi und Müller bis 1973 ergänzte Liste der zwischen 1940
und 1970 publizierten Verlaufsstudien zusammen. Wie schon M. Bleuler, Ciompi und Müller und
andere Autoren feststellen mußten, sind die Ergebnisse wegen völlig verschiedener Methodik, hete-
rogener Auswahlkriterien und ungenügender Angaben über die angewandten Kriterien zum größten Teil nicht miteinander vergleichbar. Soweit ein Vergleich möglich ist, werden wir in den entsprechenden Abschnitten auf die vorhandene Literatur eingehen.

*Nochmals ist hervorzuheben, daß ein schon bei der Untersuchungsplanung klar defi-
nierter und konsequent beibehaltener Schizophreniebegriff mit einer vom Ausgang unabhängigen Schizophreniediagnostik eine conditio sine qua non für die verlaufspsychiatrische Schizophrenieforschung darstellt.* Auf die Langzeitentwicklung der Schizophrenien gerichtete Untersuchungen sind nur dann sinnvoll, wenn man die Diagnose Schizophrenie nicht von der ungünstigen Prognose abhängig macht. Verlaufsuntersuchungen
wären nach M. Bleuler sinnlos, wenn man den ungünstigen Ausgang als Kriterium für
die Diagnose verwendet (Bleuler et al., 1976). Wie in der übrigen Medizin ist es unzu-
lässig, die Diagnose mit dem Verlauf zu verquicken, wenn außer dem ungünstigen Ausgang nicht noch andere, wesentliche symptomatologische Unterschiede vorhanden sind
(Ciompi u. Müller, 1976). Solche symptomatologischen Kriterien sind im Erkrankungsbeginn der Schizophrenien bisher nicht nachgewiesen. Es gibt keine Symptome oder
Syndrome, die mit Sicherheit initial eine Differenzierung in maligne und benigne,
prozeßhafte und nicht prozeßhafte Schizophrenien, echte und sog. Pseudoschizophrenien erlauben würden (Huber u. Gross, 1974; Rümke, 1958).

Diese Auffassung wurde von Huber 1968 aufgrund der klinischen Empirie vertreten (Huber, 1968c); wir werden später sehen (s. S. 223 ff), inwieweit sie durch die Befunde der Bonn-Studie über den Einfluß anamnestischer und klinisch-psychopathologischer Faktoren auf den Langzeitverlauf gestützt werden kann.

Dieser Sachverhalt ist für die individuelle Prognostik und die Einschätzung der Erfolgschancen therapeutischer und rehabilitativer Bemühungen von besonderer Bedeutung. Bei erfahrungswissenschaftlich-statistischen Untersuchungen über den Langzeitverlauf ist es unumgänglich, schon bei der Planung der Untersuchung die diagnostischen Kriterien für die Auswahl des Beobachtungsgutes festzulegen. Dabei muß die diagnostische Zuordnung aufgrund des psychopathologischen Zustandsbildes im Erkrankungsbeginn, d.h. während der psychotischen Erstmanifestation erfolgen. Hat man sich erst einmal für ein Schizophreniekonzept entschieden, das einen ungünstigen, defektuösen Ausgang nicht zum obligaten Kriterium der Diagnose macht, wird die Auswahl des Beobachtungsgutes, wie wir später sehen werden (s. S. 11 u. 86), offensichtlich wenig oder gar nicht dadurch beeinflußt, ob man mehr dem diagnostischen Konzept von E. und M. Bleuler zuneigt (und dabei den Grundsymptomen von E. Bleuler gegenüber seinen accessorischen Symptomen den Vorrang gibt) oder ob man mit Schneider den abnormen Erlebnissymptomen 1. und — in geringerem Maße — auch 2. Ranges gegenüber den sog. Ausdruckssymptomen im Sinne von Schneider größeres diagnostisches Gewicht beimißt. Die Langzeitprognose wird durch das initiale Vorhandensein von abnormen Erlebnisweisen 1. Ranges oder von Grundsymptomen keineswegs einheitlich und gleichsinnig beeinflußt (s. a. S. 283 ff).

Unbeschadet der unterschiedlichen Vorstellungen über Wesen und Theorie der Schizophrenien besteht zwischen M. Bleuler, Ciompi und Müller und unserer Arbeitsgruppe hinsichtlich der Schizophreniediagnostik Übereinstimmung. Der Begriff der Schizophrenie ist enger gefaßt als der mancher anderer Autoren und Schulen. Ein „weiterer" Schizophreniebegriff wird nur insofern verwendet, als ein günstiger Ausgang (z.B. eine psychopathologische Vollremission) nicht als Kriterium gegen die Diagnose einer Schizophrenie verwendet wird. Aus den erörterten Gründen beziehen wir uns in den einzelnen Kapiteln in erster Linie auf die Ergebnisse von M. Bleuler und Ciompi und Müller, auf die Befunde anderer Untersucher nur insofern, als eine Vergleichbarkeit aufgrund der methodischen Voraussetzungen, der diagnostischen Kriterien und der Repräsentativität des Materials in einzelnen Punkten möglich erscheint. Wie Ciompi und Müller und M. Bleuler können auch wir nicht darauf verzichten, die Auswahl des Beobachtungsgutes, die diagnostischen Kriterien, die Definitionen der untersuchten Parameter, das Vorgehen bei der Erfassung zumal der psychopathologischen und sozialen Befunde und der statistischen Bearbeitung detailliert darzustellen, um den Leser ausreichend zu informieren und Nachuntersuchern einen fundierten Vergleich zu ermöglichen (Gross u. Huber, 1973; Huber et al., 1975c). Schon weil Auslesefehler in einer Studie nie ganz vermeidbar sind, die Auswahl der Kranken von nicht vollständig berechenbaren und übersehbaren Faktoren mitbeeinflußt wird, ist es unumgänglich, die an verschiedenen Populationen von Kranken von verschiedenen Autoren gewonnenen Resultate untereinander zu vergleichen. Daten, die einigermaßen verläßlich darüber unterrichten können, wie Schizophrenien unabhängig von zufälligen, zeitlich und örtlich begrenzten Einflußfaktoren verlaufen, werden dann innerhalb der Grenzwerte verschiedener Untersuchungen liegen (Bleuler et al., 1976).

2. Beobachtungsgut und Methodik.
Zielsetzung und Hypothesen

2.1 Auswahl und Repräsentativität des Materials

Spätkatamnestische Erhebungen bei einem für die Gesamtheit der Schizophrenien repräsentativen Beobachtungsgut wurden bislang selten durchgeführt (s. S. 1 ff). Man findet in der Literatur eher noch Langzeituntersuchungen bei Teilgruppen, so bei einfachen Schizophrenien, Spätschizophrenien, katatonen Formen oder sogenannten reaktiven Psychosen. Lebenslange Verläufe und solche im 2., 3. und 4. Jahrzehnt nach Erkrankungsbeginn bei einem genügend umfangreichen Erfahrungsgut, das auch nach Aufsplitterung in Teilgruppen statistische Auswertungen erlaubt, fehlten bis vor kurzem nahezu vollständig. Für die Repräsentativität ist von ausschlaggebender Bedeutung, daß frühere Studien sich fast ausschließlich auf Patienten stützten, die sich noch oder wieder in psychiatrischer Behandlung befanden, während die weit überwiegenden, nicht mehr psychiatrisch und zum großen Teil überhaupt nicht mehr ärztlich betreuten Patienten nicht erfaßt wurden. Die in Rede stehende Population schizophrener Kranker gelangt gewöhnlich nur einmal, kurzfristig und vorübergehend zur Kenntnis der Medizin, speziell der Psychiatrie, um dann wieder vorzeitig aus der „Welt der Medizin" (Bauer et al., 1976) auszuscheiden. Schizophrenieforschung und Schizophrenielehre bezogen sich bis in die jüngste Vergangenheit auf jenen kleineren Teil schizophrener Erkrankungen, der in fachpsychiatrische (stationäre oder ambulante) Behandlung gelangt und bleibt, solange die Krankheit anhält, eine Teilgruppe, die quasi nur den über der Wasseroberfläche liegenden Teil des „Eisberges" der Gesamtpopulation (Bauer er al., 1976) darstellt.

Dabei ist noch nicht von jenen, vermutlich zahlreichen abortiven schizophrenen Erkrankungen mit geringen, uneingestandenen, unauffälligen oder nur vorübergehenden Krankheitssymptomen die Rede, die als solche überhaupt nicht zur Kenntnis der Medizin und der psychiatrischen Forschung gelangen. Solche „formes frustes", zu denen auch viele coenästhetische Typen schizophrener Erkrankungen (Huber, 1957a, 1957b, 1971) und die Mehrzahl „endogener juvenil-asthenischer Versagenssyndrome" („autochthone juvenile Asthenien" – Glatzel u. Huber, 1968) gehören, abortive Verläufe im Sinne der „latenten Schizophrenie" von E. Bleuler, sind vermutlich relativ häufig. Möglicherweise hatte E. Bleuler Recht, als er die „latente Schizophrenie" für die häufigste – doch nicht als solche erkannte – Schizophrenieform überhaupt hielt (Huber, 1971b, 1974b). In Analogie zu anderen, vorwiegend erbbedingten Leiden muß man auch bei den Schizophrenien mit einem erheblichen Anteil von abortiven Verläufen in familiärer Nachbarschaft der voll ausgeprägten Formen rechnen. Die Neigung der Betroffenen, ihre Beschwerden und Störungen, die sie durchaus zu registrieren und kritisch zu reflektieren vermögen, vor der Mitwelt und der „Welt der Medizin" angesichts der erwarteten (und nach wie vor leider tatsächlich zu erwartenden) individuellen und gesellschaftlichen Sanktionen gegenüber psychischer Symptomatik zu verbergen, fällt hier in bezug auf die Feststellbarkeit der Häufigkeit der Störung sicher noch mehr ins Gewicht als bei anderen, rein körperlichen Krankheiten.

Wir haben bisher keine Möglichkeit, die Probanden der in Rede stehenden Teilgruppe abortiver Schizophrenien, die als solche zu keinem Zeitpunkt ihres Lebens diagnostiziert und behandelt werden, zu identifizieren, auch nicht mit Felduntersuchungen, die selbst bei größtem personellen und zeitlichen Aufwand methodisch problematisch wären. Bei dieser Situation schien es uns vordringlich, wenigstens alle diejenigen schizophrenen Kranken in möglichst lebenslangen Verläufen zu erfassen, die zumindest einmal, gewöhnlich im Beginn ihrer Erkrankung, stationär in einer fachpsychiatrischen Einrichtung aufgenommen waren. So versuchte einer von uns (Huber) seit Beginn seiner Tätigkeit als klinischer Oberarzt und Leiter der Forschungsstelle für Verlaufs- und Sozialpsychiatrie an der Bonner Universitäts-Nervenklinik ein Forschungsprogramm aufzustellen, das zum Ziel hatte, sämtliche ehemaligen Patienten der Bonner Klinik, die dort in den Jahren 1945-1959 mit der gesicherten Diagnose einer Schizophrenie stationär behandelt oder begutachtet worden waren, unter psychopathologischen, verlaufs- und sozialpsychiatrischen Aspekten und in spätkatamnestischen Erhebungen zu erfassen. Das Vorhaben wurde mit Unterstützung der Deutschen Forschungsgemeinschaft seit 1966 gemeinsam mit Gross und Schüttler vorbereitet und durchgeführt. Dabei waren wir schon bei der Untersuchungsplanung bemüht, den von M. Bleuler (1972) aufgestellten, von uns modifizierten (Gross u. Huber, 1973; Gross et al., 1973a) sechs Forderungen für eine erfolgversprechende verlaufspsychiatrische Forschung gerecht zu werden.

1. Der Schizophreniebegriff muß vor Beginn der Untersuchung klar definiert und für die gesamte Dauer der Studie konsequent festgehalten werden. Bei den Untersuchungen an Heidelberger und Wieslocher schizophrenen Kranken (Huber, 1957a, 1961a, 1964c, 1966b, 1968c, 1969) wurde bereits der Schizophreniebegriff von K. Schneider zugrundegelegt, der auch in der Bonn-Studie Verwendung fand (Huber 1976a, 1976e; Huber et al., 1976b).

2. Der verwendete Schizophreniebegriff von K. Schneider impliziert, daß die *Diagnosestellung unabhängig vom Ausgang* erfolgt, die Diagnose einer Schizophrenie demnach auch mit einer vollständigen Wiederherstellung kompatibel ist (s. S. 6). Die Diagnose gründet sich auf das psychopathologische Zustandsbild im Erkrankungsbeginn. Die praktische Brauchbarkeit des diagnostischen Konzepts von Schneider wurde auch durch neuere Studien untermauert (Wing, 1976, WHO-Studie, 1973).

3. Die Zahl der Probanden muß genügend groß sein, um die Gesamtpopulation in einer für die statistische Bearbeitung ausreichenden Weise analysieren und in Teilkollektive differenzieren zu können. Dies gilt insbesondere für die sehr zahlreichen Variablen, die erfaßt werden müssen, um eine Aussage über ihren Einfluß auf Verlauf und Ausgang zu ermöglichen.

4. Das Beobachtungsgut muß insbesondere insofern unausgelesen sein, als es sämtliche Patienten (oder eine repräsentative Stichprobe dieses Personenkreises) umfaßt, die in einem bestimmten Zeitraum hospitalisiert und dadurch Probanden wurden. Es müssen also einseitige Ausleseeffekte vermieden werden, die bei den früheren Untersuchungen dadurch entstanden, daß vorwiegend oder ausschließlich solche Patienten nachuntersucht wurden, die noch oder wieder in psychiatrischer Behandlung standen. Diese Forderung kann man, wie sich ergab, nur erfüllen, wenn die Mehrzahl der Nachuntersuchungen am Wohnort der ehemaligen Patienten im häuslichen Milieu vorgenommen wird. Man muß damit rechnen, daß nur eine relativ kleine Teilgruppe ehemaliger Patienten bei Langzeitstudien mit einer durchschnittlichen Katamnesendauer von über 2 Dezennien der Aufforderung zu einer ambulanten Nachuntersuchung in der Klinik nachkommt. In der Bonner Population war dies bei ca. ¼ (26,7 %, s. S. 34) der Fall.

5. Die Punkte 3 und 4 sind, von einmaligen und kaum wiederholbaren Ausnahmeleistungen wie der von M. Bleuler abgesehen, nur zu realisieren, wenn die Untersuchungen in Teamarbeit von den gleichen Untersuchern, die möglichst auch mit den Autoren der späteren Publikation identisch

sein sollten, geplant und durchgeführt werden. Nur so kann man unseres Erachtens dem grundsätzlichen methodischen Dilemma begegnen, entweder eine kleine Zahl von Probanden in Einzelfallstudien vertieft und umfassend oder ein großes Kollektiv unter Verzicht auf eine vollständige Durchdringung des Einzelfalles statistisch zu bearbeiten. Nur so ist es unseres Erachtens, wenn auch nur im Sinne eines vertretbaren Kompromisses möglich, das gleiche Beobachtungsgut statistisch und psychopathologisch zu analysieren. Auch Ciompi und Müller heben hervor, daß Einzelfallstudien und statistisch verwertbare Katamnesen sich praktisch ausschließen und zwei völlig verschiedene Forschungsansätze darstellen. Sie erörtern, ob nicht bereits der Endpunkt der katamnestischen Verlaufsforschung erreicht ist und in Zukunft das Feld der prospektiven Forschung gehört. Doch sind auch ihr schon dadurch Grenzen gesetzt, daß ein Forscherleben nicht ausreicht, um einen Probanden von der Kindheit bis ins hohe Alter zu beobachten oder gar den gesamten Lebensweg einer genügend großen Zahl von Probanden zu verfolgen. Auch stellt sich die Frage, ob Einzelfallanalysen mit Berücksichtigung psychodynamischer Gesichtspunkte, etwa in einer psychotherapeutischen Beziehung, dem Untersucher noch eine ausreichende Distanz erlauben, um den Überblick über die Gesamtzusammenhänge zu gewährleisten, ob nicht hier die „mikropsychopathologische" Methode, zumal wenn sie die psychoanalytische Theorie zugrundelegt, im Hinblick auf die Erkennung wesentlicher Beziehungen der „makropsychopathologischen" unterlegen ist. Soweit in unserer Studie psychopathologische Fragen behandelt werden, stützen wir uns auf die deskriptiv-analytische (K. Schneider), phänomenologische und genetisch-verstehende (Jaspers) Methode.

6. Anzustreben ist, den gesamten Verlauf möglichst kontinuierlich als „Verlaufskurve" zu erfassen, ein Desiderat, das freilich gleichfalls so gut wie nie vollständig erfüllbar ist. Immerhin ist es möglich, durch mehrfache Nachuntersuchungen, wie es M. Bleuler praktizierte, und/oder durch Heranziehung sämtlicher erreichbaren Unterlagen und umfassende Exploration der Kranken selbst und ihrer Bezugspersonen anläßlich der Nachuntersuchung eine der tatsächlichen Entwicklung nahekommende Rekonstruktion des Gesamtverlaufs zu erhalten.

Auch wenn günstigstenfalls alle genannten Forderungen vollständig oder annäherungsweise erfüllt sind, lassen sich Ausleseeffekte nie ganz vermeiden, wie immer auch die Kranken ausgewählt wurden. Daher ist es notwendig, verschiedene Populationen von Schizophrenen aus verschiedenen Regionen mit der gleichen Methode zu untersuchen, im Idealfall durch die gleiche Forschergruppe. Da dies wegen der Aufwendigkeit und der Begrenztheit der Kapazitäten der einzelnen Untersucher in der Regel nicht möglich sein wird, ist es unerläßlich, die Ergebnisse verschiedener Arbeitsgruppen untereinander zu vergleichen (Bleuler et al., 1976).

2.1.1 Schizophreniebegriff und Schizophreniediagnose

Unsere Untersuchung geht aus von 758 Patienten, die in den Jahren 1945 – 1959 unter der Diagnose einer Schizophrenie in der Bonner Nervenklinik stationär behandelt oder begutachtet wurden.

24 Patienten, die bei der ersten Aufnahme in der Bonner Klinik als Schizophrenien aufgefaßt worden waren, wurden von uns nicht in das Ausgangsmaterial aufgenommen, weil uns die Diagnose anhand der Krankenblattunterlagen nicht zweifelsfrei gesichert erschien.

Das zugrundegelegte Schizophreniekonzept wurde bereits erörtert (s. S. 6). Wesentlich ist die Unabhängigkeit der Schizophreniediagnose vom Ausgang in eine sog. defektuöse psychische Veränderung. Für die Diagnosestellung waren in der seinerzeit von Gruhle, Pohlisch und Weitbrecht geleiteten Bonner Universitäts-Nervenklinik die diagnostischen Kriterien von K. Schneider und E. und M. Bleuler maßgeblich.

Die endgültige klinische Diagnose nach Abschluß der ersten Behandlung oder Beobachtung in der Bonner Nervenklinik (bei $2/3$ der Probanden handelte es sich um die Ersthospitalisierung – s. S. 30) lautete in allen Fällen des Bonner Ausgangsmaterials von 758 Patienten „Schizophrenie". Die Diagnose wurde von uns anhand aller vorliegenden Unterlagen, d.h. der anamnestischen Angaben, psychopathologischen Befunde und der Verlaufsbeobachtung im Krankenblatt der Bonner und anderer Kliniken (in denen die Patienten zum Teil später aufgenommen wurden), späterer fachpsychiatrischer Untersuchungen und der eigenen spätkatamnestischen Erhebungen überprüft; Fälle, bei denen Zweifel an der Diagnose möglich waren, wurden schon vor Beginn der persönlichen Nachuntersuchungen oder — in sechs Fällen (s. S. 16) — zu einem späteren Zeitpunkt ausgesondert.

Unsere Auswahlkriterien waren streng. Verläufe, die man auch als psychopathische oder neurotische Entwicklungen, z.B. im Sinne einer paranoiden Entwicklung bei entsprechender Persönlichkeitsstruktur oder als Sonderlingshaftigkeit auf der Grundlage einer Persönlichkeitsabnormität hätte auffassen können, wurden nicht einbezogen, es sei denn, sie waren im Gefolge einer einwandfrei als schizophren zu diagnostizierenden Psychose entstanden, wie es für die residualen „Strukturverformungen ohne Psychose" zutrifft (s. S. 110).

Auch bei Berücksichtigung des späteren Verlaufs anhand sämtlicher Unterlagen mußten nur sechs Fälle des ursprünglichen Ausgangsmaterials von 758 Fällen eliminiert werden, darunter zwei Patienten mit symptomatischer Schizophrenie bei temporaler Epilepsie und vier Fälle mit symptomatischen Schizophrenien auf der Grundlage von Hirnerkrankungen, die erst bei der Obduktion nachweisbar waren (s. S. 17). Das Ausgangsmaterial reduzierte sich so auf 752 Fälle. Bei diesen Patienten handelte es sich, wie wir meinen, aufgrund der eindeutigen und streng angewendeten Auslesekriterien ausnahmslos um Verläufe, die von allen Autoren und Schulen als schizophrene Erkrankungen anerkannt würden, sofern nicht ein ungünstiger, defektuöser Ausgang als obligates diagnostisches Kriterium verwendet wird (s. S. 6). Die Überprüfung der im Züricher und Bonner Erfahrungsgut von M. Bleuler und uns angewandten diagnostischen Kriterien in mehreren eingehenden persönlichen Diskussionen überzeugte M. Bleuler und die Mitglieder unserer Arbeitsgruppe davon, daß hinsichtlich der Diagnostik der Schizophrenie eine vollständige Übereinstimmung besteht (Bleuler et al., 1976). Sowohl M. Bleuler wie wir und ebenso Ciompi und Müller, wie aus ihrer Erörterung des zugrundegelegten Schizophreniekonzeptes hervorgeht, hielten sich in bezug auf die psychopathologischen Merkmale der Krankheit streng an die Kriterien von E. und M. Bleuler und K. Schneider; alle drei Autoren bzw. Autorengruppen diagnostizierten die Schizophrenien unabhängig vom Ausgang. Dies ist eine unabdingbare Voraussetzung für die Vergleichbarkeit der Ergebnisse der Züricher, Lausanner und Bonner Untersuchungen. Übereinstimmung besteht auch darin, daß im Einzelfall bei Krankheitsausbruch und bei der Ersthospitalisation, nicht selten aber auch mehrere Jahre nach Erkrankungsbeginn und/oder bei der zweiten oder dritten Hospitalisation Verlauf und Ausgang nicht vorhersehbar sind und eine initiale „prognostische Diagnostik" nicht möglich ist (s. auch S. 6 f u. S. 313).

Große Bedenken, aus der Initialsymptomatik Gesetzmäßigkeiten für den späteren Verlauf ablesen zu wollen, äußern auch Ciompi und Müller. Es sei unmöglich, im Erkrankungsbeginn Angaben über den wahrscheinlichen Verlauf zu machen; eine sichere Prognostik gebe es nicht und werde es auch nicht geben. Auch im eigenen Material finden die Autoren keine Anhaltspunkte für das von fast allen Pionieren der Verlaufs- und Prognoseforschung verfochtene Postulat einer Trennung zwischen echten und unechten, Kern- und Randschizophrenien; die Unterscheidung gelingt nur retrospektiv. Nach Huber (1968b, 1968c) wurde von der Verlaufsforschung bislang die Unmöglichkeit einer exakten Prognosestellung zu wenig beachtet; alle Versuche, Gesetzmäßigkeiten zwischen Initialsymptomen und Verlauf aufzuzeigen, seien mißlungen. „Eine Vorhersage über Besonderheiten des Verlaufs und über den Ausgang ist vom schizophrenen Erscheinungsbild her kaum möglich. Viele als prognostisch ungünstig angesehene Einzelzüge haben keine geringere Restitutionstendenz als andere, günstig gewertete Symptome. Auch die Bemühungen, aus bestimmten psychopathologischen Syndromen bestimmte maligne oder benigne, typische oder atypische Verläufe abzuleiten, bleiben problematisch, führen nicht zur Aufstellung von Erscheinungsbild, Verlauf und Ausgang einschließenden Regeln. Die Abgrenzung cycloider Psychosen, unsystematischer und systematischer Schizophrenien aufgrund des psychopathologischen Zustandsbildes (Leonhard) ist unsicher und liefert keine verläßlichen Kriterien für die Prognosestellung aus dem Querschnittsbild. Eine grundsätzlich therapieresistente psychotische Kernsymptomatik kennen wir nicht" (Huber, 1968b, 1968c). Wir hatten seinerzeit und früher in der Wiesloch-Studie (1961a) einige prognostisch relevante Einzelfaktoren angeführt, die Anhaltspunkte für Verlauf und Ausgang liefern können, aber gleichzeitig darauf hingewiesen, daß alle prognostischen Rückschlüsse beim einzelnen Patienten unsicher sind. An dieser Feststellung hat sich auch nach Abschluß der erneuten Überprüfung am repräsentativen Bonner Beobachtungsgut (s. Abschnitt 3.5, S. 223 ff) grundsätzlich nichts geändert.

Der von M. Bleuler, Ciompi und Müller und unserer Arbeitsgruppe verwendete Schizophreniebegriff bedingt es, daß man im Züricher, Lausanner und Bonner Beobachtungsgut mit einem Anteil von Probanden rechnen muß, die von manchen psychiatrischen Schulen nicht als Schizophrenie, sondern z. B. als „schizoaffektive Psychosen" oder „reaktive Psychosen" angesehen würden. Dies trifft für einen Teil der mit gut $^1/_5$ (22 %) im Bonner und Züricher Erfahrungsgut vertretenen mono- und polyphasischen Verläufe zu, d. h. für schizophrene Psychosen mit mehreren oder auch nur einer psychotischen Phase, die jeweils vollständig im Sinne einer Restitutio ad integrum remittieren. Man kann einige Dutzend Bezeichnungen ausfindig machen, unter denen solche günstig ausgehenden schizophrenen Psychosen im Laufe der Psychiatriegeschichte rubriziert wurden; diese Problematik der Nosologie der Schizophrenie hatten wir kürzlich anderenorts erörtert (Huber, 1976f; Huber et al., 1976b). Hierher gehören neben den eben genannten „schizoaffektiven" und „reaktiven Psychosen" („psychogene Psychosen") auch die „schizophreniformen Psychosen" (Langfeldt, 1939), die „cycloiden Psychosen" (Kleist, 1947, 1957; Leonhard, 1966), die „atypischen Psychosen" (Mitsuda, 1967; Mitsuda u. Fukuda, 1975; Fukuda 1973, 1976; Pauleikhoff, 1959, 1969) und die „oneiroiden Emotionspsychosen".

Die reaktiven oder psychogenen Psychosen der skandinavischen Schule sind nach Astrup (1975) in weitem Umfang identisch mit den cycloiden Psychosen von Leonhard (1966) und den atypischen Psychosen von Mitsuda (Astrup, 1975; Mitsuda u. Fukuda, 1975). Langfeldt hatte in seiner Konzeption schizophreniformer Psychosen auf die prognostisch günstige Bedeutung von körperlichen und psychischen Auslösungsfaktoren im Vorfeld hingewiesen (Langfeldt, 1956). Auch in der Bonn-Studie ist, wie wir zeigen werden, die Dauerprognose der psychisch-reaktiv ausgelösten Schizophrenien relativ günstig. Doch entwickeln sich auch bei ihnen in ca. 25 % charakteristische Residualsyndrome (Huber, 1976a; Huber et al., 1976a). Die Unterschiede sind zu gering, um eine Sonderstellung oder gar eine nosologische Selbständigkeit zu begründen. Dies gilt ähnlich auch für die sogenannten *schizoaffektiven Psychosen* (Kasanin, 1933). Nach der ICD-Klassifikation sind es solche Schizophrenien, die eine schizophrene und endogen-depressive Symptomatik simultan aufweisen und intermittierend verlaufen. Was jedoch an Besonderheiten in ihrer Charakterisierung herangezogen wird, z. B. akuter Beginn und Ausgang in Heilung, erlaubt keine Differenzierung gegenüber der Gesamtgruppe der Schizophrenien. Zum Beispiel beginnt bei 61 % aller Schizophrenien die Psychose perakut oder akut (s. S. 68). Rümkes *„endogene Pseudoschizophrenien"* zeigten sämtliche accessorische Symptome im Sinne von Bleuler, z.B. paranoide, halluzinatorische und katatone Phänomene, doch stets ohne das „schizophrene Kolorit", das „Präcoxgefühl" (Rümke, 1958). Dieses an sich sehr subjektive und unverläßliche Kriterium wird jedoch vollends unhaltbar, wenn man den Zeitfaktor berücksichtigt. Rümke selbst stellte 1963 fest, daß das Präcoxgefühl bei alten Schizophrenen, für ihn ganz unerwartet, vermißt wird (Huber, 1966b; Huber u. Gross, 1974).

Bei den zahlreichen Autoren und Schulen, die sich um eine Aufspaltung in atypische, schizophreniforme, benigne, unsystematische Formen einerseits, typische, maligne, echte, systematische Schizophrenien andererseits bemühten, bleibt letztlich offen, wie die typische oder echte Schizophrenie von den atypischen Formen psychopathologisch zu unterscheiden ist. Die in Rede stehenden Autoren gehen von der Petitio principii aus, daß zur „Defektkrankheit Schizophrenie" obligat der ungünstige Ausgang gehört. Leonhard liefert in seiner groß angelegten Untersuchung über die „Aufteilung der endogenen Psychosen" selbst genügend Befunde, die das Prinzip widerlegen und zeigen, daß auch seine Bildungen keine in sich geschlossenen, im Verlauf konstanten, untereinander scharf abgrenzbaren Krankheitsformen sind (Leonhard, 1966).

Leonhard sieht z. B. bei den *cycloiden Psychosen,* die grundsätzlich nie zu Defekten führen sollen, dennoch, so bei der Angst-Glücks-Psychose, in etwa $^1/_3$ Defekte; solche Fälle hält er dann wegen dieses Ausgangs für Fehldiagnosen, womit er selbst die Problematik bzw. Unmöglichkeit einer die Prognose in sich schließenden Diagnose aus dem initialen psychopathologischen Querschnittsbild belegt. Bei den *unsystematischen Schizophrenien,* bei denen Syndrom wie Verlauf gegenüber den systematischen ganz verschieden sein sollen, finden sich gleichwohl, z. B. bei den affektvollen Paraphrenien, „überwiegend" bzw. „nicht selten" einfach-progrediente oder – bei der periodischen Katatonie – zwar schubförmige, aber ausnahmslos in Defektzustände mündende Verläufe. Auch das nach Leonhard obligate Kriterium der Progression versagt: Selbst bei den *systematischen Schizophrenien* beobachtet er ein Stehenbleiben des Prozesses; auch die Zugehörigkeit zu den systematischen Schizophrenien – und damit die richtige Prognose – läßt sich nicht stets schon in den Anfangsstadien bestimmen (Huber, 1967d).

An dieser Stelle ist es notwendig, sich den starken psychologischen Widerstand zu vergegenwärtigen, der sich bei Psychosen schizophrenen Aussehens aus ärztlichen und therapeutischen Motiven gegen eine „Diagnose nach dem Zustandsbild" richtet und die Tendenzen zu einer möglichst engen Fassung des Schizophreniebegriffes begünstigt. Man versucht, die Schizophreniediagnose möglichst zu vermeiden und sie auf ungünstige, als „Prozeßschizophrenien" oder „echte Schizophrenien" usw. ausgesonderte Verläufe mit typisch schizophrener Persönlichkeitsveränderung zu beschränken. Bei möglichst vielen Patienten dieser Gruppe soll die diagnostische Rubrizierung als Schizophrenie vermieden werden, weil sie nach wie vor (und daran können wir leider nicht zweifeln) sehr häufig negative soziale Konsequenzen, schwerwiegende Nachteile und Sanktionen seitens der Gemeinschaft zur Folge hat. Es wäre illusionär zu glauben, daß wir hinsichtlich der „Entdiskriminierung", des Abbaus von Vorurteilen gegenüber den sogenannten endogenen, speziell schizophrenen Psychosen entscheidende Fortschritte zu verzeichnen hätten.

In den Jahren nach 1933 sah sich der verantwortungsbewußte Nervenarzt schon angesichts der Sterilisierungsgesetze dazu gezwungen, selbst die Diagnose einer völlig heilbaren endogenen (cyclothymen) Depression zu kaschieren. Auch heute müssen wir als Ärzte Sorge tragen, unseren Patienten nicht durch unsere psychiatrische Diagnose Schaden zuzufügen. Diese uns in der täglichen Arbeit bedrängende Problematik ist hier nicht zu erörtern. Sie wird uns nicht selten zu einer „doppelten Buchführung" veranlassen, indem wir als Ärzte und Therapeuten nach außen hin andere diagnostische Bezeichnungen wählen als in einer wissenschaftlichen Studie, sofern nicht überhaupt auf eine Diagnose verzichtet wird.

Auch wenn wir die soziologistische Theorie, ein gesellschaftlicher Etikettierungsprozeß („labeling") sei die wesentliche Ursache für abnormes und dabei auch schizophrenes Verhalten, für unzutreffend halten, ist nicht zu übersehen, daß wir mit der psychiatrischen Diagnose „Schizophrenie" bei der derzeitigen Haltung der Gesellschaft – auch der an Schizophrenie Erkrankte verhält sich als Glied dieser Gesellschaft nicht anders und hat die gleichen Erwartungen an abnorme und schizophrene Personen wie andere Mitglieder der Sozietät (Schüttler, 1977b) — dem Kranken zusätzlichen Schaden durch die Auslösung von negativen sozialen Reaktionen zufügen können. Der häufig geforderte Verzicht auf eine Diagnose oder auch das Ausweichen auf andere, zunächst noch weniger belastete Bezeichnungen können aber unseres Erachtens das Problem langfristig und grundsätzlich nicht lösen.

Notwendig wäre unseres Erachtens eine radikale Wandlung der Einstellung, die zu einer Relativierung und schließlich Aufhebung der Alternativen: benigne versus maligne, heilbare versus unheilbare und körperliche versus psychische Krankheit führt und ins Bewußtsein bringt, daß es bei vielen Krankheiten sowohl günstige wie ungünstige Verläufe und Ausgänge gibt und diese mehr oder weniger weitgehend nicht nur durch den Krankheitsfaktor, vielmehr auch durch zahlreiche andere bekannte, dabei auch therapeutische und präventive oder unbekannte Bedingungen bestimmt sind. Eine Entmythologisierung des Phänomens „Schizophrenie" ist dringend geboten; der erste Schritt hierzu ist die Überwindung des Dogmas von der Unheilbarkeit der Schizophrenien. Die Sozietät und damit die potentiellen Kranken müßten zu der Einsicht gelangen, daß die Verhältnisse grundsätzlich nicht anders liegen als bei anderen Krankheiten und dabei speziell auch solchen des Nervensystems. Als Beispiel: Eine substantielle (contusionelle) traumatische Hirnschädigung oder eine virusbedingte Encephalitis kann vollständig ohne psychopathologische und/oder neurologische Residuen ausheilen oder, am anderen Pol, ein apallisches Syndrom hinterlassen; weitgehende psychische und/oder körperliche Intaktheit oder schwere Folgezustände sind z. B. bei Polyneuropathien, bei genetisch bedingten Stoffwechselstörungen nach Art der Phenylketonurie oder bei degenerativen Systemerkrankungen wie der spastischen Spinalparalyse (die über Jahrzehnte hinweg bei bestimmten stationären Verläufen den Betreffenden nicht wesentlich zu beeinträchtigen braucht) möglich. Ärzte und Laien unterliegen einem grandiosen Kaschierungs-, Tabuierungs- und Verdrängungsprozeß, wenn sie glauben, durch Ausklammerung und Ausgliederung der schwersten schizophrenen Verläufe, Verzicht auf diagnostische Zuordnungen oder Einführung neuer Bezeichnungen (die über kurz oder lang ähnlichen Vorurteilen und Sanktionen begegnen) dieses Problem lösen zu wollen. Es ist ein ähnlicher Trugschluß wie der, der engagierte Sozialpsychiater zu der Forderung führte, psychiatrisch Kranke künftig nur noch in kleinen Abteilungen zu behandeln und psychiatrische Krankenhäuser vollständig aufzugeben, weil die Vorurteile diesen Institutionen gegenüber grundsätzlich nicht zu beseitigen seien (Huber, 1972c). Gleichwohl ist die Frage berechtigt, ob nicht die Bezeichnung „Schizophrenie", die für die Mehrzahl der hierher gerechneten Kranken tatsächlich insofern nicht zutrifft, als es nicht zu einer „Spaltung" und einem „Zerfall" der Persönlichkeit kommt, durch andere, eher adäquate Bezeichnungen ersetzt werden sollte (Huber et al., 1976a).

Bei der weit überwiegenden Mehrzahl der Probanden des Bonner Ausgangsmaterials, nämlich bei 77,5 % erfolgte die Diagnose aufgrund von *Symptomen 1. Ranges* nach K. Schneider. In 22,5 % stützte sie sich auf *Erlebnissymptome 2. Ranges* und Ausdrucksstörungen im weiteren Sinne nach K. Schneider; lediglich in 1,2 % kann sie sich ausschließlich auf Ausdruckssymptome im weiteren Sinne, also auf formale Denkstörungen (Denkzerfahrenheit, Gedankenabbrechen u. ä.), katatone Störungen, schizophrene Affekt- und Kontaktstörungen, Antriebsstörungen und Ausdrucksanomalien im engeren Sinne stützen. Bei den 77,5 % mit Symptomen 1. Ranges sind überwiegend mehrere Erlebnisweisen 1. Ranges vorhanden; auch sind bei den Patienten mit Symptomen 1. Ranges fast ausnahmslos ebenfalls Symptome 2. Ranges und Ausdruckssymptome im weiteren Sinne nachweisbar. Eine körperliche Grundkrankheit, die mittelbar oder unmittelbar das Zentralnervensystem betraf, wurde in allen Fällen sorgfältig ausgeschlossen. Im ursprünglichen Ausgangsmaterial von 758 Fällen fanden sich nur sechs Fälle, bei denen nachträglich, in vier Fällen erst aufgrund des Obduktionsbefundes, die Diagnose (genuine) Schizophrenie revidiert und eine symptomatische Schizophrenie bei verschiedenen charakterisierbaren Hirnkrankheiten angenommen werden mußte (s. S. 17).

2.1.2 Auswahl des Materials

Praktisch alle Untersuchungen zum Thema, die die Langzeitentwicklung der Schizophrenien und den Einfluß von in der Persönlichkeit und Umwelt gelegenen Faktoren ergründen wollen, so auch die klassischen Studien zur Ökologie psychiatrischer Störungen von Faris und Dunham (1939) und von Hollingshead und Redlich (1958), gehen von Inanspruchnahmepopulationen und von Prävalenzraten aus, von der Gesamtzahl der Patienten einer definierten Bevölkerung (oder einer Stichprobe) zu einem bestimmten Zeitpunkt oder während eines bestimmten Zeitraumes (Hospitalisierungs- und/oder Behandlungs-, Konsultations- oder Stichtagprävalenz). Dies gilt auch für Erhebungen an der psychiatrischen Klientel von Allgemeinpraxen durch Shepherd et al. (1966), regionale Fallregisterstudien wie die von Wing und Hailey (1972), Fryers et al. (1970) oder die Verlaufsstudien an Kohorten stationär Behandelter von C. Müller (1970), Ciompi und Müller (1969) und Moser (1971). Auf die Differenz zwischen behandelter und „wahrer" Krankheitshäufigkeit hatten wir bereits hingewiesen (s. S. 8 f). Ideal wäre es, von der (wahren) Incidenz, der Zahl der in einer Zeiteinheit tatsächlich neu aufgetretenen Krankheitsfälle auszugehen oder statt Hospitalisierungsfällen wenigstens alle diejenigen schizophrenen Probanden zu erfassen, die überhaupt in (ambulanter oder stationärer) fachärztlicher oder sonstiger ärztlicher Behandlung sind, auch wenn man sich dann immer noch im Bereich des „Eisberganteils über dem Wasserspiegel", der die „Welt der Medizin" von der außermedizinischen trennt (s. S. 8), befindet. Optimal wäre es, wie schon ausgeführt, „unterhalb der Wasserlinie" in einer Feldstudie alle diejenigen Individuen, die durch ein bestimmtes, als abhängige Variable definiertes Verhaltensmerkmal (Erkrankung an Schizophrenie, einschließlich der „latenten Schizophrenie" – s. S. 8 ff) gekennzeichnet sind, mit derselben Methode zu identifizieren.

Derartige Feldstudien sind in der Psychiatrie praktisch schon im Hinblick auf den Umfang der Stichprobe nicht zu realisieren. Um wenigstens 100 an Schizophrenie erkrankte Individuen zu erfassen, müßten bei einem Erkrankungsrisiko (Lebenszeitrisiko) von 0,8-1% und einem Untersuchungszeitraum von 15 Jahren (die Stichtagsprävalenz liegt zwischen 0,25 und 0,33% – Wing u. Bransby, 1969; Kramer u. Taube, 1973; Häfner, 1974) ca. 40 000 Probanden identifiziert werden; dabei würden für eine verläßliche Befunderhebung Fragebogenverfahren, Symptom-, Verhaltens- und Befindlichkeitsskalen usw. nicht ausreichen. Umfassende und gezielte Explorationen durch erfahrene Experten sind aber bei der Anzahl der zu untersuchenden Probanden kaum möglich, zumal eine Arbeitsgruppe nur wenige Personen umfassen sollte, weil sonst eine nur durch systematisches jahrelanges Training erreichbare genügende Reliabilität zwischen den Beurteilern nicht gewährleistet ist.

Immerhin besteht Übereinstimmung darin, daß bei Erkrankungen von der Art und Schwere der Schizophrenien die Konsultations- und Hospitalisierungsincidenz bzw. -prävalenz als einigermaßen repräsentativer Index der „wahren" Incidenz akzeptiert werden kann (Mechanic, 1970; Ødegaard, 1971; Böker u. Häfner, 1973). Zwar sind Krankenhausaufnahmen und dabei auch Erstaufnahmen hinsichtlich der wahren Incidenz nur bedingt repräsentativ; sie kommen aber bei Schizophrenien, die sich wenigstens einmal im Leben als Psychose manifestieren, einer Repräsentativität nahe. Dies gilt demnach für „schwere" psychiatrische Störungen wie die voll ausgebildeten

Schizophrenien (die Frage der latenten Schizophrenie muß ausgeklammert bleiben - s. S. 8 u. 15) und unseres Erachtens insbesondere bei der Art unseres Vorgehens, das die gesamte Hospitalisierungspopulation einer psychiatrischen Universitätsklinik in einer kontinuierlichen Zeitspanne von 15 Jahren und darüber hinaus in einigen Parametern die Population aller stationären psychiatrischen Einrichtungen dieses Raumes erfaßte.

2.1.2.1 Beobachtungsgut der Bonner Nervenklinik 1945 - 1959

Das Ausgangsmaterial der vorliegenden Untersuchung sind sämtliche schizophrenen Kranken, die in den 15 Jahren von 1945 - 1959 (einschließlich der Jahrgänge 1945 und 1959) in der Bonner Universitäts-Nervenklinik stationär aufgenommen waren und bei denen nach den dargelegten Kriterien die Diagnose „Schizophrenie" zweifelsfrei gesichert erschien. Insgesamt handelte es sich um 758 Patienten; diese ursprüngliche Ausgangspopulation reduzierte sich auf 752 Fälle, weil sechs Fälle sich aufgrund der späteren Beobachtungen (2 Fälle) bzw. des Obduktionsbefundes (4 Fälle) als symptomatische Schizophrenien bei definierbaren Hirnkrankheiten (s. S. 17 u. 27) erwiesen.

Die Zahl von 752 schizophrenen Patienten in 15 Jahren erscheint im Vergleich mit anderen psychiatrischen Universitätskliniken niedrig. Man muß jedoch berücksichtigen, daß die Bonner Klinik nur ca. 90 Betten umfaßte und zudem im genannten Zeitraum die Universitätsklinik für psychiatrische *und* neurologische Patienten darstellte. Eine Ausweichmöglichkeit bestand in das benachbarte Rheinische Landeskrankenhaus, das ohne Auswahl alle Patienten seines Aufnahmegebietes (Stadt und Landkreis Bonn, Teilgebiet Eifel, Teilgebiet Stadt und Regierungsbezirk Köln) aufzunehmen verpflichtet war. Zunächst auch von uns angenommene Auslesewirkungen sind offensichtlich geringer als erwartet. Dies ergab die zusätzliche Erfassung und Auswertung der Erstaufnahmen schizophrener Kranker im gleichen Zeitraum (1945 - 1959) im Rheinischen Landeskrankenhaus Bonn und einer (heute nicht mehr existierenden) Bonner Privatklinik (s.2.1.2.2 sowie Kap. 4, S. 32 ff u. 351 ff). Das gesamte Beobachtungsgut der in Bonner stationären psychiatrischen Einrichtungen 1945 - 1959 aufgenommenen schizophrenen Kranken umfaßt 3 767 Probanden und zwar außer den 752 Patienten der Universitäts-Nervenklinik 2 842 Kranke des Rheinischen Landeskrankenhauses und 173 der Privatklinik.

Von den 758 Patienten des *Ausgangsmaterials* der Bonner Nervenklinik wurden 66,1 % (501 Fälle) mit der Aufnahme in der Bonner Nervenklinik erstmals psychiatrisch hospitalisiert. 504 dieser 758 Patienten konnten in den Jahren 1967 - 1973 spätkatamnestisch persönlich untersucht werden; nach Aussonderung von zwei Fällen, die sich schon klinisch als symptomatische Schizophrenien bei Temporallappenepilepsie erwiesen (s. S. 27), verblieben 502 Probanden, die das umfassend und persönlich untersuchte Beobachtungsgut darstellen, auf das sich die folgenden mitgeteilten Befunde (s. S. 40 ff) in erster Linie beziehen. Wenn wir im folgenden vom Bonner *Hauptkollektiv* (bei Aufsplitterung auch vom Bonner Gesamtkollektiv) sprechen, ist dieses persönlich nachuntersuchte Erfahrungsgut von 502 schizophrenen Kranken gemeint.

Unter den nicht persönlich untersuchten ehemaligen Patienten der Bonner Universitäts-Nervenklinik (254 Fälle) sind die verstorbenen Probanden mit 146 Fällen die zahlenmäßig größte Teilgruppe. Über 26 der nicht persönlich untersuchten Probanden konnten durch ausführliche fremdkatamnestische Erhebungen Informationen gewonnen werden (s. S. 22). Die Restgruppe von 82 Probanden setzt sich aus solchen ehemaligen Patienten zusammen, die unauffindbar, bei mehreren häuslichen Besuchen nicht erreichbar oder dauernd unwillig waren; in dieser Gruppe der nicht verstorbenen, jedoch weder persönlich noch fremdkatamnestisch nachuntersuchten Probanden rubrizierten wir schließlich 13 ehemalige Patienten, die nach Übersee oder ins weit entfernte europäische Ausland verzogen waren und deswegen nicht aufgesucht wurden. Doch erhielten wir von immerhin 36 Probanden dieser Gruppe (43,9% von 82 Fällen) mehr oder weniger ausführliche Briefkatamnesen und von fünf weiteren Probanden Krankenakten über spätere stationäre Behandlungen, so daß nur von 41 ehemaligen Patienten keinerlei Informationen über den weiteren Verlauf vorliegen (s. S. 25).

Wir betrachten zunächst die drei Teilkollektive der nicht persönlich nachuntersuchten ehemaligen Patienten: Die vor der geplanten Nachuntersuchung verstorbenen, dann die nur fremdkatamnestisch erfaßten und schließlich die unauffindbaren, unwilligen und nicht erreichbaren Probanden.

a) Vor der Nachuntersuchung verstorbene Probanden. Hier geht es uns nur darum, die Bedeutung des im Ausgangsmaterial der Bonner Nervenklinik wichtigsten Selektionsfaktors, des Ablebens vor Durchführung der Nachuntersuchung, beurteilen zu können. Zusätzlich ergeben sich auch einige Hinweise zur Frage der Mortalität und Todesursachen bei Schizophrenen. Vor der Nachuntersuchung verstarben 146 der ursprünglich 758 Probanden, das sind 18,7%.

Vier Fälle erwiesen sich aufgrund des Obduktionsbefundes als symptomatische Schizophrenien bei charakterisierbaren Hirn- und Körperkrankheiten. Als Grundkrankheiten wurden ein Morbus Pick, ein präseniler hirnatrophischer Prozeß, ein Magencarcinom mit cerebraler Metastasierung und eine Urosepsis bei Pyelonephritis festgestellt; in den beiden letzten Fällen handelte es sich um Patienten, die kurze Zeit nach der Aufnahme in der Bonner Nervenklinik verstarben. Im Ausgangsmaterial der Bonner Nervenklinik fanden sich demnach nur vier Fälle (0,5%), bei denen retrospektiv aufgrund von im späteren Verlauf aufgetretenen klinischen Befunden (2 Fälle mit psychomotorischer Epilepsie) oder des Obduktionsbefundes (1 Fall von Morbus Pick, 1 Fall eines präsenilen hirnatrophischen Prozesses) die Diagnose einer (genuinen) Schizophrenie zugunsten einer chronisch verlaufenden symptomatischen Schizophrenie revidiert werden mußte (Huber u. Gross, 1974).

Das durchschnittliche Lebensalter der verstorbenen Patienten (138 Fälle mit Angaben) beträgt 48,4 Jahre; 11,6% verstarben im 3., 18,1% im 4., 26,1% im 5., 20,3% im 6., 13,8% im 7. und 10,1% im 8. Lebensjahrzehnt.

Tabelle 1 gibt einen Überblick über die Todesursachen bei den 142 Patienten mit („genuinen") Schizophrenien (132 Fälle mit verwertbaren Angaben). Die häufigste Todesursache sind *interne Leiden* mit 43,2%. An zweiter und dritter Stelle folgen *Suicid* mit 24,2% und Todesfälle, die sehr wahrscheinlich indirekt mit der schizophrenen Erkrankung zusammenhängen; hier spielen längerdauernde psychotisch motivierte Nahrungsverweigerung bzw. Abstinieren bei katatonen Psychosen mit konsekutiver Resistenzminderung und Bronchopneumonie oder plötzliches Herz-Kreislauf-Versagen unklarer Genese die wichtigste Rolle (14,4%). 9,8% starben an *malignen Tumoren*, 6,1% (8 Fälle) im Verlauf einer *perniciösen Katatonie*, die damit nach den Malignomen immerhin noch die fünfthäufigste Todesursache darstellt. Bei den Unfällen war bei zwei von drei Fällen ein Suicid nicht sicher auszuschließen.

Bei den Frauen sind letale Katatonien mit 8,2% (3,4% bei den Männern) und indirekt mit der Schizophrenie zusammenhängende Todesursachen mit 20,5% (6,8% bei den Männern) relativ häufig, bei den Männern ist Suicid als Todesursache mit 32,2% gegenüber 17,8% bei den Frauen überrepräsentiert. Diese trendmäßigen Unterschiede (10%-Niveau) erreichen noch keine Signifikanz.

Die Suicidrate ist mit 24,2% der verstorbenen Patienten und 4,3% des Ausgangskollektivs von 752 („genuinen") Schizophrenien hoch. Sie liegt deutlich über der

18

Tabelle 1. Todesursachen bei den vor der Nachuntersuchung verstorbenen 142 schizophrenen Kranken des Bonner Ausgangsmaterials von 752 („genuinen") Schizophrenien (FG = Freiheitsgrad)

Todesursache	♂	♀	♂ + ♀
Interne Leiden	26	31	57
	44,1%	42,5%	43,2%
Suicid	19	13	32
	32,2%	17,8%	24,2%
Indirekte Folgen der Schizophrenie	4	15	19
	6,8%	20,5%	14,4%
Tumoren	5	8	13
	8,5%	11,0%	9,8%
Perniciöse Katatonien	2	6	8
	3,4%	8,2%	6,1%
Unfälle	3	–	3
	5,1%		2,3%
n	59	73	132
unbekannt	5	5	10
Summe	64	78	142

χ^2-Anteil 10,7 bei 5 FG = 10-%-Niveau

anderer Autoren. In den Jahren nach der spätkatamnestischen Untersuchung erfuhren wir (Mitteilung der Angehörigen oder des behandelnden Arztes) noch von fünf Patienten, die Suicid begingen; mit ihnen erhöht sich die Suicidrate des Bonner Ausgangskollektivs auf 4,9%.

Nach Osmond und Hoffer (1967) endeten unter 3521 Schizophrenen 1,8% innerhalb von 8 Jahren mit Suicid. In unserem Beobachtungsgut war die Suicidrate bis zum 8. Krankheitsjahr mit 1,7% praktisch dieselbe; weitere 1,1% (8 Fälle) begingen noch im 9.-14. Krankheitsjahr, die restlichen 1,5% (11 Fälle) nach dem 14. Krankheitsjahr Suicid. Über Suicid und Suicidversuche im Bonner Beobachtungsgut haben wir anderenorts berichtet (Schüttler et al., 1976).

Im Hinblick auf die Repräsentativität der persönlich nachuntersuchten 502 Probanden der Bonner Nervenklinik interessiert uns besonders, inwieweit sich das Teilkollektiv verstorbener Probanden vom persönlich nachuntersuchten Kollektiv unterscheidet. Das Bonner Ausgangsmaterial wurde, wie wir sahen, zum größten Teil durch die in der Zeit zwischen Ersthospitalisation bzw. Erkrankungsbeginn und vorgesehenem Termin der Nachuntersuchung aufgetretene Sterblichkeit selektiert. Der Vergleich kann sich natürlich nur auf diejenigen Parameter erstrecken, die auch bei den verstorbenen Patienten vorhanden sind. Diese Daten wurden durch die Auswertung von Berichten der behandelnden Ärzte und naher Bezugspersonen und vor allem der Krankenblattunterlagen der Bonner Nervenklinik und anderer psychiatrischer Einrichtungen gewonnen, in denen die Probanden im weiteren Verlauf nach dem Aufenthalt in der Bonner Klinik aufgenommen wurden. Dabei wurden nur solche Daten verwertet, über die von zumindest 90% der 142 verstorbenen Patienten ausreichende Angaben vorlagen.

Dies trifft für folgende Parameter zu: Geschlecht, Familienstand zur Zeit des Todes, Erkrankungsalter, Verlaufsdauer, prämorbide Persönlichkeit, Schulbildung, Vorhandensein von Prodromen und Vorpostensyndromen, vorwiegende initiale psychopathologische Symptomatik, Diagnosestellung aufgrund von Symptomen 1. oder 2. Ranges bzw. nur anhand von Ausdruckssymptomen, Behandlung der ersten psychotischen Manifestation, Schicht der Elternfamilie, höchste prämorbid erreichte soziale Schicht, soziale Schicht zur Zeit des Ablebens, uneheliche Geburt, Geschwisterreihe, Heimverhältnisse, Auslösung der ersten psychotischen Manifestation, Wohnort prämorbid und zur Zeit des Todes, soziale Rückkehr, Aufenthalt zur Zeit des Ablebens, Heirat, Scheidung, eheliche und uneheliche Kinder, Alkoholismus, Selbstmord und Selbstmordversuche, Pflegschaft oder Entmündigung, Zahl der Krankenhausbehandlungen, Rehabilitationsmaßnahmen, Häufigkeit psychopathologischer Symptome im Gesamtverlauf.

Im Vergleich mit dem Bonner Hauptkollektiv der persönlich nachuntersuchten 502 Probanden ergeben sich folgende Abweichungen. Hinsichtlich des *Erkrankungsalters* sind bei den verstorbenen Patienten erwartungsgemäß die Spätschizophrenien mit Erkrankungsbeginn nach dem 40. Lebensjahr mit 28,4 % gegenüber nur 13,9% im nachuntersuchten Kollektiv signifikant häufiger; 19,9% erkrankten im 5. und 8,5% im 6. und in späteren Lebensjahrzehnten. Andererseits sind die Frühschizophrenien (Erkrankungsbeginn vor dem 20. Lebensjahr) mit 13,4% gegenüber 24,5% im Hauptkollektiv signifikant unterrepräsentiert (Tabelle 2).

Erwartungsgemäß ist auch die *Verlaufsdauer* (Tabelle 3) erheblich geringer als im nachuntersuchten Kollektiv; Verläufe bis zu 8 Jahren, die dort vollständig fehlen, sind mit 26,3%, solche zwischen 9 und 14 Jahren in 24,1% (15,7%) vertreten, während die längeren Verlaufsdauergruppen 15 - 19 und 20 - 29 Jahre signifikant seltener vorkommen.

Ausgesprochen abnorme Primärpersönlichkeiten finden sich mit 14,9% etwas häufiger, in ihrer Ausgangspersönlichkeit unauffällige Probanden mit 28,7% etwas seltener als im nachuntersuchten Kollektiv. Hinsichtlich der Schulbildung (prämorbides Intelligenzniveau) kommen Probanden mit weiterführender Schulbildung, wiederum entsprechend der Erwartung, bei den verstorbenen Probanden mit 24,8% seltener vor als im nachuntersuchten Kollektiv (35,3%). Während die Unterschiede hinsichtlich Primärpersönlichkeit und Schulbildung nicht signifikant sind, sind gestörte Familienverhältnisse bei den verstorbenen Patienten mit 16,4% schwachsignifikant (5-%-Niveau) seltener als im Hauptkollektiv (27,4%). In bezug auf die Herkunftsschicht (soziale Schicht der Elternfamilie), die höchste vom Probanden selbst prämorbid erreichte Schicht und die soziale Schicht zur Zeit der Katamnese bzw. des Ablebens ergeben sich keine signifikanten Differenzen zwischen verstorbenen und nachuntersuchten Probanden. 41,4% bei den verstorbenen und 43,8% bei den nachuntersuchten Probanden stammen aus den sozialen Unterschichten (s. S. 58).

Im Erkrankungsbeginn sind bei den verstorbenen Probanden paranoid-halluzinatorische Bilder mit 29,5% etwas seltener als im nachuntersuchten Kollektiv (37,2%), dafür *paranoide Syndrome* mit 30,2% signifikant häufiger als dort (17,4%). Auch sind bei den verstorbenen Probanden *coenästhetische Initialsyndrome* mit 1,4% signifikant seltener als im nachuntersuchten Kollektiv (6,9%). Im übrigen, d. h. hinsichtlich hebephren-einfacher, katatoner und depressiver Initialsyndrome, finden sich keine Unterschiede. Die Rate *unbehandelter psychotischer Erstmanifestationen* ist mit 59,7% bei

Tabelle 2. Erkrankungsalter der verstorbenen (†) im Vergleich mit den nachuntersuchten Probanden

Erkrankungsalter in Jahren	†	Haupt- kollektiv
10 - 14	4 2,8%	12 2,4%
15 - 19	15 10,6%	111 22,1%
20 - 29	48 34,0%	186 37,1%
30 - 39	34 24,1%	123 24,5%
40 - 49	28 19,9%	53 10,6%
ab 50	12 8,5%	17 3,4%
n	141	502
unbekannt	1	–
Summe	142	502

χ^2-Anteil 21,5 bei 5 FG = 1-%-Niveau

den verstorbenen Patienten signifikant (1-%-Niveau) häufiger als im Hauptkollektiv (42,6%). Von den psychopathologischen Einzelsymptomen waren (im Gesamtverlauf) Wahneinfälle, Denkzerfahrenheit und depressive Wahninhalte häufiger, auf der anderen Seite uncharakteristische Denkstörungen, Ausdrucksanomalien im engeren Sinne sowie Coenästhesien der Stufe 1 und 2 seltener als im nachuntersuchten Kollektiv. Signifikante Differenzen lassen sich nur hinsichtlich *katatoner Symptome,* die bei den verstorbenen Probanden signifikant häufiger vorkommen (72,8% gegenüber 55,5% im Hauptkollektiv), und sensorischen Störungen, die bei den verstorbenen Patienten signifikant seltener sind, nachweisen.

Zu registrieren sind noch folgende Unterschiede: Zur Zeit des Todes waren von den verstorbenen Patienten 34,5% verheiratet gegenüber 40,2% des nachuntersuchten Kollektivs zur Zeit der Spätkatamnese; Heirat vor der Erstmanifestation war mit 40,8% etwas häufiger, Heirat nach der Erstmanifestation mit 8,4% erwartungsgemäß deutlich seltener als im nachuntersuchten Kollektiv. Entsprechend ist die Zahl der Kinder vor der Erstmanifestation mit 27,8% höher, nach der Erstmanifestation der Erkrankung mit 7,1% erheblich niedriger als im Hauptkollektiv. Sowohl Pflegschaft wie Entmündigung sind mit 18,2 bzw. 18,3% etwas häufiger als im nachuntersuchten Kollektiv. Unter den verstorbenen Probanden finden sich seltener Einzelkinder (2,2%). Zur Zeit des Todes befanden sich 49 Fälle in psychiatrischen Landeskrankenhäusern oder Kliniken; doch waren von den dort verstorbenen 49 Patienten nur 14 Fälle, das sind 9,9%, von 142 verstorbenen Patienten dauerhospitalisiert. Die entsprechende Rate im nachuntersuchten Kollektiv ist mit 13,3% nicht signifikant different.

Tabelle 3. Verlaufsdauer der verstorbenen (†) im Vergleich mit den nachuntersuchten Probanden

Verlaufsdauer in Jahren	†	Hauptkollektiv
bis 8	36 26,3%	–
9 - 14	33 24,1%	79 15,7%
15 - 19	24 17,5%	156 31,1%
20 - 29	27 19,7%	204 40,6%
30 - 59	17 12,4%	63 12,5%
n	137	502
unbekannt	5	–
Summe	142	502

χ^2-Anteil 156,6 bei 4 FG = 1 -%-Niveau

Fassen wir zusammen, so ergeben sich gegenüber dem Hauptkollektiv folgende statistisch signifikanten Unterschiede. Die verstorbenen Patienten erkranken seltener vor dem 20. Lebensjahr und häufiger nach dem 40. Lebensjahr; kürzere Verlaufsdauer ist bei ihnen häufiger, längere seltener; die erste psychotische Manifestation blieb häufiger unbehandelt. Initial überwiegen häufiger rein paranoide Syndrome, während coenästhetische Syndrome seltener vorkommen. Im Gesamtverlauf wurden katatone Symptome bei den verstorbenen Probanden häufiger beobachtet. Schließlich stammen sie seltener (5-%-Niveau) aus gestörten Familienverhältnissen. Wir werden später sehen (s. S. 311 ff), daß hinsichtlich der signifikant differenten Parameter lediglich der Faktor ,, keine Therapie der psychotischen Erstmanifestation" die Dauerprognose ungünstig und der Faktor ,,Erkrankungsalter nach dem 40. Lebensjahr" die Dauerprognose (trendmäßig) günstig beeinflußt. Da sämtliche anderen erreichbaren Parameter sich im nachuntersuchten Hauptkollektiv und im Kollektiv der verstorbenen Probanden nicht signifikant different verhalten, ergeben sich von hier aus *keine Anhaltspunkte dafür, daß die psychopathologische Dauerprognose im Kollektiv der verstorbenen Probanden sich wesentlich von derjenigen des persönlich nachuntersuchten Hauptkollektivs von 502 Bonner Probanden unterscheidet.*

Tabelle 4 gibt eine Übersicht über das erreichte *Lebensalter der verstorbenen Patienten* (138 Fälle mit ausreichenden Angaben) im Vergleich mit dem Lebensalter der 502 nachuntersuchten Probanden bei der Spätkatamnese. Der Vergleich zeigt u. a. daß 11,6% im 3. Lebensjahrzehnt verstorbenen Patienten nur 2,4% Probanden gegenüberstehen, die im 3. Lebensjahrzehnt nachuntersucht wurden. Eine schwachsignifikante Differenz

Tabelle 4. Erreichtes Lebensalter der verstorbenen Patienten (†) im Vergleich mit dem der nachuntersuchten Probanden bei der Spätkatamnese

Lebensalter in Jahren	†	bei Spätkatamnese
bis 29	16 11,6%	12 2,4%
30 - 39	25 18,1%	92 18,3%
40 - 49	36 26,1%	160 31,9%
50 - 59	28 20,3%	139 27,7%
60 - 69	19 13,8%	74 14,7%
ab 70	14 10,1%	25 5,0%
n	138	502
unbekannt	4	–
Summe	142	502

χ^2-Anteil 29,5 bei 5 FG = 1-%-Niveau

(5-%-Niveau) findet sich nur noch bei den nach dem 70. Lebensjahr verstorbenen (10,1%) bzw. nachuntersuchten (5%) Probanden.

Von den schon im 3. Lebensjahrzehnt verstorbenen Patienten verübte die Hälfte Suicid. Bei den restlichen acht Patienten war die Todesursache in je einem Fall eine letale Katatonie bzw. ein protrahiertes Insulinkoma; in drei Fällen war der Tod sehr wahrscheinlich Folge von psychotischen Symptomen (Nahrungsverweigerung bzw. langdauernde katatone Erregung mit Bronchopneumonie); bei zwei Patienten war die Todesursache Miliartuberkulose mit tuberkulöser Meningitis bzw. eine mit Pleuritis verbundene Pneumonie. Der letzte Patient verstarb an den Folgen eines Motorradunfalles.

β) Nur fremdkatamnestisch erfaßte Probanden. Bei 26 ehemaligen Patienten, die über wiegend eine Nachuntersuchung ablehnten, war nur eine fremdkatamnestische Untersuchung durch Exploration naher Angehöriger (Ehepartner oder Geschwister) möglich. Im Gegensatz zu den Probanden selbst stellten sich die nahen Angehörigen durchgehend bereitwillig für ein ausführliches Interview zur Verfügung.

Die Katamnesendauer bei dieser Teilgruppe mit durchschnittlich 20,4 Jahren weicht nicht wesentlich von derjenigen im Hauptkollektiv (21,4 Jahre ohne Prodrome) ab. Das durchschnittliche Lebensalter zur Zeit der Fremdkatamnese beträgt 48,8 Jahre (Hauptkollektiv: 49,5 Jahre); Probanden, die zur Zeit der Fremdkatamnese im 5. Lebensjahrzehnt standen, sind mit 50% deutlich häufiger, solche im 4. Lebensjahrzehnt mit 11,5% seltener als im Hauptkollektiv von 502 Bonner Patienten (31,9 bzw. 18,3%).

Beim Vergleich mit den Daten des Hauptkollektivs der persönlich nachuntersuchten 502 Bonner Probanden ergeben sich folgende Abweichungen. Männliche Patienten überwiegen mit 57,7% gegenüber Frauen mit 42,3% (Hauptkollektiv: 41,6% Männer, 58,4% Frauen). Mit 18,2% finden sich deutlich mehr ausgeprägt abnorme Primärpersönlichkeiten als im Hauptkollektiv (10,9%), während unauffällige Primärpersönlichkeiten mit 22,7% entsprechend seltener sind als dort (37,1%). Sowohl Volksschulversagen (16% gegenüber 10,4% im Hauptkollektiv) wie weiterführende Schulbildung (52% gegenüber 35,3%) sind häufiger als im Hauptkollektiv. Deutliche Unterschiede bestehen in bezug auf die soziale Herkunftsschicht und die höchste prämorbid vom Probanden selbst erreichte soziale Schicht. Nur 5% stammen aus den Unterschichten (43,8% im Hauptkollektiv), dagegen 95% aus den Mittelschichten (56,2%). Bei Erkrankungsbeginn gehören nur 8% der unteren und 32% der oberen Unterschicht an, dagegen 40 bzw. 20% der unteren bzw. oberen Mittelschicht. Die Mittelschichten sind demnach auch prämorbid mit 60% häufiger als im Hauptkollektiv (48,5%) vertreten, die Unterschichten entsprechend mit 40% (51,2% im Hauptkollektiv) seltener.

Bei den krankheitsbezogenen Daten finden sich Unterschiede im Erkrankungsalter: Frühschizophrenien (Beginn vor dem 20. Lebensjahr) sind mit 12% seltener, ein Erkrankungsbeginn im 3. Lebensjahrzehnt ist mit 52% häufiger als im persönlich nachuntersuchten Hauptkollektiv (24,5 bzw. 37,1%). Initial prävalierende hebephrene Syndrome sind mit 29,2% über doppelt so häufig als im Hauptkollektiv (11,1%), während initial vorherrschende katatone Syndrome vollständig fehlen.

Die soziale Schichtzugehörigkeit zur Zeit der Fremdkatamnese ist nicht ungünstiger, eher günstiger als die höchste prämorbid vom Patienten erreichte Schicht. 46,2% gehören zur Zeit der Fremdkatamnese der unteren und 23,1% der oberen Mittelschicht an; die entsprechenden Zahlen für die prämorbide Schicht waren 40 und 20%, d. h., 69,3% gehören zur Zeit der Fremdkatamnese den Mittelschichten an gegenüber 60% vor Ausbruch der Erkrankung. Im Vergleich mit dem Hauptkollektiv läßt sich aufgrund dieser Zahlen vermuten, daß der Verlauf der Erkrankung nicht ungünstiger war als dort, wo bei der Spätkatamnese gegenüber dem prämorbiden sozialen Status eine deutliche Verschiebung zu den Unterschichten eingetreten war (s. S. 61). Diese Annahme wird auch durch die soziale Remission bei der Teilgruppe der nur fremdkatamnestisch erfaßbaren Probanden gestützt. Die diesbezüglichen Daten konnten von den jeweiligen Ehepartnern oder Geschwistern verläßlich und detailliert in Erfahrung gebracht werden. 47,8% waren auf früherem beruflichen Niveau (sozialer Remissionsgrad 0), weitere 21,7% unterhalb des früheren Niveaus (sozialer Remissionsgrad 1) voll erwerbstätig. Soziale Heilungen finden sich demnach in der Teilgruppe der fremdkatamnestisch erfaßten Probanden in 69,5%, im Hauptkollektiv in 56,2% (s. S. 169). Dieser Befund einer günstigeren sozialen Heilungsrate bei den fremdkatamnestisch erfaßten Probanden ist zwar statistisch nicht signifikant, kann jedoch darauf hinweisen, daß die Dauerprognose der kleinen Teilgruppe der nur fremdkatamnestisch untersuchten Probanden nicht ungünstiger ist als im Hauptkollektiv.

Der Befund gewinnt noch an Gewicht, weil männliche Patienten, die im Hauptkollektiv eine ungünstigere soziale Remission aufweisen (s. S. 226 f), in der Teilgruppe der nur fremdkatamnestisch erfaßbaren Probanden anders als im Hauptkollektiv überwiegen. Entsprechend der gegenüber dem Hauptkollektiv etwas günstigeren sozialen Situation zur Zeit der Fremdkatamnese sind Verheiratete mit 50% (46,8% im Hauptkollektiv) häufiger, Ledige mit 38,5% (45%) seltener als dort.

Die Rate der Probanden ohne ärztliche Behandlung bzw. ohne Medikation ist im nur fremdkatamnestisch erfaßten Kollektiv mit 75 bzw. 67% noch höher als im Hauptkollektiv (55,8 bzw. 49,4%). 16,7% stehen in regelmäßiger nervenärztlicher Behandlung und weitere 8,3% werden ohne Kenntnis der Diagnose ärztlich betreut.

Von den angeführten Differenzen sind nur die Daten hinsichtlich sozialer Herkunftsschicht (1-%-Niveau) und sozialer Schichtzugehörigkeit zur Zeit der Katamnese (2,5-%-Niveau) statistisch signifikant; hinsichtlich Schulerfolg besteht eine trendmäßige Auffälligkeit (10-%-Niveau) mit einer höheren Rate von weiterführender Schulbildung (52%) bei den nur fremdkatamnestisch erfaßbaren Probanden. Mit aller gebotenen Vorsicht wird man annehmen dürfen, daß die kleine Teilgruppe der nur fremdkatamnestisch nachuntersuchten Probanden sich in bezug auf die Dauerprognose nicht wesentlich vom Hauptkollektiv der 502 persönlich nachuntersuchten Probanden unterscheidet; die Dauerprognose scheint sogar eher etwas günstiger zu sein als dort. Dies läßt sich in erster Linie aus den Daten über die soziale Remission zur Zeit der Katamnese (die trendmäßig günstiger ist als im Hauptkollektiv) und dem Befund, daß zur Zeit der Fremdkatamnese prozentual mehr Probanden den Mittelschichten (und weniger den Unterschichten) angehören als prämorbid, schließen. *Jedenfalls ergeben sich keine Anhaltspunkte für eine ungünstigere Langzeitprognose als im Hauptkollektiv.* Die Befunde sprechen eher gegen als für die Vermutung, unter den eine Nachuntersuchung verweigernden Probanden seien ungünstige Verläufe (ohne soziale Heilung und mit Ausgang in charakteristisch schizophrene Residualzustände) überrepräsentiert. Fast alle nur fremdkatamnestisch untersuchten Probanden lehnten die persönliche Nachuntersuchung ab; dennoch unterscheidet sich dieses Teilkollektiv in bezug auf die soziale, vermutlich aber auch psychopathologische Langzeitremission nicht grundsätzlich von der großen, 502 Probanden umfassenden Gruppe der persönlich nachuntersuchten Bonner Patienten. Die bei den nur fremdkatamnestisch untersuchten ehemaligen Patienten erhobenen Befunde sind von Interesse für die Einschätzung der Langzeitentwicklung bei der nunmehr zu besprechenden größeren Teilgruppe (82 Fälle) der weder persönlich noch fremdkatamnestisch untersuchten Probanden, die überwiegend (48 Fälle = 58,5%) aus eine Nachuntersuchung verweigernden ehemaligen Patienten besteht.

Angesichts der Befunde im nur fremdkatamnestisch erfaßbaren Teilkollektiv erhebt sich die Frage, ob die Überrepräsentation männlicher Probanden, von den Mittelschichten zuzurechnenden Probanden, von Probanden mit abnormer Primärpersönlichkeit und überdurchschnittlichem Intelligenzniveau (weiterführende Schulbildung) die Einstellung gegenüber einer psychiatrischen Nachuntersuchung in negativem Sinne beeinflußt hat. Eine entsprechende Hypothese ließe sich stützen, wenn bei der etwas stärker besetzten Teilgruppe der eine Nachuntersuchung verweigernden Probanden ohne Fremdkatamnese gleichsinnige Befunde nachweisbar wären. Dies trifft für die Faktoren „Zugehörigkeit zu den Mittelschichten" und „abnorme Primärpersönlichkeit" zu (s. S. 26).

γ) Weder persönlich noch fremdkatamnestisch nachuntersuchte Probanden. Von den 612 nicht verstorbenen ehemaligen Patienten der Bonner Nervenklinik konnten 82 (13,4%) weder persönlich noch durch Exploration von nahen Bezugspersonen spätkatamnestisch nachuntersucht werden.

Hierher gehören neun unbekannt verzogene Probanden, deren Anschriften trotz intensiver Nachforschungen nicht festgestellt werden konnten (9 von 758 = 1,2%) und 25, die wegen der großen Entfernung ihres Wohnortes nicht aufgesucht wurden, darunter 13 mit Wohnsitz im Ausland und in Übersee; von 11 dieser nicht aufgesuchten Probanden erhielten wir briefliche Katamnesen (s. auch S. 16 f).

Das Hauptkontingent der weder persönlich noch fremdkatamnestisch erfaßbaren ehemaligen Patienten sind 48 nicht zu einer Nachuntersuchung bereite Probanden, die trotz mehrfacher brieflicher und telefonischer Bitten und (in 43 Fällen) Besuchen am Wohnort ein Gespräch ablehnten. Von 25 dieser 48 Probanden erhielten wir wenigstens briefliche Informationen vom Probanden selbst oder seinen nächsten Angehörigen. Dies bedeutet, daß wir schließlich von 46 Probanden des ursprünglichen Ausgangsmaterials von 758 ehemaligen Patienten (s. S. 16 ff) ohne Information blieben. Von fünf dieser 46 Fälle sind spätere Krankenblattunterlagen vorhanden, so daß sich bei Berücksichtigung dieser Materialien die Anzahl der Probanden, von denen nach der Bonner Hospitalisation, die für die Aufnahme in das Ausgangsmaterial maßgeblich war, keine Informationen mehr vorliegen, auf 41 reduziert.

Um einen Vergleich mit dem Hauptkollektiv von 502 persönlich nachuntersuchten Probanden zu ermöglichen, betrachten wir zunächst diejenigen Daten, die bei allen oder nahezu allen Probanden des Teilkollektivs von 82 weder persönlich noch fremdkatamnestisch nachuntersuchten Probanden bekannt sind.

Angaben fehlen bei je zwei Fällen bei den Items „Erkrankungsalter" und „vorwiegende initiale psychopathologische Symptomatik" und in sieben Fällen beim Item „Auslösung".

Die Geschlechtsverteilung stimmt mit der im Hauptkollektiv annähernd überein; 59,8% Frauen (58,4% im Hauptkollektiv) stehen 40,2% Männer (41,6%) gegenüber. Auch die Rate psychischer und somatischer Auslösungen (der Erstmanifestation) ist mit 24 bzw. 9,3% nicht wesentlich different. Im Erkrankungsalter bestehen Unterschiede insofern, als Frühschizophrenien mit 14,6% (22,1%) etwas seltener, Erkrankungsbeginn im 3. Lebensjahrzehnt mit 48,8% (37,1%) etwas häufiger vorkommt; im übrigen bestehen keine Unterschiede, auch nicht in bezug auf die Spätschizophrenien (13,4 bzw. 14%). Bei den Prodromen und Vorpostensyndromen sind Vorpostensyndrome mit 4,9% seltener (10,2% im Hauptkollektiv). Bei den vorherrschenden psychopathologischen Initialsyndromen sind paranoid-halluzinatorische Syndrome mit 28,8% (37,2%) seltener, andererseits paranoide Syndrome mit 23,6%, coenästhetische Syndrome mit 15% und katatone Syndrome mit 12,5% häufiger als im Hauptkollektiv. Die Diagnose erfolgte bei 68,3% aufgrund von Symptomen 1. Ranges (78,5% im Hauptkollektiv), bei 30,5% anhand von Symptomen 2. Ranges und Ausdrucksstörungen (20,5%) und bei 1,2% ausschließlich aufgrund von Ausdrucksstörungen (1% im Hauptkollektiv).

Aus diesen Daten kann man keine Rückschlüsse auf einen ungünstigen Ausgang ziehen. Vom Hauptkollektiv der 502 persönlich nachuntersuchten Probanden abweichende Befunde, die möglicherweise die Dauerprognose beeinflussen könnten, sind die größere Häufigkeit der Diagnosestellung nur aufgrund von Symptomen 2. Ranges, die erhöhte Rate prävalierender coenästhetischer und katatoner Initialsyndrome und die geringere Rate vorherrschender paranoid-halluzinatorischer Syndrome im Erkrankungsbeginn. Da initiales Prävalieren coenästhetischer und katatoner Syndrome trendmäßig prognostisch günstig ist, Prävalieren paranoid-halluzinatorischer Syndrome trendmäßig ungünstig (s. S. 278 ff), sind diese drei Befunde eher mit einer gegenüber dem Hauptkollektiv günstigeren

Dauerprognose korrelierbar. Dasselbe gilt für die relative Häufigkeit der Diagnosestellung nur aufgrund von Symptomen 2. Ranges, die im Hauptkollektiv mit einer signifikant günstigeren Dauerprognose einhergeht (s. S. 28 f).

Wir betrachten nun noch diejenigen Daten, über die bei einem Teil der weder persönlich noch fremdkatamnestisch untersuchten Probanden keine zureichenden Angaben eruierbar waren und die daher nur bedingt verwertbar sind. Unter 53 ehemaligen Patienten mit verläßlichen Angaben (65% des Teilkollektivs von 82 Probanden) finden sich mit 26,4% mehr abnorme Primärpersönlichkeiten und mit 22,6% weniger unauffällige, syntone Ausgangspersönlichkeiten als im Hauptkollektiv. In bezug auf die Schulbildung (58 Probanden = 70,7% mit ausreichenden Angaben) sind Volksschulversager mit 5,2% seltener, Probanden mit weiterführender Schulbildung mit 44,8% häufiger als im Hauptkollektiv. Dem entspricht in etwa auch die höchste prämorbid erreichte soziale Schichtzugehörigkeit, über die bei 81,7% verläßliche Angaben vorliegen. Nur 29,9% gegenüber 51,5% im Hauptkollektiv gehören den Unterschichten, 70,1% gegenüber 48,5% im Hauptkollektiv den Mittelschichten an; die obere Mittelschicht ist mit 26,9% dreimal häufiger vertreten als im Hauptkollektiv.

Hinsichtlich der sozialen Schicht der Elternfamilie fehlen bei 63,4% zureichende Angaben; beim Rest von 30 Probanden fällt auch hier der mit 10% gegenüber dem Hauptkollektiv weit geringere Anteil der Unterschichten auf. Der Familienstand zur Zeit der Nachuntersuchung ist bei 85,4% bekannt; die Ledigenquote ist mit 38,6% geringer, der Anteil der Verheirateten mit 52,9% höher als im Hauptkollektiv.

Soweit die Befunde im weder persönlich noch fremdkatamnestisch nachuntersuchten Teilkollektiv vom Hauptkollektiv abweichen, sind sie hinsichtlich möglicher Auswirkungen auf die Dauerprognose konträr. Der größere Anteil von abnormen Ausgangspersönlichkeiten, die geringere Rate syntoner Primärpersönlichkeiten ist (s. S. 234 ff) als prognostisch ungünstig, die höhere Quote von Probanden mit weiterführender Schulbildung und von Verheirateten zur Zeit der Nachuntersuchung eher als prognostisch günstig zu werten (s. S. 329). Berücksichtigt man alle in dieser Teilgruppe eruierbaren Daten, sprechen die gegenüber dem Hauptkollektiv nachweisbaren Differenzen hinsichtlich weiterführender Schulbildung, prävalierender psychopathologischer Initialsyndrome, Diagnosestellung und Familienstand zur Zeit der vorgesehenen Nachuntersuchung eher für eine relativ günstige Dauerprognose; nur ein Faktor, die relativ hohe Rate abnormer Primärpersönlichkeiten, könnte sich ungünstig auf die Dauerprognose ausgewirkt haben. *Aufs Ganze gesehen, ergeben sich jedenfalls keine Hinweise dafür, daß die Dauerprognose in der Teilgruppe der weder persönlich noch fremdkatamnestisch nachuntersuchten Probanden ungünstiger ist als im Hauptkollektiv.*
Ähnlich wie bei den nur fremdkatamnestisch erfaßbaren Probanden (s. S. 22 ff) finden sich auch in diesem Teilkollektiv einige Indizien dafür, daß „*Verweigerung der Nachuntersuchung*" mit den Faktoren „abnorme Primärpersönlichkeit" sowie „Zugehörigkeit zu den oberen sozialen Schichten" (untere und obere Mittelschicht sowohl hinsichtlich Elternschicht wie eigener sozialer Schicht) positiv korreliert ist. Eine gesonderte Auswertung der 48 dauernd einer Nachuntersuchung ablehnend gegenüberstehenden Probanden ergab mit 32,4% eine gegenüber dem Hauptkollektiv (10,9%) signifikant (0,1-%-Niveau) erhöhte Rate abnormer Ausgangspersönlichkeiten; auch die Überrepräsentation einer prämorbiden Zugehörigkeit zu den Mittelschichten und insbesondere zur oberen Mittelschicht ist statistisch signifikant (1-%-Niveau).

Von den dauernd eine Nachuntersuchung verweigernden Probanden (46 von 48 mit ausreichenden Angaben) gehören hinsichtlich der höchsten prämorbid erreichten Schicht nur 17,4% der oberen Unterschicht (39,6% im Hauptkollektiv), andererseits 30,4% der oberen Mittelschicht (8,5% im Hauptkollektiv) an. Auch in bezug auf die soziale Herkunftsschicht sind die Mittelschichten gegenüber dem Hauptkollektiv signifikant (1-%-Niveau) überrepräsentiert; 31,6% gegenüber 14,1% im Hauptkollektiv stammen aus der oberen Mittelschicht, andererseits kein einziger Proband aus der unteren Unterschicht. Probanden mit weiterführender Schulbildung sind (46 von 48 Probanden mit verläßlichen Angaben) mit 41,3% etwas häufiger, solche mit Volksschulversagen mit 4,3% etwas seltener als im Hauptkollektiv; dieser Unterschied ist jedoch statistisch nicht signifikant.

δ) Die persönlich nachuntersuchten 502 Probanden. Das ursprüngliche Ausgangsmaterial von Patienten, die durch die Aufnahme in die Bonner Universitäts-Nervenklinik 1945 - 1959 Probanden wurden (758 Fälle), wurde durch Tod vor der geplanten Nachuntersuchung (146 Fälle) auf 612 Probanden reduziert. Von den verbleibenden 108 nicht persönlich nachuntersuchten Probanden konnten 26 nur fremdkatamnestisch und der Rest von 82 Probanden weder fremdkatamnestisch noch persönlich nachuntersucht werden (s. S. 22 ff). Nach Eliminierung von zwei Probanden, die sich nachträglich als symptomatische Schizophrenien bei Epilepsie herausstellten, blieben 502 ehemalige Patienten, bei denen eine eingehende persönliche Nachuntersuchung vorgenommen werden konnte.

In den vorausgegangenen Abschnitten wurde erörtert, inwieweit das Kollektiv der persönlich nachuntersuchten 502 Probanden als repräsentativ für das Ausgangsmaterial von 758 schizophrenen Kranken und für die Gesamtheit schizophrener Erkrankungen überhaupt angesehen werden kann. In bezug auf den wichtigsten *Selektionsfaktor „Mortalität"* ist zu bedenken, daß spätkatamnestische Erhebungen stets an durch den Tod dezimierten Populationen von Überlebenden vorgenommen werden müssen (s. auch Ciompi und Müller). Der zweite wesentliche *Selektionsfaktor „Verweigerung der Nachuntersuchung"* hat anscheinend nicht den zunächst vermuteten Effekt, daß er die für die Dauerprognose bedeutsamen Parameter in Richtung auf eine eher günstige Auslese beeinflußt. So sprechen einige Indizien dafür, daß die 12% (74 Fälle) der überlebenden ehemaligen Patienten umfassende Teilgruppe der die Nachuntersuchung verweigernden Probanden (48 Fälle der weder persönlich noch fremdkatamnestisch und 26 Fälle der nur fremdkatamnestisch erfaßten Probanden) hinsichtlich der Dauerprognose keine ungünstige Auslese darstellt (s. S. 22 ff u. 24 ff). *Die Annahme ist berechtigt, daß das umfassend und persönlich nachuntersuchte Kollektiv von 502 schizophrenen Kranken innerhalb der diskutierten regionalen Einschränkungen für die uns interessierenden Fragen zu verallgemeinerungsfähigen Ergebnissen führen kann.*

Der für die Beurteilung der Gültigkeit und Verallgemeinerungsfähigkeit der Ergebnisse wichtige Fragenkomplex des Schizophreniebegriffs und der *Schizophreniediagnostik* wurde eingangs erörtert (s. S. 10 ff). Wir gelangten zu der Feststellung, daß die von uns angewendeten diagnostischen Auswahlkriterien mit den von M. Bleuler und von Ciompi und Müller in ihren Verlaufsstudien benutzten diagnostischen Kriterien übereinstimmen, insbesondere auch, was die Unabhängigkeit der Diagnose vom ungünstigen Ausgang anbelangt. Die Schizophreniediagnose war in allen Fällen zweifelsfrei gesichert (s. S. 10 f). Sie erfolgte nach den Kriterien von K. Schneider, d.h. in erster Linie aufgrund von Erlebnissymptomen 1. Ranges; dies traf bei 78,5% (394 Fälle) zu (s. S. 29, Tabelle 5). Darüber hinaus wurde die Diagnose Schizophrenie, Kurt Schneider folgend, auch aufgrund von Symptomen 2. Ranges und Ausdruckssymptomen „in ihrer Häufung und Verbindung" und zwar bei 20,5% (103 Fälle) gestellt. Nur bei 1% (5 Fälle) erfolgte die Diagnose ausschließlich aufgrund von Ausdrucksstörungen im Sinne von K. Schneider, d.h. von formalen Denkstörungen, katatonen Störungen, schizophrenen Affekt- und Kontaktstörungen und Ausdrucksanomalien im engeren Sinne. K. Schneider hebt in seinem Schizophreniekonzept hervor, daß Symptome 1. Ranges für die Diagnose nicht obligat sind und man oft genötigt ist, die Diagnose auf Symptome 2. Ranges, ausnahmsweise sogar auf bloße Ausdruckssymptome, wenn sie entsprechend dicht und deutlich sind, zu gründen (K. Schneider, 1976; Huber, 1976a).

Die Feststellung von M. Bleuler, daß seine und unsere Auffassung darüber, wann eine Schizophrenie zu diagnostizieren ist, sich genau entspreche (Bleuler et al., 1976), berücksichtigt diese von K. Schneider definierte Handhabung der Diagnose einer Schizophrenie. Ohne Zweifel würden auch die nur aufgrund von Symptomen 2. Ranges und von Ausdruckssymptomen (die die Bleulerschen Grundsymptome wie Denkzerfahrenheit, schizophrene Affekt- und Kontaktstörung, Autismus und Ambivalenz einschließen) diagnostizierten Patienten auch von M. Bleuler und C. Müller als Schizophrenie angesehen werden. Das Schizophreniekonzept von Ciompi und Müller deckt sich, wie die Autoren hervorheben, in jeder Weise mit den Anschauungen von E. und M. Bleuler. Dennoch ist es von Interesse und bisher anhand eines repräsentativen Beobachtungsgutes nicht untersucht, ob die Dauerprognose der auch bei Berücksichtigung des Gesamtverlaufs nur anhand von Symptomen 2. Ranges und von Ausdruckssymptomen diagnostizierbaren Schizophrenien sich von derjenigen schizophrener Erkrankungen unterscheidet, deren Diagnose sich auf Symptome 1. Ranges stützen kann. Die Gegenüberstellung der entsprechenden Teilgruppen des Hauptkollektivs von 502 persönlich nachuntersuchten Bonner Probanden ergibt, wie Tabelle 5 zeigt, daß *die psychopathologische Dauerprognose bei den Schizophrenien, deren Diagnose lediglich aufgrund von Symptomen 2. Ranges und von Ausdruckssymptomen erfolgt, hochsignifikant (0,1-%-Niveau) günstiger ist als bei den Kranken, deren Diagnose sich auf Symptome 1. Ranges stützen kann (Tabelle 5).*

Wir finden Vollremissionen bei den Schizophrenien mit erstrangigen Symptomen in 19%, bei der 20,5% des Bonner Hauptkollektivs ausmachenden Teilgruppe, bei der im Gesamtverlauf Symptome 1. Ranges fehlen und sich die Diagnose auf Symptome 2. Ranges (in Verbindung mit Ausdrucksstörungen) gründet, in 35%. Andererseits sind charakteristische Residualsyndrome bei den Schizophrenien ohne erstrangige Symptome mit 15,5% signifikant seltener als bei den Probanden mit erstrangigen Symptomen, wo dieser ungünstige psychopathologische Ausgang in 39,8% beobachtet wird. Die uncharakteristischen Residualsyndrome sind bei den Schizophrenien mit zweitrangigen Symptomen mit 49,5% prozentual (aber nicht signifikant) häufiger als bei den Patienten mit erstrangigen Symptomen, wo sie in 41,1% vorkommen. Das Teilkollektiv von Probanden, bei denen sich die Diagnose ausschließlich auf Ausdruckssymptome stützt, muß wegen der sehr kleinen Fallzahl (5 Patienten) unberücksichtigt bleiben.

Bei Trennung in Männer und Frauen zeigt sich, daß bei den Patienten ohne erstrangige Symptome die Rate charakteristischer Residuen bei den Männern mit 12,3% (7 von 57 Fällen) geringer ist als bei den Frauen mit 19,6%, während bei den Männern uncharakteristische Residuen mit 57,9% häufiger vorkommen als bei den Frauen (43,1%). Die Rate der Vollremissionen ist bei den Frauen ohne erstrangige Symptome mit 37,3% höher als bei den Männern mit 29,8%. Bei den Schizophrenen mit erstrangigen Symptomen unterscheiden sich die Geschlechter nur darin, daß die Frauen mit 21,1% häufiger Vollremissionen aufweisen als die Männer mit 15,8%.

Tabelle 5. Diagnosestellung aufgrund von Symptomen 1. Ranges, 2. Ranges oder Ausdruckssymptomen und psychopathologische Remission im nachuntersuchten Hauptkollektiv von 502 Probanden

Remission	Symptome 1. Ranges	Symptome 2. Ranges	Ausdrucks-symptome
Vollremission	75 19,0%	36 35,0%	–
Uncharakt. Residuen	162 41,1%	51 49,5%	4 80,0%
Charakt. Residuen	157 39,8%	16 15,5%	1 20,0%
Haupt- kollektiv	394 78,5%	103 20,5%	5 1,0%

χ^2-Anteil 27,2 bei 4 FG = 0,1-%-Niveau

Schizophrenien ohne erstrangige Symptome im Gesamtverlauf haben, wie sich ergibt, eine hochsignifikant günstigere psychopathologische Dauerprognose; charakteristische Residualsyndrome sind hochsignifikant seltener, Vollremissionen signifikant häufiger als bei Schizophrenien mit Symptomen 1. Ranges.

1939 konnte Baumer an 120 sozial geheilten Schizophrenen eine wirkliche Heilung im Sinne einer psychopathologischen Vollremission bei Schizophrenien mit Symptomen 1. Ranges bei allerdings nur kurzen Katamnesenzeiten nicht feststellen. Die relativ ungünstige Prognose der Schizophrenien mit erstrangigen Symptomen wird durch die Bonner Langzeituntersuchungen an repräsentativem Material bestätigt. *Doch können auch Schizophrenien mit erstrangigen Erlebnisweisen psychopathologisch vollständig remittieren;* im Bonner Beobachtungsgut ist dies in 19% (75 von 394 Fällen) der Fall. Auch K. Schneider zweifelte nicht daran, daß psychopathologische Heilungen bei Psychosen, die schizophrene Symptome 1. Ranges geboten hatten, „allerdings sehr selten" vorkommen. Die Bonner Befunde zeigen auch (und dies gilt offenbar für alle Prognosefaktoren – s. S. 311 ff), daß Symptome 1. Ranges prognostisch „nicht unbedingt verwendbar" (Ruckdeschel, 1957; K. Schneider, 1976) sind. *Dies heißt, daß „alles überall vorkommt", also z. B. vollständige Heilung sowohl wie Ausgang in typisch schizophrene Defektpsychosen bei Schizophrenien mit und ohne erstrangige Symptome, daß aber bei statistischer Auswertung größerer Kollektive das Auftreten von Symptomen 1. Ranges im Gesamtverlauf gegenüber ihrem Fehlen prognostisch ungünstig zu bewerten ist.*

Der Vergleich der beiden Teilgruppen mit und ohne erstrangige Symptome ergibt, daß die psychopathologische Dauerprognose der Schizophrenien insgesamt etwas ungünstiger wäre, wenn wir ausschließlich Schizophrenien mit erstrangigen Symptomen in unser Beobachtungsgut aufgenommen hätten. Die methodische Prämisse, daß wir entsprechend dem Schizophreniebegriff von K. Schneider auch Schizophrenien einbezogen, bei denen keine Symptome 1. Ranges vorhanden waren, sondern sich die Diagnose nur auf Symptome 2. Ranges und Ausdrucksstörungen im weiteren Sinne stützen konnte, ist bei der Diskussion und Wertung der Ergebnisse zu berücksichtigen. Doch ist die Verschiebung in Richtung einer günstigen Dauerprognose nur gering, weil mit 78,5% das Gros unseres persönlich nachuntersuchten Bonner Hauptkollektivs

Symptome 1. Ranges aufweist. Beim Vergleich mit den Resultaten von M. Bleuler und Ciompi und Müller ist ferner zu bedenken, daß sämtliche Probanden, bei denen die Diagnose sich auf Symptome 1. Ranges oder nur auf Symptome 2. Ranges gründete, zugleich auch schizophrene Ausdrucksstörungen im weiteren Sinne zeigten, zu denen nach K. Schneider neben den Ausdrucksanomalien im engeren Sinne („ästhetische Symptome") und katatonen Störungen die schizophrenen Denk-, Affekt- und Kontaktstörungen gehören. Auch wer bei der Diagnose Ausdruckssymptomen nach K. Schneider, die weitgehend den Grundsymptomen von Bleuler entsprechen, den Vorrang gibt, und sich nicht in erster Linie auf abnorme Erlebnisweisen 1. und 2. Ranges im Sinne von K. Schneider stützt, würde die in Rede stehenden 502 Bonner Patienten als Schizophrenien bezeichnet haben (s. S. 11).

Im einzelnen fanden sich bei 98% der 502 Probanden des Hauptkollektivs schizophrene *Affekt- und Kontaktstörungen* und bei 81,4% schizophrene *Ausdrucksanomalien* im engeren Sinne. 54,4% zeigten eine ausgesprochene *Denkzerfahrenheit*, die etwas seltener beobachtet wurde als mehr oder minder uncharakteristische formale Denkstörungen (62,8%). Im Hinblick auf die prognostische und - im Sinne der Heraushebung einer Kerngruppe - diagnostische Valenz, die manche Autoren der schizophrenen Denkzerfahrenheit bzw. den formalen schizophrenen Denkstörungen überhaupt zuschreiben, ist es von Bedeutung, daß die Denkzerfahrenheit im Bonner Hauptkollektiv von 502 Probanden hinsichtlich der Dauerprognose sich als neutral (s. S. 288), die relativ uncharakteristischen, mehr subjektiv erlebten als objektiv erfaßbaren schizophrenen Denkstörungen („Verlust der Leitbarkeit der Denkvorgänge") sogar trendmäßig sich als prognostisch günstig erwiesen (s. S. 288). Der Befund, daß eine ausgesprochene schizophrene Denkzerfahrenheit nur in 54,4% registriert wurde, kann demnach unseres Erachtens nicht für die Annahme eines günstigen Ausleseeffektes im Bonner Beobachtungsgut herangezogen werden: Schizophrenien mit und ohne Denkdissoziation unterscheiden sich nicht hinsichtlich der psychopathologischen Langzeitentwicklung.

Im sehr kleinen Teilkollektiv von Patienten, bei denen die Diagnose lediglich aufgund von Ausdruckssymptomen im Sinne von K. Schneider (formale Denkstörungen, Katatonismen, Affekt- und Kontaktstörungen, Ausdrucksanomalien im engeren Sinne) gestellt wurde, fehlen Vollremissionen; auch charakteristische Residuen sind mit 20% (1 Fall) relativ selten, uncharakteristische mit 80% (4 Fälle) am häufigsten. Die Befunde sind nicht signifikant. Ein Prävalieren uncharakteristischer Residuen auf Kosten von charakteristisch schizophrenen Residualsyndromen und Vollremissionen wurde auch sonst bei Verläufen beobachtet, bei denen produktiv-psychotische Symptome fehlen oder in den Hintergrund treten, so bei coenästhetischen Schizophrenien (Huber, 1971b).

Die Ergebnisse von Verlaufsuntersuchungen bei Schizophrenien werden weiter verschieden ausfallen, je nachdem, ob man von ersthospitalisierten oder von wiederholt hospitalisierten Probanden ausgeht. Nur bei ersthospitalisierten Probanden haben z. B. die monophasischen Verläufe mit nur einer schizophrenen psychotischen Manifestation und Ausgang in psychopathologische Heilung (s. S. 185), soweit sie überhaupt stationär behandelt werden, eine Chance, erfaßt zu werden; auch wenn ihr Anteil nur ca. 10% beträgt (s. S. 185), werden schon dadurch die Ergebnisse über die Langzeitentwicklung (positiv) beeinflußt. *Im Bonner Hauptkollektiv von 502 Probanden ist das Verhältnis der erstmals hospitalisierten zu denjenigen Patienten, die bei einer wiederholten Hospitalisierung Probanden wurden,* $^2/_3$: $^1/_3$. 335 Patienten wurden anläßlich der ersten stationären psychiatrischen Aufnahme Probanden (66,7%), der Rest von 167 Patienten (33,3%) anläßlich der zweiten (101 Fälle), der dritten (41 Fälle), vierten (13 Fälle), 5. - 6. (7 Fälle) und 8.-9. (2 Fälle) Aufnahme in eine stationäre psychiatrische Einrichtung. Im Züricher Erfahrungsgut von M. Bleuler sind 100% Ersthospitalisierungen. Die Unterschiede hinsichtlich der Langzeitentwicklung sind jedoch, wie M. Bleuler und unsere Arbeitsgruppe kürzlich zeigten (Bleuler et al., 1976), nicht so groß wie erwartet. Für unser Bonner Hauptkollektiv von persönlich nachuntersuchten 502 Probanden sind sie, wie Tabelle 6 zeigt, noch nicht statistisch signifikant. Die 335 Patienten, die anläßlich der Ersthospitalisierung Probanden wurden, unterscheiden sich vom Teilkollektiv der Kranken, die anläßlich der zweiten (60,5%), dritten (24,6%), vierten (7,8%) und 5. - 9. (5,4%) psychiatrischen Hospitalisierung in das Beobachtungsgut aufgenommen wurden, durch eine mit 25,1% (gegenüber 16,2%) höhere Rate von Vollremissionen und durch eine mit 40,6% (gegenüber 48,5%) etwas niedrigere Rate von uncharakteristischen Residuen, während charakteristische Residualsyndrome, also die ungünstigsten Ausgänge entgegen der Erwartung in den beiden Kollektiven mit 34,3 bzw. 35,3% praktisch gleich häufig sind. Die Unterschiede sind, wie gesagt, nicht signifikant; die Differenz bei den Vollremissionen, die gerade das 10-%-Niveau erreicht (χ^2-Wert 2,7), ist trendmäßig auffällig.

Tabelle 6. Psychopathologischer Ausgang bei 335 Bonner schizophrenen Kranken, die anläßlich der ersten Hospitalisation, und 167 schizophrenen Patienten, die bei der 2.-9. Hospitalisation Probanden wurden

Remission	1. Hospitalisierung	2. - 9. Hospitalisierung
Vollremission	84	27
	25,1%	16,2%
Uncharakt. Residuen	136	81
	40,6%	48,5%
Charakt. Residuen	115	59
	34,3%	35,3%
Haupt- kollektiv	335	167
	66,7%	33,3%

χ^2-Anteil 5,6 bei 2 FG = nicht signifikant

Wären wir bei unserer Studie ausschließlich von ersthospitalisierten schizophrenen Kranken ausgegangen, statt ersthospitalisierte und solche, die anläßlich der 2. - 9. Hospitalisierung Probanden wurden, im Verhältnis $^2/_3$: $^1/_3$ zu mischen, würde der Anteil der psychopathologischen Vollremissionen etwas höher, nämlich bei 25% (statt bei 22% - s. S. 100) liegen. Aufs Ganze gesehen, schlagen die Unterschiede, die durch die Einbeziehung von $^1/_3$ Patienten, die nicht anläßlich der Ersthospitalisierung, sondern in ca. $^3/_5$ anläßlich der 2. und in ca. $^2/_5$ anläßlich der 3. und späterer Aufnahmen Probanden wurden, kaum zu Buche. *Man darf in bezug auf unser Bonner Hauptkollektiv vermuten, daß der relativ geringe negative Ausleseeffekt durch die Einbeziehung von nicht erstmals hospitalisierten Probanden in das Beobachtungsgut durch den positiven Ausleseeffekt infolge der Berücksichtigung von ca.* $^1/_5$ *schizophrener Patienten ohne*

Symptome 1. Ranges (mit relativ günstiger Dauerprognose - s. S. 28 f) annähernd aus-geglichen wird. Das heißt, die Annahme ist berechtigt, daß wir in unserem so ausge-wählten Bonner Hauptkollektiv annähernd gleiche Ergebnisse erwarten dürfen wie in einer Population Schizophrener, die ausschließlich anläßlich der Ersthospitalisation Probanden wurden und deren Diagnose sich ausnahmslos auf Symptome 1. Ranges gründet.

2.1.2.2 Gesamtmaterial der Bonner stationären psychiatrischen Einrichtungen 1945 - 1959

Zur Beantwortung einiger Fragen, die sich zum Teil erst im Laufe der Studie ergaben, war es notwendig, zusätzlich möglichst alle im gleichen Zeitraum wie in der Bonner Universitäts-Nervenklinik (1945 - 1959) in den anderen Bonner psychiatrischen Ein-richtungen hospitalisierten schizophrenen Kranken zu erfassen.

Im Unterschied zu den auch in dieser Hinsicht sehr günstigen Voraussetzungen für katamnesti-sche Langzeituntersuchungen in der Schweiz (Ciompi und Müller) hat die Bonner Universitäts-Nervenklinik nicht die Funktion des einzigen großen psychiatrischen Krankenhauses für eine be-stimmte Region. Eine weit größere Zahl von Patienten wurde und wird im Rheinischen Landes-krankenhaus Bonn behandelt, das verpflichtet ist, ohne Auswahl alle in der zugeordneten Region wohnhaften psychiatrischen Kranken aufzunehmen. Darüber hinaus existierte seinerzeit in Bonn eine psychiatrische Privatklinik, deren Krankenblattarchiv glücklicherweise noch verfügbar war. In beiden psychiatrischen Institutionen wurde weitgehend analog dem in der Universitäts-Nerven-klinik verwendeten Schizophreniebegriff diagnostiziert; vor allem wurde auch im Rheinischen Landeskrankenhaus und in der Privatklinik die Diagnose nicht vom ungünstigen Ausgang abhängig gemacht.

Anhand der Krankenblattarchive erfaßten wir 2842 schizophrene Kranke des *Rheinischen Landeskrankenhauses Bonn* und 173 Patienten einer Bonner *Privatklinik* (s. S. 351 ff), die in den Jahren 1945 - 1959 dort hospitalisiert wurden. Alle erreich-baren Krankenakten wurden in bezug auf diejenigen Daten ausgewertet, die anhand der Unterlagen hinreichend verläßlich erhoben werden konnten.

Im einzelnen wurden folgende Daten erfaßt: Geburtsjahr, Jahr der erstmaligen Aufnahme, Familienstand bei der ersten stationären Aufnahme, höchste prämorbid erreichte soziale Schicht des Probanden, soziale Schicht der Elternfamilie (Herkunftsschicht), Schulbildung, Erkrankungs-jahr (Jahr der psychotischen Erstmanifestation), Erkrankungsalter, Zahl der stationären Aufnah-men in der jeweiligen psychiatrischen Institution, Geschlecht.

Die im Kollektiv des Rheinischen Landeskrankenhauses (2842 Fälle) und der Privatklinik (173 Fälle) erhobenen Daten wurden gesondert ausgewertet und mit den entsprechenden Befunden des persönlich nachuntersuchten Hauptkollektivs der Bonner Universitäts-Nervenklinik (502 Fälle) verglichen. Über die an den drei Kollek-tiven und am 3517 (bzw. 3767 einschließlich der nicht persönlich nachuntersuchten 250 Patienten der Universitäts-Nervenklinik) schizophrene Kranke umfassenden ge-samten Beobachtungsgut der Bonner stationären psychiatrischen Einrichtungen in den Jahren 1945 - 1959 gewonnenen Befunde wird im Kapitel 4 (s. S. 351 ff) berichtet.

2.2 Untersuchungsplan und Methodik

Das allgemeine Ziel unserer Studie war es, so viele Informationen wie möglich über die Langzeitentwicklung schizophrener Erkrankungen und insbesondere über die auf Manifestation, Verlauf und Ausgang einwirkenden Faktoren zu gewinnen. Die allgemeinen Voraussetzungen, Schizophreniebegriff und Auswahl der Patienten, Reduktion des ursprünglichen Ausgangsmaterials der Bonner Nervenklinik durch die Selektionsfaktoren „Tod vor der Nachuntersuchung", „Ablehnung der Untersuchung" und „Unerreichbarkeit" wurden in Abschnitt 2.1 (s. S. 8 ff) erörtert.

Von allen ehemaligen, insgesamt 758 Patienten des ursprünglichen Ausgangsmaterials der Bonner Nervenklinik wurden sämtliche erreichbaren *Krankenakten* beigezogen und unter Berücksichtigung der anamnestischen, klinischen, verlaufsmäßigen und sozialen Daten ausgewertet. Außer den Krankenakten der Bonner Nervenklinik über den betreffenden Patienten wurden die im gesamten Verlauf entstandenen Unterlagen anderer psychiatrischer Kliniken und Krankenhäuser und sonstiger Institutionen sowie niedergelassener Ärzte angefordert und ausgewertet. Beim Gros der Patienten erfolgten nach der Aufnahme in der Bonner Nervenklinik, durch die sie Probanden wurden, Aufnahmen in anderen psychiatrischen Krankenhäusern, Untersuchungen in Sprechstunden von Gesundheitsämtern und Behandlungen oder Begutachtungen durch niedergelassene Ärzte. Bei jenen 167 Patienten, die anläßlich einer wiederholten Hospitalisierung Probanden wurden (s. S. 30), wurden auch die vor der Aufnahme in der Bonner Nervenklinik entstandenen Krankenakten ausgewertet. Insgesamt erfaßten wir von den 758 Patienten des ursprünglichen Bonner Ausgangsmaterials 2571 Krankenakten und 135 ausführliche Gutachten, außerdem noch zahlreiche Berichte und andere Unterlagen von behandelnden Ärzten, Gesundheitsämtern und Behörden, von den Patienten selbst oder nahen Bezugspersonen.

Die folgenden Angaben über den Untersuchungsplan und die angewandte spezielle Methodik beziehen sich, soweit nichts anderes gesagt wird, auf die 502 persönlich nachuntersuchten Probanden der Bonner Nervenklinik („Bonner Hauptkollektiv"). Unser Vorgehen läßt sich schematisierend in sechs bzw. sieben Arbeitsgänge aufgliedern.

1. Bei allen 758 Patienten des Ausgangsmaterials (s. S. 16 ff) erfolgte zunächst ein eingehendes *Fallstudium* anhand der Bonner und der anderen zu diesem Zeitpunkt vorhandenen Krankenakten. Die unter psychopathologischen, verlaufs- und sozialpsychiatrischen Aspekten belangvoll erscheinenden Befunde wurden erfaßt und der Verlauf bis zu den letzten zu diesem Zeitpunkt vom Patienten vorhandenen Informationen zu rekonstruieren versucht. Schon jetzt wurden eine große Anzahl von Angaben über allgemeine Daten, Kindheitsentwicklung, Lebensgeschichte, Krankheitsanamnese mit Vorpostensyndromen und Prodromen, das psychopathologische Bild bei der ersten und den eventuell späteren psychotischen Manifestationen, den weiteren Verlauf und die Behandlung in komprimierter und zum Teil tabellarischer Form protokolliert. Vorgeschichte, Befund und weiterer Verlauf nach der Klinikentlassung wurden dabei in 25 Items zusammengefaßt.

Ciompi und Müller heben die Vorteile eines derartigen Vorgehens, insbesondere des der persönlichen Nachuntersuchung vorangehenden intensiven Fallstudiums hervor. Die genaue Kenntnis der Person des Patienten, seiner Lebens- und Krankheitsgeschichte ermöglicht es, bei der Nachuntersuchung sich individualisierend auf den Patienten und die Besonderheiten seines Lebens- und Krankheitsschicksals einzustellen. Dies ist bei ehemaligen Patienten, die überwiegend nicht mehr in ärztlicher Behandlung sind und sehr häufig zunächst einem Gespräch mit Nervenärzten (die sie zudem nicht persönlich kennen) mißtrauisch und ablehnend gegenüberstehen, von besonderer Bedeutung. Für den Nachuntersucher, der sich mit dem Patienten bereits eingehend anhand aller erreichbaren Unterlagen beschäftigt hat, ist es eher und rascher möglich, die anfänglichen Widerstände zu überwinden, Befürchtungen auszuräumen und einen tragfähigen Kontakt herzustellen. In der Regel war es auch bei den zahlreichen früheren Patienten, die zunächst mit mehr oder weniger großer Reserve unserem brieflich angemeldeten Besuch begegneten, in erstaunlich kurzer Zeit möglich, ihr Vertrauen zu gewinnen und sie - soweit zugegen auch ihre Angehörigen - zur Mitarbeit in den durchschnittlich 3 - 4 Std. dauernden Gesprächen zu motivieren.

2. Die *persönliche Nachuntersuchung* fand bei der Mehrzahl am Wohnort in der Wohnung der ehemaligen Patienten statt. Primär waren alle ehemaligen Patienten in die Klinik zur Nachuntersuchung einbestellt worden. *Nur 134 (26,7%) von 502 leisteten unserer Bitte Folge und wurden in der Bonner Nervenklinik ambulant unter psychopathologischen und sozialpsychiatrischen Gesichtspunkten, daneben größtenteils auch mit testpsychologischen und elektro- und echoencephalographischen Verfahren untersucht.*

Die 134 ehemaligen Patienten, die der Einbestellung in die Klinik Folge leisteten, unterscheiden sich von den 368 übrigen Probanden des Bonner Hauptkollektivs durch eine *günstigere psychopathologische und soziale Dauerprognose.* In diesem Teilkollektiv ist die Rate psychopathologischer Vollremissionen mit 31,3% signifikant höher, der Anteil charakteristischer schizophrener Residualzustände mit 21,6% signifikant geringer als in der Restgruppe (18,6 bzw. 39,4%). Soziale Heilungen sind mit 66,7% häufiger als im Restkollektiv mit 52,5%, die ungünstigsten Remissionsgrade 3 und 4 mit zusammen 14,8% seltener als dort (27,7%). Zu registrieren ist außerdem ein auf dem 2,5-%-Niveau signifikanter Unterschied hinsichtlich der sozialen Herkunftsschicht: 34,1% stammen aus den Unterschichten, im Restkollektiv 47,1%.

58% der Probanden des Hauptkollektivs (291 von 502 Patienten) wurden zu Hause nachuntersucht. Dabei wurden alle wichtigen Daten in durchschnittlich 3 - 4 Std. dauernden Explorationen des Probanden und - soweit vorhanden und bereit - der nächsten Angehörigen oder Bezugspersonen erhoben. Die persönliche Untersuchung mit der in freier Form erfolgenden psychopathologischen Exploration wurde von zumindest zwei Ärzten unserer Arbeitsgruppe vorgenommen. Ihr Ziel war, alle bedeutsamen psychopathologischen, verlaufs- und sozialpsychiatrischen Daten zu ermitteln. Zu diesem Zweck waren diejenigen Themenkreise, deren verschiedene Aspekte regelmäßig eruiert werden sollten, zu Beginn des Forschungsprojektes in Form eines Interviewschemas festgelegt worden. Soweit möglich wurde das Gespräch unter vier oder sechs Augen (Patient und 1 oder 2 Untersucher) geführt; bei einem Teil der Probanden mußte aus äußeren oder psychologischen Gründen die Anwesenheit von nahen Bezugspersonen toleriert werden. Die Antworten des Patienten (und der Bezugspersonen) und zum Teil auch die Fragen des Untersuchers wurden fast ausnahmslos unmittelbar und wortgetreu vom Untersucher auf Tonband diktiert. Anhand der Tonbandaufzeichnungen wurden nach der jeweiligen Nachuntersuchung ausführliche Protokolle erstellt. Die während der Untersuchung gemachten Beobachtungen und die psychiatrische Beurteilung wurden in Abwesenheit des Patienten und seiner Angehörigen, doch möglichst sogleich nach Beendigung der Exploration auf Tonband diktiert und später zusammen mit den mittels Tonband festgehaltenen Angaben des Patienten im Schreibmaschinenprotokoll festgehalten.

Wir konnten uns seit langem davon überzeugen, daß in der Regel nach vorangegangener entsprechender Bitte und Begründung die spontanen Angaben und Antworten des Patienten ohne

Bedenken unmittelbar auf Band diktiert werden können. Nur 5 von 502 Patienten bzw. deren Angehörige brachten zum Ausdruck, daß sie ein Diktat auf das Tonbandgerät nicht wünschten; in diesen Fällen wurde der Wunsch der Patienten selbstverständlich respektiert. Gewöhnlich gingen wir
so vor, daß der eine Untersucher das Gespräch mit dem Patienten führte und der andere auf Tonband diktierte. Zahlreiche Patienten, insbesondere solche mit reinen Residuen, begrüßten die Möglichkeit, bei dieser Art des Vorgehens kontrollieren zu können, daß ihre Angaben richtig verstanden und wiedergegeben wurden. Die Schilderungen des Patienten wurden in der Regel in indirekter
Rede wiedergegeben, abgesehen von besonders kennzeichnenden, wörtlich festgehaltenen Äußerungen.

Neben dem Probanden selbst konnten bei 43,8% (220 Fälle) auch nahe Bezugspersonen, gewöhnlich Ehepartner oder Geschwister, ausführlich exploriert werden. In einer
Anzahl von Fällen wurden Probanden mehrmals aufgesucht; von zahlreichen anderen
ehemaligen Patienten erhielten wir nach der persönlichen Nachuntersuchung Briefkatamnesen über den weiteren Verlauf.

*13,3% des Hauptkollektivs (67 von 502 Probanden) waren zum Zeitpunkt der Nach-
untersuchung seit mehr als 2 Jahren in psychiatrischen Krankenhäusern untergebracht;*
diese dauerhospitalisierten 67 Patienten wurden im Krankenhaus nachuntersucht. Weitere 2% (10 Probanden) befanden sich aus Altersgründen (und nicht aus psychiatrischer
Indikation) in Altenheimen oder ähnlichen Einrichtungen und wurden dort aufgesucht.

3. Durch die persönliche Nachuntersuchung der Probanden (und seiner Angehörigen)
wurden in der Regel eine Reihe zusätzlicher Informationsquellen erschlossen, die die
Familie des Probanden, die weitere Umgebung, Arbeitgeber, Behörden, behandelnde
Ärzte und Aufenthalte in Kliniken betrafen. Daher mußten im Anschluß an die Nachuntersuchung die im ersten und zweiten Arbeitsgang gesammelten und protokollierten
Informationen durch weitere Angaben, Drittauskünfte und Exzerpte von Akten klinischer und ambulanter Behandlungen ergänzt werden.

Abgesehen von den Explorationen naher Angehöriger konnten bei der großen Mehrzahl der
Probanden zusätzliche Drittinformationen aus verschiedenen Quellen (s. S. 33) gewonnen werden.
Bei den 502 Probanden des Bonner Hauptkollektivs wurden (abgesehen von den Informationen von
Bezugspersonen und behandelnden Ärzten, Behörden, Arbeitgebern und Gesundheitsämtern) 1771
einzelne Krankenakten und 70 Gutachten beigezogen und ausgewertet.

Die durch Aktenstudium, die Nachuntersuchung des Probanden und nahe Bezugspersonen sowie zusätzliche Drittauskünfte erlangten und in den individuellen *Einzelfallprotokollen* jedes Kranken niedergelegten Informationen wurden nach Abschluß
der skizzierten Arbeitsgänge von den Untersuchern gemeinsam überprüft und einer
definitiven Beurteilung unterzogen.

4. Die bis dahin gewonnenen wichtigsten Daten wurden dann im nächsten Arbeitsgang für jeden der 502 Probanden in sogenannten *primären Erhebungsbögen* in 15 Ein-
zelabschnitten zusammengefaßt. Hier sollte nach Möglichkeit der Einzelfallverlauf mit
den relevanten psychopathologischen, biographischen und sozialen Aspekten, der
Therapie, dem psychopathologischen Zustandsbild zur Zeit der Nachuntersuchung und
einer Epikrise des Gesamtverlaufs einigermaßen kontinuierlich registriert werden.

5. Schließlich wurden die unter den verschiedensten Gesichtspunkten relevanten
Daten, soweit sie von allen oder nahezu allen Probanden vorhanden waren, auf *statistischen Erhebungsbögen* in 162 Merkmale mit 720 Ausprägungen verschlüsselt und auf
einer Datenbank gespeichert. Die 162 Items waren im wesentlichen schon vor Inangriffnahme der persönlichen Nachuntersuchungen vorformuliert. Doch wurden die für

die statistische Bearbeitung geeigneten Daten erst nach den ersten vier Arbeitsgängen, d. h. einige Jahre nach Inangriffnahme der sich über ein Jahrzehnt erstreckenden Untersuchung auf die statistischen Erhebungsbögen übertragen, die demnach erst zu diesem Zeitpunkt aufgrund der bis dahin gesammelten Erfahrungen ihre endgültige Gestalt erhielten. Auf diese Weise war es möglich, neben zahlreichen schon vorhandenen und zum großen Teil aufgrund der Ergebnisse der Heidelberger und Wieslocher Untersuchungen aufgestellten Hypothesen zusätzlich anhand der initialen Bonner Erfahrungen neu sich ergebende Fragen und Hypothesen in den Erhebungsbogen einzubringen und später an den im Datenbanksystem gespeicherten Datenbeständen gezielt zu testen. Soweit die Resultate mitteilenswert erscheinen, werden sie in den folgenden Abschnitten dargestellt, so daß wir hier auf eine Wiedergabe der einzelnen Items des Erhebungsbogens verzichten können.

6. Der letzte Arbeitsgang, der unter Anleitung und in Zusammenarbeit mit der Abteilung für Medizinische Statistik, Dokumentation und Datenverarbeitung der Universität Ulm (Leiter: Prof. Dr. Überla) durchgeführt wurde, galt der *Bearbeitung und Auswertung der statistischen Erhebungsbögen.*

Eine in Baden-Württemberg von Professor Überla und seinen Mitarbeitern durchgeführte allgemeine Vorsorgeuntersuchung wurde Anlaß für die Erstellung eines Datenbanksystems an der Universität Ulm. Eine systematische Auswertung des überaus umfangreichen Datenmaterials der Bonn-Studie wäre ohne Datenbank praktisch kaum möglich gewesen. Es erwies sich als sehr zweckmäßig, unser Material auf die Ulmer Datenbank zu speichern und von den Möglichkeiten Gebrauch zu machen, die das Datenbanksystem für solche Probleme der medizinischen Datenverarbeitung bietet, für die eine dialogartige Auswertung großer Datenbestände von Vorteil ist. Eine dieser Aufgabenstellungen ist das gezielte Testen von bereits vorhandenen Hypothesen an den gespeicherten Datenbeständen; aus den Ergebnissen lassen sich weitere Hypothesen gewinnen, die anhand von anderem Datenmaterial überprüft werden können. Da bei dem großen Datenbestand unseres Projektes (502 Probanden mit pro Fall 162 Merkmalen mit 720 Ausprägungen) eine fast unübersehbare Zahl von Fragestellungen möglich ist, die nicht systematisch beantwortet und über Drucker ausgegeben werden können, muß sich eine derartige Hypothesengewinnung in erster Linie in Form von Frage- und Antwortcyclen vollziehen, bei denen die Ergebnisse des vorhergehenden Cyclus in die Formulierung der neuen Fragen eingehen (Selbmann, 1973). Die Datenbank eignet sich besonders für die Bedienung offener und noch nicht abgeschlossener Fragenkataloge. Nach der Konzeption des Datenbanksystems ließen sich u. a. folgende, für uns relevante Fragenkategorien bearbeiten: Zwei- oder mehrdimensionale Klassifikationen der Fälle, an die sich ein statistischer Test auf Unabhängigkeit anschließt (Kontingenztafeln mit χ^2-Test); Fragen nach Häufigkeit der Ausprägungen eines bestimmten Merkmals innerhalb des gesamten Fallklientels oder einer zu definierenden Untermenge; Frage nach der Anzahl aller Patienten, für die eine Kombination mehrerer Merkmalsausprägungen zutrifft; Fragen nach den Identifikationsangaben solcher Fälle, die einer oder mehreren kombinierten Merkmalsausprägungen genügen und schließlich Fragen nach allen Merkmalsausprägungen eines bestimmten, mit Hilfe einer Identifikationsnummer bezeichneten Falles. Das im Zentrum des Datenbanksystems stehende Dialogsystem verfügt so über eine Vielzahl von Auswertungsmöglichkeiten. Durch Ergänzungsprogramme sind u. a. Hardcopy-Ausgaben von Kontingenztafeln und Umwandlungen von kontinuierlichen Variablen in klassifizierte möglich. Das Ulmer Datenbanksystem war für unser Vorhaben auch insofern zweckmäßig, als es für die Auswertung statischer Datenbestände erstellt ist und die Datenmenge der Bonn-Studie weder in Richtung der Fallzahl noch in Richtung der variablen Zahlen pro Fall zeitlich veränderlich ist.

Von den verschiedenen Programmen des Dialogsystems wurden das Verknüpfungs-, Auszählungs-, Speicher-, Lexikon- und Kontingenztafelprogramm benutzt. Mit Hilfe des Kontingenztafelprogramms lassen sich im Dialog über den Bildschirm ein- und zweidimensionale Häufigkeitsauswertungen vornehmen. Die Auswertung schließt neben der Berechnung der erwarteten Werte, der χ^2-Anteile, der Prozentsätze und der Abweichungen der erwarteten Werte von den beobachteten eine Signifikanzaussage ein. Neben der Auswertung des gesamten Fallklientels kann durch die Angabe einer sog. Auswahlvariablen, repräsentiert durch eine Bitstring-Nummer, ein bestimmter Teil — etwa eine soziale Schicht oder eine bestimmte Klasse prämorbider Persönlichkeitsstrukturen - ausgewertet werden. Für die statistische Auswertung unserer Datenbestände war ferner ein Standardisierungsverfahren, durch das auftretende Inhomogenitätseffekte eliminiert werden können, von Bedeutung (Selbmann, 1973).

7. Parallel laufend erfolgte die systematische Auswertung der anderen, nicht im statistischen Erhebungsbogen erfaßbaren Informationen, wie sie in den Exzerpten der Krankenakten, den Einzelfallprotokollen und - in komprimierter Form - in den primären Erhebungsbögen niedergelegt waren. Ausdrücklich sei betont, daß alle Arbeitsgänge der Untersuchung in einer Hand blieben, d. h. nur von den Mitgliedern unserer Arbeitsgruppe durchgeführt wurden.

Zur Arbeitsgruppe gehören außer den drei Autoren unsere Sachbearbeiterin für Forschung und Lehre, Frau Maria Linz, die insbesondere auch bei der sehr zeitraubenden Bearbeitung von Fragestellungen beteiligt war, die sich nicht anhand der statistischen Erhebungsbögen beantworten ließen. Die testpsychologischen Untersuchungen wurden von Frau I. Hasse-Sander vorgenommen. Bei der statistischen Auswertung wurden wir, wie schon erwähnt, in den Jahren 1971 - 1975 von den Kollegen der Ulmer Abteilung für Medizinische Statistik, Dokumentation und Datenverarbeitung beraten.

Wir glauben, daß es insbesondere auch hinsichtlich der spätkatamnestischen Erhebungen bei den ehemaligen Patienten unter einheitlichen psychopathologischen, verlaufs- und sozialpsychiatrischen Gesichtspunkten notwendig ist, daß alle Untersuchungen von denselben Untersuchern, die im Laufe der langen (bei der Bonn-Studie über 10 Jahre sich erstreckenden) Untersuchungszeit die erhobenen Befunde ständig überprüfen und korrigieren und auch als Autoren gemeinsam die Ergebnisse publizieren, vorgenommen werden. Auch meinen wir, daß die *psychopathologische Exploration*, ein freies, allenfalls semistrukturiertes, der jeweiligen Situation elastisch angepaßtes Gespräch für den speziellen Zweck allen anderen Methoden, insbesondere quantifizierenden, z. B. Fragebogenverfahren, überlegen ist. Um in der gewöhnlich auf einige Stunden begrenzten Zeit die wesentlichen, bei jedem Probanden zu erfassenden Aspekte zu explorieren, wären standardisierte quantifizierende Methoden nicht geeignet gewesen; auf diese Weise ließen sich unseres Erachtens unter den gegebenen Bedingungen allenfalls sehr umschriebene Fragestellungen angehen. Sicher stünde, wie Ciompi und Müller bemerken, der zu erzielende Gewinn an methodisch-wissenschaftlicher Rigorosität in keinem Verhältnis zu dem möglichen Erkenntniszuwachs. Gerade bei derartigen langfristigen Verlaufsuntersuchungen müßte sich die auch sonst erhebliche Diskrepanz zwischen dem szientifischen Desiderat der quantifizierenden Psychowissenschaften und dem mit quantifizierenden Methoden auf diesem Gebiet bis heute Erreichten und Erreichbaren besonders bemerkbar machen (Huber, 1972b, 1976d; Gross et al., 1973a). Dem steht nicht entgegen, daß ein nicht quantifizierendes Verfahren wie die psychopathologische Exploration in Verbindung mit der Fülle der durch andere Methoden beim gleichen Beobachtungsgut eruierbaren Informationen über die Langzeitentwicklung schizophrener Erkrankungen Ergebnisse erwarten läßt, die nachfolgende „rigorosere Detailarbeiten" (Ciompi und Müller) auch unter Einsatz quantifizierender Verfahren ermöglichen.

38

2.3 Allgemeine Zielsetzungen und Einzelhypothesen

Im Rahmen der allgemeinen Zielsetzung, die Kenntnisse über Verlaufsgestalt und Ausgang schizophrener Erkrankungen zu verbessern und auf eine festere Grundlage zu stellen, sollte die Studie u. a. folgende Fragen aufgreifen und soweit als möglich beantworten.

1. Anamnestische und soziale Daten von später an Schizophrenie erkrankten Individuen, insbesondere hinsichtlich familiärer Belastung mit Psychosen, Struktur der Primärpersönlichkeit, Schulerfolg (prämorbides Intelligenzniveau), Familienverhältnisse, soziale Schicht der Elternfamilie und höchste prämorbid erreichte soziale Schicht des Probanden.

2. Langzeitentwicklung der Schizophrenie, insbesondere Erkrankungsbeginn, Verlaufsweise und Verlaufstyp sowie psychopathologische und soziale Dauerprognose. Im einzelnen interessierten dabei Prodrome und Vorpostensyndrome (Gross, 1969; Huber, 1968c); Erkrankungsalter; Art des Erkrankungsbeginns hinsichtlich der psychotischen Manifestation; Auslösefaktoren psychotischer Erst- und Remanifestationen; dominierende psychopathologische Syndrome und Auftreten bestimmter psychopathologischer Einzelsymptome im Erkrankungsbeginn; Verlaufsweise; Zahl der psychiatrischen Hospitalisationen und Phasen (Schübe); psychopathologisches Syndrom bei der Spätkatamnese; ferner langfristige soziale Situation und soziale Remission; ärztliche Versorgung der nicht vollständig remittierten, noch behandlungsbedürftigen Kranken; Suicidalität; auto- und fremdaggressive Verhaltensweisen sowie Medikamenten- und Alkoholabusus.

Besonders war uns daran gelegen, die Ansicht vom ausnahmslos spezifischen oder wenigstens typischen Aussehen der Residualsyndrome schizophrener Erkrankungen und das Konzept der uncharakteristischen reinen Residuen (s. S. 159 ff) erneut zu überprüfen und dabei die Beziehungen der „reinen Defizienz" zu anderen, im Sinne der traditionellen Schizophreniekonzepte gleichfalls mehr oder minder uncharakteristischen Aspekten der Verlaufsgestalt schizophrener Erkrankungen, den Prodromen, Vorpostensyndromen, asthenischen Basisstadien und Basisstörungen bei einem repräsentativen Erfahrungsgut zu untersuchen. Die einschlägigen Beobachtungen und Mitteilungen (Huber, 1957a, 1961a, 1966b, 1968c; Gross, 1969; Gross et al., 1971c) wurden bis vor kurzem wenig beachtet und in ihrer Bedeutung für die Schizophrenielehre nicht angemessen gewürdigt. Abgesehen von den Konzeptionen von Conrad (1958) und Janzarik (s. S. 2) galt für die meisten Autoren und Schulen die Petitio principii der durchgehenden psychopathologischen Andersartigkeit der schizophrenen gegenüber den organischen Residual- und Defizienzzuständen. M. Bleuler zweifelte 1964, ob es bei näherem Kennenlernen ein echtes Antriebsdefizit bei Schizophrenen gibt und hielt an der Ansicht fest, Schizophrenien würden, wenn sie nicht ausheilen, stets zu einer von chronischen Psychosyndromen bei faßbaren Hirnkrankheiten scharf abgrenzbaren, schizophreniespezifischen Veränderung führen. Soweit uncharakteristische reine Residuen und psychopathologisch ähnliche reversible Syndrome (Prodrome, Vorpostensyndrome, asthenische Basisstadien) in ihrer Existenz anerkannt werden, werden eine komplizierende Noxe, ein Altersabbau, eine organische Färbung durch vorausgegangene Hirnerkrankungen, frühe Hirnschäden („vorauslaufende Defizienz" – Janzarik, 1959) oder ein pharmakogener Symptomwandel angenommen und so die Lehre von der „numinosen Singularität" und durchgehenden Spezifität der Schizophrenien gerettet. Auch Wyrsch stellte 1960 noch dezidiert fest, daß (im Residualzustand) das Schizophrene *stets* mit dabei sei. M. Bleuler schreibt 1972, daß er bei allen seinen Patienten des Züricher Erfahrungsgutes im „Endzustand" deutliche schizophrene Krankheitszeichen, einschließlich wahnhafter und halluzinatorischer Erlebnisweisen fand. Bei dieser Situation schien es uns notwendig, anhand eines repräsentativen, ganz überwiegend auf außerklinische Verläufe und häusliche Katamnesen gestützten Erfahrungsgutes die für Wesen und Theorie, aber auch für Behandlung und Rehabilitation (Huber et al., 1976a; Gross u. Huber, 1978; Süllwold, 1977) der Schizophrenien bedeutsame Frage des Vorkommens und der speziellen Symptomatologie von im Sinne der konventionellen Schizophreniekonzepte mehr oder minder uncharakteristischen Residualsyndromen erneut zu untersuchen.

3. Wir gingen weiter der Frage nach, ob sich aufgrund des Gesamtverlaufs – Erkrankungsbeginn, frühe, mittlere und spätere Verlaufsabschnitte und langfristige psychopathologische und soziale Remission – retrospektiv *Verlaufstypen* herausheben lassen, die Verlaufsweise und Ausgang unter differenzierter Berücksichtigung des psychopathologischen Residualsyndroms umfassen und zugleich durch mehr oder weniger günstige oder ungünstige soziale Heilungsraten charakterisiert sind.

4. Der *Einfluß anamnestischer, klinisch-psychopathologischer und therapeutischer Variablen auf den Langzeitverlauf* sollte geprüft und ermittelt werden, ob es Kriterien gibt, die im Erkrankungsbeginn Hinweise auf den Ausgang, die psychopathologische und soziale Dauerprognose („Richtungsprognose" im Sinne von E. Bleuler) erlauben. Als wesentliche Aspekte der Langzeitentwicklung sollten dabei das psychopathologische Residualsyndrom und der soziale Remissionsgrad bei der Spätkatamnese sowie der Verlaufstyp mit den möglicherweise relevanten anamnestischen, klinischen, psychopathologischen und therapeutischen Faktoren in Beziehung gesetzt werden. Die Ergebnisse könnten für die praktische Prognostik von Belang sein und zur Klärung des schwierigen Problems beitragen, mit welchen krankheitsunabhängigen oder schon krankheitsbedingten Faktoren und Daten die überaus unterschiedliche Langzeitentwicklung schizophrener Erkrankungen in ihren verschiedenen Aspekten in positivem oder negativem Sinne korreliert ist und welche Faktoren für die Dauerprognose ohne Bedeutung sind.

5. Weiter sollte eine Klärung der besonders in der jüngsten Vergangenheit diskutierten Fragen versucht werden, ob und inwieweit bestimmte *soziale Faktoren,* so soziale Schichtzugehörigkeit der Elternfamilie und des Probanden vor Erkrankungsbeginn, gestörte Familienverhältnisse, prämorbides Kommunikationsverhalten, Stellung in der Geschwisterreihe, Heirat und Fertilität, belastende Situationen im Erkrankungsjahr, Wohnort, Intervall bis zur ersten psychiatrischen Behandlung und die sog. „soziale Rückkehr", Erkrankungsrisiko und Langzeitentwicklung beeinflussen und ob und inwieweit Zusammenhänge dieser Variablen untereinander bestehen.

6. Schließlich sollten an der Gesamtpopulation der in Bonner stationären psychiatrischen Einrichtungen 1945 - 1959 aufgenommenen 3517 Probanden einige Hypothesen über Geschlechtsverteilung, Erkrankungsalter, Erkrankungshäufigkeit und soziale Schichtzugehörigkeit überprüft werden.

3. Ergebnisse bei den persönlich nachuntersuchten 502 Patienten der Bonner Universitäts-Nervenklinik

3.1 Allgemeine Daten

Nach der Beschreibung von Auswahl und Repräsentativität des Untersuchungsgutes und unseres methodischen Vorgehens (s. S. 8 ff.) werden im Kapitel 3 die Ergebnisse mitgeteilt, die am Erfahrungsgut der persönlich spätkatamnestisch untersuchten 502 ehemaligen Patienten der Bonner Universitäts-Nervenklinik gewonnen wurden. Wenn im Text nunmehr ohne weitere Kennzeichnung vom „Bonner Beobachtungsgut", „Bonner Gesamtkollektiv" oder „Bonner Hauptkollektiv" die Rede ist (s. a. S. 16), sind diese 502 Probanden gemeint, auf die sich unsere Studie in erster Linie stützt. Zunächst werden in Ergänzung der Darstellung der Auswahl des Materials einige zusätzliche Daten, die das Bonner Hauptkollektiv charakterisieren, mitgeteilt.

3.1.1 Geschlechtsverteilung

Die weiblichen Patienten überwiegen (wie auch im Ausgangsmaterial der Bonner Nervenklinik und im Gesamtmaterial aller Bonner stationären Einrichtungen, s. S. 351) bei den persönlich nachuntersuchten 502 Probanden mit 58,4% (293 Fälle) deutlich gegenüber den Männern mit 41,6% (209 Fälle). Die Relation von Frauen und Männern ist annähernd wie 3 : 2. Wir werden später anhand des Gesamtmaterials der Bonner stationären Einrichtungen noch auf die Frage eingehen, ob auch bei schizophrenen Erkrankungen – wie bei depressiv-manischen Psychosen (Cyclothymien) – eine Geschlechtsdisposition zugunsten der Frauen besteht (s. S. 351). Bisher ist ein Häufigkeitsunterschied zwischen den Geschlechtern bei den Schizophrenien nicht bekannt. Doch fanden auch Ciompi und Müller in ihrem Ausgangsmaterial von 1642 Fällen ein deutliches Überwiegen des weiblichen Geschlechtes; die Zahlen sind im Lausanner Material mit 42% Männern und 58% Frauen fast genau dieselben wie im Bonner Hauptkollektiv.

3.1.2 Erkrankungsdauer vor der Ersthospitalisierung

Über die Verlaufsdauer vor der Ersthospitalisation wird in anderem Zusammenhang (s. S. 335 f) noch berichtet werden. Bei 55,6% (273 von 491 Fällen mit verläßlichen Angaben) betrug sie weniger als 1 Jahr, in 24,6% 1-5 Jahre und in 19,7% mehr als 5 Jahre (s. auch Tabelle 98, S. 336).

3.1.3 Katamnesendauer (Verlaufsdauer)

Die Dauer der Erkrankung, vom Einsetzen der psychotischen Erstmanifestation an gerechnet bis zur spätkatamnestischen Untersuchung, betrug durchschnittlich 21,4 Jahre. Wie Tabelle 7 zeigt, liegt die Katamnesendauer bei der Mehrzahl, nämlich bei 53,1% zwischen 20 und 59 Jahren, bei 31,1% zwischen 15 und 19 Jahren und bei 15,7% zwischen 9 und 14 Jahren.

Tabelle 7. Verlaufsdauer ab Erstmanifestation der Psychose im Bonner Hauptkollektiv

Verlaufsdauer ab Erstmanifestation der Psychose	♂	♀	♂ + ♀
9 – 14 Jahre	38	41	79
	18,2%	14,0%	15,7%
15 – 19 Jahre	55	101	156
	26,3%	34,5%	31,1%
20 – 29 Jahre	94	110	204
	45,0%	37,5%	40,6%
30 – 59 Jahre	22	41	63
	10,5%	14,0%	12,5%
n	209	293	502
	41,6%	58,4%	100%

χ^2-Anteil 6,9 bei 3 FG = 10-%-Niveau

Hinsichtlich der Geschlechtsverteilung sind bei einer Verlaufsdauer von 15-19 Jahren und von 30-59 Jahren die Frauen, bei den kürzesten Verläufen (9-14 Jahre) und in der Gruppe von 20-29 Jahren die Männer relativ häufiger vertreten.

Berücksichtigt man auch die uncharakteristischen Prodrome, die in 36,7% (184 Probanden), dabei signifikant häufiger bei Männern als bei Frauen nachzuweisen waren (s. S. 62 f), kommt es, wie Tabelle 8 zeigt, zu einer Verschiebung von den Gruppen mit kürzerer zu denen mit längerer Verlaufsdauer. Die Katamnesendauer liegt nunmehr bei 59,1% zwischen 20 und 59 Jahren und beträgt durchschnittlich 22,4 Jahre.

3.1.4 Lebensalter zur Zeit der Spätkatamnese

Tabelle 9 informiert über das Lebensalter zur Zeit der spätkatamnestischen Untersuchung. 52,6% sind zur Zeit der Spätkatamnese noch nicht 50 Jahre alt; am stärksten besetzt sind die Grupppen der 40-49jährigen (31,9%) und der 50-59jährigen (27,7%). Zwischen Männern und Frauen bestehen insofern Unterschiede, als der Anteil der 30-39jährigen und 40-49jährigen bei den Männern höher ist als bei den Frauen; 56% der Frauen sind bei der Nachuntersuchung älter als 50 Jahre gegenüber nur 35,4% der männlichen Probanden. Dieser Befund wird durch das frühere Erkrankungsalter der Männer erklärt (s. S. 64 f).

Tabelle 8. Verlaufsdauer bei Berücksichtigung der Prodrome im Bonner Hauptkollektiv

Verlaufsdauer ab Beginn Prodrom	♂	♀	♂ + ♀
9 - 14 Jahre	27 12,9%	32 10,9%	59 11,8%
15 − 19 Jahre	47 22,5%	99 33,8%	146 29,1%
20 − 29 Jahre	107 51,2%	115 39,2%	222 44,2%
30 − 59 Jahre	28 13,4%	47 16,0%	75 14,9%
n	209 41,6%	293 58,4%	502 100%

χ^2-Anteil 10,1 bei 3 FG = 2,5-%-Niveau

Tabelle 9. Lebensalter zur Zeit der Spätkatamnese im Bonner Hauptkollektiv

Lebensalter bei Spätkatamnese	♂	♀	♂ + ♀
20 − 29 Jahre	3 1,4%	9 3,1%	12 2,4%
30 − 39 Jahre	54 25,8%	38 13,0%	92 18,3%
40 − 49 Jahre	78 37,3%	82 28,0%	160 31,9%
50 − 59 Jahre	45 21,5%	94 32,1%	139 27,7%
60 − 69 Jahre	20 9,6%	54 18,4%	74 14,7%
ab 70 Jahre	9 4,3%	16 5,5%	25 5,0%
n	209 41,6%	293 58,4%	502 100%

χ^2-Anteil 27,6 bei 5 FG = 0,1-%-Niveau

Nur 9,2% der Bonner Patienten waren zur Zeit der Spätkatamnese 65 Jahre und älter; das höchste Lebensalter (bei einer Patientin) ist 78. In dieser Hinsicht unterschei- det sich das Bonner Beobachtungsgut wesentlich vom Lausanner Kollektiv, wo alle

Patienten bei der Nachuntersuchung ein Lebensalter zwischen 65 und 90 Jahren erreicht hatten. Im Bonner Beobachtungsgut betrug das durchschnittliche Lebensalter bei der Nachuntersuchung 49,5 Jahre; bei den Frauen lag es mit 51,2 Jahren höher als bei den Männern mit 47,1 Jahren.

3.1.5 Vergleich mit anderen Langzeituntersuchungen

Die am Bonner Beobachtungsgut erhobenen Befunde sollen, soweit möglich und sinnvoll, mit denen des Lausanner (Ciompi und Müller) und Züricher (M. Bleuler) Erfahrungsgutes verglichen werden. Wir versuchten dabei, nur Gleiches mit Gleichem zu vergleichen, d.h. nur dort Vergleiche zu ziehen, wo die methodischen Voraussetzungen dies zu erlauben scheinen. Auf Unterschiede gegenüber dem Züricher Erfahrungsgut wurde bereits hingewiesen: Dort wurden nur erstmals Hospitalisierte in die Untersuchung einbezogen, bei uns in $^1/_3$ auch solche Kranke, die erst bei einer wiederholten Hospitalisierung Probanden wurden (s. S. 30 f); in unserer Statistik sind die vor der spätkatamnestischen Erhebung Verstorbenen nicht enthalten, während M. Bleuler die Erfahrungen an den Verstorbenen weitgehend in seine Statistik mit einbezog. Die Unterschiede in der Altersverteilung zur Zeit der Nachuntersuchung und in der Katamnesendauer fallen dagegen kaum ins Gewicht. Auch in den übrigen Punkten sind die Unterschiede, wie wir zeigten (s. S. 11 ff), nicht so groß, wie wir zunächst vermutet hatten (Bleuler et al., 1976). Dagegen bestehen gegenüber dem Lausanner Beobachtungsgut von Ciompi und Müller insofern erhebliche Unterschiede, als hier nur über 65 Jahre alte Patienten und dabei nur 21% (nach Abzug der die Nachuntersuchung verweigernden Probanden nur noch ca. 18%) eines Ausgangsmaterials von 1642 schizophrenen Kranken nachuntersucht wurden. Die mittlere Katamnesendauer in der Lausanne-Studie ist mit 36,8 Jahren höher als im Züricher (23 Jahre) und Bonner Beobachtungsgut (22,4 Jahre bei Berücksichtigung der Prodrome); die Katamnesen von Ciompi und Müller sind mit denen von Janzarik (1968) an anstaltsinternierten chronischen Schizophrenen (35 Jahre) die längsten in der Schizophrenieliteratur bekannten. Für die im folgenden angestellten Vergleiche gilt, was M. Bleuler und wir in unserer gemeinsamen Publikation darlegten. Wegen der im einzelnen zu diskutierenden Auswirkungen methodologischer Unterschiede können zahlenmäßige Vergleiche nur mit der gebotenen Vorsicht angestellt werden.

Die Untersuchungen von M. Bleuler, Ciompi und Müller und unserer Arbeitsgruppe, die zur Zeit in der Weltliteratur, soweit wir sehen, die einzigen dieser Art sind, die einen Vergleich überhaupt ermöglichen, erfolgten vollständig unabhängig voneinander; zudem sind die theoretischen Schizophreniekonzepte von M. Bleuler und C. Müller einerseits und unserer Arbeitsgruppe auf der anderen Seite verschieden. In dem 1972 erschienenen Werk von M. Bleuler sind die einschlägigen Publikationen von Huber und der Arbeitsgruppe von Gross, Huber und Schüttler (Huber, 1957a, 1957b, 1959, 1961a, 1961b, 1964c, 1966b, 1967a, 1967b, 1968c, 1969, 1971a, 1971b; Gross et al., 1971a; Gross et al., 1971c; Hasse-Sander et al., 1971) nicht erwähnt. In der Monographie von Ciompi und Müller (1976) wird eine Arbeit von Gross und Huber (1973) in der Literaturübersicht gewürdigt; im Hauptteil des Buches und bei der Diskussion der Ergebnisse werden jedoch die an Heidelberger, Wieslocher und Bonner Kranken erhobenen Befun-

de (Huber, 1973; Gross et al., 1973a, 1973b; Schüttler et al., 1973; Huber 1975;
Huber et al., 1975a, 1975b, 1975c, 1976a) noch nicht berücksichtigt. Daß die Untersuchungen von M. Bleuler und Ciompi und Müller unabhängig von unseren Studien
erfolgten, ist methodisch eher ein Vorteil. Der Wert der Daten, zu denen die verschiedenen Untersuchungen gelangten, ist so, wie M. Bleuler bemerkt, „erheblicher, als wenn
wir zusammengearbeitet und uns mit allfälligen Vorurteilen oder Fehlern der Unter-
suchungstechnik gegenseitig ungünstig beeinflußt hätten". Gerade in der psychiatrischen
Forschung gibt es manche Beispiele dafür, wie Nachuntersucher zur Bestätigung dessen
gelangten, was aufgrund groß angelegter und oft in Neuland vorstoßender Untersuchungen an Befunden und Thesen beschrieben und konzipiert worden war. Im folgenden
wird der Vergleich der an Züricher, Lausanner und Bonner Patienten erhobenen Befunde zu zeigen haben, wo im einzelnen mehr oder weniger weitgehend übereinstimmende und wo abweichende, vielleicht sogar gegensätzliche Ergebnisse vorliegen; weiter wird zu fragen sein, wie unterschiedliche Befunde zu erklären sind.

3.2 Anamnestische und soziale Daten

3.2.1 Familiäre Belastung

Verbindliche Aussagen über Erblichkeitsverhältnisse sind nur anhand von speziellen
Untersuchungen, die alle methodischen Voraussetzungen berücksichtigen, möglich
(Rosenthal, 1961). Die Kenntnisse über Sekundärfälle von Schizophrenien, depressiv-
manischen Erkrankungen, sonstigen Psychosen und psychiatrischen Störungen im Bonner Beobachtungsgut können sich auf die Angaben der Probanden selbst und ihrer Angehörigen bei gewöhnlich wiederholten stationären und darüber hinaus zum Teil auch
ambulanten Untersuchungen und bei der Spätkatamnese stützen.

Differenziert wurde zwischen familiärer Belastung mit schizophrenen Psychosen, mit endogenen
depressiven und manischen Psychosen (Cyclothymien im Sinne von K. Schneider), diagnostisch unklaren endogenen Psychosen sowie diagnostisch unklaren psychischen Abnormitäten und anderen
psychiatrischen Erkrankungen. Bei den Psychosen wurden innerhalb jedes Merkmals vier Ausprägungen unterschieden, nämlich: keine schizophrene Psychose in der Blutsverwandtschaft;
Schizophrenie in der engeren (Eltern, Geschwister und Kinder) oder weiteren Blutsverwandtschaft
(alle übrigen, dem Probanden und seinen Angehörigen bekannten Blutsverwandten); keine verwertbaren Angaben. „Keine schizophrene Erkrankung" (oder „keine Cyclothymien" bzw. „keine diagnostisch unklaren endogenen Psychosen") heißt also, daß keine derartigen Erkrankungen von den
Patienten selbst oder ihren Angehörigen bei den verschiedenen Klinikaufenthalten, bei ambulanten
Untersuchungen oder bei der Spätkatamnese angegeben wurden. Damit ist natürlich nichts Sicheres
darüber ausgesagt, daß tatsächlich keine derartigen Erkrankungen vorgekommen bzw. dem Probanden und seinen Angehörigen bekannt geworden sind. „Keine Angaben" bedeutet, daß in den Proto-
kollen keine Eintragungen vorhanden sind, die sicherstellen, daß Patient und Angehörige ausdrücklich nach Belastungen in der Verwandtschaft befragt worden waren. Das methodische Problem, wie bei der statistischen Signifikanzberechnung die in einem Teil der Fälle vorhandene Kategorie von *Probanden ohne oder ohne ausreichende und verwertbare Angaben* zu behandeln ist,
wurde hier und durchgehend in dieser Studie so gelöst, daß *als Bezugszahl die Anzahl von Probanden
mit ausreichenden Angaben* diente.

Wir fanden in 30%, d.h. bei 144 von 480 Probanden mit Sicherheit als Schizophrenien anzusprechende Erkrankungen in der Blutsverwandtschaft und zwar in je 15%

(72 Fälle) in der engeren und in der weiteren Blutsverwandtschaft. Bei 5,2% (25 Fälle von 477 Fällen) liegt eine Belastung mit Cyclothymien (hierher wurden sowohl monopolare wie bipolare Verlaufsformen gerechnet) in der engeren (2,5% − 12 Fälle) und weiteren (2,7% − 13 Fälle) Blutsverwandtschaft vor. Darüber hinaus wurden bei 20,7% über aufgrund der Angaben nicht sicher dem schizophrenen oder cyclothymen Formenkreis zuzuordnende, doch sehr wahrscheinlich endogene (und nicht körperlich begründbare) Psychosen in der engeren (6,3%) und weiteren (14,4%) Blutsverwandtschaft berichtet. Diese Befunde beziehen sich auf 480 Probanden; von 22 lagen keine verwertbaren Angaben vor. Zwischen Männern und Frauen bestehen keine bemerkenswerten Unterschiede.

In der *weiteren* Blutsverwandtschaft wurden nur diejenigen Sekundärfälle von Schizophrenie bzw. Fälle von Cyclothymie und diagnostisch unklaren endogenen Psychosen gezählt, bei denen keine Sekundärfälle von Schizophrenien usw. in der *engeren* Blutsverwandtschaft vorhanden waren. Sekundärfälle sowohl in der weiteren wie in der engeren Blutsverwandtschaft wurden bei den Mehrfachbelastungen erfaßt.

Die im Bonner Beobachtungsgut ermittelte Rate von 30% Schizophrenien in der Blutsverwandtschaft entspricht annähernd der am Wieslocher Beobachtungsgut von chronischen Anstaltsschizophrenen von Huber (1961a) festgestellten Rate (29,2%). Die Bonner Belastungsrate liegt etwa in der Mitte zwischen den am Lausanner (23,5%) und am Züricher Erfahrungsgut (37%) erhobenen Befunden. Für die spätere Inbeziehungsetzung mit dem Langzeitverlauf ist von Interesse, wieviele Patienten in der Blutsverwandtschaft zwei und mehr Schizophrene aufweisen. Im Bonner Beobachtungsgut ist dies bei 46 Probanden der Fall; 30 Patienten haben zwei, 12 Patienten drei, drei Patienten vier und ein Patient fünf Sekundärfälle von Schizophrenien in der Blutsverwandtschaft. Die Rate der Patienten mit *Mehrfachbelastungen* (mehr als ein Patient mit Schizophrenie in der Blutsverwandtschaft) beläuft sich demnach auf 9,6% (46 von 480 Probanden).

Eine verläßliche Beantwortung der Frage nach dem Ausmaß der familiären Belastung mit schizophrenen und anderen endogenen Psychosen in der Familie kann, wie wir nochmals hervorheben möchten, nur eine methodisch exakte und vollständige Erforschung der Familien ermöglichen. Hierzu sind systematische, alle noch lebenden Blutsverwandten in persönlichen Nachuntersuchungen und bei Verstorbenen anhand zweckdienlicher Unterlagen erfassende Studien erforderlich, die von einem repräsentativen Kollektiv spätkatamnestisch nach jahrzehntelangem Verlauf persönlich untersuchter Probanden ausgeht; eine derartige Untersuchung ist uns nicht bekannt. Erst sie würden auch eine definitive Beantwortung der Frage erlauben, welchen Einfluß die Erbverhältnisse, Fehlen oder Vorhandensein und Anzahl von Sekundärfällen von Schizophrenien auf Langzeitentwicklung und Dauerprognose haben (s. S. 231 f).

3.2.2 Primärpersönlichkeit

Anhand aller über den Patienten entstandenen Akten, u.a. Angaben der Bezugspersonen und des Probanden selbst im Bonner Krankenblatt und bei der Katamnese differenzierten wir zunächst zwischen unauffälligen, syntonen und ausgesprochen abnormen, psychopathischen Primärpersönlichkeiten. Es blieb eine sehr umfangreiche Gruppe, deren Ausgangspersönlichkeit durch bestimmte, von der Durchschnittsbreite abweichende Züge charakterisiert war, ohne daß von einer ausgesprochen abnormen Persönlichkeit die Rede sein konnte. Bei 477 Patienten war auf diese Weise eine Differenzierung in solche mit unauffälliger, leicht auffälliger und ausgesprochen abnormer (psychopathischer) Primärpersönlichkeit möglich. *36,9% (176 Fälle) waren von Haus aus unauffällige, syntone Persönlichkeiten und nur 10,9% (52 Probanden) ausgesprochen abnorme Charaktere, während bei 52,2% (249 Fälle) leicht auffällige Persönlichkeitszüge eruierbar waren.* Signifikante Unterschiede zwischen den Geschlechtern fehlen.

Bei der Abgrenzung der ausgesprochen abnormen (psychopathischen) von den leicht auffälligen Persönlichkeitsstrukturen ließen wir uns von der Definition K. Schneiders leiten, wonach psychopathische Persönlichkeiten (der Begriff, nicht aber der Tatbestand ist weitgehend verschwunden) solche sind, die an ihrer Abnormität leiden oder unter deren Abnormität die anderen (die Gesellschaft) leiden, die jedenfalls schon immer infolge ihrer Wesensstruktur erhebliche, auch von den nahen Bezugspersonen registrierte und von den Patienten selbst — bei unseren Patienten fast ausnahmslos — schmerzlich erlebte und als störend empfundene innere (subjektives Befinden, Daseins- und Lebensgefühl) und äußere Schwierigkeiten (mit Umwelt und Gemeinschaft) durch diese ihre Eigenschaften hatten.

Im Heidelberger und Wieslocher Beobachtungsgut hatten wir bei 30 bzw. 28,3% psychopathische Primärpersönlichkeiten gefunden (Huber, 1957a, 1961a). Seinerzeit wurden jedoch nur psychopathische und unpsychopathische Primärpersönlichkeiten ohne die Zwischengruppe der Probanden mit geringgradigen Auffälligkeiten der Ausgangspersönlichkeit abgegrenzt. Die Bildung einer solchen Zwischengruppe ist, wie wir heute meinen, zweckmäßig, um die bekannten Schwierigkeiten bei der Erfassung der Primärpersönlichkeit und zwar auch schon einer rein quantitativen Aufteilung, die ohne Berücksichtigung der speziellen Persönlichkeitsartung lediglich mehr oder weniger abnorme und „unauffällige" Wesensstrukturen unterscheidet, zu verringern. Es geht hier um den Überschneidungsbereich der „Grenzbefunde", der auch bei somatischen Befunden als ein Problem der Normbildung bekannt ist (Huber, 1964a; Schüttler et al., 1974 - s. S. 167).

Weil es sich bei der Frage einer schon abnormen oder noch normalen prämorbiden Persönlichkeitsstruktur um eine bloß intensitative (quantitative) Abweichung von einer „uns vorschwebenden" (grundsätzlich nicht sicher festlegbaren) Durchschnittsnorm handelt und überall abnorme Persönlichkeiten ohne scharfe Grenzen fließend in die als normal zu bezeichnenden Lagen übergehen (K. Schneider), die Entscheidung, ob eine Persönlichkeit oder bestimmte Persönlichkeitszüge mehr oder weniger abnorm oder noch normal sind, keine echte Alternativentscheidung, vielmehr stets eine quantitative, eine „Feststellung von mehr oder weniger" (Heimann et al., 1971) ist, findet man viele Probanden, die nicht mehr eindeutig unauffällig, aber auch noch nicht sicher abnorm (psychopathisch) erscheinen. Eine Zuordnung, die sich auf die Angaben von Angehörigen und Probanden selbst bei früheren ärztlichen Untersuchungen und bei den eigenen spätkatamnestischen Erhebungen stützen muß, läßt sich nicht im Sinne einer exakten Psychopathometrie (Wieck) quantifizieren; auf die Problematik objektivierender Methoden bei der Persönlichkeitserfassung sei hier nur hingewiesen (Huber, 1972b). Bei der Klassifikation sind die beiden Extremgruppen der Probanden mit ausgesprochen abnormer und unauffälliger Primärpersönlichkeit ohne Zwang voneinander zu trennen, während sich im Zwischenbereich bei der Einstufung als unauffällig oder leicht auffällig einerseits, leicht auffällig und ausgesprochen abnorm (psychopathisch) andererseits nicht selten Zweifel ergeben und die Klassifizierung in solchen Fällen eine Ermessensfrage darstellt. Grundsätzlich ist das Problem einer nach Erkrankungsbeginn zu leistenden, retrospektiven Erfassung der prämorbiden Persönlichkeit (ähnlich auch von Persönlichkeitszügen und -strukturen bei nicht erkrankten Individuen) äußerst komplex und nur approximativ lösbar.

Im Züricher Erfahrungsgut fand M. Bleuler in gut der Hälfte prämorbid schizoide, davon in $^1/_3$ schizoid-psychopathische und in etwa ¼ solche Ausgangspersönlichkeiten, die er als „schizoid auffällig innerhalb des Normalen" bezeichnete. Diese Zahlen stimmen einigermaßen mit den Bonner Befunden überein, wenn man hier die ausgeprägt abnormen und die leicht auffälligen Primärcharaktere zusammenfaßt; dann sind 63,1% (301 von 477 Fällen mit ausreichenden Angaben) als prämorbid (leichter oder gröber) gestört, allerdings nur 33,5% (160 von 477, s. S. 48) als „schizoid", anzusehen. Auch im Bonner Erfahrungsgut ist mit 37,1% der Anteil von Probanden relativ hoch, deren prämorbide Persönlichkeit als unauffällig, synton und kontaktfähig zu bezeichnen ist und der im Züricher Beobachtungsgut etwa 40% und in einem von M. Bleuler gesammelten Erfahrungsgut von Patienten aus Zürich, Pfäfers und New York 30% beträgt. M. Bleuler fand auch unter den Kindern Schizophrener viel mehr „psychisch Gesunde" und viel weniger Psychopathen, als man bisher glaubte. Auch bei Berücksichtigung der erörterten methodischen Schwierigkeiten der Erfassung der prämorbiden Persönlichkeit kann man unseres Erachtens feststellen, daß *zumindest* $^1/_3$ *der später an Schizophrenie erkrankenden Individuen vor Einsetzen der Erkrankung unauffällig (synton und kontaktfähig) ist und daß die große Mehrzahl, im Bonner Beobachtungsgut fast 90%, keine ausgesprochen abnorme, psychopathische Persönlichkeitsstruktur aufweist.*

Im Lausanner Beobachtungsgut sind nur 17,3% unauffällige Primärcharaktere. Vielleicht spielt hier der Umstand eine Rolle, daß die Krankengeschichten, auf die sich die Beurteilung der Primärpersönlichkeit stützt, überwiegend aus den Jahren 1910-1940 stammen und die Psychiater seinerzeit unter dem Einfluß der herrschenden Lehre und der Arbeiten über die schizoide und schizothyme Persönlichkeit (E. Bleuler, 1911; Kretschmer, 1921; Hoffmann, 1923) zu der Petitio principii neigten, daß Schizophrene obligat von Haus aus abnorme, zumal schizoide Persönlichkeiten sind (Ciompi und Müller).

Wir versuchten weiter, bei den Probanden mit abnormer und leicht auffälliger Primärpersönlichkeit eine Einteilung hinsichtlich der speziellen Artung der prämorbiden Persönlichkeitsstruktur zu treffen. Die Erfassung des *Typs der Primärpersönlichkeit* ist von Interesse, weil bestimmten Persönlichkeitsvarianten, zumal der schizoiden Persönlichkeit, ein maßgeblicher Einfluß auf die Prognose zugeschrieben wird. Wir legten, wie schon früher in der Wiesloch-Studie (Huber, 1961a), eine Typologie zugrunde, die sich an die unsystematische Typenlehre von K. Schneider anlehnt und anderenorts dargestellt wurde (Huber, 1974a, 1976a). Beim *schizoiden Typ* ist die Kontaktschwäche der hervorstechende Zug. Bei einem weiteren Typ, der sich gleichfalls in der Typologie von K. Schneider nicht findet, *kombiniert sich die Kontaktstörung mit Zügen des „Typus melancholicus"*, die mit ihrer Übertreibung von Ordentlichkeit und Genauigkeit, der Neigung zu „Inkludenz" und „Remanenz" diese Persönlichkeiten dem von Tellenbach (1961) beschriebenen Typus annähern.

Die schizoiden Typen wurden in den Krankengeschichten als ungesellig, still und scheu, schüchtern und verschlossen, als Sonderlinge und Einzelgänger und häufig zugleich als empfindlich und genau, schwierig und wählerisch, ordentlich und gewissenhaft geschildert. Kennzeichnend sind Angaben wie: „immer gerne für sich, eigen, ohne Anschluß, kaum mit anderen Kindern gespielt, kein Connex zum anderen Geschlecht, viel gehänselt, verträumt".

Der dritte, *sensitiv-empfindsam-weich-gehemmte Typ* imponiert nach den Beschreibungen auch als verletzlich, durchsetzungsunfähig und selbstunsicher. Die übrigen Typen und dabei auch Patienten mit asthenischer und depressiv-schwernehmender Ausgangspersönlichkeit sind überraschend selten vertreten. In Tabelle 10 ist die Häufigkeitsreihe von Persönlichkeitstypen bei 301 Patienten mit leicht auffälliger oder ausgeprägt abnormer Primärpersönlichkeit dargestellt.

Tabelle 10. Typen prämorbider Persönlichkeiten bei 301 Probanden des Bonner Hauptkollektivs mit leicht auffälliger und ausgeprägt abnormer Primärpersönlichkeit

Typen prämorbider Persönlichkeiten	n = 301
1. Kontaktschwäche ("schizoid")	83 27,6%
2. sensitiv-gehemmt- empfindsam-weich	67 22,3%
3. Kontaktschwäche kombiniert mit Zügen des „Typus melancholicus"	50 16,6%
4. asthenisch	20 6,6%
5. depressiv-schwernehmend	12 4,0%
6. temperamentsarm-unjugendlich	7 2,3%
7. anankastisch	2 0,7%
8. ungeschickt-tolpatschig; stimmungslabil; haltlos	5 1,7%
9. sonstige	55 18,3%

Der schizoide Typ ist mit 27,6% am häufigsten, gefolgt vom sensitiv-gehemmt-empfindsam-weichen Typus mit 22,3% und Persönlichkeitsvarianten, bei denen die Kontaktschwäche mit Zügen des „Typus melancholicus" kombiniert ist (16,6%). Prämorbid asthenische Persönlichkeiten sind in 6,6%, depressiv-schwernehmende Naturelle in 4%, temperamentsarm-unjugendliche Typen in 2,3% und schließlich anankastische nur noch in 0,7% (2 Fälle) vertreten. Auch Patienten mit stimmungslabiler oder haltloser Primärpersönlichkeit sind überraschend selten, so daß wir sie zusammen mit als „ungeschickt-tolpatschig" charakterisierten Typen in einer Gruppe zusammengefaßt haben (5 Fälle – 1,7%). Dagegen umfaßt die Gruppe der Probanden, die sich keinem bestimmten Typ zuordnen lassen und gewöhnlich Züge aus mehreren Typen aufweisen, mit 18,3% (55 Fälle) fast $\frac{1}{5}$ der Teilgruppe der ausgesprochen abnormen und leicht auffälligen Primärpersönlichkeiten; 27 Fälle (davon 9 mit Merkmalen auch des „Typus melancholicus") von jenen 55 lassen eindeutig schizoide Züge erkennen. Faßt man die Probanden der Typen 1: schizoid und 3: schizoid mit Zügen des „Typus melancholicus" sowie jene 27 Patienten, die in Kombination mit anderen Zügen deutlich schizoide Merkmale zeigen, zusammen, sind 53,1% (160 von 301 Fällen) als schizoid zu bezeichnen. Diese Rate stimmt gut überein mit der des Züricher Krankengutes, wo nach Bleuler „gut die Hälfte" als prämorbid schizoid anzusehen ist.

Das äußerst komplexe Problem der Beurteilung der prämorbiden Persönlichkeit und dabei auch die Bedeutung der Einstellung von Erstuntersuchern, Nachuntersuchern und Autoren der jeweiligen psychiatrischen Epoche, von soziokulturellen Bedingungen, denen Probanden und Bezugspersonen unterworfen sind, und von landsmannschaftlichen Unterschieden kann hier nicht weiter erörtert werden. Im Bonner Beobachtungsgut fiel u.a. auf, daß bestimmte Persönlichkeitsabnormitäten praktisch vollständig fehlen, so von den K. Schneiderschen Psychopathentypen die hyperthymischen (kein Fall), stimmungslabilen (nur 1 Fall), explosiblen (kein Fall), gemütlosen (kein Fall) und willenlosen (haltlosen – nur 3 Fälle). Persönlichkeitsvarianten mit fanatischen und geltungsbedürftigen Zügen sind sicher bei den schizoiden Typen zu finden; doch spielen diese Züge auch dort keine wichtige Rolle. Bemerkenswert ist auch das fast vollständige Fehlen anankastischer Persönlichkeiten (nur 2 Patienten) sowie – im Hinblick auf das später noch zu behandelnde Problem einer „vorauslaufenden Defizienz" (Janzarik) beim reinen Defekt – die Seltenheit von Probanden, die von Haus aus durch einen Aktivitäts- und Initiativemangel, durch Temperamentsarmut und „unjugendlich-überbraves" Wesen charakterisiert waren (7 Fälle). Das Fehlen von haltlosen (willenlosen) und von ausgesprochen gemütsarmen Primärpersönlichkeiten ist für die später (s. S. 183) noch berührten Fragen der Kriminalität und des Medikamenten- und Alkoholabusus bei an Schizophrenie erkrankten Individuen vor und nach Einsetzen ihrer Erkrankung von Belang.

Signifikante Geschlechtsunterschiede fehlen. Ein Trend ist nur insofern zu erkennen, als die sensitiv-selbstunsicher-empfindsam-gehemmten Persönlichkeitsvarianten bei den Frauen mit 15,9% (48 von 301) deutlich häufiger sind als bei den Männern mit 6,3%.

Wir haben schließlich noch alle ehemaligen Patienten, die selbst bei der Hospitalisation und/oder Nachuntersuchung über ausgeprägte prämorbide Störungen im Kommunikationsverhalten berichteten, unter denen sie litten und die ihr Daseins- und Lebensgefühl erheblich beeinträchtigten, zusammengefaßt und gesondert ausgewertet. Dieses Teilkollektiv umfaßt 22,6% des Gesamtkollektivs (101 von 446 Patienten mit ausreichenden Angaben) und 63,1% (101 von 160 Fällen) unserer Teilgruppe von – leicht auffälligen oder ausgesprochen abnormen – schizoiden Persönlichkeiten (s. S. 48) und überschneidet sich mit dieser Gruppe hinsichtlich der ausgeprägteren Störungen weitgehend; es wird später dargestellt (s. S. 323 ff).

3.2.3 Schulerfolg (prämorbides Intelligenzniveau)

Die Erfassung des prämorbiden Intelligenzniveaus wirft ähnliche Probleme auf wie die Beurteilung der prämorbiden Persönlichkeitsstruktur. Testpsychologische Untersuchungen mittels Intelligenztests vor Einsetzen der Erkrankung sind bei spätkatamnestischen Untersuchungen nicht verfügbar. Dasselbe gilt für Intelligenztests zur Zeit der Ersthospitalisation, die überdies keine verläßlichen Auskünfte über das pärmorbide Intelligenzniveau erlauben würden, weil sie erst nach Erkrankungsbeginn und gewöhnlich während einer floriden psychotischen Exacerbation durchgeführt werden. Auch klinische Beurteilungen anhand der üblichen Prüffragen bei der psychopathologischen Exploration sind aus den genannten Gründen unzuverlässig. Aufgrund langjähriger Erfahrungen mit der psychiatrischen Beurteilung der prämorbiden Intelligenz anläßlich von Hospitalisationen Schizophrener gelangten wir zu der Überzeugung, daß solche Einschätzungen und die entsprechenden Krankenblattvermerke eine deutliche Tendenz erkennen lassen, die prämorbide intellektuelle Ausstattung zu unterschätzen. Insbesondere entsprechen Urteile wie „debil", „oligophren" oder „minderbegabt" relativ häufig nicht den wirklichen Verhältnissen.

Verläßlichere Rückschlüsse auf das prämorbide Intelligenzniveau an Schizophrenie Erkrankter sind unseres Erachtens aufgrund der *Schulbildung* (Schulerfolg) möglich, sofern man sich hier für statistische Zwecke mit einer relativ groben Aufgliederung in drei Gruppen, nämlich Volksschulversagen, Volksschulabschluß (bzw. durchschnittliche Volksschulleistungen) und weiterführende Schulbildung begnügt. Tut man dies, ist das prämorbide Intelligenzniveau sicher als wesentliche Determinante des Schulerfolgs anzusehen, auch wenn man berücksichtigt, daß Schulbildung und Schulerfolg selbstverständlich auch als sozialanamnestische Variable zu betrachten und, zumal bei einer weitergehenden Differenzierung, von sozialen Faktoren abhängig sind. Dieser Einfluß fällt jedoch bei unserer groben Aufgliederung nicht entscheidend ins Gewicht. Wir versuchten, ihn weiter abzuschwächen, indem wir in die Kategorie „weiterführende Schulbildung" als allgemeines, grobes Maß für ein überdurchschnittliches Intelligenzniveau, jedenfalls im Untersuchungszeitraum 1945-1959 in der Bundesrepublik Deutschland, auch noch diejenigen Probanden mit Volksschulabschluß einbezogen, die in der Volksschule eindeutig überdurchschnittliche Leistungen aufzuweisen hatten. Der Gruppe „*Volksschulversager*" wurden Probanden zugeordnet, die entweder eine Hilfsschule besuchten (heute: Sonderschule für Lernbehinderte) oder mehr als zweimal in der Volksschule sitzenblieben (zusammen 6 Fälle von 502 = 1,2%), sowie Probanden, die in der Volksschule ein- bis zweimal nicht versetzt worden waren (46 Fälle = 9,2%). In der Gruppe mit „*weiterführender Schulbildung*" sind (außer den Probanden mit Volksschulabschluß und überdurchschnittlichen Leistungen) Probanden enthalten, die bis zu einem Abschluß mit der „Mittleren Reife" (Oberschulreife — 69 Fälle = 13,7%), mit dem „Abitur" (Reifeprüfung — 25 Fälle = 5,0%) oder mit einem erfolgreich abgelegten Staatsexamen einer Universität oder Hochschule (18 Fälle = 3,6%) gelangten.

Der Anteil der so gebildeten drei großen Gruppen beträgt für die „*Volksschulversager*" 10,4% (52 Fälle), für die Probanden mit „*Volksschulabschluß*" 54,4% (273 Fälle) und für diejenigen mit „*weiterführender Schulbildung*" (einschließlich der Volksschulabsolventen mit überdurchschnittlichen Leistungen) 35,3% (177 Fälle). Signifikante Geschlechtsdifferenzen sind, wie Tabelle 11 zeigt, nicht nachweisbar.

Tabelle 11. Prämorbide Intelligenz, gemessen am Schulerfolg, im Bonner Hauptkollektiv

Prämorbide Intelligenz	♂	♀	♂ + ♀
Volksschulversagen	21 10,0%	31 10,6%	52 10,4%
Volksschulabschluß	108 51,7%	165 56,3%	273 54,4%
Weiterführende Schulbildung	80 38,3%	97 33,1%	177 35,3%
n	209	293	502

χ^2-Anteil 1,4 bei 2 FG = nicht signifikant

Gerade weil die Frage des prämorbiden Intelligenzniveaus und besonders der Minderbegabung und des Schwachsinns bei Schizophrenen bis heute sehr unterschiedlich beantwortet wird, scheint es notwendig, unser Vorgehen noch in einigen Details zu erläutern. Unser Item 26 „Schulbildung"

Tabelle 12. Untergruppen der „prämorbiden Intelligenz", gemessen am Schulerfolg, im Bonner Hauptkollektiv

Prämorbide Intelligenz (Untergruppen)	♂	♀	♂ + ♀	
0. Sonderschule	–	–	–	Volksschulversagen
1. Hilfsschule	2 1,0%	4 1,4%	6 1,2%	Volksschulversagen
2. Volksschule – 1-2 x sitzengeblieben	19 9,1%	27 9,3%	46 9,2%	Volksschulversagen
3. durchschnittl. in der Volksschule bzw. weiterf. Schule ohne Mittlere Reife	108 51,7%	165 56,3%	273 54,4%	Volksschul-abschluß
4. überdurchschnittl. in der Volksschule bzw. weiterf. Schule ohne Mittlere Reife aus äußeren Gründen	30 14,4%	35 11,9%	65 12,9%	„weiterführende Schulbildung"
5. Mittlere Reife	27 12,9%	42 14,3%	69 13,7%	„weiterführende Schulbildung"
6. Abitur	16 7,7%	9 3,1%	25 5,0%	„weiterführende Schulbildung"
7. abgeschl. Studium an Hochschule	2 1,0%	6 2,0%	8 1,6%	„weiterführende Schulbildung"
8. abgeschl. Studium an Universität	5 2,4%	5 1,7%	10 2,0%	„weiterführende Schulbildung"
n	209	293	502	

χ^2-Anteil 7,7 bei 8 FG = nicht signifikant

umfaßte neun Ausprägungen: 0 = Sonderschule (für geistig Behinderte); 1 = Hilfsschule incl. mehr, als zweimal in der Volksschule sitzengeblieben; 2 = ein- bis zweimal in der Volksschule sitzengeblieben; 3 = durchschnittlicher Schüler in der Volksschule bzw. weiterführende Schulbildung ohne Mittlere Reife; 4 = Volksschulabsolvent mit überdurchschnittlichen Leistungen bzw. weiterführender Schulbildung ohne Mittlere Reife aus äußeren Gründen; 5 = Mittlere Reife; 6 = Abitur; 7 = abgeschlossenes Studium an einer Hochschule; 8 = abgeschlossenes Studium an einer Universität. Die Untergruppen sind wie folgt besetzt: 0 = 0%; 1 = 1,2% (6 Fälle); 2 = 9,2% (46 Fälle); 3 = 54,4% (273 Fälle); 4 = 12,9% (65 Fälle); 5 = 13,7% (69 Fälle); 6 = 5% (25 Fälle); 7 = 1,6% (8 Fälle); 8 = 2% (10 Fälle). Die Gruppe „Volksschulversagen" setzt sich zusammen aus den Untergruppen 0, 1 und 2; die Gruppe „Volksschulabschluß" aus der Untergruppe 3; die Gruppe „weiterführende Schulbildung" aus den Untergruppen 4-8 (Tabelle 12). Neun Fälle, die aus äußeren Gründen (längere Zeit kein Schulbesuch infolge Krankheit bzw. Kriegsereignissen) einmal in der Volksschule sitzengeblieben waren bzw. weniger als 8 Jahre die Volksschule besucht hatten, wurden dennoch der Gruppe 3 zugeordnet, zumal sie bei der Nachuntersuchung nicht als minderbegabt imponierten.

Beim Vergleich mit den Literaturangaben sind im Bonner Klinikkrankengut von schizophrenen Patienten *Minderbegabung* (9,2%) und ausgesprochene *Schwachsinnszustände* (1,2%) erheblich seltener als z.B. in einem Anstaltskrankengut von Panse (1967) mit 21% debilen Patienten. Auch Ciompi und Müller fanden mit 9,3% ca. achtmal so viel Schwachsinnszustände wie wir bei unseren Bonner Patienten mit 1,2%. Im Wieslocher Anstaltskrankengut waren 17% mit Minderbegabung, doch nur 1% mit ausgesprochenen Schwachsinnszuständen vom Grade einer Debilität (IQ etwa zwischen 50 und 70).

Hinsichtlich Intelligenz und Schulbildung sind unsere Ergebnisse mit denen der Lausanne-Studie nicht vergleichbar. Ciompi und Müller bemerken, daß die Schulbildung in ihrem Beobachtungsgut kaum etwas über die prämorbide Intelligenz aussagen kann, weil zur Zeit der Erstaufnahme ihrer Schizophrenen die vorherrschenden ländlichen Primarschulen des Kantons Waadt vielfach sowohl von minderbegabten oder gar debilen wie auch von mittel- und überdurchschnittlich intelligenten Schülern besucht wurden. 77,2% der Lausanner Probanden sind Primarschüler (Volksschüler) gegenüber nur 54,4% des Bonner Beobachtungsgutes; nur 9,4% der Lausanner Probanden hatten eine Sekundarschulbildung (7,3%) oder Universitätsbildung (2,1%), während die entsprechende Rate bei den Bonner Patienten mit 22,3% 2½ mal höher liegt. Die Angaben über die Rate an Oligophrenien (Debilität oder Imbecillität) dürften unseres Erachtens aus den oben angeführten Gründen (s. S. 49) auch im Lausanner Material mit 9,3% eher zu hoch liegen.

Im Beobachtungsgut des Psychiatrischen Landeskrankenhauses Weissenau fanden wir bei unter unserer Anleitung unter einheitlichen Gesichtspunkten durchgeführten Erhebungen bei den dauerhospitalisierten Schizophrenen unter 321 Patienten (157 Männer und 164 Frauen) 2,5% Oligophrene (vom Grade einer Debilität oder, selten, Imbezillität), dabei 2,5% bei den männlichen und 2,4% bei den weiblichen Kranken. Volksschulversager im Sinne unser Definition (Untergruppen 0, 1 und 2) sind mit 26,4% bei den Männern und 18,9% bei den Frauen im Weissenauer Beobachtungsgut signifikant häufiger als im Beobachtungsgut der Bonner Nervenklinik mit nur 10,4% (Funk, 1971; Musanic, 1976). Die Rate der Oligophrenen im Beobachtungsgut des Rheinischen Landeskrankenhauses Bonn (2178 Fälle mit verläßlichen Angaben über die Schulleistungen) betrug 2,3% die der Schulversager 14,9%. Zu berücksichtigen ist, daß dieses Beobachtungsgut zwar auch, wie das Weissenauer Material, aus einem psychiatrischen Großkrankenhaus stammt, sich jedoch nicht auf die dauerhospitalisierten Schizophrenen beschränkt, sondern alle Schizophrenieaufnahmen der Jahre 1945-1959 berücksichtigt. Anhand dieser Befunde bei den Bonner (Nervenklinik; Landeskrankenhaus) und Weissenauer schizophrenen Kranken (Landeskrankenhaus) darf man annehmen, daß *die Rate ausgesprochener Schwachsinnszustände (Debilität, selten Imbecillität) bei Schizophrenen, die wenigstens einmal psychiatrisch hospitalisiert werden, zwischen 1 und 2,5% liegt.*

Außer 18 Probanden (3,6%), die prämorbid ein Universitäts- bzw. Hochschulstudium erfolgreich abschlossen, sind im Bonner Beobachtungsgut weitere 7 Probanden, die *nach* Erkrankungsbeginn (und weitgehender oder vollständiger Remission der Psychose) ihr Studium erfolgreich beendeten. Die kleine Gruppe der Akademiker wurde hinsichtlich ihrer Langzeitentwicklung gesondert ausgewertet (s. S. 248 f).

3.2.4 Gestörte Heimverhältnisse („broken home")

Offenkundige Abweichungen innerhalb der Herkunftsfamilie unserer Bonner Patienten, die gewöhnlich schon in früher Kindheit, spätestens jedoch bis zum Ende des 16.

Lebensjahres vorlagen, waren bei 27,4% (133 von 485 Probanden mit ausreichenden Angaben) zu eruieren.

In der großen Mehrzahl enthielten die Krankengeschichten zureichende Angaben über die Familienverhältnisse in der Kindheit unserer Patienten. Nur von 17 Patienten waren keine verläßlichen Informationen zu gewinnen. Geschlechtsunterschiede bestehen nicht; 27,1% der männlichen (54 von 199 Fällen) und 27,6% der weiblichen Patienten (79 von 286 Fällen) stammen aus gestörten Familienverhältnissen.

Mit der Variablen „gestörte Heimverhältnisse" im Sinne von Broken home-Situationen, die annähernd dem von M. Bleuler verwendeten Kriterium „vorzeitiger Verlust von Vater oder Mutter — broken home" entspricht, erfaßten wir, wie Tabelle 13 zeigt, folgende Situationen: Verlust des Vaters durch Tod in 41,4%, Verlust der Mutter durch Tod in 13,5%, Verlust beider Eltern durch Tod in 11.3%, Zerrüttung oder Scheidung der Elternehe in 10,5%, uneheliche Geburt in 8,3%, Verlust eines Elternteils durch jahrelange Krankheit — z.B. durch chronische Schizophrenie — oder durch jahrelange Abwesenheit des Vaters durch Kriegsgefangenschaft in 6%, süchtige Abhängigkeit eines oder beider Elternteile in 6%, elternlose Erziehung in Heimen bzw. übermäßige Strenge und Härte in der Erziehung in je 1,5%. Weitaus am häufigsten, nämlich in 66,2% (88 von 133 Fällen) handelte es sich also bei den Broken home-Situationen um einen in der Kindheit eingetretenen Verlust eines oder beider Elternteile durch Tod. Gegenüber dem Merkmal von Bleuler „Elternverlust im Sinne von Broken home-Situationen" erfaßten wir zusätzlich noch die Kategorien „Sucht eines oder beider Elternteile" und „übermäßige Strenge und Härte in der Erziehung", die jedoch nur 6 bzw. 1,5% des hierher gehörigen Bonner Teilkollektivs ausmachen.

Uneheliche Geburt wurde dann nicht berücksichtigt, wenn die Mutter später den Vater oder einen anderen Mann heiratete und die Kindheit des Probanden nicht durch das Fehlen des Vaters gekennzeichnet war. Von Interesse ist, daß bei den Bonner Patienten zerrüttete Familienverhältnisse infolge Kriminalität eines Elternteils fehlen.

Über die Beziehungen einiger anderer Daten (Schulbildung, Primärpersönlichkeit, soziale Schicht der Elternfamilie) zum Merkmal „gestörte Heimverhältnisse" werden wir später berichten (s. S. 321 ff). Hier sei nur bemerkt, daß bei den weiblichen Patienten aus gestörten Heimverhältnissen Volksschulversagen signifikant häufiger, weiterführende Schulbildung signifikant seltener ist. Auch leicht auffällige Primärpersönlichkeiten sind im Teilkollektiv der Probanden aus gestörten Heimverhältnissen schwachsignifikant häufiger; auch gehören bei den aus Broken home-Situationen stammenden Patienten die Eltern schwachsignifikant häufiger der unteren Unterschicht an.

Den Befund von M. Bleuler, daß Schizophrene mit schizoider Primärpersönlichkeit häufiger aus gestörten Familienverhältnissen kommen, konnten wir nicht bestätigen. Der Anteil der verschiedenen Typen leicht auffälliger oder ausgesprochen abnormer (psychopathischer) Primärpersönlichkeiten ist in den Teilkollektiven der Probanden aus gestörten bzw. nicht gestörten Familienverhältnissen nicht different.

Die bei den Bonner Patienten ermittelte Rate von 27,4% Broken home-Situationen stimmt mit der von Janzarik bei chronischen Anstaltsschizophrenen eruierten Quote von 27% fast genau überein. Sie liegt deutlich unter der Lausanner Rate von 38,7% (allerdings bei einem mit 37,4% hohen Anteil unzureichender Informationen). Im Züricher Erfahrungsgut kamen bis zum 15. Lebensjahr gestörte Familienverhältnisse

Tabelle 13. Kriterien für die Annahme gestörter Heimverhältnisse bei 133 Probanden des Bonner Hauptkollektivs

Gestörte Heimverhältnisse	♂	♀	♂ + ♀
Verlust des Vaters durch Tod	23 45,1%	32 39,0%	55 41,4%
Verlust der Mutter durch Tod	8 15,7%	10 12,2%	18 13,5%
Verlust beider Eltern durch Tod	6 11,8%	9 11,0%	15 11,3%
Zerrüttung oder Scheidung der Elternehe	5 9,8%	9 11,0%	14 10,5%
Uneheliche Geburt	5 9,8%	6 7,3%	11 8,3%
Verlust eines Elternteils durch jahrelange Krankheit bzw. Kriegsgefangenschaft	2 3,9%	6 7,3%	8 6,0%
Süchtige Abhängigkeit eines oder beider Elternteile	2 3,9%	6 7,3%	8 6,0%
Elternlose Erziehung in Heimen	–	2 2,4%	2 1,5%
Übermäßige Strenge und Härte in der Erziehung	–	2 2,4%	2 1,5%
n	51 38,4%	82 61,6%	133 100%

χ^2-Anteil 4,7 bei 8 FG = nicht signifikant

(Broken home-Situationen) in 35,5%, dabei Elternverlust (Tod des Vaters, der Mutter oder beider Elternteile) in 15,4% vor; bei den Bonner Patienten wurde Elternverlust (bis zum 16. Lebensjahr) in 18,1% (88 von 485 Probanden) registriert. Oltman und Friedman (1965) fanden mit 35% (bis zum 16. Lebensjahr) einen ähnlich hohen Prozentsatz von Elternverlusten durch Tod, Scheidung, Trennung, langwierige Krankheit u.ä. wie M. Bleuler, doch auch eine nahezu gleiche Rate in einer Kontrollgruppe organisch Kranker. Nach den Bonner Befunden, die sich nur auf Probanden mit verläßlichen und ausreichenden Informationen stützen, möchten wir annehmen, daß *gestörte Heimverhältnisse im Sinne der Broken home-Situation bei schizophrenen Kranken nicht häufiger sind als in der Durchschnittsbevölkerung* und, wie auch M. Bleuler annimmt, seltener als bei anderen psychiatrischen Erkrankungen, z.B. beim Alkoholismus.

Mit dem recht globalen Begriff der „gestörten Heimverhältnisse" ist natürlich nichts über nicht ohne weiteres erkennbare, diskrete und hintergründige familiäre Konfliktsituationen in der Kindheit der späteren Patienten ausgesagt. Auch kann der Einfluß von Ereignissen wie Elternverlust sehr verschieden sein. Hier wie bei den anderen unter dem Begriff des „broken home" erfaßten Situationen wird der Einfluß auf die Persönlich-keitsentwicklung noch von zahlreichen anderen Variablen wesentlich mitbestimmt; wie stets bei Erlebniswirkungen kommt es auf das subjektive Gewicht, den Bedeutungsbezug für das je einmalige Individuum an. Ein möglicher Zusammenhang ist nur zu erfassen, wenn vergegenwärtigt wird, daß Situation stets „Verschränkung der eigenweltlich-mit-weltlichen Bezüge" (von Baeyer, 1966), „Begegnung der Person mit der Welt" (Wieck, 1954) ist und bestimmte Situationsstrukturen bestimmte Strukturen der Persönlich-keit – und umgekehrt – involvieren (Huber, 1968b). Die Auswirkung eines Elternver-lustes hängt demnach von der ganzen Persönlichkeit, von der gesamten inneren und äu-ßeren Situation ab; so kann ein Elternverlust, wie M. Bleuler bemerkt, traumatisierend-verschlimmernd, manchmal aber auch erleichternd wirken (Ciompi und Müller). Diese Gesichtspunkte sind bei der später zu erörternden Frage möglicher Auswirkungen offen-kundig gestörter Heimverhältnisse auf die Langzeitentwicklung schizophrener Erkran-kungen (s. S. 253 ff) zu berücksichtigen.

3.2.5 Soziale Schicht der Elternfamilie (Herkunftsschicht) und höchste prämorbid erreichte soziale Schicht des Probanden

3.2.5.1 Methodik und bisherige Untersuchungen

Auch bei der Erfassung des sozioökonomischen Status sind die methodischen Schwierig-keiten nicht unerheblich (Schüttler et al., 1973). Die Orientierung erfolgt in der Regel an ökologischen und/oder sozioökonomischen, mehr oder minder „harten" Daten, so z.B. am Wohnstandard und an der Wohngegend oder an der Schicht- und Berufsgruppen-zugehörigkeit. Die bisher in der Weltliteratur mitgeteilten Untersuchungen zur Beurtei-lung des sozioökonomischen Status bei Schizophrenen gehen entweder ausschließlich von ökologischen Faktoren oder ausschließlich von einer Sozialschichteneinteilung auf-grund der Berufsgruppenzugehörigkeit aus oder sie legen, wie die bekannte Studie von Hollingshead und Redlich (1958), eine Einteilung in soziale Klassen zugrunde, die so-wohl ökologische Aspekte wie Berufsgruppenzugehörigkeit berücksichtigt.

Wegen ihrer grundsätzlichen Bedeutung sind hier einige Bemerkungen zu der von Hollingshead und Redlich in der New Haven-Studie angewandten Methodik erforderlich. Die Grunddaten zur Bestimmung der Sozialklassenzugehörigkeit stammen aus Interviews mit Probanden einer Stich-probe von 5% aller Haushalte im Stadtgebiet von New Haven (237 000 Einwohner). Die Klassen-position der Familie wird nach der nach einem „Index of social position" berechneten Punktzahl festgesetzt. Dieser Index resultiert aus drei verschiedenen Skalen, die die soziale Wertigkeit des Wohngebietes, der Beschäftigung und der Ausbildung messen. Die Bevölkerung von New Haven wird so in fünf soziale Klassen aufgeteilt. Der Oberklasse (I) gehören 3%, der oberen Mittelklasse (II) 8,4%, der unteren Mittelklasse (III) 20,4%, der Arbeiterklasse (IV) 49,8% und der Unterschicht (V) 18,4% der Bevölkerung an. Die Autoren versuchten dann, sämtliche Personen zu erfassen, die inner-halb eines halben Jahres (1950) in ambulanter oder stationärer psychiatrischer Behandlung waren. Sämtliche Krankenhäuser und Privatkliniken und 70% der niedergelassenen Ärzte antworteten auf die Anfragen; das Beobachtungsgut umfaßte schließlich 1891 Probanden. In diesem Ausgangsmaterial ist nach Hollingshead und Redlich Schizophrenie – eine eindeutige Definition des Schizophreniebe-griffes wird nicht gegeben – die vorherrschende psychotische Erkrankung in allen Klassen; der An-teil der Schizophrenen an allen psychotischen Erkrankungen beträgt in der Klasse I 55% und steigt bis auf 61% in Klasse IV und 58% in Klasse V an. Wichtig ist, daß die soziale Klasseneinteilung in der New Haven-Studie — und ähnlich auch in den meisten anderen vergleichbaren Untersuchungen — sich nicht auf die Sozialschichtzugehörigkeit der später an Schizophrenie erkrankten Probanden *vor* Erkrankungsbeginn bezieht, sondern auf den Sozialstatus zur Zeit der psychiatrischen Behandlung des Probanden, d.h. mehr oder weniger lange Zeit nach Erkrankungsbeginn. Für die Frage der Vergleichbarkeit verschiedener Studien ist es unerläßlich, die Voraussetzungen zu kennen, von denen aus in den einzelnen Studien der sozioökonomische Status definiert wurde, vor allem, ob mit ihm die *Herkunftsschicht* des Probanden (Schicht der Elternfamilie), die *höchste erreichte Schicht vor Beginn der Erkrankung* oder die *Schicht nach kürzerer oder längerer Dauer der Erkrankung* gemeint ist.

Von den beiden wichtigsten Studien des deutschsprachigen Raumes wird von Häfner et al. (1969) in der Untersuchung der Konsultationsincidenz seelischer Erkrankungen im Gebiet einer Industriestadt der ökologische Gesichtspunkt in Anlehnung an das Zonenmodell von Faris und Dunham (1939) in den Vordergrund gerückt, während sich Strotzka et al. eines Schemas bedienen, das sich in erster Linie auf die berufliche Position einschließlich Schulbildung und Einkommen bezieht. Hartmann (1969), der allerdings nur langjährig hospitalisierte Schizophrene erfaßte, verwendet in Anlehnung an Moore und Kleining (1960) ein an der Berufsgruppenzugehörigkeit orientiertes, drei Schichten umfassendes Schema. Auch Ødegaard (1971) teilt im wesentlichen nach Berufsgruppen ein (praktische und theoretische Ausbildung, soziales Prestige), berücksichtigt aber auch mit der geographischen Mobilität ökologische Gesichtspunkte.

Unsere eigene Untersuchung orientierte sich bei der Definition des sozioökonomischen Status an der Untersuchung von Janowitz (1958) über die soziale Schichtung in Westdeutschland. Maßgeblich für die Einteilung in eine der sozialen Schichten war bei dieser 1955 durchgeführten Untersuchung die berufliche Stellung des Familienoberhauptes.

Janowitz unterscheidet zunächst aufgrund der Beschäftigung und des Verhältnisses zu den Produktionsmitteln zwischen manuellen und nicht manuellen Beschäftigungen und damit zwischen Unter- und Mittelklassen. Zur Differenzierung der Unterklasse und der Mittelklasse in niedrigere und höhere Schichten werden in der Mittelschicht Einkommen, bürokratischer Rang und soziales Prestige herangezogen. Die Einteilung umfaßt schließlich vier hierarchische, einander zugeordnete soziale Schichten, die *obere Mittelschicht*, die *untere Mittelschicht*, die *obere Unterschicht* und die *untere Unterschicht*. Der sehr kleine Anteil von Personen (weniger als 1%), die man als Oberschicht hätte bezeichnen können, wurden der oberen Mittelklasse zugerechnet. Die Trennungslinie zwischen der unteren und der oberen Unterschicht ist, wie Janowitz selbst hervorhebt, am fragwürdigsten. Aus diesem Grund verzichten wir im folgenden an einigen Stellen darauf, zwischen der oberen und der unteren Unterschicht zu differenzieren und fassen sie zu den „Unterschichten" zusammen. Methodisch ist noch zu beachten, daß bei den im Haushalt der Eltern lebenden, nicht berufstätigen oder in Ausbildung befindlichen Kindern (Schüler und Lehrlinge sowie Studenten) die berufliche Stellung des Haushaltungsvorstandes und bei verheirateten Frauen (auch wenn sie selbst berufstätig waren) der Beruf des Ehemanns zugrundegelegt wird.

Die von Janowitz aufgrund der Berufsgruppenzugehörigkeit vorgenommene Sozialschichteneinteilung wird durch Tabelle 14 veranschaulicht. In der Bundesrepublik Deutschland betrug 1955 der Anteil der unteren Unterschicht 38,5%, der der oberen Unterschicht 13,3%, der unteren Mittelschicht 38,6% und der oberen Mittelschicht 4,6%. 51,9% gehören den Unterschichten, 43,2% den Mittelschichten an.

4,9% des Samples konnten 1955 nach dem Beruf nicht kategorisiert werden. Hierher gehören vor allem Kriegsversehrte, Kriegswitwen und andere Kriegsopfer, deren Leben durch den Krieg so unterbrochen und deren soziale Wiedereingliederung so beeinträchtigt war, daß sie nicht einer bestimmten Schicht zugeordnet werden konnten. Die Struktur der beruflichen Schichtung, wie sie 1955, also nach dem wirtschaftlichen Aufschwung in Westdeutschland festgestellt wurde, hat erstaunliche Ähnlichkeit mit der Struktur, die vor dem Krieg (1939) bestand.

Tabelle 14. Sozialschichtenverteilung in Westdeutschland nach Janowitz (1958)

Schichten	Anteil	Berufsgruppen
Untere Unterschicht	38,5%	An- und ungelernte Arbeiter in Fabriken, Werkstätten, in persönlichen Diensten, abhängige Beschäftigte in der Landwirtschaft
Obere Unterschicht	13,3%	Facharbeiter, abhängige Handwerker
Untere Mittelschicht	38,6%	Beamte des mittleren und einfachen Dienstes, selbständige Gewerbetreibende, mittlere und einfache Angestellte, Selbständige in der Landwirtschaft
Obere Mittelschicht	4,6%	Freie Berufe, Beamte des gehobenen und höheren Dienstes, selbständige Geschäftsleute mit größerem Betrieb, höhere Angestellte

In der Regel hielten wir uns bei den eigenen Untersuchungen streng an die Kriterien von Janowitz. Doch gibt es einige *Ausnahmen,* wo offensichtlich die Formalkriterien (Zugehörigkeit zu einer bestimmten Berufsgruppe) nicht den tatsächlichen Verhältnissen und dem Sozialprestige entsprechen. In diesen Fällen machten wir die Zuordnung zu einer bestimmten sozialen Schicht von einer genaueren Beschreibung von Merkmalen, wie Beschäftigung, Wohngegend, Dauer der Schulausbildung, Einkommen und Haushaltsausstattung sowie Lebensgewohnheiten, abhängig. Dies war auch deswegen notwendig, weil in unserem Bonner Beobachtungsgut nicht nur in der Bundesrepublik Deutschland lebende und aus ihrem Gebiet stammende Personen erfaßt sind, sondern auch solche aus dem gesamten ehemaligen Reichsgebiet sowie aus den benachbarten Staaten, vornehmlich aus Luxemburg. Die geographischen Unterschiede schließen die Fehlermöglichkeit mit ein, daß ein und derselbe Beruf je nach Region eine andere Bedeutung für das Sozialprestige haben kann. Da aber gerade das Sozialprestige von Ort zu Ort veränderlich ist und vom Untersucher nur annähernd erfaßt werden kann, benutzten wir dieses Kriterium nur sehr selten und nur in solchen Fällen, wo offenkundige Diskrepanzen zwischen formaler Berufsgruppenzugehörigkeit und tatsächlich ausgeübter Tätigkeit und dem damit verknüpften Sozialprestige zweifelsfrei zu erkennen waren.

Am häufigsten wichen wir von den formalen Kriterien bei der Gruppe der Selbständigen in Land- und Forstwirtschaft ab, die von Janowitz pauschal der unteren Mittelschicht zugeordnet werden. Hier legten wir Größe und Ergiebigkeit des land- bzw. forstwirtschaftlichen Betriebes zugrunde und ordneten so eine Anzahl von selbständigen Landwirten (41 Fälle von insgesamt 89) in die obere Unterschicht, eine wesentlich kleinere Zahl (4 Fälle) sogar in die obere Mittelschicht ein. Auch in den übrigen fraglichen Fällen war unsere Einstufung auf der Skala der sozialen Schichtung durchgehend niedriger als sie nach den formalen Kriterien von Janowitz hätte sein müssen.

Zum Beispiel wurde eine im Kindergarten angestellte Betreuerin ohne Ausbildung als angelernte Arbeiterin in der unteren Unterschicht oder eine einfache Verkäuferin ohne Lehrabschluß in der oberen Unterschicht und nicht, entsprechend dem Formalkriterium von Janowitz, als Angestellte in der unteren Mittelschicht eingeordnet. Ähnlich wurden erwachsene Kinder, die im Geschäft (Betrieb, Landwirtschaft) der Eltern mitarbeiteten (insgesamt 18 Fälle), entsprechend ihrer Aus-

bildung und der tatsächlich ausgeübten Tätigkeit eingeordnet, nicht einfach entsprechend dem
gewöhnlich einer höheren Schicht zugehörigen Haushaltungsvorstand. Andererseits wurden Hausangestellte in gehobener Stellung mit nachgeordneten Hilfskräften und auch die Töchter von selbständigen Landwirten der unteren Mittelschicht, die zur Erlernung des Haushaltes entsprechende
Stellen annahmen, statt in der unteren in der oberen Unterschicht registriert (17 Fälle). Personen,
bis auf einen Fall Frauen, die aus zwingender sozialer Indikation, z.B. Tod eines Elternteils, im
elterlichen Haushalt voll tätig wurden und daher keinen Beruf erlernten, wurden in der Schicht des
Haushaltungsvorstandes eingeordnet (14 Fälle). Entsprechend dem Vorgehen von Janowitz (s.
S. 56) werden nicht berufstätige Ehefrauen und in Ausbildung befindliche Schüler, Lehrlinge oder
Studenten (88 Fälle) und 7 weitere im Haushalt der Eltern verbliebene Probanden, die keinen Beruf
erlernten, der Schicht des Haushaltungsvorstandes zugerechnet.

Einige spezielle Definitionen waren schließlich (insbesondere bei der Bestimmung
der sozialen Schicht zur Zeit der Spätkatamnese) in folgenden Fällen erforderlich. Bei
wegen Erreichung der Altersgrenze nicht mehr Berufstätigen (15 Fälle) wurde der zur
Zeit der Berentung oder Pensionierung ausgeübte Beruf bzw. die zuletzt ausgeübte
Tätigkeit zugrundegelegt. Zur Zeit der Spätkatamnese erwerbsunfähige (oder völlig
arbeitsunfähige — entsprechend dem sozialen Remissionsgrad 4, s. S. 169) Probanden
wurden entsprechend ihrer Erwerbstätigkeit unmittelbar vor der aus Krankheitsgründen
(Schizophrenie oder andere Erkrankungen) erfolgenden Berentung rubriziert. Analog
wurde bei zur Zeit der Spätkatamnese in psychiatrischen Krankenhäusern oder ähnlichen Einrichtungen daueruntergebrachten Patienten der soziale Status vor der Berentung bzw. vor der Daueruntbringung zugrundegelegt. Patienten, die bedingt durch
ihre schizophrene Erkrankung (22 Fälle) oder aufgrund einer frühen Hirnschädigung
mit Oligophrenie (2 Fälle) nie berufstätig waren und im Haushalt der Eltern leben,
wurden der Schicht des Haushaltungsvorstandes zugeteilt. Geschiedene und verwitwete Frauen, die aus äußeren Gründen keinen Beruf ausüben und nur von der Unter-
haltszahlung bzw. Rente des verstorbenen Ehemannes leben, wurden entsprechend
Einkommen und sozialem Milieu zugeordnet.

3.2.5.2 Soziale Schicht und Erkrankungshäufigkeit

Um eine differenzierte Beantwortung der Frage nach der Erkrankungshäufigkeit in den
verschiedenen Sozialschichten zu ermöglichen, bestimmten wir sowohl den sozioökonomischen Status der Herkunftsfamilie (Elternschicht) als auch die höchste vom Probanden persönlich erreichte soziale Schicht vor Manifestation der Erkrankung und schließlich die soziale Schicht zur Zeit der Spätkatamnese, d.h. nach einem Krankheitsverlauf
von durchschnittlich 22,4 Jahren. Über die soziale Schichtzugehörigkeit zur Zeit der
Spätkatamnese im Vergleich mit der Schicht der Herkunftsfamilie und der prämorbiden Schicht werden wir später anhand des Bonner Hauptkollektivs von 502 persönlich
nachuntersuchten Probanden (s. S. 317 ff) berichten. Hier interessieren zunächst die Befunde hinsichtlich Elternschicht und höchster vom Probanden prämorbid erreichter
Schicht bei den 502 persönlich nachuntersuchten Patienten der Bonner Nervenklinik,
die in Tabelle 15 dargestellt werden.

In bezug auf die *Herkunftsschicht* (Schicht der Elternfamilie) ergibt sich, daß 43,8%
aus den Unterschichten und zwar 6,5% aus der unteren und 37,3% aus der oberen Unterschicht kommen. Aus den Mittelschichten stammen 56,2%, dabei 42,1% aus der unteren und 14,1% aus der oberen Mittelschicht. *Die Unterschichten sind, wie sich zeigt,
im Bonner Beobachtungsgut im Vergleich mit der Gesamtbevölkerung der Bundesrepublik Deutschland (Janowitz, 1958) nicht überrepräsentiert; die Rate liegt mit 43,8%*

Tabelle 15. Vergleich der sozialen Schichtzugehörigkeit hinsichtlich der Herkunfts-(Eltern-)schicht, der vom Probanden prämorbid erreichten höchsten sozialen Schicht und Schicht des Probanden zur Zeit der Spätkatamnese mit der Schichtzugehörigkeit der Geschwister und der Schichtenverteilung in der Bundesrepublik

	Herkunfts-schicht	Probanden prämorbid	bei Katamnese	Schicht Geschwister	Bundes-republik
Untere Unterschicht	32 6,5%	59 11,9%	112 23,5%	14 3,8%	38,5%
Obere Unterschicht	185 37,3%	196 39,6%	164 34,4%	142 38,8%	13,3%
Untere Mittelschicht	209 42,1%	198 40,0%	159 33,3%	148 40,4%	38,6%
Obere Mittelschicht	70 14,1%	42 8,5%	42 8,8%	62 16,9%	4,6%
n	496	495	477	366	

Unterschichtangehörigen unter dem Wert für die Gesamtbevölkerung der Bundesrepublik mit 51,8%. Andererseits sind die Mittelschichten bei den Bonner an Schizophrenie Erkrankten mit 56,2% gegenüber der Durchschnittsbevölkerung (43,2%) sicher nicht unterrepräsentiert. Die obere Mittelschicht ist bei den Herkunftsfamilien der später an Schizophrenie Erkrankten mit 14,1% gegenüber der Durchschnittsbevölkerung mit 4.6% eher überrepräsentiert. Dem Befund des starken Überwiegens der oberen (37,3) gegenüber der unteren (6,5%) Unterschicht bei den Bonner an Schizophrenie Erkrankten (in der Durchschnittsbevölkerung der Bundesrepublik ist nach Janowitz umgekehrt die untere Unterschicht gegenüber der oberen Unterschicht stark überrepräsentiert) kann aus den genannten Gründen (s. S. 56) keine größere Bedeutung zugemessen werden.

Tabelle 15 zeigt weiter, daß die Verteilung der Schichten in bezug auf die *höchste vom Probanden selbst prämorbid erreichte Schicht* eine überraschende Ähnlichkeit mit der Verteilung aufgrund der Herkunftsschicht aufweist. Entgegen der Erwartung, daß schon prämorbid, vor allem infolge von negativen sozialen Auswirkungen von Abnormitäten der Primärpersönlichkeit ein erhebliches Absinken gegenüber der Elterngeneration zu verzeichnen ist, findet sich nur eine relativ geringe Zunahme der Unterschichten von 43,8% bei der Herkunftsschicht auf 51,5% bei der höchsten prämorbid erreichten Schicht und eine entsprechende Abnahme in der oberen Mittelschicht von 14,1 in der Herkunftsschicht auf 8,5% in der prämorbiden Schicht. *Immerhin sind die Unterschiede zwischen Elternschicht und prämorbider Schicht hinsichtlich der unteren Unterschicht (Anstieg prämorbid) und hinsichtlich der oberen Mittelschicht (Absinken prämorbid) auffällig.* Vergleicht man Unterschichten und Mittelschichten insgesamt in bezug auf die Herkunftsschicht und prämorbide Schicht des Probanden, ergeben sich Differenzen mit einem Anstieg bei den Unterschichten von 43,8 auf 51,5% und einen Abfall bei den Mittelschichten von 56,2 (Elternschicht) auf 48,5% (prämorbide Schicht). Den Befunden ist zu entnehmen, daß es bei einem allerdings kleinen Teil der später Schizophrenen schon vor der Krankheit zu einem sozialen Abstieg im Vergleich mit der Elternschicht kommt. Der Befund kann die Annahme stützen, daß schon vor der Erstmanifestation der Psychose vorhandene psychische Veränderungen, die unseres Erachtens in erster Linie den Prodromen — und nicht Abnormitäten der Primärpersönlichkeit — entsprechen, die sozialen Aufstiegschancen mindern. Eine verminderte Aufstiegsmobilität Schizophrener wurde von Hare (1956) und Goldberg und Morrison (1963) sowie Turner und Wagenfeld (1967) festgestellt.

Signifikante geschlechtsspezifische Differenzen hinsichtlich Herkunftsschicht und höchster persönlich erreichter prämorbider Schicht sind nicht nachzuweisen.

Aufs Ganze gesehen zeigen die Befunde, daß die sogenannte *Intergenerationenmobilität*, die nach Janowitz in der Durchschnittsbevölkerung beim Vergleich der väterlichen Generation von 1939 mit der Generation von 1955 erstaunlich stabil ist, auch in unserem Beobachtungsgut von später an Schizophrenie erkrankten Probanden nicht sehr erheblich ist (s. auch S. 317 ff). Ziehen wir noch die *Sozialschichtzugehörigkeit der Geschwister der Bonner Probanden* zum Vergleich heran, zeigt sich, daß bei diesen eine noch weitgehendere Übereinstimmung der Sozialschichtzuordnung mit der Herkunftsschicht besteht, d.h. daß eine Intergenerationenmobilität praktisch vollständig fehlt (Tabelle 15).

Von 366 Bonner Probanden, die wenigstens ein Geschwister haben, liegen zureichende Angaben über die Sozialschichtzugehörigkeit der Geschwister vor. Bei mehr als ein Geschwister wurde bei unterschiedlicher Schicht der einzelnen Geschwister wie folgt verfahren: Bei zwei Geschwistern wurde die höhere Schicht, bei drei und mehr Geschwistern die am häufigsten erreichte Schicht zugrundegelegt. Die soziale Schichtenzuordnung bei den Geschwistern ist so zwangsläufig weniger exakt als bei den Probanden und ihren Eltern.

Beim Vergleich der Schicht der Geschwister mit der prämorbiden Schicht der Probanden selbst (Tabelle 15) zeigt sich noch deutlicher als beim Vergleich der prämorbiden Schicht der Probanden mit ihrer Elternschicht ein Unterschied insofern, als die *Rate von Angehörigen der unteren Unterschicht bei den später an Schizophrenie Erkrankten mit 11,9% ca. dreimal höher ist als bei ihren Geschwistern (3,8%), während die Rate von Angehörigen der oberen Mittelschicht mit 8,5% um ca. die Hälfte niedriger liegt als dort (16,9%).* Festzuhalten ist jedoch, daß bei unseren schizophrenen Kranken, obschon prämorbid bei den Unterschichten eine leichte Zunahme, bei den Mittelschichten eine leichte Abnahme gegnüber der Elternschicht zu registrieren ist, *die Schichtenverteilung auch prämorbid nicht von der der Durchschnittsbevölkerung der Bundesrepublik Deutschland abweicht und insbesondere die Unterschichten mit 51,5% gegenüber 51,8% der Durchschnittsbevölkerung nicht überrepräsentiert, die Mittelschichten mit 48,5% bei den später an Schizophrenie erkrankten Probanden gegenüber 43,2% in der Durchschnittsbevölkerung nicht unterrepräsentiert sind.* An diesen Befunden würde sich auch nichts ändern, wenn wir, abweichend von dem Vorgehen von Janowitz (s. S. 58), die noch in Ausbildung befindlichen Schüler, Lehrlinge und Studenten (die der Schicht des Haushaltungsvorstandes zugerechnet wurden) nicht berücksichtigt hätten.

Ohne die in Rede stehenden noch in Ausbildung befindlichen Schüler, Lehrlinge und Studenten (88 Probanden) sind die Zahlen für die Unterschichten mit 54,3% etwas höher, die für die Mittelschichten mit 45,7% etwas niedriger als bei ihrer Einbeziehung (51,5 bzw. 48,5%); bemerkenswerte Unterschiede gegenüber der Durchschnittsbevölkerung sind aber nach wie vor nicht vorhanden: Die Rate für die Unterschichten liegt mit 54,3% etwas höher als die der Durchschnittsbevölkerung mit

51,8%; dasselbe gilt aber auch für die Mittelschichten mit 45,7 gegenüber 43,2% in der Durchschnitts-bevölkerung (die Prozentsätze von Janowitz sind auf die Gesamtpopulation bezogen, nicht auf das Teilkollektiv mit ausreichenden Angaben, die bei 5% der Gesamtpopulation von Janowitz fehlen).

Eine eindeutige Verschiebung nach unten und nun auch ein eindeutiger Unterschied gegenüber der Sozialschichtenverteilung in der Durchschnittsbevölkerung ergibt sich, wenn man die *soziale Schicht zum Zeitpunkt der Katamnese,* also nach jahrzehntelanger Krankheitsdauer mit der Elternschicht und der höchsten prämorbid erreichten sozialen Schicht des Probanden und der Schichtenverteilung in der Gesamtbevölkerung der Bundesrupublik vergleicht (Tabelle 15).

Bei 23 Patienten konnte die soziale Schicht zur Zeit der Katamnese nicht eindeutig bestimmt werden; es handelt sich fast ausschließlich um langjährig dauerhospitalisierte Kranke, über deren sozialen Status unmittelbar vor der Dauerunterbringung keine zureichenden Informationen vorlagen.

In der unteren Unterschicht kommt es zu einer Zunahme von 11,9% prämorbid auf 23,5% zur Zeit der Katamnese, in der oberen Unterschicht und in der unteren Mittel-schicht zu einer Abnahme von 39,6 auf 34,4% bzw. 40,0 auf 33,3%, insgesamt also im Vergleich mit der Situation vor Beginn der Erkrankung und noch deutlicher in der Herkunftsschicht des Probanden zu einer Ungleichverteilung zugunsten vor allem der unteren Unterschicht, die am ehesten im Sinne der Drifthypothese als soziale Folge der Krankheit und ihrer Residuen anzusehen ist (s. S. 319).

3.3 Der Verlauf der Erkrankung

3.3.1 Vorpostensyndrome und Prodrome

Studien des Verlaufs sollten gerade auch den Einbruch der Erkrankung in die gesunde Persönlichkeit umfassen. Dabei wurden neben dem schon immer stark beachteten akuten oder chronischen Einsetzen der psychotischen Manifestationen uncharakteristische Vor-boten in Form von Vorpostensyndromen oder Prodromen (Gross, 1969; Huber, 1968c) selten systematisch untersucht. Wir hatten in früheren Arbeiten beschrieben, daß man nahezu die gesamte Symptomatologie des „reinen Defektes" auch in den Basisstadien, Prodromen und Vorpostensyndromen schizophrener Erkrankungen findet, daß diese im Sinne der konventionellen Schizophreniekonzepte uncharakteristischen Symptom-gruppen Analogien zur Symptomatik hirnorganischer Erkrankungen aufweisen und als endogen-organische Übergangssymptome auf der Skala der Symptomatologie schizo-phrener Erkrankungen in Richtung des organischen Pols anzusiedeln sind (Huber, 1957a, 1961a, 1966b, 1968c). Typologisch standen in dem 1969 von Gross beschriebe-nen Beobachtungsgut von *Prodromen,* bei dem es sich um eine 290 Fälle umfassende Teilgruppe des Bonner Ausgangsmaterials von 758 schizophrenen Kranken handelte, asthenisch-coenästhetische, coenästhetische und vegetativ-coenästhetisch-asthenische Syndrome mit oder ohne depressive Komponente neben selteneren rein depressiven, depressiv-manischen und anankastischen Syndromen und einem Wechsel von Hypo-und Hyperphasen im Vordergrund. In $^1/_3$ gingen den chronischen, kontinuierlich in die schizophrene Psychose einmündenden Prodromen phasenhaft abgegrenzte, über

Wochen bis Monate sich erstreckende *Vorpostensyndrome* voraus, deren zeitlicher Abstand von den Prodromen zwischen 1 und 23 Jahren schwankte. Diese freistehenden und vollständig remittierenden Vorpostensyndrome, die symptomatologisch den Prodromen glichen, wurden auch bei akut einsetzenden Schizophrenien ohne Prodrome beobachtet. Wir fanden, daß die Chance, für das Wesen der Erkrankung kennzeichnende substratnahe Basisstörungen (Huber, 1966b; Huber u. Penin, 1968) in reiner, noch nicht durch sekundäre Verarbeitung modifizierter Form zu erfassen, in postpsychotischen und prodromalen Basisstadien und in reinen Residualsyndromen größer ist als in den voll ausgebildeten Psychoseformen mittlerer und späterer Stadien, wo die „anthropologische Matrix" (Weitbrecht) in der Interferenz mit den elementaren Funktions- und Formalstörungen die diagnostisch relevanten, komplexen schizophrenen Symptome und Syndrome erst konstituiert (Huber, 1966b, 1967a).

Im Bonner Beobachtungsgut zeigten 36,7% (184 von 502 Probanden) Prodrome. Die Prodrome persistieren ohne Remission über Monate oder Jahre und gehen nach einer durchschnittlichen Verlaufsdauer von 3,2 Jahren kontinuierlich in die psychotische Erstmanifestation über. Die kürzeste Dauer betrug 2 Monate, die längste 35 Jahre.

Betrachtet man den weiteren Verlauf der Bonner Schizophrenien mit Prodromen *nach* der psychotischen Erstmanifestation, entwickeln sich postremissiv in 43,5% reine und in 20,6% gemischte Residualsyndrome; *in knapp ⅔ (64,1%) resultieren demnach Residuen, an deren Aufbau als Grundkomponenten ausschließlich (reine Residuen) oder vorwiegend (gemischte Residuen) die Potentialreduktion beteiligt ist.* Länger als 2 Jahre dauernde Prodrome, die dennoch nach der psychotischen Erstmanifestation voll remittierten, wurden in neun Fällen beobachtet, darunter zwei Fälle mit einer Dauer von 5 Jahren. Hierauf werden wir noch bei der Darstellung der postpsychotischen reversiblen asthenischen Basisstadien zurückkommen (s. S. 159 ff).

Vorpostensyndrome lassen sich bei 15,1% (76 von 502 Probanden) mit Sicherheit nachweisen. Die Dauer beträgt durchschnittlich 5,3 Monate und reicht von 3 Tagen bis zu 4 Jahren; das Intervall zwischen Vorpostensyndrom und Beginn des Prodroms bzw. der psychotischen Erstmanifestation umfaßt mit durchschnittlich 10,2 Jahren einen sehr langen Zeitraum. Dabei ist das kürzeste Intervall zwischen Vorpostensyndrom und Prodrom 1 Jahr, das längste 31 Jahre; zwischen Vorpostensyndrom und Psychose liegen zumindest 1 Jahr und maximal 37 Jahre.

Über das Vorkommen von Prodromen vor der zweiten und noch späteren psychotischen Manifestationen können wir keine genauen Angaben machen, weil hierauf im allgemeinen noch weniger als auf die Prodrome vor der psychotischen *Erst*manifestation geachtet wurde. Sicher gibt es auch Verläufe, bei denen keine Prodrome vor der ersten, wohl aber vor der zweiten und/oder späteren psychotischen Manifestation vorhanden sind. Die Prodrome können auch vor der zweiten oder noch späteren psychotischen Manifestation mehrere Jahre anhalten, ehe sie in einen produktiv-psychotischen Schub (bzw. Phase) einmünden. Schließlich gibt es auch Vorpostensyndrome vor psychotischen Remanifestationen, d.h. phasenhafte, uncharakteristische Verstimmungszustände, die nicht kontinuierlich in eine psychotische Remanifestation übergehen, vielmehr nach einigen Wochen oder Monaten wieder vollständig remittieren. So kam es bei einer unserer Patientinnen (Fall 475) nach der ersten psychotischen Manifestation im 10. Lebensjahr im 16. und 18. Lebensjahr zu phasenhaft abgegrenzten dysthymen Verstimmungen, die jeweils wieder vollständig abklangen; im 21. Lebensjahr trat dann nach einem vorausgegangenen, mehrere Monate anhaltenden Prodrom die zweite produktiv-psychotische schizophrene Manifestation auf.

Hinsichtlich der bei den Bonner Probanden ermittelten Raten von Vorpostensyndromen und Prodromen ist zu bedenken, daß diese Vorboten seinerzeit — und auch heute noch — vom Psychiater selten gesehen und nach der Manifestation der Psychose anamnestisch oft nicht mehr eruiert werden. Vermutlich ist, wie wir (1968c) bemerkten, ein Verlauf mit Prodromen und/oder Vorpostensyndromen bei schizophrenen Erkrankungen häufiger als ein unmittelbares Einsetzen mit psychotischen Symptomen ohne derartige uncharakteristische Vorboten. Die Vorpostensyndrome und Prodrome entziehen sich nicht der Selbstbeobachtung und können von den Patienten, wenn man sie gezielt danach befragt, gewöhnlich retrospektiv geschildert werden. Prodrome oder Vorpostensyndrome überhaupt wurden bei 46,8% (235 Fälle) des Bonner Beobachtungsgutes registriert. Man darf annehmen, daß die Rate bei gezielter Exploration noch höher liegen würde und Prodrome und/oder Vorpostensyndrome bei der Mehrzahl schizophrener Erkrankungen (die weit überwiegend schubförmig oder phasisch verlaufen (s. S. 87 f) der ersten psychotischen Manifestation (wahrscheinlich aber auch späterer Manifestationen) vorausgehen. Die Beobachtung von Prodromen und Vorpostensyndromen zeigt, ebenso wie die Häufigkeit von uncharakteristischen reinen Residuen, die Bedeutung der lange Zeit von den Schizophrenielehren nicht beachteten unpsychotischen Aspekte im Verlauf schizophrener Erkrankungen.

Im Bonner Beobachtungsgut sind Prodrome bei Männern, Vorpostensyndrome bei Frauen signifikant häufiger. Isolierte Prodrome, d.h. *Prodrome ohne Vorpostensyndrome, kommen bei Männern mit 41,6% signifikant häufiger vor als bei Frauen mit 24,6%; umgekehrt sind Vorpostensyndrome ohne Prodrome bei Frauen mit 14,3% signifikant häufiger als bei Männern mit nur 4,3%.* In 31,7% (159 Fälle) des Bonner Beobachtungsgutes (Männer und Frauen) wurden isolierte Prodrome und bei 10,2% (51 Fälle) isolierte Vorpostensyndrome beobachtet. Nur bei 5% (25 Fälle) waren sowohl Prodrome wie Vorpostensyndrome vorhanden. Alle Angaben beziehen sich auf die psychotische Erstmanifestation; der weitere Verlauf, d.h. psychotische Remanifestationen bleiben bezüglich des Vorkommens von Prodromen und Vorpostensyndromen unberücksichtigt.

Von den isolierten Prodromen dauerten 58,3% (91 Fälle) bis zu 2 Jahren, 41,7% (65 Fälle) über 2 Jahre (maximal bis zu 35 Jahren). Unter den langen Prodromen mit einer Dauer von mehr als 2 Jahren sind 37 Männer und 28 Frauen, d.h. daß 17,7% der männlichen Kranken (37 Fälle von 209) und nur 9,6% der weiblichen Patienten (28 von 293) (isolierte) lange Prodrome aufweisen.

Das bevorzugte Auftreten der Vorpostensyndrome bei den Frauen zeigt sich auch, wenn man die Häufigkeit von *mehrfachen Vorpostensyndromen* vor der psychotischen Erstmanifestation berechnet. Von 20 Patienten mit mehr als einem Vorpostensyndrom, sind 15 Frauen und nur fünf Männer. Dabei wurden bei vier Patienten drei, bei einem Patienten (Fall-Nr. 6) acht, bei einem weiteren Patienten (Fall-Nr. 397) sogar 16 Vorpostensyndrome registriert. Beim zuletzt genannten Patienten handelt es sich um einen Mann, der vom 14. bis zum 18. Lebensjahr im Abstand von 3-6 Monaten jeweils 2-7 Tage lang anhaltende Episoden mit erhöhter Reizbarkeit und Erregbarkeit, innerer Unruhe, Verstimmung und Schlafstörung aufwies und — nach 5jähriger Beschwerdefreiheit — im 23. Lebensjahr die erste und einzige (monophasischer Verlaufstyp, s. S. 185 ff) produktiv-psychotische schizophrene Manifestation mit Eifersuchts- und Vergiftungswahn, Coenästhesien, Denk- und Affektstörungen zeigte.

Die *Typologie der Prodrome* wurde von Gross (1969) dargestellt. Im Bonner Beobachtungsgut von 502 Probanden ergab die Aufgliederung der Prodrome nach ihrem Erscheinungsbild, daß mit 39,7% (73 Fälle) der *coenästhetische Typ* am häufigsten ist, gefolgt von *asthenischen Typus* mit 20,2% (37 Fälle), dem *depressiven Typ* und dem *Typus „blande Wesensänderung"* (ohne schizophreniecharakteristische Züge) mit je 13,6% (25

Fälle) sowie dem *pseudoneurasthenischen Typ* mit 7,1%. Rechnet man den pseudoneurasthenischen Typus, bei dem indirekte Minussymptome im Sinne von Reizbarkeit, Erregbarkeit und Beeindruckbarkeit (Huber, 1961a, 1964c, 1966b) zu den Zeichen asthenischen Versagens hinzutreten, zum asthenischen Typ, erhöht sich seine Rate auf 27,3%.
*Über ²/₃ (69%) der Prodrome zeigen demnach coenästhetische oder pseudoneurastheni-
sche Syndrome.*

Andere als Prägnanztypen heraushebbare Syndrome kommen nur sehr selten vor: Der *rein vegetative Typ* in 2,7% (5 Fälle), ein *Wechsel von Hypo- und Hyperphasen* hinsichtlich Leistungsfähigkeit und Befinden in 2,2% (4 Fälle) und der *anankastische Typus* in 1,1% (2 Fälle). Doch findet man
beim coenästhetischen und asthenischen Typ mit 30 bzw. 27% relativ häufig eine deutliche, das Gesamtsyndrom mitbestimmende *vegetative Komponente,* die beim depressiven Typ nur noch in 8%
neben den depressiven Zügen dominierend ist. Eine ausgeprägte asthenische Komponente ist beim
depressiven und coenästhetischen Typ in 28 bzw. 31,5% nachzuweisen. Eine deutliche anankastische
Komponente, die in reiner Form im Prodrom nur in 1,1% vorkommt, wird beim depressiven Typ
in 8% (2 Fälle) und beim asthenischen und coenästhetischen Typ in je 2,7% (1 bzw. 2 Fälle) beobachtet.

Bei den *Vorpostensyndromen* ist eine phänomenale Differenzierung noch schwieriger
als bei den Prodromen, weil die oft nur kurzdauernden (durchschnittlich 5,3 Monate)
Episoden zur Zeit der Exploration gewöhnlich viele Jahre (durchschnittlich über 10
Jahre – (s. S. 62) zurückliegen. Soweit die Angaben ausreichen, ergab sich eine gegenüber
den Prodromen insofern unterschiedliche Häufigkeitsreihenfolge der Prägnanztypen, als
der *depressive Typ* mit 51,3% bei weitem am häufigsten und fast viermal so häufig wie
bei den Prodromen (13,6%), andererseits der *coenästhetische Typ* mit 18,4% seltener beobachtet wurde als dort (39,7%), während der *pseudoneurasthenische Typus* mit 30,3%
bei den Vorpostensyndromen annähernd gleich häufig ist wie bei den Prodromen.

Der depressive Typus (39 Fälle = 51,3%) zeigt bei 10 Patienten eine coenästhetische und bei zwei
Patienten eine deutliche vegetative Komponente; nur in einem Fall ließ sich ein Wechsel von Hypo-
und Hyperphasen eruieren. Beim pseudoneurasthenischen Typ (23 Fälle = 30,3%) finden sich drei
Fälle mit Coenästhesien der Stufe 1. Der coenästhetische Typ (14 Fälle = 18,4%) ist in fünf Fällen
mit vegetativer und in einem Fall mit anankastischer Symptomatik kombiniert.

3.3.2 Erkrankungsalter

Die 502 Patienten der Bonner Nervenklinik erkrankten, wie Tabelle 16 (die Prodrome
sind hier nicht berücksichtigt) zeigt, am häufigsten, nämlich in 37,1% im 3. Lebensjahrzehnt; je 24,5% erkrankten im 4. und 2. Dezennium, 10,6% im 5. und 3,4% im 6. Lebensjahrzehnt und später. Die Rate der Spätschizophrenien im Sinne von M. Bleuler
(s. S. 268 ff) beträgt demnach 14%; berücksichtigt man die verstorbenen Patienten, deren
Anteil gerade bei den Spätschizophrenien relativ hoch ist, sind 17,1% (110 von 644
Patienten) Spätschizophrenien mit Erstmanifestation der Psychose ab dem 40. Lebensjahr. Kindliche Schizophrenien mit Erstmanifestation der Psychose vor dem 14. Lebensjahr sind mit 2,4% (12 Fälle) selten; in keinem Fall manifestierte sich die produktiv-
psychotische Symptomatik vor dem 10. Lebensjahr. *Aufs Ganze gesehen erkranken
86% vor dem als „Zäsurjahr" geltenden 40. Lebensjahr und mit 61,6% die überwiegende
Mehrzahl vor dem 30. Lebensjahr.* Zwischen den Geschlechtern bestehen deutliche Unterschiede. Sieht man von den kindlichen Schizophrenien ab, erkrankten 31,1% der

Tabelle 16. Lebensalter bei Erstmanifestation der Psychose im Bonner Hauptkollektiv

Erkrankungsalter in Jahren	♂	♀	♂ + ♀
5 – 14	3	9	12
	1,4%	3,1%	2,4%
15 – 19	65	46	111
	31,1%	15,7%	22,1%
20 – 29	81	105	186
	38,8%	35,8%	37,1%
30 – 39	35	88	123
	16,7%	30,0%	24,5%
40 – 49	18	35	53
	8,6	11,9%	10,6%
ab 50	7	10	17
	3,3%	3,4%	3,4%
n	209	293	502

χ^2-Anteil 24,8 bei 5 FG = 0,1-%-Niveau

Männer und nur 15,7% der Frauen zwischen dem 15. und 19. Lebensjahr; *Schizophrenien des Jugendalters sind demnach bei Männern signifikant häufiger als bei Frauen.*

Bei den kindlichen Schizophrenien finden sich umgekehrt nur drei Fälle (1,4%) männlicher und neun Fälle (3,1%) weiblicher Probanden. Wegen der kleinen Fallzahl kann dieser Befund kaum verwertet werden.

Einschließlich der kindlichen Schizophrenien stehen 32,5% männlichen 18,8% weibliche bis zum 20. Lebensjahr an Schizophrenie erkrankte Probanden gegenüber. Dieser Trend kehrt sich im 4. Lebensjahrzehnt um: Im 4. Dezennium erkranken 16,7% Männer und 30% der Frauen. Im 3. Lebensjahrzehnt finden sich, wie Tabelle 16 zeigt, keine deutlichen Unterschiede. Bei den Spätschizophrenien liegt der Anteil beim weiblichen Geschlecht mit 15,3% etwas höher als bei den Männern mit 11,9%. Die Unterschiede des Erkrankungsalters von Männern und Frauen sind insgesamt auf dem 0,1-%-Niveau signifikant. *Männer erkranken früher als Frauen;* 71,3% der männlichen Schizophrenen erkranken vor dem 30. Lebensjahr, dagegen nur 54,6% der weiblichen. Dieses Ergebnis bestätigt sich am 2991 Probanden umfassenden Gesamtmaterial der Bonner Nervenklinik und des Bonner Rheinischen Landeskrankenhauses (s. S. 352); hier erkrankt sogar die Mehrzahl der schizophrenen Frauen (52,6%) erst ab dem 30. Lebensjahr. Auch bei den Wieslocher chronischen, seit Jahren asylierten Anstaltsschizophrenen erkrankten die Frauen bei allen (besonders den hebephrenen und paranoiden) Unterformen durchschnittlich 2-3 Jahre später als die Männer (Huber, 1961a).

Bei den schizophrenen Erkrankungen mit Prodromen (184 Fälle = 36,7%) verschiebt sich das Erkrankungsalter, gerechnet ab Einsetzen der Prodrome, in Richtung der Früh-

Tabelle 17. Erkrankungsalter, gerechnet ab Einsetzen der Prodrome, bei den 184 Patienten des Bonner Hauptkollektivs mit Prodromen

Lebensalter bei Beginn Prodrom (in Jahren)	♂	♀	♂ + ♀
5 – 14	11	5	16
	11,3%	5,7%	8,7%
15 – 19	41	16	57
	42,3%	18,4%	31,0%
20 – 29	28	34	62
	28,9%	39,1%	33,7%
30 – 39	10	22	32
	10,3%	25,3%	17,4%
40 – 49	5	10	15
	5,2%	11,5%	8,2%
ab 50	2		2
	2,1%	–	1,1%
n	97	87	184

χ^2-Anteil 21,6 bei 5 FG = 0,1-%-Niveau

schizophrenien (Tabelle 17). 39,7% erkrankten bereits im 2. Lebensjahrzehnt gegenüber nur 24,5% der Bonner Gesamtpopulation von 502 Patienten (ohne Berücksichtigung der Prodrome, s. Tabelle 16).

Bei den Männern mit Prodromen ist der Anteil der Frühschizophrenien (Erkrankungsalter vor dem 20. Lebensjahr) mit 53,6% schwachsignifikant höher als bei den weiblichen Schizophrenien mit Prodromen mit nur 24,1%. Auch zeigt sich, daß in der Teilgruppe mit Prodromen nun auch bei den kindlichen Schizophrenien das männliche Geschlecht mit 11,3% (11 Fälle) gegenüber dem weiblichen mit 5,7% (5 Fälle) überwiegt.

In allen anderen Dezennien liegen dagegen bei den Schizophrenen mit Prodromen die Erkrankungsraten niedriger als im Gesamtkollektiv, wie Tabelle 17 zeigt. Im 3. Lebensjahrzehnt erkranken noch 33,7% gegenüber 37,1% im Gesamtkollektiv, nach dem 30. Lebensjahr nur noch 26,7% gegenüber 38,5% im Gesamtkollektiv. 73,4% der Schizophrenien mit Prodromen erkranken vor dem 30. Lebensjahr, bei den Männern sogar 82,5%, bei den Frauen nur 63,2%.

Wenn man im Bonner Beobachtungsgut von 502 Patienten bei den Patienten mit Prodromen das Erkrankungsalter ab Beginn des Prodroms rechnet, ergibt sich, wie Tabelle 18 im Vergleich mit Tabelle 16 zeigt, eine Verschiebung in Richtung auf die Frühschizophrenien. 30,1% (statt 24,5% ohne Berücksichtigung der Prodrome) erkranken vor dem 20. und 66,4% (76% der Männer und 59,3% der Frauen) vor dem 30. Lebensjahr.

Tabelle 18. Erkrankungsalter bei Einsetzen des Prodroms bzw. der psychotischen Erstmanifestation bei 502 Patienten des Bonner Hauptkollektivs

Erkrankungsalter in Jahren	♂	♀	♂ + ♀
5 – 15	13 6,2%	12 4,1%	25 5,0%
15 – 19	74 35,4%	52 17,7%	126 25,1%
20 – 29	72 34,4%	110 37,5%	182 36,3%
30 – 39	29 13,9%	75 25,6%	104 20,7%
40 – 49	16 7,7%	35 11,9%	51 10,2%
ab 50	5 2,4%	9 3,1%	14 2,8%
n	209	293	502

χ^2-Anteil 27,4 bei 5 FG = 0,1-%-Niveau

3.3.3 Akutes oder chronisches Einsetzen der psychotischen Erstmanifestation

Sieht man von den Prodromen ab, kann der Erkrankungsbeginn hinsichtlich der psychotischen Erstmanifestation mehr oder weniger akut oder chronisch sein. Schon seit dem Heidelberger Schizophrenieband (1932) des *Bumke*schen Handbuchs der Geisteskrankheiten galt die Art des Beginns als ein Merkmal für die „Richtungsprognose" der Erkrankung. Doch erfolgte die Abgrenzung eines akuten oder chronischen Beginns in der Literatur nicht einheitlich; durch von Autor zu Autor wechselnde Beurteilungskriterien wird die Vergleichbarkeit beeinträchtigt.

M. Bleuler spricht von perakutem Beginn, wenn die Bestimmung auf wenige Wochen genau möglich ist; von subakutem Beginn bei Entwicklung der Erkrankung innerhalb weniger Monate und von chronischem Beginn, wenn die Psychose unmerklich im Laufe von vielen Monaten oder Jahren einsetzt. Reliabilitätskontrollen zeigten uns, daß sich die nachfolgend angeführten Zeitgrenzen anhand der Krankenakten unserer Bonner Probanden einigermaßen verläßlich bestimmen ließen.

Wir differenzierten in Anlehnung an M. Bleuler, jedoch unter Festlegung bestimmter zeitlicher Grenzen, einen *perakuten Beginn* bei Einsetzen der Psychose innerhalb von 8 Tagen und einen *chronischen Beginn,* wenn die Psychose ganz allmählich innerhalb von mehr als 6 Monaten sich entwickelt. Von einem *akuten Beginn* bzw. *subakuten Einsetzen* sprechen wir, wenn die psychotische Erstmanifestation innerhalb von 1-4 Wochen bzw. von 2-6 Monaten einsetzt. Bei dieser Definition dürfte, jedenfalls hinsichtlich des chronischen Beginns, Übereinstimmung mit M. Bleuler bestehen. Auch Ciompi und Müller nehmen einen chronischen Beginn an, wenn die Frist zwischen Auftreten der ersten si-

cheren Krankheitssymptome und dem „Vollbild" der schizophrenen Erkrankung mehr
als 9 Monate beträgt. Ein nicht unerheblicher Unsicherheitsfaktor ergibt sich allerdings
daraus, daß bei den meisten Autoren (und so auch in der Züricher und Lausanner Studie)
uncharakteristische Prodrome unberücksichtigt bleiben.

Wir sehen aus Tabelle 19, daß im Bonner Beobachtungsgut nur in 22,3% (112 Fälle)
ein chronischer Beginn hinsichtlich der ersten psychotischen Manifestation zu konstatieren ist, während ein perakuter Psychosebeginn mit 27,1% erstaunlich häufig vorkommt
und ein akutes (34,1%) oder subakutes (16,5%) Einsetzen der Psychose zusammen in
50,6% beobachtet wird. Faßt man die Fälle mit perakutem, akutem und subakutem Erkrankungsbeginn zusammen und unterscheidet lediglich akuten und chronischen Erkrankungsbeginn, ergibt sich mit 78 zu 22% eine Relation, die sich vom Züricher (62 zu 38%)
und besonders vom Lausanner (etwa 50 zu 50%) Beobachtungsgut durch eine Verschiebung zugunsten des akuten Erkrankungsbeginns unterscheidet. Dabei ist zu berücksichtigen, daß bei 81 Patienten (20,8%) des Bonner Teilkollektivs von 390 Probanden, bei
denen die Psychose perakut, akut oder subakut einsetzte, länger als 6 Monate dauernde
uncharakteristische Prodrome vorausgingen. Bezieht man diese Prodrome mit ein, erhöht sich die Rate der chronisch einsetzenden Schizophrenien auch im Bonner Erfahrungsgut auf 38,4% und stimmt dann genau mit der Züricher Rate (38%) überein. Die
getrennte Betrachtung der Geschlechter ergibt, wie Tabelle 19 zeigt, daß *chronischer
Erkrankungsbeginn* (ohne Berücksichtigung der Prodrome) *bei Männern mit 31,1%
signifikant häufiger vorkommt als bei Frauen mit 16%.*

Tabelle 19. Akuität des Beginns der psychotischen Erstmanifestation im Bonner Hauptkollektiv

Erkrankungsbeginn	♂	♀	♂ + ♀
perakut	51	85	136
	24,4%	29,0%	27,1%
akut	64	107	171
	30,6%	36,5%	34,1%
subakut	29	54	83
	13,9%	18,4%	16,5%
chronisch	65	47	112
	31,1%	16,0%	22,3%
n	209	293	502

χ^2-Anteil 16,2 bei 3 FG = 1-%-Niveau

3.3.4 Auslösefaktoren

Die Bedeutung auslösender psychischer oder somatischer Faktoren wurde in der Schizophrenieforschung häufig hervorgehoben. Auf die *methodische Problematik der Anlaß-
forschung* können wir hier nicht eingehen (Gross et al., 1971b; Häfner, 1976; Huber
u. Gross, 1971).

Auch hier zeigt sich das grundsätzliche Dilemma, daß man entweder Einzelschicksale und kleine Gruppen vertieft und vielseitig analysieren oder große Kollektive unter mehr oder weniger weitgehendem Verlust an psychodynamisch relevanten Informationen statistisch bearbeiten kann (s. S. 10). Aber auch in Einzelfallstudien kann es keine wirklich objektiven Kriterien für die Bestimmung des Anlaßwertes eines aktuellen Konfliktes oder einer Dauerspannung geben. Die inneren Bedingungen der Auslösung, Persönlichkeit, Lebensgeschichte und des Milieus sind kaum je vollständig zu erfassen. Auch ein symptomfreies Intervall zwischen potentiellen Anlaßsituationen und Manifestation der Psychose kann eine pathogenetische Relevanz nicht ausschließen (Weitbrecht, 1964). Der Ansatz unserer Untersuchung erstreckt sich auf mehr akute und äußere, offenkundige Konflikte; emotional gestörte zwischenmenschliche Beziehungen in der Kindheit und auch mehr hintergründig-diskrete Dauerspannungen sind nicht erfaßt und mit statistischen Methoden kaum erfaßbar. Deutung und Objektivierung sind hier eher noch schwieriger als bei mehr akuten und äußeren, für die Umgebung und den Patienten selbst ohne weiteres erkennbaren und verbalisierbaren *Belastungsereignissen,* insbesondere solchen, die zweifelsfrei unabhängig vom Probanden eintreten, wie z.B. Tod von Bezugspersonen oder Katastrophensituationen. Angesichts der Neigung, die Bedeutung einzelner umschriebener Erlebnisse und „psychischer Traumen" für die Auslösung von Psychosen stark einzuschränken, ist zu vergegenwärtigen, daß auch sie tiefgehende und nachhaltige psychosomatische Wirkungen haben können. Bei der Kritik an der Hypothese eines „sinnblinden Affektschlages" hinsichtlich ihrer Relevanz für die Provokation von Psychosen ist zu bedenken, daß es auf die „körperlich-vegetativen Schaltwirkungen der Affektivität" (E. Bleuler), den „Schlag ins Leibliche" (Schneider) ankommt und daß sehr wohl, ungeachtet des sinnfremd-organisch-vegetativen Charakters der „pathogenetischen Zwischenglieder", das subjektive Gewicht des Erlebnisses, sein Sinn und Bedeutungsbezug für das je einmalige Individuum Intensität und Nachhaltigkeit der Affektiv- und Streßwirkung und ihrer somatischen, für die Ausklinkung der Psychose letztlich verantwortlichen neurovegetativen Korrelate maßgeblich bestimmen können.

Wir berücksichtigen nur solche Beobachtungen, bei denen der Zusammenhang zwischen angeschuldigtem Anlaß und Krankheitsmanifestation relativ gut belegt ist. Die Möglichkeit, daß die angeschuldigten Ereignisse bereits Ausdruck der Psychose bzw. einer prodromalen Minderung von Vitalität und Toleranz gegen unspezifischen Streß sind, läßt sich bei einer Reihe von Anlässen, z.B. Verlustsituationen durch Tod naher Angehöriger, sicher ausschließen, während bei anderen Anlässen eine derartige Interpretation – der scheinbare Anlaß, z.B. Verlassenwerden oder Kündigung, ist bereits Ausdruck und Folge der Erkrankung – nicht mit Sicherheit ausgeschlossen werden kann. Dies gilt auch für die Möglichkeit einer zufälligen Koinzidenz von Anlaß und Ausbruch der Psychose. Schließlich ist methodisch einzuwenden, daß die Differenzierung von körperlichen und seelischen Anlässen grundsätzlich fragwürdig ist. Somatische Faktoren und Generationsvorgänge sind stets körperliche *und* seelische Vorgänge zugleich; eine Entbindung z.B. erfordert, ähnlich wie Tod und Umzug, eine innere Umstellung und Anpassung an eine neue Situation (Gross et al., 1971b; Matussek, 1965; Pauleikhoff, 1959).

3.3.4.1 Auslösung der psychotischen Erstmanifestation

Wir betrachten zunächst die psychotischen Erstmanifestationen ohne Berücksichtigung von Vorpostensyndromen und Prodromen und von psychotischen Remanifestationen. Eine psychisch-reaktive Auslösung wurde angenommen, wenn ein gravierendes, subjektiv gewichtiges Erlebnis in unmittelbarem zeitlichem Zusammenhang mit der Erstmanifestation der Psychose beobachtet wurde; der zeitliche Abstand zwischen als auslösend angesehenem Belastungsereignis und Einsetzen der Psychose betrug in der Regel nicht mehr als 4 Wochen.

Legt man statt der Monats- die Jahresfrist zugrunde und berücksichtigt alle belastenden Situationen im Erkrankungsjahr, beträgt die Rate von als psychisch belastend angesehenen Ereignissen 30,7% ohne erwähnenswerten Unterschied zwischen den Geschlechtern (s. S. 331).

α) Psychische Auslösung der psychotischen Erstmanifestation. Die Anlaßsituationen sind, wie bereits erörtert, überwiegend mehr akute und vordergründige, gleichwohl subjektiv gewichtige Erlebnisse, seltener langdauernde, offenkundige oder mehr verborgene seelische Konflikt- und Belastungssituationen. Diskrete Daueranlässe in der mitmenschlich-kommunikativen Intimsphäre sind noch schwieriger zu objektivieren und sicher in manchen Fällen nicht eruierbar oder hinsichtlich ihres Zusammenhanges mit dem Ausbruch der Psychose schwer zu deuten.

Die Zahlenmäßige Bedeutung von nicht erkannten, verborgenen und hintergründigen *Daueranlässen von Intimcharakter* darf man unseres Erachtens besonders auch im Hinblick auf die gerade im Beginn schizophrener Erkrankungen vorhandene Offenheit und „Einbuße an Verdrängungsfähigkeit" nicht überschätzen. Wir fanden in einer früheren Untersuchung am gesamten Beobachtungsgut der Bonner Nervenklinik (758 Probanden) solche verborgenen und hintergründig gespannten, oft ambivalenten anlaßhaften Konflikte und Dauersituationen in der mitmenschlich-kommunikativen Intimsphäre nur in 3,3% und *langdauernde offenkundige Belastungssituationen* in 6,1% der schizophrenen Kranken mit angenommenen psychischen Auslösungen. Auch für die Schizophrenien trifft unseres Erachtens zu, was Petrilowitsch (1964) hinsichtlich der Cyclothymien feststellte, daß nämlich die Provokation durch akute, von außen her einwirkende Ereignisse die Hauptrolle spielt.

Die psychotische Erstmanifestation wurde bei 25% (124 von 496 Fällen, 6 Fälle ohne zureichende Angaben) *psychisch-reaktiv ausgelöst.* Eine psychisch-reaktive Auslösung findet sich bei Männern mit 24,2% (50 von 207) gleich häufig wie bei Frauen mit 25,6% (74 von 289). Entgegen unseren früheren Befunden am gesamten Untersuchungsgut der Bonner Nervenklinik (1971) konnten wir am persönlich nachuntersuchten Bonner Beobachtungsgut von 502 Probanden keine geschlechtsspezifischen Differenzen feststellen.

Unsere jetzigen Resultate dürften den tatsächlichen Verhältnissen näher kommen als die früheren Werte. Unsere Studie von 1971 enthält einige methodische Schwächen. Wir waren u.a. entsprechend der seinerzeit noch nicht in Frage gestellten Lehrmeinung davon ausgegangen, daß bei den Schizophrenien keine ins Gewicht fallenden Häufigkeitsunterschiede zwischen den Geschlechtern bestehen. Wir hatten nicht berücksichtigt, daß auch im Ausgangsmaterial der Bonner Nervenklinik (s. S. 16) ein deutlicher Häufigkeitsunterschied zwischen Männern (324 Probanden = 42,7%) und Frauen (434 Probanden = 57,3%) besteht. Auch hatten wir 1971 Auslösung von psychotischen Erst- und Remanifestationen und von Prodromen und Vorpostensyndromen noch nicht getrennt untersucht. Vor allem sind heute die uns zur Verfügung stehenden Informationen erheblich umfangreicher als seinerzeit; inzwischen hatten wir eine größere Anzahl weiterer Krankenakten, die im Zusammenhang mit der Erstmanifestation oder psychotischen Rezidiven entstanden waren, herangezogen und ausgewertet und zudem sämtliche Probanden (502 Fälle) des jetzt zugrundegelegten Beobachtungsgutes persönlich nachuntersucht.

Die erhebliche Zunahme der Informationen über den Erkrankungsbeginn erklärt auch die mit 25% gegenüber 1971 (12,8%) wesentlich höhere Rate psychischer Auslösungen der psychotischen Erstmanifestation. Die seelischen Anlässe betrafen vorwiegend die familiär-häusliche Sphäre und hier besonders den Verlust nahestehender Bezugspersonen, dann den sozialen Bereich (berufliche Konflikte). *Typische oder gar spezifische Auslösungssituationen ließen sich nicht nachweisen. Auch ist die psychische Auslösung nicht an eine abnorme prämorbide Wesensstruktur oder an einen bestimmten Typ der Primärpersönlichkeit gebunden.* Im Teilkollektiv mit psychischer Auslösung der Erstmanifestationen (124 Fälle) ist die Verteilung von unauffälligen (syntonen), leicht auffälligen und ausgeprägt abnormen (psychopathischen) Primärpersönlichkeiten dieselbe wie im Gesamtkollektiv. Psychische Auslösung von Erstmanifestationen ist bei den verschiedenen Typen prämorbid auffälliger oder abnormer Probanden (s. S. 47 ff) nicht signifikant different; Hinweise dafür, daß bestimmte Persönlichkeitsvarianten eher zu einer Auslösung der Psychose durch erlebnisreaktive Faktoren neigen, lassen sich bei statistischer Betrachtung nicht gewinnen.

So fanden sich eine psychische Auslösung bei den Patienten mit schizoider, asthenischer oder durch „Kontaktschwäche mit Zügen des Typus melancholicus" gekennzeichneter Ausgangspersönlichkeit in etwa gleicher prozentualer Häufigkeit wie im Gesamtkollektiv. Nur bei den prämorbid sensitiven Persönlichkeiten ist die Auslösungsrate mit 31,3% etwas höher, doch nicht signifikant höher.

Wir halten fest, daß typische oder gar spezifische Auslösefaktoren nicht auffindbar sind; auch ist eine bestimmte „spezifische" Persönlichkeitsstruktur oder allgemein eine auffällige oder abnorme Primärpersönlichkeit nicht erforderlich für die psychische Provokation der psychotischen Erstmanifestation. Die Auslösung durch psychisch-reaktive Momente ist offensichtlich weder an eine bestimmte Persönlichkeitsstruktur noch an eine mehr oder minder abnorme Struktur der Primärpersönlichkeit überhaupt, noch an eine typische „präschizophrene" Situation gebunden. Der Fragenkomplex der speziellen Struktur und der Tendenzen der Anlaßsituationen und der hier anzunehmenden geschlechtsspezifischen Differenzen, der hier nicht näher behandelt werden kann, wird Gegenstand einer gesonderten Bearbeitung sein. Unsere Befunde sprechen dafür, daß die Auslösefaktoren in *unspezifischen psychischen (oder somatischen) Anlässen* zu suchen sind, wobei wahrscheinlich der Zeitpunkt der Einwirkung der potentiell auslösenden Situationen (Phasen endogener Labilität; Huber u. Gross, 1971) von Bedeutung ist, und daß die Hypothese von der „somatischen Umsetzung", einer unspezifischen Streß- und Anstoßwirkung auf einen – bis dahin latenten – somatischen Basisprozeß, nach wie vor diskussionsfähig ist.

β) Somatische Auslösung der psychotischen Erstmanifestation. *Eine somatische Auslösung fanden wir bei 9,1% (45 Fälle) und zwar mit 12,5% (26 von 207 Fällen) häufiger bei Männern als bei Frauen mit 6,6%* (19 von 289 Fällen); der Unterschied ist trendmäßig auffällig (10-%-Niveau). Hinsichtlich der auslösenden Momente ergibt sich folgende Häufigkeitsrangreihe: Fieberhafte entzündliche Erkrankungen in 24,4% (11 Fälle), Operationen in 22,2% (10 Fälle), körperliche Überanstrengung in 15,6% (7 Fälle), Alkoholintoxikation in 11,1% (5 Fälle), Schädel-Hirn-Traumen in 8,9% (4 Fälle), Unfälle mit körperlichen Verletzungsfolgen in 6,7% (3 Fälle), Schlafdefizit in 4,4% (2 Fälle). In je einem Fall (2,2%) erfolgte die psychotische Erstmanifestation im Zusammenhang mit einer Gallenkolik, Magenblutung bzw. Impfreaktion.

γ) Auslösung der psychotischen Erstmanifestation durch Generationsvorgänge. *Bei den weiblichen Patienten führten in 9% (26 von 289 Fällen) Generationsvorgänge, dabei mit 5,5% (16 Fälle) am häufigsten das Wochenbett zu einer Ausklinkung der psychotischen Erstmanifestation.* Die Psychose trat dabei in der Regel in den ersten 2 Wochen (10 Fälle), in sechs Fällen in der 4.-6. Woche nach der Entbindung auf. Bei den übrigen Fällen sind die Menarche (4 Fälle), der Eintritt in die Menopause (3 Fälle), Fehlgeburt (1 Fall) und nur bei einer Patientin die Schwangerschaft die als auslösend angesehenen Momente (1 Falle ohne ausreichende Angaben).

3.3.4.2 Auslösung psychotischer Remanifestationen

Hier werden nur diejenigen Verläufe bzw. Verlaufstypen (s. S. 184 ff) berücksichtigt, bei denen eindeutig heraushebbare psychotische Remanifestationen vorkommen; dies ist bei 375 Patienten, dabei bei 223 Frauen (59,5%) und 152 Männern (40,5%) der Fall (Tabelle 20).

Tabelle 20. Psychische und somatische Auslösung von Remanifestationen bei 375 Probanden des Bonner Hauptkollektivs (152 ♂ und 223 ♀)

Auslösung von Remanifestationen	♂	♀	♂ + ♀
psychisch	33 21,7%	75 33,6%	108 28,8%
somatisch	15 9,9%	14 6,3%	29 7,7%

χ^2-Anteil 6,0 bei 1 FG = 2,5-%-Niveau

Nicht berücksichtigt sind 121 Verläufe. Sie verteilen sich auf den Verlaufstyp I: monophasisch zu vollständiger Remission (50 Fälle); Verlaufstyp IV: mit nur einem Schub zu reinen Residuen (31 Fälle); Typ VIII: einfach zu reinen Residuen (27 Fälle); und Typ III: chronische reine Psychosen ohne phasischen Vorverlauf (13 Fälle – s. S. 185 ff). Als zeitliche Begrenzung der Dauer des Intervalls zwischen auslösendem Ereignis und Manifestation des psychotischen Rezidivs wurden auch hier wie bei den Erstmanifestationen im allgemeinen 4 Wochen festgelegt. Erfaßt wird nur, ob überhaupt bei Remanifestationen eine Auslösung beobachtet wird; Auslösungen bei mehr als einer psychotischen Remanifestation des gleichen Patienten (Mehrfachauslösungen, s. S. 73) wurden nur einmal gezählt.

a) Psychische Auslösung von psychotischen Remanifestationen. *Psychotische Rezidive wurden bei 28,8% (108 Fälle) von 375 Probanden mit Remanifestationen psychisch ausgelöst (Tabelle 20).* Im Unterschied zu den Erstmanifestationen sind hier die Frauen mit 33,6% psychisch provozierten Remanifestationen gegenüber den Männern mit nur 21,7% trendmäßig (10-%-Niveau) bevorzugt.

β) Somatische Auslösung von psychotischen Remanifestationen. *In 7,7% (29 Fälle) werden Remanifestationen durch somatische Momente ausgelöst* (Tabelle 20). Hier ist die Auslösungsrate bei den Männern mit 9,9% höher als bei den Frauen mit 6,3%. Auslösend wirken am häufigsten mit je 27,6% (8 Fälle) körperliche Überlastungen und fieberhafte Erkrankungen sowie Operationen (20,7%); seltener sind Unfälle (13,8%) und Abmagerungskuren (6,9%) und in einem Fall Alkoholgenuß der Anlaß.

γ) Auslösung psychotischer Remanifestationen durch Generationsvorgänge. Nur bei 12 von 223 schizophrenen Frauen mit psychotischen Remanifestationen, d.h. bei 5,4%, wurden psychotische Rezidive durch Generationsvorgänge, dabei in sechs Fällen (2,7%) durch eine Entbindung, in je zwei Fällen durch Menstruation bzw. Eintritt in die Menopause und in je 1 Fall durch Schwangerschaft bzw. Fehlgeburt ausgelöst.

Wir sehen, daß die Auslösungsraten der Remanifestationen bei den Ausklinkungen durch somatische und Generationsvorgänge niedriger sind als bei den Erstmanifestationen, bei den psychischen Auslösungen dagegen mit 28,8% etwas höher als dort (25%). An sich würde man bei den Remanifestationen höhere Auslösungsraten erwarten, weil die hierher gehörigen 375 Verläufe mit Remanifestationen überwiegend mehr als ein psychotisches Rezidiv aufweisen und daher die Chancen einer Auslösung wenigstens eines Rezidivs größer sind als bei der psychotischen Erstmanifestation, wo die Zahl der Manifestationen mit der Zahl der Probanden identisch ist. Auf der anderen Seite wirkt sich die oben erörterte grundsätzliche Problematik der Methodik von statistischen Untersuchungen zur Auslösungsfrage bei den Remanifestationen insofern besonders nachteilig aus, als hier die retrospektive Erfassung von Situationen mit Anlaßwert im Durchschnitt noch schwieriger und unvollständiger ist als bei den psychotischen Erstmanifestationen. Die Krankenakten, auf die sich die Auswertung wesentlich stützt, sind bei der zweiten und noch späteren, wiederholten Hospitalisationen in der Regel zunehmend weniger ausführlich; dies gilt auch für die gesamte Vorfeldsituation und den Informationsgehalt hinsichtlich potentiell auslösender seelischer Anlaßsituationen. Diese methodischen Schwächen sind grundsätzlich unvermeidbar, wenn man überhaupt die Auslösungsfrage mit statistischen Mitteln untersuchen will. Da es hier in erster Linie um mögliche Beziehungen zur Langzeitentwicklung der Schizophrenien geht (s. S. 256 ff), kann und muß man sich mit den so erreichten, notwendigerweise unvollständigen Daten und Informationen über die Vorgeschichte begnügen. Sie erscheinen uns insbesondere im Hinblick auf die Erstmanifestationen ausreichend, um eine Aussage darüber zu ermöglichen, ob und inwieweit das Vorhandensein oder Fehlen von psychischen oder somatischen, als solche eindeutig faßbaren Auslösungsfaktoren den Langzeitverlauf der Erkrankung beeinflussen.

δ) *Auslösung mehrerer psychotischer Manifestationen (Mehrfachauslösungen).* Im Bonner Beobachtungsgut sind 49 Patienten, bei denen mehrere Remanifestationen durch psychische oder somatische Anlaßsituationen oder Generationsvorgänge ausgelöst wurden. In der Mehrzahl dieser Probanden mit Mehrfachauslösungen von psychotischen Rezidiven handelt es sich um Kombinationen von Auslösungen durch psychische und somatische Anlässe bzw. Generationsvorgänge (24 Fälle) und in 18 bzw. 7 Fällen um Auslösungen ausschließlich durch psychische bzw. somatische Faktoren. Auch in diesem, 13,1% des Beobachtungsgutes mit Remanifestationen (49 von 375 Fällen) umfassenden Teilkollektiv überwiegen die Frauen mit 37 Fällen gegenüber nur 12 männlichen Kranken; der Unterschied zwischen den Geschlechtern, der trendmäßig schon bei der psychischen Auslösung von Remanifestationen überhaupt erkennbar wurde (s. S. 72), ist hier noch deutlicher und statistisch signifikant.

In 17 Fällen wurden mehr als zwei Remanifestationen und zwar in 14 Fällen drei, in zwei Fällen vier und in einem Fall fünf Remanifestationen ausgelöst. Dabei handelte es sich in sechs Fällen um ausschließlich psychische und in zwei Fällen um ausschießlich somatische Anlässe, bei den restlichen neun Fällen um Kombinationen von psychischen und somatischen Faktoren.

Berücksichtigt man Erst- und Remanifestationen, so fanden sich *mehrfache Auslösungen psychotischer Manifestationen bei 98 Bonner Probanden, das sind 26,1% der hierher gehörigen Teilgruppe von 375 Patienten mit Remanifestationen.* Dabei wurden bei 49 Patienten (13,1%) die erste Manifestation und eine Remanifestation, bei 31 Fällen (8,3%) die Erstmanifestation und zwei oder noch mehr psychotische Rezidive und bei 18 Fällen (4,8%) zwei oder mehr psychotische Remanifestationen ausgelöst. Auch hinsichtlich des Befundes „mehrfache Auslösung von psychotischen Manifestationen" sind die *Frauen* mit 30,9% (69 Fälle) gegenüber nur 19,1% der Männer (29) Fälle) bevorzugt; der Unterschied zwischen den Geschlechtern ist trendmäßig auffällig.

3.3.4.3 Auslösung von Prodromen und Vorpostensyndromen

Wie psychotische Manifestationen können auch Prodrome und Vorpostensyndrome ausgelöst werden. 17,4% der Prodrome (32 von 184 Fällen mit Prodromen) entwickelten sich im zeitlichen Zusammenhang mit psychischen oder somatischen Anlässen oder Generationsvorgängen; die entsprechende Auslösungsrate für die psychotischen Erstmanifestationen ist mit 39,3% (195 von 496 Fällen) über doppelt so hoch. In 10,3% (19 Fälle) wurden die Prodrome psychisch, in 4,9% (9 Fälle) somatisch ausgelöst. Bei 4,6% (4 von 87 Fällen) der weiblichen Patienten mit Prodromen entwickelten sich diese in zeitlichem Zusammenhang mit Generationsvorgängen. Wir sehen, daß eine Auslösung durch somatische Faktoren und Generationsvorgänge auch bei den Prodromen seltener vorkommt als eine solche durch psychische Momente; doch liegt auch die Auslösungsrate für psychische Anlaßsituationen mit 10,3% erheblich unter der entsprechenden Quote bei den psychotischen Erstmanifestationen (25%).

Von den *Vorpostensyndromen* wurden 28,9% (22 von 76 Fällen) ausgelöst. Dabei ist eine psychische Auslösung mit 23,7% (18 Fälle) am häufigsten und annähernd so häufig wie die psychische Auslösung psychotischer Erstmanifestationen, während eine somatische Auslösung mit 2,6% und eine Provokation durch Generationsvorgänge mit 3,5% wesentlich seltener ist als dort.

3.3.5 Dominierende psychopathologische Syndrome bei der psychotischen Erstmanifestation

Wir ermittelten weiter, ob und inwieweit bestimmte psychopathologische Syndrome im Erkrankungsbeginn, d.h. in den ersten 6 Monaten der psychotischen Erstmanifestation dominierten. Die Zuordnung zu den verschiedenen Kategorien von psychopathologischen Syndromen wurde von uns retrospektiv aufgrund sämtlicher, anhand der Krankengeschichte vorhandener Informationen vorgenommen.

Die Klassifizierung in einer der von uns unterschiedenen sieben Kategorien wurde von jeweils zwei Autoren durchgeführt; in der großen Mehrzahl der Fälle ergab sich Übereinstimmung in der Zuordnung. Bei 67 Fällen ließ sich ein eindeutiges Prävalieren eines bestimmten psychopathologischen Syndroms in den ersten 6 Monaten nach Einsetzen der Psychose nicht erkennen. Acht Fälle wurden wegen nicht zureichender Informationen über das psychotische Initialsyndrom nicht berücksichtigt.

Wir fanden, wie Tabelle 21 zeigt, mit 37,2% (184 von 494 Probanden) am häufigsten ein Dominieren *paranoid-halluzinatorischer Initialsyndrome,* gefolgt vom *paranoiden* (17,4%), *hebephren-einfachen* (11,1%), *coenästhetischen* (6,9%), *katatonen* (4,7%), *depressiven* (4,7%) und *depressiv-coenästhetischen* (4,5%) Typus. Die Rangreihe der Häufigkeit ist bei Männern und Frauen gleich, mit Ausnahme der beiden letzten Typen. Hier ist bei den Männern der depressiv-coenästhetische Typ mit 4,4% häufiger als der rein depressive mit 2,9%.

Geschlechtsunterschiede sind beim paranoid-halluzinatorischen, paranoiden, hebephrenen und coenästhetischen Typ vorhanden. Der paranoid-halluzinatorische Typ ist bei den Frauen mit 42,7% trendmäßig häufiger als bei den Männern mit 29,6%; dasselbe gilt

Tabelle 21. Vorwiegende psychopathologische Symptomatik der psychotischen Erstmanifestation im Bonner Hauptkollektiv

Vorwiegende Symptomatik	♂	♀	♂ + ♀
paranoid-halluzinatorisch	61 29,6%	123 42,7%	184 37,2%
paranoid	46 22,3%	40 13,9%	86 17,4%
hebephren-einfach	31 15,0%	24 8,3%	55 11,1%
coenästhetisch	19 9,2%	15 5,2%	34 6,9%
kataton	9 4,4%	14 4,9%	23 4,7%
depressiv	6 2,9%	17 5,9%	23 4,7%
depressiv-coenästhetisch	9 4,4%	13 4,5%	22 4,5%
keine vorwiegende Symptomatik	25 12,1%	42 14,6%	67 13,6%
n	206	288	494

χ^2-Anteil 21,0 bei 7 FG = 1-%-Niveau

für den depressiven Typus. Umgekehrt sind bei den Männern der paranoide Typ schwachsignifikant und der hebephrene Typus trendmäßig häufiger als bei den Frauen; auch beim coenästhetischen Typ überwiegen die Männer. Insgesamt sind die Geschlechtsunterschiede hinsichtlich der Häufigkeitsverteilung der prävalierenden psychotischen Initialsyndrome statistisch auf dem 1-%-Niveau signifikant.

Bei den depressiven Syndromen wurden auch solche mit paranoider Komponente (10 von 23 Fällen) rubriziert, wenn das depressive Zustandsbild eindeutig bildbeherrschend war. Dasselbe gilt für die coenästhetischen Syndrome. Auch hier finden sich unter den 34 Patienten mit vorherrschendem coenästhetischem Initialsyndrom 10 mit paranoider Komponente.

Unter den 184 Patienten mit prävalierendem paranoid-halluzinatorischem Initialsyndrom sind 19 Fälle (3,8% von 502) mit rein halluzinatorischem Bild. Es gibt also auch, entsprechend dem rein paranoiden Typ, das Bild der *reinen Halluzinose* schon im Erkrankungsbeginn. Dabei fand sich am häufigsten, nämlich bei acht Patienten, eine rein akustische und bei je zwei Patienten eine rein optische bzw. haptische Halluzinose. Die übrigen sieben Patienten boten Halluzinationen auf verschiedenen Sinnesgebieten.

Die Erfahrung der klassischen Schizophrenieforschung mit ihrem Konzept einer Trias schizophrener Untergruppen — hebephren-einfache, katatone und paranoid-halluzinatorische Form — lassen Beziehungen zwischen dem Prävalieren einer bestimmten Symptomatik im Erkrankungsbeginn und *Erkrankungsalter* erwarten. Tabelle 22 zeigt, daß dies tatsächlich der Fall ist. Man sieht, daß prävalierende paranoid-halluzinatorische Bilder zwar bei jedem Erkrankungsalter beobachtet werden, aber doch bei Erkrankungsbeginn im 4. und 5. Lebensjahrzehnt und später relativ am häufigsten sind. Paranoide Initialsyndrome findet man bei jedem Erkrankungsalter; die Spätschizophrenien sind nur in geringem Maße bevorzugt. Hebephrene Initialsyndrome kommen fast ausschließlich bei Erkrankungsbeginn im 2. und 3. Dezennium vor; im 4. Lebensjahrzehnt werden sie nur noch in sechs Fällen beobachtet. Ähnlich liegen die Verhältnisse bei den katatonen Initialsyndromen, die fast ausschließlich bei Erkrankungsbeginn im 2. und 3. und nur noch in drei Fällen im 4. Lebensjahrzehnt prävalieren. Coenästhetische und depressiv-coenästhetische Initialsyndrome werden in allen Erkrankungsaltergruppen annähernd gleich häufig beobachtet. Prävalierende depressive Initialsyndrome sieht man am häufigsten bei Erkrankungsbeginn im 3. und 4. Lebensjahrzehnt. Bei Trennung in Männer und Frauen erreicht das Prävalieren von paranoid-halluzinatorischen Anfangsbildern bei den Spätschizophrenien und von hebephrenen und katatonen Initialsyndromen bei den Frühschizophrenien nur bei den Frauen statistische Signifikanz.

Tabelle 22. Vorwiegende psychopathologische Symptomatik der psychotischen Erstmanifestation und Erkrankungsalter im Bonner Hauptkollektiv

Vorwiegende Symptomatik	Erkrankungsalter					n
	bis 19 Jahre	20-29 Jahre	30-39 Jahre	40-49 Jahre	ab 50 Jahre	
paranoid-halluzinatorisch	34 28,1%	53 29,1%	56 45,9%	28 53,8%	13 76,5%	184 37,2%
paranoid	17 14,0%	31 17,0%	22 18,0%	12 23,1%	4 23,5%	86 17,4%
hebephren-einfach	23 19,0%	26 14,3%	6 4,9%	–	–	55 11,1%
coenästhetisch	8 6,6%	11 6,0%	11 9,0%	4 7,7%	–	34 6,9%
kataton	12 9,9%	8 4,4%	3 2,5%	–	–	23 4,7%
depressiv	3 2,5%	12 6,6%	7 5,7%	1 1,9%	–	23 4,7%
depressiv-coenästhetisch	4 3,3%	9 4,9%	5 4,1%	4 7,7%	–	22 4,5%
keine vorwiegende Symptomatik	20 16,5%	32 17,6%	12 9,8%	3 5,8%	–	67 13,6%
n	121	182	122	52	17	494

χ^2-Anteil 89,2 bei 28 FG = 0,1-%-Niveau

Ein Vergleich mit der Lausanne-Studie ist nur bedingt möglich. Dort dominierten bei der Erstaufnahme mit rund 50% eindeutig die paranoiden Schizophrenien. Da darunter offensichtlich die von uns als paranoid-halluzinatorischer und paranoider Typ getrennten Syndrome gefaßt sind, stimmt der Befund mit dem der Bonn-Studie — 54,6% für den paranoid-halluzinatorischen und paranoiden Typ zusammen — annähernd überein, wenn „Erstaufnahme" und „psychotische Erstmanifestation" gleichgesetzt werden. Übereinstimmung besteht auch hinsichtlich des hebephren-einfachen Typs, der bei uns in 11,1%, in der Lausanne-Studie in 10% (Hebephrenie und einfache Schizophrenie zusammen) vorkommt. Dagegen ist der katatone Typ im Material von Ciompi und Müller mit 21,5% über vier mal häufiger als im Bonner Beobachtungsgut mit 4,7%. Vermutlich ist ein Teil der von Ciompi und Müller als „schizoaffektive Mischpsychosen" bzw. „atypische Mischbilder" rubrizierten Syndrome (zusammen 18%) von uns bei den depressiven, depressiv-coenästhetischen und vielleicht auch coenästhetischen Initialsyndromen subsumiert, die bei den Bonner Patienten zusammen 16,1% ausmachen. Der Anteil der Fälle ohne prävalierende Initialsymptomatik ist bei den Bonner Probanden mit 13,6% erheblich höher als im Lausanner Material mit 0,3%. *Am auffallendsten ist nach allem der Unterschied bei den katatonen Typen, der möglicherweise auf einer echten Abnahme dieser Syndrome im Rahmen eines generellen Symptomwandels der Schizophrenien beruht* (Huber, 1967a, 1967c). Die psychotischen Initialsyndrome der Bonner Patienten wurden in den Jahren 1945-1959, diejenigen der Lausanner Enquete im wesentlichen zwischen 1913 und 1942 beobachtet.

Bei der Betrachtung der Langzeitentwicklung der psychopathologischen Initialsyndrome (s. S. 278 ff) zeigt sich, daß die bei Erkrankungsbeginn als dominierend heraushebbaren Syndrome weitgehend zurückgetreten sind zugunsten psychopathologischer Heilungen oder uncharakteristischer reiner Residuen, die bei allen Typen, außer dem hebephrenen, in der Mehrzahl (58-86%) nach einer durchschnittlichen Verlaufsdauer von mehr als 2 Jahrzehnten nachweisbar sind. Das heißt, daß *nur bei einer Minderzahl bei der Spätkatamnese noch psychotische Syndrome in Gestalt charakteristischer Residualzustände vorhanden sind, und zwar am häufigsten bei den hebephrenen Syndromen mit 60%, deutlich seltener bei den paranoid-halluzinatorischen und paranoiden Syndromen mit 41,3 bzw. 32,5% und am seltensten, nämlich in 21,7%, bei den katatonen Syndromen* (s. Tabelle 74, S. 279).

Die nähere Analyse der charakteristisch schizophrenen Residualsyndrome (s. S. 111 ff) zeigt, daß *katatone „Endzustände"* ebenso wie katatone Initialsyndrome bei den Bonner Patienten selten beobachtet werden, jedenfalls erheblich seltener als in unserem Wieslocher Erfahrungsgut langjährig hospitalisierter Anstaltsschizophrener, wo wir die katatone mit 30,2% vor der paranoid-halluzinatorischen mit 22,6% und der einfach-hebephrenen mit 10,4% weitaus am häufigsten fanden (Huber, 1961a). Doch waren katatone Syndrome schon in unserem Heidelberger Klinikkrankengut unter den Residualsyndromen mit 10% am seltensten und seltener als einfach-hebephrene, paranoid-halluzinatorische und coenästhetische Formen vertreten (Huber, 1957a, 1961a). Die Heraushebung der verschiedenen Typen schizophrener Unterformen ist nur anhand der — wandlungs- und rückbildungsfähigen — produktiv-psychotischen schizophrenen Erlebnis- und Ausdrucksmerkmale und nur nach dem Gesichtspunkt „nominatio fit a potiori" möglich. Selbst bei den Wieslocher Anstaltskranken fanden wir nur ca. 60%, bei denen eine Zuordnung zu einer Unterform aufgrund des Dominierens einer bestimmten Leitsymptomatik im gesamten Verlauf gelang. Doch durchliefen auch hier $^3/_4$ übereinstimmend ein Monate bis Jahre andauerndes paranoid-halluzinatorisches Initialstadium. Die große Mehrzahl zeigte im Verlauf sowohl katatone (90%) wie hebephrene (77%) und coenästhetische (64%) Stadien. Die klassischen schizophrenen Unterformen können, wie Huber und Janzarik anhand ihrer

Verlaufsuntersuchungen zeigten, nicht mehr sein als eine typologische Querschnittsbeschreibung aus einer fließenden Mannigfaltigkeit von Verlaufsgestaltungen. *Bei dem für die Gesamtheit der Schizophrenien repräsentativen, auch die außerklinischen Verläufe einbeziehenden Bonner Beobachtungsgut lassen sich Unterformen, die dauernd innerhalb ihrer Untergruppe bleiben, kaum mehr herausheben.* Aus den genannten Gründen verzichteten wir bei unserer auf den Gesamtverlauf gerichteten Untersuchung auf eine Berücksichtigung der klassischen Untergruppen. Eine statisch gedachte Unterteilung der Schizophreniegruppe in Unterformen ist nicht möglich; selbst bei der kleinen Gruppe dauerhospitalisierter Kranker gehen die einzelnen Typen von Fall zu Fall und auch beim gleichen Patienten ineinander über und können nicht nur initial, sondern auch noch nach langjährigem Verlauf kombinieren, durchmischen und ablösen. Nur die reinen Residualsyndrome sind einigermaßen konstant und, einmal ausgebildet, in der Regel nicht mehr reversibel. Bei dem Versuch einer Zuordnung zu einer der klassischen Unterformen, die aufgrund des Dominierens von grundsätzlich reversiblen charakteristisch schizophrenen Erlebnis- und Ausdrucksmerkmalen erfolgt, hängt es weitgehend vom Zeitpunkt der Untersuchung ab, ob man den Patienten in einem produktiv-psychotischen paranoid-halluzinatorischen, katatonen oder hebephrenen Stadium vorfindet oder, was bei stationären Aufnahmen selten, bei häuslichen Spätkatamnesen häufig der Fall ist, in einem Zustand bloßer Potentialreduktion mit einem mehr oder minder uncharakteristischen Syndrom des reinen Defektes (Huber, 1961a). Die durch die extramuralen Langstreckenuntersuchungen erzwungene Revision des Konzeptes der klassischen schizophrenen Unterformen kann natürlich nicht daran hindern, die psychotischen Initialsyndrome auf Zusammenhänge mit der Langzeitentwicklung und speziell den psychopathologischen Residualsyndromen nach jahrzehntelangem Verlauf zu überprüfen (s. S. 278 ff).

3.3.6 Psychopathologische Symptome im Erkrankungsbeginn und im weiteren Verlauf

Seit langem wurde versucht, das Auftreten oder Fehlen bestimmter psychopathologischer Symptome zumal im Erkrankungsbeginn für die Prognostik heranzuziehen. Solche Bemühungen werden durch die von Autor zu Autor und Schule zu Schule unterschiedliche und oft unzureichende Definition der verwendeten Symptome erheblich erschwert. Diese methodischen Hindernisse, die letztlich der mangelnden Harmonisierung der Terminologie und unseres Erachtens vor allem der Vernachlässigung der „phänomenologischen Einstellung" im Sinne von Jaspers (1959) und begrifflicher Bemühungen im Sinne einer deskriptiven Psychopathologie (K. Schneider, 1950, 1976) zuzuschreiben sind, erklären zum Teil die differenten und konträren Resultate hinsichtlich der prognostischen Valenz verschiedener Symptome und Symptomgruppen in der Literatur. Ohne eine genaue Definition der Termini und ohne eine systematische Übung sind, wie auch Ciompi und Müller hervorheben, selbst bei unmittelbarer Beobachtung und persönlicher Untersuchung des Patienten nur ganz ungenügende Reliabilitäten zwischen mehreren Beurteilern zu erwarten. Außerdem fällt bei Langzeituntersuchungen, die auf eine Erfassung des gesamten, über Jahrzehnte sich erstreckenden Verlaufs gerichtet sind, ins Gewicht, daß man für den Erkrankungsbeginn gewöhnlich auf Krankengeschichtseintragungen anderer Untersucher angewiesen ist. Für das eigene Bonner Beobachtungsgut nützten wir den großen Vorteil, der sich daraus ergab, daß die Krankengeschichten der seinerzeit von Gruhle und später von Weitbrecht geleiteten Klinik fast ausnahmslos eine sorgfältige Darstellung der psychopathologischen Symptomatik anhand der Selbstschilderungen der Patienten enthalten.

Wir berücksichtigten 31 Einzelsymptome und legten dabei in Anlehnung an K. Schneider eine Symptomgruppierung in Erlebnissymptome 1. und 2. Ranges sowie in sogenannte Ausdruckssymptome zugrunde. Bei den Symptomen 1. und 2. Ranges differenzierten wir *echte Wahnwahrnehmungen* als Symptome 1. Ranges von *einfachen Eigen-*

beziehungen („endogen unterbaute paranoide Reaktion" — K. Schneider), die lediglich als Symptome 2. Ranges gewertet wurden (Huber, 1955b, 1964d; Huber u. Gross, 1977). Bei den *akustischen Halluzinationen* 1. Ranges wurde außer den dialogischen und kommentierenden Stimmen Hören imperativer Stimmen (Befehlsstimmen) neben dem Gedankenlautwerden als erstrangiges Symptom rubriziert. Beim *Wahn* stieß die Unterscheidung von Wahnwahrnehmungen einerseits, Wahneinfällen und Wahngedanken auf der anderen Seite kaum auf Schwierigkeiten; problematisch kann dagegen die Abtrennung der echten Wahnwahrnehmung von den einfachen Eigenbeziehungen sein.

Hier war für uns entsprechend den in den angeführten früheren Arbeiten gegebenen Definitionen die Unverstehbarkeit der Inbeziehungsetzung von Wahrnehmungsgegebenheit und abnormer Deutung das maßgebliche Kriterium; soweit paranoide Fehl- und Falschdeutungen aus ihrerseits krankheitsbedingten Verstimmungen verständlich ableitbar schienen, wurden einfache Eigenbeziehungen angenommen. In Zweifelsfällen entschieden wir uns stets für die Registrierung als einfache Eigenbeziehung (Eigenbeziehung mit Anlaß — K. Schneider).

Wahnhafte Personenverkennungen, die wir mit K. Schneider zu den Wahnwahrnehmungen rechnen, wurden gesondert erfaßt. Besonderen Wert legten wir auf die Differenzierung zwischen schizophrenen Störungen der Meinhaftigkeit (schizophrene Störungen des Icherlebnisses im Sinne von K. Schneider) sowohl gegenüber leiblichen Beeinflussungserlebnissen als auch gegenüber Depersonalisations- und Derealisationsphänomenen. Nur *Störungen des Icherlebnisses*, wie z.B. Gedankenentzug, Gedankenbeeinflussung, Gedankenausbreitung und sogenannte Willensbeeinflussung, bei denen die eigenen Akte und Zustände nicht als eigene, sondern als von anderen gelenkte, beeinflußte und gemachte erlebt werden, gelten mit K. Schneider als schizophrenes Symptom 1. Ranges, während *Depersonalisationsphänomene* (somato- und autopsychische Depersonalisation im Sinne von Kleist) und *Derealisationsphänomene* (Entfremdung der Wahrnehmungswelt — allopsychische Depersonalisation nach Kleist) zwar erfaßt, aber nicht als für die Diagnose der Schizophrenie brauchbares Symptom gewertet wurden.

Sicher sind derartige *Entfremdungserlebnisse*, die K. Schneider als Störungen im Sinne der Entfremdung, der Automatenhaftigkeit des eigenen Handelns, ohne daß dies auf fremde Menschen oder Mächte geschoben wird, beschrieb, und Derealisationsphänomene bei Schizophrenen nicht selten; wir fanden sie im Sinne der auto- und allopsychischen Depersonalisation im gesamten Verlauf in 22,5%, im ersten Halbjahr nach Erkrankungsbeginn bei 12,8%. Außerdem kommen „Entfremdungserlebnisse am eigenen Körper" (somatopsychische Depersonalisation; Huber, 1957a, S. 200) im Erkrankungsbeginn in 5,3% und im gesamten Verlauf in 16% vor. Es gibt auch — wie bei den meisten anderen schizophreniecharakteristischen Phänomenen — gelegentlich *Übergänge im Einzelfallverlauf*, so wie sich z.B. aus uncharakteristischen Leibgefühlstörungen (Coenästhesien Stufe 1) im Verlauf von Tagen oder Wochen qualitativ eigenartige Leibsensationen (Coenästhesien im engeren Sinne, Stufe 2) und schließlich Leibhalluzinationen mit dem Kriterium des Gemachten (Stufe 3) entwickeln können oder aus uncharakteristischen Denk- und Konzentrationsstörungen (Stufe 1) über schon einigermaßen eigentümliche Phänomene im Sinne des „Verlustes der Leitbarkeit der Denkvorgänge" (Stufe 2 — Huber, 1966b, 1968c) eine ausgesprochene Denkzerfahrenheit (Stufe 3). Dies darf aber nicht daran hindern, begrifflich streng zwischen schizophrenen Ichstörungen und Depersonalisations- und Derealisationsphänomenen zu diagnostischen Zwecken zu differenzieren. Entfremdungserlebnisse kommen sehr häufig außerhalb schizophrener Erkrankungen vor und sind daher als solche „unverwertbar für die Diagnose der Schizophrenie" (K. Schneider). Daß die Begriffe „schizophrene Störung des Icherlebnisses" und „Entfremdungserlebnisse" oft annähernd synonym oder jedenfalls ohne klare Unterscheidung verwendet werden, hat viel Verwirrung gestiftet, wie von K. Schneider schon vor Jahrzehnten hervorgehoben wurde. Diese begriffliche Unklarheit machte sich auch bei der Definition der *Grundsymptome* von E. Bleuler bemerkbar, unter denen bis heute Depersonalisations-

und Derealisationsphänomene als „Fremdheitsgefühle gegen sich selbst und/oder die Umwelt"
(s. auch Ciompi und Müller) unseres Erachtens nicht eindeutig genug von den schizophrenen Störungen des Icherlebnisses abgegrenzt werden. Soweit wir sehen, hat auch M. Bleuler in seinem Lehrbuch diese Unterscheidung nicht expressis verbis getroffen. Dies gilt auch für die Formulierung „Störung des subjektiven Erlebens des eigenen Ichs" als Teilaspekt der schizophrenen Grundstörung, die offenläßt, ob es sich um ein Entfremdungserlebnis oder um eine schizophrene Störung der Meinhaftigkeit mit dem Kriterium des „Gemachten" von K. Schneider handelt.

Wenn wir im folgenden von Grundsymptomen nach Bleuler sprechen, beschränken wir uns aus den genannten Gründen auf die formalen Denkstörungen (Denkzerfahrenheit, Automatismen, Gedankenabbrechen usw.) und die schizophrene Affektstörung (Parathymie, Paramimie, Kontaktverlust, Autismus u.ä.) und beziehen noch uncharakteristische und diagnostisch neutrale Depersonalisations- und Derealisationserlebnisse nicht mit ein. Bei den schizophrenen formalen Denkstörungen differenzierten wir für die statistische Bearbeitung zwischen der schon objektiv-phänomenologisch durch den Untersucher ohne weiteres faßbaren *Denkzerfahrenheit* (Denkdissoziation), *Gedankenabbrechen* (Blockierungen, Gedankenabreißen; nicht aber schizophrene Störungen des Icherlebnisses im Sinne von „Gedankenentzug" oder „Gedankenausbreitung") und mehr oder minder *uncharakteristischen Denk- und Konzentrationsstörungen* (einschließlich Stufe 2, s. oben S. 79), die noch im Subjektiven bleiben und als solche und für sich allein genommen noch nicht als schizophrenes Symptom gewertet werden können. Diese noch nicht ohne weiteres charakteristischen Denk- und Konzentrationsstörungen haben wir früher unter dem Titel „*Verlust der Leitbarkeit der Denkvorgänge*" zusammengefaßt; in den Selbstschilderungen der Kranken werden sie z.B. als Konzentrationsschwäche und Ablenkbarkeit, Vergeßlichkeit, Erschwerung des Denkens und der Auffassung, Gedankenleere und Gedankendrängen verbalisiert (Huber, 1966b).

Bei den *katatonen Symptomen* differenzierten wir nur zwischen solchen im Sinne des „Hyper" (wie psychomotorische Erregung) und des „Hypo" (Stupor, Mutismus, Negativismus u.ä.; Huber, 1976a). Unter den *Ausdruckssymptomen im engeren Sinne,* die wir in Anlehnung an Zutt (1952) als Störungen des In-Erscheinung-Tretens auffaßten und als „ästhetische Symptome" bezeichneten (Huber, 1961a), rubrizierten wir u.a. die das Hebephreniesyndrom kennzeichnenden Ausdrucksanomalien der Psychomotorik, Mimik und des sprachlichen Ausdrucks und mehr ganzheitliche Ausdrucksverzerrungen wie Manieriertheit und Verschrobenheit. Auch diese Ausdrucksstörungen im Sinne ästhetischer Symptome betrachten wir in der Regel als nicht zur (reinen) Defizienz gehörig und grundsätzlich reversibel. Nicht als defektuöse, sondern als potentiell reversible Symptome gelten für uns alle schizophrenen Erlebnisweisen 1. und 2. Ranges, die akute schizophrene Denkstörung, der Großteil der katatonen Symptome und die mehr akuten Affektstörungen, wie z.B. Parathymie (E. Bleuler), der widersprüchlich-inadäquate Affekt mit grober Dissoziation von Gedankeninhalt und zugehöriger Gefühlslage oder der Verlust (Desintegration) der Einheitlichkeit von Denken, Fühlen und Sich-äußern (Huber, 1961a). Bei den *Affekt- und Kontaktstörungen*, die fast ausnahmslos (98%) vorhanden sind, berücksichtigten wir neben der Bleulerschen Parathymie und Paramimie Symptome wie Autismus, gestörte emotionale Modulationsfähigkeit und „Affektsteifigkeit", aber auch verschiedenartige Verstimmungszustände dysphorisch-aggressiver, ekstatischer oder paranoider Art, außer depressiven und manischen Stimmungsverschiebungen, die (ebenso wie der depressive Schuld- und Versündigungswahn) gesondert registriert wurden.

In besonderen Items wurden ferner Akoasmen, Photismen, vegetative Störungen (Huber, 1957a, S. 218 ff), sensorische Störungen (Gross u. Huber, 1972), motorische Symptome (u.a. Hyperkinesen extrapyramidalen Charakters), Anankasmen sowie uncharakteristische Leibsensationen (Stufe 1) und qualitativ eigenartige Leibgefühlstörungen (Stufe 2 – Huber, 1957a, 1957b) erfaßt.

Tabelle 23 gibt einen Überblick über die Häufigkeit der von uns berücksichtigten 31 Symptome bei den 502 Probanden des Bonner Beobachtungsgutes. Wir differenzierten in den Items ein Auftreten des betreffenden Symptoms: (1) ausschließlich während der ersten 6 Monate der psychotischen Erstmanifestation; (2) während der ersten 6 Monate der psychotischen Manifestation und im weiteren Verlauf; (3) ausschließlich im weiteren Verlauf nach den ersten 6 Monaten der psychotischen Erstmanifestation und (4) im Gesamtverlauf.

Die mehr oder minder schizophrenieuncharakteristischen Phänomene wurden nur ab Beginn der psychotischen Erstmanifestation der Erkrankung registriert, während ihr Auftreten in den Prodromen oder Vorpostensyndromen unberücksichtigt blieb. Dies gilt für die Symptome vegetative Störungen, depressive (oder manische) Verstimmungen, Coenästhesien Stufe 1 und 2, uncharakteristische Denk- und Konzentrationsstörungen (Stufe 1 und 2), sensorische Störungen, Depersonalisation und Derealisation, motorische Symptome, Anankasmen sowie Photismen.

In Tabelle 23 sind in der ersten Spalte die Prozentsätze für das *Auftreten der Symptome im ersten Halbjahr* der Erkrankung nach der psychotischen Erstmanifestation angeführt und zwar unabhängig davon, ob die Symptome im weiteren Verlauf noch vorhanden sind oder nicht. Die zweite Spalte gibt an, wie häufig das jeweilige Symptom *erstmals im weiteren Verlauf nach dem ersten Halbjahr* beobachtet wird (während es in den ersten 6 Monaten noch nicht nachweisbar ist). Spalte 3 schließlich gibt die Häufigkeit an, in der das betreffende Symptom überhaupt, d.h. im *gesamten Verlauf* beobachtet wurde.

Die Bezugszahl für die Berechnung des Prozentsatzes ist die Zahl der Fälle mit ausreichenden Angaben, die zwischen (maximal) 502 (z.B. bei den Affekt- und Kontaktstörungen) und (minimal) 481 (z.B. bei den Symptomen Photismen und Personenverkennung) schwankt.

In Tabelle 23 sind die Symptome in der Reihenfolge der Häufigkeit ihres Auftretens schon im ersten Halbjahr aufgeführt. Für die Inbeziehungsetzung mit der Langzeitentwicklung (psychopathologische und soziale Remission bei der Spätkatamnese) wird in erster Linie das Vorhandensein oder Fehlen des jeweiligen Symptoms im Erkrankungsbeginn herangezogen und geprüft, ob das Vorkommen eines bestimmten Symptoms in den ersten 6 Monaten der psychotischen Erstmanifestation die psychopathologische und soziale langfristige Prognose beeinflußt (s. S. 283 ff).

Tabelle 23 zeigt u.a., *daß im ersten Halbjahr der Erkrankung nur drei Symptomgruppen bei mehr als der Hälfte der Patienten beobachtet werden, nämlich schizophrene Affekt- und Kontaktstörungen in 87,8%, zentral-vegetative Störungen in 72,5% und Wahneinfälle in 68,3%. Weitere Symptome sind bei mehr als $^1/_3$ der Patienten initial vorhanden, nämlich einfache Eigenbeziehungen, Ausdrucksstörungen im engeren Sinne (ästhetische Symptome), akustische Halluzinationen 2. Ranges, depressive (oder maniforme) Verstimmungen, Coenästhesien der Stufe 2 und 1 sowie uncharakteristische Denk- und Konzentrationsstörungen.*

Bei den *Denkstörungen* unterscheiden wir, wie gesagt, die noch uncharakteristischen, diagnostisch neutralen Typen als Stufe 1 von den schon einigermaßen eigentümlichen, doch noch subjektiven

Tabelle 23. Häufigkeit des Auftretens der Symptome bei den 502 Patienten des Bonner Hauptkollektivs

| Symptome | Auftreten des Symptoms | | |
	im 1. Halbjahr	nach 1. Halbjahr	im Gesamtverlauf
1. Affekt- und Kontaktstörungen	441 87,8%	51 10,2%	492 98,0%
2. Vegetative Störungen	362 72,5%	100 20,0%	462 92,5%
3. Wahneinfälle	341 68,3%	89 17,8%	430 86,1%
4. Eigenbeziehungen	240 48,8%	131 26,6%	371 75,4%
5. Ästhetische Symptome	224 44,8%	183 36,6%	407 81,4%
6. Akustische Hall. 2. Ranges	211 42,6%	160 32,3%	371 74,9%
7. Depressive Verstimmungen	210 42,3%	90 18,1%	300 60,4%
8. Coenästhesien (Stufe 2)	204 41,1%	159 32,1%	363 73,2%
9. Coenästhesien (Stufe 1)	200 40,4%	97 19,6%	297 60,0%
10. Uncharakt. Denkstörungen	178 35,8%	134 27,0%	312 62,8%
11. Katatone Symptome im Sinne des „Hyper"	117 23,4%	160 32,1%	277 55,5%
12. Ichstörungen	109 22,4%	138 28,3%	247 50,7%
13. Wahnwahrnehmungen	116 21,7%	101 20,7%	217 42,4%
14. Katatone Symptome im Sinne des „Hypo"	102 21,0%	97 19,9%	199 40,9%
15. Denkdissoziation	95 19,3%	173 35,1%	268 54,4%
16. Optische Hall.	86 17,7%	76 15,6%	162 33,3%
17. Akustische Hall. 1. Ranges	82 16,9%	110 22,6%	192 39,5%

18.	Leibliche Beeinflussungserlebnisse	80 16,4%	111 22,7%	191 39,1%
19.	Depressive Wahnthemen	75 15,3%	37 7,6%	112 22,9%
20.	Sensorische Störungen	75 15,3%	87 17,8%	162 33,1%
21.	Auto- bzw. allopsychische Depersonalisation	62 12,8%	47 9,7%	109 22,5%
22.	Akoasmen	55 11,3%	71 14,6%	126 25,9%
23.	Personenverkennung	41 8,5%	45 9,4%	86 17,9%
24.	Gedankenabbrechen	38 7,8%	72 14,8%	110 22,6%
25.	Motorische Symptome	34 6,9%	46 9,5%	80 16,4%
26.	Olfactorische Hall.	31 6,4%	33 6,8%	64 13,2%
27.	Anankasmen	27 5,6%	41 8,5%	68 14,1%
28.	Somatopsychische Depersonalisation	26 5,3%	52 10,7%	78 16,0%
29.	Gustatorische Hall.	25 5,2%	28 5,8%	53 11,0%
30.	Gedankenlautwerden	18 3,8%	24 5,0%	42 8,8%
31.	Photismen	11 2,3%	17 3,5%	28 5,8%

und nur anhand der Selbstschilderungen faßbaren Störungen der Leitbarkeit der Denkvorgänge (Stufe 2) gegenüber der ohne weiteres phänomenal faßbaren Denkzerfahrenheit (Stufe 3); als Grundsymptome im Sinne von Bleuler können jedoch nur die Denkzerfahrenheit, die in 19,3% initial vorkommt und allenfalls noch das Gedankenabbrechen, das im ersten Halbjahr in 7,8% beobachtet wird, gelten.

Alle anderen Symptome sind initial in weniger als ¼ der Fälle nachweisbar. Dies gilt auch für die katatonen Störungen und alle Erlebnissymptome 1. Ranges, von denen die schizophrene Störung des Icherlebnisses in 22,4%, die Wahnwahrnehmungen in 21,7%, akustische Halluzinationen 1. Ranges in 16,9% und Leibhalluzinationen in 16,4%, Gedankenlautwerden schließlich nur noch in 3,8% registriert werden. Es zeigt sich, daß gegenüber den Symptomen 1. Ranges ein Teil der Symptome 2. Ranges, nämlich die

Wahnphänomene, soweit sie nicht eindeutige Wahnwahrnehmungen sind, also Wahn-einfälle (68,3%) und einfache Eigenbeziehungen (48,8%) sowie akustische Halluzina-tionen 2. Ranges (42,6%) im Erkrankungsbeginn wesentlich häufiger auftreten. Die hierarchische Gliederung in Symptome 1. und Symptome 2. Ranges bezieht sich bekannt-lich nicht auf die Häufigkeit der Symptome, sondern ausschließlich auf ihre diagnosti-sche Wertigkeit: Die Symptome 2. Ranges sind für die Diagnose Schizophrenie nach K. Schneider von geringerer Bedeutung als die Symptome 1. Ranges.

Die übrigen Symptome 2. Ranges, nämlich optische Halluzinationen mit 17,7% und vollends Ge-ruchs- und Geschmackshalluzinationen mit 6,4 bzw. 5,2% kommen initial erheblich seltener vor. Depressive und maniforme Verstimmungen, die K. Schneider gleichfalls als Symptome 2. Ranges nennt, sind mit 42,3% häufig schon initial vorhanden, ebenso Coenästhesien mit 41,1%, die wir gleichfalls als Symptome 2. Ranges werten (Huber, 1974a, 1976a).

Zu den *Ausdruckssymptomen im weiteren Sinne* gehören nach K. Schneider bestimmte formale Denkstörungen (Denkzerfahrenheit, Gedankenabbrechen), katatone Störungen, Affekt- und Kontaktstörungen sowie die hebephrenen Ausdrucksanomalien, die Aus-drucksstörungen im engeren Sinne („ästhetische Symptome"). Bei diesen „Abnormitä-ten des Ausdrucks, der beim Beobachter zum Eindruck mit allen subjektiven Fehler-quellen wird" (K. Schneider), sind mit den Denk-, Affekt- und Kontaktstörungen die wichtigsten *Grundsymptome* E. Bleulers subsumiert. Von den Ausdrucksstörungen im weiteren Sinne sind die Affekt- und Kontaktstörungen ganz überwiegend (87,8%) schon im Erkrankungsbeginn, die „ästhetischen Symptome" bei über $^2/_5$ der Kranken (44,8%), die katatonen Störungen mit ca. ¼ (23,4 bzw. 21%), die Denkzerfahrenheit bei knapp $^1/_5$ (19,3%) und Gedankenabbrechen bei nur 7,8% schon im Erkrankungsbeginn nach-weisbar. Die von E. Bleuler als Grundsymptome gewerteten Depersonalisationsphäno-mene (s.S. 79 f) finden sich in 12,8%, die — von uns gesondert erfaßte — somatopsy-chische Depersonalisation (Entfremdungserlebnisse am eigenen Körper) in 5,3% schon im ersten Halbjahr der psychotischen Erstmanifestation.

Von den noch nicht erwähnten Symptomen sind die gesondert von den übrigen Wahneinfällen rubrizierten depressiven Wahngedanken (im wesentlichen Schuld- und Versündigungs- sowie hypo-chondrischer Wahn, während Verarmungswahn nur in zwei von 502 Fällen im gesamten Verlauf re-gistriert wurde) und sensorische Störungen in je 15,3%, Akoasmen in 11,3%, motorische Symptome in 6,9%, Zwangserlebnisse in 5,6% und Photismen in 2,3% initial vertreten.

Erfaßt man das *Auftreten der Symptome im gesamten Verlauf* der Erkrankung, kommt es zu stärkeren Verschiebungen, insbesondere bei den Symptomen Denkzerfahren-heit (von Rang 15 — 19,3% — auf Rang 12 — 54,4%) und Gedankenabbrechen (von Rang 24 — 7,8% — auf Rang 22 — 22,6%); deutlich nach oben verschieben sich bei Be-rücksichtigung des gesamten Verlaufs auch die ästhetischen Symptome (44,8 bzw. 81,4%), die Coenästhesien (41,1 bzw. 73,2%), die uncharakteristischen Denkstörungen (35,8 bzw. 62,8%), die akustischen Halluzinationen 1. Ranges (16,9 bzw. 39,5%) und die leib-lichen Beeinflussungserlebnisse (16,4 bzw. 39,1%), ferner die sensorischen Störungen, die Akoasmen und die somatopsychische Depersonalisation. Die angeführten Sympto-me sind auch im Verlauf nach den ersten 6 Monaten der psychotischen Erstmanifesta-tion relativ häufiger neu (erstmals) aufgetreten als die übrigen.

Betrachtet man die Symptome 1. und 2. Ranges, ergibt sich, daß im Gesamtverlauf von den *Symptomen 1. Ranges* die Ichstörungen mit 50,7% vor den Wahnwahrnehmungen mit 42,4%, den akustischen Halluzinationen 1. Ranges mit 39,5% und den leiblichen Beeinflussungserlebnissen mit 39,1% am häufigsten vorkommen; das Gedankenlautwerden, das gewöhnlich mit anderen akustischen Halluzinationen zusammen auftritt, ist mit 8,8% relativ selten. Von den *Symptomen 2. Ranges* bleiben, wie schon initial, Wahneinfälle mit 86,1%, Eigenbeziehungen mit 75,4% und akustische Halluzinationen 2. Ranges mit 74,9% die häufigsten; optische Halluzinationen werden noch bei $^1/_3$ (33,3%), olfactorische und gustatorische Halluzinationen nur noch bei 13,2 bzw 11% registriert.

Coenästhesien der Stufe 2 sind im Gesamtverlauf bei annähernd $^3/_4$ (73,2%), *endogen-depressive Verstimmungen* bei ca. $^2/_3$ (60,4%), *depressive Wahnthemen* – in erster Linie Schuld- und Versündigungswahn – bei fast $^1/_4$ (22,9%) zu eruieren. *Katatone Hypersymptome* finden sich bei über der Hälfte der Patienten (55,5%), *katatone Hypophänomene* in 40,9%. Auch Symptome wie Wahrnehmungsveränderungen (sensorische Störungen), Akoasmen, Depersonalisation und Anankasmen sind mit Werten zwischen 33 und 14% im gesamten Verlauf etwa zwei- bis dreimal häufiger als bei Berücksichtigung nur des ersten Halbjahres der Erkrankung.

Unter den 300 Patienten mit endogen-depressiven Stimmungsverschiebungen sind 27 Fälle mit *stilrein cyclothym-depressiven Rezidiven* im Verlauf der Erkrankung nach der psychotischen, typisch schizophrenen Erstmanifestation. *Die Rate charakteristisch cyclothym-depressiver Remanifestationen und damit eines „Symptomwechsels" vom Schizophrenen zum Cyclothymen beträgt demnach 5,4%* (27 von 502 Fällen); dabei handelte es sich fast ausnahmslos, nämlich in 25 Fällen um weibliche Kranke. Dies bedeutet unseres Erachtens nicht, daß von einer „Ablösung der anfänglichen Schizophrenie durch eine nosologisch andere Erkrankung funktioneller Art" gesprochen werden darf, also von einem Übergang von einer Schizophrenie zu einer Cyclothymie (depressiv-manische endogene Psychose). Auch können nach Auftreten cyclothym-depressiver Rezidive später wieder produktiv-schizophrene Syndrome sichtbar werden. Auf die Möglichkeit einer Ablösung einer initial schizophrenen Psychose durch stilrein cyclothym-depressive Rezidive wurde von Huber (1967a) hingewiesen und dabei hervorgehoben, daß derartige seltene Vorkommnisse auch schon von der traditionellen Psychiatrie – Hoffmann sprach von einem „Erscheinungswechsel" (Mayer-Gross, 1932) – beschrieben und schon vor der pharmakotherapeutischen Ära in spontanen Verläufen beobachtet wurden.

In der zweiten Spalte der Tabelle 23 interessieren diejenigen Symptome, die *im weiteren Verlauf* nach den ersten 6 Monaten häufiger, d.h. bei einer größeren Anzahl von Patienten auftraten als im ersten Halbjahr der Erkrankung. Es sind dies *katatone Hypersymptome*, die bei 32,1% erst im weiteren Verlauf gegenüber 23,4% im ersten Halbjahr registriert wurden; ferner *schizophrene Ichstörungen* mit 28,3 gegenüber 22,4% und, besonders ausgeprägt, *Denkdissoziation und Gedankenabbrechen* mit 35,1 bzw. 14,8% gegenüber 19,3 bzw. 7,8% im Erkrankungsbeginn. Auch akustische Halluzinationen 1. Ranges und leibliche Beeinflussungserlebnisse, sensorische Störungen und Akoasmen, wahnhafte Personenverkennung, motorische Symptome, Geruchs- und Geschmackshalluzinationen, Anankasmen, somatopsychische Depersonalisation, Gedankenlautwerden und Photismen traten häufiger erst nach dem ersten Halbjahr als vorher erstmals in Erscheinung. Wahnwahrnehmungen sind nach dem ersten Halbjahr mit 20,7% noch fast genauso häufig aufgetreten wie in den ersten 6 Monaten der Erkrankung (21,7%). *Die Symptome 1. Ranges manifestieren sich, wie sich zeigt, häufiger erst nach den ersten 6 Monaten als schon im Initialstadium* der schizophrenen Erkrankung.

Ausdrucksstörungen im engeren Sinne und Denkzerfahrenheit treten bei mehr als $^1/_3$ der Gesamtpopulation schizophrener Kranker erst im Verlauf nach dem ersten Halbjahr der Erkrankung auf; für nahezu $^1/_3$ gilt dies auch in bezug auf akustische Halluzinationen 2. Ranges, Coenästhesien und katatone Hypersymptome. Bei mehr als $^1/_4$ der Patienten schließlich lassen sich Ichstörungen, uncharakteristische Denkstörungen, einfache Eigenbeziehungen, leibliche Beeinflussungserlebnisse,

akustische Halluzinationen 1. Ranges und Wahnwahrnehmungen erstmals nach Ablauf der ersten
6 Monate der psychotischen Erstmanifestation nachweisen.

Signifikante *Geschlechtsunterschiede* der Symptomhäufigkeit im Gesamtverlauf betreffen die Symptome wahnhafte Personenverkennung, akustische Halluzinationen 1.
Ranges, leibliche Beeinflussungserlebnisse, optische Halluzinationen und olfactorische
Halluzinationen, die sämtlich bei Frauen häufiger vorkommen als bei Männern; dagegen
sind uncharakteristische Denkstörungen bei Männern häufiger.

Das Auftreten von Personenverkennungen, akustischen Halluzinationen 1. Ranges, leiblichen Beeinflussungserlebnissen und olfactorischen Halluzinationen ist im weiteren Verlauf signifikant häufiger als im psychotischen Initialstadium der Erkrankung. Da andererseits die Wahnphänomene (abgesehen von der wahnhaften Personenverkennung), insbesondere Wahneinfall und einfache Eigenbeziehungen, deren erstmaliges Auftreten in den
ersten 6 Monaten der Erkrankung etwa vier- bzw. zweimal häufiger ist als im weiteren
Verlauf, keine derartige Tendenz erkennen lassen (Wahnwahrnehmungen treten etwa
gleich häufig in den ersten 6 Monaten und danach erstmals auf), kann man in diesen Befunden vielleicht eine Stütze für die Hypothese einer generellen *Entwicklungsrichtung
vom Wahn zur Halluzinose* (Janzarik) erblicken. Daß dies kein allgemeines Prinzip ist,
zeigt schon das häufige Auftreten von gemischten paranoid-halluzinatorischen Syndromen (37,2% – s. S. 74 f) und von akustischen Halluzinationen 2. Ranges (42,6%) im
Erkrankungsbeginn.

Auch die eben mitgeteilten Befunde der Bonn-Studie über schizophrene Symptome im Erkrankungsbeginn und im weiteren Verlauf zeigen unseres Erachtens, daß das vorrangig auf abnorme Erlebnisweisen gestützte *diagnostisch-deskriptive Konzept von K. Schneider* für die objektivierende empirische Forschung geeigneter ist als das unter anderen, z.B. psychodynamischen Aspekten unter
Umständen heuristisch wertvollere Konzept von E. Bleuler, das mit seiner Unterscheidung von Grundsymptomen und accessorischen Symptomen, von primären und sekundären Symptomen zugleich
eine Aussage zur Theorie der Schizophrenie intendiert (Taylor, 1972; Ciompi u. Müller, 1976;
Huber, 1976a). Sicher ist es, wie auch Ciompi und Müller bemerken, kein Zufall, daß von ihnen und
uns die Grundsymptome Bleulers, jedenfalls gerade die wichtigsten, wie Autismus, Ambivalenz oder
affektive Steifigkeit, nicht mit genügender Zuverlässigkeit erfaßt werden konnten. Unabhängig von
der Richtigkeit der Bleulerschen These, daß Autismus und Gespaltenheit (Desintegration) als „grund-
legender und kennzeichnender" für die Schizophrenie zu werten seien als die übrigen Krankheitser-
scheinungen, scheint es uns, daß für empirische Untersuchungen aus den genannten, schon von K.
Schneider angeführten Gründen – Vorrang der abnorme Erlebnisweisen betreffenden Symptome
1. und 2. Ranges vor den sogenannten Ausdruckssymptomen wegen ihrer besseren phänomenologischen Erfaßbarkeit – das Konzept von K. Schneider vorzuziehen ist. Für die Auswahl des Materials
macht es, wie wir schon zeigten (s. S. 8 f), keinen Unterschied aus, ob wir nach K. Schneider oder
Bleuler diagnostizieren, zumal auch bei einer Diagnostik nach K. Schneider die Grundsymptome
(bei den Ausdruckssymptomen im weiteren Sinne) und bei der Diagnostik nach Bleuler die accessorischen Symptome und damit die Symptome 1. und 2. Ranges erfaßt und berücksichtigt werden.
Wichtig ist ferner, daß auch die Ergebnisse der Bonn-Studie, wie schon früher die Heidelberger und
Wieslocher Befunde (Huber, 1961a), dafür sprechen, daß nicht nur die abnormen Erlebnisweisen 1.
und 2. Ranges, sondern auch der größte Teil der Grundsymptome nicht zum (irreversiblen) „Defekt"
gehört, vielmehr grundsätzlich rückbildungsfähig sind (s. auch S. 95 f). Während z.B. schizophrene Ausdrucksstörungen im engeren Sinne im Gesamtverlauf bei 81,4% beobachtet werden, sind sie bei der
Spätkatamnese nur (noch) bei 41,3% vorhanden. Ähnlich liegen die Verhältnisse bei den zu den
Grundsymptomen zu rechnenden Phänomenen Denkzerfahrenheit, Autismus und Affektsteifigkeit.

3.3.7 Verlaufsweise. Zweiter (positiver) Knick

Hinsichtlich der Verlaufsweise beschränkten wir uns zunächst auf die Unterscheidung von schubförmigen und einfachen Verläufen. Damit konnten wir in der Wiesloch-Studie alle Schizophrenieverläufe erfassen. Unter 212 chronischen, dauerhospitalisierten Kranken fanden wir in $^2/_3$ eine einfach-geradlinig-progrediente und in $^1/_3$ eine initial schubförmige, später einfache Verlaufsweise (Huber, 1961a). Im Bonner Klinikkrankengut von ganz überwiegend extramuralen Langzeitverläufen sind die Verhältnisse völlig anders. Es zeigte sich rasch, daß die Unterscheidung schubförmiger und einfacher Verläufe auch bei zusätzlicher Abgrenzung von phasenhaften Verläufen nicht ausreicht, um der Variabilität der Verlaufsweisen einigermaßen gerecht zu werden. Wir differenzierten daher in acht Kategorien von Verlaufsweisen, denen die 502 Bonner Patienten in folgender Häufigkeitsverteilung ohne größere Schwierigkeiten zugeordnet werden konnten.
1. Phasenhafte Verlaufsweise mit nur einer Phase: 10% (50 Fälle)
2. Phasenhafter Verlauf mit mehreren Phasen: 12,1% (61 Fälle)
3. Zunächst phasenhafter, dann schubförmiger Verlauf: 14,1% (71 Fälle)
4. Schubförmiger Verlauf mit nur einem Schub: 6,6% (33 Fälle)
5. Schubförmiger Verlauf mit mehreren Schüben: 26,9% (135 Fälle).

Wenn bei primär oder sekundär schubförmiger Verlaufsweise mehrere und oft zahlreiche Schübe auftreten, ist es in der Regel so, daß eine mehr oder weniger große Anzahl dieser psychotischen Manifestationen in Wirklichkeit keine Schübe im strengen Sinne, vielmehr Phasen darstellen; d.h. es kommt nach Abklingen der jeweiligen psychotischen Exacerbation zu einer Remission auf das Niveau *vor* Einsetzen dieser psychotischen Manifestation, so daß man korrekt von einer psychotischen *Phase* und nicht von einem *Schub* sprechen müßte. Es kann so in praxi alle möglichen Variationen geben, z.B. primär phasische, dann schubförmige und schließlich wieder phasische Verlaufsweisen; oder primär schubförmige, dann phasische Verlaufsweisen, wenn es z.B. nach der ersten oder zweiten psychotischen Manifestation nicht zu einer Restitutio ad integrum, sondern zu einem Residuum mit einer mehr oder weniger ausgeprägten psychischen Veränderung gekommen ist, die nach späteren, als Phasen anzusprechenden psychotischen Rezidiven nicht weiter zunimmt. *Wenn wir also von (primär oder sekundär) schubförmiger Verlaufsweise sprechen, bleibt unberücksichtigt, daß ein Teil der psychotischen Remanifestationen Phasen und nicht Schübe sensu strictu sind.*

6. Primär schubförmige, später einfache Verlaufsweise: 8% (40 Fälle)
7. Einfach-progrediente Verlaufsweise: 12,9% (65 Fälle).

Wir haben demnach im Bonner Hauptkollektiv 22,1% Patienten mit mono- oder polyphasischer Verlaufsweise; 47,6% mit aufs Ganze gesehen (14,1% verlaufen primär phasisch) schubförmiger Verlaufsweise und 20,9% mit einfacher Verlaufsweise, wenn wir davon absehen, daß auch in dieser Teilgruppe 40 Fälle (8% der Gesamtpopulation) primär schubförmig und dann erst einfach verlaufen. Die schubförmige und phasische Verlaufsweise ist demnach mit ca. 70% wesentlich häufiger als die einfache mit 21%.

Die restlichen 9,4% (47 Fälle) verteilen sich auf selten vorkommende, nicht ohne weiteres rubrizierbare Verläufe, die bei der differenzierteren Konzeption der Verlaufstypen (s. S. 184 ff) berücksichtigt wurden.

Wir halten schon jetzt fest, daß die mono- und polyphasische Verlaufsweise mit vollständiger Remission mit 22,1% im Bonner Beobachtungsgut genau gleich häufig vorkommen wie die ihnen entsprechenden „wellenförmigen Verläufe zur Heilung" des Züricher

Erfahrungsgutes, zu denen M. Bleuler (wie wir) die prognostisch günstigsten Formen mit nur einer einzigen oder mit mehreren psychotischen Phasen rechnet. Übereinstimmung besteht auch darin, daß im Bonner und Züricher Erfahrungsgut Verlaufsweisen mit wiederholten akuten psychotischen Manifestationen, die sich wieder bessern, also schubförmige Verläufe, weit häufiger sind als solche, die einfach und/oder dauernd chronisch verlaufen. Davon unterscheiden sich die Lausanner Ergebnisse insofern erheblich, als sich dort die einfachen und die wellenförmigen Verläufe größenordnungsmäßig ungefähr die Waage halten: 42,6% einfachen stehen 49,8% wellenförmige Verläufe gegenüber, während die entsprechenden Raten der Bonn-Studie 21 und ca. 70% betragen.

Wir erwähnten bereits den sogenannten *zweiten, positiven Knick,* dessen Vorkommen Huber (1957a, 1961a) am Heidelberger und Wieslocher Krankengut beschrieb. Kasuistische Beispiele brachten wir in früheren Arbeiten (Gross et al., 1973b). Beim zweiten, positiven Knick kommt es im 1. - 4. Krankheitsjahrzehnt allmählich im Verlaufe von Monaten bis Jahren zu einem Zurücktreten, einer spontanen, partiellen oder kompletten dauerhaften Remission der zuvor zumindest 4 Jahre (und bis zu 30 Jahren) mehr oder minder kontinuierlich persistierenden, typisch schizophrenen, produktiv-psychotischen Syndrome zugunsten mehr oder minder uncharakteristischer reiner oder gemischter Residualsyndrome mit besserer sozialer Anpassung. Die psychotischen Erlebnisweisen verlieren allmählich an Intensität, Gefühlsgewicht und Wirkungswert. Es handelt sich um eine in der Regel nicht unter therapeutischen Maßnahmen eingetretene dauerhafte Besserung, die zum Zeitpunkt der Spätkatamnese schon zumindest mehrere Jahre lang anhielt und stabil blieb. Diese gleichsam einfach-geradlinig-regrediente positive Entwicklung läßt keine Beziehung zum Lebensalter erkennen. *Der zweite Knick kann sich schon im 3. Lebensjahrzehnt entwickeln und ist im 4. Dezennium am häufigsten; er tritt gewöhnlich im 2. und 3. Krankheitsjahrzehnt ein.*

Von einem zweiten, positiven Knick könnte man auch hinsichtlich des „reinen Defektes" dann sprechen, wenn sich entweder die Potentialreduktion selbst partiell zurückbildet (z.B. von einem erheblichen auf ein leichtes reines Residuum) oder wenn die Patienten es lernen, die Mangelerscheinungen der – unverändert ausgeprägten – dynamischen Insuffizienz besser zu verarbeiten, sich mit den Defizienzen einzurichten, sie teilweise zu kompensieren und unter Umständen eine Vita minor bei ökonomischer Verteilung der noch verfügbaren Energien zu führen (s. S. 129). Im folgenden sprechen wir von einem zweiten, positiven Knick nur im oben definierten Sinne der protrahierten Rückbildung der charakteristisch schizophren-psychotischen Züge auf reine oder gemischte Residuen.

Im Bonner Beobachtungsgut war in 27,9%, nämlich in 58 von 208 hierher gehörigen Syndromen mit chronisch persistierenden Psychosen, unabhängig von Psychopharmakotherapie ein zweiter, positiver Knick zu registrieren. Die chronische schizophrene Psychose remittierte dabei in der großen Mehrzahl auf reine Residualzustände (45 Fälle), seltener (13 Fälle) auf gemischte Residuen, wobei sowohl die reinen wie die gemischten Residualzustände stabile und konstante „Endzustände" ohne erneute Verschlimmerung im weiteren Verlauf darstellten.

Eine partielle Remission stärker ausgeprägter reiner Residualsyndrome, die zuvor über Jahre bestanden hatten, auf leichte reine Residuen sahen wir in 9 Fällen. Reversible asthenische Basisstadien, die noch nach mehr als 2-jährigem Bestehen im Rahmen eines präpsychotischen Prodroms oder eines postpsychotischen Basisstadiums sich vollständig zurückbildeten, wurden bei 5,4% der Bonner Patienten beobachtet (s. S. 161).

Nach der Ansicht kompetenter Autoren (Ciompi u. Müller) und den eigenen Erfahrungen ist es bei den Bemühungen, Typen von Verlaufsgestaltungen herauszuheben, nicht möglich, alle Daten und Aspekte des Gesamtverlaufs schizophrener Erkrankungen zu berücksichtigen. Bei dem Versuch einer Konzeption neuer Verlaufstypen haben wir daher darauf verzichtet, die Art des Erkrankungsbeginns (mehr akut oder mehr chronisch) und die Prodrome und Vorpostensyndrome mit einzubeziehen und uns darauf beschränkt, die *Verlaufsweise* (phasisch, schubförmig oder einfach) und den *Ausgang in ein bestimmtes psychopathologisches Residualsyndrom* („Endzustand" nach M. Bleuler) zu erfassen. Auch so, d.h. bei Begrenzung auf die Kombination von Verlaufsweise und Ausgang ergibt sich eine kaum mehr überschaubare Vielzahl von Verlaufstypen, die zumindest für die statistische Auswertung durch Zusammenfassung verwandter Typen erheblich reduziert werden muß. Erst nach der Beschreibung der psychopathologischen Syndrome bei der Spätkatamnese und der dabei heraushebbaren Typen von Residualzuständen („Endzustände" nach Bleuler) können die Verlaufsweise und Ausgang umfassenden Verlaufstypen dargestellt werden (s. S. 184 ff).

3.3.8 Häufigkeit von Hospitalisationen und Phasen bzw. Schüben

Von unseren 502 Bonner Probanden waren 26,9% (135 Fälle) nur 1 mal in stationärer psychiatrischer Behandlung; 54,6% (274 Fälle) waren 2-5 mal, 15,3% (77 Fälle) 6-10 mal und 3,2% (16 Fälle) 11-20 mal und mehr (1 Fall) psychiatrisch hospitalisiert. *Es ergibt sich, daß gut ¼ nur 1 mal und gut die Hälfte der Patienten 2-5 mal psychiatrisch stationär behandelt wurden; mehr als 5 mal wurden nur 18,5% stationär aufgenommen.*

Die *Dauer der einzelnen Hospitalisationen* war sehr unterschiedlich. Wir beschränkten uns darauf festzustellen, wieviele Patienten in jeder der vier Gruppen wenigstens 1 mal mehr als 2 Jahre kontinuierlich stationär behandelt worden waren. Bei den nur 1 mal Hospitalisierten traf dies nur für vier Patienten (0,8% der Gesamtpopulation) zu; bei den 2-5 mal Hospitalisierten waren es 13,3% (67 Fälle) und bei den 6-10 mal stationären Patienten 4,4% (22 Fälle). *Im Bonner Beobachtungsgut waren demnach 18,5% (93 von 502 Patienten) wenigstens 1 mal im Verlauf mehr als 2 Jahre kontinuierlich hospitalisiert oder zur Zeit der Spätkatamnese dauerhospitalisiert,* d.h. seit zumindest 2 Jahren zusammenhängend in psychiatrischen Landeskrankenhäusern oder vergleichbaren Einrichtungen untergebracht. *Die Rate der dauerhospitalisierten Patienten beträgt 13,3%* (67 Fälle). Signifikante Geschlechtsunterschiede bestehen nicht; auch bei den dauer-untergebrachten Patienten finden sich etwa gleich häufig männliche (30 Fälle = 14,4%) und weibliche Patienten (37 Fälle = 12,6%).

Im Lausanner Beobachtungsgut ist die Rate der nur 1 mal Hospitalisierten mit 47% wesentlich höher als in der Bonner Population (26,9%); dagegen liegen die Quoten der 2-5- und 6-10 mal Hospitalisierten bei den Bonner Patienten mit 54,6 und 15,3% höher als bei den Lausanner Patienten (43 bzw. 7%). Die Zahl der Hospitalisationen allein kann natürlich kein gutes Kriterium sein für Art und Schwere der Erkrankung, weshalb Ciompi und Müller die Gesamtdauer der Hospitalisationen während der Beobachtungszeit, doch unter Beschränkung auf die Aufenthalte in der Lausanner Klinik, berechneten. Wir haben auf eine derartige Berechnung verzichtet, zumal im Bonner Beobachtungsgut ein großer Teil der späteren stationären Aufenthalte nicht die Universitäts-Nervenklinik Bonn betraf. Im Lausanner Material dauerte offenbar ein weit größerer Teil der 1-3 maligen Krankenhausaufenthalte längere Zeit; der Anteil der bei der Nachuntersuchung dauerhospitalisierten Patienten liegt dort mit ²/₅ der Gesamtpopulation (ein weiteres Fünftel lebte in Heimen und anderen Institutionen und nur ²/₅ in der offenen Gemeinschaft) ganz erheblich höher als bei den Bonner Patienten. Hier waren nur 13,3% zur Zeit der Spätkatamnese dauerhospitalisiert; weitere 2% (10 Patienten) lebten in Altersheimen und ähnlichen Einrichtungen. *Dies bedeutet, daß sich von den Bonner Patienten 84,7%, von den Lausanner Patienten nur 40% außerhalb von Krankenhäusern, Heimen und ähnlichen Einrichtungen befanden.* Dabei ist allerdings zu berücksichtigen, daß die Bonner Patienten bei der Spätkatamnese durchschnittlich 49,5 Jahre alt waren, die Lausanner Probanden dagegen alle ein Lebensalter zwischen 65 und 90 Jahren erreicht hatten.

Bei den 67 dauerhospitalisierten Bonner schizophrenen Kranken und auch im Bonner Teilkollektiv derjenigen Probanden (einschließlich der dauerhospitalisierten Patienten), die irgendwann einmal länger als 2 Jahre in einem psychiatrischen Krankenhaus waren (93 Fälle = 18,5%), ergeben sich keine *Geschlechtsunterschiede,* während in der Lausanne-Studie ein starkes Vorwiegen der Dauerhospitalisationen bei den Männern auffiel. Unter unseren 93 im Verlauf wenigstens 1 mal länger als 2 Jahre hospitalisierten Patienten befanden sich zwar 21,1% der männlichen Schizophrenien (44 von 209) und nur 17,1% der weiblichen Kranken (50 von 293); dieser Unterschied ist jedoch statistisch nicht signifikant.

Wir haben weiter die *Anzahl der Schübe bzw. Phasen* bei unseren Bonner Patienten, sofern überhaupt schubförmige oder phasische Manifestationen im Gesamtverlauf vorhanden waren, ermittelt. Von den 502 Bonner Probanden waren bei 300 Fällen Schübe und bei 205 Fällen Phasen nachzuweisen. Bei den Patienten mit einfacher und mit ausschließlich phasenhafter Verlaufsweise (mono- und polyphasische Verlaufstypen, s. S. 185 ff) fehlen schubförmige Exacerbationen. Auf der anderen Seite fehlen Phasen bei der großen Mehrzahl der Patienten mit schubförmiger Verlaufsweise; abgesehen von den mono- und polyphasischen Verlaufstypen wurden Phasen immerhin noch bei 94 Probanden irgendwann im Verlauf beobachtet.

Es handelt sich dabei um jene Fälle mit primär phasenhafter, später schubförmiger Verlaufsweise, die wir später bei den Verlaufstypen V, VI, VII, X und XII wiederfinden werden, außerdem um 21 Fälle mit chronischen reinen Psychosen. Hier wurde eine Phase angenommen, wenn die Psychose von Anfang an (und dann über Jahre und Jahrzehnte) persistierte oder zwei Phasen und mehr, wenn eine oder mehr phasenhaft abgesetzte psychotische Episoden der chronisch andauernden Psychose vorausgingen (s. S. 191 ff).

Bei 205 Bonner Patienten mit Phasen treten bei 53,7% (110 Fälle) nur eine Phase, bei 37,6% (77 Fälle) 2-5 Phasen, bei 4,9% (10 Fälle) 6-10 Phasen und bei den restlichen 3,9% 11-20 Phasen und mehr (letzteres nur bei 3 Fällen) auf (Tabelle 24). Signifikante Geschlechtsdifferenzen bestehen nur insofern, als bei den Verläufen mit nur einer Phase die Frauen überwiegen (s. auch S. 196).

Unter unseren 300 Patienten, die im Gesamtverlauf Schübe aufweisen, finden sich, wie Tabelle 24 zeigt, 17,3% (52 Fälle) mit nur einem Schub, 59% (177 Fälle) mit 2-5 Schüben, 19,3% (58 Fälle) mit 6-10 Schüben und 4,3% (13 Fälle) mit 11-20 (nur in 1 Fall mehr als 20) schubförmigen Manifestationen. *Es ergibt sich, daß auch nach einer durchschnittlichen Verlaufsdauer von mehr als 2 Jahrzehnten mit 76,3% die große Mehrzahl der schizophrenen Kranken nicht mehr als fünf Schübe durchmacht.* Auch nach Angst et al. (1973) treten in jahrzehntelangen Verläufen nur durchschnittlich sechs Episoden bzw. Schübe – mit einer durchschnittlichen Dauer von 3 Monaten – auf. Signifikante Geschlechtsunterschiede hinsichtlich der Häufigkeit von schubförmigen Manifestationen lassen sich bei den Bonner Probanden nicht erkennen.

Tabelle 24. Anzahl der Phasen und Schübe im Bonner Hauptkollektiv

Anzahl	Phasen	Schübe
1	110 53,7%	52 17,3%
2 – 5	77 37,6%	177 59,0%
6 – 10	10 4,9%	58 19,3%
11 – 20	5 2,4%	12 4,0%
⩾ 21	3 1,5%	1 0,3%
n	205	300

3.3.9 Das psychopathologische Bild bei der Nachuntersuchung. Testpsychologische Befunde

3.3.9.1 Bisherige Einteilungsversuche

In der Geschichte der Psychiatrie gab es zahllose Versuche, das Wesen des sogenannten schizophrenen Defektes begrifflich zu fassen. Die Bemühungen um eine Darstellung der schizophrenen Residualzustände wurden jahrzehntelang durch die Lehrmeinung bestimmt, das Bild der „schizophrenen Demenz" sei ein prinzipiell anderes als dasjenige der psychopathologischen Dauerveränderungen bei definierbaren Hirnkrankheiten. Die Lehre, Schizophrenien würden, wenn sie fortschreiten und nicht defektfrei ausheilen, *stets* zu einer von den chronischen Psychosyndromen bei bekannten, charakterisierbaren Hirnkrankheiten scharf abgrenzbaren spezifischen psychischen Veränderung führen (M. Bleuler, 1964), war bis vor kurzem kaum in Frage gestellt (Huber, 1966b). E. Bleuler hatte ausdrücklich die generelle Durchgängigkeit und Persistenz der schizophrenen Symptomatik von den akuten zu den chronischen Zuständen und darüber hinaus ein Sichtbarwerden der spezifisch schizophrenen „Spaltung" in besonders reiner, von allem Beiwerk befreiter Form gerade im „Endzustand" gelehrt.

Zwar hatte schon Berze (1914, 1929) bei seinem Versuch einer Differenzierung von Prozeß- und Defektsymptomen gegenüber E. Bleuler in der *„primären Insuffizienz der psychischen Eigenaktivität"* das Wesentliche der schizophrenen Seelenstörung gesehen. Doch ging es Berze ebenso wie später Ey und Conrad, die ähnliche Hypothesen entwickelten, in erster Linie darum, aus jener „primären Insuffizienz der psychischen Eigenaktivität" die produktiv-psychotische schizophrene Symptomatik abzuleiten und so die Psychose aus dem „Hypo" zu interpretieren, als Ausdruck eines energetischen Defizits, einer *„Reduktion des psychischen energetischen Potentials"* (Conrad, 1958) zu begreifen (s. zur Insuffizienzhypothese auch S. 108). Angesichts der herrschenden Lehre vom psychopathologisch spezifischen und grundsätzlich gegenüber organischen Defektzuständen auf der Grundlage faßbarer Hirnkrankheiten qualitativ heterogenen schizophrenen Defekt blieben gelegentliche Beobachtungen von nicht mehr schizophren aussehenden Residualzuständen im Verlauf schizophrener Erkrankungen jahrzehntelang unbeachtet. Die Schizophrenielehren der verschiedenen Schulen und Autoren wurden jedenfalls dadurch nicht beeinflußt. So konstatiert Wyrsch, daß – im schizophrenen Residualzustand – das spezifisch Schizophrene „stets mit dabei" ist (Wyrsch, 1949, 1960). Es ist eine Persönlichkeitsveränderung „ganz bestimmter Art" (M. Bleuler), eine Verblödung von „spezifischem Charakter" (E. Bleuler, 1911), gekennzeichnet durch eine „ganz bestimmte schizophrene Tönung" (Rümke, 1942). Daß die durch die neueren Verlaufsstudien gewonnenen Erfahrungen über mehr oder minder uncharakteristische Residualsyndrome („asthenischer Defekt" – Huber 1957a; „reiner Defekt" – Huber 1961a; dynamische Entleerung" – Janzarik, 1959), die psychopathologisch eher bestimmten hirnorganisch determinierten Psychosyndromen entsprechen und die als spezifisch schizophren geltenden Merkmale, z.B. Kontaktverlust, kühle Isolierung, gemütliche Abstumpfung, mangelnde Selbstwahrnehmung der Defizienzen usw. vermissen lassen, unberücksichtigt blieben, liegt wesentlich auch an der einseitigen Selektion der für die Schizophrenieforschung herangezogenen Patienten zugunsten der hospitalisierten Kranken unter Vernachlässigung der außerklinischen und von der Psychiatrie und Medizin nicht erfaßten Verläufe (s. S. 8 ff). Auch wurde und wird zuwenig gewürdigt, daß es *den* schizophrenen Defekt oder Residualzustand nicht gibt, der Defektbegriff sich angesichts der völligen Uneinheitlichkeit spontaner Schizophrenieverläufe und des fast unübersehbaren Formenreichtums remittierter Schizophrenien nicht auf *einen* Nenner für die gesamte Kasuistik bringen läßt.

Die außerklinische Empirie zwingt zu einer Revision der Ansicht, Residualsyndrome bei Schizophrenien seien *stets* psychopathologisch qualitativ heterogen und scharf abgrenzbar gegenüber denjenigen bei geläufigen definierbaren Hirnkrankheiten. Diese Erfahrungen beziehen sich auf Spontanverläufe und stehen nicht in unmittelbarem Zusammenhang mit der Einführung der Psychopharmaka und eines möglicherweise dadurch bedingten Symptomwandels der Schizophrenien. Unsere ersten Mitteilungen zur Frage des uncharakteristischen asthenischen Defektes bei schizophrenen Erkrankungen stammen noch aus der Zeit vor der psychopharmakologischen Ära (Huber, 1953, 1955a, 1957a, 1957b). Aber auch die späteren, an größerem und repräsentativem Material gewonnenen Befunde sind nicht einfach im Sinne einer „pharmakogenen Pathomorphose" zu erklären (s. S. 136 f). In der Reihe der Nebenwirkungen und Komplikationen neuroleptischer Langzeittherapie bei Schizophrenien wurde schon in den frühen sechziger Jahren neben dem Auftreten von vital depressiven Syndromen auch die Möglichkeit pharmakogener Defektsyndrome im Sinne der Potentialreduktion von Helmchen und Hippius (1964), Hippius et al., (1966) und Huber (1966b, 1967a) diskutiert. Die Pharmakopsychiatrie und speziell die neuroleptische Langzeitbehandlung haben offenbar keine grundsätzlich neuen Tatbestände hinsichtlich der Gestaltung der Verläufe und psychopathologischen Ausgänge schizophrener Erkrankungen geschaffen, doch vermutlich durch Verstärkung krankheitsimmanenter, schon immer vorhandener Verlaufstendenzen die Reduktion der „Psychose" auf mehr oder minder uncharakteristische Basis- und Residualsyndrome im Einzelfallverlauf gefördert und beschleunigt (Huber, 1967a, 1967c, 1969). Durch die Untersuchungen von Huber (1953, 1955a, 1957a, 1961a) an Heidelberger und Wieslocher schizophrenen Kranken und durch die Studie von Janzarik (1959) über schizophrene Verläufe bei dauerhospitalisierten Kranken wurde gezeigt, daß schizophrenieuncharakteristische Residualsyndrome im Sinne des „reinen Defektes", der „dynamischen Entleerung" oder „Reduktion des psychischen energetischen Potentials" (Conrad, 1958) sich häufig im Verlaufe schizophrener Erkrankungen, doch ohne Beziehung zum Schweregrad der Psychose, entwickeln und daß es Verläufe mit Residuen gibt, an deren Aufbau unter phänomenalen Aspekten ausschließlich die Komponente der reinen Potentialreduktion beteiligt ist.

Die in Rede stehenden, *mehr oder minder uncharakteristischen, nicht mehr schizo-phren aussehenden Residualsyndrome* schizophrener Erkrankungen, die auch noch in der von M. Bleuler in seiner groß angelegten Studie vorgenommenen Einteilung schizo-phrener „Endzustände" unberücksichtigt bleiben, waren zweifellos schon immer vorhan-den. Bilder nach Art der reinen Residualzustände wurden beiläufig von Mayer-Gross (1932), Rosenstein (1933), Molochow (1934), Kaménéva (1935), Gerzberg (1937), Gourvich (1939), in der deutschsprachigen Nachkriegsliteratur von Weitbrecht (1949) erwähnt. Erstmals wurde der „reine Defekt" offenbar von K. Schneider beobachtet und in seinem Zusammenhang mit der schizophrenen Erkrankung erkannt; die Publi-kation über „rein asthenische Endzustände bei Schizophrenie" erfolgte 1928 in der „Ärzt-lichen Sachverständigenzeitung" durch Esser. Bezeichnend ist, daß diese nicht mehr als schizophren erkennbaren Patienten anläßlich von Begutachtungen mehr zufällig und ganz am Rande in das Blickfeld der Psychiatrie gelangten, ohne von der wissenschaftli-chen Psychiatrie registriert und in ihrer Bedeutung für Phänomenologie und Wesen der Schizophrenien gewürdigt zu werden. Auch heute noch gilt, daß das Gros dieser Kranken nicht in psychiatrischer Behandlung steht und, soweit die Patienten ärztliche Hilfe in Anspruch nehmen, der Zustand in der Regel nicht als ein psychiatrisch relevantes Leiden betrachtet wird. Soweit diese Patienten nicht zu Hause leben und sozial gut remittiert sind — 59,4% (120 von 202 Fällen) der uncharakteristischen reinen Residuen des Bon-ner Beobachtungsgutes sind sozial geheilt und voll erwerbstätig, davon je 50% auf frühe-rem Niveau oder unterhalb des früheren Niveaus —, kann man sie allenfalls in Pflegean-stalten, Altersheimen und karitativen Einrichtungen antreffen, jedenfalls ganz überwie-gend, wie Huber (1961a) feststellte, außerhalb von psychiatrischen Krankenhäusern und Kliniken. Die zahlenmäßige Bedeutung der reinen Residuen ist bei Berücksichtigung der Gesamtheit schizophrener Erkrankungen unter Einschluß der nicht ärztlich betreuten Verläufe wesentlich größer, als auch von denjenigen Psychiatern angenommen wurde, die hierher gehörige Residualzustände sahen und in ihren Publikationen erwähnten.

Immerhin schreibt Mayer-Gross im Heidelberger Schizophrenieband (1932), daß bei remittierten Schizophrenen mit bildbeherrschender Impulsverarmung „nicht selten als Psychopathie verkannte hypochondrische Bilder, Zustände einfacher Neurasthenie und symptomarme blande Depressionszu-stände" vorkommen. Die Schwierigkeiten der Differentialdiagnose gegenüber psychasthenischen und hypochondrischen Neurosen werden auch in den Mitteilungen über larvierte depressive oder neur-asthenische Syndrome, über „schizophrenia sine schizophrenia", adynamische und organneurotische Syndrome oder „postakute protrahierte asthenische Zustände" bei Schizophrenen (Rosenstein; Molo-chow; Gerzberg; Gourvich) hervorgehoben. Weitbrecht beschrieb in seiner Studie „Zur Psychopatho-logie krampfbehandelter Psychosen" 1949 „farblose, affektiv-antriebsmäßige Rückfallsymptome" bei Schizophrenien und bemerkt, daß sich ähnliche Bilder auch bei unbehandelten Schizophrenen herausbilden könnten, allerdings „innerhalb viel längerer Zeitstrecken" und „sicher lange nicht so häufig". Kretschmer sprach von einem „Tonusverlust auf freier Strecke", einem „Versickern der strömenden Energie auf der freien Strecke des Lebens", ließ dabei aber die Beziehungen zu den Schizophrenien offen. Von den wenigen Autoren, die Restsyndrome vom Typ des reinen Residu-ums erwähnen, werden in der Regel unter dem Einfluß der Petitio principii der durchgehenden psy-chopathologischen Heterogenität des schizophrenen gegenüber dem organischen Defektzustand kom-plizierende Noxen, so etwa ein Altersabbau, eine „organische Färbung" durch vorausgegangene Hirn-erkrankungen oder Hirnschäden, ein pharmakogener Symptomwandel oder auch eine neurotische Entstehung angenommen. M. Bleuler vertrat 1961 (persönliche Mitteilung) und 1964 unter Berufung auf die Untersuchungen von Ernst die Ansicht, daß die Vital- und Integrationsschwäche des „reinen Defektes" dasselbe seien wie die psychische Kraftlosigkeit und Mattigkeit, die apathische Resignation und Gewöhnung neurotischer Residualzustände, die „Gewohnheitsversimpelung des Spießbürgers" und daß es bei näherem Kennenlernen ein echtes Antriebsdefizit bei Schizophrenen nicht gebe (Huber, 1966b).

M. Bleuler benutzte bei seinen früheren Untersuchungen (1941) eine Einteilung in leichte und schwere schizophrene Defekte sowie schizophrene Demenz. In der neueren Züricher Studie (1972) teilt er nach der Schwere des Krankheitszustandes in leichte, mittelschwere und schwerste chronische Psychosen bzw. „Endzustände" ein. Unter „Endzustand" versteht er dabei nach Jahrzehnten erreichte Dauerzustände, die einigermaßen stabil, aber keineswegs völlig endgültig und unveränderlich sind. Diese Auffassung entspricht ganz den Schlüssen, die Huber aus seinen Heidelberger und Wieslocher katamnestischen Untersuchungen an Schizophrenien gezogen hat (Huber, 1957a, 1961a, 1964c, 1966b).

Zumal die uncharakteristischen reinen Residuen stellen keinen unverrückbaren Dauerzustand dar, können Schwankungen, depressive Flachwellen und gelegentlich wieder psychotische Rezidive aufweisen. Es handelt sich, nicht anders als beim Gros organischer Wesensänderungen und Defektsyndrome, so gut wie nie um eine totale Konstanz und Endgültigkeit der psychischen Dauerveränderungen (Huber, 1961a, 1966b, 1969). Allerdings wurde von der Psychiatrie oft übersehen, daß eine eigentliche, durch grobe intellektuelle und mnestische Ausfälle gekennzeichnete *Demenz* auch bei definierbaren Hirnkrankheiten relativ selten ist, dagegen *chronische pseudoneurasthenische Syndrome* und mehr oder weniger isolierte *organische Persönlichkeitsveränderungen* (ohne Demenz) als leichtere Formen irreversibler organischer Psychosyndrome weitaus häufiger vorkommen. In einem alle Diagnosengruppen umfassenden Bonner Klinikkrankengut organischer Hirnerkrankungen und Hirnschäden fanden sich nur 4,6% Demenzen, dagegen in 62,5 bzw. 32,9% chronische pseudoneurasthenische Syndrome und organische Persönlichkeitsveränderungen (Huber, 1964c, 1972a). Gerade die chronischen pseudoneurasthenischen Syndrome zeigen mehr oder minder uncharakteristische und ätiologisch vieldeutige Bilder „reizbarer Schwäche", die durch im zeitlichen Verlauf stark schwankende Störungen der affektiven Reaktivität, der Konzentrations- und Merkfähigkeit, durch abnorme Ermüdbarkeit und Erschöpfbarkeit bestimmt sind und eine mehr oder weniger weitgehende phänomenale Verwandtschaft mit den asthenischen reinen Residualsyndromen schizophrener Erkrankungen (selten gibt es auch phänomenal identische reine Residuen bei Cyclothymien – Huber et al., 1969) aufweisen.

Ciompi und Müller stützen sich in der Lausanner Studie ganz auf die Bleulerschen Begriffe und unterteilen die „Endzustände" in die von Bleuler als schwerste, mittelschwere und leichte Endzustände sowie Heilung charakterisierten Kategorien.

In den Begriff des „Endzustandes" als eines seit mindestens 5 Jahren einigermaßen stabilen Dauerzustandes werden zum Teil auch Heilungen einbezogen; Endzustand bedeutet also nicht immer ein Fortbestehen der Krankheit, sondern wird unabhängig davon für den am Ende der Beobachtungszeit vorhandenen Zustand gebraucht.

Ausgehend von der Überzeugung, daß bei dem Formenreichtum remittierter Schizophrenien die bisherigen Einteilungen und ausschließlich quantitativen Unterscheidungen nicht genügen können, um vor allem auch der außerklinischen Realität der vielfältigen, bei der Nachuntersuchung anzutreffenden psychopathologischen Zustandsbilder gerecht zu werden, differenzierten wir seit 1961 den Pauschalbegriff des sogenannten schizophrenen Defektes in mehrere Prägnanztypen. Ein wesentlicher Gesichtspunkt dabei ist die Heraushebung der mehr oder minder uncharakteristischen Remissionstypen im Sinne des *„reinen Defektes".* Conrad (1958) und Janzarik (1959) entwickelten mit der „Reduktion des energetischen Potentials" und „dynamischen Entleerung" Begriffe zur Kennzeichnung des Wesens des irreversiblen defektuösen Kernsyndroms schizophrener

Erkrankungen, die dem Konzept des „asthenischen Defektes" bzw. „reinen Defektes" weitgehend entsprechen. In den Mitteilungen unserer Arbeitsgruppe werden die Begriffe „Potentialreduktion" und „dynamische Insuffizienz" (oder „dynamische Entleerung") annähernd synonym mit „reiner Defekt" („reine Potentialreduktion", „reine Defizienz") verwendet. Dabei sehen wir in Übereinstimmung mit Janzarik in der reinen Defizienz bzw. der dynamischen Insuffizienz eine irreversible Komponente schizophrener Residualsyndrome, die jedoch in ihren phänomenalen Aspekten, ihrem psychopathologischen Aussehen nicht schizophreniecharakteristisch im Sinne der traditionellen Schizophreniekonzepte und auch von bestimmten organischen Psychosyndromen auf der Grundlage definierbarer Hirnaffektionen rein psychopathologisch im Querschnittsbild in manchen Fällen nicht sicher abtrennbar ist.

Bei Berücksichtigung auch der langfristig außerklinischen und nicht mehr ärztlich versorgten Verläufe schizophrener Erkrankungen erwies es sich als theoretisches Vorurteil, einen radikalen, durchgehenden Unterschied von schizophrenen und psychoorganischen Residualzuständen anzunehmen (Huber, 1953, 1957a, 1961a, 1966b, 1969). Schon die Heidelberger und Wieslocher Verlaufsuntersuchungen zeigten, daß die typisch schizophrenen Erlebnis- und Ausdruckssymptome, auf die sich jeder Schizophreniebegriff gründet, so die schizophrenen Erlebnisweisen 1. und 2. Ranges, Katatonismen und hebephrene Ausdrucksverzerrungen, die Bleulerschen Grundsymptome, wie Parathymie, Denkdissoziation und Autismus, und selbst die das „Präcoxerlebnis", die „schizophrene Atmosphäre" begründenden Veränderungen im Verlauf zurücktreten und völlig verschwinden können, somit diese oft zu unrecht als irreparabel-defektuös gewerteten Symptome als grundsätzlich rückbildungsfähige produktiv-psychotische Aspekte anzusehen sind. Aufgrund dieser Erfahrungen nahm Huber 1961 eine grundsätzliche *Reversibilität der phänomenal typisch schizophrenen, produktiv-psychotischen Symptome* an. Hinsichtlich der produktiven Komponente schizophrener Erkrankungen, den produktiv-psychotischen Entgleisungen der seelischen Dynamik im Sinne von Janzarik besteht demnach durchaus Übereinstimmung mit Autoren wie Tellenbach (1961), die die grundsätzliche Reversibilität als Merkmal des Endogenen postulierten. Doch zeigten schon bei den 1949-1954 klinisch behandelten Heidelberger schizophrenen Kranken die vorwiegend häuslichen Katamnesen, daß gegenüber den potentiell rückbildungsfähigen psychotischen Entäußerungen eine in ihren vielfältigen phänomenalen Aspekten mehr oder minder uncharakteristische „Reduktion des psychischen energetischen Potentials", eine elementare Impuls-, Vital- und Integrationsschwäche, eine allgemeine Asthenie und Versagensneigung, ein Mangel an Zielgerichtetheit und Zentrierung, an intentionaler und emotionaler Steuerung, der die Intoleranz gegen Belastungen mitumfaßt, als irreversible Komponente schizophrener Residualsyndrome anzusehen ist und häufig in reiner Form, ohne Verbindung mit psychotischen Symptomen, als gewöhnlich wenig aufdringliches, nicht mehr als schizophren erkennbares, reines asthenisches Residualsyndrom vorkommt.

Die Längsschnittuntersuchungen ergaben ferner, daß reversible produktiv-psychotische und *irreversible rein-defektuöse Aspekte* in der „Simultangestalt" der Erkrankung im Sinne einer Mischung: *„gemischter Defekt"*, oder Interferenz: *„typisch schizophrene Defektpsychose"*, sich miteinander verbinden und im Erscheinungsbild der „Successivgestalt" einander ablösen können; ferner, daß dabei die Verlaufstendenz einer großen Teilgruppe schizophrener Erkrankungen vom typisch Schizophrenen und unverwechselbar Andersartigen zum mehr oder minder uncharakteristisch-pseudoneurasthenisch Organischen und gewöhnlich Farblos-Unaufdringlichen geht. Unter den nachuntersuchten ehemaligen Patienten der Heidelberger Psychiatrischen Klinik aus den Jahren 1949-1954 fanden wir, abgesehen von Vollremissionen, am häufigsten reine (33%) und gemischte (8%) Residualsyndrome (Huber, 1961a, 1964c, 1966b). Zahlreiche schizophrene Erkrankungen remittieren, wie sich ergab, auf über Jahre und Jahrzehnte einigermaßen stabile reine Residuen, bei denen die vielfältigen phänomenalen Aspekte der „dynamischen Insuffizienz" das Bild bestimmen, ohne daß das „Schizophrene" noch mit dabei ist.

Bei klinisch-psychopathologisch-encephalographischen Korrelationsuntersuchungen sah Huber (1957a, 1961a, 1964b) nicht selten chronische Schizophrenien mit normalem Pneumencephalogramm und völligem Versagen jeglicher Somato- und Psychotherapie. Ausgehend von diesem Befund und poliklinischen Beobachtungen nahmen wir unter Anlehnung an die Janzariksche Konzeption (1962) neben dem produktiv-psychotisch-reversiblen Moment der schizophrenen Erlebnis- und Ausdrucksmerkmale und der defektuös-irreversiblen Komponente des reinen Defektes eine *Strukturverformung als zweite Komponente der Irreversibilität* an, eine Deformierung der personalen Struktur, die sich vermutlich auf der Grundlage einer bestimmten prädisponierenden Konstitution (Huber fand eine Häufung von abnormen Persönlichkeitsstrukturen, Unterbegabung und dysplastischen Körperbauformen bei den typisch schizophrenen Defektpsychosen ohne pathologischen pneumencephalographischen Befund 1957a, 1961a) als Folge der Psychose entwickelt und fixiert (Huber, 1964c, 1966b). Diese zweite Komponente der Irreversibilität in schizophrenen Verläufen ist für die Restituierbarkeit vermutlich nicht weniger bedeutsam als die reine Potentialreduktion. Die mit einer erhöhten Bereitschaft zur Automatisierung und Fixierung von Erlebnis- und Verhaltensweisen verbundene „Deformierung der personalen Struktur" kann die „Psychose" ohne aktuelles Krankheitsgeschehen gleichsam im Leerlauf unterhalten oder bei geringfügigen Belastungen reaktivieren (Janzarik, 1962). Die Langzeituntersuchungen zeigten, daß jene verfestigten und erstarrten Strukturverformungen, die mit („Strukturverformung mit Psychose") oder ohne psychotische Symptomatik (bestimmte Typen schizophrener Sonderlinge und Originale – „Strukturverformungen ohne Psychose") vorkommen können, gewöhnlich nicht mehr rückgängig zu machen und auch durch Pharmakotherapie kaum beeinflußbar sind. Die Janzariksche Hypothese einer „Strukturverformung ohne aktuellen Krankheitsprozeß" ist besonders evident bei chronischen Wahnformen im Sinne der Paranoia, bei denen auch K. Schneider die Somatosehypothese fragwürdig war und die eher einem Verständnis als „psychischer Prozeß" im Sinne von Jaspers, als „Abwandlungsprozeß" (Häfner, 1963) zugänglich sind (Huber, 1969). Ob die drei Grundkomponenten – dynamische Entgleisung, dynamische Insuffizienz („reiner Defekt") und persönlichkeitsbezogene strukturelle Verformung – beim Aufbau *aller* typischen chronischen Schizophrenien beteiligt sind, wie Janzarik annimmt, kann zunächst offenbleiben. Sofern es sich um irreversible typische chronische Zustände handelt, bei denen auch in lebenslangen Verläufen keine Rückbildung eintritt, hat die Annahme viel für sich, daß in solchen Fällen nicht nur die reine Potentialreduktion und die psychotisch reversible Komponente der „dynamischen Entgleisung", sondern auch eine strukturelle Verformung interferieren und deshalb eine Rückbildung auf gemischte oder reine Residualsyndrome nicht möglich ist. Da es aber relativ häufig (s. S. 88) zu einer Remission chronischer schizophrener Psychosen auf reine Residuen (oder gemischte Residuen) kommt, die zwar im Kern irreversible dynamische und kognitive Einbußen, aber keine Zeichen einer „Strukturverformung" erkennen lassen, nehmen wir an, daß eine „Deformierung der personalen Struktur" nicht obligat am Aufbau chronischer Schizophrenien beteiligt ist (s. auch S. 113).

3.3.9.2 Psychopathologische Typologie der Ausgänge („Endzustände")

Das Fazit eines historischen Rückblicks auf die Versuche zur Erfassung des Formenreichtums schizophrener Residualzustände ist, daß bislang eine Typologie der Ausgänge aufgrund von hinreichend differenzierten psychopathologischen Untersuchungen anläßlich spätkatamnestischer Erhebungen nach jahrzehntelangem Verlauf an einem repräsentativen, die außerklinischen und nicht mehr ärztlich betreuten Verläufe einbeziehenden Beobachtungsgut nicht existierte. Für statistische Zwecke begnügte man sich mit globalen quantitativen Unterscheidungen wie „Defekt" und „Demenz" oder „leichter" und „schwerer" Endzustand. Wir legten, um die Fülle verschiedenartiger Ausgänge der an Schizophrenie erkrankten Patienten des Bonner Beobachtungsgutes zu bewältigen, die seit 1957 von Huber entwickelte Typologie zugrunde, die den Pauschalbegriff des sogenannten schizophrenen Defekts in eine Reihe von Prägnanztypen zu differenzieren versucht. Daß es zwischen diesen Typen und auch zwischen den mehr oder minder uncharakteristischen und charakteristischen Residuen fließende Übergänge gibt, es sich letztlich um ein Kontinuum handelt, soll nochmals hervorgehoben werden. Die Aufstellung der Typen intendierte keine Aussage über Wesen und Theorie der Schizophrenien; am Anfang stand für uns die sorgfältige Beschreibung der psychopathologischen Zustandsbilder mittels der phänomenologischen, deskriptiv-analytischen Methode (Jaspers; K. Schneider). Das im Ansatz 1957, ausführlich 1961 entwickelte Konzept einer qualitativ-prägnanztypischen psychopathologischen Differenzierung der Residualsyndrome schizophrener Erkrankungen wurde anhand der spätkatamnestischen Erhebungen bei den Bonner Patienten fortentwickelt und modifiziert. Wir gelangten auf diese Weise zur *Unterscheidung von 15 Typen von Ausgängen* („Endzustände" im Sinne von M. Bleuler). Tabelle 25 gibt zunächst einen Überblick über die Häufigkeit der einzelnen Typen und ihre Verteilung auf fünf bzw. drei größere Gruppen von Ausgängen schizophrener Erkrankungen. Für die statistische Bearbeitung war es unumgänglich, die psychopathologisch heraushebbaren Einzeltypen durch Zusammenfassung verwandter Typen auf einige große Gruppen zu reduzieren.

Wir entnehmen der Tabelle, daß die Aufgliederung in fünf Gruppen die psychopathologischen *Vollremissionen*, die uncharakteristischen Residualsyndrome im engeren Sinne, dann die relativ uncharakteristischen Residuen, die relativ charakteristischen Residuen und schließlich die charakteristischen Residuen im engeren Sinne (typische Residualsyndrome) umfaßt. Zu den *uncharakteristischen Residuen im engeren Sinne* gehören die Minimalresiduen (Typ 2), die leichten (Typ 3) und mäßigen (Typ 4) reinen Residuen sowie die leichten reinen Residuen mit angedeuteten Ausdrucksstörungen (Typ 5) oder diskreten Affekt-, Kontakt- und Ausdrucksstörungen (Typ 6). Bei den *relativ uncharakteristischen Residualsyndromen* sind die leichten (Typ 7) und mäßigen (Typ 8) reinen Residualsyndrome, die einzelne schizophrenieverdächtige, der Potentialreduktion zuzurechnende Züge aufweisen, und die „Strukturverformungen ohne Psychose" (Typ 9) subsumiert. Die Typen 2-8 (nicht aber Typ 9) sind durch die „reine Potentialreduktion" (reine Defizienz, reiner Defekt) determiniert. In der Gruppe der *relativ charakteristischen Residualsyndrome* sind die leichten (Typ 10) und mäßigen (Typ 11) gemischten Resi-

Tabelle 25. Häufigkeit und Geschlechtsverteilung von 15 Prägnanztypen der psychopathologischen Ausgänge schizophrener Erkrankungen und ihre Zusammenfassung zu fünf bzw. drei größeren Gruppen im Bonner Hauptkollektiv

Typ	Prägnanztypen	♂	♀	♂ + ♀		
1	Vollremission	41 19,6%	70 23,9%	111 22,1%	111 = 22,1% Vollremissionen	111 = 22,1% Vollremissionen
2	Minimalresiduum	18 8,6%	37 12,6%	55 11,0%		
3	Leichtes reines Residuum	22 10,5%	24 8,2%	46 9,2%		217 = 43,2% Uncharakt. Residuen im weiteren Sinne
4	Mäßiges reines Residuum	1 0,5%	1 0,3%	2 0,4%	134 = 26,7% Uncharakt. Residuen im engeren Sinne	
5	Leichtes reines Residuum mit diskreten Ausdrucksstörungen	7 3,3%	6 2,0%	13 2,6%		
6	Leichtes reines Residuum mit diskreten Affekt-, Kontakt- oder Ausdrucksstörungen im engeren Sinne	12 5,7%	6 2,0%	18 3,6%		
7	Leichtes reines Residuum mit einzelnen, der Potentialreduktion zugehörigen schizophrenie-verdächtigen Zügen	16 7,6%	25 8,5%	41 8,2%	83 = 16,5% Relativ uncharakt. Residuen	
8	Mäßiggradiges reines Residuum mit schizophrenieverdächtigen, der Potentialreduktion zugehörigen Zügen	16 7,6%	11 3,7%	27 5,4%		
9	Strukturverformung ohne Psychose	8 3,8%	7 2,4%	15 3,0%		

10	Leichtes gemischtes Residuum	16 / 7,6%	28 / 9,5%	44 / 8,8%
11	Mäßiges gemischtes Residuum	21 / 10,0%	18 / 6,1%	39 / 7,8%
12	Chronische reine Psychose	4 / 1,9%	17 / 5,8%	21 / 4,2%
13	Typisch schizophrene Defektpsychose mit erkennbarer Potentialreduktion	17 / 8,1%	19 / 6,5%	36 / 7,2%
14	Typisch schizophrene Defektpsychose ohne im Querschnittsbild faßbare Potentialreduktion	6 / 2,9%	12 / 4,1%	18 / 3,6%
15	Strukturverformung mit Psychose	4 / 1,9%	12 / 4,1%	16 / 3,2%
	Gesamtmaterial	209 / 41,6%	293 / 58,4%	502 / 100%

104 = 20,7% Relativ charakt. Residuen

70 = 13,9% Charakt. Residuen im engeren Sinne

174 = 34,7% Charakt. Residuen im weiteren Sinne

χ^2-Anteil 24,0 bei 14 FG = 5-%-Niveau

duen und die chronischen reinen Psychosen (Typ 12) zusammengefaßt. Zu den *charakteristischen Residualzuständen im engeren Sinne* (typisch schizophrene Endzustände) zählen die typisch schizophrenen Defektpsychosen mit (Typ 13) oder ohne (im Querschnittsbild) faßbare Zeichen der Potentialreduktion (Typ 14) sowie die „Strukturverformungen mit Psychose" (Typ 15).

Für die statistische Auswertung begnügten wir uns größtenteils mit einer Aufgliederung in drei große Gruppen, nämlich die *Vollremissionen,* die *uncharakteristischen Residualsyndrome im weiteren Sinne,* die die uncharakteristischen Residuen im engeren Sinne und die relativ uncharakteristischen Residuen umfassen, und die dritte Gruppe der *charakteristischen Residualsyndrome im weiteren Sinne,* zu der die relativ charakteristischen und die charakteristischen Residualsyndrome zusammengefaßt wurden.

Für unser *methodisches Vorgehen* ist es wichtig zu wissen, daß die aufgrund der katamnestischen Nachuntersuchung erfolgende Zuordnung zu einem der 15 Typen psychopathologischer Ausgänge zunächst von jedem der drei Untersucher unabhängig von den anderen beiden Bewertern vorgenommen wurde. Es wurde eine Übereinstimmung in der Beurteilung in 70-80% der Fälle und damit eine befriedigende Reliabilität erreicht. Dies war offensichtlich nur möglich, weil die drei Untersucher schon vor Beginn der spätkatamnestischen Erhebungen lange Zeit zusammengearbeitet hatten und dabei die psychopathologische Beurteilung von Residualzuständen schizophrener Erkrankungen im alltäglichen Umgang mit den Patienten besonders beachtet worden war; sich ergebende Divergenzen wurden dabei diskutiert und soweit wie möglich und zum Teil unter Modifikation und Anpassung an die Typologie geklärt. Ausreichende Reliabilitäten zwischen mehreren Beurteilern sind, wie von verschiedenen Autoren hervorgehoben wurde, nur bei hinreichender Definition der verwendeten Begriffe und nach systematischer Übung, die unseres Erachtens sich über eine sehr lange Zeitspanne erstrecken muß, zu erwarten. Der vorliegenden Studie kam es zugute, daß unsere Arbeitsgruppe bei Inangriffnahme des Projektes bereits ein jahrelanges Training speziell auf dem Gebiet der Psychopathologie der Schizophrenien absolviert hatte. Soweit sich abweichende Beurteilungen (die sich grundsätzlich nicht vermeiden lassen), z.B. bei der Abgrenzung von Minimalresiduen und leichten reinen Residuen oder von typisch schizophrenen Defektpsychosen und Strukturverformungen mit Psychose, ergaben, sind sie für die *statistische Auswertung* kaum von Bedeutung, weil wir hier in der Regel von drei, seltener von fünf, durch Zusammenlegung der einzelnen Typen gewonnenen größeren Gruppen ausgehen (s. S. 119 ff) und hier die Konkordanz zwischen mehreren Beurteilern bei der Aufgliederung in fünf Gruppen über 80%, bei Beschränkung auf die drei Gruppen der Vollremissionen, uncharakteristischen und charakteristischen Residuen sogar über 90% betrug.

Im folgenden sollen zunächst die 15 Typen von Ausgängen schizophrener Erkrankungen nach einer durchschnittlichen Verlaufsdauer von 21,4 Jahren (ohne Prodrome) beschrieben werden.

Vollremissionen (Typ 1). *Psychopathologische Vollremissionen werden bei 22,1% (111 von 502 Fällen) beobachtet* (Tabelle 25). Weibliche Patienten überwiegen mit 23,9 gegenüber den Männern mit 19,6%, ohne daß der Unterschied Signifikanz erreicht. Hier wurden alle Patienten rubriziert, bei denen ein- oder mehrmals eine schizophrene Psychose auftrat, die ohne persistierende produktiv-psychotische Symptome, ohne Zeichen der reinen Potentialreduktion und ohne Strukturverformung jeweils vollständig remittierte. Das Ausgangsniveau, der Status quo ante, d.h., vor Einsetzen der Psychose bzw. des Prodroms, wurde also wieder erreicht.

Von Ciompi und Müller und ebenso von M. Bleuler wurden auch solche Probanden als „medizinisch geheilt" beurteilt, bei denen zwar kurze Untersuchungen keine psychotischen Symptome mehr ergaben, genaue Untersuchung jedoch noch Wahnreste, Verschrobenheit, Einengung von Interessen und Aktivität oder mangelhafte Einsicht in die durchgemachte Psychose ergab.

Soziale Kriterien, z.B. daß ein früherer Patient wieder voll erwerbsfähig war und seinen früheren Platz in der Gesellschaft, auch innerhalb der Familie (als Familienvater oder als Hausfrau) innehalten konnte (M. Bleuler), wurden bei unserer Definition der psychopathologischen Vollremissionen nicht herangezogen. Doch sind alle Patienten mit (unabhängig von sozialen Kriterien beurteilten) psychopathologischen Vollremissionen auch sozial geheilt (mit Ausnahme eines Falles, s. S. 219), während umgekehrt 61,2% der sozial geheilten Patienten (172 von 281 Fällen) psychopathologisch nicht voll remittiert sind. *Voraussetzung für die Annahme einer psychopathologischen Vollremission war für uns in der Regel auch, daß die vollständige Remission dauerhaft war, d.h. der Zustand seit zumindest 5 Jahren bestand.*

Von 111 Probanden mit Vollremissionen waren *14,4% (16 Fälle) weniger als 5 Jahre stabil.* Im einzelnen waren sechs Patienten erst seit 2-6 Monaten, drei Patienten erst seit 6-12 Monaten, weitere drei Patienten seit 1½-2 Jahren und vier Patienten seit 3-5 Jahren vollständig remittiert und stabil. Außerdem sind unter unseren 111 als psychopathologisch voll remittiert beurteilten Kranken ¹/₃ *(37 Fälle), die noch gewisse leichteste, bei erschöpfender Exploration eruierbare Beschwerden und Störungen aufwiesen.* Dabei handelte es sich am häufigsten (24 Fälle) um einzelne, gelegentlich auftretende Beschwerden im Sinne der reinen Potentialreduktion, wie wir sie häufiger und ausgeprägter bei Patienten mit Minimalresiduen und leichten reinen Residuen fanden, dabei auch (9 Fälle) um transitorisch-paroxysmal oder phasenhaft auftretende, jahreszeitlich gebundene und durch Witterungseinflüsse und Belastungen ausgelöste gelegentliche Körpermißempfindungen; seltener (13 Fälle) um einzelne isolierte Ausdrucksstörungen im engeren Sinne in Form einer ticartigen Unruhe der Gesichtsmuskulatur und Stirnrunzeln mit Zusammenziehen der Augenbrauen. In zwei Fällen wurde eine eigentliche Krankheitseinsicht mit kritischer, objektivierender Korrektur der psychotischen Inhalte vermißt. Bezüglich der einzelnen Symptome der reinen Potentialreduktion waren *Wetterfühligkeit* und *Geräuschüberempfindlichkeit* (14 Fälle), *erhöhte Erregbarkeit* (11 Fälle), *Schlafstörungen* (7 Fälle), Klagen über *gelegentliche Konzentrationsstörungen* (3 Fälle) relativ am häufigsten; außerdem zeigten sechs Patienten im *Fabeltest* (die Fabel von der Biene und der Taube mußte von allen Patienten nacherzählt und in ihrer symbolischen Bedeutung erfaßt werden) eine gewisse Schwäche der gedanklichen Intentionalität.

Minimalresiduum (Typ 2). Minimalresiduen kommen in 11% (55 Fälle) vor und sind, *wie die Vollremissionen, bei weiblichen Kranken mit 12,6% etwas häufiger als bei den Männern (8,6%).* Zu den Minimalresiduen rechnen Probanden, bei denen zur Zeit der Spätkatamnese nur *noch gewisse Beschwerden und Störungen im Sinne einer geringgradigen, eben noch erkennbaren Reduktion des psychischen energetischen Potentials* geschildert werden. Die Patienten sind in Affekt und Kontakt, Ausdruck und Verhalten unauffällig. In der Selbstschilderung werden die gleichen Beschwerden und Störungen wie bei den übrigen uncharakteristischen und relativ uncharakteristischen reinen Residualzuständen vorgebracht (Typen 3-8), nur in geringerer Ausprägung und Häufung. Zumal gegenüber den Typen 3 und 4 der leichten und mäßiggradigen reinen Residualsyndrome bestehen ausschließlich intensitative Unterschiede hinsichtlich des Ausprägungsgrades der dynamischen Einbußen. Die Differenzierung erfolgte aufgrund des psychopathologischen Zustandsbildes bei der Spätkatamnese, wobei, wie stets bei den Nachuntersuchungen, die letzten 5 Jahre vor der spätkatamnestischen Untersuchung hinsichtlich Stabilität und möglichen Schwankungen des Bildes besonders beachtet wurden.

Die unabhängig von der psychopathologischen Exploration bei einem Teil der Fälle (denjenigen, die der Einbestellung in die Klinik Folge leisteten) vorgenommene *testpsychologische Untersuchung* (s. S. 144 ff) bestätigte die aufgrund der psychopathologischen Exploration vorgenommene Einordnung

als Minimalresiduum insofern, als auch die Abweichungen in den Tests im Teilkollektiv der Minimalresiduen deutlich weniger ausgeprägt sind als bei den leichten (und mäßigen) reinen Residualsyndromen.

Wie bei den Vollremissionen schien uns auch bei den Minimalresiduen (dies gilt auch
für einige der anderen Typen) eine zu rigorose Anwendung der Kriterien nicht gerecht-
fertigt. Auch in diesem Punkt stimmt unser methodisches Vorgehen mit dem von M.
Bleuler offenbar überein; M. Bleuler betonte bei seiner Definition der Heilung, daß allzu
strenge Anforderungen unberechtigt erscheinen, wobei er allerdings vorrangig, aber nicht
ausschließlich die Frage der Verarbeitung des psychotischen Erlebens und der Krankheitseinsicht im Auge hat. Unter unseren 55 Probanden mit Minimalresiduen sind acht Patienten (14,5%), die Ausdrucksstörungen im engeren Sinne in Form von ticartigen Hyperkinesen der Gesichtsmuskulatur aufweisen, weitere drei Patienten mit einer angedeuteten Neigung zu paranoiden Reaktionsweisen und eine Patientin, die gelegentlich an
Akoasmen leidet.

Wir geben ein kurzes kasuistisches Beispiel für die Minimalresiduen.
Martha W. (Fall 58). Frau W., die als aufgeschlossen, interessiert und gut begabt galt, erkrankte nach
einem depressiven Vorpostensyndrom im 24. Lebensjahr erstmals im Alter von 28 Jahren an einer er-
lebnisreichen schizophrenen Psychose. Symptomatologisch ähnliche, mehrfach somatisch oder psychisch-reaktiv ausgelöste und jeweils stationär behandelte psychotische Zustandsbilder traten bis zum
42. Lebensjahr insgesamt 12 mal auf. — Bei der Nachuntersuchung berichtet die Patientin, daß sie insbesondere nach Überanstrengung und Belastungen jeder Art zwanghaft grübeln müsse, nicht abschalten
könne und keinen Schlaf finde. Sie schildert Stunden bis Tage anhaltende hypergische Verstimmungen,
die sie selbst als „Unlustphasen" bezeichnet; sie komme sich dann vor wie eine „Waschmaschine, die
völlig intakt ist, aber ohne Strom". Sie sei dann völlig energielos, müsse sich zu den einfachsten Handlungen zwingen, sich einen Ruck geben, könne nur unter äußerster Willensanstrengung etwas tun. Im
übrigen ist sie als Hausfrau, wie auch von den Angehörigen bestätigt wird, voll arbeitsfähig. Die Patientin, die die psychotischen Erlebnisse der floriden Episoden anschaulich und kritisch-distanziert
schildert, ist in Ausdruck, Affekt und Kontakt nicht auffällig. Die Neigung zu phasenhaften hyper-
gischen Verstimmungen, die erhöhte Beeindruckbarkeit und Erregbarkeit und die herabgesetzte
Toleranz gegen Belastungen sind Ausdruck eines asthenischen Minimalresiduums.

Leichtes reines Residuum (Typ 3). *In 9,2% (46 Fälle) und im Unterschied zu den
Vollremissionen und Minimalresiduen etwas häufiger bei Männern als bei Frauen liegt
ein leichter reiner Residualzustand vor,* der sich von den Minimalresiduen nur durch die
deutlichere Ausprägung der Zeichen des „reinen Defektes" (s. S. 120 ff) unterscheidet.
Das Bild wird hier wie dort durch die erlebnismäßigen Aspekte der „Reduktion des
psychischen energetischen Potentials" bestimmt, die hier bei einem kleineren Teil der
Probanden auch in Ausdruck und Verhalten erkennbar sind und vom Untersucher registriert werden können. Die Patienten nehmen die Einbußen, wie es für die uncharakteristischen und relativ uncharakteristischen reinen Residuen durchgehend zutrifft, selbst
wahr, leiden unter ihnen und können die Mangelerscheinungen im Vergleich mit dem
Zustand vor der Erkrankung gewöhnlich mehr oder minder treffend schildern. Die Phänomenologie der „reinen Potentialreduktion" wird zusammenfassend für alle Typen, bei
denen diese Komponente der Residualzustände schizophrener Erkrankungen psychopathologisch deutlich faßbar ist, also für die uncharakteristischen reinen Residuen im engeren Sinne (Typen 3-6), die relativ uncharakteristischen reinen Residuen (Typen 7 und
8) und auch die relativ charakteristischen Residualsyndrome der (leichten und mäßigen)
gemischten Residuen (Typen 10 und 11) (s. S. 120 ff) dargestellt.

Sehr selten scheint es vorzukommen, daß nach einer oder mehreren psychotischen Manifestationen zunächst eine vollständige psychopathologische Remission eintritt und erst nach vielen Jahren im mittleren oder höheren Lebensalter Symptome einer Potentialreduktion sichtbar werden. Bei unserem Patienten Philipp M. (Fall 477) kam es nach der ersten und einzigen psychotischen Manifestation im 28. Lebensjahr zu einer vollständigen Remission; erst seit dem 40. Lebensjahr machten sich Beschwerden und Störungen bemerkbar, die bei der Spätkatamnese einem Minimalresiduum zugeordnet wurden. Da bei dem Patienten von Haus aus eine Minderbegabung besteht, könnte man hier daran denken, daß ein nach der Psychose zurückgebliebener, zunächst noch kompensierbarer Potentialverlust später infolge einer durch die Minderbegabung bedingten „vorauslaufenden Defizienz" (Janzarik) nicht mehr kompensiert werden kann, ähnlich wie es bei „Syndromen vorzeitiger vitaler Erschöpfung bei Minderbegabten" beschrieben wurde (Huber, 1964c). In solchen Fällen muß letztlich offenbleiben, ob und inwieweit eine morbogene, d.h. durch die schizophrene Erkrankung bedingte Potentialreduktion beteiligt ist. *In der Regel entwickeln sich jedoch die postpsychotisch überdauernden Veränderungen im Sinne der reinen Defizienz in zeitlichem und, wie wir meinen, wesensmäßigem Zusammenhang mit der schizophrenen Erkrankung, dabei bei der großen Mehrzahl ($^3/_4$) schon in den ersten 3 Krankheitsjahren* (s. S. 135).

Fassen wir Minimalresiduen und leichte reine Residuen zusammen, finden wir 20,1% (101 Fälle) mit reinen Residuen, die schizophrene Züge vollständig vermissen lassen. Was die soziale Remission anbelangt, sind von den Minimalresiduen 90,9% (50 von 55 Fällen), von den leichten reinen Residuen (Typ 3) 63,0% (29 von 46 Fällen) sozial geheilt und voll erwerbstätig. Dabei arbeiten von den Probanden mit Minimalresiduen 67,3% (37 von 55 Fällen), bei den Patienten mit leichten reinen Residuen 17,4% (8 von 46 Fällen) im früheren bzw. in einem gleichwertigen Beruf, während jeweils 23,6% (13 von 55) bzw. 45,7% (21 von 46) unterhalb des früheren beruflichen Niveaus voll erwerbstätig sind.

Gisela R. (Fall 25). Frau R. erkrankte mit 31 Jahren erstmals an einer schizophrenen Psychose und machte bis zum 46. Lebensjahr noch fünf stationär behandelte psychotische Schübe durch. Nach dem dritten Schub mußte sie ihren Beruf als Apothekerin aufgeben und arbeitet seither halbtags für die pharmazeutische Industrie. Bei der Katamnese im 49. Lebensjahr schildert Frau R., daß seit der dritten Krankheitsattacke ihre Leistungs- und Konzentrationsfähigkeit deutlich gemindert ist, zumal nach Aufregungen und physischen Belastungen. Auch sei sie nervöser, kribbeliger, erregbarer, leichter verwundbar und beeindruckbar, würde mehr von Erlebnissen jeder Art überwältigt als vor Beginn der Erkrankung. Auch ihr Denkvermögen sei beeinträchtigt; sie sei ablenkbarer und vergeßlicher und habe nicht mehr die rechte Energie zum Denken. Sie sei erschöpfbarer und ermüdbarer, das Allgemeinbefinden sei beeinträchtigt, die Widerstandsfähigkeit gegen äußere Einflüsse und Konflikte herabgesetzt; sie empfinde Gesellschaften als anstrengend. Trotz aller Bemühungen, die Krankheitsfolgen zu bewältigen, sei etwas zurückgeblieben. – Die Erlebnisse der Psychose schildert die ehemalige Patientin kritisch und distanziert. Sie ist gut kontaktfähig, in Ausdruck und Affekt unauffällig. Die genannten Züge (auch eine im Fabeltest faßbare Schwäche der gedanklichen Intentionalität) sind Ausdruck eines leichten reinen Residuums.

Mäßiger reiner Residualzustand (Typ 4). Dieser Typ, bei dem die Zeichen der reinen Potentialreduktion erheblich stärker in Erscheinung treten als bei den leichten reinen Residuen, konnte nur bei zwei Patienten (1 Mann und 1 Frau – 0,4%) beobachtet werden. Die Berechtigung, ihn gesondert zu erwähnen, ergibt sich gerade daraus, daß *derartige stärkere Ausprägungsgrade des Potentialverlustes in reiner Form sehr selten vorkommen, ohne daß zugleich schon querschnittsmäßig einige für die schizophrene Herkunft verdächtige, der Potentialreduktion zugehörige Züge (Typ 8) oder darüber hinaus einzelne psychotische Erlebnis- und Ausdrucksmerkmale (mäßiges gemischtes Residuum, Typ 11) vorliegen.* Bei stärkstem Ausprägungsgrad des Potentialverlustes können sehr selten chronisch hypokinetische Stuporsyndrome vom Typ der „alten Katatoniker" resultieren, in denen die Reduktion des psychischen energetischen Potentials unmittelbar sehr aufdringlich sichtbar wird (Conrad, 1958). Es ist aber zweifelhaft, ob solche Typen, die durch ihre „Aspontaneität bei erhaltener Fremdanregbarkeit" an das hirnorganische „Syndrom der gebrochenen Feder" erinnern, ohne gleichzeitig bestehendes psychotisches Geschehen vorkommen. Im Bonner Erfahrungsgut finden sich nur drei (männliche) Patienten, bei denen die Potentialreduktion so ausgeprägt ist, daß ein Stuporsyndrom vom Typ des alten Katatonikers resultiert (Huber, 1966b); bei allen drei Kranken sind *auch noch produktiv-psychotische Symptome vorhanden* (s.S. 211, Fall-Nr. 151).

Conrad hatte angenommen, daß die hochgradige Potentialreduktion unmittelbar zum Bild des chronischen katatonen Stupors führt, durch die Beeinträchtigung der Ausbildung von Spannungssystemen es dem Patienten unmöglich wird, Psychisches von der Lebensplanung bis zur kleinsten Tagesverrichtung und einfachen Bewegung zustande zu bringen. Wir hatten derartige katatone Defekttypen, bei denen zwar oft psychotische Inhalte nicht explorierbar, wohl aber doch in der Regel vorhanden waren, im Wieslocher Anstaltskrankengut noch bei 49 Patienten (unter 212) mit überwiegend von Anfang an einfach-progredientem Verlauf und einer Häufung von pneumencephalographisch faßbaren inneren Hirnatrophien angetroffen. Solche Patienten erinnern tatsächlich an das hirnorganische „Syndrom der gebrochenen Feder": Der Patient bleibt, wohin man ihn auch stellt, stehen, kann jedoch bei Außenanregung beliebige Tätigkeiten eine kurze Weile ausführen. Der Kranke, der spontan nicht spricht und nichts tut, befolgt ohne Anzeichen von Negativismus oder Katalepsie einzelne einfache Aufforderungen, beantwortet Fragen mit Ja oder Nein und arbeitet, so lange man ihn ständig antreibt. Gerade hier ist das Ausmaß der primären (morbogenen) Behinderungen (Wing, 1976), der „Minussymptome", der Potentialreduktion in weitem Umfang von peristatischen Faktoren, von Vorhandensein oder Fehlen sozialer Stimulation abhängig (Huber, 1976b, Gross u. Huber, 1978). Schon 1932 konstatierte Homburger, daß die in den alten Anstalten das Bild der Stationen prägenden Syndrome der „alten Katatoniker" nahezu vollständig verschwunden seien, die „moderne Therapie" (schon damals eine Soziotherapie) Stereotypien und echte Katalepsie, von Kraepelin noch häufig und gerne demonstriert, und zahlreiche andere Katatonismen weitgehend vertrieben habe (Huber, 1967a).

Die psychopathologischen Syndrome der beiden Bonner Patienten mit mäßiggradigen reinen Residualsyndromen werden im folgenden kurz skizziert. Die Patienten gehören zur Zeit der Spätkatamnese dem sozialen Remissionsgrad 3 bzw. 2 an.

Paul W. (Fall 421). Der prämorbid als gehemmt, ernst, sehr ordentlich und „nervös" geschilderte Patient erkrankte nach einem 3 Jahre anhaltenden depressiven Prodrom erstmals im 37. Lebensjahr mit einer vorwiegend paranoiden Psychose, die nach einer klinischen Behandlung im 39. Lebensjahr auf ein gemischtes Residuum teilremittierte. Dennoch konnte der Patient noch 5 Jahre lang in seinem alten Beruf als Steiger arbeiten. Dann flackert die Psychose erneut auf. In den folgenden Jahren kann er nur noch als Magazinarbeiter beschäftigt werden; im 50. Lebensjahr erneute klinische Behandlung. Unter Neuroleptica in den folgenden Jahren allmähliche Besserung und schließlich völliges Verschwinden der zuvor etwa 17 Jahre lang persistierenden psychotischen Inhalte. Bei der Nachuntersuchung im 59. Lebensjahr Bild eines mäßig ausgeprägten, seit 9 Jahren unter Langzeitmedikation stabilen Residualzustandes. Der Patient klagt insbesondere über eine rasche Ermüd- und Erschöpfbarkeit, vermehrte Reizbarkeit, Mangel an Energie, geminderte Belastungsfähigkeit, vermehrte Beeindruckbarkeit, Körpermißempfindungen und Schlafstörungen. Seine Leistungsfähigkeit habe so abgenommen, daß er praktisch nichts mehr arbeiten könne. Allen Aufregungen gehe er sorgfältig aus dem Weg, weil er aus Erfahrung wisse, daß er auch Kleinigkeiten, die ihm früher nichts anhaben konnten, nicht mehr ertragen könne, sein Zustand sich dann verschlimmere. Der Patient wirkt ausgesprochen schwunglos, erheblich in seiner Spontaneität und Initiative reduziert und etwas modulationsarm im Ausdruck; er zeigt sonst jedoch keine Störungen der Affektivität und ist gut kontaktfähig. Seit seiner Invalidisierung im 51. Lebensjahr wohnt er mit seiner Frau und drei Kindern im eigenen Haus (sozialer Remissionsgrad 3).

Angela V. (Fall 490). Die prämorbid syntone und gesellige gelernte Schneiderin erkrankte erstmals im 18. Lebensjahr mit einer vorwiegend kataton-stuporösen Psychose, die ohne Behandlung nach einigen Monaten unter Hinterlassung eines in den folgenden 16 Jahren ohne Schwankungen persistierenden Minimalresiduums abheilt. Im 34. Lebensjahr erneut erlebnisreaktiv (durch die Scheidung) ausgelöste, depressiv gefärbte Manifestation mit akustischen und optischen Halluzinationen. In den folgenden Jahren bis zum 41. Lebensjahr immer wieder Wochen anhaltende, depressiv gefärbte Episoden und allmähliche Zunahme der Beschwerden und Störungen im Sinne der Potentialreduktion. Wegen einer erneuten produktiv-psychotischen Exacerbation im 41. Lebensjahr ist eine 2jährige stationäre Behandlung notwendig. Nach der Entlassung schon deutlich ausgeprägtes reines Residuum, das in den folgenden 15 Jahren bis zur Nachuntersuchung in gleicher Ausprägung, doch mit Schwankungen innerhalb von Tagen und Wochen, bestehenbleibt. – Bei der Nachuntersuchung im 58. Lebensjahr klagt die Patientin über große Mattigkeit, Schlappheit, enorme Erschöpfbarkeit und Schwäche. Sie sei oft zu elend um aufzustehen, fühle sich dann sterbenskrank, völlig erledigt, hinfällig, müsse sich sehr oft hinlegen und häufig weinen. Sie klagt über Schlaf- und Appetitstörungen sowie Kopfschmerzen. Sie sei menschenscheu geworden, getraue sich nicht mehr in Gesellschaft. Sie strenge sich zwar sehr an, könne aber nur noch mit Aufwendung großer Seelenkraft den Haushalt versorgen, in dem noch ihre beiden Schwestern wohnen (sozialer Remissionsgrad 2). Sie sei bei weitem nicht mehr so belastungsfähig wie früher, könne sich auch nicht mehr so freuen und nicht für andere Menschen empfinden. Die Patientin erlebt ihre Einbußen und registriert nicht ohne schmerzliches Betroffensein ihr zentrales Nicht-mehr-Können. In Affekt, Kontakt und Ausdruck ist sie unauffällig. Insgesamt wird ein mäßig ausgeprägter reiner Residualzustand angenommen.

Leichtes reines Residuum mit diskreten Ausdrucksstörungen (Typ 5). Hier handelt es sich um leichte reine Residuen, bei denen außer den Zeichen einer reinen Potentialreduktion (vom Ausprägungsgrad des Typs 3) – gewöhnlich erst nach längerer Exploration – *angedeutete Ausdrucksauffälligkeiten in Form grimassierender oder mehr ticartiger Gesichtsbewegungen* nachweisbar sind. 13 Patienten (2,6%) gehören hierher; wie bei den leichten reinen Residuen des Typs 3 ist auch hier ein (nicht signifikantes) Überwiegen der Männer mit 3,3% über die Frauen (2%) zu registrieren. 46,2% (6 von 13 Fällen) sind sozial geheilt, dabei 15,4% (2 Fälle) auf früherem Niveau, 30,8% (4 Fälle) unterhalb des früheren Standards.

Die Trennung zwischen Typ 5 und Typ 3 ist nicht immer durchführbar und hängt auch vom Zeitpunkt der Untersuchung ab. Die in Rede stehenden diskreten Ausdrucksanomalien sind in Abhängigkeit von situativen und endogenen Bedingungen zu bestimmten Zeiten nachweisbar, in anderen nicht. Gerade weil es sich um Ausdrucksstörungen handelt, deren Nachweis nur phänomenologisch durch den Untersucher und nur zur Zeit der Untersuchung möglich ist, während die vom Patienten erlebten Symptome der reinen Potentialreduktion anhand der – eine größere Zeitspanne vor der Untersuchung einbeziehenden – Selbstschilderungen faßbar werden, ist hier die Sicherheit der Beurteilung geringer als bei den Zeichen des „reinen Defektes". Wir hatten 1961 (s. S. 95) einen großen Teil der Ausdrucksstörungen – und auch bestimmte Affekt- und Kontaktstörungen – als nicht zum „Defekt" gehörig und grundsätzlich reversibel betrachtet, doch darauf hingewiesen, daß bestimmte Ausdruckssymptome, z.B. Manieriertheit und Verschrobenheit, hinsichtlich ihres defektiv-irreversiblen oder produktiv-reversiblen Charakters nicht sicher zu bestimmen sind. Wir zeigten, daß bestimmte schizophrene Affekt- und Kontaktstörungen und Ausdrucksanomalien, die gewöhnlich als Defektzeichen gewertet wurden, in phänomenal nicht unterscheidbarer Weise als Ausdruck einer der produktiven Komponente zugehörigen rückbildungsfähigen Störung vorkommen können. Es verhält sich damit nicht anders als mit vielen Symptomen irreversibler organischer Psychosyndrome, die ähnlich auch im Rahmen reversibler organischer Psychosyndrome auftreten können (Huber, 1972a; Wieck, 1967; Scheid, 1960). Auch die katatonen Symptome galten als grundsätzlich reversibel, soweit sie nicht, wie das chronisch-hypokinetische „Syndrom der gebrochenen Feder" (s. S. 104), auf eine hochgradige Potentialreduktion zurückzuführen oder – und dies gilt für alle produktiv-psychotischen, potentiell rückbildungsfähigen Symptome – als Fixierungen ursprünglich krankheitsbedingter Symptome anzusehen sind. Hier kommt die zweite, nicht unmittelbar morbogene Komponente der Irreversibilität, die *Strukturverformung* (s. S. 96 f) und die mit ihr eng verknüpfte *Tendenz zur Automatisierung und Fixierung ursprünglich morbogener Erlebnis- und Verhaltensweisen* ins Spiel. Je länger wir extramurale Verläufe schizophrener Kranker verfolgten, umso mehr gewannen wir die Überzeugung, daß alle typisch schizophrenen Phänomene rückbildungsfähig sind und nur die in ihren phänomenalen Aspekten – jedenfalls im Sinne der traditionellen Schizophreniekonzepte – uncharakteristische reine Potentialreduktion irreversibel ist. Anhand dieser Erfahrungen hatten wir früher pointiert formuliert, daß das *spezifisch Schizophrene das Reversible, die unspezifische, als asthenischer und reiner Defekt beschreibbare Defizienz dagegen das Irreparable sei* (Huber, 1961a, 1966b).

Leichtes reines Residuum mit diskreten Affekt-, Kontakt- und- Ausdrucksstörungen (Typ 6). Bei 18 unserer Bonner Patienten (3,6%) finden sich neben den Zeichen der reinen Potentialreduktion angedeutete Affekt-, Kontakt- und Ausdrucksstörungen, so daß im Vergleich mit der Ausgangspersönlichkeit eine geringgradige Strukturverformung möglich erscheint. Diese Vermutung läßt sich aber nicht weiter wahrscheinlich machen; sie stützt sich nur auf unaufdringliche Ausdrucksauffälligkeiten, wie z.B. eine etwas eckige und steife Psychomotorik oder/und auf angedeutete Störungen von Kontakt und Emotionalität. Die Übergänge zwischen den Typen 6 und 5 sind fließend.

Im einzelnen fanden sich bei 14 von 18 hierher gehörigen Patienten *diskrete Störungen von Affektivität oder Kontakt*, z.B. etwas übertrieben wirkende oder nicht ganz der Situation angepaßte Affektäußerungen, ein rascher Wechsel der Stimmungslage oder eine Einengung der Interessensphäre; in 15 Fällen ließen sich *Auffälligkeiten im Ausdrucksverhalten*, wie z.B. gewisse Eigenwilligkeiten in Kleidung, Sprechweise oder angedeutetes Grimassieren bei der Exploration beobachten. In keinem Fall waren die Besonderheiten im emotionalen und Ausdrucksverhalten so deutlich, daß sie bei Berücksichtigung der Ergebnisse der Exploration ohne Kenntnis der speziellen Vorgeschichte den Verdacht auf eine durchgemachte schizophrene Erkrankung hätten begründen können.

Bei diesem Typ ist das Überwiegen der Männer mit 5,7% gegenüber nur 2% hierher gehörigen weiblichen Kranken noch deutlicher als bei den übrigen bisher erwähnten Typen leichter reiner Residualsyndrome. 83,3% (15 von 18 Fällen) sind sozial geheilt, dabei 38,9% (7 Fälle) auf früherem Niveau (sozialer Remissionsgrad 0). Faßt man die Typen 5 und 6 als uncharakteristische reine Residuen mit angedeuteten Ausdrucks- und Affektstörungen zusammen, gehören 6,2% (31 Patienten) hierher, 67,7% (21 von 31 Patienten) sind sozial geheilt.

Die vorstehend beschriebenen *Typen 2-6 bilden die Untergruppe der „uncharakteristischen reinen Residualzustände im engeren Sinne". Eine Schizophreniediagnose ist hier aufgrund des psychopathologischen Zustandsbildes, das pseudoneurasthenisch-organisch anmutet oder auch als neurotische oder psychopathische Asthenie verkannt werden kann, ohne Kenntnis der Vorgeschichte und auch bei Berücksichtigung der diskreten Ausdrucksauffälligkeiten bei den Typen 5 und 6 nicht möglich.* Das Bild ist durch die in ihren vielfältigen erlebnismäßigen Aspekten schizophrenieuncharakteristische Reduktion des psychischen energetischen Potentials bestimmt. Die Patienten nehmen die Defizienzen selbst wahr, können sie mehr oder weniger anschaulich beschreiben und leiden unter ihnen. Weitere kasuistische Beispiele für die Typen 2-6, also die mehr oder minder ausgeprägten uncharakteristischen reinen Residuen, findet man bei der Darstellung der Verlaufstypen IV, V, VI, VIII und IX (s. S. 194 ff).

Leichter reiner Residualzustand mit einzelnen, der Potentialreduktion zugehörigen schizophrenieverdächtigen Zügen (Typ 7). Hierher rechnen wir 41 Patienten, d.h. 8,2%, die neben den uncharakteristischen Aspekten der reinen Potentialreduktion einzelne, gleichfalls der Potentialreduktion zugehörige (und damit irreversible) Züge aufweisen, die den Verdacht auf eine schizophrene Herkunft erwecken: z.B. eine Modulations-schwäche des Ausdrucks, eine isolierte Beeinträchtigung von Sympathiegefühlen, eine auf die höheren Stufen begrenzte Einbuße an Spontaneität und Initiative oder eine leichte Minderung der gedanklichen Intentionalität. In diesen reinen Residualzuständen haben wir also eine Ausnahme von der Regel, daß die verschiedenen psychopatholo-gisch-phänomenalen Aspekte des nicht rückbildungsfähigen Potentialverlustes schizo-phrenieuncharakteristisch sind. Die genannten Züge sind offenbar irreversibel und den-noch psychopathologisch schon einigermaßen suspekt auf eine schizophrene Herkunft, obschon sie für sich allein genommen und im Rahmen des in Rede stehenden Psycho-syndroms mit dominierenden uncharakteristischen Zügen des reinen Residualzustandes (der auch hier produktiv-psychotische schizophrene Symptome vermissen läßt) nicht die Diagnose einer Schizophrenie erlauben. Relativ uncharakteristische, noch gering aus-geprägte reine Residualzustände dieses Typs kommen bei Männern mit 7,6% und Frauen mit 8,5% etwa gleich häufig vor.

Erika Sch. (Fall 3). Die prämorbid als zurückhaltend und still bezeichnete ehemalige Verkäuferin erkrankte nach einem 8jährigen leibhypochondrisch-asthenischen Prodrom im 32. Lebensjahr erst-mals mit einer coenästhetisch-paranoiden Psychose, die nach einer Elektrokrampfbehandlung auf einen reinen Residualzustand remittiert. Bis zum 38. Lebensjahr noch vier weitere psychotische Manifestationen, die jeweils nach längerer stationärer Behandlung zunächst auf einen reinen, später auf einen gemischten Residualzustand, der 6 Jahre lang bestehen bleibt, remittieren. Nach einer erneu-ten psychotischen Exacerbation im 44. Lebensjahr allmähliche Besserung im Sinne eines zweiten, positiven Knicks (s. S. 88), so daß die Patientin etwa vom 46. Lebensjahr an wieder imstande ist, selbständig ihren 4-Personen-Haushalt zu versorgen. Bei der Nachuntersuchung im 55. Lebensjahr berichtet die Patientin u.a., daß sie besonders an schlechten Tagen sehr rasch müde werde, nicht länger bei einer Arbeit bleiben könne und auch in den relativ günstigen Zeiten mit der Arbeit nicht mehr so gut fertig werde wie früher. Um ihr Wissen aufzufrischen, habe sie einen Volkshochschul-kurs belegt, könne dort aber nichts aufnehmen, den Stoff nicht behalten. In ihrem früheren Beruf könnte sie die Anforderungen nicht mehr erfüllen, weil sie nicht mehr imstande sei, sich immer wieder auf etwas anderes und neues einzustellen. Sie berichtet über Leibgefühlstörungen, so über Kältegefühl im Leib, „wie eine Welle durch den Körper gehend", einen Druck im Kopf und auf der Blase, wandernde Mißempfindungen im Rücken, Schmerzen wie mit Nadeln, ein „verschlagenes" Gefühl im Knochen, krampfartige Beschwerden, gelegentlich mit Erbrechen verbunden. Tageweise gehe es ihr etwas besser, dann wieder Wochen und Monate lang schlecht. Bei der in Ausdruck und Gestik modulationsarmen Patientin fällt die abrupte, eckig-ungraziöse Psychomotorik auf und ein gelegentliches ticartiges Verziehen der Stirnmuskulatur. Bei der Exploration und im Fabeltest wird eine gewisse Beeinträchtigung der Denkintentionalität deutlich.

Mäßiggradiger reiner Residualzustand mit schizophrenieverdächtigen, der Potential-reduktion zugehörigen Zügen (Typ 8). Soweit die Reduktion des psychischen energe-tischen Potentials überhaupt stärker ausgeprägt ist, manifestiert sie sich (abgesehen von den 2 Patienten des Typs 4) fast ausschließlich in diesem Typ, der anhand der ange-führten Züge (Alteration von Sympathiegefühlen und emotionaler Modulationsfähigkeit, Einbußen im Bereich der höheren Stufen der Spontaneität, an Zielstrebigkeit, Lebens-planung und Providenz, Schwäche der gedanklichen Intentionalität) den Erfahrenen an eine schizophrene Herkunft denken läßt. 5,4% (27 Fälle) gehören hierher. Die männ-lichen Patienten überwiegen auch hier mit 7,6% trendmäßig gegenüber den Frauen mit 3,7%. Unsere insgesamt 29 Patienten (einschließlich der beiden Patienten des Typs 4) mit mäßiggradigen reinen Residualzuständen sind alle nicht sozial geheilt. Sechs bzw. zwei Patienten sind den sozialen Remissionsgraden 2 und 4 zuzurechnen, der größere Teil, nämlich 21 Fälle (72,4%) dem sozialen Remissionsgrad 3 (Erwerbsunfähigkeit).

Der Sachverhalt, daß die stärkeren Ausprägungsgrade der reinen Potentialreduktion ganz überwiegend (27 von 29 Fällen des Bonner Beobachtungsgutes) einzelne, für eine schizophrene Herkunft verdächtige Züge aufweisen (was, wie ausgeführt, auch für den im Bonner Beobachtungsgut nur in 3 Fällen vorhandenen stärksten Ausprägungsgrad des reinen Defektes, das „Syndrom der gebrochenen Feder" zutrifft – s. S. 104), legt die Vermutung nahe, daß mit der Zunahme der Potentialreduktion das Psychosyndrom zunehmend an für die Grundkrankheit einigermaßen kennzeichnenden Merkmalen gewinnt, bis schießlich für unseren „klinischen Blick", unsere psychopathologische Differenzierungs- und Spezifizierungsfähigkeit eine qualitative Andersartigkeit evident wird. Auch hier ist letztlich die Einschätzung, ob es sich schon um eine mehr oder weniger charakteristisch schizophrene Qualität handelt oder noch nicht, ein schizophrenes „Aliter" oder noch ein organisches „Minus" vorliegt, keine echte Alternativentscheidung, sondern eine quantitative, eine Feststellung von „mehr oder weniger" (s. S. 104).

Ähnlich wie bei den Minimalresiduen und den leichten reinen Residuen der Typen 5 und 6 sieht man auch bei den leichten und mäßigen reinen Residualsyndromen mit schizophrenieverdächtigen Zügen (Typ 7 und 8) gelegentlich, nämlich bei sieben unserer 68 hierher gehörigen Patienten (10,3%), bei der Spätkatamnese einzelne *Ausdrucksstörungen im engeren Sinne,* vor allem in Form grimassierender oder mehr ticartiger Gesichtsverziehungen. Noch seltener, nämlich bei drei von 68 Patienten (4,4%) der Typen 7 und 8, sind auch einzelne schizophrene Erlebnisweisen 2. Ranges, und zwar zeitweilig auftretende olfactorische Halluzinationen und Akoasmen zu eruieren. Auch hier könnte man in der Nachfolge von Berze, Ey und Conrad die *„Insuffizienzhypothese"* (s. S. 91) zur Klärung der Verbindung von defektuösen und produktiven Symptomgruppen heranziehen: Die reine Potentialreduktion würde demnach eine Inklination zur Entwicklung bestimmter, noch wenig differenzierter, relativ unprägnanter und amorpher produktiver Symptome, wie Coenästhesien, dysthyme Verstimmungen, Akoasmen oder olfactorische Halluzinationen, bedingen; defektuöse wie psychotische Aspekte ließen sich so beide aus der dynamischen Insuffizienz, dem „Hypo" interpretieren. Wir hatten auf die bei reinen Residuen häufige, offenbar mit der Potentialeinbuße zusammenhängende Inklination zu Coenästhesien und phasenhaften dysthym-subdepressiven Verstimmungen und die *enge Koppelung von Asthenie (reine Defizienz), Coenästhesie und Dysthymie,* den „phänomenalen Vorzugsaspekten reiner Defektsyndrome", hingewiesen (Huber, 1961a, 1966b). Die Frage würde bleiben, warum bei einem großen Teil reiner Residuen produktive Symptome, zumal die klar heraushebbaren schizophrenen Endphänomene fehlen. Man könnte vermuten, daß dies deswegen so ist, weil der Prozeß der Differenzierung, der auch eine Amalgamierung der Basisstörungen (s. S. 159 ff) mit der „anthropologischen Matrix" beinhaltet, von den unprägnanten, relativ substratnahen Vorformen zu den klar heraushebbaren schizophrenen Endsymptomen alteriert, in einem frühen Stadium gleichsam steckengeblieben ist. Hinzu kommt, daß für bestimmte schizophreniecharakteristische Phänomene vermutlich ein ausreichender Grad von „Prozeßaktivität" Voraussetzung ist oder (bei chronischen Zuständen) eine Strukturverformung, die die Psychose ohne aktuellen Krankheitsprozeß „quasi im Leerlauf unterhält oder bei geringfügigen Belastungen reaktiviert" (s. S. 96).

Elmar V. (Fall 170). Der prämorbid als still und scheu geltende Patient, der nach der Realschule den Beruf eines Landwirts erlernte, erkrankte erstmals im 21. Lebensjahr während eines Studienaufenthaltes in den USA an einer paranoid-halluzinatorischen Psychose, die nach einer Elektrokrampfbehandlung nach ca. 1½ Jahren auf ein reines Residuum mit einem schon seinerzeit registrierten Spontaneitätsmangel remittiert. In den folgenden 16 Jahren kann der Patient in dem landwirtschaftlichen Pachtbetrieb seines Vaters voll arbeiten. Die zweite psychotische Manifestation im 38. Lebensjahr hinterläßt nach stationärer Behandlung ein nun schon stärker ausgeprägtes reines Residualsyndrom. Bei der Nachuntersuchung im 40. Lebensjahr berichtet der Patient über einen Mangel an Vitalität, Ausdauer und Schaffenskraft. Er könne nicht mehr klar denken, das Denken schalte sich nicht ein. Er sei ernster geworden, nicht mehr so unbekümmert, könne sich nicht mehr richtig freuen. Man sei kein Mensch mehr so wie die anderen und wie er es selbst früher war. Das könne man nicht mehr herbeizaubern. Objektiv findet man einen Mangel an Frische und Unmittelbarkeit, eine gewisse Ver-

langsamung, Einbuße an Initiative, eine Gefühlsmattheit und soziale Kontaktverarmung. Ausdrucksmäßig wirkt der Patient, der frei ist von psychotischen Inhalten, modulationsarm und zeigt gelegentlich ein angedeutetes Grimassieren. Er ist seit der zweiten psychotischen Exacerbation im landwirtschaftlichen Betrieb einer stationären psychiatrischen Einrichtung tätig, wo er regelmäßig ca. 10 Std.
täglich arbeitet.

Käthe P. (Fall 388). Die Patientin wird als etwas schwernehmend und zurückhaltend in ihrer Ausgangspersönlichkeit geschildert. Sie erkrankt erstmals im 26. Lebensjahr an einer vorwiegend halluzinatorischen Psychose, die nach Behandlung auf ein Minimalresiduum remittiert. Sie arbeitet wieder in
ihrem Beruf als Lageristin. Nach zwei weiteren psychotischen Schüben im 27. und 31. Lebensjahr
erneut nach längerem asthenischen Basisstadium Remission auf Minimalresiduum. Zwei weitere psychotische Exacerbationen im 34. und 39. Lebensjahr hinterlassen ein jetzt stärker ausgeprägtes reines
Residualsyndrom. Bei der Nachuntersuchung im 40. Lebensjahr klagt die Patientin darüber, daß sie
anstrengende Arbeiten nicht mehr bewältige, es ihr an Energie, Ausdauer und Schaffenskraft fehle.
Sie könne sich nicht mehr so konzentrieren wie früher, jede Unterhaltung mit anderen Menschen
strenge sie an. Könne nur noch eines nach dem anderen tun, müsse allmählich umschalten und könne
nichts mehr so rasch und zügig erledigen wie vor der Erkrankung. Sie könne auch nicht mehr so Gefühle aufbringen wie früher, z.B. beim Tod des Vaters. Sie schildert eine Reihe von körperlichen Mißempfindungen und eine Lichtüberempfindlichkeit. Objektiv fällt ein Mangel an vitalem Elan, an
Spontaneität und Zielstrebigkeit auf. Die Patientin erscheint in ihren affektiven Äußerungen nivel-
liert, der Gesichtsausdruck ist ausgesprochen modulationsarm und die Sprechweise monoton. Mit-
unter fällt ein angedeutetes Grimassieren mit Auseinanderziehen der Mundwinkel auf. Produktiv-
psychotische Phänomene sind auch bei eingehender Exploration nicht zu eruieren; gegenüber ihren
früheren psychotischen Inhalten ist die Patientin kritisch distanziert. Seit dem 38. Lebensjahr
ist sie invalidisiert und wohnt mit Mutter und Schwester zusammen im eigenen Haus, wo sie täglich
ca. 2 Std im Haushalt mithilft.

Die leichten und mäßigen reinen Residuen mit einzelnen schizophrenieverdächtigen
Zügen (Typ 7 und 8) fassen wir als „*relativ uncharakteristische reine Residualzustände"*
zusammen; der Anteil am Gesamtkollektiv beträgt 13,6%. Die deutlich ausgeprägten reinen Residuen zusammen (Typ 3-8, ohne die Minimalresiduen) sind bei Männern mit
35,4% deutlich häufiger als bei Frauen mit 24,9%. Stellt man das Teilkollektiv der Typen 3-8 (Gruppe 1) der Teilgruppe der Typen 1 und 2 (Gruppe 2) gegenüber, besteht
eine signifikante Differenz der Häufigkeitsverteilung auf die beiden Gruppen und zwar
zugunsten der Frauen bei den Vollremissionen und Minimalresiduen, zugunsten der
Männer bei den deutlich ausgeprägten reinen Residuen.

Bei allen bisher beschriebenen, mehr oder minder uncharakteristischen Remissionstypen (Typ 2-8), sowohl bei den uncharakteristischen wie bei den eben skizzierten
relativ uncharakteristischen reinen Residuen, sind im psychopathologischen Zustandsbild die vielfältigen, nicht schizophreniecharakteristischen erlebnismäßigen und phänomenalen Aspekte der reinen Defizienz dominierend. *Auch bei den Typen 7 und 8 ist
eine Diagnose ohne Kenntnis der Anamnese nicht möglich.* Die Züge, die den erfahrenen
Untersucher bei den Typen 7 und 8 sowie 5 und 6 an eine schizophrene Herkunft denken lassen, stehen ganz im Hintergrund und erlauben ohne Vorgeschichte keineswegs die
Annahme einer schizophrenen Erkrankung. Bei den Typen 2, 3 und 4 fehlen schizophrene Züge vollständig. *Für alle Typen reiner Residuen ist kennzeichnend, daß die Patienten die Mangelerscheinungen bewußt erleben und unter ihnen leiden; stets ist das Kriterium mangelnden Wohlbefindens erfüllt.* Es besteht ein *Bewußtsein einer Veränderung
gegenüber früher,* ein fühlendes Betroffensein, ein selbstempfundener Aktivitäts- und
Gefühlsverlust. In den Symptomen des reinen Defektes kommt eine in ihrer Essenz
irreversible Störung seelischer Dynamik zum Ausdruck. Doch stellen die reinen Resi-

duen *keinen unverrückbaren Dauerzustand* dar: *Sie zeigen Schwankungen, z.B. dysthyme und coenästhetische Flachwellen;* eine Neigung zu paroxysmal oder phasenhaft auftretenden Verstimmungszuständen ist bei der Mehrzahl eruierbar (s. S. 94). In das Sichtbild gehen *individuell variable Reaktionsweisen und Kompensationsversuche der Defizienzen* mit ein. *Therapeutisch,* auch durch Psychopharmaka ist der „reine Defekt" in seiner Essenz nicht restlos auflösbar, wenn auch in gewissem Umfange in seinen vielgestaltigen Äußerungsweisen durch Neuro- und/oder Thymoleptica beeinflußbar (Huber, 1964b, 1968a). *Testpsychologisch* sind bei den reinen Residuen von der Norm signifikant abweichende Störungen nachzuweisen, wie sie ähnlich auch bei bestimmten chronischen organischen Psychosyndromen vorkommen können (s. S. 144 ff).

Strukturverformung ohne Psychose (Typ 9). Zu den relativ uncharakteristischen Remissionstypen rechnen wir auch die „Strukturverformungen ohne Psychose". Es sind bestimmte Typen postpsychotischer schizophrener Sonderlinge und Originale, bei denen gleichfalls aufgrund des psychopathologischen Zustandsbildes eine Schizophreniediagnose nicht möglich ist. Zeichen einer reinen Potentialreduktion und produktiv-psychotische Erlebnissymptome fehlen.

Als zweite Form der Irreversibilität hatten wir neben der reinen Potentialreduktion in Anlehnung an die Janzariksche Konzeption eine „Strukturverformung" angenommen (s.S. 96 f). Wir unterscheiden außer den Strukturverformungen ohne Psychose, die wir zu den relativ uncharakteristischen Remissionstypen zählen, „Strukturverformungen mit Psychose" (Typ 15), die zu den charakteristisch schizophrenen Residualsyndromen gehören.

Strukturverformungen ohne Psychose sind in unserem Bonner Erfahrungsgut mit nur 3% (15 Fälle) selten. Bei Männern sind sie mit 3,8% etwas häufiger als bei Frauen (2,4%). Die Mehrzahl, nämlich neun Patienten (60%), sind sozial geheilt, davon sechs Patienten auf früherem beruflichen Niveau; je drei Fälle gehören den sozialen Remissionsgraden 2 (berufsunfähig, beschränkt arbeitsfähig) und 3 (erwerbsunfähig) an.

Anton G. (Fall 51). Der Patient erkrankte mit 20 Jahren erstmals und wurde mehrfach, zuletzt mit 49 Jahren, stationär behandelt. Bei der Nachuntersuchung im Alter von 63 Jahren erfährt man, daß er seit 20 Jahren in seinem Beruf als Gärtner wegen quälender, offensichtlich coenästhetischer Unterleibsbeschwerden nicht mehr arbeiten könne. Er verbringt sein Leben mit Wanderungen, bei denen er seine Habe auf einem Handwagen mit sich führt. Auf diese Weise sei er nach Rom, Maria Einsiedeln, Kopenhagen und in zahlreiche andere europäische Städte gepilgert. Zur Zeit lebt er in seinem Hauszelt auf einer Wiese, den Winter verbringt er mit Luftmatratze und Schlafsack in einem Gewächshaus. Er beköstigt sich auf einem Spirituskocher selbst. Er ist glücklich und zufrieden und sichtlich sich selbst genug. Er betreibe ein Privatstudium, philosophiere, lese Kant, Schopenhauer und die Bücher des Hl. Augustin. Mit einem Wort gesagt, er sei ein „stiller Denker" und schere sich nicht darum, ob ihn die Welt als Sonderling ansehe oder nicht. „Mein Verstand ist klar und hat eine Hilfsbedürftigkeit durch einen Psychiater nicht nötig. Ich lebe für mich allein, gehe nirgendwo hin und lasse jeden nach seiner Fasson selig werden." Der Patient hat das sichere Bewußtsein, anders und besser zu sein als die anderen; er meint, vielleicht trage er auch eine Berufung mit sich herum. Er hat jedoch kein Bedürfnis, nach außen zu wirken und andere zu überzeugen. – Eine mißtrauische Einstellung gegenüber Ärzten wird deutlich; alle körperlichen Untersuchungen lehnt er rundweg ab. Er wirkt sthenisch, bestimmt und entschieden, zeigt keinerlei Zeichen einer reinen Defizienz. Angenommen wird eine nicht mehr rückbildungsfähige residuale Strukturverformung ohne produktiv-psychotische Symptombildungen.

Die relativ uncharakteristischen reinen Residualzustände und die Strukturverformungen ohne Psychose wurden zur Gruppe der *„relativ uncharakteristischen Residuen"* zusammengefaßt, der 16,5% (83 Fälle) der Bonner Probanden angehören.

Zu den mehr oder minder *charakteristischen Residualzuständen* schizophrener Erkrankungen gehören die leichten (Typ 10) und mäßigen gemischten Residuen (Typ 11),
die chronischen reinen Psychosen (Typ 12), die typisch schizophrenen Defektpsychosen
mit (Typ 13) oder ohne querschnittsmäßig erkennbarer Potentialreduktion (Typ 14)
und schließlich die Strukturverformungen mit Psychose (Typ 15). Die letzten drei Typen stellen die charakteristisch schizophrenen Residualzustände im engeren Sinne dar.
Wir wenden uns zunächst den *relativ charakteristischen Residualsyndromen* zu, zu denen
die gemischten Residuen und die chronischen reinen Psychosen zählen.

Leichtes gemischtes Residuum (Typ 10). Bei den gemischten Residuen erhält das uncharakteristische Minus der reinen Defizienz durch einzelne reversible produktiv-psychotische Züge, d.h. durch schizophrene Erlebnissymptome 1. und/oder 2. Ranges, Affekt-,
Kontakt- oder Ausdrucksstörungen, die Tönung des schizophrenen „Aliter". Bei Patienten mit gemischten Residuen kann man am psychopathologischen Erscheinungsbild zugleich die produktive (charakteristische) schizophrene Komponente wie die Grundkomponente der reinen Potentialreduktion erkennen; die Patienten erscheinen gleichzeitig
als schizophren und als in ihrem psychischen energetischen Potential, ihrem gesamtseelischen Antriebsniveau reduziert. Dem Typ des gemischten Residuums entspricht also
phänomenal die „dynamische Insuffizienz" (der Potentialverlust) einschließlich einzelner schizophreniecharakteristischer produktiv-psychotischer Erlebnissymptome oder
Affekt-, Kontakt- und Ausdrucksstörungen. Wir finden leichte gemischte Residuen im
Bonner Erfahrungsgut ohne signifikante Geschlechtsdifferenzen in 8,8% (44 Fälle —
Tabelle 25).

Marianne H. (Fall 23). Frau H. war in der Schule eine der Besten und arbeitete später als Stenotypistin. Im Alter von 23 Jahren trat nach einem halbjährigen Prodrom die erste psychotische schizophrene Manifestation auf. Mit 24, 28 und 40 Jahren kam es erneut zu stationär behandelten psychotischen Exacerbationen. Bei der Katamnese im 44. Lebensjahr berichtet die Patientin, daß sie seit
Beginn der Erkrankung ihren Beruf nicht mehr ausüben konnte. Sie helfe zu Hause bei den Eltern
im Haushalt und manchmal unentgeltlich in einem Altersheim. Sie schildert witterungsabhängige,
qualitativ abnorme Leibgefühlstörungen und eine Durchschlafstörung. Sie könne nicht mehr so die
Initiative ergreifen, bei der Arbeit nicht mehr so durchhalten. Konzentriert zu arbeiten, falle ihr
schwer. Sie könne zwar arbeiten, aber nicht so viel, nicht übermäßig, sonst sei sie überanstrengt. Sie
sei auch leicht erregbar. Gelegentlich höre sie, insbesondere morgens nach dem Aufwachen, ein
Singen oder auch Stimmen, die über sie ein Urteil fällten oder Anweisungen geben. Man habe sich
danach zu richten. Häufiger höre sie auch ihren Namen rufen, das seien mehrere (wörtlich!) „Wahn-
stimmen", die oft weiter weg seien und dann leise sprächen, dann wieder näher und lauter; sie
kämen aus der Luft. Tagsüber, wenn sie sich auf die Arbeit konzentriere, höre sie die Stimmen nicht.
Die Patientin ist wenig spontan, versiegt oft im Satz, kann sich nur schlecht konzentrieren, wirkt
modulationsarm und grimassiert gelegentlich.

Patienten mit leichten gemischten Residuen zeigen nur in 36,4% (16 Fälle) *soziale
Heilungen;* dabei sind 9,1% (4 Patienten) im früheren Beruf und 27,3% (12 Fälle) unterhalb ihres früheren beruflichen Niveaus voll erwerbstätig.

Mäßiger gemischter Residualzustand (Typ 11). Leichte und mäßige gemischte Residuen unterscheiden sich lediglich hinsichtlich der *Ausprägung der Potentialreduktion,*
die bei Typ 11 stärkere Grade erreicht als bei Typ 10. Dies kommt auch in der sozialen
Remission zum Ausdruck: Soziale Heilungen fehlen bei mäßigen gemischten Residuen
vollständig. Wie bei den deutlicher ausgeprägten reinen Residuen sind auch bei den mäßigen gemischten Residualzuständen die Männer mit 10% gegenüber den Frauen mit

6,1% überrepräsentiert. Insgesamt kommt der Typ in 7,8% (39 Fälle, Tabelle 25) vor und damit annähernd so häufig wie gemischte Residuen leichter Ausprägung. Auch hierdurch unterscheiden sich die gemischten von den reinen Residuen. Bei den reinen Residuen sind Patienten mit stärker ausgeprägter Potentialreduktion in 29 Fällen wesentlich seltener als leichte Ausprägungsgrade (leichte reine Residuen und Minimalresiduen – 173 Fälle). *Die Relation zwischen Syndromen mit geringer und stärker ausgeprägter reiner Defizienz ist bei den reinen Residuen fast wie 6 : 1, bei den gemischten annähernd 1 : 1.* Gemischte Residualzustände (Typ 10 und 11) machen zusammen 16,6% der Gesamtpopulation aus (Tabelle 25).

Maria H. (Fall 284). Die prämorbid sehr ordentliche, dabei stille Patientin, die nach der Mittleren Reife im elterlichen Hof und Haushalt tätig war, erkrankte nach einem ca. 1 Jahr dauernden leib-hypochondrisch-asthenischen Vorpostensyndrom im 19. Lebensjahr mit einer paranoid-katatonen schizophrenen Psychose mit Störungen des Icherlebnisses und Coenästhesien. Nach stationärer Behandlung keine vollständige Remission; sie war aber zu Hause noch voll arbeitsfähig. Im 21. und 34. Lebensjahr weitere stationär behandelte Schübe. Bei der Nachuntersuchung im 39. Lebensjahr berichtet die Patientin, daß sie nicht mehr so gut arbeiten könne wie vorher, mehr Energie für die Arbeit brauche, sich mehr anstrengen müsse; früher sei ihr alles leichter von der Hand gegangen. Auch sei sie einerseits empfindlicher, andererseits gleichgültiger und phlegmatischer als früher, habe nicht mehr so viel Interesse und Initiative. Die Angehörigen bestätigen, daß es ihr an Energie fehle, daß sie nicht mehr planen und im voraus denken könne, obschon sie früher die Beste der Klasse war. Die Patientin selbst berichtet auf Befragen, daß sie auch jetzt immer noch Stimmen höre, wenn sie draußen bei der Arbeit sei. Sie würden ihr befehlen, dies oder jenes zu tun; sie seien nicht so laut wie eine übliche Unterhaltung. Bei der Exploration ist es schwierig, mit der wortkargen Patientin Kontakt zu bekommen. Im Ausdruck wenig moduliert, stereotype Bewegungen der Hände und Finger, deutliche Spontaneitätsminderung. Insgesamt mäßiges gemischtes Defektsyndrom mit auch subjektiv wahrgenommenen Zeichen einer Potentialreduktion, deutlichem Bewußtsein einer Veränderung, außerdem Affekt- und Ausdrucksstörungen sowie akustischen Halluzinationen.

Fallbeispiele für gemischte Residuen finden sich auch bei der Darstellung der Verlaufstypen X und XI (s. S. 205 ff).

Die *Differenzierung von gemischten und reinen Residuen* ist gelegentlich schwierig, wenn nämlich bestimmte einzelne und nur undeutlich ausgeprägte Erlebnisweisen, z.B. Akoasmen oder diskrete Bewegungsstereotypien (z.B. knetende oder reibende, unwillkürliche, wie automatische Handbewegungen), Affekt- und Kontaktstörungen oder Ausdrucksanomalien im engeren Sinne, das Syndrom des reinen Residuums komplizieren. In solchen Fällen galt in der Regel die schon früher bei den Heidelberger und Wieslocher Untersuchungen festgelegte Übereinkunft, daß einzelne, isolierte, nur undeutlich ausgeprägte derartige Symptome noch nicht für die typologische Zuordnung als gemischtes Residuum ausreichen.

Zu beachten ist auch, daß als Teilkomponente der reinen Residuen der Typen 7 und 8 auch bestimmte, leidlich charakteristische Affekt- und Antriebsstörungen gelten, die wir der reinen Potentialreduktion zurechnen und somit als irreversibel ansehen (s. S. 95), z.B. eine bevorzugte Einbuße an Fremdwertgefühlen, ein Defizit emotionaler Modulationsfähigkeit, Einbußen an Interesse und Spontaneität, Verlust an Fähigkeit zu Providenz und Planung oder eine Defizienz der gedanklichen Intentionalität mit Neigung zu unpointiertem Denken. Die Schwierigkeit besteht darin, daß sich der Terminus „gemischtes Residuum" definitionsgemäß nicht in erster Linie auf die Simultaneität der alternativen Merkmale „*uncharakteristisch-organisch*" und „*charakteristisch-schizophren*", vielmehr auf das gleichzeitige Vorkommen von sowohl *defektuös-irreversiblen* („reine

Potentialreduktion") wie *psychotisch-reversiblen* Zügen (z.B. gelegentliche akustische Phoneme) bezieht. Wenn wir definieren, daß beim gemischten Residuum die an sich uncharakteristische irreversible Potentialreduktion, wie wir sie beim reinen Residuum isoliert vorfinden, durch bestimmte Einzelzüge als schizophren eindeutig erkennbar wird, handelt es sich dabei im allgemeinen um produktiv-psychotische reversible Erlebnis- und Ausdrucksstörungen, z.B. halluzinatorische und wahnhafte Erlebnisweisen oder eine temporäre Denkdissoziation. In der Regel korrespondieren die Begriffspaare uncharakteristisch-organisch und irreversibel-defektuös einerseits, charakteristisch-schizophren und reversibel-psychotisch andererseits. Kommen jedoch zu einer uncharakteristischen Potentialreduktion schon leidlich schizophrenieverdächtige, doch gleichfalls defektuös-irreversible, der „dynamischen Insuffizienz" zugerechnete Züge, sprechen wir nicht von einem gemischten, sondern von einem reinen Residuum mit schizophrenieverdächtigen, dem Potentialverlust zuzurechnenden Zügen (Typ 7 und 8).

Solange der Verlauf noch Schwankungen unterworfen und noch kein einigermaßen stabiler Endzustand erreicht ist (s. S. 138 ff), wird eine aufgrund des psychopathologischen Syndroms zur Zeit der Nachuntersuchung ermittelte Häufigkeitsverteilung reiner, gemischter und typisch schizophrener Syndrome davon abhängen, inwieweit im Einzelfallverlauf die mehr oder minder uncharakteristischen oder charakteristischen Verlaufsstadien prävalieren. So fanden wir in unserem Wieslocher Krankengut dauerhospitalisierter Schizophrener unter 212 Patienten fast ³/₄ mit typisch schizophrenen Defektpsychosen und nur 17 bzw. 9% mit gemischten bzw. reinen Residuen (Huber, 1961a). Aber auch bei den 156 von 212 Patienten (73,6%) mit zur Zeit der Nachuntersuchung typisch schizophrenen Syndromen bestand zu einem anderen, früheren oder späteren Zeitpunkt passager oder, wie die späteren häuslichen Katamnesen zeigten, dauernd ein reines oder gemischtes Residuum. In bestimmten Stadien kann die „reine Defizienz", in anderen die produktiv-psychotische Symptomatik, mit der uncharakteristischen Defizienz interferierend, das psychopathologische Zustandsbild bestimmen und das jeweilige besondere, katatone, paranoid-halluzinatorische oder mehr hebephrene Aussehen bedingen. Bei unseren Bonner, ganz überwiegend extramuralen Verläufen spielt der Zeitpunkt der Untersuchung innerhalb einer bestimmten Zeitspanne für die Häufigkeitsverteilung der verschiedenen Typen schizophrener Residualsyndrome keine wesentliche Rolle, weil hier bei einer erheblich längeren durchschnittlichen Verlaufsdauer (22,4 gegenüber nur 12,5 Jahre im Wieslocher Beobachtungsgut) und der andersartigen Zusammensetzung des Beobachtungsgutes bei der Spätkatamnese bei ca. ³/₄ bereits ein seit mehr als 5 Jahren stabiler Zustand erreicht war.

Chronische reine Psychose (Typ 12). Dem nicht mehr mit psychotischem Geschehen verbundenen, gewöhnlich wenig aufdringlichen „reinen Defekt" hatten wir am anderen Pol einer kontinuierlichen Übergangsreihe die „chronische reine Psychose" gegenübergestellt, die ausschließlich produktiv-psychotische Symptome aufweist, die beiden anderen Grundkomponenten, Potentialreduktion und Strukturverformung, vermissen läßt und noch nach jahrzehntelanger kontinuierlicher Persistenz vollständig remittieren kann. Wir hoben hervor, daß dieser Typ selten vorkommt, aber wie der „reine Defekt" für die Theorie der Schizophrenien und das Problem der Reversibilität und Irreversibilität psychotischer Dauerformen Bedeutung besitzt (Huber, 1961a). Als „chronische reine Psychosen" wären dann die schon seit der Jahrhundertwende beschriebenen Fälle chronischer Schizophrenien mit überraschenden Wiederherstellungen und Spätgenesungen aufzufassen, bei denen man mit der Hypothese einer grundsätzlich reversiblen „Fehlschaltung psychischer Apparate" (Kretschmer), einer rein funktionalen Störung auskommt. Unabhängig von der theoretischen Interpretation und zunächst auch den neueren dynamistischen Konzeptionen bezeichnen wir als chronische reine Psychosen solche *über Jahre und Jahr-*

zehnte bestehende schizophrene Psychosen, bei denen phänomenologisch-psychopathologisch Zeichen einer Potentialreduktion und einer Verformung des individuellen seelischen Gefüges (Strukturverformung) nicht faßbar sind. Solche Syndrome, bei denen die in 90% sozial geheilten Patienten in Affekt, Kontakt und Ausdruck weitgehend unauffällig sind und die Psychosen noch nach jahrzehntelangem Bestehen (in zwei Fällen noch nach 20- bzw. 30jähriger kontinuierlicher Persistenz) vollständig ohne Zeichen des reinen Defektes oder der Strukturverformung abklingen können, zeigen auch, daß *die reine Potentialreduktion nicht als notwendige seelische Folge des vorangegangenen langjährigen psychotischen Erlebniswandels erklärt werden kann, der „reine Defekt" nicht aus erlebnisabhängigen Prägungen hervorgeht.* Nicht die Psychose, vielmehr der elementare Potentialverlust ist es, der vom Patienten in der Regel nicht mehr bewältigt werden kann (Huber, 1961a, 1969). Wäre das verfügbare energetische Potential nicht reduziert, wären schizophrene Kranke ohne Strukturverformung offenbar in ihrer Mehrzahl imstande, ihre Psychose zu verarbeiten, nicht anders als Depressiv-Cyclothyme, die nach langjährigem psychotischen Erlebniswandel (nach Bürger-Prinz [1961] gibt es bis zu 18 Jahren dauernde Phasen) vollständig, ohne eine Spur bleibender Veränderung remittieren.

Die in Rede stehenden Beobachtungen von reinen Psychosen, die sich noch nach Jahrzehnten vollständig zurückbilden, belegen ferner, daß *auch die Strukturverformung* (s. S. 96 f) *nicht als obligate seelische Konsequenz des vorausgehenden, über Jahre sich erstreckenden psychotischen Erlebniswandels betrachtet werden kann.* Dies bedeutet nicht, daß diese Möglichkeit nicht vorkommt; vielmehr kann sich nach dem Janzarikschen Konzept der „Kohärenz von Dynamik und Struktur" eine Verformung des individuellen seelischen Gefüges als Folge der Psychose auf dem Hintergrund einer prädisponierenden leib-seelischen Konstitution entwickeln und fixieren. Daß dies aber immer so zu sein braucht, zeigen die Existenz des Typus der chronischen reinen Psychose und die bei den Bonner Patienten in fünf Fällen beobachteten *Vollremissionen nach jahrzehntelanger kontinuierlicher Persistenz paranoid-halluzinatorischer Psychosen.* Jene fünf Patienten von insgesamt 26 chronischen reinen Psychosen (19,2%) erlebten nach 9, 13, 15, 20 und 30 Jahren eine Restitutio ad integrum mit kompletter psychopathologischer Remission. Diese Fälle wurden in unserer Statistik nicht als chronische reine Psychosen, sondern als Vollremissionen und als monophasische oder (wenn phasenhaft abgesetzte psychotische Episoden die Krankheit einleiteten) polyphasische Verlaufstypen (s. S. 185 ff) registriert.

Im Bonner Beobachtungsgut kommen chronische reine Psychosen nur in 4,2% (21 von 502 Fällen), dabei mit 5,8% (17 von 293 weiblichen Patienten) deutlich (nicht signifikant) häufiger bei Frauen als bei Männern (1,9%) vor. Die Patienten berichten gewöhnlich erst bei gezielter Exploration über ihre psychotischen, größtenteils paranoid-halluzinatorischen, selten rein paranoiden (4 Fälle) Erlebnisse. Die psychotischen Inhalte werden auch außerhalb der Untersuchungssituation gegenüber Dritten kaum geäußert. *Die Psychose ist so verarbeitet und kompensiert, daß soziale Anpassung und Leistungsfähigkeit nicht wesentlich beeinträchtigt werden* und die Patienten äußerlich in der Regel unauffällig sind (s. auch S. 215).

Eine Minderzahl der Patienten (3 Fälle) mit chronischen reinen Psychosen ist schon ausdrucksmäßig, z.B. durch Grimassieren, querschnittsmäßig ohne weiteres erkennbar, die Mehrzahl (18 Fälle) erst dann, wenn durch die gezielte psychopathologische Exploration die psychotischen Erlebnisweisen nachgewiesen werden können.

Der Typ „chronische reine Psychose" ist mit dem Verlaufstyp III identisch; er wird bei der Darstellung dieses Typs noch näher beschrieben und kasuistisch veranschaulicht

(s. S. 191 ff). 90,5% (19 von 21 Patienten) sind *sozial geheilt*, wobei 14 Patienten (66,7%) in ihrem früheren Beruf, fünf (23,8%) unterhalb ihres früheren beruflichen Niveaus voll erwerbstätig sind.

Die gemischten Residuen leichter und mäßiger Ausprägung (Typen 10 und 11) werden mit den chronischen reinen Psychosen zur Gruppe der *„relativ charakteristischen Residualsyndrome"*, der 20,7% der Gesamtpopulation angehören, zusammengefaßt.

Typisch schizophrene Defektpsychosen mit erkennbarer Potentialreduktion (Typ 13). Bei den typisch schizophrenen Defektpsychosen unterscheiden wir Typen, bei denen schon im psychopathologischen Querschnittsbild Zeichen der Potentialreduktion sichtbar werden, und Syndrome, bei denen dies nicht der Fall ist: *Es sind chronische Schizophrenien mit im Sichtbild von psychotischen Symptomen teilweise (Typ 13) oder vollständig (Typ 14) überdecktem Potentialverlust.* Die typisch schizophrenen Defektpsychosen sind die geläufigen schizophrenen Persönlichkeitswandlungen mit einer von organischen Psychosyndromen deutlich abgrenzbaren „spezifischen" psychischen Veränderung. Sie sind gekennzeichnet durch das eigentümlich Unzugängliche, Fremde, Uneinfühlbare, die Kontakt- und Realitätsferne, das „Präcoxerlebnis", die Störungen des „Ebenmaßes der Affekte", die kühle Isolierung und affektive Verarmung, die Denkdissoziation, die mangelnde Krankheitseinsicht und scheinbare Indifferenz des Patienten gegenüber der Veränderung sowie durch die hier stets vorhandenen produktiv-psychotischen erst- und zweitrangigen Erlebnissymptome, Züge, die sämtlich bei den reinen Residualsyndromen vermißt werden. *Die reine Potentialreduktion ergibt nach unserer Konzeption erst in der Interferenz mit grundsätzlich reversiblen produktiv-psychotischen, charakteristisch schizophrenen Erlebnis- und Ausdruckssymptomen das Bild der typisch schizophrenen Defektpsychose.* Ob auch hier die Janzariksche Annahme zutrifft, daß beim Aufbau typischer chronischer Schizophrenien drei Grundkomponenten beteiligt sind, nämlich neben der produktiven Komponente (der dynamischen Entgleisung) und der dynamischen Insuffizienz (reine Potentialreduktion) auch die persönlichkeitsbezogene Komponente der strukturellen Verformung, kann unseres Erachtens offenbleiben (s. S. 96). Die Annahme einer Strukturverformung könnte in denjenigen Fällen, bei denen es nach jahre- und jahrzehntelangem Verlauf nicht zu einer Rückbildung auf reine (oder gemischte) Residuen kommt, die Persistenz und mangelnde Reversibilität der Psychose erklären.

Für die nach vieljährigem Verlauf fortbestehenden typisch schizophrenen Defektpsychosen liegt es nahe, eine verfestigte und erstarrte Deformierung der personalen Struktur zu unterstellen, die sich als Folge der Psychose auf dem Hintergrund einer prädisponierenden Konstitution entwickelt und fixiert hat. *Soweit chronische Schizophrenien nach Art der typisch schizophrenen Defektpsychosen im weiteren Verlauf sich auf reine Residuen zurückbilden, ist die Annahme einer auf der Basis einer bestimmten Persönlichkeitsdisposition zustandegekommenen Strukturverformung nicht erforderlich*, es sei denn, man wollte zusätzlich annehmen, daß auch die Verformung des individuellen seelischen Gefüges (die wir nach der Potentialreduktion als zweite Komponente der Irreversibilität in schizophrenen Verläufen betrachten – s. S. 96 f), gelegentlich wieder, wenigstens partiell rückgängig gemacht, „Erstarrtes wieder langsam in Fluß gebracht" werden kann (Müller, 1959; Tellenbach, 1961; Huber, 1968b). Sicher ist, daß Beobachtungen vorkommen, bei denen im Verlauf das Syndrom einer typisch schizophrenen Defektpsychose sich auf gemischte oder reine Residuen zurückbildet, ohne daß die dann sichtbaren stabilen und dauerhaften, durch die reine Defizienz bestimmten „Endzustände" Zeichen einer Strukturverformung erkennen lassen (s. auch zweiter, positiver Knick, S. 87 f). Daß es schließlich auch chronische, jahrzehntelang persistierende typisch schizophrene Psychosen ohne Potentialreduktion gibt und dabei insbesondere paranoide oder paranoid-halluzinatorische

Dauerformen, die demnach, entgegen der Annahme von Conrad, auch ohne Potentialabbau vorkommen können, wird durch den Nachweis der Existenz des Typus der chronischen reinen Psychose und seine potentielle vollständige Reversibilität belegt.

Typisch schizophrene Defektpsychosen mit im Querschnittsbild faßbaren Zeichen der Potentialreduktion sind im Bonner Beobachtungsgut in 7,2% (36 Fälle), bei Männern mit 8,1% etwas häufiger als bei Frauen (6,5%) anzutreffen.

Typisch schizophrene Defektpsychosen ohne im Querschnittsbild faßbare Potentialreduktion (Typ 14). Hier sind im psychopathologischen Querschnittsbild keine Zeichen des „reinen Defektes" phänomenal in Ausdruck und Verhalten und/oder erlebnismäßig anhand der Angaben des Patienten eruierbar. Die Potentialreduktion ist im Sichtbild von den psychotisch-schizophrenen Entäußerungen gleichsam zugedeckt. Daß sie trotzdem vorhanden ist, läßt sich nur dann durch die Verlaufsbeobachtung nachweisen, wenn die psychotischen Symptome zeitweilig oder dauernd zurücktreten und der „reine Defekt" bloßgelegt wird. Bei den typisch schizophrenen Defektpsychosen ergeben sich demnach Täuschungsmöglichkeiten daraus, daß die Potentialeinbuße bei gleichzeitigem Bestehen psychotischer Symptome schwer zu beurteilen ist, so daß die Unterscheidung gegenüber „reinen Psychosen" und „Strukturverformungen mit Psychose" gelegentlich nur aufgrund der Längsschnittbetrachtung gelingt. Typisch schizophrene Defektpsychosen dieses Typs wurden bei der Nachuntersuchung nur in 3,6% (18 Fälle) angenommen. In diesen Fällen bestanden irgendwann im Verlauf passagere, von psychotischen Erscheinungen relativ freie Stadien, in denen Zeichen der reinen Defizienz faßbar waren. Im Unterschied zu den typisch schizophrenen Defektpsychosen mit querschnittsmäßig erkennbarer Potentialreduktion überwiegen hier die Frauen (4,1%) gegenüber den Männern (2,9%). Typisch schizophrene Defektpsychosen überhaupt (Typ 13 und 14) kommen in 10,8% (54 Fälle), bei Männern (11%) und Frauen (10,6%) etwa gleich häufig vor.

Soziale Heilungen sind hier kaum zu erwarten. Wir fanden nur einen Patienten (1,9%) der – unterhalb des früheren beruflichen Niveaus – voll erwerbstätig und damit im Sinne unserer Definition sozial geheilt war. 26 Patienten (48,1%) sind völlig arbeitsunfähig, 15 (27,8%) erwerbsunfähig (sozialer Remissionsgrad 3) und 12 Patienten (22,4%) noch zu Teilzeitarbeiten imstande (sozialer Remissionsgrad 2).

Bei den 54 Bonner Patienten mit typisch schizophrenen Defektpsychosen (Typ 13 und 14) war die Potentialreduktion in 35 Fällen während des Verlaufs vor der Spätkatamnese in Form reiner (13 Fälle) oder gemischter Residuen (22 Fälle) nachweisbar.

Bei 18 Patienten war es nach der ersten und in einigen Fällen auch noch nach der zweiten und dritten psychotischen Manifestation zunächst zu einer Teilremission auf ein *gemischtes Residuum* gekommen, während sich die typisch schizophrene Defektpsychose erst nach weiteren psychotischen Exacerbationen herausbildete. Bei vier Patienten wurden nach primär phasenhaftem Verlauf später gemischte Residuen sichtbar. Bei 10 Patienten remittierte die psychotische Erstmanifestation zunächst auf ein *reines Residuum;* erst im weiteren Verlauf entwickelten sich dann ohne oder mit Zwischenschaltung eines gemischten Residuums eine typisch schizophrene Defektpsychose. Bei den restlichen drei Patienten schließlich remittierte erst die zweite bzw. dritte psychotische Manifestation auf ein reines Residuum, nachdem die erste bzw. zweite psychotische Exacerbation vollständig remittiert war. Bei den 13 Patienten mit Ausbildung reiner Residualsyndrome nach der ersten bis dritten psychotischen Manifestation persistierten diese, durch den Potentialverlust bestimmten Psychosyndrome bei sechs Patienten mehr als 10 Jahre, bei zwei Patienten 5-10 Jahre, bei drei Patienten 4-5 Jahre und bei zwei Patienten 1-2 Jahre, ehe sich dann im späteren Verlauf und nach weiteren psychotischen Schüben eine typisch schizophrene Defektpsychose entwickelte. Abgesehen von den drei

Fällen mit primär phasenhafter Verlaufsweise waren die Symptome des „reinen Defektes" bei den restlichen 10 Fällen schon nach der ersten psychotischen Manifestation erkennbar.

Bei den restlichen 19 Fällen von typisch schizophrenen Defektpsychosen ohne im Verlauf in reiner Form zutagetretende Potentialreduktion war die *Verlaufsweise einfach-geradlinig-progredient,* wobei sich die „Endzustände" unmittelbar aus der psychotischen Erstmanifestation entwickelten. *Zum ungünstigen Ausgang in eine typisch schizophrene Defektpsychose kam es hier schon in den ersten 3 Krankheitsjahren;* diese Teilgruppe ist demnach identisch mit dem Verlaufstyp der *„schizophrenen Katastrophe",* der also im Bonner Kollektiv in 3,8% (19 von 502 Fällen) vorkommt (s. S. 209 ff).

Fallbeispiele für schizophrene Katastrophenverläufe und typisch schizophrene Defektpsychosen überhaupt werden bei der Darstellung des Verlaufstyps XII (s. S. 209 ff) gebracht.

Strukturverformung mit Psychose (Typ 15). Die „Strukturverformungen mit Psychose" zeigen im Unterschied zu den typisch schizophrenen Defektpsychosen *weder im Querschnittsbild noch im Verlauf Zeichen einer Potentialreduktion;* dagegen bieten sie schon im psychopathologischen Erscheinungsbild bei der Nachuntersuchung deutliche Zeichen einer „Deformierung der personalen Struktur" mit Affekt-, Kontakt- und Ausdrucksstörungen, wodurch sie sich von den chronischen reinen Psychosen abgrenzen lassen. Hierher gehören manche paranoid-halluzinatorischen therapieresistenten Dauerformen und chronischen Wahnformen im Sinne der Paranoia, die allerdings in unserem Beobachtungsgut fehlen (s. S. 192).

Die „Strukturverformungen mit Psychose" lassen sich mit Hilfe des von Janzarik formulierten Prinzips der Kohärenz von Dynamik und Struktur interpretieren (s. S. 114). Einmal in der floriden Psychose während der produktiv-psychotischen Entgleisungen der seelischen Dynamik angestoßene Erlebens- und Verhaltensweisen laufen nach eingetretener Umstrukturierung und Verformung des individuellen seelischen Gefüges quasi in sich selber weiter, auch wenn eine − organische − Notwendigkeit hierzu nicht bzw. nicht mehr vorhanden ist.

„Strukturverformungen mit Psychose" sind insgesamt im Bonner Beobachtungsgut mit 3,2% (16 Fälle) selten; auch hier überwiegen wie bei den chronischen reinen Psychosen die Frauen mit 4,1% (12 Fälle) gegenüber den Männern (1,9%). *Soziale Heilungen,* die bei den typisch schizophrenen Defektpsychosen praktisch vollständig fehlen, kommen hier in 50% (8 Fälle) vor; davon sind drei Patienten auf früherem beruflichen Niveau, fünf Patienten unterhalb ihres früheren Niveaus voll erwerbstätig.

Die restlichen acht Patienten verteilen sich auf die sozialen Remissionsgrade 2 (5 Fälle) und 3 (3 Fälle). Kasuistische Darstellungen von Strukturverformungen mit Psychose werden im Rahmen der Beschreibung des Verlaufstyps VII gegeben (s. S. 200 ff).

Die typisch schizophrenen Defektpsychosen und die Strukturverformungen mit Psychose werden zur Gruppe der *„charakteristischen Residualzustände im engeren Sinne"* zusammengefaßt; 14% (70 Fälle) des Bonner Beobachtungsgutes gehören hierher (Tabelle 25, S. 98 f).

Anhang: Subjektiv als positiv erlebte Persönlichkeitswandlungen. Unsere Typologie schizophrener Residualzustände bezieht sich ausschließlich auf subjektiv und objektiv als negativ bewertete Beschwerden, Störungen und Veränderungen. Doch gibt es auch vom Patienten selbst (und dann zum Teil auch von der Umgebung) als positiv bewertete psychopathologische Wandlungen im Gefolge schizophrener Erkrankungen. Dabei ist nicht ein zur Zeit der Spätkatamnese nachweisbarer sozialer Aufstieg gegenüber dem sozialen Status vor Einsetzen der Erkrankung gemeint, wie er bei 62 Bonner Probanden registriert wurde. (s. S. 318 u. 320). Bei der Registrierung von Patienten mit günstiger Persönlichkeitsveränderung beschränkten wir uns aus methodischen Gründen auf das *subjektive Erleben* des Patienten. Dabei berücksichtigten wir nur die Patienten mit Vollremissionen, uncharakteristischen und relativ charakteristischen Residuen, d.h. eine Teilgruppe von 328 Bonner Patienten, davon 111 mit Vollremissionen und 217 mit uncharakteristischen reinen Residuen (Tabelle 25, S. 98 f).

Schon bei den Strukturverformungen ohne Psychose (Typ 9) und vollends bei den relativ charakteristischen und charakteristischen Residualzuständen (Typen 10-15), bei denen das Sich-zu-sich-selbst-verhalten -Können zunehmend beeinträchtigt ist, werden begreiflicherweise derartige Selbsteinschätzungen problematisch; sie stimmen jedenfalls in der Regel hier nicht mehr mit dem Urteil der Mitwelt und dabei auch der nächsten Bezugspersonen überein.

Unter den 328 Bonner Probanden mit Vollremissionen und uncharakteristischen Residualzuständen (im weiteren Sinne) finden sich 30 Patienten, das sind 9,1 und 6,0% der Bonner Gesamtpopulation von 502 Probanden, mit selbstempfundenen seelischen Wandlungen, die im Vergleich mit dem Zustand vor der Erkrankung subjektiv als positiv gewertet werden. Bei diesen 30 Probanden mit dem Erlebnis einer positiven Persönlichkeitswandlung handelte es sich in $^4/_5$ (24 Fälle) um zur Zeit der Nachuntersuchung voll remittierte ehemalige Patienten, in immerhin fünf Fällen jedoch um Patienten mit reinen Residuen (4 Fälle mit Minimalresiduum, 1 Fall mit leichtem reinem Residuum), die ungeachtet der selbst wahrgenommenen deutlichen Einbußen in der dynamischen Sphäre zugleich als positiv empfundene seelische Veränderungen angeben; bei einem Patienten besteht eine Strukturverformung ohne Psychose.

Anhand der Selbstschilderungen der Patienten kann man eine Rangreihe der von unseren 30 Patienten mit einer subjektiv als positiv empfundenen Veränderung angeführten Züge aufstellen. Von den ehemaligen Patienten wird dabei das Hauptgewicht darauf gelegt, daß Eigenschaften, unter denen sie prämorbid litten und die sie als Daseinsgefühl und/oder Leistungsfähigkeit beeinträchtigend empfanden, zur Zeit der Nachuntersuchung verschwunden sind. Gewöhnlich wird die Veränderung im Vergleich mit dem Zustand vor der Erkrankung, die als positiv erlebte Wandlung, in einen ursächlichen Zusammenhang mit der Psychose gebracht. Am häufigsten (20 Fälle) geben die Patienten an, sie seien jetzt *ruhiger und gelassener, nicht mehr so schwernehmend, beeindruckbar, kränkbar und erregbar* wie vor der Erkrankung. Noch knapp die Hälfte (12 Fälle) der Patienten heben hervor, sie seien *kontaktfreudiger und freier, nicht mehr so gehemmt,* könnten mehr aus sich herausgehen, seien offener und aufgeschlossener geworden. Von jeweils knapp einem Viertel der Probanden werden Zunahme von Selbstbewußtsein, Selbstvertrauen und Selbständigkeit (7 Fälle) bzw. von Durchsetzungsfähigkeit und „Härte" (7 Fälle) genannt, während gleichfalls sieben Patienten berichten, sie seien besonnener, bewußter und reifer geworden und verfügten jetzt über mehr Selbstkontrolle und Selbstbeherrschung als früher. Einige Patienten geben an, sie seien interessierter und hätten „mehr Unternehmungsgeist" als früher (4 Fälle), seien fröhlicher mit der Fähigkeit zur harmlosen Freude (die früher fehlte – 3 Fälle), hätten jetzt mehr Energie und Ausdauer als vor der Erkrankung (2 Fälle). Wir bringen einige Fallbeispiele.

Sie suche und finde mehr Kontakte als früher. Sie bringe z.B. heute ohne weiteres den Mut auf, mit Vorgesetzten, z.B. der Personalchefin, zu sprechen. Auch Energie und Ausdauer seien besser als früher. Sie finde sich jetzt leichter mit nicht mehr zu ändernden Dingen ab (Fall 6). – Sei aufgeschlossener und offener, freier und eher zum Lustigsein aufgelegt als vor der Erkrankung. Kleinigkeiten, die ihm früher den Schlaf raubten, könnten ihn jetzt nicht mehr aus der Fassung bringen (Fall 14). – Er sei freier und selbständiger als früher, könne Entscheidungen treffen, ohne in Konflikte zu geraten (Fall 31). – Sie meine, sie sei jetzt gesünder als in der Jugendzeit. Sie habe sich zu ihrem Vorteil verändert, sei viel aufgeschlossener, nicht mehr so zurückhaltend wie früher. Sie sei gelassener und rege sich nicht mehr so auf. Früher habe sie alles tragisch genommen. Die Leistungsfähigkeit habe sich sogar noch gesteigert (Fall 69). – Er sei bewußter und freier geworden. Die Krankheit sei gesundheitsfördernd gewesen. Er wisse jetzt, was für ihn schädlich sei und verhalte sich entsprechend. Er sei fröhlicher und weniger empfindsam als früher, insbesondere auch Vorgesetzten gegenüber (Fall 110). – Sie sei aufgeschlossener als früher. Auseinandersetzungen mit der Umgebung, die sie früher sehr beeindruckten und lange Zeit beschäftigten, könne sie jetzt besser abschütteln (Fall 200 – Minimalresiduum). – Sie sei selbstbewußter geworden, habe ein dickeres Fell bekommen, habe auch mehr Interessen als früher. Sie sei ein anderer Mensch geworden, habe in allem gewonnen (Fall 279). – Viel selbstsicherer als früher, nicht mehr so gehemmt und schüchtern, lebendiger, nähme alles nicht mehr so schwer (Fall 345). – Sie sei viel gesünder als vor 30 Jahren. Im letzten Jahrzehnt (nach einem zweiten, positiven Knick) Wandlung zum Guten. Sehr viel selbstsicherer als vor der Erkrankung. Aufs Ganze gesehen, sei es eine durchaus positive Veränderung (Fall 383 – Minimalresiduum). – Er sei ruhiger, rege sich nicht mehr so leicht auf und lasse sich auch durch fremdes Leid nicht mehr so intensiv und nachhaltig beeindrucken wie früher. Er sei durch die Erkrankung robuster geworden, nicht mehr so weich und ängstlich wie früher (Fall 397). – Durch die Erkrankung habe er sich zum Guten hin geändert, besonders in den letzten Jahren. Er habe seine Hemmungen verloren, sein Selbstbewußtsein habe sich gefestigt und er habe im eigenen Geschäft eine Selbstbestätigung gefunden (Fall 433 – Minimalresiduum). – Er habe sich zum Guten geändert. Früher habe er sich nicht wehren können. Jetzt würde er sich nichts mehr gefallen lassen (Fall 447 – Minimalresiduum). – Seit der Krankheit könne sie sich besser durchsetzen, sei resoluter geworden. Zuvor sei sie gegen freche Menschen nicht angekommen, sei immer den unteren Weg gegangen (Fall 493). – Sie sei nicht mehr so empfindlich, gelassener, auch großzügiger, z.B. gegenüber den Eskapaden ihres Mannes. Insgesamt härter und widerstandsfähiger geworden (Fall 501).

3.3.9.3 Zusammenfassung der Einzeltypen schizophrener Residuen zu größeren Gruppen

Wir faßten, wie schon gezeigt, die Typen 2 (Minimalresiduum), 3 (leichtes reines Residuum), 4 (mäßiges reines Residuum), 5 (leichtes reines Residuum mit diskreten Ausdrucksstörungen) und 6 (leichtes reines Residuum mit diskreten Affekt-, Kontakt- und Ausdrucksstörungen) zur Gruppe der *„uncharakteristischen reinen Residuen im engeren Sinne"* zusammen, zu der 26,7% (134 Fälle) gehören. Typ 7 (leichtes reines Residuum mit der Potentialreduktion zugehörigen schizophrenieverdächtigen Einzelzügen), Typ 8 (mäßiges reines Residuum mit schizophrenieverdächtigen, dem Potentialverlust zugehörigen Zügen) und Typ 9 (Strukturverformung ohne Psychose) bilden die Gruppe der *„relativ uncharakteristischen Residuen"*, die 16,5% (83 Fälle) der Bonner Gesamtpopulation umfaßt. Die leichten und mäßigen gemischten Residualzustände (Typen 10 und 11) wurden mit den chronischen reinen Psychosen (Typ 12) als *„relativ charakteristische Residualsyndrome"* herausgehoben; hierher gehören 20,7% (104 Patienten). Die letzte Gruppe der *„charakteristischen Residualsyndrome im engeren Sinne"* setzt sich aus den typisch schizophrenen Defektpsychosen (Typen 13 und 14) und den Strukturverformungen mit Psychose (Typ 15) zusammen. Diese Gruppe der zur Zeit der Spätkatamnese unverwechselbar typisch schizophrenen Zustandsbilder ist mit 13,9% (70 von 502

Fällen) am schwächsten besetzt. Tabelle 26 gibt einen Überblick über die vier Gruppen schizophrener Residualzustände und die psychopathologischen Vollremissionen (s. auch Tabelle 25, S. 98 f).

Tabelle 26. 5 Gruppen von psychopathologischen Ausgängen („Endzuständen") im Bonner Haupt-kollektiv nach einer durchschnittlichen Verlaufsdauer von 22,4 Jahren (gerechnet ab Beginn Prodrom)

Gruppe	♂	♀	♂ + ♀
Vollremissionen	41	70	111
(Typ 1)	19,6%	23,9%	22,1%
Uncharakt. Residuen i.e.S.	60	74	134
(Typ 2-6)	28,7%	25,3%	26,7%
Relativ uncharakt. Residuen	40	43	83
(Typ 7-9)	19,1%	14,7%	16,5%
Relativ charakt. Residuen	41	63	104
(Typ 10-12)	19,6%	21,5%	20,7%
Charakt. Residuen i.e.S.	27	43	70
(Typ 13-15)	12,9%	14,7%	13,9%
n	209	293	502

χ^2-Anteil 3,4 bei 4 FG = nicht signifikant

Aufs Ganze gesehen, ergibt sich, daß von den ehemaligen Bonner Patienten nach einer durchschnittlichen Verlaufsdauer von 22,4 Jahren nahezu $^2/_3$, nämlich 65,3% (328 Patienten), entweder vollständig geheilt (Vollremissionen, 22,1%) oder nicht mehr psychotisch (uncharakteristische und relativ uncharakteristische Residuen, 43,2%) sind.
Für die statistische Bearbeitung beschränkten wir uns in der Regel auf drei Gruppen, nämlich die *Vollremissionen* (22,1%), die Gruppe der uncharakteristischen Residuen im weiteren Sinne, die durch Zusammenfassung der Gruppe der uncharakteristischen Residuen im engeren Sinne und der relativ uncharakteristischen Residuen gebildet wurde und 43,2% (217 Fälle) umfaßt, sowie schließlich die Gruppe der *charakteristischen Residualzustände im weiteren Sinne,* in der die relativ charakteristischen Residuen und die charakteristischen Residuen im engeren Sinne zusammengefaßt sind und deren Anteil am Bonner Beobachtungsgut 34,7% (174 Patienten) beträgt (Tabelle 27).

3.3.9.4 Phänomenale Aspekte und Zeitpunkt der Erstmanifestation der reinen Defizienz

a) Phänomenologie der reinen Defizienz. Häufigkeitsrangreihe der Einzelsymtome reiner und gemischter Residualsyndrome. Wie äußert sich die Potentialreduktion, die „reine Defizienz" erscheinungsbildlich-phänomenologisch? Bei dem Versuch, die vielfältigen

Tabelle 27. Drei Gruppen von Ausgängen („Endzuständen"): Vollremissionen, uncharakteristische und charakteristische Residuen, im Bonner Hauptkollektiv nach einer durchschnittlichen Verlaufsdauer von 22,4 Jahren (gerechnet ab Beginn Prodrom)

Gruppe	♂	♀	♂ + ♀
Vollremissionen (Typ 1)	41 19,6%	70 23,9%	111 22,1%
Uncharakt. Residuen i.w.S. (Typ 2-9)	100 47,8%	117 39,9%	217 43,2%
Charakt. Residuen i.w.S. (Typ 10-15)	68 32,5%	106 36,2%	174 34,7%
n	209	293	502

χ^2-Anteil 3,2 bei 2 FG = nicht signifikant

phänomenalen Aspekte des „reinen Defektes" (die sich nicht nur auf psychopathologische Phänomene beschränken) anhand von kasuistischen Beispielen zu veranschaulichen, stützen wir uns in erster Linie auf die bei der Spätkatamnese oder früheren Untersuchungen wortgetreu protokollierten Selbstschilderungen der Beschwerden und Störungen. *Die Patienten nehmen die verschiedenartigen Einbußen und Mangelerscheinungen selbst wahr und leiden unter ihnen,* wie wir in früheren Arbeiten hervorhoben (Huber, 1957a, 1961a, 1966b; Gross et al., 1971c; Gross et al., 1973a; Huber et al., 1976a). Daß die dynamische Insuffizienz im Unterschied zu den Cyclothymen von den Schizophrenen nicht erlebt und registriert wird, wie die klassischen und modernen Schizophrenielehren annahmen (z.B. Schulte, 1961), trifft für die reinen und auch gemischten Residualzustände nicht zu. Die Potentialreduktion wird bei phänomenologischer Einstellung des Untersuchers (im Sinne von Jaspers) erlebnismäßig in den bei den Patienten mit reinen (und gemischten) Residualzuständen immer wieder ähnlich ausfallenden Selbstschilderungen evident. Der Patient kann in der Regel selbst am besten darstellen, worin der Unterschied gegenüber dem Zustand vor der Erkrankung besteht.

Dabei täuscht bei den reinen Residuen oft der unmittelbare Eindruck über das Vorliegen einer psychischen Dauerveränderung hinweg; hic et nunc können die Patienten weitgehend unauffällig erscheinen. Man muß sie dazu anregen, ihre Beschwerden und Störungen zu verbalisieren. Dabei verzichteten wir ganz (s. auch S. 33 ff) auf Symptomfragebögen. *Beim Gros der Patienten wurde der größte Teil der einzelnen Phänomene der reinen Defizienz auf die allgemein gehaltene Aufforderung hin, Beschwerden und Störungen zu schildern, spontan vorgebracht.* Es ist immer wieder erstaunlich zu sehen, wie auch einfach strukturierte Kranke, bei denen man vielleicht erwartet hätte, daß die bekannten Schwierigkeiten bei der Transponierung psychiatrisch relevanter Beschwerden und selbsterlebter Veränderungen in die Sprache sich besonders bemerkbar machen, imstande sind, die Störungen einigermaßen angemessen und treffend darzustellen. Die Transponierung des Erlebten in die Sprache wird unabhängig vom intellektuellen und Differenzierungsniveau gewöhnlich umso schwieriger, je mehr die erlebnismäßige Gegebenheitsweise der Störungen, so z.B. der Coenästhesien der Stufe 2 oder der schon einigermaßen eigentümlichen Denkstörungen im Sinne des „Verlustes der Leitbarkeit der Denkvorgänge", qualitativ von der Norm abweicht (Huber, 1957a, 1957b, 1966b; Glatzel u. Huber, 1968). Hätten wir nach den einzelnen Symptomen des reinen Defektes gezielt gefragt, wäre die Häufigkeit des Vorkommens der verschiedenen Symptome beim einzelnen Patienten noch wesentlich höher.

Die Auswertung der Angaben aller Bonner Patienten mit reinen und gemischten Residuen, d.h. von zusammen 285 von insgesamt 502 Bonner Probanden (56,8%) ergab die im folgenden dargestellte Rangreihe der Häufigkeit der einzelnen Zeichen der reinen Potentialreduktion. Wir erinnern daran, daß auch die gemischten Residuen – neben der produktiven Komponente mit einzelnen reversiblen psychotischen Symptomen – als wesentliche und schon querschnittsmäßig ohne weiteres anhand der Angaben der Patienten nachweisbare Komponente die „reine Defizienz" enthalten (s. S. 111 ff). Eine Übersicht über die Häufigkeit der einzelnen phänomenalen Aspekte der reinen Defizienz gibt Tabelle 28.

(1) Die *Beeinträchtigung der Leitbarkeit der Denkvorgänge,* die auch unter dem Begriff der *kognitiven Störungen* (im engeren Sinne) gefaßt werden kann, ist mit 75,4% das häufigste Symptom der reinen Defizienz. Es sind prima vista mehr oder minder uncharakteristische Störungen, die von den Patienten in vielfältiger Weise erlebt, verbalisiert und als Störung und Erschwerung der Denk- und Konzentrationsfähigkeit, als Beeinträchtigung von Denkenergie, Denkantrieb und Denkinteresse, als langsames, „verzetteltes", weitschweifiges Denken, als Störung der Aufmerksamkeit („Zerstreutheit", erhöhte Ablenkbarkeit), der Auffassung und Aufnahmefähigkeit, der Merkfähigkeit und des Gedächtnisses („Vergeßlichkeit"), als Gedankenjagen und Gedankendrängen, als „Vorstellungszwang" oder als Gedankenleere beschrieben oder besser: umschrieben werden. Die verschiedenen Aspekte der hier gemeinten basalen Störungen wurden auch als „kognitives Gleiten" (ständig interferierende Nebenassoziationen) oder als „Störung der selektiven Aufmerksamkeit" (die Aufmerksamkeit wird von zufälligen Reizqualitäten der Umgebung bestimmt und kann nicht focussiert werden), als Störungen der receptiven Sprache (Worte und längere Wortfolgen werden beim Lesen und Hören in ihrer Bedeutung nicht mehr erkannt) und expressiven Sprache (die Patienten können nicht mehr wie früher flüssig sprechen) bezeichnet (Süllwold, 1971, 1973, 1976). Hierher gehören auch die von der traditionellen Psychiatrie herausgehobenen Phänomene des Gedankenabbrechens oder Gedankenabreißens, das „Entgleiten" und „Verschwimmen des Gedankeninhaltes" (C. Schneider), und der besonders bei Überstimulation und Überforderung auftretenden Blockierung mit plötzlichem Aussetzen von Denken und Reaktionsvermögen („Gedankenleere"). Von hier aus ergeben sich vielfältige Beziehungen zu einer Reihe von durch die Schizophrenieforschung entwickelten Begriffen, die zugleich einen phänomenalen Tatbestand wie eine transphänomenale Substruktion intendieren und in der Bemühung, das Wesen der Störung, die sich im Grunde bis heute kaum angemessen begrifflich fassen läßt, auf einen gemeinsamen Nenner zu bringen, Gefahr laufen, das ursprüngliche Phänomen aus den Augen zu verlieren oder doch der Vielfalt der hierher gehörenden Phänomene nicht zu genügen. Dies gilt z.T. auch für Umschreibungen wie „Verlust der Zielvorstellung" (Kraepelin), „Beeinträchtigung der Denkinitiative" (Gruhle), „Entspannung des intentionalen Bogens" (Beringer), „Defekt der gedanklichen Intentionalität" (von Baeyer), „overinclusion" (Cameron, 1944), „Response-Interferenz" oder „Verlust der Gewohnheitshierarchien" (Broen, 1968; Süllwold, 1971, 1973, 1976, 1977).

Tabelle 28. Rangreihe der häufigsten Klagen und Störungen der 285 Bonner Patienten mit reinen (202 Fälle) und gemischten (83 Fälle) Residuen

Symptome	♂	♀	♂ + ♀
1. Kognitive Störungen (Konzentrations-, Denk- und Gedächtnisstörungen)	90 69,8%	125 80,1%	215 75,4%
2. Körperliche und seelisch-geistige Erschöpfbarkeit	93 72,1%	110 70,5%	203 71,2%
3. Störungen des Allgemeinbefindens und Leistungsinsuffizienz	77 59,7%	110 70,5%	187 65,6%
4. Einbuße an Spannkraft, Energie, Ausdauer, Geduld	78 60,5%	96 61,5%	174 61,0%
5. Coenästhesien	82 63,6%	86 55,1%	168 58,9%
6. Erhöhte Erregbarkeit und Beeindruckbarkeit, Unfähigkeit zur Extinktion	64 49,6%	102 65,4%	166 58,2%
7. Belastungsunfähigkeit, Intoleranz gegen „Streß"	49 38,0%	84 53,8%	133 46,7%
8. Geräusch- und Witterungsüberempfindlichkeit	66 51,2%	55 35,2%	121 42,4%
9. Schlafstörungen	51 39,5%	66 42,3%	117 41,0%
10. Verlust von Selbstvertrauen, Insuffizienzgefühl	35 27,1%	54 34,6%	89 31,2%
11. Neigung zu coenästhetisch-dysthymen Paroxysmen und Verstimmungen	50 38,7%	37 23,7%	87 30,5%
12. Vegetative Störungen	47 36,4%	40 25,6%	87 30,5%
13. Erlebte Impulsverarmung	30 23,2%	39 25,0%	69 24,2%
14. Einbuße an Naivität und Unbefangenheit, Zwang zur Reflexion	26 20,1%	41 26,3%	67 23,5%
15. Neigung zu subdepressiven und/oder hypomanischen Verstimmungen	26 20,1%	41 26,3%	67 23,5%
16. Störungen des „In-Erscheinung-Tretens"	25 19,4%	39 25,0%	64 22,4%
17. Unvermögen sich zu freuen	19 14,7%	39 25,0%	58 20,3%

Symptome		♂	♀	♂ + ♀
18.	„Gefühl der Gefühllosigkeit"	25	31	56
		19,4%	19,9%	19,6%
19.	Erhöhtes Schlafbedürfnis	18	24	42
		13,9%	15,4%	14,7%
20.	Umstellungsunfähigkeit	16	24	40
		12,4%	25,4%	14,0%
21.	Wahrnehmungsstörungen	21	19	40
		16,3%	12,2%	14,0%
22.	Intoleranz gegen Genußgifte	19	7	26
		14,7%	4,5%	9,1%
23.	Entschlußunfähigkeit	6	5	11
		4,6%	3,2%	3,8%
24.	Verlust von Frische und Unmittelbarkeit	3	3	6
		2,3%	1,9%	2,1%
	n	129	156	285

Die zuletzt genannten Begriffe zielen auf die geminderte Fähigkeit, einen sachbezogenen und aufgabengebundenen Denkablauf nach den Gesichtspunkten wesentlich — unwesentlich, sachlich relevant — irrelevant zu steuern und zu disziplinieren, Gelesenes oder Gehörtes in den adäquaten übergeordneten Zusammenhang einzuordnen, verschiedene Gedankeninhalte miteinander in Beziehung zu setzen und dabei eine einmal gefaßte Einstellung zu verändern. Aber auch diese Charakterisierungen kennzeichnen nur einen Teilaspekt einer umfassenden Störung, wie ihn etwa Goldstein (1948) in der Tendenz zum „Haften am Konkreten", der Einbuße an Abstraktionsfähigkeit herauszuheben versuchte. Natürlich gehört auch schon die von E. Bleuler als „primärstes Symptom direkt organischen Ursprungs" bezeichnete Assoziationsstörung, die „elementare Schwäche in der Zusammenarbeit und Integration der Funktionen". (E. Bleuler, 1930), d.h. die über das Denken hinaus erweiterte Assoziationsstörung in die Reihe dieser Begriffe, die phänomenal gerichtet sind und zugleich eine generalisierende und vereinfachende theoretische Substruktion darstellen.

Schwierigkeiten ergeben sich daraus, daß der phänomenal-transphänomenale Doppelaspekt nicht immer klar erkannt, phänomenaler und präphänomenaler (= transphänomenaler bzw. somatischer) Bereich nicht klar unterschieden werden und, wie schon angeführt, ein Teilaspekt der umfassenden basalen Störung in den Bezeichnungen verabsolutiert wird. Bei dem Versuch, die Vielfalt der Erscheinungsweisen auf eine Grundstörung zurückzuführen, werden schließlich Begriffe konzipiert, die eben diese Vielfalt nicht zu umgreifen vermögen und nur einzelne Facetten des Gesamtphänomens berücksichtigen. Diesem Einwand ist auch die Conradsche, von uns übernommene Begriffsprägung der „Reduktion des psychischen energetischen Potentials" ausgesetzt (s. S. 2).

Wir werden später noch darauf zurückkommen, wieweit sie imstande ist, das Wesen der basalen Defizienzen der reinen und gemischten Residuen schizophrener Erkrankungen auf einen gemeinsamen Nenner zu bringen. Vielleicht können Begriffe wie „kognitive Primärstörung" oder „Verlust von Gewohnheitshierarchien" (Süllwold, 1973, 1976, 1977) die Basisstörungen, die in den Prodromen und reinen Residuen gleichermaßen nachweisbar sind, eher erfassen als die anderen eben genannten theoretischen Substruktionen. Das Modell einer Störung der hierarchischen Ordnung der Reaktionstendenzen mit dem Auftreten nicht unterdrückbarer, konkurrierender Reaktionstendenzen kann zweifellos manche in den prodromalen wie residualen Stadien vorkommenden Phänomene einer Erklärung näherbringen; z.B. kann, was zunächst als Antriebsminderung imponiert, auf Gedankeninterferenz oder einer Einbuße an psychomotorischen Fertigkeiten (Automatismenverlust, motorische Interferenz) bzw. (sekundären) Bewältigungs- und Vermeidungsreaktionen beruhen (s. S. 129). Hinsichtlich der klaren Trennung von phänomenal-psychopathologischen und präphänomenal-somatischen Aspekten ist nochmals Conrad zu zitieren, der in der Potentialreduktion die „vielleicht spezifischste schizophrene Veränderung" erblickte, wobei er aber in erster Linie den transphänomenalen und weniger den phänomenalen, im Sinne der konventionellen Schizophreniekonzepte nicht spezifischen Aspekt im Auge hatte. In früheren Mitteilungen stellten wir die engen Beziehungen von Prodromen und reinen Residuen heraus (Gross, 1969; Huber, 1966b, 1968b, 1969) und zeigten u.a., daß in den Selbstschilderungen von Patienten mit endogenen juvenil-asthenischen Versagenssyndromen (Glatzel u. Huber, 1968), die von uns als Prodrom bzw. „formes frustes" schizophrener Erkrankungen aufgefaßt werden, die vielfältigen Äußerungsweisen eines „Verlustes der Leitbarkeit der Denkvorgänge" in gleicher Art und ähnlicher Häufigkeit angetroffen werden wie bei den reinen Residualsyndromen schizophrener Erkrankungen. Wir geben einige Beispiele für das Symptom „Beeinträchtigung der Leitbarkeit der Denkvorgänge", die „kognitiven Störungen" (im engeren Sinne) bei unseren Bonner Probanden mit reinen und gemischten Residuen.

„Jetzt bin ich eben nicht mehr der Mensch, der sich so konzentrieren und so viel leisten kann wie früher". – „Ich bin vergeßlicher geworden. In meiner Wohnung sind z.B. viele Schranktüren; es fällt mir schwer zu behalten, was hinter den einzelnen Türen ist". –„Was ich einmal geistig besaß, beherrsche ich nicht mehr. Ich meine, daß alles nicht so prompt aus dem Gedächtnis ans Tageslicht gebracht werden kann. Lernen, vor allen Dingen Rechnen ist nicht mehr das, was es einmal war." – „Viel mit dem Kopf denken, das kann ich nicht mehr, das ist mir zu anstrengend geworden. Auch vieles Fernsehen ist mir zu anstrengend." – „Wenn Besuch da ist, muß ich mich immer ganz auf den konzentrieren, der gerade spricht, sonst komme ich aus dem Konzept". – Ein anderer Patient berichtet, er sehe ungern und selten fern, weil er keinen Zusammenhang finden könne; es sei, als ob er ein Brett vor dem Kopf habe. Gedächtnis und Konzentration seien ihm abhanden gekommen. Wenn viele Leute gleichzeitig sprechen, könne er nicht folgen; es werde ihm dann übel und er müsse sich hinlegen. – „Ich bin nicht mehr in der Lage, die Gedanken zusammenzuhalten". – „Ich bin nicht mehr Herr über die Gedanken". – „Ich habe keine Energie mehr zum Denken". – „Das Reaktionsvermögen setzt aus." – „Ich verstehe zwar, aber alles geht gleich wieder weg. . ." – „Das Denken ist so langsam, so verzettelt". – „Das Lesen strengt an. Ich kann nicht mehr so aufnehmen". – „Geistige Anstrengung über längere Zeit hin ist nicht möglich. Ich kann kein Buch lesen, kann den Inhalt nicht zusammenhalten oder zusammenfassen. Das Denken tut geradezu weh. Es ist nicht mehr so wie früher, gar kein Vergleich. Immer so ein gezwungenes Gefühl bei der Arbeit. Es läuft nicht mehr so am laufenden Band, so natürlich wie früher." – „Ein Gefühl wie eine taube, dunkle Platte am Kopf. Ich kann dann nicht so gut denken, auch das Sehen ist behindert, das hält einen Tag oder Vormittag an." – „Für alles brauche ich mehr Zeit, für jede Überlegung, die Gedanken sind weg, man muß immer wieder von Neuem anfangen. Ich muß immer wieder kontrollieren, die Dinge nochmals durchgehen. Ich kann nichts tun und es dann erledigt sein lassen. Alles muß ich nochmals von vorne überlegen. Ich bin dadurch viel unsicherer geworden, muß mich ständig anstrengen und konzentrieren." – „Nach den Gesprächen muß ich, ob ich will oder nicht, jedes Wort, was ich sagte, wiederholen und mich fragen, ob ich nicht etwas Falsches oder zuviel sagte."

In den letzten Fallbeispielen wird auch die geminderte Fähigkeit zur Extinktion (s. S. 128 f) deutlich.

(2) Über gleichfalls sehr vielgestaltige Beschwerden körperlicher und seelisch-geistiger *Erschöpf- und Ermüdbarkeit* hatten 71,2% (203 Fälle) der Patienten mit reinen und gemischten Residuen zu klagen. Die Beschwerden betreffen, wie die Fallbeispiele zeigen, auch manuelle, rein körperliche Tätigkeiten und Alltagsverrichtungen (z.B. Anziehen, Gehen oder Rasenschneiden) und zeigen in der Gegebenheitsweise oft einige *Beziehungen zu bestimmten Typen schizophrener Leibgefühlstörungen*, den „Sensationen motorischer Schwäche" und den „Bannungszuständen" (sogenannte Wachanfälle; Huber, 1957a, S. 200). Hinter Beschwerden über körperliche Ermüdbarkeit und Erschwerung alltäglicher Handlungsabläufe verbergen sich nicht selten auch Störungen psychomotorischer Automatismen mit der Notwendigkeit, normalerweise automatisch sich vollziehende Bewegungsabläufe bewußt und mit angestrengter Aufmerksamkeitszuwendung zu kontrollieren. Auch diese Störung kommt bereits in den Prodromen vor und wurde von Süllwold (1973, 1976) im Erkrankungsbeginn im Rahmen des von ihr herausgestellten Beschwerdesyndroms kognitiver Defizienzen (im weiteren Sinne) beschrieben.

„Ich ermüde jetzt schneller, bin ruhebedürftiger als früher." – „Mit der Arbeit geht es nicht mehr so gut wie früher. Eine Stunde Arbeit, dann muß ich mich entspannen und hinlegen. Zwischendurch muß ich immer ausruhen, um weitermachen zu können. Es ist wie ein ständiges seelisches Sich-aufraffen-Müssen. – „Alles strengt mich besonders an, viel mehr als früher. Die körperliche Arbeit macht mich so fertig, daß ich keinen Gedanken mehr fassen kann." – Nach dem Frühstück sei sie oft schon so fertig gewesen, daß sie sich habe wieder ins Bett legen müssen. Sie müsse überhaupt viel ruhen, könne nicht viel machen. Schon das Bettenmachen greife sie sehr an. – „Ich fühle mich nicht mehr so wie ein gesunder Mensch, höchstens noch zur Hälfte; z.B. wenn ich ein Stück Rasen geschnitten habe, bin ich so fertig, daß ich im ganzen Körper keine Kraft mehr habe. 8 Std an einem Stück wie früher könnte ich jetzt nicht mehr durcharbeiten; zwischendurch müßte ich mich dann immer wieder ausruhen." – „Schon wenn ich 100 m gegangen bin, bin ich völlig fertig. Allein das Anziehen ist mir schon sehr beschwerlich."

(3) Es folgen mit 65,6% (187 Patienten) Klagen über *Störungen des Allgemeinbefindens, Minderung der Leistungsfähigkeit, Neigung sich hinlegen zu müssen und Verschlimmerung der Beschwerden nach eine bestimmte Grenze überschreitenden Anstrengungen.* Die Schilderung der Erfahrung, sich nicht anstrengen, überfordern zu dürfen, ohne es hinterher „bitter büßen" zu müssen, z.B. mit Aufgewühltheit und Schlafstörungen, kehrt immer wieder. Bei diesem Symptom gibt es (wie bei der Mehrzahl der übrigen Symptome der reinen Potentialreduktion) in der Simultan- und Sukzessivgestalt des Verlaufs vielfältige Überschneidungen, insbesondere mit den Symptomen (2) „Erschöpfbarkeit und Ermüdbarkeit", (4) „Minderung von Spannkraft und Energie" und (6) „erhöhte Erregbarkeit und Beeindruckbarkeit" (s.S. 128 ff). Aus den Berichten der Patienten wird deutlich, daß es einer ständigen willensmäßigen Anstrengung bedarf, um den Mangel an „Es-Energie" wenigstens partiell und für eine bestimmte, begrenzte Zeitspanne auszugleichen.

„Der Wille ist da, die Leistungsfähigkeit hat aber stark nachgelassen." – „Es ist ein allgemeiner Kräfteabbau, eine allgemeine Körperschwäche. Deswegen kann ich auch körperliche Arbeit nicht

mehr so gut leisten." – „Ich bin immer gleich erschöpft, habe keine Kraft und keine Spannkraft
mehr." – „Ich werde so leicht müde, bin 30-40% schwächer als früher. Ich muß mich immer wieder
hinlegen." – „Ich kann manchmal überhaupt nichts tun, liege im Bett. Ich muß mich selbst dazu
überwinden, mich körperlich zu pflegen. Um etwas zu tun, muß ich mir immer vorsagen: du mußt. ...".
– Sie müsse sich oft hinlegen wegen ihrer Beschwerden, z.B. Leeregefühl im Kopf, innerliche Kälte,
Vergeßlichkeit. Häufig sei sie so schlapp, daß sie tagelang nichts tun könne. Sie könne sich keine
größeren Anstrengungen zumuten, selbst das Sprechen jetzt strenge sie sehr an. – „Ich werde so
schnell müde. Eine Zeitlang geht es ganz gut, dann habe ich keine Kraft mehr, bin ganz fertig. Ich
Ich kann nicht mehr so gut arbeiten wie früher, nicht in einem durcharbeiten, muß zwischendurch
immer wieder Pausen einlegen." – „Ich fühle mich oft sehr schwach. Die Kinder, der ganze Betrieb
im Haushalt, das strengt mich gewaltig an. An manchen Tagen muß ich mich richtig mühsam durch-
schleppen. Die Leistungsfähigkeit ist bei weitem nicht mehr so wie sie früher war, seelisch und körperlich." – „In der letzten Zeit lag ich meistens. Nach dem Kaffeetrinken muß ich mich wieder bis
mittags hinlegen . . . ganz abgeschlagen und erschöpft. Solche Zeiten des Absackens dauern oft
Monate und länger. Es geht auf und ab, aber es reicht nie zum Arbeiten." – „Alle paar Tage habe ich
solche Schwächezustände für einige Stunden. Wenn ich etwas gelegen habe, geht es wieder. Während
der Schwächezustände habe ich einfach nicht die Kraft, weiter zu arbeiten, ich kann es dann auch
nicht erzwingen." – „So verbraucht, nicht eigentlich müde, komme dann einfach nicht weiter. Fühle
mich schon nach 1 oder 2 Std Arbeit vollkommen fix und fertig." – „Es ist kein Vergleich mehr mit
früher. Eine unvorstellbare Müdigkeit, auch körperlich . . ." – „Der Körper ist so schwach, besonders die Arme. Eine furchtbare Schwäche. Deswegen muß ich viel ruhen. Schon das Bettenmachen
strengt mich an, ich bin ganz kraftlos." – „Mit dem Arbeiten ist es kein Vergleich mehr mit früher.
Ich weiß nicht, wie ich es ausdrücken soll. Ich kann eine Zeitlang arbeiten, dann muß ich mich wieder ausruhen."

(4) In ähnlicher Häufigkeit (61%) und wieder mit vielfältigen Überschneidungen mit
den bereits unter (2) und (3) angeführten Beschwerden wird über einen *Mangel an Energie, Spannkraft, Vitalität, Ausdauer und Geduld* geklagt. Mit deutlich spürbarer Betrof-
fenheit versuchen die Patienten die Einbußen an Aktivität, Regsamkeit, Lebendigkeit,
Elan, Schwung und „Unternehmungsgeist", die allgemeine „Lustlosigkeit", den Rückgang der „Schaffenskraft" auszudrücken.

„Früher habe ich mehr Ausdauer und Schwung gehabt als heute. Durchhaltevermögen und Spannkraft sind eben nicht mehr da." – „Ich kann eine Arbeit nicht mehr lange tun, deswegen ist Hausarbeit, die abwechslungsreich ist und Pausen erlaubt, das Richtige für mich. Ich werde aber mit der
Arbeit nicht mehr so fertig wie früher." – „In den letzten Jahren habe ich Energie und Tatkraft
eingebüßt. Das geht in Schüben vor sich. Ich werde immer langsamer." – „Bei schweren Aushilfs-
arbeiten konnte ich morgens nur ein paar Stunden durchhalten, nachmittags war die Kraft weg.
Elan und Spannkraft . . . So wie das die anderen haben, das habe ich nicht mehr." – „Im ganzen
bin ich sehr ungeduldig geworden, besonders Kindern gegenüber." – „Ich werde nervös, wenn ich
etwas Feines flicken muß. Ich kann auch nicht mehr 1-2 Std daran bleiben. Ich habe die Ausdauer
nicht mehr." – „Mit meinem Sohn Karten zu spielen, ist mir zu viel. Ich habe zwar noch den Willen,
etwas zu tun, der Körper aber tut nicht mehr mit." – Man sei ja nicht mehr so ausdauernd und
könne nicht mehr so durchhaltend arbeiten wie vor der Krankheit.

(5) *Leibgefühlstörungen*, die das Interesse absorbieren, bald als völlig uncharakteristische, diagnostisch neutrale Körpermißempfindungen (Coenästhesien Stufe 1), bald als
qualitativ abnorme Coenästhesien im engeren Sinne mit schon eigenartiger Gegebenheitsweise (Coenästhesien Stufe 2), wurden in 58,9% und oft in Verbindung mit zentral-
vegetativen Störungen angegeben. Bei 30,5% wurde ein ausgesprochen paroxysmales
oder phasenhaftes Auftreten der Coenästhesien bzw. von coenästhetisch gefärbten Verstimmungszuständen registriert. In weiteren 23,5% (67 Fälle) traten die Leibgefühlstörungen im Rahmen subdepressiv-hypergischer Phasen („Hypophasen" im Sinne von

Gruhle) auf. *Die Coenästhesien sind in der Mehrzahl der Fälle mit den unter (1)-(4)
angeführten Symptomen verbunden; die „Koppelung von Coenästhesie, Asthenie und
Dysthymie" ist häufig und typisch.* In manchen Typen von Leibsensationen, z.B. den
Lähmungs- und den Schweresensationen (Huber, 1957a) tritt die körperliche Schwäche
und Erschöpfbarkeit (s. auch Fallbeispiele S. 126) unmittelbar in Erscheinung. Bei der
Darstellung des coenästhetischen Typs schizophrener Erkrankungen hoben wir hervor,
daß die „schizophrenen Leibsensationen" in der Regel mit Störungen des Allgemeinbefindens, einer „vitalen Baisse", mit Ermüdbarkeit und Erschöpfbarkeit einhergehen und
es sich dabei um ein – reversibles – asthenisches Basisstadium oder bereits um ein –
irreversibles – reines Residuum handeln kann (Huber, 1957a, 1957b, 1971b).

„Nach längerer Arbeit schlafen die Arme ein. Alles ist dann wie tot und abgestorben, irgendwie
verkrampft. Manchmal habe ich einen Druck im Kopf, dann wieder einen Druck auf dem Ohr, auf der
Stimme und den Augen. Dieses Druckgefühl wandert im Körper." – „Ich habe immer einen dumpfen
Kopf, eine dumpfe Stirn, oft auch ein Hitzegefühl im Kopf. Ich kann das nicht näher beschreiben
oder lokalisieren. Ein brennendes Gefühl im Kopf wechselt mit einem kalten Gefühl ab, dann empfinde ich Körper und Kopf nicht mehr als angenehm und gesund. Diese Beschwerden bestehen
schon seit 22 Jahren." – „In der Taillengegend habe ich so ein abschnürendes Gefühl, so eine schmerzliche Empfindung zum Herzen hin. Es ist nicht organisch schmerzlich, sondern mehr eine seelische
schmerzliche Empfindung." – „In der Schulter immer ein Reißen und Ziehen, in den Augenhöhlen
ein Knistern, an der Fußhaut und in der Herzgegend ein Zittern, ein Vibrieren, ein Krabbeln. Das
tritt besonders dann auf, wenn ich Menschen begegne oder jemanden treffe." – „Bei der Arbeit
empfinde ich plötzlich einen in die linke Seite hineinschießenden Schmerz, so als ob man mit dem
Messer hineinsticht. Ich bekomme dann keine Luft und glaube, daß ich sterben muß. Das Herz
fängt ganz schnell an zu schlagen. Mir ist dann so zittrig und schlapp, das kommt ganz plötzlich. Ich
kann lachen und singen und plötzlich wird mir schlecht, ganz automatisch. Wenn ich mich hinlege,
geht es wieder vorbei." – „Meine Glieder sind oft so schwer. Manchmal habe ich das Gefühl, als ob
die Glieder ganz dick würden. Dann wieder ist es so, als ob die Glieder weg wären, ganz komisch, ich
kann das gar nicht beschreiben. Manchmal ist es auch so, als ob mir die Arme und Beine nicht mehr
gehören und neben dem Körper schweben. Abends wenn ich im Bett liege, so ein Schweregefühl in
den Armen, als ob diese noch einmal so dick wären, ganz fest und schwer wie Blei, ein ganz furcht-
bares Gefühl. Das hält ungefähr eine Viertelstunde an, dann geht es von selbst wieder weg." – „Plötzlich bekomme ich für etwa eine halbe Stunde auf der linken Seite einen Schweißausbruch und über
der rechten Körperhälfte ein kaltes und schmerzhaftes Gefühl. Nachts um 2 Uhr tritt plötzlich Herz-
rasen auf, Beine und Arme versagen. Manchmal kann ich mich gar nicht rühren, das geht nach 10-15
min vorbei."

In den letzten Fallbeispielen läßt sich, wie nicht selten auch in den Schilderungen
anderer Patienten, eine enge phänomenale Verwandtschaft mit *„Bannungszuständen"*
und *„Wachanfällen"* bei Narkolepsie erkennen (s. auch S. 126). Wir beschrieben solche
Zustände im Beginn unbehandelter schizophrener Erkrankungen: Die Patienten sind bei
vollem Bewußtsein einige Minuten lang nicht imstande, sich zu bewegen und zu sprechen
(Huber, 1957a, S. 201).

(6) In 58,2% berichten die Patienten über *erhöhte Reizbarkeit und Erregbarkeit,
Beeindruckbarkeit, Verwundbarkeit und Kränkbarkeit, Unvermögen zur Extinktion,
ein Haften und Nicht-mehr-loskommen-Können* von bestimmten, auch relativ alltäglichen Erlebnissen und Eindrücken. Auch bei diesem, in erster Linie erlebnismäßig-
subjektiv faßbaren „neurasthenischen" Aspekt der Potentialreduktion ist zu beachten,
daß die erhöhte Reizbarkeit und Erregbarkeit (die in stärkeren Ausprägungen auch im
Verhalten und im Ausdruck als Stimmungs- und Affektlabilität, als leichte Auslösbar-
keit von Affektäußerungen oder als dranghafte Enthemmung faßbar wird) als Ausdruck

der „Schwäche", der *herabgesetzten Belastungsfähigkeit (Toleranzschwelle) gegen unspezifischen Streß* anzusehen ist. Die Senkung des Energieniveaus führt zur Freisetzung dynamischer Bereitschaften, z.B. in Form vermehrter Reizbarkeit und Erregbarkeit, Beeindruckbarkeit, Betriebsamkeit und Enthemmung; man kann von der „Pluskomponente der veränderten Antriebshaftigkeit" sprechen und diesen Aspekt als *„indirektes Minussymptom"* auffassen (Huber, 1966b, 1978). *Als Abschirm-, Vermeidungs- und Bewältigungsmechanismen ("coping behavior") verstehbare Verhaltensweisen resultieren oft sekundär als Reaktion auf die erhöhte Beeindruckbarkeit und Unfähigkeit zur Extinktion, die erhöhte Empfindlichkeit gegen affektive Stimulation und unspezifischen Streß.* Hierher gehört auch der *„sekundäre Autismus"* (Gross et al., 1971c; Gross et al., 1973a). Autistische Verhaltensweisen sind sicher sehr viel häufiger, als bisher angenommen wurde, durch Lernvorgänge entstandene Sekundärphänomene: Die Patienten lernen, inwieweit sie sich im Leistungsbereich und in den sozialen Beziehungen belasten dürfen, vermeiden Situationen mit potentieller affektiver Stimulation, die (möglicherweise infolge einer Erhöhung des zentral-nervösen Aktivierungsniveaus – Venables u. Wing, 1962) für sie gefährlich werden, die Symptome der reinen Potentialreduktion verschlimmern und in noch nicht einigermaßen stabilen Remissionsstadien auch zu psychotischen Rezidiven führen können, und ziehen sich aus der Realität mehr oder weniger weitgehend zurück.

„Ich bin überempfindlich geworden, das macht sich auch im Beruf bemerkbar." – „Ich bin nervöser, empfindsamer, rascher oben hinaus . . . Ich kann mich schwerer beherrschen." – „Ich kann kein Buch mehr lesen. Ich erlebe dann alles noch einmal mit, komme nicht davon los. Alle Schwierigkeiten anderer Menschen empfinde ich mit und leide darunter." – „Ich kann überhaupt schlecht abschalten. Nach Auseinandersetzungen muß ich unmäßig lange darüber nachdenken. Ich bin verletzlicher und kränkbarer geworden." – „Ich komme nicht mehr los von nicht mehr zu ändernden Dingen, alles nimmt mich mit, regt mich auf." – „Ich bleibe an zufälligen Eindrücken und Fragen hängen. Fruchtlose Grübeleien über das, was tags zuvor war oder was am nächsten Tag auf mich zukommt."

Sehr häufig wird darüber berichtet, daß dann, wenn ein bestimmtes Maß an Arbeit überschritten sei, man sich überanstrengt habe, Schlafstörungen auftreten, man nicht mehr zur Ruhe komme, nicht mehr abschalten könne, innerlich aufgewühlt sei (s. auch S. 126 (3)). Als Reaktion auf diese negativen Erfahrungen resultieren die erwähnten Abschirmungsmechanismen, die die Arbeit der Patienten betreffen, aber auch den Umgang mit Menschen, die Lektüre von Büchern und Zeitungen, Fernsehen oder Filmbesuch oder die Beschäftigung mit abgelaufenen Krankheitsattacken.

„Ich will und muß mich abschirmen. Ich weiß, was mir nicht bekommt. Ich mache nur das, was ich unbedingt brauche. " – „Ich meide die Erinnerung an meine Erkrankung, weil ich in ihnen eine Gefahr sehe." – „Wenn ich zu viel arbeite, kann ich nicht mehr abschalten." – „Nach einem Tag Arbeit muß ich einen Tag im Bett bleiben." – „Ich kann nicht mehr unter Menschen gehen, ich bin dann irritiert. Alles, was plötzlich und unerwartet kommt, neu und ungewohnt ist, worauf ich nicht gerichtet bin, regt mich auf, macht mich beklommen und beengt. Ich werde nervös, wenn mehrere Leute zusammen sprechen, es strengt mich zu sehr an. Die Unterhaltung, schon die bloße Gegenwart von Menschen, das ist für mich belastend. Ich bin viel anfälliger, viel empfindlicher als früher. Manchmal sehe ich verschwommen, nur Momente, oder ich höre alles weit entfernt, ganz leise, wie wenn man ohnmächtig würde. Es ist, als ob man den Kontakt mit der Wirklichkeit verliert. Ich werde leicht müde. Ich bin ca. 40% schwächer als früher. Ich muß mich hinlegen, immer wieder Pausen einlegen, dann geht es wieder ein paar Stunden."

Im letzten Fallbeispiel sieht man neben anderen Symptomen der reinen Defizienz (erhöhte Erschöpfbarkeit, sensorische Störungen) die *erhöhte Riskierung durch neue, ungewohnte, unübersichtliche, für den Patienten verwirrende Situationen,* die *„Novophobie",* die wie die meisten anderen Symptome der reinen Defizienz zum Beschwerdekomplex der von Süllwold im Erkrankungsbeginn beobachteten Basisstörungen gehört.

(7) Eine mit der eben besprochenen Störungskategorie eng verbundene (vermutlich zum Teil mit ihr identische) *Intoleranz gegenüber — ubiquitären und unspezifischen — Belastungen und Konflikten* war in 46,7% aus den Selbstschilderungen der Bonner Patienten zu entnehmen. Auch hier sind Abschirmungs- und Bewältigungsmechanismen und sekundär-autistische Verhaltensweisen häufig. *Die Herabsetzung der Toleranzschwelle für unspezifischen Streß* (s. S. 128 f) *ist eine für die Rezidivprävention und Rehabilitation sehr wichtige Störung: Zu intensiv stimulierende Situationen, die psychotische Remanifestationen auslösen oder die Störungen der reinen Defizienz verstärken können, müssen vermieden werden* (Huber, 1976b; Gross u. Huber, 1978).

„Ich wäre ja gerne in Gesellschaft, aber das greift mich an und wühlt mich auf." – „Ich kann mich nicht mehr so um die Dinge kümmern, z.B. die Rente holen oder auf das Gesundheitsamt gehen, das belastet mich zu sehr." – „Wenn ich ausgehe, regt mich das auf. Ich bin hinterher angestrengt und muß Tabletten einnehmen, um mich zu beruhigen." – „Wenn Belastungen auf mich zukommen, bin ich noch sehr viel labiler. Nach Aufregungen habe ich immer wieder eine schlechte Phase." – „Ich habe nicht gern Gäste, das macht mich nervös und kribbelig. Das strengt einen zu sehr an, der Krach, der ganze Umtrieb." – „Ich kann es nicht gut vertragen, mit vielen Menschen zusammen zu sein. Allenfalls kurze Zeit, dann muß ich weg. Zu Hause geht es. Sobald ich aber heraus bin, die vielen Menschen und der Verkehr um mich . . ." – „Es stört mich, wenn viele Leute da sind. Ich fühle mich sehr viel besser, wenn ich allein bin. Ich habe keine Angst vor den Menschen, es irritiert mich einfach."

Eine weitere Äußerungsweise der reinen Potentialreduktion, die in der (anhand der Items des statistischen Erhebungsbogens erstellten – s. S. 35) Häufigkeitsrangreihe erst an 14. Stelle steht, soll wegen ihrer engen Verbindung mit den unter (6) und (7) angeführten Störungen schon jetzt besprochen werden: eine *zwangsähnliche Neigung zur Reflexion und zu unfruchtbaren Grübeleien,* eine *Einbuße an Naivität und Unbefangenheit* mit einer oft parallel gehenden *Tendenz zu anankastisch-phobischen und — nicht selten paroxysmal auftretenden — Derealisations- und Depersonalisationsphänomenen* auch im Sinne von Entfremdungserlebnissen am eigenen Körper (s. S. 79 f), ein Beschwerdekomplex, der wiederum enge Beziehungen zu den Symptomgruppen der kognitiven (1) und coenästhetischen (5) Störungen aufweist. Die in Rede stehende Kategorie „Einbuße an Naivität und Unbefangenheit, Zwang zur Reflexion" wurde in 23,5% registriert.

„Seit der Erkrankung brauche ich sehr lange, um über etwas hinwegzukommen. Ich muß immer wieder darüber nachgrübeln. Vor dem Einschlafen oder wenn ich nachts aufwache, ist der Gedanke sofort wieder da und ich kann nicht mehr einschlafen." – „Manchmal spüre ich meinen Kopf nicht mehr. Das körperliche Empfindungsgefühl ist weg. Man hat dann das Gefühl, als ob man sich innerlich verzerrt." – „Sonst merkt man doch, daß man denken kann, dann jedoch ist alles weg, überhaupt nichts mehr im Kopf, der Kopf ist leer. Man muß sich mühsam anstrengen, etwas zu denken, immer ganz langsam und behutsam vorgehen." – „Ich habe vor allem Möglichen Angst, z.B. jemand könnte sterben, das Kind in der Schule würde nicht vorankommen, ich könne dem Leben nicht mehr so vorstehen." – „Alle Zeiten, alle Begebenheiten drehen sich im Zentrum meines Gehirns. Ich muß zwangsläufig daran denken." Der gleiche Patient berichtet auch über Phänomene der Klaustro- und Agoraphobie. Wegen der Platzangst auf der Straße sei es sehr schwierig für ihn, zu seiner Arbeitsstelle zu kommen. – „Wenn ich einen Brief schreibe und schreibe eine Weile und denke dabei, ich muß jetzt denken, weil ich die Sätze richtig schreiben muß, dann schreibe ich ein Stück und dann ist ein Moment wie ausgeschaltet. Dann sage ich mir, das schaffe ich nicht." - „Das habe ich auch jetzt noch manchmal, wie im Beginn meiner Krankheit, daß die Stimmen der anderen Leute weit entfernt klingen und alles so unwirklich klingt." – „Ich sehe auch ganz anders aus als früher. Dieses Lachen, diese Augen. . . Das hat sich alles verändert. Seit der Erkrankung sehe ich ganz anders aus, das merke ich genau, wenn ich in den Spiegel sehe. Die Gesichtszüge, alles ist anders." – Im letzten Beispiel kann man schon von Störungen des In-Erscheinung-Tretens (,,ästhetische Symptome" – s. S. 80 u. 132) und von einem sogenannten *Spiegelphänomen,* das auch im Rahmen des Gesamtkomplexes sensorischer Störungen bei schizophrenen Erkrankungen beschrieben wurde (Gross u. Huber, 1972), sprechen.

Ein weiterer Zug, der häufig von den unter (6) und (7) angeführten Beschwerdekategorien nicht zu trennen und für den wir im Beginn unserer Untersuchung bei den Symptomen der reinen Potentialreduktion ein besonderes Item vorsahen, ist das – wiederum wie stets *im intraindividuellen Vergleich mit dem Zustand vor Erkrankungsbeginn* – geminderte Vermögen sich umzustellen, zur gleichen Zeit sich mehr als einer Aufgabe zuzuwenden, sich neuen und wechselnden Situationen anzupassen (Tabelle 28 [20] – 14%). Wir bringen auch hierfür einige Beispiele.

Sie könnte nicht im Beruf stehen, weil sie nicht vertragen könne, ständig etwas anderes machen zu müssen. „Wenn einer dies und der andere jenes von mir will, kann ich das nicht aushalten. In einem Geschäft muß man schnell schalten. Ich aber kann nur in einem bestimmten Tempo, Schritt für Schritt, die Arbeit machen." – „Ich muß mich vor plötzlichen Umstellungen in der Situation hüten. Überraschende Anforderungen sind gefährlich, ich entgleise dann leicht." – „Wenn ich viele Dinge gleichzeitig tun soll, macht mich das ganz unsicher. Ich muß mich dann sehr konzentrieren, damit ich das schaffe." – Wenn viele Anforderungen zur gleichen Zeit auf sie einstürmten, wisse sie nicht, wo sie anfangen solle. Oft könne sie das überspielen, so daß ihr Mann nichts merke. Das koste sie aber sehr viel Kraft und Energie, sich so zusammenzunehmen. – Seit der Krankheit müsse sie langsam umschalten, könne nichts mehr schnell und in unvermitteltem Wechsel machen. – Ein zur Zeit der Nachuntersuchung als angestellter Arzt voll tätiger ehemaliger Patient berichtet: „Ein Gefühl der Leere im Kopf. Ich kann mich nicht konzentrieren, werde unsicher und ängstlich, habe dann zu viele Assoziationen, im Kopf geht alles rund. Der Denkablauf ist zu schnell. Hektik und Turbulenz kann ich nicht verkraften. Größere Menschenmengen irritieren mich, bereiten mir Unruhe. Ich muß immer eins nach dem anderen tun. Am unangenehmsten ist Zeitdruck und wenn gleichzeitig Verschiedenes einem abverlangt wird."

Im letzten Fallbeispiel wird die enge *Verzahnung auch mit der Kategorie ,,kognitive Störungen"* sehr deutlich. Zur Frage der *Umstellungsunfähigkeit* (und dem „Haften am Konkreten") und der Deutung dieser Störung als Kompensationsmechanismus gegenüber einer Störung der selektiven Aufmerksamkeit und dem „Verlust von Gewohnheitshierarchien" siehe S. 146.

Die übrigen Störungen und Beschwerden bei unseren 285 Bonner Probanden mit ausschließlich oder vorwiegend durch die Potentialreduktion bestimmten, reinen (202 Fälle) oder gemischten (83 Fälle) Residuen sind in ihrer Häufigkeits- und Geschlechtsverteilung der Tabelle 28 zu entnehmen. Im folgenden sollen nur noch die Kategorien (13) „erlebte Impulsverarmung", (16) „Störungen des In-Erscheinung-Tretens" (17) „Unvermögen sich zu freuen", (18) „Gefühl der Gefühllosigkeit", (23) „Entschlußunfähigkeit" sowie die somatopsychischen und mehr oder minder rein somatischen Symptome, zumal die als zentral-vegetativ aufzufassenden Störungen (12) näher behandelt werden.

Das Symptom *,,erlebte Impulsverarmung"* (24,2%) überschneidet sich weitgehend mit der unter (4) angeführten Beschwerdekategorie. Fast alle Patienten geben Beschwerden an, die den Kategorien (2), (3), (4) oder (13) entsprechen und bei denen die Zuordnung hier oder dort mehr oder minder eine Ermessensfrage ist. Äußerungen wie „muß mich zur Arbeit überwinden", „Schaffensgeist fehlt", „strengt mich alles an", „ich kann mich zu nichts aufraffen", „schon das Anziehen ist eine große Arbeit", „alles kann ich nur mit Widerwillen erledigen", „ich will schon, es geht aber nicht", „lange Anlaufzeit", „alles langsamer und anstrengender als früher" oder „die Beweglichkeit, der Unternehmungsgeist, der Esprit fehlt" sind hierfür kennzeichnend.

Selbstempfundene Störungen des In-Erscheinung-Tretens, wie wir sie bei chronischen Kranken und im Erkrankungsbeginn als „ästhetische Symptome" beschrieben haben (Huber, 1961a; Huber u. Gross, 1977) wurden von 22,4% geschildert. Auch hier sind die aus der primären Störung sich ergebenden *sekundären Verhaltensweisen,* z.B. Hemmung im Umgang mit Menschen, zu beachten. Überschneidungen mit den Äußerungsweisen der erhöhten Beeindruckbarkeit (6) und der verminderten Toleranz gegen äußere Einflüsse und Konflikte (7) sowie mit den kognitiven Störungen sind häufig.

„Ich habe auch eine Scheu vor Menschen. Deswegen bin ich seit 10 Jahren nicht mehr im Konzert gewesen. Es ist eine allgemeine Unsicherheit im Auftreten, im Erscheinen in der Öffentlichkeit. Ich fliehe sie deshalb. Ich habe unheimliche Schwierigkeiten außerhalb meiner Wohnung. Wenn ich mit jemandem spreche, bekomme ich Schweißausbrüche." – Sie habe kolossale Hemmungen im Umgang mit Menschen. Sie könne sich nicht mehr so äußern und ausdrücken wir vor der Erkrankung. Oft falle ihr direkt das Sprechen schwer.

Über ein „*Unvermögen sich zu freuen*" (17) klagen ausdrücklich 20,3%. Äußerungen wie „alles ist so dunkel", „immer gedrückt" kehren häufig wieder. Die Patienten berichten, sie könnten sich allenfalls noch auf das Essen oder über eine erledigte Arbeit freuen. „Meine Stimmung ist immer gedrückt. Ich kann überhaupt nicht mehr lustig sein". Wie die positiven Zustandsgefühle (17) kann die Störung auch die bejahenden Selbstwertgefühle (10): „*Verlust von Selbstvertrauen und Selbständigkeit, Insuffizienzgefühl*" u.ä. (31,2%), und die Fremdwertgefühle betreffen; über eine mit dem „*Gefühl der Gefühllosigkeit*" (K. Schneider) (18) übereinstimmende, selbst wahrgenommene und schmerzlich erlebte Gefühlsverarmung berichten 19,6%.

„Ich bin nicht mehr so empfänglich, nicht mehr so sensibel wie früher. Alles ist mir mehr oder weniger egal und leid. Auch der Gottesdienst oder der Geschlechtsverkehr bedeuten mir nichts mehr. Ich kann einfach nicht mehr so die Gefühle aufbringen, auch nicht für meine Angehörigen." – Der Verlust an positiven, bejahenden Zustands- und Fremdwertgefühlen kommt auch in den folgenden Angaben zum Ausdruck. – „Aus der Wurzel kommt die Freude nicht mehr. Das ist keine echte Freude. Nicht so, daß ich von Grund auf herzlich lachen könnte, wie ich das gerne möchte". – „Ich habe gar kein richtiges Gefühl mehr, kann nicht mehr weinen und mich auch nicht mehr richtig freuen." – „Ich kann mich nicht mehr freuen oder richtig traurig sein, alles ist mir egal." – „So richtig froh sein wie früher kann ich nicht mehr. Ich kann mich nicht mehr so mitfreuen mit anderen, nicht mehr so mitfühlen wie früher." – „Früher habe ich Freude an der Natur gehabt, das ist nicht mehr da, nur noch ein schwacher Abglanz davon. So als ob etwas zerschnitten wäre, was früher da war." – „Die Stimmung ist immer schlecht, nicht mehr froh, nicht mehr aufgelockert und lebendig wie früher. Weinen kann ich fast gar nicht mehr. In den letzten 10 Jahren vielleicht dreimal richtig geweint. Ich habe mir das immer gewünscht, habe es aber nicht gekonnt."

Neben den Coenästhesien finden wir als Zeichen der reinen Potentialreduktion eine Reihe anderer Störungen, die keine rein psychopathologischen Phänomene mehr sind, bereits eine „Zwischenstellung", einen somatopsychischen Übergangscharakter besitzen und in früheren Publikationen, vor allem bei beginnenden Schizophrenien beschrieben wurden (Huber, 1957a; Gross u. Huber, 1972). Noch mehr trifft dies für bestimmte zentral-vegetative Störungen zu, die überwiegend rein somatische Symptome sind. Über seit Entwicklung der reinen Residuen aufgetretene *Geräusch- und Witterungsempfindlichkeit* (8) wurde in 42,4%, über *Schlafstörungen* (9) in 41%, *erhöhtes Schlafbedürfnis* (19) in 14,7%, über *sensorische Störungen* (21) auf optischem, akustischem und olfactorischem Gebiet in 14% und eine *Intoleranz gegen Genußgifte* (Alkohol, Nicotin, Coffein − [22]) in 9,1% berichtet. Wir bringen einige Fallbeispiele für sensorische Störungen.

Manchmal würden sich die Raumabstände verschieben. Es sehe so aus, als ob die Wand dicht vor ihm sei oder weit entfernt und dann wieder an der Stelle, an der sie sich in Wirklichkeit befindet. Manchmal sehe er Menschen oder Gegenstände kleiner oder größer als in Wirklichkeit. − Wenn sie, wie es nicht selten passiere, plötzlich Kopfschmerzen bekomme, könne sie dabei auch nichts mehr riechen, z.B. beim Kochen. − Sie sei sehr lichtempfindlich geworden und trage deswegen eine dunkel getönte Brille. − Radiomusik könne er nur ganz leise ertragen, sonst sei es ihm zu hart. Gelegentlich sehe er die Gegenstände verschwommen und trüb.

Vielfältige andersartige, *als zentral-vegetativ aufzufassende Störungen* ([12] − Huber, 1957a) werden von 30,5% der Patienten mit reinen und gemischten Residuen angegeben. Nach den ersten 6 Monaten der psychotischen Erstmanifestation waren noch bei $^3/_4$ (354 von 502 Probanden) im späteren Verlauf vegetative Dysregulationen in aktiven Stadien nachweisbar. Auch in den reinen und gemischten Residualsyndromen ist das nur episodische, oft paroxysmale Vorkommen und die Gegensätzlichkeit im Sinne einer Hyper- und Hypofunktion bezeichnend.

Bei den 87 Patienten (30,5%) der Bonner Teilgruppe mit reinen und gemischten Residuen (285 Fälle), die bei der Spätkatamnese über vegetative Dysregulationen seit Bestehen des reinen (selten gemischten) Residualzustandes berichteten, konnten 151 vegetative Einzelphänomene mit hinreichender Genauigkeit von den Patienten geschildert werden. Danach findet man am *häufigsten vegetative Störungen des Herz-Kreislauf-Apparates* (43%), *des Verdauungsapparates* (19,2%), *Störungen einzelner Vitaltriebe* (18,5%) und *Störungen seitens des Hautorgans und seiner Drüsen* (13,9%), während Störungen der Thermoregulation (z.B. Kälteempfindlichkeit, Frieren und Frösteln), der Stoffwechselabläufe (z.B. endogene Gewichtsschwankungen), des Urogenital- oder Atmungsapparates selten berichtet wurden. Unter den vegetativen kardiovasculären Störungen sind, abgesehen von Alterationen des Vasomotoriums (kühle, cyanotische Akren, rascher Wechsel der Gesichtsfarbe), *paroxysmale Tachykardie und Bradykardie, Schwindelerscheinungen und Gleichgewichtsstörungen* am häufigsten.

Bei den vegetativen Störungen von seiten des Verdauungsapparates stehen *Übelkeit, Erbrechen* und *Obstipation* im Vordergrund, bei den Störungen einzelner Vitaltriebe *Appetit- und Libidoverlust*, während suchtähnlicher Nicotin- und Alkoholabusus und Hyperorexie selten vorkommen. Wie im Erkrankungsbeginn ist auch in den reinen Residuen eine vor allem palmare und plantare *Hyperhidrosis* häufig, während übermäßige Absonderung der Talgdrüsen im Sinne eines Salbengesichtes und andere im Beginn schizophrener Erkrankungen beobachtete Störungen (Huber, 1957a) selten von den Patienten berichtet werden.

Die *Selbstwahrnehmung der Defizienzen* ist praktisch bei allen Kranken nachweisbar. *Bei 88,4% wird von den Patienten spontan und eindeutig das Erlebnis einer Veränderung, einer Minderung früher vorhandener Fähigkeiten und von Einbußen im Bereich des gesamtseelischen Antriebs und des Gefühlslebens geschildert.* Ein eindeutiges *Krankheitsbewußtsein*, die Überzeugung, daß die erlebten seelischen und körperlichen Veränderungen und Mangelerscheinungen Ausdruck und Folge einer Erkrankung sind (was nicht identisch ist mit der Kenntnis und Annahme der Diagnose einer Psychose oder genuinen Schizophrenie – s. S. 178 f), wurde bei 53,3% der Patienten mit reinen und gemischten Residuen registriert. In knapp ⅓ (31,6%) zeigte sich im Verhalten eine ausgeprägte *Abneigung, sich mit dem früheren Krankheitsgeschehen, insbesondere den seinerzeit aufgetretenen psychotischen Symptomen zu beschäftigen.*

Die Vergangenheit – der Patient meint die während der Psychose erlebten und von ihm noch erinnerten Phänomene – in die Gegenwart zurückzurufen, sei, wie er aus Erfahrung wisse, belastend und gefährlich. – Über ein Insuffizienz- und Unsicherheitsgefühl, einen Verlust von Selbstvertrauen und Selbständigkeit, der im Verlauf der Erkrankung eingetreten und durch sie bedingt sei, wird von gleichfalls knapp ⅓ (31,2% – [10], s. S. 123, Tabelle 28) der Patienten expressis verbis berichtet.

Patienten, die die Basisdefizienzen der reinen Potentialreduktion nicht subjektiv erleben und innerlich wahrnehmen, fehlen bei den reinen Residuen vollständig. Es kommt zwar gelegentlich vor, daß die Patienten zunächst die pauschale Frage verneinen, ob sie sich seit Beginn ihrer Erkrankung im Vergleich mit dem Zustand, dem Befinden und der Leistungsfähigkeit zuvor verändert hätten. Auch solche Patienten berichten dann aber ausnahmslos über vor Erkrankungsbeginn nicht vorhandene Beschwerden und Störungen, die eine ungünstige Veränderung, ein Anders-geworden-Sein bedeuten. Ein Patient, der zunächst äußerte, er glaube nicht, daß er sich verändert habe, gibt dann im weiteren Verlauf des Gesprächs u.a. an: „Es ist mein Problem, daß ich über das eine nachdenken muß und dann das andere vergesse, z.B. geht mir das so beim Zeitunglesen. Ich muß es dann nochmal lesen, weil ich so vergeßlich geworden bin."

Geschlechtsunterschiede hinsichtlich der Häufigkeit der einzelnen Symptome der reinen Potentialreduktion finden sich insofern, als bei männlichen Patienten Geräusch- und Witterungsempfindlichkeit (5-%-Niveau), paroxysmales und phasenhaftes Auftreten von Coenästhesien (2,5-%-Niveau) und vegetative Störungen trendmäßig, bei den Frauen die Symptome „erhöhte Beeindruckbarkeit und Erregbarkeit", „herabgesetzte Toleranzschwelle gegen Streß" trendmäßig, „Unvermögen sich zu freuen" und „kognitive Störungen" prozentual häufiger vorkommen. Es fällt auf, daß bei den Männern mit reinen Residuen somatische und somatopsychische Störungen, bei den Frauen eher psychopathologische Störungen überrepräsentiert sind.

β) Erstmanifestation der reinen Defizienz im Krankheitsverlauf. Einfluß der Psychopharmakamedikation. Die Symptome der reinen Potentialreduktion können schon während der in 36,7% vorhandenen Prodrome erstmals auftreten (s. S. 161 f). Wir untersuchten zunächst bei den Patienten, die sowohl ein Prodrom wie ein reines oder gemischtes Residuum aufweisen, in welchem Krankheitsjahr (unter Einbeziehung der Prodrome) die Symptome der reinen Potentialreduktion erstmals eindeutig nachweisbar waren.

Von den hierher gehörigen *118 Probanden mit Prodromen und reinen (oder gemischten) Residuen* wurden die Symptome des reinen Potentialverlustes bei 51,7% (61 Fälle) schon in den ersten 3 Krankheitsjahren und bei 28,8% (34 Fälle) im 4-6. Krankheitsjahr faßbar. *Bei gut der Hälfte manifestierte sich also der „reine Defekt" in den ersten 3 Krankheitsjahren und bei über ⅘ in den ersten 6 Jahren der Erkrankung, gerechnet ab Beginn des Prodroms.* Nur bei 10,2% (12 Fälle) wurden die Zeichen der Potentialreduktion erst im 7.-10., bei 7,6% (9 Fälle) im 11.-19. und bei 1,7% (nur 2 Fälle) nach dem

20. Krankheitsjahr erstmals deutlich sichtbar. Signifikante Geschlechtsdifferenzen bestehen bei diesem Teilkollektiv nicht.

Der Zeitpunkt der Erstmanifestation der reinen Defizienz wurde weiter bei allen 285 Bonner Probanden (129 Männer und 156 Frauen) bestimmt, bei denen sich — unabhängig vom Vorhandensein oder Fehlen von Prodromen — ein reiner oder gemischter Residualzustand entwickelte.

Die typisch schizophrenen Defektpsychosen, die zwar gleichfalls die Komponente der reinen Potentialreduktion enthalten und bei denen zum Teil ein reines oder gemischtes Residuum in den Jahren vor Entwicklung der typisch schizophrenen Defektpsychose nachweisbar war (s. S. 116), blieben also bei dieser Auszählung unberücksichtigt. Auch wurde bei der Berechnung des Krankheitsjahres, in dem die reine Potentialreduktion erstmals in Erscheinung trat, als erstes Krankheitsjahr in dieser Teilgruppe das Jahr der erstmaligen Manifestation einer produktiv-psychotischen Symptomatik zugrundegelegt, d.h. daß die bei einem Teil dieser Teilgruppe vorhandenen Prodrome zunächst unberücksichtigt blieben. In zwei Fällen fehlen zureichende Angaben.

Bei 214 von 285 Bonner schizophrenen Patienten mit reinen oder gemischten Residualzuständen, d.h. bei 75,1%, waren die Zeichen der reinen Potentialreduktion schon in den ersten 3 Krankheitsjahren (gerechnet ab psychotischer Erstmanifestation) eindeutig nachweisbar. Nur bei 8,1% (23 Fälle) manifestierte sich der „reine Defekt" erst im 4.-6. Krankheitsjahr, bei 7,7% (22 Fälle) im 7.-10., bei 7% (20 Fälle) im 11.-19. und schließlich bei 1,8% (5 Patienten) erst 20 Jahre und mehr nach Erkrankungsbeginn.

Signifikante Geschlechtsdifferenzen sind hier nur bei der kleinen Teilgruppe der Patienten, bei denen sich die Potentialreduktion erst im 2. Krankheitsjahrzehnt manifestiert, vorhanden: Hier sind die Frauen mit 17 Fällen gegenüber nur drei Fällen bei den Männern überrepräsentiert.

Wir halten fest: *Beim Teilkollektiv der 285 schizophrenen Kranken mit reinen und gemischten Residuen manifestierte sich die reine Defizienz bei gut $^3/_4$ (75,1%) schon in den ersten 3 Jahren nach der psychotischen Erstmanifestation.*
Wenn man in der Teilgruppe der 285 Patienten mit reinen und gemischten Residuen das Krankheitsjahr bei der erstmaligen Manifestation der reinen Potentialreduktion *ab Beginn der Prodrome* berechnet (bei 118 von jenen 285 Fällen gehen der psychotischen Erstmanifestation Prodrome voraus), ist, wie Tabelle 29 zeigt, die Rate von Erstmanifestationen der reinen Defizienz in den ersten 3 Krankheitsjahren mit 61,1% etwas niedriger, diejenige der Erstmanifestationen des reinen Defektes im 4.-6. Krankheitsjahr mit 16,6% etwas höher als bei Berechnung des Krankheitsjahres ab psychotischer Erstmanifestation; im 7.-10. Krankheitsjahr treten die Zeichen der dynamischen Insuffizienz erstmals noch bei 11%, nach dem 10. Krankheitsjahr noch bei 11,3% zutage. Trendmäßig sind auch hier die Frauen bei den späten Erstmanifestationen des reinen Defektes nach dem 10. Krankheitsjahr mit 13,5% (21 von 156 Fällen) gegenüber den Männern (8,7%) leicht überrepräsentiert. *Auch bei Berücksichtigung der Prodrome bestätigt sich, daß sich bei der Mehrzahl, nämlich bei gut $^3/_5$ (61,1%), die Zeichen der reinen Defizienz bereits in den ersten 3 Krankheitsjahren und bei annähernd $^4/_5$ (77,7%) in den ersten 6 Krankheitsjahren erstmals deutlich zu erkennen geben.*

Bemerkenswert ist, daß von unseren 285 schizophrenen Kranken mit Entwicklung reiner oder gemischter Residuen nur 41,4% (118 Fälle) der psychotischen Erstmanifestation vorausgehende und kontinuierlich in sie übergehende Prodrome aufwiesen, während die Mehrzahl, nämlich 58,6% dieser Teilgruppe, Prodrome vermissen ließen (s. hierzu auch S. 161 f).

Tabelle 29. Krankheitsjahr der Erstmanifestation des reinen Defekts, gerechnet ab Beginn Prodrom, bei 285 Patienten mit reinen und gemischten Residualzuständen

Krankheitsjahr der Erstmanifestation des reinen Defekts ab Beginn Prodrom	♂	♀	♂ + ♀
1. – 3.	83	90	173
	65,4%	57,7%	61,1%
4. – 6.	18	29	47
	14,2%	18,6%	16,6%
7. – 10.	15	16	31
	11,8%	10,3%	11,0%
11. – 19.	6	19	25
	4,7%	12,2%	8,8%
20. – 36.	5	2	7
	4,0%	1,3%	2,5%
n	127	156	283
unbekannt	2	–	2
Summe	129	156	285

χ^2-Anteil 8,3 bei 4 FG = 10-%-Niveau

Reine Defizienz und Psychopharmakamedikation. Die Frage des Einflusses der Behandlung mit Psychopharmaka auf das Zustandekommen mehr oder minder uncharakteristischer Residualsyndrome und eines Erscheinungswandels schizophrener Erkrankungen wurde seit Einführung der Psychopharmaka wiederholt diskutiert (Huber, 1967a, 1967c, 1976a). Vieles spricht dafür, daß es in den letzten Jahrzehnten zu einer generellen Uniformierung und Nivellierung der Psychosyndrome im Rahmen eines Syndromwandels von den voll ausgeprägten charakteristischen zu den mehr oder minder inkompletten und uncharakteristischen, verwaschenen und abortiven Bildern gekommen ist und dabei auch die schizophrenen (und depressiv-cyclothymen) Erkrankungen betroffen sind. Zur Beantwortung der aufgeworfenen Frage ist es u.a. von Interesse zu wissen, in welchem Jahr die Symptome der reinen Potentialreduktion bei unseren reinen und gemischten Residuen auftraten, insbesondere, ob sie sich *vor* der pharmakopsychiatrischen Ära oder *danach* manifestierten.

In unserem Bonner Teilkollektiv von 285 Patienten mit reinen und gemischten Residualsyndromen manifestierte sich die reine Defizienz in den aus Tabelle 30 ersichtlichen Zeitperioden. *Bei 52,3% (149 Fälle) trat die reine Potentialreduktion vor 1953, also vor Einführung der Psychopharmaka, dabei bei 45,6% (130 Fälle) in den Jahren zwischen 1940 und 1952 in Erscheinung.* Nach Einführung der Psychopharmaka manifestierte sich die reine Defizienz bei 39,3% (112 Fälle) in den Jahren 1953-1959 und bei 8,4% (24 Fälle) nach 1960. Man kann aus diesen Zahlen mit Sicherheit entnehmen, daß bei gut der Hälfte der Patienten eine Behandlung mit Neuroleptica oder anderen modernen

Tabelle 30. Jahr der Erstmanifestation des reinen Defekts bei den 285 Patienten mit reinen und gemischten Residuen

Zeitperioden	♂ + ♀
1915 – 1929	5
	1,8%
1930 – 1939	14
	4,9%
1940 – 1952	130
	45,6%
1953 – 1959	112
	39,3%
1960 – 1973	24
	8,4%
n	285

Psychopharmaka für das Zustandekommen der ausschließlich oder vorwiegend durch die Potentialreduktion bestimmten reinen und gemischten Residuen keine Rolle spielt. Aber auch bei den Patienten, bei denen die reine Defizienz erst nach 1953 manifest wurde, ist ein Zusammenhang mit Psychopharmakamedikation bei über der Hälfte, nämlich bei 71 von 136 Patienten nicht anzunehmen, weil diese Patienten Psychopharmaka erst nach der Entwicklung der reinen Defizienz oder überhaupt nicht erhielten. Bei einer gesonderten Auszählung des 285 Probanden umfassenden Teilkollektivs der Patienten mit reinen und gemischten Residuen zeigt sich nämlich, daß 93 Patienten nie Psychopharmaka erhalten hatten und bei weiteren 127 Patienten der reine oder gemischte Residualzustand schon vor Beginn einer Psychopharmakabehandlung nachweisbar war. Hieraus ergibt sich, daß *bei 220 von 285 Patienten mit reinen und gemischten Residuen, d.h. bei 77,2% diese sich unabhängig von Psychopharmakamedikation entwickelten.* Nur bei 65 Patienten, d.h. bei 22,8% der in Rede stehenden Teilgruppe reiner und gemischter Residuen ist ein Zusammenhang mit Psychopharmakabehandlung möglich.

Die angeführten Befunde beweisen nur, daß die reine Potentialreduktion unabhängig von Psychopharmakamedikation zustandekommen kann und bei der großen Mehrzahl, nämlich bei gut ¾ (77,2%) des hierher gehörigen Bonner Beobachtungsgutes auch tatsächlich ohne pharmakogene Einflüsse zustande kam. Doch ist anzunehmen, daß die in Rede stehenden uncharakteristischen Aspekte der Symptomatologie schizophrener Erkrankungen, wie sie in den reinen und gemischten Residuen – und in den Prodromen und asthenischen Basisstadien – zum Ausdruck kommen, durch einen Wandel im Spektrum der von der Psychiatrie beobachteten Psychosyndrome schizophrener Erkrankungen wieder mehr in das Blickfeld gelangten. *Durch die Psychopharmaka-, zumal die Erhaltungs- und Langzeitbehandlung, wurde vermutlich eine schon immer einem großen Teil der Schizophrenien eigene morbogene Verlaufsneigung zur Reduktion der Psychose auf relativ uncharakteristische Residualsyndrome noch gefördert und im Einzelfallverlauf beschleunigt* (Huber, 1967a, 1967c, 1969). Im Hinblick auf die Gesamtheit der Schizophrenien, die von der Psychiatrie als solche erfaßt werden, ist es offenbar durch die Psychopharmaka zu einer Änderung der Häufigkeitsverteilung in Richtung mehr oder minder unpsychotischer Residual- und Basissyndrome gekommen. Unsere Befunde zeigen jedoch, daß die Tendenz zur Reduktion der schizophreniecharakteristischen psychotischen auf mehr oder minder uncharakteristische Syndrome kankheitsimmanent und bei der Mehrzahl der nicht voll ausheilenden schizophrenen Verläufe unabhängig von Psychopharmakamedikation nachweisbar ist.

3.3.9.5 Stabilität der Residualsyndrome. Vergleich der Ergebnisse der Zürich-, Lausanne- und Bonn-Studie

a) Stabilität der Remission. Um einen Vergleich mit den Ergebnissen von M. Bleuler und Ciompi und Müller zu ermöglichen, wurde geprüft, wie häufig zur Zeit der letzten Spätkatamnese einigermaßen stabile Dauerzustände, sogenannte Endzustände nach M. Bleuler, erreicht worden waren.

Bleuler betont, daß „Endzustand" nicht mit einem völlig endgültigen und unveränderlichen Zustand verwechselt werden darf. Wir stimmen hier ganz mit M. Bleuler überein; dies gilt für unsere uncharakteristischen wie charakteristischen Residualsyndrome. Hinsichtlich der uncharakteristischen reinen Residuen hatten wir 1961 als Fazit der Heidelberger und Wieslocher Untersuchungen herausgestellt, daß die *Ansicht von der Konstanz und totalen Irreversibilität der seelischen Veränderung einer Relativierung bedarf und eine starre Auffassung des Defektbegriffs den tatsächlichen Verhältnissen nicht gerecht wird* (Huber, 1961a, S. 42; 1964c, 1966b, 1968b, 1968c, 1969). Zugleich wurde darauf hingewiesen, daß auch die nicht zu weit fortgeschrittene organische Demenz, vor allem aber die nicht mit groben intellektuellen und mnestischen Ausfällen verbundene isolierte organische Persönlichkeitsveränderung besserungs- und remissionsfähig ist, spontane oder unter mannigfachen äußeren und inneren Bedingungen auftretende Remissionen und Verschlimmerungen im Verlauf von „hirnatrophischen Prozessen" und hirnatrophischen Defekten mit eklatanter Besserung aller Symptome und erstaunlichen Schwankungen auch der intellektuellen Leistungen nicht selten sind (Bronisch, 1951; Huber, 1972a; s. auch S. 95).

Das Gros der Bonner Patienten mit uncharakteristischen und charakteristischen Residuen zeigt, einmal ausgebildet, im weiteren Verlauf keine Verschlimmerung. *Von unseren 502 Bonner Probanden zeigen 73,1% (367 Fälle) zur Zeit der letzten Spätkatamnese eine Stabilität der Remission von 5 Jahren und mehr.* Entsprechend dem Vorgehen von M. Bleuler wurden alle Patienten, auch diejenigen mit psychopathologischer Vollremission, hinsichtlich der Stabilität der zur Zeit der Nachuntersuchung bestehenden Zustandsbilder überprüft. Von unseren 111 Probanden mit Vollremission waren nach einer durchschnittlichen Verlaufsdauer von 20,6 Jahren 14,4% (16 Fälle) insofern unstabil, als es hier in den letzten 5 Jahren vor der Nachuntersuchung zu einer erneuten psychotischen Manifestation gekommen war, die vollständig, ohne Zeichen einer Potentialreduktion oder Strukturverformung abklang (s. S. 189).

Dabei waren bei fünf Fällen eine Phase, bei je drei Fällen zwei bzw. drei Phasen und bei den restlichen fünf Fällen mehr als drei Phasen in den letzten 5 Jahren aufgetreten. Die einzelnen Phasen dauerten von 1 Woche bis zu 4 Monaten. In einem Fall hatte es sich um ein asthenisches Basisstadium, das 3 Jahre vor der Nachuntersuchung abgeklungen war, und in einem weiteren Fall um eine chronische reine Psychose, die 1 Jahr vor der Spätkatamnese vollständig remittierte, gehandelt.

Bei 39,8% (200 Fälle) der Bonner Probanden waren die bei der Nachuntersuchung feststellbaren psychopathologischen Zustandsbilder mehr als 10 Jahre und bei 13,3% (67 Fälle) sogar mehr als 20 Jahre stabil. Dies bedeutet, daß bei einer durchschnittlichen Verlaufsdauer der Gesamtpopulation von 21,4 Jahren *267 von 502 ehemaligen Patienten, d.h. 53,2% mehr als 10 Jahre stabile Remissionen aufweisen.* Eine Übersicht vermittelt Tabelle 31.

Tabelle 31. Stabilität der psychopathologischen Zustandsbilder im Bonner Hauptkollektiv

Stabilität	♂ + ♀
5 – 9 Jahre	100 19,9%
10 – 19 Jahre	200 39,8%
20 Jahre und mehr	67 13,3%
unstabil bzw. weniger als 5 Jahre	135 26,9%
n	502

Fast ¾, nämlich 73,1%, der bei der Nachuntersuchung vorgefundenen Remissionen stellen demnach, wie wir sahen, stabile Zustände dar; dabei fehlen signifikante Geschlechtsunterschiede. *Die Stabilität der Remission ist signifikant mit dem sozialen Remissionsgrad korreliert, wenn man die Teilgruppe der Probanden mit einer Stabilität von 10 Jahren und mehr der Restgruppe gegenüberstellt.* Von den 267 Patienten, die 10 Jahre und mehr stabil sind, sind 50,9% (136 Fälle) auf früherem beruflichen Niveau voll erwerbstätig; bei den übrigen 235 Patienten mit einer Stabilität von weniger als 10 Jahren beträgt die entsprechende Rate nur 24,2% (57 Patienten).

Im Unterschied zur Sozialremission unterscheidet sich die psychopathologische Remission im Teilkollektiv mit stabilen Endzuständen nicht signifikant vom Gesamtkollektiv. Die Verteilung von psychopathologischen Vollremissionen, uncharakteristischen und charakteristischen Residualsyndromen ist bei der 73,1% umfassenden Teilgruppe von Probanden mit einer zumindest seit 5 Jahren stabilen Remission gegenüber der unstabilen bzw. weniger als 5 Jahre stabilen Restgruppe nicht signifikant different.

Charakteristische Residuen sind mit 34,6% in der Teilgruppe mit zumindest 5 Jahren stabilen Remissionen annähernd gleich häufig wie im Gesamtkollektiv (34,7%); uncharakteristische Residuen sind mit 39,5% etwas seltener als dort (43,2%), während Vollremissionen mit 25,9% etwas häufiger sind als in der Gesamtpopulation von 502 Bonner Probanden (22,1%). Doch sind diese Abweichungen noch weit unterhalb der Signifikanzgrenze.

Auch die mit 73,1% hohe Rate von zumindest 5 Jahre stabilen Remissionen bei der Spätkatamnese bestätigt die Ansicht, daß der *Prozeßbegriff beim Gros der Schizophrenien nicht im Sinne einer dauernden, unaufhaltsamen Progredienz anwendbar ist,* die Erkrankung vielmehr bis zu einem gewissen Krankheitsstadium fortschreitet, dann relativ stationär bleibt oder im weiteren Verlauf eine Rückbildung der charakteristisch schizophrenen Züge nach Art eines zweiten, positiven Knicks (s. S. 87 f) aufweist (Huber, 1966b). Auch die *Verlaufsdauer* hat keinen sicheren Einfluß auf die Dauerprognose (s. S. 294 ff); auch nach längerer und jahrzehntelanger Verlaufsdauer kommt es zu keiner signifikanten Verschlechterung hinsichtlich der Häufigkeitsverteilung von Vollremissionen, uncharakteristischen und charakteristischen Residualzuständen.

β) Vergleich mit den Befunden der Züricher- und Lausanne-Studie. Die Ergebnisse von M. Bleuler lassen sich mit den unsrigen insofern nicht unmittelbar vergleichen, als wir bei der Beurteilung des psychopathologischen Zustandsbildes zur Zeit der Spätkatamnese außer den Vollremissionen (die ungefähr übereinstimmend mit M. Bleuler definiert sind) zwischen uncharakteristischen und charakteristischen Residualzuständen (wir sehen hier von unserer Aufgliederung in 15 Einzeltypen und ihrer Zusammenfassung in fünf größeren Gruppen ab) differenzierten, während M. Bleuler diese Unterscheidung nicht machte (s. auch S. 94). Für statistische Zwecke legte er eine Einteilung nach der Schwere des Krankheitszustandes in Heilungen sowie leichte, mittelschwere und schwere Endzustände zugrunde. In einer gemeinsamen Studie mit M. Bleuler, in der wir versuchten, die Befunde der Zürich- und Bonn-Studie zusammenzulegen, fanden wir eine, wenn auch beschränkte Möglichkeit eines Vergleichs.

Sie ergab sich daraus, daß auch M. Bleuler bei seiner Einteilung berücksichtigte, inwiefern der Kranke noch Beziehungen mit anderen Menschen und der Realität aufrechterhalten konnte und dabei das Kriterium zugrundelegte, ob, wie oft und über welche Probleme er noch verständlich sprechen konnte; auch wurde in der Zürich-Studie in ähnlicher Weise wie von uns das Kriterium der Selbstwahrnehmung der Mangelerscheinungen, der Kontaktfähigkeit, Krankheitseinsicht und des Sich-zu-sich-selbst-verhalten-Könnens, das vor allem die reinen uncharakteristischen Residuen kennzeichnet, für die Zuteilung zu den leichten chronischen Psychosen (sogenannte leichte Endzustände) benutzt. *Man kann so die Minimalresiduen und leichten reinen Residuen der Bonn-Studie mit den „leichten Endzuständen" vergleichen.* Die *mäßiggradigen reinen Residuen, die Strukturverformungen ohne Psychose sowie die relativ charakteristischen Typen der gemischten Residuen und chronischen reinen Psychosen der Bonn-Studie sind mit den „mittelschweren Endzuständen" von M. Bleuler vergleichbar* und schließlich die *typisch schizophrenen Defektpsychosen und Strukturverformungen mit Psychose mit den „schweren Endzuständen"* der Zürich-Studie. Zu beachten ist allerdings, daß M. Bleuler und ebenso Ciompi und Müller neben den psychopathologischen auch soziale Kriterien bei der Einteilung der „Endzustände" heranziehen, während wir gesondert den psychopathologischen Zustand und die soziale Remission zur Zeit der Spätkatamnese beurteilten (s. S. 97 ff u. S. 169 ff).

Legt man die eben skizzierte Angleichung der Einteilung der Ausgänge schizophrener Erkrankungen zugrunde, ist das Verhältnis zwischen langdauernd geheilten (psychopathologische Vollremissionen) und solchen Patienten, die einen leichten, mittelschweren oder schweren „Endzustand" zeigen, im Züricher Erfahrungsgut 20 : 33 : 24 : 24%, bei den Bonner Patienten 26 : 31 : 29 : 14% (Tabelle 32). Bei diesen Zahlen wurden, um den Vergleich mit dem Züricher und Lausanner Beobachtungsgut zu ermöglichen, nur diejenigen Kranken berücksichtigt, deren Zustand in einem Zeitraum von zumindest 5 Jahren vor der Nachuntersuchung stabil war. Dies war im Bonner Beobachtungsgut bei 73,1% (367 von 502 Probanden, s. S. 138) der Fall, im Züricher Erfahrungsgut in über der Hälfte, aber nicht mehr als ¾ der Kranken und bei den Lausanner Patienten bei 90% (von den Lausanner 289 Patienten waren nur 17, d.h. 5,9% unstabil im Sinne einer noch floriden Psychose; außerdem waren 3,5% nicht sicher beurteilbar). Diese Rate von 90% geht weit über die von M. Bleuler und auch den von uns beobachteten Anteil von stabilen „Endzuständen" hinaus. Wir glauben aber dennoch nicht, wie Ciompi und Müller, daß es sich dabei um einen spezifischen Effekt des Alters handelt (s. S. 143). *Das durchschnittliche Lebensalter der Züricher Patienten betrug am Ende der Beobachtungsperiode 62 Jahre, bei Ciompi und Müller 76 Jahre und in der Bonn-Studie nur 49,5 Jahre. Dennoch war auch hier bei 73,1% (367 von 502 Fällen) ein seit über 5 Jahren stabiler Zustand eingetreten.*

Tabelle 32. Vergleich der psychopathologischen Ausgänge („Endzustände") im Züricher, Lausanner und Bonner Beobachtungsgut

„Endzustände"	Zürich	Lausanne	Bonn
Heilungen	30 19,7%	77 29,4%	95 25,9%
leichte	50 32,9%	64 24,4%	115 31,3%
mittelschwere	36 23,7%	69 26,3%	105 28,6%
schwere	36 23,7%	52 19,8%	52 14,2%
n	152	262	367

Auch in den jüngeren Altersgruppen der zur Zeit der Spätkatamnese im 3., 4. und 5. Lebensjahrzehnt stehenden Probanden waren 58,3 (7 von 12 Fällen), 68,5 (63 von 92 Fällen) bzw. 65,6% (105 von 160 Fällen) mehr als 5 Jahre stabil. Die Prozentsätze liegen bei den 50-59jährigen und über 60jährigen mit 79,1 (110 von 139 Fällen) und 82,8% (82 von 99 Fällen) noch über der Rate des Gesamtkollektivs (73%); die Abweichungen sind jedoch nicht statistisch signifikant.

Auch eine signifikante Abhängigkeit der Stabilität von der Verlaufsdauer der Erkrankung ist nicht zu erkennen.

Die Raten der mehr als 5 Jahre stabilen „Endzustände" sind in den Verlaufsdauergruppen 9-14 Jahre (69,2%), 15-19 Jahre (70,5%), 20-29 Jahre (75%) und 30-59 Jahre (79,4%) nicht signifikant different.

Tabelle 32 gibt eine *Übersicht über die Ausgänge („Endzustände") im Züricher, Lausanner und Bonner Erfahrungsgut. In folgenden Befunden besteht, wie die Tabelle erkennen läßt, weitgehende Übereinstimmung: Heilungen (psychopathologische Vollremissionen) kommen in $^1/_5$ bis $^1/_4$ vor; „schwere Endzustände" sind im Lausanner (19,8%) und Bonner Erfahrungsgut (14,2%) deutlich seltener als Heilungen (29,4 bzw. 25,9%); die „gutartigen Entwicklungen", d.h. Heilungen und „leichte Endzustände", werden bei gut der Hälfte der Erkrankten, nämlich 52,6% im Züricher, 53,8% im Lausanner und 57,2% im Bonner Erfahrungsgut beobachtet, dagegen ungünstige Ausgänge (mittelschwere und schwere Endzustände) bei weniger als der Hälfte der Kranken (47,4% im Züricher, 46,1% im Lausanner und 42,8% im Bonner Beobachtungsgut). Unterschiede* bestehen hinsichtlich der ungünstigsten Ausgänge (schwere Endzustände), die im Bonner und auch noch im Lausanner Erfahrungsgut mit 14,2 bzw. 19,8% seltener sind als im Züricher Beobachtungsgut mit 23,7%. *Die Untersuchungen stimmen vor allem darin überein, daß schizophrene Erkrankungen einen ganz erheblichen Anteil von relativ benignen Langzeitverläufen aufweisen.* In der Bonn-Studie wird dieses Resultat noch deutlicher, wenn man unsere Aufgliederung in psychopathologische Remissionstypen zugrundelegt. Dann nämlich sind nach einer durchschnittlichen Beobachtungsdauer von mehr als 2

Jahrzehnten knapp ⅔ (65,3%) entweder vollständig geheilt (22,1% – Vollremissionen) oder nicht mehr psychotisch (43,2% mit uncharakteristischen und relativ uncharakteristischen Residuen – s. S. 120).

Aus den schon erörterten Gründen entsprechen unsere uncharakteristischen und relativ uncharakteristischen reinen Residuen nur bedingt den „unspezifischen Residualzuständen" des Lausanner Beobachtungsgutes, die dort von Ciompi und Müller in 56% (53% der Frauen und 62% der Männer) festgestellt wurden. Die Autoren bemerken, daß „viele ihrer Fälle" durchaus den von uns beschriebenen „Defektsyndromen" – gemeint sind offenbar die reinen, mehr oder weniger uncharakteristischen Residuen (Typen 2-8) – entsprechen, jedoch der Begriff des „schizophrenen Defektes" wegen des ihm trotz aller Relativierung anhaftenden organisch-irreversiblen Omens vermieden werde (s. hierzu S. 156). Hier geht es zunächst nur darum, inwieweit psychopathologisch in bezug auf das bei der Spätkatamnese vorhandene Zustandsbild dasselbe gemeint ist. Ein Vergleich der Ergebnisse ist schon wegen der nicht rein psychopathologischen Definition der von Ciompi und Müller in Anlehnung an M. Bleuler verwendeten Kategorien der leichten, mittelschweren und schweren Endzustände nicht ohne weiteres möglich. Man kann vermuten, daß bei den „mehr oder weniger unspezifischen Residualzuständen", die Ciompi und Müller in 56% bei der Spätkatamnese fanden, sowohl Zustandsbilder rubriziert wurden, die unseren uncharakteristischen und relativ uncharakteristischen reinen Residuen (Typ 2-8) entsprechen wie solche, die psychopathologisch mit unseren gemischten Residualzuständen (Typ 10 und 11) identisch sind. *Im Bonner Beobachtungsgut beträgt die Rate der eben genannten Residuen, d.h. der uncharakteristischen und relativ uncharakteristischen reinen Residuen (40%) und der gemischten Residuen (16,6%) zusammen 56,6% und stimmt damit fast genau mit dem in der Lausanne-Studie ermittelten Prozentsatz „unspezifischer Residualzustände" überein.*

Nochmals ist aber zu betonen, daß jedenfalls hinsichtlich unserer Typen 2-6, die wir als uncharakteristische reine Residuen im engeren Sinne psychopathologisch herausgehoben und als Prägnanztypen von den relativ uncharakteristischen reinen Residuen (mit schizophrenieverdächtigen, der Potentialreduktion zuzurechnenden Züge) und den gemischten Residuen mit im Querschnittsbild ohne weiteres faßbaren produktiv-psychotischen schizophrenen Symptomen abgegrenzt haben, die in der Lausanne-Studie gegebene Charakterisierung der „unspezifischen Residualzustände" nicht zutrifft. *Zumindest diese Kerngruppe der uncharakteristischen reinen Residuen im engeren Sinne (Typen 2-6) weist psychopathologisch-phänomenal und querschnittsmäßig nichts Schizophreniecharakteristisches auf.* Es fehlen also auch Wahnreste und Halluzinationen, größtenteils – abgesehen vielleicht von den Typen 5 und 6 (s. S. 105 f) – auch „Manierismen" (Ciompi und Müller, S. 104). *Auch ist die reine Potentialreduktion typischerweise nicht durch eine „allgemeine Verflachung und Versandung" und einen affektiven Rückzug in – zumindest scheinbare – Indolenz und Indifferenz charakterisiert.* In Andeutung findet man solche Züge allenfalls bei den Typen 7 und 8 in Form einer emotionalen Modulationsschwäche oder einer Einbuße an Sympathiegefühlen (s. S. 106 ff). *Auch wird eine ausgesprochene Kontaktarmut und soziale Unselbständigkeit, die im Lausanner Beobachtungsgut im Alter in 71 bzw. 65% konstatiert wurde, in der Regel vermißt.* Wir verweisen auf unsere Beschreibung der uncharakteristischen reinen Residuen (s. S. 101 ff): Der Patient ist nicht faßbar in seiner Person verändert, der affektive Zugang erhalten, es fehlen die von der traditionellen Psychiatrie als fundamental herausgestellten Züge der schizophren zerstörten Persönlichkeit, wie Kontaktverlust, kühle Isolierung und gemütliche Abstumpfung, die Patienten stehen nicht indolent und indifferent ihren bewußt erlebten Defizienzen gegenüber. „Fast stets ist in den reinen Defektsyndromen das in der Psychose oft vermißte Kriterium des mangelnden Wohlbefindens erfüllt; es besteht ein Bewußtsein einer Veränderung, ein Gefühl seelischer Unzulänglichkeit, ein leidendes, fühlendes Betroffensein, ein selbstempfundener Aktivitätsverlust. Daß die dynamische Reduktion im Unterschied zu den Cyclothymen von den Schizophrenen nicht erlebt und registriert wird (Schulte, 1961), trifft für diese reinen Defekttypen und auch für manche gemischten Defektsyndrome nicht zu" (Huber, 1966b).

In sozialer Hinsicht sind 59,4% der reinen Residuen geheilt (soziale Remissionsgrade 0 und 1, s. S. 168 ff) und voll erwerbstätig, wobei die bessere soziale Adaptation schon im mittleren Lebensalter eintritt. Wir haben anhand der Verlaufsuntersuchungen schon früher zu zeigen versucht, daß die Bezeichnung „Endzustand" auch und gerade bei den reinen Residuen zu vermeiden ist, weil ein unverrückbarer Dauerzustand, eine definitive Defektheilung, ein Residuum im eigentlichen Sinne kaum je erreicht wird, und auch in den Spätstadien der durch den reinen Potentialverlust gekennzeichneten Syndrome Schwankungen des Bildes und eine Neigung zu wellenförmigem Verlauf, zu dysthymen und subdepressiven Verstimmungen häufig sind (Huber, 1961a, 1964c, 1966a, 1966b).

Von Bedeutung ist, daß nunmehr auch durch Untersuchungen an anderen Populationen die an Heidelberger und Wieslocher schizophrenen Kranken von Janzarik und Huber erhobenen Befunde und die aus ihnen gezogenen Folgerungen bestätigt werden konnten, daß nämlich die Lehrmeinung, Schizophrenien würden, wenn sie nicht defektfrei ausheilen, *stets* zu einer psychopathologisch spezifischen psychischen Veränderung führen, zu revidieren ist. Zumal die außerklinische Erfahrung und die erstmals an einem repräsentativen Beobachtungsgut erhobenen psychopathologischen Befunde bei nicht mehr ärztlich betreuten, jahrzehntelangen extramuralen Schizophrenieverläufen zeigen, daß die „reine Defizienz" nicht nur eine gedankliche Abstraktion darstellt und nicht nur theoretisch vom Gesamtsyndrom der Defizienzpsychose oder des schizophrenen Persönlichkeitswandels abtrennbar ist, „vielmehr in der Realität häufig in reiner Form vorkommt und in zahlreichen Verläufen ausschließlich oder vorwiegend, zeitweilig oder für die Dauer das Zustandsbild bestimmt" (Huber, 1966b). Die Ergebnisse der Lausanne-Studie lassen die gleiche allgemeine Verlaufstendenz von der Psychose zum reinen Residuum erkennen, wie sie aufgrund der Erfahrungen an Heidelberger, Wieslocher und Bonner Patienten herausgestellt wurden, eine „allgemeine Entwicklungstendenz in Richtung auf Heilung oder ziemlich unspezifische Residualzustände mit Verwischung der klassischen schizophrenen Untergruppen" (Ciompi und Müller). Bei weitaus den meisten der Lausanner Kranken hatte sich das Profil des schizophrenen Krankheitsbildes im Alter stark „verwischt" und „entspezifiziert." *Die phänomenal-psychopathologische Entspezifizierung und Entprofilierung, die Verlaufstendenz in Richtung reiner Residuen und asthenischer Basissyndrome ist aber, wie unsere früheren und hier vorgelegten Untersuchungen zeigen, nicht spezifischen Alterseinflüssen zuzuschreiben; sie kann vielmehr schon im mittleren Lebensalter und früher sichtbar werden; die reine Potentialreduktion tritt bei der Mehrzahl der in reine oder gemischte Residuen ausmündenden Verläufe schon in den ersten 3 Krankheitsjahren zutage* (s. S. 134 f). Darüber hinaus können die in Rede stehenden unpsychotischen Aspekte der Semiologie schizophrener Erkrankungen schon *vor* Manifestation psychotisch-schizophrener Symptombildungen in den *Prodromen* und *Vorpostensyndromen* sich zeigen. *Die Inklination zur Ausbildung reiner Defizienzsyndrome und Basisstadien ist unseres Erachtens ein krankheitsimmanentes, für Wesen und Theorie der zugrundeliegenden Störung bedeutsames Charakteristikum.* Insofern halten wir mit Conrad die reine Potentialreduktion für die vermutlich „spezifischste schizophrene Veränderung" und sehen in ihr eine essentielle, in der Regel irreversible und im Kern hirnorganisch determinierte Komponente schizophrener Residual- und Defizienzsyndrome.

Bei ihrer Aufgliederung in „Endzustände" nach den Kriterien von M. Bleuler fanden Ciompi und Müller keine signifikanten Verteilungsunterschiede zwischen den Geschlechtern. Auch wir konnten im Bonner Beobachtungsgut keine signifikanten *Geschlechtsdifferenzen* hinsichtlich der Häufigkeit von Vollremissionen, uncharakteristischen und charakteristischen Residuen feststellen.

Zu registrieren ist lediglich ein etwas häufigeres Vorkommen von psychopathologischen Vollremissionen bei den Frauen mit 23,9% gegenüber den Männern mit nur 19,6%; andererseits sind auch die charakteristischen Residualsyndrome und damit die ungünstigsten Ausgänge bei den Frauen mit 36,2% etwas häufiger als bei den Männern mit 32,5%. Die Überrepräsentierung weiblicher Kranker bei den Vollremissionen und charakteristischen Defizienzsyndromen wird ausgeglichen durch ein etwas selteneres Vorkommen von uncharakteristischen Residualzuständen, die bei den Frauen in 39,9%, bei den Männern dagegen mit 47,8% beobachtet werden. Eine weitere Aufgliederung in uncharakteristische und relativ uncharakteristische reine Residuen sowie in relativ charakteristische und charakteristische schizophrene Residualzustände zeigt, daß bei den Männern die relativ uncharakteristischen Residuen (Typ 7 und 8 – leichte und mäßige reine Residuen mit schizophrenieverdächtigen, dem Potentialverlust zuzurechnenden Zügen), bei den Frauen die charakteristischen Residualsyndrome im engeren Sinne, d.h. typisch schizophrene Defektpsychosen und Strukturverformungen mit Psychose überrepräsentiert sind, ohne daß diese Befunde statistische Signifikanz erreichen.

3.3.9.6 Testpsychologische Befunde

Testpsychologische Untersuchungen konnten bei einem 110 Probanden umfassenden Teilkollektiv unserer 502 Bonner Probanden durchgeführt werden. Es handelt sich dabei im wesentlichen um jene Patienten, die unserer Einbestellung in die Klinik Folge leisteten. Bei den zu Hause aufgesuchten Patienten konnten die Tests nicht vorgenommen werden.

Von den 134 Probanden (26,7%), die der ambulanten Einbestellung in die Klinik gefolgt waren und bei denen in der Regel ein ganzer Arbeitstag für die Durchführung der verschiedenen Untersuchungen (s. S. 34) zur Verfügung stand, mußte bei 24 Probanden auf eine testpsychologische Untersuchung verzichtet werden, weil die Patienten dazu nicht bereit waren oder ihnen neben den psychopathologischen und sozialpsychiatrischen Erhebungen weitere Untersuchungen am gleichen Tag wegen ihrer verminderten Belastbarkeit nicht zugemutet werden konnten.

a) Ergebnisse experimental- und testpsychologischer Untersuchungen bei Schizophrenen. Übersichten über die in den letzten Jahrzehnten mittels experimental- und testpsychologischer Verfahren gewonnenen Resultate und kritische Referate über die psychologische Schizophrenieforschung wurden in den letzten Jahren mehrfach vorgelegt (Buss u. Lang, 1965; Lang u. Buss, 1965; Yates, 1966; Broen u. Storms, 1966; Broen, 1966; Mc Ghie, 1966; Chapman, 1966; Plaum, 1971; Süllwold, 1977). Die Fülle der Befunde und ihre Deutung ist schwer überschaubar, die Befunde selbst sind oft konträr und schon wegen mangelnder Definition und Inhomogenität des Beobachtungsgutes nicht vergleichbar. Zahlreiche Testverfahren wurden eingesetzt. Die Bemühungen, ein Leistungsdefizit bei Schizophrenen quantitativ zu erfassen, stehen noch in den Anfängen; Störungen, die bei allen untersuchten an Schizophrenie Erkrankten vorkommen und eindeutige, allgemein anerkannte Unterschiede zu anderen Gruppen, vor allem zu Kollektiven von Probanden mit charakterisierbaren Hirnerkrankungen, konnten nicht festgestellt werden. Wegen der großen Schwierigkeiten einer quantitativen Erfassung eines Leistungsdefizits richteten sich die Bemühungen auf die Aufdeckung qualitativer Eigenarten kognitiver Prozesse.

Bei einer Reihe von Konzepten und Theorien der jüngsten Vergangenheit standen die *Störungen des Denkens und der Aufmerksamkeit* (die ihrerseits zu sekundären Störungen führen) im Mittelpunkt der Betrachtung. Dabei wurde versucht, den schon von der klassischen Schizophrenieforschung hervorgehobenen Tatbestand, daß Intelligenzstörungen im geläufigen Sinne fehlen, die Patienten potentiell zu normgerechten Leistungen fähig sind und eine Reduktion der intellektuellen Kapazität auch bei offenkundiger Abnormität des Denkens schizophrener Kranker nicht nachweisbar ist, einer Erklärung näher zu bringen.

Die Bemühungen, mittels denkpsychologischer Untersuchungen qualitative Eigenarten kognitiver Prozesse bei schizophrenen Kranken zu erfassen, gingen von Goldstein aus; nach ihm sollte das Denken Schizophrener ähnlich wie das mancher Hirngeschädigter durch *abnorme Konkretheit und fehlende Abstraktionsfähigkeit* gekennzeichnet sein. Dem gegenüber wurde durch den Begriff „*overinclusion*" („Übereinschließung") eine Tendenz gekennzeichnet, abnorm breite, normalerweise unbeachtete Merkmale miteinschließende Konzepte zu bilden.

Um die Gegenposition zu Goldstein im Sinne der „overinclusion" experimentell zu sichern, wurden Sortier- und Klassifikationsaufgaben, z.B. der Objektsortiertest (Goldstein und Scheerer), daneben auch Sprichworttests (Payne und Friedländer, 1962), bei denen es in der Regel um die Erfassung symbolischer Bedeutungen geht, herangezogen. Dabei zeigte es sich, daß dieselben Verfahren sich unter verschiedenen theoretischen Voraussetzungen, z.B. auch sozialen Konzeptbildungen (Bannister, 1963; Bannister u. Salmon, 1966) verwenden lassen. Der Begriff „overinclusion" wurde dabei oft sehr weit gefaßt, so daß letztlich nicht zu entscheiden ist, ob z.B. die Befunde von Bannister als Folge von „overinclusion" verstehbar sind oder nicht. Sicher ist, daß der Begriff „Übereinschließung" nicht unbedingt erforderlich ist, um die — sehr vielfältigen — Denkstörungen Schizophrener in den Griff zu bekommen und sicher ist auch, daß Abstraktion und Begriffsbildung Schizophrener nicht durchgehend gestört sind.

Neuere Ansätze, wie die *lerntheoretische Interpretation* der schizophrenen Denkstörungen (Mednick, 1958), versuchten, das klassische Bleulersche Konzept der schizophrenen Grundstörungen mit dem engen Zusammenhang von formaler Denkstörung (Denkdissoziation) und Autismus (sozialer Rückzug) zu integrieren.

Für Cameron, der den Begriff der „overinclusion" 1944 einführte, war diese nur ein Zeichen der Subjektivität und Eigenwilligkeit der Schizophrenen und letzlich auf deren grundlegende soziale Insuffizienz zurückzuführen. Mit der Betonung sozialer Faktoren verschob sich das Interesse von den mehr formalen auf die emotionalen und inhaltlichen Momente. Doch wurde schon früh bemerkt, daß die unbestreitbare Bedeutung affektiver Faktoren für die kognitiven Störungen nicht über die allgemeine Feststellung einer gegenüber unspezifischen affektiven Reizen vorhandenen Störanfälligkeit im kognitiven Bereich hinausgeht und auch nicht affektiv besetzte Stimuli Leistungsstörungen bedingen können. Doch betrachtete noch Mednick (1958) die Angst als Ursache einer verstärkten Reiz- und Reaktionsgeneralisierung und damit einer Instabilität oder Abwegigkeit der Assoziationen und der gesamten kognitiven Vollzüge. Später wurde dann in einer Revision der Mednickschen Schizophrenietheorie eine unspezifische (und letztlich biologisch bedingte) *Erhöhung des cerebralen Aktivierungsniveaus,* und zwar sowohl bei chronischen und autistischen wie bei akuten Kranken als somatische Basisstörung postuliert (s. u.a. Broen u. Storms, 1966; Venables, 1966).

Neuere Theorien knüpfen an die älteren Ansätze an und stützen sich u.a. auf spezielle Vigilanzeffekte einer cerebralen Überaktivierung; damit gelangen Störungen der konzentrativen Aufmerksamkeitsleistungen und ganz allgemein der Aufnahme und Verarbeitung von Informationen als kognitive Grundstörungen der Schizophrenie in den Brennpunkt der Diskussion (Buss u. Lang, 1965; Süllwold, 1971, 1973; Gross u. Huber, 1972;

Huber, 1976c). Mit dem zunächst noch sehr globalen Konzept einer *Beeinträchtigung der Aufnahme und Verarbeitung von Informationen* gelingt es, eine Reihe von Basisstörungen (Huber, 1966b; Süllwold, 1971, 1973, 1977) zu erklären, u.a. die Coenästhesien, den „Verlust der Leitbarkeit der Denkvorgänge" (Huber, 1961a, 1966b), die sensorischen Störungen (Gross u. Huber, 1972) und die Befunde über Veränderungen von psychomotorischem Tempo und einfachen Lernleistungen (Plaum, 1971). Schon von der traditionellen Psychiatrie wurden Phänomene wie die Coenästhesien Schizophrener mit einer — wahrscheinlich hirnorganisch determinierten und möglicherweise an das limbische Funktionssystem gebundenen — *Störung der selektiven Filterung* („Versagen des thalamischen Reizmilderungsapparates") erklärt (Huber, 1957a); in ähnlicher Weise wurden formale Denkstörungen Schizophrener als Übereinschließungsphänomene mit einem „defekten Filtermechanismus" erklärt. Dies bedeutet, daß *soziale und motivationale Beeinträchtigungen als Folge der — die prima causa darstellenden — Störung der Aufnahme und Verarbeitung von Informationen (und nicht umgekehrt!)* anzusehen sind. Auch die sogenannte *Interferenztheorie* stellt einen Versuch dar, verschiedene Basisstörungen Schizophrener, z.B. Gedankeninterferenz oder motorische Interferenz (Süllwold, 1971, 1973), unter dem gemeinsamen Gesichtspunkt einer Störung von Filtermechanismen zu sehen (s. auch Buss u. Lang, 1965).

Subjektiv von den Patienten als Denk-, Konzentrations- oder Gedächtnisstörungen geschilderte *Beeinträchtigungen der selektiven Aufmerksamkeit,* eine erhöhte Ablenkbarkeit als Ausdruck einer Unfähigkeit, irrelevante Merkmale unbeachtet zu lassen, wurden von der phänomenologisch orientierten psychiatrischen Forschung beschrieben (u.a. Beringer, 1924; C. Schneider, 1942; von Baeyer, 1951; Huber, 1961a, 1964c, 1966b, 1967a, 1968a; Glatzel u. Huber, 1968). Von psychologischer Seite wurde aufgrund entsprechender Befunde die Interferenztheorie (Buss u. Lang, 1965; Broen, 1966, 1968) formuliert, in deren Rahmen sich die bei Schizophrenen schon lange beobachtete Unfähigkeit, einen Focus beizubehalten oder überhaupt zu focussieren, einordnen läßt. Ohne Zwang läßt sich auch die Minderung der Fähigkeit zu aufgabenrelevanten Einstellungen (der aufgabenbezogenen Intentionalität) auf Störungen der selektiven Aufmerksamkeit beziehen.

Die Aufmerksamkeitsstörungen können auch als ein *zu breites Spektrum der Aufmerksamkeit* — und der damit verbundenen Unfähigkeit, irrelevante Sinnesdaten auszuschalten — angesehen werden. Die psychopathologisch (s. S. 131) und auch testpsychologisch nicht selten, besonders im Zusammenhang mit aufgabenbezogenen Sets, faßbare Minderung von Flexibilität und Umstellungsfähigkeit sind mit der Annahme eines zu breiten Aufmerksamkeitsspektrums durchaus kompatibel. Wenn man die *Umstellungsunfähigkeit* und *Rigidität* Schizophrener als sekundäre Phänomene und Folge von Schutzmechanismen betrachtet, braucht man zur Erklärung nicht unbedingt die Zusatzhypothese eines Schwankens zwischen einem zu weiten und zu engen Aufmerksamkeitsfeld heranzuziehen (Lang u. Buss, 1965). Man kann die Einengung der Aufmerksamkeit als eine von den verstärkt ablenkbaren Patienten aktiv herbeigeführte Schutzmaßnahme gegenüber Reizüberflutung verstehen, d.h. als Bewältigungsmechanismus („coping behavior" — Süllwold, 1971, 1973; Broen, 1966; Yates, 1966). *Der Mechanismus bzw. Psychismus derartiger sekundärer Abschirmungs- und Schutzmechanismen ist offenbar bei der Minderung von Flexibilität und Umstellungsfähigkeit gleich oder ähnlich wie beim „sekundären Autismus"* (s. S. 129; Gross et al., 1971c; Gross et al., 1973a). Tatsächlich kann man eine solche Einengung der Aufmerksamkeit und Rigidität auch und gerade bei chronischen schizophrenen Kranken mit starken Rückzugstendenzen nachweisen (s. auch Mc Ghie, 1966).

In diesem Zusammenhang ist nicht ohne Bedeutung, daß gerade bei chronisch Schizophrenen ein erhöhtes cerebrales Aktivierungsniveau (s. Venables, 1966) festgestellt wurde; kompensatorische Einengungen chronisch Kranker lassen sich mit Hilfe der Annahme einer protektiven cerebralen Inhibition erklären. Die protektive Funktion schizophrener Zurückgezogenheit im Sinne des sekundären Autismus wurde von uns mehrfach hervorgehoben; dasselbe gilt für die Schutzfunktion schizophrener Rigidität und Einengung, die als sekundärer Bewältigungsmechanismus psychologisch verstehbar ist. Gerade bei reinen Residualzuständen läßt sich zeigen, wie die Patienten die von ihnen als Beeinträchtigungen von Denken, Aufmerksamkeit und Konzentration erlebten Störungen zu kompensieren versuchen (s. S. 129; s. auch Chapman, 1966).

Bei der Beschreibung der Phänomenologie reiner Residualzustände wurde gezeigt, daß subjektiv deutlich wahrgenommene Störungen, die als Folge einer *Beeinträchtigung der selektiven Aufmerksamkeit und der Fähigkeit zu aufgabenrelevanten Einstellungen* interpretiert werden können, häufig vorkommen (s. S. 122). Beeinträchtigungen der selektiven Aufmerksamkeit konnten, unabhängig von der jeweiligen theoretischen Orientierung, experimentell bei schizophren Erkrankten, die anscheinend überwiegend schizophreniecharakteristische Psychosyndrome florider oder inaktiver Stadien boten, häufig festgestellt werden. Die Hypothese, daß schizophrenen Erkrankungen spezifische Beeinträchtigungen der Informationsaufnahme und -verarbeitung als somatische Basisstörung („kognitive Grundstörung") zugrundeliegen, wurde anderenorts erörtert (Huber, 1976c; s. S. 154); sie kann auch durch die Befunde der psychologischen Schizophrenieforschung gestützt werden (Süllwold, 1977). Hier geht es zunächst nicht darum, die Konsequenzen dieser Befunde und Theorien für die bislang noch unzureichenden Ansätze einer psychologischen Schizophreniediagnostik und die Soziotherapie zu ziehen (Plaum, 1971). *Vielmehr versuchten wir die Frage zu beantworten, ob bei reinen Residualzuständen Schizophrener, die bisher testpsychologisch nicht untersucht wurden, mit gebräuchlichen Testmethoden Abweichungen nachzuweisen sind.* Erst wenn hinreichend sichere Hinweise auf Störungen vorliegen, die in bestimmten Stadien und/oder bei bestimmten Residualzuständen schizophrener Erkrankungen in der Regel zu beobachten und möglicherweise für sie kennzeichnend sind, würde sich eine solide Grundlage für gezielte Vergleiche mit anderen Gruppen von Patienten, vor allem solchen mit bestimmten, charakterisierbaren Hirnerkrankungen und Hirnschäden ergeben.

β) Eigene testpsychologische Untersuchungen. Bei der *Auswahl der Testmethoden* für unsere Bonner Probanden versuchten wir uns auf Verfahren zu stützen, die Minderleistungen von an Schizophrenie Erkrankten zur Darstellung bringen können. Aufgrund unserer bisherigen Erfahrungen bei reinen und gemischten Residuen wurden in erster Linie Verfahren herangezogen, die auf eine Erfassung der Beeinträchtigungen der dynamischen Komponente der Persönlichkeit gerichtet sind, wie sie in Form der „reinen Defizienz", der „Reduktion des gesamtseelischen Energieniveaus" vor allem bei schizophrenen Kranken mit reinen und gemischten Residualzuständen psychopathologisch faßbar sind. Bei unseren Untersuchungen ging es uns in erster Linie darum festzustellen, ob schizophrene Residualsyndrome, die phänomenal ausschließlich (reines Residuum) oder vorwiegend (gemischtes Residuum) durch die „reine Defizienz" gekennzeichnet sind (und die vermutlich einen − vergleichsweise inaktiven − „Basisprozeß in Latenz" repräsentieren), testpsychologisch von der Norm abweichende Leistungsstörungen aufweisen. Wir gingen davon aus, daß die relativ inaktiven, konstanten und einigermaßen stabilen Stadien reiner Residualsyndrome mit denen in ihnen sich manifestierenden persistierenden und in der Regel irreversiblen dynamischen Einbußen am ehesten eine Chance bieten, Leistungsbeeinträchtigungen nachzuweisen.

Zahlreiche Testmethoden wurden im Laufe der letzten Jahrzehnte in der Psychosenforschung und speziell zur Erfassung schizophrener Beeinträchtigungen verwendet. Die Validität der meisten dieser Verfahren ist dabei in dieser Beziehung noch nicht hinreichend überprüft. *Unsere Bonner Probanden wurden solchen psychologischen Leistungstests unterzogen, von denen wir aufgrund unserer früheren Erfahrungen annehmen konnten, daß sie allgemein Minderleistungen, die durch Störungen in der Aufnahme und Verarbeitung von Informationen entstehen und von den Patienten besonders als Aufmerksamkeits-, Denk-, Konzentrations- und Gedächtnisstörungen beschrieben werden, aufzuweisen imstande sind.* Wir verwendeten in erster Linie (1) den Hamburg-Wechsler Intelligenztest für Erwachsene; dann (2) den Konzentrationsverlaufstest von Abels (3) die Untersuchung mittels der elektrischen Schreibdruckwaage von Steinwachs, (4) eine Reaktionsprüfung mit dem Beck-Apparat und (5) den visuellen Merkfähigkeitstest von Benton.

Das Teilkollektiv von 110 bzw. 109 (1 Fall mit typisch schizophrener Defektpsychose blieb unberücksichtigt) Bonner Probanden, bei denen testpsychologische Untersuchungen durchführbar waren, wurde entsprechend unserer Typologie der Ausgänge (s. S. 97 ff) aufgrund des psychopathologischen Syndroms bei der Spätkatamnese in fünf Gruppen aufgegliedert. Dabei ist die Gruppe 1 der Vollremissionen mit 31 Probanden besetzt; die Gruppe 2 der Minimalresiduen umfaßt 15 Patienten; die Gruppe 3 der leichten reinen Residualsyndrome (Typen 3, 5, 6 und 7) 37 Fälle, einschließlich zweier Fälle mit mäßigen reinen Residuen (Typ 8) 39 Fälle; die Gruppe 4 der leichten gemischten Residualsyndrome (Typ 10) 13 Fälle, zusammen mit einem Fall eines mäßiggradigen gemischten Residuums (Typ 11) 14 Fälle. In der kleinen Gruppe 5 der Patienten mit „Strukturverformung ohne Psychose" (2 Fälle), „Strukturverformung mit Psychose" (4 Fälle) und chronischen reinen Psychosen (4 Fälle) sind 10 Patienten.

In Gruppe 5 wurden also sowohl Strukturverformungen *mit* wie auch solche *ohne* Psychose und chronische reine Psychosen wegen der kleinen Fallzahl zusammengefaßt. Dies ist insofern problematisch, als die *Strukturverformungen mit Psychose,* die auch hinsichtlich der sozialen und psychopathologischen Remission ungünstiger sind (s.S. 117), erwartungsgemäß testpsychologisch deutlich schlechter abschneiden als die chronischen reinen Psychosen, von denen 90% sozial geheilt sind. Ähnliches gilt für die sehr kleine Teilgruppe von Patienten mit *mäßigen* reinen (2 Fälle) oder gemischten (1 Fall) Residualsyndromen, die den Gruppen 3 bzw. 4 zugeordnet wurden. Auch bei ihnen ist vom psychopathologischen Syndrom her zu vermuten, daß die testpsychologischen Resultate different sind. Wir werden daher trotz der kleinen Fallzahl die in Rede stehenden Residualsyndrome (Strukturverformungen mit Psychose; mäßiggradige reine und gemischte Residuen) gesondert betrachten.

Gegenüber unserer früheren Mitteilung (Hasse-Sander et al. 1971) ergaben sich hinsichtlich der psychopathologischen Zuordnung der 109 Probanden in 16 Fällen Korrekturen, die aber die Ergebnisse der testpsychologischen Untersuchungen aufs Ganze gesehen nicht wesentlich beeinflussen.

Wir berichten nacheinander über die Testergebnisse, die mit den fünf angewandten Verfahren bei den fünf von uns differenzierten psychopathologischen Gruppen gewonnen wurden. Für jede Gruppe wurde die durchschnittliche Leistungshöhe in den verschiedenen Verfahren ermittelt, so daß die Gruppen sowohl untereinander als auch mit der Norm verglichen werden können.

(1) Hamburg-Wechsler-Intelligenztest. Die Ergebnisse werden in Abb. 1 veranschaulicht. Die Abbildung zeigt, daß im sogenannten *Verbalteil,* also in den an die Sprache gebundenen Testaufgaben, die durchschnittlichen Werte der Intelligenzquotienten der Gruppen 1, 2, 3 und 5 im Durchschnittsbereich, der von IQ 91 bis 109 reicht, liegen.

Lediglich bei der Gruppe 4 der leichten gemischten Residualsyndrome liegen die durchschnittlichen Werte der Intelligenzquotienten mit 89,7 geringfügig unterhalb des Durchschnittsbereichs. Vollremissionen zeigen mit einem Wert von 99,5 im Verbalteil die besten Leistungen, gefolgt von der Gruppe 2 der Minimalresiduen und der Gruppe 5 der Strukturverformungen und chronischen reinen Psychosen mit einem Verbalteil-IQ von je 98,6. Nach den gemischten Residuen mit 89,7 zeigt die Gruppe 3 der leichten reinen Residuen mit 96,7 den niedrigsten durchschnittlichen Wert des IQ im Verbalteil

Gegenüber dem Verbalteil fällt im *Handlungsteil* bei allen Gruppen das mehr oder weniger deutlich niedrigere Niveau der Leistungen auf. *Die Unterschiede der Leistungen im Verbal- und Handlungsteil sind bei den reinen Residuen (Gruppe 3) auf dem 1-%- Niveau und bei den gemischten Residuen (Gruppe 4) auf dem 2,5-%-Niveau signifikant.*

Bei den reinen Residuen ist der durchschnittliche IQ im Verbalteil 96,7, im Handlungsteil 89,7; bei den gemischten Residuen im Verbalteil 89,7, im Handlungsteil 77,3. Das geringere Signifikanzniveau ist hier durch die gegenüber der Gruppe 3 der reinen Residuen (39 Fälle) geringere Fallzahl (14 Fälle) bedingt. In den Teilgruppen 1 und 5 der Vollremissionen bzw. der Strukturverformungen und chronischen reinen Psychosen findet sich nur noch eine schwachsignifikante Differenz zwischen Verbal- und Handlungsteil, während bei den Minimalresiduen ein signifikanter Unterschied fehlt (die Prüfung erfolgte mit dem Wilcoxon-Mann-Whitney-U-Test).

Die Unterschiede der fünf Gruppen untereinander hinsichtlich der Differenz zwischen Verbal- und Handlungsteil sind, geprüft mit dem H-Test nach Kruskal-Wallis, gleichfalls statistisch (auf dem 1-%-Niveau) signifikant. Auch in diesem Befund kommt zum Ausdruck, daß die Unterschiede zwischen Verbal- und Handlungsteil zuungunsten des Handlungsteiles bei den reinen und gemischten Residuen am stärksten ausgeprägt sind.

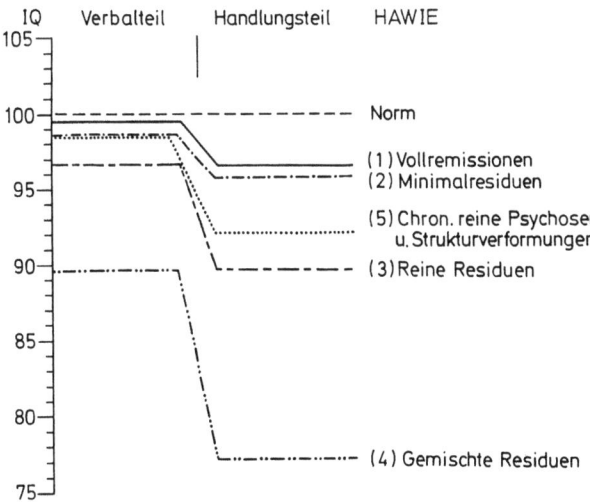

Abb. 1. HAWIE: Durchschnittswerte im Verbal- und Handlungsteil bei den fünf Gruppen psychopathologischer Ausgänge

Darüber hinaus zeigt sich, daß auch die *Unterschiede der fünf Gruppen untereinander hinsichtlich der Leistungen im Handlungsteil statistisch, bei Prüfung mit dem H-Test von Kruskal-Wallis, signifikant (0,5-%-Niveau) sind. Die Patienten mit reinen (Gruppe 3) und mit gemischten Residuen (Gruppe 4) zeigen mit einem IQ im Handlungsteil von 89,7 bzw. 77,3 die niedrigsten Werte.* Die Minimalresiduen liegen mit einem Handlungsteil-IQ von 95,9 nur knapp unter den Vollremissionen mit 96,7, während die Gruppe 5 der Strukturverformungen und chronischen reinen Psychosen mit einem Handlungsteil-IQ von 92,1 noch im Durchschnittsbereich zu liegen kommt.

Im einzelnen sind die Differenzen zwischen Verbal- und Handlungsteil, wie Abb. 1 (S. 149) zeigt, bei den Vollremissionen mit 99,5 zu 96,7 und bei den Minimalresiduen mit 98,6 zu 95,9 nur geringfügig; bei den reinen Residuen ist die Differenz mit 96,7 gegenüber 89,7 schon deutlicher (und signifikant) und am deutlichsten bei den gemischten Residuen mit einem IQ von 89,7 im Verbalteil gegenüber einem Wert von 77,3 im Handlungsteil. Die durchschnittlichen Werte der Intelligenzquotienten im Verbal- und Handlungsteil liegen bei den Vollremissionen und Minimalresiduen und auch noch in der Gruppe 5 der Strukturverformungen und chronischen reinen Psychosen noch im Durchschnittsbereich, der von IQ 91 bis 109 reicht. Unterhalb des Durchschnittsbereichs liegen im Handlungsteil nur die reinen Residuen mit 89,7 und die gemischten Residuen mit 77,3, im Verbalteil lediglich die gemischten Residuen mit 89,7 (Abb. 1).

Weiter wurde die Gruppe der Vollremissionen in bezug auf die durchschnittlichen Leistungen im Handlungsteil gesondert sowohl mit der Gruppe der reinen Residuen (Gruppe 3) wie mit der Gruppe der gemischten Residuen (Gruppe 4) verglichen. *Bei der Prüfung mit dem Wilcoxon-Mann-Whitney-Test ist das Leistungsniveau bei den reinen Residuen signifikant, bei den gemischten Residuen hochsignifikant niedriger als in der Gruppe der Vollremissionen.* Auch wenn man die beiden Gruppen der reinen und gemischten Residuen zusammenfaßt und sie der Gruppe der Vollremissionen gegenüberstellt, ergibt sich bei Prüfung mit dem Wilcoxon-Mann-Whitney-Test eine hochsignifikante Differenz zugunsten der Vollremissionen.

Die angeführten Befunde sind anscheinend Ausdruck eines Defizits, das bestimmte intellektuelle Funktionen betrifft und in ähnlicher Weise bei Psychosyndromen auf der Grundlage charakterisierbarer Hirnerkrankungen, z.B. bei sogenannter traumatischer Hirnleistungsschwäche, beobachtet wird (Wechsler, 1956; Mayer et al., 1969).

Wir lassen zunächst offen, ob es sich hierbei qualitativ in erster Linie um eine Minderung der kritischen Beobachtungsschärfe, eine Erschwerung des Überblicks und eine Beeinträchtigung der analytischen Fähigkeiten im visuellen Wahrnehmungsbereich handelt und inwieweit das schlechte Abschneiden im Handlungsteil (bei dessen Untertests der Zeitfaktor in der Bewertung eine Rolle spielt) auch durch eine Verlangsamung der sensomotorischen Vollzüge bedingt ist.

Wir halten fest, daß signifikante Abweichungen von der Norm im Handlungsteil des HAWIE und eine signifikante Differenz zwischen Verbal- und Handlungsteil bei den Residualsyndromen, die ausschließlich (reine Residuen – Gruppe 2) oder vorwiegend (gemischte Residuen – Gruppe 4) durch deutlich ausgeprägte Zeichen der reinen Defizienz bestimmt sind, vorliegen, während signifikante Abweichungen bei den Vollremissionen, den Minimalresiduen und größtenteils auch in der Gruppe 5 der chronischen reinen Psychosen und Strukturverformungen nicht nachweisbar sind. *Diese Befunde sind gut mit einer Hypothese vereinbar, nach der Störungen der Informationsaufnahme und -verarbeitung den Funktionsminderungen bei bestimmten, reinen Residualsyndromen schizophrener Erkrankungen zugrundeliegen* (s.S. 147).

(2) Konzentrationsverlaufstest von Abels. Die Aufgabe dieses Tests besteht darin, Zahlenkärtchen mit jeweils 32 zweistelligen Zahlen nach einem bestimmten Prinzip zu ordnen;

bewertet werden einerseits das (dem Probanden selbst überlassene) Arbeitstempo, andererseits die Anzahl der Fehler. Wie Abb. 2 zeigt, weichen hinsichtlich Arbeitstempo und Fehlerquote die – hier zusammengefaßten – Gruppen der leichten reinen (Gruppe 3) und gemischten Residuen (Gruppe 4) am stärksten von der Norm ab; in geringerem Ausmaß liegt auch die (schwach besetzte) Gruppe 5 der Strukturverformungen und chronischen reinen Psychosen unter der Norm. Bei den reinen und gemischten Residuen und in Gruppe 5, aber auch noch bei den Vollremissionen (Gruppe 1), liegt die Genauigkeit des Vorgehens, also die Kontrolle bei der Reizselektion noch deutlich unter der Norm. Aus dem Verhältnis von Arbeitstempo und Genauigkeit kann man auf den Grad der Fähigkeit zur konzentrativen Steuerung schließen: sie ist um so mehr gemindert, je mehr die Arbeitsgeschwindigkeit die Arbeitsgenauigkeit übertrifft.

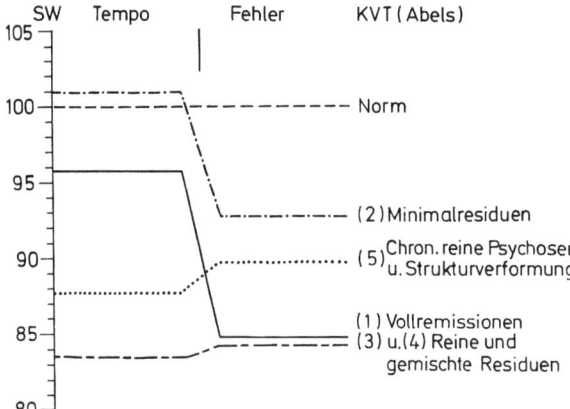

Abb. 2. Durchschnittswerte beim Konzentrationsverlaufstest von Abels bei den Gruppen psychopathologischer Ausgänge

Hier zeigt sich ein Unterschied der Gruppen 3-5 gegenüber den vollremittierten Probanden, bei denen das Arbeitstempo (und demnach der Leistungsantrieb) noch im Bereich der Norm liegt und deutlich besser ist als die Genauigkeit. Bei den Patienten mit leichten reinen und gemischten Residuen ist das Verhältnis eher umgekehrt: Das Arbeitstempo ist hier wesentlich langsamer, ohne daß die Fehlerrate deswegen geringer wird. Bei den reinen und gemischten Residuen ist also das Arbeitstempo eher noch etwas geringer als die Arbeitsgenauigkeit, während bei den psychopathologisch vollremittierten Probanden die Kontrolle bei der Reizselektion und konzentrativen Steuerung (Arbeitsgenauigkeit) kaum besser, wohl aber das Arbeitstempo wesentlich rascher ist als bei den Patienten mit reinen und gemischten Residuen. Die beim Konzentrationsverlaufstest nur neun Probanden umfassende Gruppe 2 der Minimalresiduen verhält sich ähnlich wie die Vollremittierten, liegt sogar hinsichtlich Arbeitstempo und Genauigkeit noch über den Werten der Vollremittierten.

Die Gruppen unterscheiden sich nach dem H-Test von Kruskal-Wallis in bezug auf das Arbeitstempo signifikant. Insgesamt weisen die Ergebnisse dieses Tests darauf hin, daß insbesondere bei den Residualzuständen, bei denen die Komponente der reinen Potentialreduktion deutlich ausgeprägt ist (leichte reine und gemischte Residuen – Gruppen 3 und 4), eine Beeinträchtigung von Arbeitstempo, Leistungsantrieb und Konzentrationsfähigkeit im Umgang mit anschaulichem Material vorliegt.

(3) Elektrische Schreibdruckwaage nach Steinwachs. Dieser Test ermöglicht eine Aussage speziell über das psychomotorische Tempo. Wiederum zeigten die Gruppen der Patienten mit reinen und gemischten Residualzuständen (Gruppen 3 und 4) im Schreibtempo deutliche Abweichungen von der Norm, während die anderen drei Gruppen hier nicht wesentlich hinter der Norm zurückblieben.

(4) Reaktionsprüfung mit dem Beck-Apparat. Die Probanden müssen bei diesem psychologischen Leistungstest auf Tonsignale, Lichtsignale und auf eine bestimmte Konstellation kombinierter Ton- und Lichtsignale durch Herunterdrücken einer Taste reagieren. Hier ergab sich gegenüber allen geprüften Signalarten eine erheblich aus dem normalen Streuungsbereich herausfallende Reaktionsverzögerung; sie ist bei der Reaktion auf Ton- und Lichtreize bei den Vollremissionen und Minimalresiduen geringer ausgeprägt als bei den leichten reinen und gemischten Residualsyndromen.

Die Gruppe der chronischen reinen Psychosen und Strukturverformungen, die hier nur mit acht Probanden vertreten ist, blieb unberücksichtigt. Diese Patienten zeigen beim Wahlprogramm zwar sehr verzögerte, jedoch im Verlauf ansteigende Reaktionsleistungen.

Darüber hinaus war festzustellen, daß die ohnehin auf Ton- und Lichtsignale am langsamsten reagierenden Gruppen der reinen und gemischten Residualsyndrome bei der dreimaligen Wiederholung des Wahlprogramms (bestimmte Kombination von Ton- und Lichtsignalen) keine Leistungssteigerung erzielten, wie es normalerweise infolge Übung der Fall ist, vielmehr in der Reaktionsgeschwindigkeit deutlich nachließen und von der Norm immer mehr abwichen. Es lassen sich also zwei Befunde herausheben: *eine bei den reinen und gemischten Residuen ausgeprägte Verzögerung der sensomotorischen Vollzüge und ein gegenüber der Norm vorzeitiges, rasch fortschreitendes, ausgeprägtes Nachlassen der Reaktionsgeschwindigkeit und konzentrativen Leistungsfähigkeit bei intensiver Beanspruchung.* Der letzte Befund ist angedeutet auch bei den Probanden mit Vollremissionen und Minimalresiduen vorhanden.

Der Befund, daß die Reaktionsgeschwindigkeit stärker von der Norm abweicht als das mit Hilfe des Schreibversuchs ermittelte psychomotorische Tempo, könnte dafür sprechen, daß beim Reaktionsversuch und allgemein bei sensomotorischen Vollzügen mehr konzentrative Anspannung erforderlich ist.

(5) Visueller Merkfähigkeitstest nach Benton. Die Resultate lassen sich hier wegen fehlender Normwerte (der Test ist nicht geeicht) nicht exakt bestimmen. Jedoch zeigte sich auch hier, daß die beiden Gruppen der reinen und gemischten Residuen (Gruppen 3 und 4) hinsichtlich ihrer Leistungsfähigkeit am ungünstigsten abschneiden und bei weitem die schlechtesten Ergebnisse bieten.

Die Extremgruppen der vollremittierten Probanden einerseits, der Patienten mit reinen und gemischten Residuen auf der anderen Seite differieren bei Prüfung mit dem Wilcoxon-Mann-Whitney-Test signifikant (1-%-Niveau).

Der Versuch einer *Zusammenfassung* der Resultate in den fünf angewandten Leistungstests ergibt folgendes. Der Hamburg-Wechsler-Intelligenztest zeigt statistisch gesichert (bei den Vollremissionen und Minimalresiduen nur auf dem 5-%-Niveau), daß bei allen Gruppen die sprachgebundenen Leistungen im sogenannten Verbalteil besser sind als die nicht an die Sprache gebundenen Leistungen im sogenannten Handlungsteil; die sprachgebundenen, mehr theoretischen Intelligenzleistungen liegen zum größten Teil, mit Ausnahme der gemischten Residuen, noch im Normbereich. Die im Handlungsteil des Hamburg-Wechsler-Intelligenztests geprüfte Leistungsfähigkeit bei nichtverbalen Aufgaben (Mosaiktest, Zahlensymboltest, Bilderordnen, Bilderergänzen, Figurenlegen) weicht in den Gruppen mit Residualsyndromen, die in deutlicher Ausprägung die Komponente der reinen Defizienz enthalten, also bei den reinen Residuen und gemischten Residuen, in signifikantem Ausmaß von der Normbreite ab, am deutlichsten bei den gemischten Residualzuständen, während entsprechende Abweichungen bei den Vollremissionen, den Minimalresiduen und auch in der kleinen Gruppe der chronischen reinen Psychosen und Strukturverformungen mit Psychose fehlen.

Die Differenzierung von chronischen reinen Psychosen (4 Fälle) und Strukturverformungen mit Psychose (4 Fälle − 2 Fälle sind Strukturverformungen ohne Psychose) zeigt deutliche Unterschiede: Die chronischen reinen Psychosen, bei denen sowohl Zeichen einer reinen Defizienz wie einer Strukturverformung vermißt werden, schneiden mit einem Durchschnittswert von 103,5 im Verbalteil und 96,2 im Handlungsteil wesentlich besser ab als die Strukturverformungen mit Psychose, bei denen die entsprechenden Werte 87,8 (Verbalteil) und 82,8 (Handlungsteil) sind. Hieraus könnte man mit aller Vorsicht folgern, daß die Interferenz von Strukturverformung und produktiv-psychotischer Komponente in den Strukturverformungen mit Psychose gleichfalls zu einer Leistungsbeeinträchtigung, wenn auch in geringerem Maße als bei den Psychosyndromen mit reinem Defekt oder Interferenz von reinem Defekt und produktiv-psychotischer Komponente (gemischte Residuen) führen.

Die Abweichungen im Handlungsteil bei allen durch die reine Defizienz bestimmten Residualsyndromen sind anscheinend Ausdruck einer Leistungsdefizienz, die bestimmte intellektuelle Funktionen betrifft; derartige Leistungsminderungen werden in grundsätzlich gleicher Weise bei hirnorganisch bedingten Beeinträchtigungen beobachtet.

Man könnte zunächst sagen, daß die mittels der in Rede stehenden Untertests im Handlungsteil geprüfte Leistungsfähigkeit Beeinträchtigungen bei der intellektuellen Reizverarbeitung im visuellen Wahrnehmungsbereich und dabei vor allem die kritische Beobachtungsfähigkeit, insbesondere bei der Bewältigung neuartiger und ungewohnter Situationen betrifft. Ein ungünstigeres Abschneiden im Handlungsteil spricht nach Wechsler und anderen Autoren eher für eine erworbene, hirnorganisch determinierte Beeinträchtigung der Leistungsfähigkeit. Vermutlich erfassen verschiedene Subtests bevorzugt bestimmte Kategorien von Intelligenzfaktoren und verschiedene Arten von hirnorganisch bedingten Leistungsminderungen. Allen gemeinsam scheint nur die Störung der cerebralen Integrationsfunktion zu sein.

Bei einer Gegenüberstellung der Extremgruppen, d.h. der *Vollremissionen* einerseits und der *reinen und gemischten Residuen* auf der anderen Seite, sind die Unterschiede im *Verbalteil* mit einem durchschnittlichen IQ von 99,5 bei den Vollremissionen und 94,8 bei den reinen und gemischten Residuen kaum wesentlich größer als bei Einbeziehung der Minimalresiduen in die Gruppe der reinen Residuen (95,6). Im *Handlungsteil* ist der durchschnittliche IQ bei den Vollremissionen 96,7, in der Gruppe der reinen und gemischten Residuen 86,3 (bei Einbeziehung der Minimalresiduen 88,5). Die Diskrepanz zwischen den beiden Testteilen wird also beim Vergleich von Vollremissionen einerseits, reinen und gemischten Residuen andererseits, ohne Berücksichtigung der Minimalresiduen, noch deutlicher.

Auch die Leistungsminderungen im visuellen Merkfähigkeitstest von Benton (der u.a. als Hilfsmittel bei der Unterscheidung von hirnorganisch und emotional gestörten Kindern eingesetzt wird) können für *Störungen der selektiven Aufmerksamkeit* und der intellektuellen Reizverarbeitung im visuellen Wahrnehmungsbereich, allgemein für eine Störung der Fähigkeit, Reize der Außenwelt zu organisieren, zu analysieren und synthetisieren sprechen. In die gleiche Richtung weist die *Beeinträchtigung der aktiven konzentrativen*

Steuerung im Konzentrationsverlaufstest von Abels. Zudem läßt sich ein im Vergleich zur Norm rapides Absinken der Konzentrationsfähigkeit bei intensiver Beanspruchung bei der Reaktionsprüfung mit dem Beck-Apparat nachweisen. Parallel damit geht eine im Schreibversuch (Steinwachs) und bei der Reaktionsprüfung mit dem Beck-Apparat aufzeigbare *Verlangsamung der perceptiven und der motorischen Vollzüge,* insbesondere der visuell-motorischen Koordination. Man könnte diesen Befund vorläufig allgemein als Zeichen einer Antriebsreduktion interpretieren; vermutlich handelt es sich auch hier um den Ausdruck von Störungen der selektiven Aufmerksamkeit, der Aufnahme und Verarbeitung von Informationen.

Alle nachweisbaren Beeinträchtigungen zeigen bei den beiden Gruppen der reinen (Gruppe 3) und gemischten (Gruppe 4) Residuen die stärkste, von der Norm signifikant abweichende Ausprägung; dabei liegen die gemischten Residuen, bei denen sich die reine Potentialreduktion mit einzelnen (reversiblen) schizophrenen Zügen verbindet, gewöhnlich – besonders deutlich im Hamburg-Wechsler-Intelligenztest – noch unter dem Niveau der reinen Residuen. Abgesehen von der bei den reinen und gemischten Residuen am stärksten in Erscheinung tretenden Beeinträchtigung bestimmter Leistungsbereiche verschiebt sich hier auch das Verhältnis von Antrieb und konzentrativer Steuerung im Leistungsverhalten dergestalt, daß der *Antrieb* in *noch stärkerem Maße reduziert ist als die Fähigkeit zur konzentrativen Steuerung,* die Kontrolle bei der Reizselektion. Von Bedeutung ist auch der Befund, daß die (allerdings nur schwach besetzte) Gruppe der chronischen reinen Psychosen und Strukturverformungen durchgehend bessere Leistungen aufweist als die leichten reinen und gemischten Residuen. Doch variiert bei dieser Gruppe die Leistungshöhe in den verschiedenen Testverfahren am stärksten. Die Befunde sind bei der geringen Fallzahl und der relativen Inhomogenität nur bedingt verwertbar; auf die von der Struktur des psychopathologischen Syndroms her zu erwartende Differenz zwischen chronischen reinen Psychosen und Strukturverformungen mit Psychose wurde hingewiesen.

Berücksichtigt man die psychopathologischen Charakteristika der reinen und gemischten Residuen einerseits, der Strukturverformungen und chronischen reinen Psychosen andererseits, aber auch die Unterschiede im Aufbau der chronischen reinen Psychosen und der Strukturverformungen mit Psychose (s. S. 117), passen die erhobenen testpsychologischen Befunde gut zu den jeweils untersuchten psychopathologischen Syndromen. Gravierende Leistungsbeeinträchtigungen sind bei den chronischen reinen Psychosen, bei denen beide Komponenten der Irreversibilität, reine Potentialreduktion und Strukturverformung, fehlen, nicht zu erwarten; dagegen sind Abweichungen bei den Strukturverformungen mit Psychose, wo Strukturverformung und produktive Komponente interferieren, nicht überraschend (s. auch S. 96).

Die Befunde bei den reinen und gemischten Residuen können die globale Annahme stützen, daß den irreversiblen Defizienzen schizophrener Residualsyndrome am ehesten Beeinträchtigungen der Informationsaufnahme und -verarbeitung zugrundeliegen. Die Befunde sind darüber hinaus mit unserer Hypothese vereinbar, daß grundsätzliche Unterschiede zwischen hirnorganisch begründbaren Psychosyndromen und denjenigen Psychosyndromen schizophrener Erkrankungen, die ausschließlich oder vorwiegend durch die reine Potentialreduktion bestimmt sind, nicht vorhanden sind. Jene Typen schizophrener Residuen, die phänomenal durch die vielfältigen Aspekte der reinen Potentialreduktion eindeutig gekennzeichnet sind, zeigen testpsychologisch statistisch signifikant von der Norm abweichende Leistungsminderungen bei der Aufnahme und Verarbeitung von Informationen, wie sie in gleicher Weise bei organischen Psychosyndromen auf der Grundlage charakterisierbarer Hirnaffektionen vorkommen können. *Die Resultate belegen, daß bei Schizophrenen „besonders strukturierte Intelligenzstörungen" (Weitbrecht, 1962) und spezielle Leistungsstörungen vorkommen und daß die durch die reine Potentialreduktion determinierten Residualsyndrome neben den Prodromen und postpsychotischen asthenischen Basisstadien am ehesten als Ausdruck einer Funktionsminderung aufgefaßt werden können.* Es wird eine Aufgabe der Zukunft sein, mittels spezieller experimenteller Anordnungen das „Charakteristische im Uncharakteristischen" des „reinen Defektes", die neben den Gemeinsamkeiten anzunehmenden Besonderheiten gegenüber irreversiblen Psychosyndromen bei bekannten, definierbaren Hirnerkrankungen aufzuspüren (s. auch Huber, 1976d).

3.3.9.7 Persönlichkeitsveränderung und Leistungsdefizienz. Zur Frage des „vorauslaufenden Defektes"

Über die Hälfte, nämlich 51,7%, d.h. 202 von 391 psychopathologisch nicht voll remittierenden Schizophrenien des Bonner Beobachtungsgutes und ca. 40% des Gesamtkollektivs (202 von 502 Probanden) führt zu Ausgängen (sogenannten Endzuständen), die *keine Persönlichkeitsveränderung* im engeren, eigentlichen Sinne darstellen, sondern eine von den Patienten selbst wahrgenommene, durch die mannigfachen phänomenalen Aspekte der reinen Potentialreduktion gekennzeichnete *Leistungsdefizienz.* Infolge der dynamischen Einbußen sind bei diesen reinen Residualsyndromen (Typen 2-8), die die Substanz der Persönlichkeit mehr oder weniger weitgehend intakt lassen, Leistungs- und Arbeitsfähigkeit und soziale Kontaktfähigkeit beeinträchtigt, während die Selbstwahrnehmung der Mangelerscheinungen und die Fähigkeit zur kritischen, objektivierenden Distanzierung und in der Regel auch die Verantwortungsfähigkeit, in rechtlichem Sinne Schuld- und Geschäftsfähigkeit, erhalten sind. Bei den Patienten mit reinen Residualzuständen kann man nicht von einer totalen Umwandlung ihres Daseins sprechen; sie haben viel mehr Freiheit und kritische Einsicht, als die klassischen Schizophrenielehren glaubten, und die in ihrer Essenz nicht zerstörte Persönlichkeit ermöglicht ihnen ein Sich-zu-sich-selbst-Verhalten. Diese Erkenntnis, die sich erst anhand der neueren Untersuchungen der langen Verläufe Schizophrener ergab, ist ein für die Psycho- und Soziotherapie und die soziale Wertung des Phänomens Schizophrenie überhaupt bedeutsamer Gesichtspunkt, der bisher zu wenig beachtet wurde. Der Satz „Geisteskrankheiten sind Krankheiten der Persönlichkeit" trifft im Grunde, abgesehen von den floriden, grundsätzlich reversiblen Psychosen, nur für einen zahlenmäßig kleineren, höchstens 35% der Gesamtpopulation Schizophrener umfassenden Teil der Residualzustände schizophrener Erkrankungen zu. An anderer Stelle wird gezeigt, daß die Unterscheidung von mehr oder minder uncharakteristischen reinen Residuen und charakteristischen Residualsyndromen mit typisch schizophrenen Persönlichkeitswandlungen auch für die soziale Prognose, die Rehabilitation und Therapie bedeutsam ist (s. S. 165). Für die Rehabilitation sind die im Sinne der traditionellen Schizophrenielehren nicht schizophreniecharakteristischen Psychosyndrome und Basisstörungen bedeutsam (Süllwold, 1976, 1977; Huber, 1976b). Ansatzpunkt ist hier die Beobachtung, daß die Patienten ihre Defizienzen selbst wahrnehmen, die Fähigkeit zu einer kritischen Distanzierung nicht einbüßen bzw. wiedergewinnen und es lernen, sich mit den Mangelerscheinungen einzurichten; Lernvorgänge sowie Bewältigungs- und Abschirmungsmechanismen spielen eine wesentliche Rolle und müssen therapeutisch bei der Rehabilitation weit mehr als bisher berücksichtigt werden. Lernpsychologisch begründete, rehabilitative und therapeutische Verfahren können schon heute bei den Kranken mit postpsychotischen Basisstadien und reinen Residuen, aber auch im Erkrankungsbeginn eingesetzt werden (Süllwold, 1976, 1977; Huber et al., 1976a; Gross u. Huber, 1978).

Der Terminus „Defekt" oder „Defizienz" ist bei den reinen Residuen treffender als die Bezeichnung „schizophrene Persönlichkeitsveränderung" oder „schizophrene Wesensänderung." Es fehlt etwas, was zuvor verfügbar war, die zentrale Substanz des Charakters ist, anders als bei den typisch schizophrenen Persönlichkeitsveränderungen der charakteristischen Residualsyndrome, nicht gewandelt oder destruiert. Mehr oder minder uncharakteristische und charakteristische Residuen, durch die reine Potentialreduktion bestimmte „Schwächezustände" und im Sinne der klassischen Schizophreniekonzepte typisch schizophrene Persönlichkeitsveränderungen zu differenzieren, ist, wie angedeutet, auch für die Praxis der Rehabilitation und Behandlung schizophrener Kranker belangvoll.

Insbesondere von Janzarik wurde die Frage aufgeworfen, ob die uncharakteristischen reinen Residuen möglicherweise Ausdruck einer „vorauslaufenden Defizienz" sind, die durch die schizophrene Psychose lediglich aufgedeckt wurde (Janzarik, 1959, 1976). Huber ventilierte in Anlehnung an die Überlegungen älterer Autoren die Frage, ob möglicherweise allgemein in ihrer leib-seelischen Konstitution schwächlich angelegte, dysplastische oder abnorm strukturierte, psychopathische oder auch unterbegabte Individuen nicht mehr imstande sind, ihre Psychose zu verarbeiten und sich wieder einzuordnen, ohne daß krankheitsbedingte Defizienzen vorliegen (Huber, 1957a, 1961a). Hier ist auch an frühkindliche Hirnschäden zu denken; pseudopsychopathische Syndrome auf der Grundlage frühkindlicher Cerebralschäden, sogenannte prodyskline Konstitutionsablenkungen im Sinne von Kretschmer, könnten als „vorauslaufender Defekt" von Bedeutung sein.

Wir versuchten am Bonner Krankengut der Frage nachzugehen, ob eine vorauslaufende Defizienz im Sinne eines intellektuellen anlagemäßigen Defizits (Minderbegabung) oder eine Abnormität der Primärpersönlichkeit (in diesem Zusammenhang kann die Frage vernachlässigt werden, inwieweit hier Anlagefaktoren oder abnorme lebensgeschichtliche Prägungen etwa infolge gestörter Eltern-Kind-Beziehungen während der frühkindlichen Entwicklung vorliegen) für die Entstehung der postpsychotischen reinen Residualzustände verantwortlich gemacht werden können. Zur Beantwortung dieser Frage interessieren Korrelationen zwischen reinen Residualsyndromen einerseits, prämorbidem Intelligenzniveau und prämorbider Persönlichkeitsstruktur auf der anderen Seite.

Bei unseren 202 Patienten mit reinen Residuen (Typ 2-8, s. S. 101 ff), die 40,2% des nachuntersuchten Bonner Kollektivs umfassen, fanden wir, wie Tabelle 33 zeigt, hinsichtlich des prämorbiden Intelligenzniveaus, gemessen am Schulerfolg (s. S. 49 ff), keine signifikanten Unterschiede gegenüber der Bonner Gesamtpopulation. Die Quote der Volksschulversager beträgt bei den uncharakteristischen reinen Residuen 8,9% (18 von 202 Fällen) gegenüber 10,4% im Gesamtkollektiv; durchschnittliche Volksschüler sind im Teilkollektiv reiner Residuen in 53,5% (Gesamtkollektiv: 54,4%) und Probanden mit weiterführender Schulbildung in 37,6% (Gesamtkollektiv: 35,3%) vertreten. Signifikante Differenzen bestehen nicht. Bei den Patienten mit charakteristischen Residuen sind Volksschulversager mit 14,9% etwas häufiger, Probanden mit weiterführender Schulbildung mit 28,2% etwas seltener als im Gesamtkollektiv (Tabelle 33).

Tabelle 33. Prämorbides Intelligenzniveau, gemessen am Schulerfolg, bei 202 Patienten mit reinen und 174 Patienten mit charakteristischen Residuen im Vergleich zum Gesamtkollektiv

Prämorbide Intelligenz	Reine Residuen	Charakt. Residuen	Gesamt-kollektiv
Volksschulversagen	18	26	52
	8,9%	14,9%	10,4%
Volksschulabschluß	108	99	273
	53,5%	56,9%	54,4%
Weiterführende Schulbildung	76	49	177
	37,6%	28,2%	35,3%
n	202	174	502

χ^2-Anteil 5,6 bei 2 FG = 10-%-Niveau

Hinsichtlich der *prämorbiden Persönlichkeitsstruktur* finden sich bei den Patienten mit uncharakteristischen reinen Residuen gleichfalls keine signifikanten Differenzen gegenüber dem Gesamtkollektiv. Die Prozentsätze prämorbid unauffälliger, leicht auffälliger und ausgesprochen abnormer Primärpersönlichkeiten sind mit 36,5, 52,3 und 11,2% annähernd dieselben wie in der Gesamtpopulation (Tabelle 34).

Tabelle 34. Prämorbide Persönlichkeit bei 202 Patienten mit reinen und 174 Patienten mit charakteristischen Residualsyndromen im Vergleich zum Gesamtkollektiv

Primärpersönlichkeit	Reine Residuen	Charakt. Residuen	Gesamt-kollektiv
unauffällig	72	50	176
	36,5%	31,6%	36,9%
leicht auffällig	103	83	249
	52,3%	52,5%	52,2%
abnorm	22	25	52
	11,2%	15,8%	10,9%
n	197	158	477
unbekannt	5	16	25
Summe	202	174	502

χ^2-Anteil 2,0 bei 2 FG = nicht signifikant

Die eben angeführten Zahlen können die Hypothese einer vorauslaufenden Defizienz hinsichtlich prämorbider Persönlichkeit und intellektueller Kapazität (gemessen am Schulerfolg) bei unseren Bonner Probanden nicht stützen. *Beim Gros der Kranken kann*

weder ein prämorbides intellektuelles Defizit (Minderbegabung) noch eine Abnormität
der Primärpersönlichkeit für die Entwicklung postpsychotischer reiner Defizienzsyn-
drome herangezogen werden, weil nur 8,9% prämorbid minderbegabt (Volksschulver-
sagen) und 11,2% in ihrer Ausgangspersönlichkeit abnorm strukturiert waren und diese
Raten sich nicht von denen des Gesamtkollektivs unterscheiden. Dies gilt auch für diskrete prämorbide Persönlichkeitsauffälligkeiten, die gleichfalls bei den reinen Residuen
nicht häufiger sind als im Gesamtkollektiv. Man kann demnach sagen, daß eine vorauslaufende Defizienz, sei es in Form einer Minderbegabung oder einer abnormen Primärpersönlichkeit, bei der großen Mehrzahl schizophrener Kranker nicht das Ausbleiben
einer psychopathologischen Vollremission und die Entwicklung postpsychotisch per-
sistierender, uncharakteristischer reiner Residualsyndrome erklären kann. Ein „vorauslaufender Defekt", der dann, durch die Psychose aufgedeckt, dekompensiert würde,
kann allenfalls bei einer Minderzahl von schizophrenen Erkrankungen mit reinen Residualsyndromen für die postpsychotisch überdauernden, gewöhnlich irreversiblen dynamischen Einbußen verantwortlich gemacht werden. In der Regel steht die reine Potentialreduktion in wesensmäßigem Zusammenhang mit der schizophrenen Erkrankung, in
deren Verlauf sie sich ohne Beziehung zum Ausprägungsgrad der produktiv-psychotischen
Symptome (unter Umständen auch ganz ohne psychotisches Geschehen) und bei der
Mehrzahl der Fälle schon in den ersten 3 Krankheitsjahren (s. S. 134 f) entwickelt.

Unsere Ergebnisse zeigen auch, daß die reine Potentialreduktion nicht als notwendige und obligate
seelische Folge des vorangegangenen psychotischen Erlebniswandels verstanden werden kann. Schon
das Vorkommen von chronischen reinen Psychosen, die nach jahrzehntelanger kontinuierlicher Persistenz vollständig remittieren (s.S. 113 f), beweist, daß auch ein jahrzehntelanger psychotischer Erlebniswandel nicht zwangsläufig zu einer gleichsam erlebnisreaktiven (d.h. durch die Reaktion des
Patienten auf das Erlebnis der Psychose bedingten) Persönlichkeitswandlung oder Leistungsdefizienz
führt. Nicht die Psychose, sondern die „Defizienz" kann von den Patienten nicht mehr oder nur unzureichend bewältigt werden.

Die These, daß diejenigen schizophrenen Residualsyndrome, die als Komponente die
„Strukturverformung" (als zweite Form der Irreversibilität bei schizophrenen Erkrankungen, s. S. 96 f) enthalten, sich auf der Grundlage einer vorauslaufenden Defizienz,
nämlich einer prädisponierenden Persönlichkeitsstruktur als Folge der Psychose entwickeln und fixieren, läßt sich unseres Erachtens eher belegen. Wir untersuchten, ob
Abnormitäten der Primärpersönlichkeit oder des prämorbiden Intelligenzniveaus bei
Residualsyndromen mit Strukturverformung gehäuft beobachtet werden.

Nur 31 Patienten von 502 faßten wir als Strukturverformungen ohne Psychose (14 Fälle = 3%)
bzw. Strukturverformungen mit Psychose (16 Fälle = 3,2%) auf. Dabei bleibt offen, ob auch bei
einem Teil der typisch schizophrenen Defektpsychosen (Typen 13 und 14) Verschiebungen des Per-
sönlichkeitsgefüges nach Art einer Deformierung der personalen Struktur anzunehmen sind (s. S. 115 f).

Wir fanden, wie Tabelle 35 zeigt, *prämorbid abnorme, psychopathische Persönlich-*
keitsstrukturen mit 31% im Teilkollektiv mit Strukturverformungen signifikant häufiger
als im Gesamtkollektiv (10,9%); andererseits sind unauffällige, syntone Primärpersönlichkeiten mit 24,1% seltener als in der Gesamtpopulation. Unter den Patienten mit prämorbid auffälliger Persönlichkeitsstruktur sind solche mit schizoider Primärpersönlichkeit
mit 59,1% prozentual häufiger als im Gesamtkollektiv (44,2%). Der Befund, daß ausgeprägte, dabei in erster Linie schizoide Abnormitäten der Primärpersönlichkeit bei schizophrenen Residualsyndromen mit Strukturverformung häufiger beobachtet werden als
in der Gesamtpopulation schizophrener Kranker, kann für die durch Strukturverformung

Tabelle 35. Prämorbide Persönlichkeit bei 31 Patienten mit Strukturverformungen (mit und ohne Psychose) im Vergleich zum Gesamtkollektiv

Primär- persönlichkeit	Struktur- verformung	Gesamt- kollektiv
unauffällig	7 24,1%	176 36,9%
leicht auffällig	13 44,8%	249 52,2%
abnorm	9 31,0%	52 10,9%
n	29	477
unbekannt	2	25
Summe	31	502

χ^2-Anteil 10,7 bei 2 FG = 1-%-Niveau

gekennzeichneten chronischen schizophrenen Zustände (Typen 9 und 14, s. S. 110 u. 116) die Hypothese einer vorauslaufenden Defizienz in Form einer prädisponierenden Persönlichkeitsstruktur stützen.

Hinsichtlich des *prämorbiden Intelligenzniveaus*, gemessen am Schulerfolg, ergibt sich, daß bei den schizophrenen Residualzuständen mit Strukturverformung prämorbid signifikant häufiger ein überdurchschnittlich hohes Intelligenzniveau vorliegt; 48,4% von 31 Patienten mit Stukturverformung haben eine weiterführende Schulbildung (Gesamtkollektiv: 35,3%). Die Rate der Schulversager ist mit 12,9% nicht wesentlich anders als in der Gesamtpopulation. Der Befund, daß bei den Strukturverformungen ohne Psychose die Rate der Probanden mit weiterführender Schulbildung mit 66,7% fast doppelt so hoch ist wie im Gesamtkollektiv und bei den Strukturverformungen mit Psychose (31,3%) könnte als Hinweis dafür gewertet werden, daß gerade von den überdurchschnittlich begabten schizophrenen Kranken die „Psychose" eher bewältigt und verarbeitet werden kann als von den übrigen Kranken. Dagegen entwickelt und verfestigt sich offenbar die Strukturverformung selbst nach den angeführten Befunden unabhängig vom prämorbiden Intelligenzniveau, doch in Abhängigkeit von prädisponierenden Abnormitäten der Primärpersönlichkeit.

Wir hatten schon die Möglichkeit erörtert, daß eine nach einer psychotischen Exacerbation zurückbleibende geringfügige Potentialreduktion zunächst kompensiert werden kann und erst im fortgeschrittenen Lebensalter im Zusammenhang mit einem dann krankheitsunabhängig eintretenden vitalen Tonusverlust eine Dekompensation mit Manifestation von Symptomen des „reinen Defektes" erfolgt. Bei einem unserer Bonner Patienten mit monophasischem Verlaufstyp, der im 28. Lebensjahr seine erste und einzige psychotische schizophrene Phase erlebte, traten erst 12 Jahre später Beschwerden im Sinne eines Minimalresiduums auf. Da bei dem Patienten eine leichte Minderbegabung vorlag, wäre hier die Hypothese von einer vorgegebenen (intellektuellen) Defizienz diskutabel, die durch die schizophrene Psychose nach einem langjährigen freien Intervall und Hinzutreten weiterer Faktoren (vorzeitige vitale Erschöpfung bei Minderbegabung) aufgedeckt wurde.

3.3.9.8 Bemerkungen zum Konzept der Basisstörungen, Basisstadien, Prodrome und reinen Defizienzsyndrome bei schizophrenen Erkrankungen

Fremde und eigene Beobachtungen sowie Auffassungen über uncharakteristische reine Residuen und Basisstadien bei endogenen Psychosen hatten wir in einem Rückblick auf die Geschichte der Lehre von den endogenen, schizophrenen und cyclothymen Psychosen 1966 und 1976 referiert. Gegenüber den geläufigen, diagnostisch relevanten, im Sinne der konventionellen Konzepte charakteristisch-schizophrenen Phänomenen wurden, wie wir im einzelnen aufzuzeigen versuchten (s. S. 91 ff), relativ *„substratnahe Basisstörungen"* von der Schizophrenieforschung wenig beachtet. Substratnahe Basissymptome, wie Coenästhesien, sensorische Störungen, zentral-vegetative Dysregulationen und kognitive Primärstörungen wurden von uns als Ausdruck einer pathologisch veränderten Hirnfunktion im Bereich des integrativen Systems aufgefaßt, das für die Steuerung der cerebralen Filter- und Abschirmungsvorgänge verantwortlich ist (Huber, 1957a, 1976c). In den relativ uncharakteristischen Stadien und hier wieder in einer gewöhnlich nur kurzdauernden „prozeßaktiven" Durchgangsphase ist die Chance, bestimmte Basisstörungen zu eruieren, größer als in den Stadien mit voll ausgeformten, typisch schizophrenen psychotischen Krankheitssymptomen (Huber u. Penin, 1968). *Basisstörungen können allgemein als Folgeerscheinung einer dem präphänomenal-somatischen Bereich zuzurechnenden Störung der selektiven Filterung, der Aufnahme und Verarbeitung von Informationen und der Decodierung von Erfahrungen aus dem Langzeitspeicher des limbischen Systems erklärt werden* (Gross u. Huber, 1972). Hierher rechnen wir auch die von anderen Autoren unter dem Titel der *kognitiven Primärstörungen* (Süllwold, 1973, 1976) beschriebenen Symptome, die von den Patienten selbst wahrgenommen und geschildert werden können und deren gemeinsames Merkmal eine Beeinträchtigung des Erkennens und Wiedererkennens von Umweltmerkmalen ist.

Neben den *Coenästhesien, sensorischen* und *zentral-vegetativen Störungen* gehören hierher auch die von uns als *„Verlust der Leitbarkeit der Denkvorgänge"* zusammengefaßten, prima vista uncharakteristischen Denkstörungen (s. S. 122). Die verschiedenen Aspekte dieser Basisstörung wurden auch als Beeinträchtigung der selektiven Aufmerksamkeit, cognitives Gleiten, Unfähigkeit zu aufgabenrelevanter Einstellung oder Störung der receptiven und expressiven Sprache (s. S. 122) beschrieben. Auch die Beeinträchtigung der psychomotorischen Automatismen und der automatisierten Bewegungskontrolle kommt in verschiedenen Symptomgruppen der reinen Potentialreduktion zum Ausdruck. Die im Erkrankungsbeginn als kognitive Primärstörungen oder Basisstörungen beschriebenen Symptome sind auch bei reinen Residuen nachweisbar; die erlebnismäßigen und phänomenalen Aspekte der Prodrome und reinen Residuen überschneiden sich weitgehend (s. S. 161 ff).

Die komplexen Sichtsyndrome der schizophrenieuncharakteristischen Stadien, der Prodrome, Basissyndrome und reinen Residuen werden durch individuell variable Kompensations- und Bewältigungsmechanismen mitbestimmt und können im Verlauf sehr verschiedene Grade von „Prozeßaktivität" mit allen Übergängen von mehr oder minder uncharakteristischen zu schizophreniecharakteristischen Phänomenen aufweisen. Wie wir sahen, sind die Syndrome der reinen Residuen nach den konventionellen Kriterien weitgehend schizophrenieuncharakteristisch; psychopathologisch und auch testpsychologisch ähnliche und gleiche Psychosyndrome finden sich auch bei definierbaren Hirnerkrankungen. Die mit den Basisstörungen weitgehend identischen Symptome kognitiver Defizienz, die im Erkrankungsbeginn wie auch in mittleren und späteren Verlaufsabschnitten in reinen Residuen beobachtet werden, sind, wie Süllwold (1976, 1977) zeigte, charakteristisch für Schizophrenie gegenüber einer gesunden Normalbevölkerung.

Protrahierte reversible asthenische Basisstadien. In früheren Untersuchungen wurde von Huber (1961a) die weitgehende *Irreversibilität der mehr oder minder uncharakteristischen reinen Residuen gegenüber der potentiellen Reversibilität der typisch schizo-*

phrenen, produktiv-psychotischen Symptombildungen herausgestellt. Diese Annahme, die sich auf die Heidelberger und Wieslocher Langzeituntersuchungen gründete, wurde durch das Vorkommen von *reversiblen asthenischen Basisstadien,* die psychopathologisch im Querschnittsbild von reinen Residuen nicht abzugrenzen sind, eingeschränkt. Wir fanden bei unseren 502 Bonner Probanden 18 Patienten, bei denen sich ein asthenisches Basisstadium noch nach mehr als 2 Jahren vollständig zurückbildete.

Unter den 111 Bonner Patienten mit psychopathologischer Vollremission sind 65 Patienten mit asthenischen reversiblen Basisstadien; bei 21 dieser Patienten wurden derartige postpsychotische Basisstadien nach zwei psychotischen Phasen beobachtet. Die durchschnittliche Dauer der insgesamt 86 Basisstadien betrug 14,2 Monate. Dabei dauerten die Basisstadien in 68 Fällen unter und in 18 Fällen über 2 Jahre. Unter den 18 Patienten mit 2 Jahre und länger dauernden postpsychotischen Basissyndromen waren 10 Fälle, die nach 2-3 Jahren, fünf Fälle, die nach 3-6 Jahren und weitere drei Patienten, bei denen die querschnittmäßig nicht von reinen Residuen sicher abgrenzbaren Syndrome noch nach 7-9 Jahren vollständig remittierten. Dies bedeutet, daß von insgesamt 267 Patienten, die entweder nach psychotischen Manifestationen reine Residuen (202 Fälle) oder reversible asthenische Basisstadien (65 Fälle mit Vollremissionen, s. oben) entwickelten, 18 Fälle noch nach einer Dauer von mehr als 2 Jahren voll remittierten.

Betrachten wir nun die präpsychotischen *Prodrome,* die in 36,7% (184 Fälle) vorkommen und psychopathologisch den reinen Residuen und asthenischen Basisstadien weitgehend entsprechen. Die Prodrome gehen nach einer durchschnittlichen Verlaufsdauer von 3,2 Jahren kontinuierlich in psychotische Manifestationen über. Nach Remission der Psychose entwickelten sich bei diesen 184 Patienten mit Prodromen in 43,5% reine und in 20,6% gemischte Residualsyndrome. Länger als 2 Jahre dauernde Prodrome mit vollständiger psychopathologischer Remission nach der psychotischen Manifestation wurden in neun Fällen beobachtet, wobei in zwei Fällen die Prodrome 5 Jahre lang dauerten und dennoch die Psychose vollständig, ohne Hinterlassung eines Residuums remittierte.

Berücksichtigt man Prodrome und Baisstadien, ergibt sich, daß *im Bonner Beobachtungsgut bei 27 von 502 Probanden, d.h. in 5,4%, von reinen Residuen phänomenologisch nicht sicher unterscheidbare Psychosyndrome in Form von präpsychotischen Prodromen oder postpsychotischen Basisstadien auftraten, die noch nach mehr als 2jährigem Bestehen sich vollständig zurückbildeten. Man muß daraus folgern, daß psychopathologisch als reine Residualzustände imponierende und länger als 2 Jahre persistierende Zustandsbilder gewöhnlich irreversibel sind, sich jedoch als Ausnahme von der Regel zwar selten, aber nicht extrem selten, noch nach 2 bis maximal 9 Jahren vollständig zurückbilden können.*

Phänomenologie der Prodrome. Anhand früherer Untersuchungen nahmen wir an, daß die Syndrome der Prodrome und reinen Residuen sich phänomenal weitgehend überschneiden und auch die im Erkrankungsbeginn als „kognitive Primärstörungen" beschriebenen Symptome bei reinen Residuen nachweisbar sind (Gross et al., 1971; Gross et al., 1973a; Süllwold, 1973). Wir überprüften diese Annahme am Bonner Beobachtungsgut und ermittelten, *ob und inwieweit die phänomenalen Aspekte der postpsychotischen reinen Residuen auch im Prodrom nachweisbar sind.*

Bei 184 Bonner Patienten gingen Prodrome der psychotischen Erstmanifestation voraus (s. S. 61 ff). In diesem, durch das Vorhandensein von Prodromen ausgezeichneten Teilkollektiv remittierten 64,1% (118 Fälle) gegenüber 56,8% (285 Fälle) im Gesamtkollektiv auf reine oder gemischte Residuen, während 19% charakteristische Residual-

syndrome entwickelten und 16,8% psychopathologisch vollständig remittierten. Bei
13,6% (25 Fälle) waren dem Prodrom Vorpostensyndrome vorausgegangen. Wir versuchten festzustellen, ob und gegebenenfalls in welcher Häufigkeit die einzelnen Symptome
der reinen Potentialreduktion (s. S. 120 ff) auch während der Prodrome beobachtet wurden. Dabei war von vornherein klar, daß ein unmittelbarer Vergleich von Prodromen und
reinen und gemischten Residualsyndromen deswegen nicht möglich sein würde, weil die
Daten bei letzteren aufgrund einer sehr eingehenden persönlichen Nachuntersuchung,
bei den Prodromen jedoch anhand der Krankenblatteintragungen anderer (und verschiedener) Untersucher gewonnen wurden.

Die Phänomenologie der uncharakteristischen Prodrome schizophrener Erkrankungen wurde vor
unseren einschlägigen Publikationen (Gross, 1969; Huber, 1968c) wenig beachtet; auch die Bonner
Patienten und ihre Angehörigen wurden bei den Klinikaufnahmen in den Jahren 1945-1959 nicht ge-
zielt nach uncharakteristischen Vorläufern und ihrer Symptomatologie befragt. Sicher sind auch die
Krankenblattunterlagen von unterschiedlicher Ausführlichkeit und Qualität. Vermutlich ist die
Häufigkeit der Prodrome in Wirklichkeit höher, als aus den Krankenblattunterlagen zu entnehmen
ist; die spezielle Phänomenologie vollends ist sicher reichhaltiger und differenzierter, als sie in den
Krankenakten enthaltenen Selbstschilderungen der Patienten zu diesem Punkt erkennen lassen.
*Während also unsere Rangreihe der Häufigkeit der Symptome der reinen Potentialreduktion (s. S.
120 ff) einigermaßen den tatsächlichen Verhältnissen entsprechen dürfte, ist dies hinsichtlich der Prodrome kaum zu erwarten.* Doch kann die Auswertung immerhin gewisse Rückschlüsse erlauben, welche Symptome der reinen Residuen auch im Prodrom beobachtet werden und ob in bezug auf die
Reihenfolge der Häufigkeit dieser Symptome Unterschiede vorhanden sind.

Tabelle 36 gibt einen Überblick über die Häufigkeit der „Symptome der reinen
Potentialreduktion" in unserem Teilkollektiv von 184 Patienten mit Prodromen im Vergleich mit der Teilgruppe von 285 Patienten, bei denen zur Zeit der Spätkatamnese
reine oder gemischte Residualzustände bestanden. Mit 45,7% finden wir bei den Prodromen am häufigsten, wie die Tabelle zeigt, *Coenästhesien* (Stufen 1 und 2 – s. S.
127 f), gefolgt von *kognitiven Störungen („Verlust der Leitbarkeit der Denkvorgänge")*
mit 30,4%, zentral-vegetativen Dysregulationen mit 28,8%, *depressiven Stimmungsverschiebungen* mit 28,3%, *Störungen des Allgemeinbefindens* mit Gefühl der Leistungsinsuffizienz in 25,5%, *erhöhter Reizbarkeit, Erregbarkeit und Beeindruckbarkeit* in
23,9% und Klagen über *Einbuße von Energie, Spannkraft, Vitalität und Ausdauer* in
22,8%. Weitere Symptome sind Schlafstörungen, Störungen des In-Erscheinung-Tretens,
Erschöpfbarkeit und Ermüdbarkeit, phasenhafte coenästhetische Verstimmungszustände
und/oder Paroxysmen, Zwang zur Reflexion mit Depersonalisations- und Derealisationsphänomenen sowie erlebte Impulsverarmung.

Eine Reihe weiterer, gleichfalls bei den reinen und gemischten Residuen nachweisbarer Phänomene wurden in den Prodromen nur relativ selten (unter 10%) registriert: Erlebte Gefühlsverarmung,
Intoleranz gegen Belastungen und Konflikte, sensorische Störungen, Unvermögen sich zu freuen,
Witterungsüberempfindlichkeit, erhöhtes Schlafbedürfnis, Umstellungsunfähigkeit und Intoleranz
gegen bestimmte Speisen, Genußgifte und Alkohol (Tabelle 36).

*Im Vergleich mit der Häufigkeitsrangreihe bei den 285 Bonner Partienten mit reinen
und gemischten Residuen (s. S. 120 ff) fällt auf, daß Coenästhesien und zentral-vegetative
Störungen,* auch Störungen des In-Erscheinung-Tretens und *sensorische Störungen* im
Prodrom relativ – im Vergleich mit anderen Symptomen der Prodrome – häufiger sind
als bei den reinen und gemischten Residualsyndromen; andererseits wurden die Symptome Erschöpfbarkeit und Ermüdbarkeit, Intoleranz gegen Belastungen sowie Witte-

Tabelle 36. Häufigkeit der „Symptome der reinen Potentialreduktion" im Teilkollektiv von 184 Patienten mit Prodromen im Vergleich zur Teilgruppe von 285 Patienten mit reinen und gemischten Residuen

Kurzbezeichnung der Symptome	Prodrome	Reine und gemischte Residuen
Coenästhesien	45,7%	58,9%
„Verlust der Leitbarkeit der Denkvorgänge"	30,4%	75,4%
Zentral-vegetative Dysregulationen	28,8%	30,5%
Depressive Verstimmungen	28,3%	23,5%
Störungen des Allgemeinbefindens	25,5%	65,6%
Erhöhte Reizbarkeit und Erregbarkeit	23,9%	58,2%
Verlust an Energie und Spannkraft	22,8%	61,0%
Schlafstörungen	15,8%	41,0%
Störungen des „In-Erscheinung-Tretens"	14,5%	22,4%
Erschöpfbarkeit und Ermüdbarkeit	13,6%	71,2%
Coenästhetische Verstimmungen	13,0%	30,5%
Zwang zur Reflexion mit Depersonalisationsphänomenen	11,4%	23,5%
Erlebte Impulsverarmung	10,9%	24,2%
Erlebte Gefühlsverarmung	8,7%	19,6%
Intoleranz gegenüber äußeren Einflüssen und Konflikten	4,9%	46,7%
Sensorische Störungen	4,3%	14,0%
Unvermögen sich zu freuen	4,3%	20,3%
Witterungsüberempfindlichkeit	3,3%	42,4%
Erhöhtes Schlafbedürfnis	0,5%	14,7%
Umstellungsunfähigkeit	0,5%	14,0%
Intoleranz gegen bestimmte Speisen, Genußgifte und Alkohol	0,5%	9,1%
n	184	285

rungsüberempfindlichkeit im Prodrom relativ seltener registriert als bei den auschließlich oder vorwiegend durch die Potentialreduktion bestimmten Residualzuständen. Daß Coenästhesien, zentral-vegetative Störungen und depressive Verstimmungen, die in der Rangreihe der Prodrome an erster, dritter und vierter Stelle stehen, in den Prodromen relativ häufiger sind als in den Residualzuständen, kommt auch in der Häufigkeit der verschiedenen Typen von Prodromen zum Ausdruck. Wir sahen (s. S. 63 f), daß, abgesehen vom asthenischen Typ (20,2%), der — in der Regel mit asthenischen, vegetativen und depressiven Zügen verbundene — coenästhetische Typus mit 39,7% und der depressive Typ mit 13,6% am häufigsten und Typen mit ausgeprägter zentral-vegetativer Komponente gleichfalls relativ häufig (21,2%) vorkommen.

Geschlechtsunterschiede hinsichtlich der Häufigkeit der „Symptome der reinen Defizienz" bei den Prodromen finden sich insofern, als bei den Männern die Symptome „Erschöpfbarkeit und Ermüdbarkeit" (18,6%), „Einbuße an Energie" (28,9%), „Störungen des In-Erscheinung-Tretens" (18,6%) und „erlebte Gefühlsverarmung" (13,4%) deutlich häufiger sind als bei den Frauen; andererseits sind bei den weiblichen Patienten die Symptome „Störungen des Allgemeinbefindens" (28,7%), „depressive Verstimmungen" (34,5%) und „vegetative Störungen" (34,5%) häufiger als bei den Männern.

Wir hatten gezeigt, daß sämtliche Zeichen der reinen Defizienz im Rahmen reversibler und irreversibler Syndrome vorkommen können und erscheinungsbildlich von den reinen Residualsyndromen nicht differenzierbare, rückbildungsfähige asthenische Basisstadien im Prodrom und im Anschluß an psychotische Manifestationen beobachtet werden (s. S. 161). Gewöhnlich werden die Symptome der Potentialreduktion erst mit dem Abklingen der Psychose allmählich deutlich sichtbar und (subjektiv) spürbar; doch können sie sich auch schon während der psychotischen Exacerbation ankündigen.

Das punktuelle Querschnittsbild des Syndroms der reinen Potentialreduktion enthält, unabhängig davon, ob es präpsychotisch im Prodrom, als postpsychotisches asthenisches Basisstadium oder intrapsychotisch (während der psychotischen Manifestation) auftritt, phänomenal keine sicheren Merkmale der Reversibilität oder Irreversibilität. Die Verhältnisse liegen grundsätzlich nicht anders als bei organischen Psychosyndromen, wobei beispielsweise ein amnestisches Psychosyndrom erscheinungsbildlich nicht unterscheidbar als reversibles Durchgangssyndrom (Wieck) oder als irreparabler Defektzustand vorkommen kann (s. auch S. 138).

In 4,2% (21 von 502 Fällen) waren während psychotischer Phasen neben den produktiv-psychotischen Erlebnis- und Ausdruckssymptomen Zeichen der reinen Potentialreduktion zu erkennen, die nach Remission der (in diesen Fällen voll reversiblen) psychotischen Attacke (bis auf 2 Fälle mit Ausgang in Minimalresiduen) nicht mehr nachzuweisen waren. Die Symptome postpsychotischer reversibler asthenischer Basisstadien können sich also schon intrapsychotisch zu erkennen geben; dasselbe gilt für eine nicht mehr rückbildungsfähige dynamische Störung bei Ausgang in reine Residualsyndrome. Die Symptome einer nicht mehr rückbildungsfähigen Reduktion des psychischen energetischen Potentials manifestierten sich bei 16 von 285 in reine oder gemischte Residualzustände ausmündenden Verläufen, d.h. in 5,6% schon während des Prodroms vor der psychotischen Erstmanifestation, die dann unter Hinterlassung eines reinen oder gemischten Residuums abklang. Bei fünf Patienten war dies schon im 1., bei sieben im 2., bei zwei im 3. und bei je einem Patienten im 4. bzw. 12. Jahr nach Einsetzen des Prodroms der Fall (s. S. 134 f). Bei 14 jener 16 Fälle handelte es sich um männliche Kranke, bei denen Prodrome an sich häufiger beobachtet werden als bei Frauen (s. S. 63).

Die Beobachtung, daß die reine Defizienz bei der Mehrzahl der hierher zu rechnenden Verläufe schon in den ersten 3 Krankheitsjahren deutlich sichtbar wird (s. S. 135) und gelegentlich auch schon im Prodrom vor der Manifestation der Psychose zutage tritt, steht in Übereinstimmung mit der früheren Feststellung von M. Bleuler und unserer Arbeitsgruppe, daß der Prozeßbegriff beim Gros der Schizophrenien nicht im Sinne einer dauernden, stetigen und unaufhaltsamen Progredienz anwendbar ist, vielmehr nur im Sinne des Fortschreitens bis zu einer gewissen Krankheitshöhe mit relativem Stationärbleiben und Besserungen im weiteren Verlauf (s. S. 4 f).

Auf die praktische Relevanz der Differenzierung von uncharakteristischen und charakteristischen Residualsyndromen für die soziale Prognose, Rehabilitation und Therapie schizophrener Erkrankungen waren wir schon eingegangen (s. S. 155). Die uncharakteristischen Residuen haben eine über doppelt so hohe soziale Heilungschance wie die charakteristischen; im Bonner Erfahrungsgut sind von den Patienten mit uncharakteristischen Residualzuständen 59,4%, von den Patienten mit charakteristischen Residuen nur 24,8% sozial geheilt (s. S. 172). *Die Chancen der Rehabilitation werden durch die bloße antriebsmäßige und kognitive Defizienz der reinen Potentialreduktion, nicht zuletzt dank der hier in gewissem Umfange möglichen Vorgänge der Bewältigung und Kompensation, weniger beeinträchtigt als durch die psychotischen Entäußerungen und Persönlichkeitswandlungen der charakteristischen Syndrome. Doch darf man die sozialen Konsequenzen der reinen Defizienz auch nicht unterschätzen.* Unter den 43,8% (219 von 500 Fällen) sozial nicht geheilten Bonner Kranken sind außer 130 Patienten (59,4%) mit charakteristischen Residualzuständen (dabei 30,6% mit gemischten Residuen und 27,9% mit typisch schizophrenen Defektpsychosen und Strukturverformungen mit Psychose) immerhin $^2/_5$, nämlich 40,2% (88 von 219 Fällen) mit uncharakteristischen Residualzuständen.

Allgemein läßt sich anhand unserer Befunde zeigen, daß Erfolg oder Mißerfolg von Therapie und Rehabilitation weitgehend vom Remissions- und Verlaufstyp abhängen, insbesondere davon, ob und inwieweit am jeweiligen Syndrom eine oder beide irreversiblen Komponenten, reine Potentialreduktion und Strukturverformung, beteiligt sind (s. S. 94 ff). Für die *Behandlung mit Psychopharmaka* gilt, daß Strukturverformungen gewöhnlich therapieresistent sind, während die Symptome der reinen Potentialreduktion in gewissem Umfange beeinflußt werden können (Huber, 1964b, 1966a, 1968a, 1976a). Bei reinen und gemischten Residuen und bei asthenischen Basisstadien und Prodromen mit Zeichen der dynamischen Insuffizienz ist ein Behandlungsversuch mit profilierten Thymoleptica, z.B. Desipramin oder Nortriptylin, angezeigt, während sedierende Neuroleptica sich hier oft ungünstig auswirken. Eine Erhaltungsmedikation mit Thymoleptica kann in vielen Fällen über eine stetige Anhebung des dynamischen Niveaus zu einer Besserung führen. Bis heute fehlen immer noch echte Langzeitthymoleptica mit analogem Wirkungsprinzip wie die Langzeitneuroleptica vom Typ des Penfluridol oder Pimozide, Substanzen also, die durch eine in der Wirksubstanz selbst gelegene Effektivität eine lang anhaltende Anhebung des energetischen Niveaus herbeiführen und so bei seltener oraler Applikation die Behandlung von Patienten mit reinen Residuen erleichtern und verbessern könnten.

3.3.10 Echoencephalographische Befunde bei der Nachuntersuchung

Mit Hilfe der Echoencephalographie versuchten wir erneut, die Frage zu überprüfen, inwieweit der „reine Defekt" mit Veränderungen am 3. Ventrikel korreliert ist. In früheren

Untersuchungen von 407 schizophrenen Kranken hatten wir festgestellt, daß die *Mehrzahl der Schizophrenen, die ausgeprägte Zeichen einer reinen Potentialreduktion aufweisen, pneumencephalographisch nachweisbare ventrikelnahe atrophische Veränderungen zeigen,* während das Pneumencephalogramm bei denjenigen Patienten, die ohne deutliche Zeichen eines reinen Defektes remittierten (Vollremissionen, Strukturverformungen, chronische reine Psychosen und ein Teil der Minimalresiduen, leichte reine Residuen und typisch schizophrene Defektpsychosen), in der Regel im Bereich der Norm liegt (Huber, 1964a). Nachuntersuchungen, die über ausreichend große Serien verfügten und einen Vergleich mit den Heidelberger und Wieslocher Befunden ermöglichten, konnten diese Resultate in einigen wesentlichen Punkten bestätigen (Haug, 1962; Nagy, 1963; Skoda, 1963; Borenstein et al., 1957). Vogel (1971) fand eine Zunahme der Häufigkeit pathologischer PEG-Befunde mit dem Defektgrad und einen statistisch gesicherten Unterschied der Mittelwerte des 3. Ventrikels bei Schizophrenen gegenüber einer Normalgruppe, während sich eine topische Prädilektion der 3. Hirnkammer gegenüber den Seitenkammern mit messenden Verfahren nicht nachweisen ließ.

Pathologische, pneum- oder echoencephalographisch aufzeigbare Befunde sind, wie die früheren Untersuchungen zeigten, nur bei bestimmten Residualsyndromen schizophrener Erkrankungen zu erwarten, nämlich den uncharakteristischen Residuen mit deutlichen Zeichen der reinen Potentialreduktion und solchen charakteristischen Residualsyndromen, die die Potentialreduktion als Komponente enthalten (gemischte Residuen, typisch schizophrene Defektpsychosen). Von unseren 502 Bonner Patienten konnten nur diejenigen echoencephalographisch untersucht werden, die zur Nachuntersuchung in die Klinik kamen.

Von 132 Patienten, bei denen dies zutraf, konnte bei 108 Fällen ein Echoencephalogramm abgeleitet werden. Nach Ausschluß von Patienten mit Debilität (2 Fälle) und mit offenkundig fehlerhafter Ableitung (9 Fälle) sowie aller Patienten, die zur Zeit der Nachuntersuchung über 50 Jahre alt waren (37 Fälle), verblieben noch 60 Patienten. Da wir nur Patienten berücksichtigen wollten, die psychopathologisch vollständig remittiert waren (Vollremissionen) oder aber Residualsyndrome mit der Komponente der reinen Potentialreduktion (Minimalresiduen, reine Residuen, gemischte Residuen, typisch schizophrene Defektpsychosen) boten, bestand schließlich (nach Ausschluß von drei Fällen mit Strukturverformungen und chronischen reinen Psychosen) das Untersuchungskollektiv aus 57 Patienten (25 Männer und 32 Frauen). Es wurde in zwei Gruppen aufgegliedert. Die *Gruppe 1* enthält 18 Probanden mit Vollremissionen; *Gruppe 2* 39 Fälle mit Residualsyndromen im Sinne des reinen Defektes, davon neun Fälle mit Minimalresiduen, 15 Fälle mit leichten reinen Residuen, drei Patienten mit stärker ausgeprägten reinen Defektzuständen, 10 Patienten mit leichten gemischten Residuen und zwei Patienten mit typisch schizophrenen Defektpsychosen.

18 Probanden mit *Vollremissionen (Gruppe 1)* stehen also *39 Patienten* gegenüber, *die Residuen mit mehr oder weniger deutlichen Zeichen der reinen Potentialreduktion* boten *(Gruppe 2)*. Gruppe 2 zeigte gegenüber Gruppe 1 statistisch auf dem 5-%-Niveau signifikant einen *höheren arithmetischen Mittelwert der echoencephalographisch gemessenen maximalen Transversaldurchmesser des 3. Ventrikels* sowie einen erheblich größeren empirischen Meßbereich. *Der Anteil der pathologischen Echowerte am 3. Ventrikel liegt in Gruppe 2 mit 51,3% (20 Fälle) erheblich höher als in Gruppe 1 mit 22,2% (4 Fälle).* Demnach liegt auch in Gruppe 2 bei knapp der Hälfte der Patienten (19 Fälle — 48,7%) der Transversaldurchmesser der 3. Hirnkammer nicht im Bereich des sicher Pathologischen. Bei 12 Fällen dieses Teilkollektivs der Gruppe 2 finden sich Grenzwerte am 3. Ventrikel (Transversaldurchmesser zwischen 5,0 und 6,1), die die Deutung

als falsch-negative (pseudonormale) Befunde bei konstitutionell kleinem Ventrikelsystem zulassen. Falls diese Erklärung zutrifft, wäre bei 82,1% der Gruppe der Residualsyndrome (32 von 39 Fällen) der Befund am 3. Ventrikel als pathologisch zu werten.

Wir hatten früher bei der Aufstellung des Heidelberger pneumencephalographischen Bewertungs-
maßstabes (Huber, 1961a, 1961c, 1964a; Huber et al., 1977a) eine breite Übergangszone von weder
sicher normalen noch sicher pathologischen „Grenzbefunden" unterschieden. In diesem Überschneidungsbereich kann ein Befund in Abhängigkeit von anderen Faktoren, z.B. Geschlecht und konsti-
tutioneller Liquorraumkapazität, bei einem Patienten noch in die Variationsbreite des Normalen
fallen, beim anderen, z.B. bei anlagemäßig kleinem, dysplastischem Ventrikelsystem, als pathologisch zu werten sein. Schizophrene zeigen häufig eine konstitutionell bedingte, mit dysplastischer
Konfiguration verbundene abnorme Kleinheit des Ventrikelsystems (Huber, 1957a, 1961a). Dies
stützt die Annahme, daß ein Teil der echoencephalographisch als nicht sicher pathologisch gewerteten Befunde bei den Residualsyndromen der Bonner schizophrenen Kranken als falsch-negative
Befunde anzusehen sind.
Die Brauchbarkeit der echoencephalographischen Methode für die Bestimmung des Transversaldurchmessers des 3. Ventrikels wurde durch mehrere Untersuchungen nachgewiesen (Schüttler et
al., 1974). Durch diese Studien gelang es, Normwerte der 3. Hirnkammer zu bestimmen und Korrelationen zwischen den Meßwerten im PEG und Echo-EG zu ermitteln (Feuerlein u. Dilling, 1967,
Huber u. Patiri, 1967; Huber et al., 1968; Kazner u. Maier-Hauff, 1972; Krüger et al., 1967; Schüttler
u. Huber, 1970). In echoencephalographisch-pneumencephalographischen Korrelationsuntersuchungen stellten wir fest, daß der echoencephalographische Wert dem im Sofort-Pneumencephalogramm
gewonnenen entspricht (Schüttler u. Huber, 1970; Schüttler u. Hillemacher, 1974). Nach Abzug der
röntgentechnisch bedingten Vergrößerungen im PEG ist ein tatsächlicher anatomischer Meßwert
des maximalen Transversaldurchmessers des 3. Ventrikels von 6,2 mm und darüber als pathologisch
zu betrachten (Schüttler et al., 1974).

Eine Reihe von Einzelfaktoren, u.a. Primärpersönlichkeit, Erkrankungsalter, Lebensalter zur Zeit der Nachuntersuchung, Verlaufsdauer oder vorausgegangene Elektrokrampfbehandlung zeigen keine Beziehung zum echoencephalographischen Befund am 3. Ventrikel (Schüttler et al., 1974). Die verschiedenen Möglichkeiten der *Deutung* echo- und
pneumencephalographischer Veränderungen am 3. Ventrikel, die als Korrelat der reinen
Potentialreduktion aufgefaßt wurden, haben wir anderenorts diskutiert. Für die Auffassung als systemgebundene Hirnatrophie im Sinne einer vorzeitigen lokalen Altersin-
volution und die Entwicklung der Veränderungen im zeitlichen Zusammenhang mit der
Manifestation der reinen Potentialreduktion lassen sich einige Indizien anführen. Bei
dieser Deutung wären die Befunde am ehesten als Folge eines bis heute noch nicht faßbaren, genetisch verankerten cerebralen Enzymdefektes anzusehen, der potentiell-
fakultativ zu einer diskreten Atrophie im Bereich bestimmter Neuronensysteme des
limbischen Systems (im weiteren Sinne) führt. Unabhängig von der Deutung der Befunde ist die bevorzugt den 3. Ventrikel und (nach den Ergebnissen der pneumencephalographischen Untersuchungen) die stammgangliennahen Abschnitte der Seitenventrikel
betreffende atrophische Veränderung („neuroradiologisches Basalgangliensyndrom" –
Huber, 1961a, 1964a) ein Befund, der als *Korrelat der reinen Potentialreduktion schizophrener Residualsyndrome* angesehen werden kann. Doch ist eine irreversible Potentialreduktion („reiner Defekt") bei schizophrenen Erkrankungen auch auf der Grundlage
einer rein funktionalen, nicht mit Atrophie verbundenen und dennoch nicht wieder
ausgleichbaren Dekompensation eines cerebralen Enzymdefektes denkbar (Huber,
1961a, Kornhuber, 1971; Huber, 1976c; Schüttler et al., 1974).

3.3.11 Die soziale Situation bei der Nachuntersuchung

3.3.11.1 Methodik. Soziale Remissionsgrade

Die Beschreibung der sozialen Situation bei der Nachuntersuchung beinhaltet die Frage nach dem Rehabilitationserfolg. Ein *positiver Rehabilitationserfolg* ist nicht mit einer psychopathologischen Vollremission identisch und ist auch nicht von vornherein durch persistierende oder von Zeit zu Zeit auftretende produktiv-psychotische Phänomene unmöglich oder wesentlich beeinträchtigt. Wir versuchten daher, den Rehabilitationserfolg unter Ausschluß der psychopathologischen Feststellungen aufgrund der sozialen Situation bei der Nachuntersuchung zu bestimmen. Entscheidend für die Feststellung eines positiven Rehabilitationserfolges ist für uns, daß ein Patient trotz seiner Krankheit seine vormaligen sozialen Fertigkeiten beibehält, d.h. daß er *weiter voll erwerbsfähig und persönlich selbständig* bleiben kann. Im allgemeinen bedeutet dies auch, daß er sein berufliches Niveau hält. Dennoch schließt ein beruflicher Abstieg, wenn er ohne Verlust der sozialen Integration vor sich geht, einen positiven Rehabilitationserfolg nicht aus. Entscheidend ist die realitätsangepaßte, zukunftsgerichtete Tätigkeit auch unter Berücksichtigung der durch die Krankheit neu gesetzten Schwächung der Leistungsfähigkeit. Dies erfordert vom Patienten in vielen Fällen den sicher schwer zu leistenden Verzicht auf ein überhöhtes Niveau; anderenfalls besteht angesichts der Diskrepanz zwischen biographisch verständlichem Anspruch und tatsächlichem Leistenkönnen die Gefahr der Überforderung und Dekompensation.

Für eine möglichst objektive Festlegung des Grades der *sozialen Remission* erschien uns als Kriterium am ehesten geeignet, ob und wie die nachuntersuchten Patienten gegenüber ihrer prämorbiden Leistungs- bzw. Erwerbsfähigkeit eingeschränkt waren oder nicht. Andere Gesichtspunkte, die ebenfalls über die soziale Situation zum Zeitpunkt der Nachuntersuchung Aufschluß geben könnten, z.B. Dauerhospitalisierung, Heimpflege, Berentung wegen der Krankheit, eigene Haushaltsführung, selbsterlebte Kommunikationsstörungen zur Zeit der Spätkatamnese, erscheinen uns weniger einheitlich, zum Teil zu subjektiv und somit insgesamt weniger geeignet für die Beurteilung der Sozialremission. Da natürlich auch solche Merkmale von Bedeutung sind, werden sie an gegebener Stelle ausführlich dargestellt.

Bei unserer ausschließlich nach dem Kriterium der Erwerbsfähigkeit vorgenommenen Einteilung der sozialen Remissionsgrade entstehen *Schwierigkeiten bei der Zuordnung der weiblichen Probanden und der daueruntergebrachten Patienten.* Von dem 293 Fälle umfassenden Kollektiv der *weiblichen Patienten* wurden zunächst zwei Fälle (Fall-Nr. 88 und 103) wegen einer angeborenen oder früherworbenen Oligophrenie ausgesondert. Beide Patientinnen waren schon prämorbid für jede Art einer Erwerbstätigkeit zu wenig bildungsfähig. Unter den verbleibenden 291 Frauen sind 40 zur Zeit der Spätkatamnese in einem psychiatrischen Krankenhaus dauerhospitalisierte Patienten. Sie wurden bis auf zwei Fälle bei den drei ungünstigsten sozialen Remissionsgraden 2, 3 und 4 rubriziert.

Bei zwei Patientinnen wurde der Rehabilitationserfolg wegen der besonders guten Anstaltssozialisierung besser eingeschätzt; diese beiden Patientinnen wurden dem sozialen Remissionsgrad 1 zugeordnet.

Von den nicht dauerhospitalisierten 251 weiblichen Kranken übten bei der Spätkatamnese nur *36 (14,3%)* einen eigenen Beruf aus. Weitere *37 Patientinnen (14,7%) waren neben ihren Hausarbeiten teilzeitbeschäftigt. 178 Frauen, d.h. 70,9%, sind zur*

Zeit der Spätkatamnese Hausfrauen bzw. üben unbezahlt im Haushalt von Verwandten hausfrauliche Tätigkeiten aus. Wir werteten ihr Leistungsvermögen nach den gleichen Maßstäben, die auch für die im Erwerbsleben stehenden Probanden zu gelten hatten. Dennoch ist zu vermuten, daß die etwas günstigere soziale Remission bei den Frauen (s. S. 227) neben anderen Gründen auch durch die vergleichsweise ungenaueren und doch nicht in vollem Umfang äquivalenten Kriterien für die sozialen Remissionsgrade bei den Frauen im Vergleich zu den überwiegend im Erwerbsleben stehenden Männern zu erklären ist.

Wenn die Patienten sich zur Zeit der Nachuntersuchung bereits im Rentenalter befanden, wurde der soziale Remissionsgrad zum Zeitpunkt der Berentung zugrundegelegt. Bei einer vorzeitigen Berentung aufgrund einer von der Schizophrenie unabhängigen Erkrankung wurde entsprechend verfahren, d.h. als Grad der sozialen Remission zum Zeitpunkt der Nachuntersuchung wird der berufliche Status unmittelbar vor der Berentung wegen der (von der Schizophrenie unabhängigen) Erkrankung zugrundegelegt. Wurden die Patienten wegen einer zur Zeit der Nachuntersuchung noch akuten psychotischen Remanifestation in einem Krankenhaus behandelt, wird der soziale Remissionsgrad aufgrund des sozialen Status unmittelbar vor Auftreten der Remanifestation festgelegt.

Wir unterscheiden folgende *fünf Grade der sozialen Remission:*
0 = voll erwerbstätig im erlernten Beruf bzw. auf früherem beruflichen Niveau bzw. als Hausfrau voll tätig
1 = voll erwerbstätig, doch nicht im prämorbid ausgeübten (oder erlernten) Beruf und unterhalb des früheren beruflichen Niveaus; bzw. im prämorbiden oder erlernten Beruf, doch unterhalb des früheren oder zu erwartenden Niveaus; bzw. als Hausfrau voll tätig, doch in der Leistungsfähigkeit leicht reduziert
2 = begrenzt arbeitsfähig im Erwerbsleben, in der Regel berufsunfähig; als Hausfrau in ihrer Leistungsfähigkeit mäßiggradig reduziert
3 = erwerbsunfähig, doch noch begrenzt arbeitsfähig zu Hause; als Hausfrau in der Leistungsfähigkeit erheblich reduziert
4 = völlig arbeitsunfähig.

3.3.11.2 Soziale Remission bei der Spätkatamnese (soziale Langzeitprognose)

Eine Übersicht über die Verteilung der sozialen Remissionsgrade gibt Tabelle 37. *38,6% (193 Fälle) gehören bei der Spätkatamnese dem sozialen Remissionsgrad 0, 17,6% dem sozialen Remissionsgrad 1 an. Dies bedeutet, daß 56,2% (281 von 500 Probanden – ohne zwei oligophrene Patienten, s. S. 168) nach einem durchschnittlichen Verlauf von 22,4 Jahren als „sozial geheilt" zu bezeichnen sind.* Diese Patienten sind voll erwerbstätig und zwar zu etwa ²⁄₃ im früheren Beruf oder auf früherem beruflichen Niveau und in ¹⁄₃ nicht im prämorbiden Beruf bzw. unterhalb des früheren oder des zu erwartenden sozialen Niveaus. *Weitere 97 Patienten (19 4%) sind dem sozialen Remissionsgrad 2 zuzuordnen, d.h. begrenzt arbeitsfähig im Erwerbsleben* (gewöhnlich berufsunfähig) oder als Hausfrauen mäßiggradig in ihrer Leistungsfähigkeit gemindert. *83 Patienten (16,6%) sind erwerbsunfähig,* doch noch zu Hause begrenzt arbeitsfähig bzw. als Hausfrauen erheblich in ihrer Leistungsfähigkeit reduziert (sozialer Remissionsgrad 3). *Völlig arbeitsunfähig sind nur 7,8% (39 Fälle) (sozialer Remissionsgrad 4). Bei den Männern ist der ungünstige soziale Remissionsgrad 3 mit 24,9% (52 Fälle) statistisch signifikant häufiger als bei den Frauen mit nur 10,7% (31 Fälle);* bei allen anderen sozialen Remissionsgraden finden sich keine signifikanten Differenzen zwischen Männern und Frauen (Tabelle 37).

Wenn man das nachuntersuchte Kollektiv der *weiblichen Patienten* bezüglich der Sozialremission unterteilt in die Gruppe der bei der Nachuntersuchung außerhalb psychiatrischer Institutionen leben-

Tabelle 37. Soziale Remission bei 500 schizophrenen Kranken des Bonner Hauptkollektivs

Soziale Remission		♂	♀	♂ + ♀
(0)	voll erwerbstätig auf früherem Niveau	72 34,5%	121 41,6%	193 38,6%
(1)	voll erwerbstätig unter früh. Niveau	34 16,3%	54 18,6%	88 17,6%
(2)	begrenzt erwerbstätig	31 14,8%	66 22,7%	97 19,4%
(3)	erwerbsunfähig	52 24,9%	31 10,7%	83 16,6%
(4)	völlig arbeitsunfähig	20 9,6%	19 6,5%	39 7,8%
	n	209	291	500

χ^2-Anteil 22,0 bei 4 FG = 0,1-%-Niveau

den Probanden und den dauerhospitalisierten Patienten, ergeben sich folgende Verschiebungen. Bei den 40 *dauerhospitalisierten Patientinnen* kommen erwartungsgemäß der soziale Remissionsgrad 0 überhaupt nicht und der Remissionsgrad 1 nur in zwei Fällen vor. 13 Patientinnen entsprechen dem sozialen Remissionsgrad 2 und 25 (62,5%) den Graden 3 bzw. 4. *In der außerhalb psychiatrischer Einrichtungen lebenden Gruppe* verteilen sich die sozialen Remissionsgrade wie folgt: 121 Fälle sozialer Remissionsgrad 0 (48,2%); 52 Fälle sozialer Remissionsgrad 1 (20,7%); 53 Fälle (21,1%) sozialer Remissionsgrad 2 und 25 Fälle (10,0%) soziale Remissionsgrade 3 und 4. Demnach sind, sieht man von den dauerhospitalisierten Frauen ab, 68,9% sozial geheilt (soziale Remissionsgrade 0 und 1). Aus der ähnlichen prozentualen Häufigkeit des sozialen Remissionsgrades 2 bei dauerhospitalisierten und nicht dauerhospitalisierten Frauen lassen sich vielleicht folgende Folgerungen ziehen: (1) Auch bei den dauerhospitalisierten Patientinnen ist in beschützender Umgebung eine gezielte, sinnvolle Beschäftigung geeignet, eine, wenn auch bescheidene, soziale Rehabilitation herbeizuführen. (2) Das Fehlen einer beschützenden Umgebung und die unzureichende Nutzung der verbliebenen Leistungsfähigkeit führt dazu, daß im extramuralen Bereich eine an sich mögliche bessere Rehabilitation nicht erreicht wird. (3) In psychiatrischen Großkrankenhäusern sind auch an Schizophrenie erkrankte Frauen, die auch außerhalb in nur relativ beschützender Umgebung (beschützende Wohn- und/oder Arbeitsmöglichkeiten) einigermaßen selbständig ihr Leben führen könnten.

Neben der im Verlauf durchgeführten somatischen Therapie (s. S. 305 ff) wurden arbeitstherapeutische, beschäftigungstherapeutische und im weitesten Sinne soziotherapeutische Maßnahmen — einschließlich sozialer Hilfen durch Fürsorger, Sozialarbeiter u.ä. — als *intra- bzw. extramurale gezielte (gelenkte) Rehabilitation* erfaßt. Der Einfluß psychotherapeutischer Verfahren im Sinne einer die sonstige Therapie begleitenden ,,supportiven Psychotherapie" konnte aus methodischen Gründen nicht festgestellt werden. Wenn man bedenkt, daß auch schon bescheidene Ansätze einer ,,gelenkten Rehabilitation" als solche mitgezählt wurden, verwundert die mit 304 Patienten, das sind 60,6%, große Zahl derjenigen Kranken, bei denen keine gezielten Rehabilitationsmaßnahmen zur Anwendung kamen. 114 Patienten (22,7%) nahmen während ihrer stationären psychiatrischen Behandlung an einer Arbeits- und Beschäftigungstherapie teil. Eine nach der

Krankenhausentlassung anschließende „Außenfürsorge" von sehr unterschiedlicher Dauer wurde bei 58 Patienten (11,6%) durchgeführt. 11 Patienten (2,2%) wurden ausschließlich von der nachgehenden Außenfürsorge betreut. Gezielte Rehabilitationstechniken im Krankenhaus während der stationären Behandlung und anschließend außerhalb des Krankenhauses in besonderen Rehabilitationseinrichtungen erhielten 13 Patienten (2,6%). Schließlich wurden noch weitere zwei Patienten nach der Krankenhausentlassung in besonderen Förderungseinrichtungen betreut. Es ergibt sich, daß insgesamt nur bei 16,7% extramurale Rehabilitationsmaßnahmen, ganz überwiegend im Sinne einer zeitlich befristeten nachgehenden Fürsorge zum Zuge kamen. Von den sozial geheilten 281 Patienten (56,2%) erhielten nur 37 Patienten, das sind 13,2%, extramurale Rehabilitationsmaßnahmen (s. S. 304).

Renten und Sozialhilfen. Von den 500 Bonner Probanden (mit ausreichenden Angaben) bezogen zur Zeit der Spätkatamnese 44,6% (223 Patienten) keine Renten (abgesehen von Altersrenten) oder Sozialunterstützung. Es handelte sich um 86 Männer (41,1%) und 137 Frauen (47,1%).

Altersrenten erhielten zur Zeit der Spätkatamnese 15 Patienten (14 Frauen und 1 Mann), die alle erst nach Erreichen der Altersgrenze berentet wurden. 41 Patienten mit Altersrente hatten bereits vor Eintritt in das Rentenalter Erwerbs- oder Berufsunfähigkeitsrente; diese Fälle sind in den 31 bzw. 114 unten angeführten Fällen enthalten.

Eine *Berufsunfähigkeitsrente* wegen ihrer schizophrenen Erkrankung erhielten 6,2% (31 Patienten), davon 15 Männer (7,2%) und 16 Frauen (5,5%). Wegen anderer Erkrankungen erhielten zwei Patienten (0,4%) Berufsunfähigkeitsrente. Eine *Erwerbsunfähigkeitsrente* wegen ihrer schizophrenen Erkrankung bezogen 22,8% (114 Patienten), davon 58 Männer (27,8%) und 56 Frauen (19,2%). Erwerbsunfähigkeitsrente wegen anderer Erkrankungen erhielten neun Patienten (1,8%).

Eine KB-Rente wegen der schizophrenen Erkrankung war in keinem Fall zugesprochen worden; sechs Männer (1,2%) erhielten aber eine Kriegsbeschädigtenrente wegen anderer Erkrankungen. Zu einem früheren Zeitpunkt des Verlaufs waren drei Patienten (0,6% – nur Frauen) auf Zeit berentet wegen ihrer Schizophrenie. Ein männlicher Patient war im Verlauf wegen einer anderen Erkrankung zeitlich begrenzt berentet.

Sozialhilfe zum Zeitpunkt der Spätkatamnese erhielten wegen ihrer Schizophrenie 47 Patienten, d.h. 9,4%, darunter 18 Männer (8,6%) und 29 Frauen (10,0%); zu einem früheren Zeitpunkt des Verlaufs hatten zeitweilig drei Patienten (0,6% – 2 Männer und 1 Frau) Sozialhilfe wegen ihrer schizophrenen Erkrankung bezogen. *Renten von nicht gesetzlichen Versicherungsanstalten* und Unterstützungen verschiedenster Kostenträger wegen ihrer Schizophrenie und/oder anderer Erkrankungen erhielten zur Zeit der Spätkatamnese weitere 68 Kranke (13,6%), davon 18 Männer (8,6%) und 50 Frauen (17,2%).

Aufs Ganze gesehen, ergibt sich, daß 44,6% zur Zeit der Spätkatamnese keine Rente, Sozialhilfe oder sonstige finanzielle Unterstützung (weder im Hinblick auf die schizophrene Erkrankung noch auf andere Erkrankungen) erhielten. *55,4% beziehen zur Zeit der Nachuntersuchung Renten der gesetzlichen Versicherungsanstalten, Sozialhilfe oder Unterstützungen der verschiedensten Kostenträger, doch nur 38,4% wegen ihrer schizophrenen Erkrankung,* die restlichen 17,0% wegen anderer, von der Schizophrenie unabhängiger Erkrankungen oder aus anderen Gründen.

Hinsichtlich der Frage der Berechtigung einer Rente oder Sozialhilfe sind folgende Zahlen von Interesse. Bei der Katamnese bezogen von unseren 111 Probanden mit psychopathologischer *Vollremission* 84,7% (94 Fälle) keine Rente oder Sozialhilfeunterstützung; dagegen erhielten nur 16,1% (28 Patienten) von 174 Patienten mit *charakteristischen Residualzuständen* keinerlei Rente oder Sozialhilfeunterstützung. Bezug bzw. Nichtbezug von Rente oder Sozialhilfe korreliert demnach statistisch hochsignifikant mit der Entwicklung charakteristischer Residualzustände bzw. Ausgang in Vollremissionen. Von den Patienten, die auf ein *uncharakteristisches Residualsyndrom* remittierten (Typen 1-9), erhalten 46% (100 Patienten) keine Rente, Sozialhilfe oder finanzielle Unterstützung der verschiedensten Kostenträger. Daß die uncharakteristischen Residualsyndrome die soziale Remission weniger stark beeinträchtigen als die charakteristischen, erkennt man desweiteren an dem Befund, daß zum Zeitpunkt der Nachuntersuchung zwar statistisch signifikant häufiger *Berufsunfähigkeitsrenten* von Patienten mit uncharakteristischen Residualsyndromen bezogen werden, statistisch hochsignifikant häufiger jedoch *Erwerbsunfähigkeitsrenten* von Patienten mit charakteristischen Residualsyndromen. Auch Sozialhilfeempfänger sind signifikant weniger Patienten mit uncharakteristischen Residuen als solche mit charakteristischen Residualzuständen.

Verläufe mit sozialem Aufstieg, die in unserer Übersicht über die soziale Remission nicht gesondert, vielmehr beim sozialen Remissionsgrad 0 rubriziert wurden, sind bei 62 von 471 Bonner Probanden, d.h. in 13,2% zu beobachten. *25 Männer (12,4%) und 37 Frauen (13,7%) gehören zur Zeit der Spätkatamnese einer höheren sozialen Schicht an als vor Beginn der Erkrankung* (s. S. 318 ff).

3.3.11.3 Soziale Remission und psychopathologische Dauerprognose

Zwischen psychopathologischer und sozialer Remission bestehen, wie Tabelle 38 zeigt, statistisch hochsignifikant abgesicherte positive Korrelationen, d.h. je günstiger die psychopathologische, um so besser ist auch die soziale Remission. Die Patienten mit psychopathologischer Vollremission sind praktisch ausnahmslos auch sozial geheilt und zwar 107 von 111 hierher gehörigen Probanden auf früherem beruflichen Niveau (sozialer Remissionsgrad 0). Andererseits sind von den Patienten mit dem ungünstigsten psychopathologischen Ausgang, nämlich in charakteristische Residualzustände nur 24,8% (43 von 173 Fällen) sozial geheilt, während die Rate sozialer Heilungen bei den uncharakteristischen Residuen 59,4% beträgt (129 von 217 Patienten).

Statistisch signifikante Beziehungen lassen sich auch zwischen der Stabilität der psychopathologischen Remission und der sozialen Remission nachweisen (s. S. 300 ff). So sind die Patienten mit seit 10 Jahren und mehr stabilen Remissionen (267 Fälle, Tabelle 31, S. 139) signifikant häufiger sozial geheilt als diejenigen, bei denen die psychopathologische Remission entweder erst wenigstens 5 Jahre einigermaßen stabil war oder deren Zustand unstabil bzw. weniger als 5 Jahre vor der Spätkatamnese stabil war. In den beiden letztgenannten Gruppen finden sich statistisch gehäuft Patienten mit begrenzter Arbeitsfähigkeit (sozialer Remissionsgrad 2) oder mit Erwerbsunfähigkeit (sozialer Remissionsgrad 3).

Bezüglich der höchsten eigenen prämorbid erreichten sozialen Schicht und dem psychopathologischen Zustandsbild zur Zeit der Katamnese ergaben sich keine signifikanten Zusammenhänge. Setzt man dagegen *psychopathologische Remission und Sozialschichtzuordnung zur Zeit der Katamnese* in Beziehung, erhält man, wie Tabelle 39 zeigt, mit 54,5% (Gesamtkollektiv: 34,7%) eine statistisch signifikante Anhäufung charakteristischer Residualsyndrome in der unteren Unterschicht, in der andererseits psychopathologische Vollremissionen nur in 3,6% vorkommen. Gleichfalls signifikant korreliert die mit 40,5% hohe Rate psychopathologischer Vollremissionen und die mit 11,9% geringe

Tabelle 38. Soziale und psychopathologische Langzeitprognose im Bonner Hauptkollektiv

	Soziale Remission	Voll-remissionen	Uncharakt. Residuen	Charakt. Residuen	n
(0)	voll erwerbstätig auf früherem Niveau	107 97,3%	65 30,0%	21 12,1%	193 38,6%
(1)	voll erwerbstätig unter früh. Niveau	2 1,8%	64 29,5%	22 12,7%	88 17,6%
(2)	begrenzt erwerbstätig	–	49 22,6%	48 27,7%	97 19,4%
(3)	erwerbsunfähig	1 0,9%	35 16,1%	47 27,2%	83 16,6%
(4)	völlig arbeitsunfähig	–	4 1,8%	35 20,2%	39 7,8%
	n nicht rubrizierbar	110 1	217 –	173 1	500 2
	Gesamtkollektiv	111 22,1%	217 43,2%	174 34,7%	502 100%

χ^2-Anteil 278,1 bei 8 FG = 0,1-%-Niveau

Tabelle 39. Soziale Schicht zur Zeit der Katamnese und psychopathologischer Ausgang im Bonner Hauptkollektiv

Sozialschicht bei Katamnese	Voll-remissonen	Uncharakt. Residuen	Charakt. Residuen	n
Untere Unterschicht	4 3,6%	47 42,0%	61 54,5%	112 23,5%
Obere Unterschicht	41 25,0%	79 48,2%	44 26,8%	164 34,4%
Untere Mittelschicht	48 30,2%	67 42,1%	44 27,7%	159 33,3%
Obere Mittelschicht	17 40,5%	20 47,6%	5 11,9%	42 8,8%
n unbekannt	110 1	213 4	154 20	477 25
Gesamtkollektiv	111 22,1%	217 43,2%	174 34,7%	502 100%

χ^2-Anteil 53,6 bei 6 FG = 0,1-%-Niveau

Zahl charakteristischer Residuen in der oberen Mittelschicht. Dieser Zusammenhang ist bei getrennter Untersuchung des männlichen und weiblichen Kollektivs bei den Männern deutlicher ausgeprägt. Bei den Frauen ist er für die obere Mittelschicht nicht mehr signifikant.

3.3.11.4 Pflegschaft und Entmündigung

Zum Zeitpunkt der Spätkatamnese standen 64 Patienten (12,8%), 29 Männer und 35 Frauen unter *Pflegschaft;* weitere 54 Patienten (10,8%), 22 Männer und 32 Frauen, waren *entmündigt. Zusammen sind dies 23,5% (118 Patienten) mit Pflegschaft oder Entmündigung.* Im Verlauf der Erkrankung standen 3% (15 Patienten) zeitweise unter Pflegschaft; 1,6% (8 Patienten) waren zeitweilig entmündigt. Die große Mehrzahl der Bonner schizophrenen Kranken, nämlich *71,1% und dabei 149 Männer und 208 Frauen, waren im Verlauf der Erkrankung zu keiner Zeit entmündigt oder unter Pflegschaft gestellt.*

Die Tatsache, zum Zeitpunkt der Katamnese unter Pflegschaft gestellt oder entmündigt zu sein, korreliert statistisch hochsignifikant positiv mit den beiden ungünstigsten sozialen Remissionsgraden 3 und 4; nur 19 Patienten (3,8%) waren zur Zeit der Spätkatamnese sozial geheilt und dennoch entweder unter Pflegschaft oder entmündigt.

Zwischen der *sozialen Herkunftsschicht* bzw. der *eigenen prämorbid erreichten höchsten Sozialschicht* und der Tatsache der späteren Pflegschaft oder Entmündigung gibt es keine signifikanten Beziehungen. Dies gilt auch hinsichtlich des *Lebensalters zum Zeitpunkt der Nachuntersuchung.* Dagegen korreliert die *Häufigkeit der Schübe im Verlauf* statistisch positiv mit der späteren Pflegschaft bzw. Entmündigung. Ebenso korreliert die Tatsache der späteren Entmündigung statistisch signifikant mit der *Verlaufsweise* „einfach" (s. S. 87). Angesichts der hohen Korrelation zwischen ungünstiger Dauerprognose und Entmündigung bzw. Pflegschaft kann es nicht verwundern, daß eine statistisch hochsignifikante positive Beziehung auch zur Tatsache der *Dauerhospitalisierung* zur Zeit der Spätkatamnese besteht: 77,6% (52 von 67 Fällen) der dauerhospitalisierten Kranken stehen unter Pflegschaft oder sind entmündigt.

3.3.12 Ambulante Behandlung zur Zeit der Katamnese

Wir versuchten weiter, Daten über die regelmäßige ärztliche Behandlung zur Zeit der Spätkatamnese wegen Störungen, die aufgrund der Beurteilung durch die Nachuntersucher mit der schizophrenen Erkrankung in Zusammenhang stehen, zu erfassen. Von „*regelmäßiger Behandlung"* sprechen wir, wenn der Patient wenigstens einmal in 3 Monaten von einem Arzt persönlich untersucht wurde.

Die Tatsache einer Dauermedikation allein, gleichgültig, ob sie suffizient oder ungenügend war, erfüllt nicht das Kriterium „regelmäßige Behandlung", wenn dem Patienten lediglich Medikamente *ohne* persönliche Vorstellung bei seinem Arzt rezeptiert wurden. Dagegen sprachen wir auch dann von regelmäßiger ärztlicher Behandlung, wenn der Arzt *ohne Kenntnis der speziellen Diagnose* behandelte oder wenn die *Behandlung ungenügend oder sogar unsachgemäß* war. Wir unterscheiden: keine ärztliche Behandlung; regelmäßige ärztliche Behandlung durch den Hausarzt und regelmäßige ärztliche Behandlung durch den Nervenarzt.

Abzüglich der dauerhospitalisierten Patienten (und von 4 Patienten ohne zureichende Angaben) standen von den übrigen 431 Bonner Probanden 64,5% (278 Fälle) in keiner ärztlichen Behandlung. *18,1% (78 Patienten) wurden regelmäßig vom Hausarzt (Allgemeinarzt) und 17,4% (75 Patienten) regelmäßig von Nervenarzt behandelt.* Hinsichtlich dieser Häufigkeitsverteilung gibt es keine geschlechtsspezifischen Unterschiede.

3.3.12.1 Einfluß von Wohnort und sozialer Schicht

Beim Vergleich mit dem *Wohnort zur Zeit der Katamnese* zeigt sich, daß von den in dörflichen Wohngemeinden lebenden Patienten statistisch signifikant ein weitaus höherer Anteil in keiner regelmäßigen ärztlichen Behandlung steht als von denjenigen, die in Klein- oder Mittelstädten bzw. Großstädten leben. Von 183 *Dorfbewohnern* stehen 71,6% (131 Patienten) zum Zeitpunkt der Katamnese nicht in regelmäßiger ärztlicher Behandlung, von den in *Großstädten* lebenden Patienten nur 58,3% (67 von 115 Patienten). Von denen, die überhaupt in regelmäßiger ärztlicher Behandlung stehen, ist bei den Dorfbewohnern der Anteil der vom *Hausarzt* Behandelten mit 73,1% (38 von 52 Patienten) im Vergleich mit den anderen beiden Wohngemeindegruppen trendmäßig höher. Das unterstreicht die große Bedeutung des Hausarztes (Allgemeinarztes) für die Versorgung psychiatrischer Patienten in ländlichen Gemeinden. Dies gilt im übrigen auch für die anderen Wohngemeinden, wo immerhin von den Patienten, die überhaupt regelmäßig ärztlich behandelt werden, 49% in der Klein- bzw. Mittelstadt und 31,2% in der Großstadt vom Allgemeinarzt betreut werden. Durch den *Nervenarzt* werden von den Dorfbewohnern lediglich 26,9% aller regelmäßig ärztlich Behandelten betreut, während in der Großstadt ein signifikant größerer Anteil, nämlich 68,8% in nervenärztlicher Behandlung stehen. In Klein- bzw. Mittelstädten ist das Verhältnis der Behandlung durch den Allgemeinarzt und durch den Nervenarzt ausgeglichen. Man könnte diesen Befund zunächst mit der Struktur der ärztlichen bzw. nervenärztlichen Versorgung (wenig Nervenärzte in ländlichen Regionen, viele in der Großstadt) erklären. Wahrscheinlich ist aber dieser Umstand, der zweifellos den bedeutsamsten Teilfaktor darstellt, zu Erklärung allein nicht ausreichend.

Die *soziale Schichtzugehörigkeit* erklärt die Ungleichverteilung bezüglich der Behandlung durch den Haus- bzw. Nervenarzt nicht, wie überhaupt die Chance ärztlicher Behandlung für die Patienten aller Sozialschichten gleich ist. Wenn man die Zugehörigkeit zu den einzelnen Sozialschichten, Wohnort zum Zeitpunkt der Katamnese und Art der ärztlichen Behandlung in Beziehung setzt, so zeigt sich *in allen Sozialschichten der gleiche Zusammenhang (in der oberen Unterschicht sogar hochsignifikant), daß nämlich Patienten der gleichen Sozialschicht in der Großstadt gegenüber der ländlichen Wohngemeinde signifikant häufiger in nervenärztlicher als in hausärztlicher Behandlung stehen.* Wir vermuten, daß die Anonymität der Großstadt den immer noch als diskriminierend empfundenen und auch tatsächlich soziale Sanktionen mit sich bringenden Weg zum Nervenarzt oder zum Arzt überhaupt wegen einer psychiatrischen Krankheit eher ermöglicht als die transparenteren, engeren sozialen Verflechtungen auf dem Lande.

3.3.12.2 Einfluß der Einstellung gegenüber früheren stationären psychiatrischen Behandlungen

Ein vermuteter Zusammenhang zwischen Art der Stellungnahme der ehemaligen Patienten zu früheren stationären psychiatrischen Behandlungen und Häufigkeit und Art ärztlicher Behandlung zur Zeit der Katamnese konnte statistisch nicht nachgewiesen werden. Alle nachuntersuchten Patienten waren gebeten worden, ihre Erinnerungen an frühere psychiatrische Krankenhausbehandlungen zu berichten und kritisch Stellung dazu zu beziehen. Von 468 Probanden liegen verwertbare Angaben vor. Die aus den Ant-

176

worten ersichtliche Kritik wurde von uns in vier Kategorien eingeschätzt. *Nur 32,7%
(153 Patienten) urteilten ohne Einschränkung positiv (Gruppe 1); 28,6% (134 Patienten) schränkten ihre positive Kritik ein (Gruppe 2); 16,7% (78 Fälle) brachten eine eingeschränkt negative Kritik vor (Gruppe 3), während 20,1% (94 Patienten) uneingeschränkt negativ urteilten (Gruppe 4).* In 1,9% (9 Patienten) waren die Meinungsäußerungen neutral.

Für die positive oder negative Einstellung gegenüber den früheren psychiatrischen Krankenhausbehandlungen war die *Anzahl der stationären Behandlungen* nicht entscheidend, wenn man von einer leichten, statistisch nicht signifikanten Abnahme uneingeschränkt positiver Kritik bei Zunahme der Häufigkeit stationärer Behandlungen absieht. Auch die Sozialschichtzugehörigkeit scheint auf die Beurteilung keinen Einfluß zu haben. Von denen, die ohne Einschränkung positiv urteilten, fanden sich 55,1% in den Unterschichten und 44,9% in den Mittelschichten; von den Patienten mit uneingeschränkt negativer Kritik waren 56,3% Angehörige der Unterschichten und 43,7% Angehörige der Mittelschichten. Auch die *Schulbildung* beeinflußt die Stellungnahme nicht.

Die Probanden, die eine uneingeschränkt negative Kritik äußerten, waren zu 12% Schulversager und in 49% durchschnittliche Volksschüler; in 39% gehörten sie zur Gruppe der Probanden mit weiterführender Schulbildung (einschließlich der Volksschüler mit überdurchschnittlichen Leistungen). Bei den ehemaligen Patienten mit uneingeschränkt positiver Kritik ist die Verteilung hinsichtlich der Schulbildung ähnlich, nämlich 10, 50 und 40%.

Von den 172 Patienten, die die vorausgegangenen stationären psychiatrischen Behandlungen (eingeschränkt oder uneingeschränkt) negativ werteten, waren 59,3% (102 von 172 Fällen) zur Zeit der Spätkatamnese in keiner ärztlichen Behandlung; bei den ehemaligen Patienten mit positiver Einstellung gegenüber den früheren psychiatrischen Krankenhausbehandlungen ist die Rate mit 53,6% (154 von 287 Fällen) nur geringfügig niedriger. Von denjenigen, die bei der Spätkatamnese in nervenärztlicher Behandlung standen, äußerten 25% (18 Patienten) eine negative Kritik, während diese Rate bei den in allgemeinärztlicher Behandlung stehenden Patienten mit 38,9% (30 Patienten) höher war. *Daraus kann man vielleicht folgern, daß im Einzelfall die negative Einstellung zu früheren stationären psychiatrischen Behandlungen die Motivation zur nervenfachärztlichen Behandlung schwächt.* Doch sind die Befunde, wie gesagt, nicht statistisch signifikant.

Die weitere Analyse zeigt einen Zusammenhang zwischen positiver bzw. negativer Einstellung gegenüber den früheren psychiatrischen stationären Behandlungen und *psychopathologischer Remission* zur Zeit der Spätkatamnese. Von den Patienten mit uneingeschränkt negativer Kritik zeigen 56% bei der Nachuntersuchung ein charakteristisches Residualsyndrom und nur 14% eine Vollremission. Dagegen sind unter den Probanden mit uneingeschränkt positiver Kritik nur 21,8% mit charakteristischen Residualzuständen und 25,1% mit Vollremissionen.

3.3.12.3 Einfluß des psychopathologischen Syndroms, seiner Stabilität und der Selbstwahrnehmung von Veränderungen

Deutliche Beziehungen lassen sich zwischen psychopathologischem Syndrom bzw. seiner Stabilität sowie dem Selbsterlebnis krankheitsbedingter Veränderungen einerseits, Art und Häufigkeit ärztlicher Behandlung zur Zeit der Spätkatamnese andererseits erkennen. *Die Patienten mit uncharakteristischen Residualsyndromen* (205 Patienten) sind mit 24,4% (50 Patienten) bzw. *23,4% (48 Patienten) schwachsignifikant häufiger sowohl in hausärztlicher wie in nervenärztlicher Behandlung als die (nicht dauerhospitalisierten)* *Patienten mit charakteristischen Residualzuständen (116 Fälle) mit 19,0% (22 Fälle) bzw. 15,5% (18 Fälle).* Keine ärztliche Behandlung zur Zeit der Katamnese erhalten von den Patienten mit charakteristischen Residualzuständen 65,5% (76 Fälle) gegenüber nur 52,2% (107 Fälle) der Patienten mit uncharakteristischen Residuen. Die Zahl der behandlungsbedürftigen, aber nicht in ärztlicher Behandlung stehenden Patienten überhaupt ist, wie sich zeigt, sehr hoch.

Deutliche Korrelationen finden sich auch erwartungsgemäß zwischen *Stabilität der psychopathologischen Remission* sowie Anzahl der Schübe einerseits, Art und Häufigkeit ärztlicher Behandlung auf der anderen Seite (Tabellen 40 und 41). Wir sehen u.a., daß die Probanden mit einer seit 10 Jahren und mehr bestehenden Stabilität des psychopathologischen Syndroms signifikant seltener in ärztlicher Behandlung sind gegenüber den Patienten, bei denen die psychopathologische Remission unstabil oder weniger als 10 Jahre stabil ist (Tabelle 40). Hinsichtlich der *Zahl der Schübe* zeigt sich, daß die Häufigkeit ärztlicher und besonders nervenärztlicher Behandlung bei Verläufen mit mehr als fünf Schüben zunimmt (Tabelle 41).

Patienten, die bei der Spätkatamnese subjektiv das Erlebnis haben, durch die Erkrankung in irgendeiner Form verändert zu sein (s. auch S. 347 ff), also *Patienten mit dem Erlebnis seelischer oder körperlicher und seelischer Einbußen,* mit allgemeinem Krankheitsgefühl und vor der Krankheit nicht vorhandenen sozialen Anpassungsschwierigkeiten stehen schwachsignifikant häufiger in regelmäßiger ärztlicher Behandlung als diejenigen, denen ein Erlebnis einer Veränderung gegenüber prämorbid fehlt. Die *Patienten ohne das Gefühl einer Veränderung* sind statistisch signifikant häufiger nicht in ärztlicher Behandlung.

Tabelle 40. Stabilität der psychopathologischen Remission und ärztliche Behandlung bei 431 Probanden des Bonner Hauptkollektivs

Stabilität	regelmäßig Hausarzt	regelmäßig Nervenarzt	keine ärztl. Behandlung
5 – 9 Jahre	23 27,7%	17 20,5%	43 51,8%
10 – 19 Jahre	16 9,2%	11 6,4%	146 84,4%
20 Jahre und mehr	4 6,8%	1 1,7%	54 91,5%
unstabil bzw. weniger als 5 Jahre	35 30,2%	46 39,7%	35 30,2%
n	78	75	278

χ^2-Anteil 119,8 bei 6 FG = 0,1-%-Niveau

Tabelle 41. Anzahl der Schübe und ärztliche Behandlung bei 253 Probanden des Bonner Hauptkollektivs

Schübe	regelmäßig Hausarzt	regelmäßig Nervenarzt	keine ärztl. Behandlung
1	7 13,5%	–	45 86,5%
2 – 5	42 28,6%	32 21,8%	73 49,7%
6 – 10	8 18,6%	21 48,8%	14 32,6%
11 – 20 und mehr	2 18,2%	5 45,5%	4 36,4%
n	59	58	136

χ^2-Anteil 46,2 bei 6 FG = 0,1-%-Niveau

Da das Erlebnis, durch die Erkrankung verändert zu sein (Selbstwahrnehmung der Defizienzen, s. S. 120 ff), signifikant mit dem Vorliegen uncharakteristischer Residualsyndrome im Sinne der reinen Potentialreduktion korreliert (s. S. 347 ff), kann man folgern, daß Patienten, die bei sich selbst im Rahmen eines reinen Residuums im Vergleich mit dem Zustand vor Erkrankungsbeginn eine Reduktion des gesamtseelischen Energieniveaus anhand verschiedener Mangelerscheinungen registrieren und einem stärkeren Leidensdruck ausgesetzt sind, eher ärztliche Behandlung aufsuchen als die Patienten, denen im Rahmen eines charakteristischen Residualzustandes neben der Krankheitseinsicht oft (wenn auch bei weitem nicht immer) auch ein Krankheitsgefühl in weitestem Sinne fehlt. Daß Patienten mit uncharakteristischen reinen Residuen tatsächlich schwachsignifikant häufiger in ärztlicher Behandlung stehen als Patienten mit charakteristischen Residualzuständen, wurde bereits gezeigt (s. S. 176 f).

3.3.12.4 Kenntnis der Diagnose

30,9% (137 Patienten von 443 mit zureichenden Angaben) kannten die bei ihnen gestellte Diagnose; dabei werteten wir neben der Bezeichnung „Schizophrenie" auch die Begriffe „endogene Psychose" oder „Psychose" überhaupt als zutreffend. *Doch akzeptierten nur 13,8% (61 von 443 Patienten) die ärztlicherseits festgestellte und dem Patienten bekanntgewordene Krankheitsbezeichnung.* 76 Patienten, d.h. mit 55,5% über die Hälfte der Patienten, denen die Diagnose bekanntgeworden war, hielten demnach diese für falsch. Diejenigen Patienten, die ihre Diagnose kennen und akzeptieren, stehen statistisch signifikant häufiger in nervenärztlicher Behandlung und haben seltener keine ärztliche Behandlung als diejenigen, die die Diagnose zwar kennen, aber nicht akzeptieren oder denen die ärztliche Diagnose unbekannt ist. Es scheint so zu sein, daß ein ungünstiger Verlauf, z.B. gehäufte psychotische Remanifestationen, dem Patienten die ambulante ärztliche und hier vor allem die nervenärztliche Behandlung notwendig erscheinen läßt. So nimmt die Zahl der Patienten, die ihre Diagnose kennen und für richtig halten, mit der *Häufigkeit der Krankenhausaufenthalte* deutlich zu. Den Patienten, die nur einmal stationär behandelt wurden (122 Fälle), war die Diagnose mit 86,9% (106 Fälle) statistisch signifikant seltener bekannt. Daß die (76) Probanden, die ihre Diagnose kannten, sie aber nicht für richtig hielten, auch signifikant häufiger eine uneingeschränkt negative Kritik an der früheren stationären Behandlung vorbrachten, kann kaum verwundern, da die Diagnose Schizophrenie, mit der häufig ein Verlust an sozialem Prestige verbunden ist, während der stationären Behandlungszeit gestellt wurde oder bei krankheitsuneinsichtigen Patienten im Rahmen gesetzlicher Unterbringungsbestimmungen Anlaß für die stationäre Behandlung war. In diesen Fällen werden, subjektiv vom Betroffenen aus verständlich, Ursache und Folge verkehrt und die Psychiatrie bzw. die psychiatrischen Institutionen für das Verdikt durch die Öffentlichkeit verantwortlich gemacht.

3.3.12.5 Behandlung mit Psychopharmaka

a) Art und Dauer der Psychopharmakamedikation. Wir unterscheiden die *regelmäßige (und ausreichend dosierte) Einnahme von Neuroleptica, Thymoleptica oder von Neuro- und Thymoleptica (Psychopharmaka im engeren Sinne, Gruppe 1) einerseits, die Einnahme von Sedativa, Hypnotica, Tranquilizern, Stimulantien sowie Neuro- bzw. Thymoleptica in (zu niedriger) Tranquilizerdosierung andererseits (Psychopharmaka im weiteren Sinne, Gruppe 2).* Patienten ohne regelmäßige Medikamenteneinnahme, z. B. solche, die nur „bei Bedarf" psychotrope Substanzen einnehmen, sind nicht berücksichtigt. So gesehen, nehmen zum Zeitpunkt der Katamnese (abzüglich der dauerhospitalisierten Kranken) 57,3% (246 Fälle) keine psychotropen Medikamente. *31,7% (136 Fälle) nehmen Psychopharmaka im engeren Sinne, 11% (47 Fälle) Psychopharmaka im weiteren Sinne,* so daß zusammen 42,7% (183 Fälle) regelmäßig Psychopharmaka im engeren oder weiteren Sinne einnehmen, davon immerhin *24,0% (44 Fälle) ohne eine nach den oben angeführten Kriterien (s. S. 174) regelmäßige ärztliche Kontrolle* (Tabelle 42).

Tabelle 42. Medikamenteneinnahme zur Zeit der Katamnese und psychopathologische Remission bei 429 Probanden des Bonner Hauptkollektivs (ohne dauerhospitalisierte Patienten)

Medikation bei Katamnese	Voll- remissionen	Uncharakt. Residuen	Charakt. Residuen	n
keine Medikamente	92 83,6%	93 45,8%	61 52,6%	246 57,3%
Psychopharmaka i.e.S.	14 12,7%	76 37,4%	46 39,7%	136 31,7%
Psychopharmaka i.w.S.	4 3,6%	34 16,7%	9 7,8%	47 11,0%
n	110	203	116	429

χ^2-Anteil 48,1 bei 4 FG = 0,1-%-Niveau

Hierbei handelt es sich einerseits (bis auf 1 Fall) um solche Patienten, die länger als 1 Jahr regelmäßig Neuroleptica einnehmen (21 Fälle), und zum anderen um Patienten, die nach Art einer Selbstbehandlung Sedativa, Hypnotica, Tranquilizer und Stimulantien benutzen (22 Fälle). Die neuroleptische Medikation, die ohne regelmäßige ärztliche Kontrolle durchgeführt wird, wurde gewöhnlich bei der letzten stationären Behandlung als Dauermedikation empfohlen und dann oft über Jahre hinaus ohne Änderung vom Patienten beibehalten.

Insgesamt dominieren bei den Kranken mit regelmäßiger Psychopharmakaeinnahme die *Neuroleptica* mit 60,1% (110 Fälle). 6,6% nehmen nur *Thymoleptica* und 7,1% eine *Kombination von Neuro- und Thymoleptica,* während in 25,7% (47 Fälle) ausschließlich *Psychopharmaka im weiteren Sinne* (Sedativa, Hypnotica, Tranquilizer oder Neuro- und Thymoleptica in Tranquilizerdosierung) benutzt werden. Es fällt auf, daß die regelmäßige Medikation mit Psychopharmaka im weiteren Sinne signifikant mit der Betreuung durch den *Allgemeinarzt* korreliert. Vielleicht ist dies eine Hinweis darauf, daß vom Allgemeinarzt eher als vom Nervenarzt eine undifferenzierte Psychopharmakotherapie betrieben wird.

Bei den meisten Patienten, die zum Zeitpunkt der Katamnese regelmäßig Medikamente nehmen, handelt es sich um eine *Langzeitbehandlung:* 91,9%, d.h. 125 von den 136 Patienten, die Psychopharmaka im engeren Sinne einnehmen, tun dies seit wenigstens 1 Jahr und länger. Die durchschnittliche kontinuierliche Behandlungsdauer liegt in dieser Patientengruppe bei 6,2 Jahren. Sieht man von den 14 mit Psychopharmaka behandelten Patienten ab, die psychopathologisch voll remittiert sind (s. S. 181), ergibt sich in bezug auf *Wirksubstanz* und psychopathologisches Residualsyndrom folgende Verteilung der Medikation von Psychopharmaka im engeren Sinne.

Wir betrachten zunächst uncharakteristische und charakteristische Residuen zusammen (122 Fälle). 28,5% nehmen nur schwach potente Neuroleptica, 39,8% nur stark potente und 15,4% eine Kombination von stark und schwach potenten Neuroleptica. Thymoleptica werden von 7,3% und Thymoleptica mit Neuroleptica kombiniert von 8,9% genommen.

Von den Patienten mit *Minimalresiduen* nehmen 15,4% nur schwach bis mittelstark potente Neuroleptica, 30,8% ausschließlich stark (bis sehr stark) potente Neuroleptica, 7,7% kombinieren schwach und stark potente Neuroleptica, während 30,8% Thymoleptica und 15,4% eine Kombination von Thymo- und Neuroleptica einnehmen.

Von den Patienten mit *uncharakteristischen Residuen (außer Minimalresiduen)* erhalten 30,8% ausschließlich schwach bis mittelstark potente Neuroleptica, 35,4% ausschließlich stark (bis sehr stark) potente Neuroleptica und 15,4% eine Kombination von schwach und stark potenten Neuroleptica. Thymoleptica nehmen in dieser Untergruppe 7,7%, Thymo- und Neuroleptica kombiniert 10,8%.

Patienten mit *gemischten Residualsyndromen* erhalten in 22,2% nur schwach bis mittelstark potente Neuroleptica und in 48,1% nur stark bis sehr stark potente Neuroleptica; in 22,2% nehmen sie eine Kombination von schwach und stark potenten Neuroleptica und in 7,4% eine solche von Thymoleptica und Neuroleptica. Eine ausschließliche Behandlung mit Thymoleptica kommt hier nicht vor.

Die Kranken mit *typisch schizophrenen Defektpsychosen* nehmen in 38,9% nur schwach bis mittelstark potente und in 50% nur stark (bis sehr stark) potente Neuroleptica ein; 11,1% erhalten kombinert schwach und stark potente Neuroleptica. Auch hier kommt eine ausschließliche Behandlung mit Thymoleptica und auch eine Kombination von Neuro- und Thymolepsie nicht vor.

Es ergibt sich u.a., daß nur 66,6% der Patienten mit charakteristischen Residualsyndromen mit (hier indizierten) stark oder sehr stark potenten Neuroleptica behandelt werden und daß nur in 18,5% der uncharakteristischen Residuen eine hier sinnvolle und nicht selten erfolgversprechende thymoleptische Behandlung durchgeführt wird.

Nur sieben Patienten wurden mit Depot-Neuroleptica behandelt. In 14,7% (20 Patienten) der Patienten, die Psychopharmaka im engeren Sinne (fast ausschließlich starke Neuroleptica) erhielten, wurden gleichzeitig Antiparkinsonmittel eingenommen.

β) Psychopharmakamedikation und psychopathologisches Syndrom. Die regelmäßige Medikamenteneinnahme orientiert sich offenbar an der „Schwere" des Verlaufs. So korreliert das Merkmal „keine Medikamenteneinnahme zum Zeitpunkt der Katamnese" statistisch signifikant mit einer nur einmaligen Krankenhausbehandlung, während umgekehrt die Langzeitbehandlung mit Neuroleptica mit einer mehrfachen stationären Behandlung positiv korreliert ist. Ebenso eindeutig steht die Langzeitneurolepsie mit Verläufen, die sechs Schübe und mehr als 10 Phasen aufweisen, in Beziehung, während Verläufe mit nur einem Schub bzw. 1-5 Phasen statistisch signifikant mit dem Merkmal „keine Medikation zur Zeit der Katamnese" korrelieren.

Beim Vergleich von *regelmäßiger Psychopharmakamedikation und psychopathologischem Syndrom zur Zeit der Katamnese* zeigt sich, daß 83,6% (92 Fälle) der vollremittierten Patienten unbehandelt sind und nur 12,7% (14 Fälle) der vollremittierten Probanden regelmäßig Psychopharmaka im engeren Sinne einnehmen (Tabelle 42). Sehr selten trifft also eine neuroleptische Langzeitbehandlung mit einer psychopathologischen Vollremission zusammen. Aus diesem Befund könnte gefolgert werden, daß mittels Psychopharmaka nur sehr selten dauerhafte Symptomfreiheit unterhalten werden kann. Weiter zeigt sich, daß etwa gleich viel charakteristische, nämlich 39,7% (46 von 116 Fällen), und uncharakteristische Residualsyndrome, nämlich 37,4% (76 von 203 Fällen), eine Langzeitmedikation mit Psychopharmaka im engeren Sinne erhalten. Die Langzeitbehandlung scheint also häufig nicht imstande zu sein, die charakteristischen Residualzustände im weiteren Sinne (Typ 10-15 – s. S. 111 ff) auf mehr oder minder uncharakteristische, reine Residuen zu reduzieren. Doch ist unter den charakteristischen Residuen mit Langzeitneurolepsie der Anteil *gemischter Residuen*, der im Bonner Gesamtkollektiv 47,7% der charakteristischen Residuen (83 von 174 Fällen) beträgt, auf 60,9% (28 von 46 Fällen charakteristischer Residuen mit Langzeitmedikation) erhöht, und zwar zuungunsten der typisch schizophrenen Defektpsychosen (und Strukturverformungen mit Psychose), die unter Langzeitbehandlung relativ selten vorkommen. *Hierin kann man einen Hinweis sehen, daß Langzeitmedikation mit Psychopharmaka insofern an dem „partiell pharmakogenen Symptomwandel der Schizophrenien" (Huber, 1967a) beteiligt ist, als sie innerhalb der Teilgruppe charakteristischer Residualzustände eine Syndromverschiebung von den typisch schizophrenen Defektpsychosen zu den gemischten Residuen herbeiführt oder begünstigt.* Auch dies ist unter therapeutischen und rehabilitativen Aspekten ein Gewinn, weil die Rehabilitationserwartung bei den gemischten Residuen (Typ 10 und 11) besser ist als bei den typisch schizophrenen Defektpsychosen; von ersteren sind 19,3% (bei den leichten gemischten Residuen – Typ 10 – 36,4%), von letzteren nur 1,9% sozial geheilt (s. S. 111 ff u. 209).

3.3.13 Suicidalität. Auto- und fremdaggressive Verhaltensweisen. Alkoholabusus

Die Gesamtzahl der gesicherten *Suicide* im Bonner Ausgangmaterial entspricht mit 4,3% (32 Patienten) der auch sonst angegebenen Häufigkeit (M. Bleuler 4,5%, Böcker 4,3%, Eggers 5%). Die Anzahl der Patienten mit *Suicidversuchen* dagegen liegt bei unseren durchschnittlich über 22,4 Jahren hin verfolgten Lebensschicksalen schizophrener Kranker mit 19,5% (98 Patienten) höher als sie von Jantz (13,8%), Eggers (15%) und Erichsen (9,5%), allerdings nach kürzerer Krankheitsdauer, angegeben wird. Rechnet man diejenigen Patienten hinzu, bei denen irgendwann im Verlauf *ernsthafte Suicidgedanken* zu eruieren waren, ohne daß es zum Suicidversuch kam (109 Patienten = 21,7%), gelangen wir, abgesehen von den Patienten mit gelungenem Suicidversuch, auf *41,2% suicidgefährdete Patienten*. Diese Zahl liegt noch über der von Weitbrecht angegebenen Rate von 33% cyclothym Erkrankter mit Suicidversuch oder schwerer suicidaler Gefährdung. Das hohe Suicidrisiko geht auch aus der Anzahl von Patienten mit *mehrfachen Suicidversuchen* (32 Fälle = 32,7%) hervor. Nach Böcker liegt die Häufigkeit der Wiederholung von Selbstmordversuchen in einem unausgelesenen Kollektiv aller Diagnosengruppen bei 13%.

Die anhand von Zahlen aus einer Durchschnittspopulation geläufige Tatsache, daß bei Suicidversuchen der Altersgipfel in den frühen Lebensabschnitten liegt (Böcker, 1973), bestätigt sich auch im Bonner Beobachtungsgut von schizophrenen Kranken. Das durchschnittliche Lebensalter beim einzigen bzw. ersten Selbstmordversuch beträgt im Bonner Beobachtungsgut 34 Jahre. Dotzauer et al. (1963) geben den Gipfel der Häufigkeit von Selbstmordversuchen in einem unausgelesenen Material bei beiden Geschlechtern im Lebensabschnitt von 26-30 Jahren an.

Gruhle (1940) wies auf die erhöhte Selbstmordgefährdung im Beginn der Erkrankung hin. *Im Bonner Kollektiv erfolgt die Hälfte aller Suicidversuche, die während einer akuten psychotischen Exacerbation unternommen wurden, im Laufe des ersten Jahres nach der psychotischen Erstmanifestation.* Auch die durchschnittliche Krankheitsdauer von 5,7 Jahren beim ersten bzw. einzigen Selbstmordversuch im Verlauf der Erkrankung verweist auf ein besonderes Suicidrisiko der frühen Krankheitsjahre. Allerdings ist nicht zu übersehen, daß Suicidversuche und besonders Suicide auch nach den ersten 5 Jahren der Krankheit keineswegs selten sind (s. auch M. Bleuler, 1972). Zwischen Lebensalter bei Krankheitsbeginn und späterem Suicidversuch oder Suicid besteht keine Korrelation.

Die *Koinzidenz von Suicidversuch und Akuität der Erkrankung* ist deutlich. Ohne gleichzeitig bestehende produktiv-psychotische Symptome ist der Versuch zur Selbsttötung im Verlauf schizophrener Erkrankungen selten. Ähnlich wie bei den von Jantz (1951) untersuchten Schizophrenen gaben auch bei unseren Patienten am häufigsten Wahnerlebnisse verschiedenen Inhalts die Begründung zum Selbsttötungsversuch. Die enge motivische Verknüpfung von psychotischen Erlebnisweisen und wahnhafter Überzeugung mit der Selbstmordhandlung scheint, wie auch Böcker und Jantz annehmen, die Bedeutung der unmittelbaren Auswirkung von Krankheitssymptomen für den Selbstmordversuch und die weitgehende Unabhängigkeit von Milieu- und Umwelteinflüssen zu unterstreichen. Auch Eggers (1974) fand Selbstmordabsichten und -handlungen der von ihm nachuntersuchten, bereits in der Kindheit erkrankten Schizophrenen nur im Rahmen akut rezidivierender oder schleichender paranoid-halluzinatorischer Psychosen.

Was die *Methoden* der Suicidhandlungen anbelangt, so überwiegen in der Durchschnittsbevölkerung die sogenannten weichen Methoden (Dotzauer et al., 1963). Dagegen erfolgen die Suicidversuche im Verlaufe schizophrener Erkrankungen am häufigsten mit sogenannten harten Methoden. Hierin verhalten sich die Geschlechter nicht auffällig unterschiedlich. Der Absturz ist mit einem Anteil von 20,1% an den registrierten Suicidversuchen unserer Patienten die am häufigsten gewählte Methode.

Die Ansicht von Bochnik (1962), daß bei erwachsenen Schizophrenen mit Suicidhandlungen *Zusammenhänge zwischen Suicidversuch und primärcharakterlichen Wesenseigentümlichkeiten* aufzuzeigen sind, kann in unserem Beobachtungsgut hinsichtlich des gelungenen Suicids bestätigt werden. In den Fällen mit gelungenem Suicid finden sich schwachsignifikant häufiger ausgesprochen abnorme Primärpersönlichkeiten (25%) und trendmäßig weniger in ihrer Ausgangspersönlichkeit unauffällige Probanden (20,8%) als im Gesamtkollektiv (die entsprechenden Raten sind hier 10,9 bzw. 36,9%). Bei den Bonner Patienten mit Suicidversuchen dagegen findet sich hinsichtlich primärcharakterlicher Auffälligkeiten kein Unterschied zum Bonner Gesamtkollektiv.

Ein Zusammenhang zwischen Suicidversuch und *fremdaggressiven Verhaltensweisen* im Verlauf der Erkrankung konnte statistisch nicht festgestellt werden. Fremdaggressive Verhaltensweisen im Verlauf wurden nach ihrer Gewichtigkeit (Gefährlichkeit) in drei Gruppen eingeteilt: (1) Nur verbale Drohungen und/oder Beschimpfungen, (2) Tätlichkeiten mehr oder weniger ungefährlicher Art gegen Personen und (3) gefährliche Verhaltensweisen gegen Personen mit zum Teil ernsten Folgen. Zu fremdaggressiven Verhaltensweisen überhaupt kam es im *weiblichen Teilkollektiv* im gesamten Verlauf der Erkrankung in 42,3% (124 von 293 Patientinnen), im männlichen Teilkollektiv in 40,7% (85 Patienten). In der weiblichen Teilgruppe blieb es bei 13,7% (40 Fälle) bei verbalen Drohungen oder Beschimpfungen; in 25,6% (75 Fälle) kam es zu Tätlichkeiten mehr oder minder ungefährlicher Art und nur in 3,1% (9 Patienten) waren die Tätlichkeiten gefährlicher Art und hatten in einem Fall ernste Folgen. Beim *männlichen Teilkollektiv* verhält es sich nicht wesentlich anders: In 10% (21 Patienten) bestanden die fremdaggressiven Verhaltensweisen nur in verbalen Drohungen und/oder Beschimpfungen, in 24,9% (52 Patienten) kam es zu mehr oder minder ungefährlichen Tätlichkeiten und nur in 5,7% (12 Patienten) waren die aggressiven Akte gefährlich und hatten in zwei Fällen den Tod des Opfers zur Folge.

Eine Patientin ertränkte unter dem Einfluß imperativer Stimmen ihr 6 Tage altes Kind (Fall 283). Bei einem Kranken kam es mehrfach im Verlauf zu Gewalttaten in Form von Körperverletzung, Vergewaltigung und Totschlag (Fall 457).

Alkoholmißbrauch wurde im Bonner Kollektiv in 8,3% (41 Patienten von 495 mit ausreichenden Angaben) beobachtet. Nur bei einem männlichen Probanden war der Alkoholabusus schon vor der psychotischen Erstmanifestation registriert worden. Drei Männer und eine Frau begannen mit dem Alkoholmißbrauch erst nach der ersten psychotischen Manifestation. *10,2% (21 von 205 Patienten mit zureichenden Angaben) des männlichen Teilkollektivs gegenüber nur 2,4% (7 von 290 Frauen) betrieben zeitweilig während psychotischer Manifestationen Alkoholmißbrauch.* Nur bei den Männern und zwar in 3,9% (8 Patienten) wurde zeitweiliger Alkoholmißbrauch auch außerhalb psychotischer Attacken beobachtet.

3.4 Die Verlaufstypen

3.4.1 Konzeption der Verlaufstypen und Verlaufstypgruppen

Der Verlauf und insbesondere die psychopathologische Typologie der Ausgänge bei den 502 Probanden des Bonner Beobachtungsgutes wurde in Abschnitt 3.3 (s. S. 61 ff) dargestellt. Wir versuchten weiter, zu Typen von Verlaufsgestalten schizophrener Erkrankungen zu gelangen, die Verlaufsweise und Ausgang berücksichtigen und so den Gesamtverlauf der Erkrankung besser charakterisieren können. Um dieses Ziel zu erreichen, erwies sich ein Konzept, das auf der *Kombination der Verlaufsweise (s. S. 87 f) mit den von uns beschriebenen psychopathologischen Ausgängen* s. S. 97 ff) beruht, als am ehesten geeignet.

Wir kombinierten zunächst die verschiedenen Verlaufsweisen mit den psychopathologischen Ausgängen. Außer den mono- und polyphasischen Verlaufstypen (phasenhafte Verläufe mit einer bzw. mehreren Phasen und Vollremission) ergeben sich durch die Kombination von sechs verschiedenen Verlaufsweisen (primär phasisch, dann schubförmig; schubförmig mit nur einem Schub; schubförmig mit mehreren Schüben; primär schubförmig, dann einfach; einfach mit akutem Beginn; einfach mit chronisch-schleichendem Beginn) mit den 15 möglichen Typen von psychopathologischen Ausgängen 90 theoretisch mögliche Verlaufstypen. Würde man noch acht Spezialformen von Verlaufsweisen berücksichtigen (s. S. 87 f), erhält man einschließlich der mono- und polyphasischen Verläufe 100 theoretisch mögliche Verlaufstypen. Von ihnen sind im Bonner Erfahrungsgut 72 empirisch auffindbar. Würde man außer der Verlaufsweise und dem psychopathologischen Ausgang auch noch Prodrome und Vorpostensyndrome berücksichtigen und dabei unterscheiden, ob (1) nur Prodrome oder (2) nur Vorpostensyndrome oder (3) Vorpostensyndrome und Prodrome oder schließlich (4) weder Vorpostensyndrome noch Prodrome vorliegen, ergeben sich 400 in der Theorie mögliche Verlaufstypen, von denen im Bonner Kollektiv 159 tatsächlich vorkommen. Man könnte schließlich auch noch das mehr oder weniger akute oder chronisch-schleichende Einsetzen der psychotischen Erstmanifestation zur Kennzeichnung des Gesamtverlaufs heranziehen, da bei schubförmiger Verlaufsweise auch ein chronisches Einsetzen der Psychose, andererseits bei einfacher Verlaufsweise ein akuter Beginn möglich ist und würde dann auf eine noch höhere Zahl von theoretisch möglichen und auch in der Empirie nachweisbaren Verlaufstypen kommen.

Bei der Konzeption unserer nachfolgend beschriebenen 25 bzw. schließlich 12 Verlaufstypen blieben *Prodrome und Vorpostensyndrome, ebenso das akute oder chronisch-schleichende Einsetzen der psychotischen Erstmanifestation unberücksichtigt.* Dieser Verzicht ist aus praktischen und statistischen Gründen erforderlich, um eine noch einigermaßen überschaubare Anzahl von Verlaufstypen zu erhalten und eine zu große Aufsplitterung des Materials zu vermeiden.

Die unter Vernachlässigung der uncharakteristischen Vorläufer (Prodrome und Vorpostensyndrome) bei Berücksichtigung von Verlaufsweise und psychopathologischem Ausgang *empirisch auffindbaren 72 Verlaufstypen* wurden zunächst durch *Zusammenfassung weitgehend ähnlicher Typen auf 25 Verlaufstypen reduziert.* Wir führen sie im folgenden mit ihren Häufigkeitsanteilen im Bonner Beobachtungsgut von 502 Patienten an.

1. Monophasischer Verlaufstyp mit Vollremission: 10% des Bonner Beobachtungsgutes (50 Fälle)
2. Polyphasischer Verlaufstyp mit Vollremission: 12,2% (61 Fälle)
3. Initial phasisch, dann schubförmig zu reinen Residuen (Typen 2-8): 10% (50 Fälle)

4. Initial phasisch, dann schubförmig zu reinen Residuen nach zweitem, positiven Knick: 1,4% (7 Fälle)

5. Initial phasisch, dann schubförmig zu Strukturverformungen ohne und mit Psychose: 1,4% (7 Fälle)

6. Initial phasisch, dann schubförmig zu leichten gemischten Residuen: 1,2% (6 Fälle)

7. Schubförmig mit nur einem Schub zu reinen Residuen: 6,2% (31 Fälle)

8. Schubförmig mit mehreren Schüben zu reinen Residuen: 12,9% (65 Fälle)

9. Schubförmig zu reinen Residuen nach zweitem, positivem Knick: 4,4% (22 Fälle)

10. Schubförmig zu Strukturverformungen ohne Psychose: 1,8% (9 Fälle)

11. Schubförmig zu gemischten Residuen: 7,2% (36 Fälle)

12. Schubförmig zu gemischten Residuen nach zweitem, positiven Knick: 1,2% (6 Fälle)

13. Schubförmig zu Strukturverformungen mit Psychose: 1,8% (9 Fälle)

14. Schubförmig zu typisch schizophrenen Defektpsychosen (Typen 13 und 14): 1,4% (7 Fälle)

15. Initial schubförmig, dann einfach zu gemischten Residuen: 2,8% (14 Fälle)

16. Initial schubförmig, dann einfach zu typisch schizophrenen Defektpsychosen: 5% (25 Fälle)

17. Einfach zu reinen Residuen (Typen 3-8): 2,4% (12 Fälle)

18. Einfach zu reinen Residuen (Typen 2-8) nach zweitem, positiven Knick: 3% (15 Fälle)

19. Einfach zu Strukturverformungen ohne Psychose: 0,6% (3 Fälle)

20. Einfach zu gemischten Residuen: 3,2% (16 Fälle)

21. Einfach zu gemischten Residuen nach zweitem, positiven Knick: 1,2% (6 Fälle)

22. Einfach zu Strukturverformungen mit Psychose: 0,6% (3 Fälle)

23. Einfach zu typisch schizophrenen Defektpsychosen (Typen 13 und 14): 4,2% (21 Fälle)

24. Phasisch mit späterem Übergang in chronische reine Psychose: 1,6% (8 Fälle)

25. Chronische reine Psychosen: 2,6% (13 Fälle)

Von diesen 25 Verlaufstypen ist wiederum die Mehrzahl (16 Typen) mit einer zu geringen Fallzahl (unter 20) besetzt; wir faßten daher nochmals in wesentlichen Merkmalen ähnliche Typen zu größeren, für die statistische Auswertung eher geeigneten Verlaufstypen zusammen. *Auf diese Weise erhielten wir schließlich 12 neue Verlaufstypen, die in der Reihenfolge der Quote sozialer Heilungen geordnet und als Verlaufstypen I-XII bezeichnet werden* (Tabelle 43). Die 12 definitiven Verlaufstypen werden nachstehend beschrieben.

3.4.2 Charakterisierung der Verlaufstypen I-XII

3.4.2.1 Verlaufstyp I: Monophasisch zur Vollremission

Dieser Verlaufstyp, der identisch ist mit dem Verlaufstyp 1 (s. S. 184), umfaßt die *monophasischen Verläufe, die nach einer einzigen psychotischen Manifestation psychopathologisch vollständig remittieren.* Hierher gehören 10% des Bonner Beobachtungsgutes von 502 Fällen (50 Fälle). Die Quote sozialer Heilungen liegt hier mit 100% am höchsten.

Tabelle 43. Häufigkeit und soziale Heilungsraten der 12 Verlaufstypen im Bonner Hauptkollektiv

Verlaufstypen		Häufigkeit	Soziale Heilungen	
I:	Monophasisch zur Vollremission	50 10,0%	50 100%	günstig
II:	Polyphasisch zur Vollremission	61 12,1%	59 96,7%	günstig
III:	Chronische reine Psychosen	21 4,2%	19 90,5%	relativ günstig
IV:	Mit nur 1 Schub zu reinen Residuen	31 6,2%	25 80,6%	relativ günstig
V:	Primär phasisch, dann schubförmig zu reinen Residuen	50 10,0%	35 70,0%	relativ günstig
VI:	Schubförmig mit zweitem, positivem Knick zu reinen Residuen	29 5,8%	19 65,5%	relativ günstig
VII:	Phasisch-schubförmig, primär schubförmig oder einfach zu Strukturverformungen	31 6,2%	16 51,6%	relativ ungünstig
VIII:	Einfach zu reinen Residuen	27 5,4%	13 48,1%	relativ ungünstig
IX:	Mit mehreren Schüben zu reinen Residuen	65 12,9%	29 44,6%	relativ ungünstig
X:	Schubförmig zu gemischten Residuen	48 9,6%	12 25,0%	ungünstig
XI:	Schubförmig-einfach oder primär einfach zu gemischten Residuen	36 7,2%	3 8,3%	ungünstig
XII:	Schubförmig, schubförmig-einfach und primär einfach zu typisch schizophrenen Defektpsychosen	53 10,5%	1 1,9%	ungünstig
	n	502	281	

Soziale Heilung wurde angenommen (s. S. 169), wenn die Patienten entweder in ihrem früheren, prämorbid ausgeübten Beruf bzw. auf früherem beruflichen Niveau (sozialer Remissionsgrad 0) oder in einem anderen Beruf unterhalb des früheren oder des nach der Ausbildung zu erwartenden beruflichen Niveaus (sozialer Remissionsgrad 1) zur Zeit der Spätkatamnese (bzw. beim Eintritt in das Rentenalter) voll erwerbstätig waren (s. S. 169).

Der monophasische Verlaufstyp ist bei beiden Geschlechtern gleich häufig. Die psychotische Manifestation klingt nach einer durchschnittlichen Dauer von 17,2 Monaten (kürzeste Phase 1 Monat, längste 20 Jahre) ohne Zeichen einer Potentialreduktion oder Strukturverformung vollständig ab; die Remission blieb bis zur letzten spätkatamnestischen

Untersuchung stabil. Die durchschnittliche Verlaufsdauer, d.h. die Zeitspanne vom Erkrankungsbeginn bis zur spätkatamnestischen Untersuchung beträgt 17,6 Jahre, die kürzeste Beobachtungsdauer dabei 9, die längste 34 Jahre.

Bei den viele Jahre (maximal bis zu 20 Jahren) anhaltenden Phasen wäre eine chronische reine Psychose, d.h. Verlaufstyp III, angenommen worden, wenn die Psychose zur Zeit der Spätkatamnese nach jahrelanger kontinuierlicher Persistenz noch bestanden hätte. *Bei sechs Patienten (12%) mit monophasischem Verlaufstyp betrug die Dauer der psychotischen Manifestation länger als 3 Jahre;* dabei in einem Fall 3 Jahre, in zwei Fällen 3½ Jahre, in einem Fall 7 Jahre, in einem Fall 9 Jahre und in einem Fall 20 Jahre.

Bei 38% (19 Fälle) wurden im Anschluß an die psychotische Manifestation Wochen bis Monate, gelegentlich sogar Jahre anhaltende *postpsychotische asthenische Basissta-dien* registriert, ehe eine vollständige Remission der – hier reversiblen – Symptome der reinen Potentialreduktion eintrat (s. S. 160 f). Wir geben einige Fallbeispiele zur Veranschaulichung dieses Typs, bei dem die kürzeste psychotische, schizophrene Phase nur 1 Monat (1 Fall), die längste 20 Jahre (1 Fall) anhielt.

O.R. (Fall 31). Der bei der Nachuntersuchung 38 Jahre alte Arzt erkrankte im 20. Lebensjahr mit einer erlebnisreaktiv ausgelösten paranoid-halluzinatorischen psychotischen Phase. Nach einem Streitgespräch mit Studienkollegen kam es zu sensorischen Störungen auf akustischem Gebiet, zu Akoasmen, akustischen Halluzinationen, Stupor im Wechsel mit katatoner Erregung, Bewegungsstereotypien, wahnhafter Befürchtung vergiftet zu werden, optischen Halluzinationen in Verbindung mit formalen Denkstörungen, Affekt- und Ausdrucksanomalien. Zeitweilig depressiv gefärbte Verstimmung mit Selbstvorwürfen. Wegen katatonen Erregungszustandes Aufnahme in der Nervenklinik. Nach Elektrokrampfbehandlung wird er 3 Monate später gut remittiert entlassen. Er fühlt sich sofort wohl und leistungsfähig, konnte sein Studium wieder aufnehmen und mit dem Staatsexamen beenden. Auch in den folgenden Jahren ist er voll leistungsfähig und bleibt ohne psychotische Rezidive. – Bei der *Nachuntersuchung* treffen wir einen vielbeschäftigten niedergelassenen Kollegen, der subjektiv und objektiv keinerlei Zeichen einer Potentialreduktion oder Strukturverformung bot. Seit 18 Jahren ist er, wie er berichtet, beschwerdefrei. Körperlich und seelisch fühle er sich der anstrengenden Praxistätigkeit in jeder Hinsicht gewachsen. Nach der Erkrankung sei er freier und selbständiger geworden, könne z.B. Entscheidungen eher besser als früher treffen und Belastungen gut bewältigen. – Nach erlebnisreaktiv ausgelöster, 3 Monate dauernder psychotischer Episode mit Erlebnissymptomen 2. Ranges und schizophrenen Affekt-, Denk- und Ausdrucksstörungen dauerhafte psychopathologische Vollremission.

Ursula H. (Fall 104). Die beiden älteren Schwestern der Patientin wurden wegen einer Schizophrenie vorübergehend stationär behandelt. Die Patientin selbst wird prämorbid als lustig, fröhlich, kontaktfreudig und eher etwas leichtsinnig geschildert. Nach der Mittleren Reife arbeitet sie nach entsprechender Ausbildung als Assistentin eines Zahnarztes bis zu ihrer Verheiratung. Im 28. Lebensjahr erkrankt sie nach einem 4 Monate dauernden vegetativ-coenästhetisch-depressiven Prodrom mit einer paranoid-mißtrauischen Verstimmung, Photismen, imperativen Stimmen, optischen und olfactorischen Halluzinationen und schizophrenen Affekt-, Kontakt- und Ausdrucksstörungen. Zeitweilig ist sie kataton erregt oder stuporös-negativistisch. Unter dem Einfluß von Halluzinationen springt sie aus dem Fenster und muß wegen der erlittenen Frakturen in der Chirurgischen Klinik behandelt werden. Von dort aus wird sie ohne weitere psychiatrische Behandlung gut remittiert nach 3 Monaten entlassen. Sie fühlt sich noch eine Zeitlang geschwächt, rasch ermüdbar, erschöpft und wenig leistungsfähig. Dann habe sie sich, wie sie bei der *Spätkatamnese* berichtet, wieder wohl gefühlt, auch schwere Schicksalsschläge, z.B. den Tod des Mannes, ohne Rückfall überstanden. Die Vollremission hält nunmehr seit 19 Jahren an. Die Patientin ist neben der Hausarbeit wieder stundenweise in ihrem früheren Beruf tätig. – Nach kurzem Prodrom 6 Monate dauernde psychotische Manifestation mit postpsychotischem asthenischen Basisstadium und anschließender, seit 19 Jahren stabiler psychopathologischer Vollremission.

Johanna B. (Fall 358). Eine Tante litt an religiösem Wahn. Sie selbst wird als sensibelste, genaueste, ordentlichste und bravste von acht Geschwistern geschildert. Im 48. Lebensjahr erkrankt sie plötzlich mit Akoasmen, vorwiegend optischen sensorischen Störungen, dysästhetischen Krisen, imperativen und kommentierenden Stimmen, vager Wahnstimmung, Wahnwahrnehmungen, Wahneinfällen, Gedankeneingebung und Willensbeeinflussung sowie Affekt- und Ausdrucksstörungen. Sie wird in die Nervenklinik eingewiesen und nach neun Elektrokrampfbehandlungen partiell krankheitseinsichtig, jedoch noch psychotisch nach Hause entlassen. Die psychotischen Erlebnisweisen persistierten mit Besserungen und Verschlimmerungen noch 7 Jahre lang und verschwanden im 55. Lebensjahr ohne besondere Behandlung. Bis zur Nachuntersuchung im 67. Lebensjahr bleibt die Patientin beschwerdefrei. – Bei der *Katamnese* ist sie affektiv völlig unauffällig und gut kontaktfähig. Sie schildert bereitwillig und ausführlich ihre früheren psychotischen Erlebnisse, die sie zum größten Teil noch erinnert und als Ausdruck einer „seelischen Erkrankung" betrachtet. – Spätschizophrene Erkrankung, die nach 7 Jahre anhaltender Psychose mit Symptomen 1. und 2. Ranges im 55. Lebensjahr spontan vollständig und dauerhaft remittiert.

Anna B. (Fall 225). Die prämorbid syntone, verheiratete Fabrikarbeiterin erkrankte im 48. Lebensjahr nach einem 3jährigen coenästhetisch gefärbten Prodrom mit einer paranoid-halluzinatorischen Psychose. Sie berichtet von herabsetzenden Stimmen, die schlechte Gerüchte über sie verbreiten. Sie sei Schikanen von seiten der Nachbarn ausgesetzt; auf der Straße und in Geschäften rede und tuschle man ständig über sie. Man sei gegen sie eingestellt, sie werde bespitzelt und schikaniert, man wolle sie vergiften, sei ständig hinter ihr her. Wegen dieser vermeintlichen Nachstellungen lebt sie mehrere Jahre lang völlig zurückgezogen. Bei der Aufnahme in die Nervenklinik im 52. Lebensjahr dialogische und imperative akustische Halluzinationen, außerdem Wahnwahrnehmungen, Wahneinfälle und gustatorische Halluzinationen. Nach einer Elektrokrampfbehandlung nur vorübergehende Besserung. Wenige Wochen nach der Klinikentlassung muß sie wegen eines Suicidversuchs durch Strangulation und Pulsaderschnitt erneut aufgenommen werden; sie habe die Beschimpfungen (akustische Halluzinationen) und die Nachstellungen nicht mehr ertragen können. – Bei der *Nachuntersuchung* im 64. Lebensjahr berichtet die Patientin, daß sie nach der letzten Klinikentlassung im 53. Lebensjahr immer wieder Stimmen gehört habe; sie habe dagegen angekämpft und schließlich hätten die Stimmen keine Macht mehr über sie gehabt. Sie habe sich mit der Zeit daran gewöhnt und gar nicht mehr darauf geachtet. Schließlich sei sie sie ganz losgeworden. Seit dem 57. Lebensjahr verschwand das bis dahin dauernd vorhandene Stimmenhören vollständig. In der ersten Zeit hätten ihr die Stimmen direkt gefehlt. Sie selbst und ihr Mann berichten übereinstimmend, daß sie in den letzten 7 Jahren beschwerdefrei blieb. Sie versorgt ihren Haushalt und Garten und pflegt außerdem den (an einem Malignom erkrankten) Mann. Im Gespräch ist sie gut kontaktfähig, zu ihren produktiven Symptomen kritisch distanziert. – 9 Jahre persistierende chronische reine, paranoid-halluzinatorische Psychose mit spontaner und vollständiger, seit 7 Jahren stabiler Remission.

Barbara N. (Fall 332) Bei Frau N., die prämorbid als lebenslustig, temperamentvoll und kontaktfreudig galt und mit 27 Jahren heiratete, entwickelte sich seit dem 38. Lebensjahr allmählich eine chronische, paranoid-halluzinatorische Psychose mit Wahneinfällen, Wahnwahrnehmungen, akustischen und optischen Halluzinationen. Die wahnhaften Erlebnisse waren thematisch auf bestimmte Hausbewohner zentriert und auf die Wohnung begrenzt. Es besteht eine absolute Gewißheit für die psychotischen Inhalte, die Realitätsbedeutung besitzen: So zeigt sie die vermeintlich verfolgende Frau wiederholt an, kauft dauernd neue Türschlösser, warnt den Mann, einen bestimmten Stuhl zu benutzen. Die Stimmen haben kommentierenden Charakter: Durch Jahre hindurch werden ihre Handlungen mit Bemerkungen begleitet. Sie versucht, sich durch Arbeit abzulenken. Sie selbst berichtet bei der Katamnese: „Ich hörte dauernd das Sprechen in der Wohnung, wo ich ging und stand, sprach jemand manchmal ganz ordinär. Mein Mann versuchte mich zu überzeugen, daß es so etwas nicht gebe – ohne Erfolg. Im Laufe der Jahre, etwa seit dem 58. Lebensjahr, wurde das immer dünner und entfernter. Eines Tages war plötzlich ganz Schluß." In den folgenden Jahren, nachdem die Psychose 20 Jahre bestanden hatte, kam es nur noch gelegentlich zu kurzdauernden, tagelangen Rezidiven mit optischen und akustischen Phänomenen. – Bei der *Nachuntersuchung* im 72. Lebensjahr finden wir eine sehr gepflegte und ordnungsliebende Frau, die flüssig berichtet, freundlich und zugewandt ist. Sie bietet keine Auffälligkeiten hinsichtlich Affektivität, Kontakt oder Ausdruck, auch keine Zeichen einer Potentialreduktion. Die testpsychologischen Untersuchungen ergaben keine Abweichungen. Die Remission der Psychose war spontan, ohne jede Behandlung eingetreten.

Der Mann verstarb 2 Jahre nach der Remission; seither versorgt sie ihren Haushalt allein. Während der Psychose hatte sie mehrfach die Wohnung gewechselt, ohne daß die psychotischen Symptome dadurch beeinflußt worden waren. − Zumindest 20 Jahre ohne Unterbrechung andauernde chronische reine, paranoid-halluzinatorische Psychose, die seit dem 58. Lebensjahr allmählich zurücktritt und schließlich vollständig, ohne Hinterlassung eines Residuums remittiert.

Im Fall O.R. (Nr. 31) handelte es sich um eine von dem ehemaligen Patienten als positiv empfundene Persönlichkeitswandlung bzw. Persönlichkeitsreifung, wie wir sie im Bonner Erfahrungsgut in 30 Probanden beobachteten (s. S. 117 ff). Die früheren Patienten fühlen sich gegenüber dem Zustand vor der Erkrankung subjektiv besser, freier und selbständiger; die positive Veränderung wird gewöhnlich auch von den nahen Bezugspersonen bestätigt (s. S. 117).

Der monophasische Verlaufstyp, der im Bonner Gesamtkollektiv in 10% vorkommt, ist bei den Spätschizophrenien (s. oben, Fallbeispiele Nr. 358 und 225) mit 17,1% (12 von 70 Patienten mit Spätschizophrenien gehören dem Verlaufstyp I an) überrepräsentiert.

3.4.2.2 Verlaufstyp II: Polyphasisch zur Vollremission

Auch der polyphasische Verlaufstyp, der bei 12,1% (61 Fälle) des Bonner Beobachtungsgutes vorkommt (Tabelle 43), ist bei Männern und Frauen gleich häufig. Nach durchschnittlich 4,8 Phasen und einer durchschnittlichen Verlaufsdauer von 22,2 Jahren (kürzeste Verlaufsdauer 11 Jahre, längste − bei 2 Fällen − 56 Jahre!) kam es, wie schon nach den vorausgegangenen Phasen, zu einer vollständigen psychopathologischen Remission, die bei 45 Patienten (73,7%) seit mehr als 5 Jahren (davon bei 30 Patienten seit mehr als 10 und bei 4 Patienten seit mehr als 20 Jahren) stabil ist. Auch bei den restlichen 16 Patienten war die Vollremission dauerhaft; doch waren bei der spätkatamnestischen Untersuchung weniger als 5 Jahre seit Eintritt der Remission vergangen (s. auch S. 138). Die Quote sozialer Heilungen beträgt beim polyphasischen Verlaufstyp II 96,7% (Tabelle 43). Die Verlaufstypen I und II, also die mono- und polyphasischen Verläufe in einer oder mehreren psychotischen Phasen mit Ausgang jeder einzelnen Phase in Heilung sind im Bonner und Züricher Erfahrungsgut mit 22% genau gleich häufig.

Maria O. (Fall 6). Eine Schwester des Vaters der Patientin litt an Schizophrenie und war in einer psychiatrischen Anstalt asyliert. Der jüngere Bruder erkrankte ebenfalls an Schizophrenie und verstarb an Suicid. Prämorbid wurde die Patientin als schwächliches Kind geschildert, das meist still für sich, zurückhaltend und etwas ängstlich war, sich schlecht an Menschen anschließen konnte und keinen Spaß vertrug. Seit dem 18. Lebensjahr traten jeweils im Frühjahr und Herbst etwa 2 Wochen anhaltende Vorpostensyndrome mit depressiv-ängstlich gefärbter Verstimmung, Schlafstörungen sowie Monate anhaltender Amenorrhoe auf. Diese Zustände klangen jeweils ohne Behandlung vollständig ab und die Patientin war wieder beschwerdefrei. Im 23. Lebensjahr (1946) erkrankte sie mit sensorischen und zentral-vegetativen Störungen, uncharakteristischen Denkstörungen, Akoasmen, imperativen Stimmen, leiblichen Beeinflussungserlebnissen, Wahneinfällen (Liebeswahn), katatonen Symptomen sowie schizophrenen Affekt-, Kontakt- und Ausdrucksstörungen. Nach stationärer Behandlung mit Elektrokrampf kann die Patientin „gut remittiert" entlassen werden. In der Folgezeit war sie beschwerdefrei und ging ihrem Beruf als Büroangestellte nach. Im 26. Lebensjahr erkrankt sie erneut und wird unter der Diagnose „schubweise verlaufende Hebephrenie" mit Elektrokrampf behandelt. In den folgenden 5 Jahren war sie wieder in ihrem Beruf voll arbeitsfähig. Im 31. Lebensjahr tritt eine dritte, durch Schwierigkeiten am Arbeitsplatz psychoreaktiv ausgelöste schizophrene Phase auf. Die Patientin wird 4 Wochen lang ambulant behandelt. Sie bleibt dann 8 Jahre lang vollständig beschwerdefrei und ist als Kontoristin in einem großen Werk beschäftigt. Im 39. Lebensjahr, wiederum erlebnisreaktiv provoziert, vierte Phase. Sie bietet jetzt erstmals ein endogen-depressives Bild ohne schizophrene Erlebnis- und Ausdruckssymptome. In den folgenden Jahren bis zum 45. Lebensjahr treten noch vier weitere depressiv gefärbte Phasen jeweils im Frühjahr und Herbst auf, die stationäre Behandlung erforderlich machten. – Bei der *Nachuntersuchung* im 45. Lebensjahr (1968) hat die Patientin, die seit 1965 wegen häufiger Phasen teilinvalidisiert wurde und nur noch halbtags arbeitete, gerade die achte, wiederum vorwiegend depressiv geprägte psychotische Manifestation nach stationärer Behandlung überwunden. Sie ist psychopathologisch unauffällig, voller Initiative und voll leistungsfähig. Sie berichtet, daß Energie und Ausdauer sogar besser seien als früher. Sie arbeitete, wie eine spätere Katamnese ergab, bald wieder ganztags in ihrer alten Firma und blieb, wie sie uns noch später brieflich mitteilte, in den folgenden Jahren gesund. – Nach acht kurzen, nur einige Wochen anhaltenden, seit dem 18. Lebensjahr aufgetretenen depressiv gefärbten Vorpostensyndromen erstmals im 23. Lebensjahr psychotische Manifestation mit Symptomen 1. Ranges; in den folgenden 8 Jahren noch zwei weitere schizophrene Manifestationen; seit dem 39. und bis zum 45. Lebensjahr fünf depressiv gefärbte Phasen mit jeweils vollständiger, seit mehreren Jahren stabiler psychopathologischer und auch sozialer Remission.

Selma M. (Fall 43). Die Patientin war vor ihrer Heirat Handelsschullehrerin und hatte als Beste das Examen abgelegt. Sie galt als heiter und aufgeschlossen, andererseits als leicht empfindlich und kränkbar. Im 42. Lebensjahr (1948) erkrankt sie erstmals mit Schlaf- und Appetitstörungen, wahnhaften Aktualisierungen, Eigenbeziehungen und Wahnwahrnehmungen. Nach 10 Tagen klingt diese Episode spontan ab. In der Folgezeit allmonatlich im Zusammenhang mit der Menstruation eine einige Tage anhaltende paranoide Verstimmung, die jeweils spontan wieder verschwindet. Im 46. Lebensjahr erneut psychotische Episode mit Schlafstörungen, depressiver Verstimmung, Gedankeneingebung, Wahneinfällen und schizophrenen Affektstörungen. Mit 48 Jahren wird eine stationäre Aufnahme erforderlich; die Patientin hört Stimmen und klagt über Coenästhesien, zeigt deutliche Affektstörungen und ist kontaktunfähig. Nach einer Elektrokrampfbehandlung erscheint sie unauffällig. Im 53. Lebensjahr muß sie wegen eines Eifersuchtswahns mit Wahnstimmung und schizophrenen Ichstörungen, Coenästhesien und Akoasmen einige Wochen stationär behandelt werden; danach bleibt sie 5 Jahre lang unauffällig. Im 58. Lebensjahr letztes kurzes psychotisches Rezidiv, das unter ambulanter Behandlung abklingt. Seither ist die Patientin voll remittiert. – Bei der *Nachuntersuchung* im 64. Lebensjahr ist sie gut kontakt- und schwingungsfähig; produktiv-psychotische Symptome oder Zeichen einer Potentialreduktion sind nicht vorhanden. Sie schildert eine als positiv erlebte Persönlichkeitswandlung: Sie lebe bewußter und sei ausgeglichener und belastungsfähiger als früher. Seit dem Tod des Mannes versorgt sie voll ihren Haushalt und betreut zusätzlich die Kinder ihrer berufstätigen Töchter. – Spätschizophrene Erkrankung mit zahlreichen, überwiegend kurzen paranoidhalluzinatorischen psychotischen Episoden und jeweils vollständiger, bei der Katamnese seit 6 Jahren stabiler Remission und subjektiv als positiv erlebter Persönlichkeitswandel.

Erwin K. (Fall 110). Der vor seiner Erkrankung als Postassistentenanwärter tätige ehemalige Patient wird prämorbid als lebhaft und kontaktfreudig, doch auch als prüfungsängstlich und zartfühlend geschildert. Im 18. Lebensjahr kurzes, nur einige Wochen dauerndes coenästhetisches Vorpostensyndrom mit sensorischen Störungen auf optischem Gebiet. Im 20. Lebensjahr erste, im zeitlichen Zusammenhang mit einer nicht bestandenen Prüfung aufgetretene psychotische Exacerbation mit depressiver Verstimmung und Selbstvorwürfen, uncharakteristischer Denkstörung, Schlaf- und Appetitstörung; schließlich Eigenbeziehungen, akustische Halluzinationen und hebephrene Affekt- und Ausdrucksstörungen. Nach stationärer Behandlung in der Nervenklinik mit Elektrokrampf und Reserpin gut remittiert. Nach der Entlassung noch asthenisches Basisstadium mit Klagen über Konzentrations- und Auffassungsstörungen und Mangel an Selbstvertrauen. Diese Symptome klingen nach einigen Monaten vollständig ab, der Patient ist wieder voll leistungsfähig und nach bestandener Prüfung als Postbeamter tätig. Im 24. Lebensjahr nach fieberhaftem Infekt zweite psychotische Manifestation mit katatoner Erregung, Negativismus, Stupor, Abstinieren und schizophrenen Ausdrucksstörungen. Nach 3monatiger neuroleptischer Behandlung ungebessert nach Hause. Dort kommt es bald zu einer vollständigen Wiederherstellung. Er nimmt seinen Dienst wieder auf, wird befördert und ist schließlich Postobersekretär, heiratet und hat drei Kinder. – Bei der *Nachuntersuchung* im 36. Lebensjahr berichtet er, daß Energie, Tatkraft und Leistungsvermögen genauso seien wie früher; er sei sogar durch seine Erkrankung freier geworden und finde leichter Kontakt zu Mitmenschen. Der ehemalige Patient ist gut kontaktfähig, in Affekt und Ausdruck völlig unauffällig. Er bietet auch keine

Symptome einer Potentialreduktion. – Nach kurzem Vorpostensyndrom mit 18 Jahren im 20.
und 24. Lebensjahr psychotische, paranoid-halluzinatorische bzw. katatone Phasen, die nach einigen
Monaten über ein asthenisches Basisstadium dauerhaft remittieren. Der nunmehr seit 12 Jahren be-
schwerdefreie Patient registriert eine der durchgemachten Erkrankung zugeschriebene als positiv erlebte Persönlichkeitsstabilisierung.

3.4.2.3 Verlaufstyp III: Chronische reine Psychosen

Bei diesem Verlaufstyp wurden acht Patienten mit primär phasischen Verläufen und
späterem Übergang in chronische reine Psychosen (alter Verlaufstyp 24, s. S. 185) und
13 Patienten mit seit der ersten Manifestation persistierenden chronischen (reinen) Psychosen (alter Verlaufstyp 25, s. S. 185) zusammengefaßt. Der Verlaufstyp III kommt
also nur relativ selten, nämlich bei 4,2% (21 Fälle) vor, dabei häufiger bei Frauen (5,8%)
als bei Männern (1,9%). Die Quote sozialer Heilungen liegt hier mit 90,5% noch überraschend hoch.

Es entspricht nicht der Erwartung, daß trotz der chronisch persistierenden psychotischen Symptome die soziale Dauerprognose mit 90,5% sozialen Heilungen sehr günstig ist. Dies wird verständlich, wenn man weiß (s. S. 113 ff), daß von diesen Patienten die psychotischen Inhalte kaum mehr
geäußert werden und Ausdruck und soziales Verhalten nicht merkbar beeinflussen. Die Psychose,
d.h. die durchaus noch aktuellen psychotischen, paranoid-halluzinatorischen Erlebnisweisen können
von den Patienten, die weder im Sinne einer reinen Potentialreduktion noch einer Strukturverformung
verändert sind, in einer Weise verarbeitet und integriert werden, daß sozial negative Konsequenzen vermieden und Leistungsfähigkeit und Realitätsanpassung der Patienten nicht wesentlich beeinträchtigt
werden. Soziale Einordnung ist also auch bei persistierenden psychotischen Erlebnisweisen möglich,
die „Psychose" ist nicht obligat mit einer Gesamtveränderung der Persönlichkeit, die die Realitätsanpassung unmöglich macht, verbunden. Die Patienten des Verlaufstyps III zeigen die relative Unabhängigkeit von „Psychose' und „Defekt" bzw. Strukturverformung: Die Psychose kann persistieren,
ohne daß eine „reine Defizienz" oder eine Strukturverformung vorliegt bzw. sich entwickelt; selbst
jahrzehntelang persistierende Psychosen führen nicht zwangsläufig zu einer Deformierung der personalen Struktur (s. auch S. 114). Solche Verläufe belegen, daß sich eine Strukturverformung nicht
notwendig und gesetzmäßig als Folge einer Psychose, auch wenn sie über Jahrzehnte andauert, entwickelt.

Bei den 13 Patienten mit seit der psychotischen Erstmanifestation bis zur Katamnese
ohne Remission persistierenden chronischen reinen Psychosen ist die durchschnittliche
Verlaufsdauer 23,1 Jahre; bei den primär phasischen Verläufen und späterem Übergang
in chronische Psychosen 23,3 Jahre. Beim Gros der chronischen reinen Psychosen, nämlich bei 19 von 23 Patienten, besteht seit mehr als 10 Jahren (zum Teil schon seit mehr
als 20 Jahren) ein einigermaßen stabiler „Endzustand" (s. S. 138).

Im Erkrankungsbeginn, d.h. in den ersten 6 Krankheitsmonaten dominiert bei 52,4%
(11 Fälle) der hierher gehörigen Verläufe paranoid-halluzinatorische Symptomatik.

Bei einem Patienten begann die Erkrankung mit einem blanden Wesenswandel und bot erst später das Bild der chronischen reinen (paranoiden) Psychose. Ein Patient und eine Patientin zeigten
in den ersten 6 Krankheitsmonaten ein paranoides Syndrom und auch bei der Nachuntersuchung eine
chronische, rein paranoide Psychose. Bei zwei weiteren weiblichen Patienten (17 Fälle sind Frauen!),
bei denen initial depressive Symptomatik vorherrschte bzw. ein dominierendes psychopathologisches
Anfangsbild nicht vorlag, fand sich später das Bild einer paranoid-halluzinatorischen chronischen
reinen Psychose.

Zum Zeitpunkt der letzten Katamnese boten 12 Patienten (darunter 2 Männer) das
Bild einer paranoid-halluzinatorischen chronischen (reinen) Psychose; fünf (weibliche)

Kranke zeigten ein rein halluzinatorisches Psychosyndrom, die restlichen vier Patienten (2 Männer und 2 Frauen) ein rein paranoides Zustandsbild. Insgesamt sind, wie sich ergibt, bei gut der Hälfte der Patienten mit chronischen reinen Psychosen nach jahrzehntelangem Verlauf *paranoid-halluzinatorische* und bei je etwa $^1\!/_4$ rein *halluzinatorische* und *rein paranoide* Zustandsbilder eruierbar.

Auch bei den vier Patienten mit rein paranoiden Syndromen zur Zeit der Spätkatamnese waren in drei Fällen früher andere Symptome 1. und 2. Ranges (u.a. neben Wahnwahrnehmungen akustische Halluzinationen und schizophrene Ichstörungen) und in einem Fall neben Wahnwahrnehmungen schizophrene Affekt- und Kontaktstörungen nachweisbar; der nur durch Wahneinfälle und ihren Verarbeitungshof gekennzeichnete Typ der *Paranoia* kommt demnach bei Berücksichtigung des Verlaufs nicht vor (Huber u. Gross, 1977).

Hedwig Sch. (Fall 127). Prämorbid wird die Patientin als ungewöhnlich still geschildert. Nach der Volksschule ist sie Hausgehilfin, ein Beruf, den sie bis zur Katamnese ausübt. Seit dem 25. Lebensjahr blande Wesensänderung mit häufigem Stellenwechsel. Sie selbst meint dazu, irgend etwas sei mit ihr losgewesen, sie habe nicht gewußt, was. Es habe sie immer einfach von einem Ort zum anderen getrieben, wohl in der Hoffnung, daß es dann besser gehe. Im 37. Lebensjahr erstmals produktiv-psychotische Erlebnisweisen: Neben Schlafstörungen Anankasmen und Coenästhesien, dann Akoasmen und Wahneinfälle, die in den folgenden Jahren persistieren. Im 48. Lebensjahr treten Eigenbeziehungen und Wahnwahrnehmungen, schizophrene Störungen des Icherlebnisses, optische Halluzinationen, leibliche Beeinflussungserlebnisse und dialogisches Stimmenhören hinzu. Eine stationäre Behandlung mit Thymoleptica, Neuroleptica und Elektrokrampf im 54. Lebensjahr läßt die produktiv-psychotische Symptomatik nur kurzfristig in den Hintergrund treten. Nach der Klinikentlassung ist sie, obschon die paranoid-halluzinatorischen Symptome unverändert weiterbestehen, wieder voll berufstätig. – Bei der *Katamnese* im 64. Lebensjahr, 27 Jahre nach Beginn der Psychose und 39 Jahre seit Einsetzen des blanden Wesenswandels, berichtet die Patientin über Coenästhesien, einen Bestehlungswahn, eine Fülle von Eigenbeziehungen und Wahnwahrnehmungen, leibliche Beeinflussungserlebnisse, Gedankenausbreitung und akustische Halluzinationen 1. und 2. Ranges. Von der Realität der psychotischen Inhalte ist sie fest überzeugt. Bei der Besprechung neutraler Themen, etwa über ihre berufliche Tätigkeit – sie führt einen großen Geschäftshaushalt –, ist sie in Affekt, Kontakt und Ausdruck völlig unauffällig. Kommt man auf ihre produktive Symptomatik zu sprechen, wirkt sie etwas verhalten und verschlossen. Sie hat im Laufe der Jahrzehnte gelernt, ihre psychotischen Erlebnisse vor der Mitwelt zu verbergen, erscheint ihrer Umgebung nicht auffällig und wird von allen Mitgliedern des Geschäftshaushaltes sehr geschätzt. – Nach einem 12 Jahre dauernden Prodrom seit dem 37. Lebensjahr Entwicklung einer chronischen reinen Psychose, deren paranoid-halluzinatorische Symptomatik 27 Jahre lang ohne Unterbrechung bis zur Katamnese im 64. Lebensjahr ohne Ausbildung einer Potentialreduktion oder erkennbare Zeichen einer Strukturverformung bei guter sozialer Anpassung persistiert.

Katharina L. (Fall 306). Die prämorbid unauffällige Patientin erkrankt im 53. Lebensjahr erstmals mit sensorischen Störungen auf optischem Gebiet, leiblichen Beeinflussungserlebnissen (sie werde von bösen Mächten gequält und schwarzen Tieren gepiesackt), Wahneinfällen im Sinne der Verfolgung, Eigenbeziehungen und ausgesprochener Wahnstimmung, Willensbeeinflussung, akustischen Halluzinationen 1. und 2. Ranges und Derealisationserlebnissen. Erst im 55. Lebensjahr wird sie erstmals stationär behandelt. Unter Neuroleptica und Elektrokrampf klingen die Affekt- und Ausdrucksstörungen ab, die paranoid-halluzinatorische Symptomatik bleibt jedoch bestehen. Die Patientin versorgt wieder ihren Haushalt. Im 57. Lebensjahr noch einmal wegen Exacerbation der Symptomatik stationär mit Elektrokrampf behandelt. Die psychotischen Symptome, u.a. leibliche und akustische Halluzinationen und Wahngedanken können jedoch hierdurch ebensowenig wie durch eine ambulante neuroleptische Therapie beeinflußt werden. Die Patientin ist in den folgenden Jahren nach außen hin unauffällig, steht jedoch dauernd unter dem Einfluß halluzinatorischer Erlebnisse und führt zum Teil die Aufträge ihrer Stimmen aus; so hört sie verstorbene Verwandte sprechen, die sie auch sieht und befolgt die Befehle, die ihr diese Stimmen geben. Im weiteren Verlauf klingen die leiblichen Beeinflussungserlebnisse und die schizophrenen Ichstörungen ab, während die seit 14 Jahren aufgetretenen akustischen Halluzinationen 1. und 2. Ranges bis zur Nachuntersuchung im 67. Lebensjahr persistieren. – Bei der *Katamnese* berichtet die inzwischen verwitwete Patientin, die ihr eigenes Haus selbständig gut versorgt, bereitwillig und lebhaft über ihre psychotischen Inhalte, betont jedoch, daß sie dies nur den Untersuchern mitteile und sonst zu keinem Menschen davon spreche, weil man „mich dann ja für verrückt hält.” Sie höre immer noch die Stimmen der Geister, mit denen sie sich auch unterhalten könne. Sie könne die Geister jedoch nicht mehr sehen und höre auch die früher vorhandenen „Vogelstimmen” nicht mehr. Die Stimmen der Geister kämen jeden Tag. Objektiv kann bei der gut kontakt- und schwingungsfähigen Patientin in Ausdruck und Verhalten nichts Abnormes festgestellt werden; sie zeigt weder Symptome einer Potentialreduktion noch einer Strukturverformung. – Seit dem 53. Lebensjahr bis zur Nachuntersuchung im 67. Lebensjahr bestehende, anfangs paranoid-halluzinatorische, später rein halluzinatorische chronische reine Psychose.

Willi B. (Fall 336). Prämorbid wird der Patient als ausgeprägt kontaktschwach mit Zügen des „Typus melancholicus” (s. S. 47) geschildert. Er arbeitet nach abgeschlossener Metzgerlehre im väterlichen Geschäft. Seit dem 17. Lebensjahr blande Wesensänderung mit Zuspitzung prämorbider Persönlichkeitszüge. Er fühlt sich von den Angehörigen unverstanden, ist im Umgang ausgesprochen schwierig und neigt zu Wutausbrüchen; andererseits erscheint er träumerisch und gleichgültig-wurstig. Seit dem 19. Lebensjahr treten produktive schizophrene Symptome auf, u.a. Wahneinfälle, Wahnwahrnehmungen und gelegentliche akustische Halluzinationen. Im 22. Lebensjahr wird er erstmals stationär in der Nervenklinik aufgenommen, aber nicht behandelt, weil es sich „um einen relativ alten Prozeß” handle. Nach der Entlassung persistiert ein jetzt thematisch einigermaßen umschriebener wahnhafter Komplex mit Wahngedanken und Wahnwahrnehmungen. In den folgenden Jahren ist er unbeirrbar wahnhaft überzeugt, daß eine bestimmte, von einem Pfarrer geleitete Gruppe in seinem Wohnort ihn dazu bringen wolle, den Priesterberuf zu ergreifen. Bemerkungen der dieser „Clique” angehörenden Personen, aber auch ihm unbekannter Straßenpassanten, sind ihm eine Bestätigung hierfür. Bei Versammlungen und Vereinstreffen versuchen zur Clique gehörende Personen immer wieder, mit ihm Verbindung aufzunehmen und geben ihm zu verstehen, er solle sich entschließen, den Beruf eines Priesters auszuüben. Er versucht, der Clique aus dem Weg zu gehen, beachtet schließlich deren Bemerkungen und durch die Blume gemachte „Anspielungen” anderer fremder Personen kaum mehr und widmet sich intensiv seiner Fortbildung, um sich, wie er sagt, abzulenken. Die ganzen Jahre über ist er äußerlich geordnet und kommt beruflich gut voran. Er hat seinen Metzgerberuf aufgegeben, über Fernkurse den kaufmännischen Beruf erlernt und die Prüfung zum Industriekaufmann mit der Note „gut” bestanden. Schließlich wird er Verwaltungsangestellter und betätigt sich außerdem journalistisch für seine Heimatzeitung. In den letzten Jahren erlernt er zusätzlich Fremdsprachen, um die Voraussetzungen für eine Versetzung ins Ausland zu erwerben; er hofft, so der „Clique” entgehen zu können. – Bei der *Katamnese* im 41. Lebensjahr neben Wahngedanken aktuelle Wahnwahrnehmungen und einfache Eigenbeziehungen. Im Gespräch im Affekt, Kontakt und Ausdruck unauffällig, ohne Zeichen einer reinen Defizienz oder einer Strukturverformung. – Nach 2jährigem Prodrom seit dem 19. Lebensjahr zunächst paranoid-halluzinatorische, später ausschließlich paranoide chronische reine Psychose, die bei der Nachuntersuchung seit 22 Jahren besteht, ohne daß soziale Adaptation und Leistungsfähigkeit beeinträchtigt sind; in sozialer Hinsicht ist ein Aufstieg zu registrieren (s.S. 172).

In acht Fällen entwickelte sich erst *nach Ablauf einer oder mehrerer psychotischer Phasen* eine chronische, bei der Spätkatamnese persistierende (reine) Psychose.

Wilhelm K. (Fall 178). Der Patient wird als von Haus aus sehr gewissenhaft, einzelgängerisch und sehr still beschrieben. Nach Erlernen des Schmiedehandwerks ist er in einem Bergwerk als Vorarbeiter tätig. Im 35. Lebensjahr erkrankt er erstmals an einer psychotischen Episode mit akustischen Halluzinationen 1. und 2. Ranges, die nach wenigen Tagen spontan voll remittiert. Ein halbes Jahr später wenige Tage lang dialogische Stimmen, wiederum spontane Vollremission. Im 36. Lebensjahr erneut kurze, nur einige Tage anhaltende Episode mit akustischen Halluzinationen 1. Ranges. Der Patient ist bis zum 37. Lebensjahr unauffällig. Dann vierte psychotische Manifestation mit akustischen Halluzinationen 1. und 2. Ranges, später leiblichen Beeinflussungserlebnissen, Coenästhesien, Ichstörungen, Wahnwahrnehmungen und Geschmackshalluzinationen. Er muß deswegen, nachdem die Symptomatik etwa 1 Jahr besteht, erstmals im 38. Lebensjahr stationär (mit Elektrokrampf) behandelt werden. Die Symptome treten nur vorübergehend in den Hintergrund; nach der Klinikentlassung flackern sie erneut auf und bleiben in den folgenden Jahren, ohne Beeinflussung durch eine zweite und dritte stationäre Behandlung im 40. und 42. Lebensjahr, bis zur Nachuntersuchung im 57. Lebensjahr 20 Jahre lang im wesentlichen unverändert bestehen. Der Patient, der bis zum 37. Lebensjahr noch in seinem Beruf als Fördermaschinist arbeitete, wird danach noch bis zum 44. Lebensjahr als Schlosser im gleichen Betrieb eingesetzt, dann invalidisiert. – Bei der *Nachuntersuchung* im 57. Lebensjahr berichtet er noch von akustischen Halluzinationen 1. und 2. Ranges, leiblichen Beeinflussungserlebnissen, Coenästhesien, Gedankeneingebung, Wahnwahrnehmungen und Wahngedanken; es besteht ein einigermaßen systematisierter wahnhafter Komplex. Der Patient ist von der Realität seiner psychotischen Inhalte fest überzeugt. Eine beim Bericht über die psychotischen Erlebnisse auffallende leichte Störung der gedanklichen Intentionalität ist beim Gespräch über unverfängliche Themen außerhalb seines wahnhaften Komplexes nicht nachweisbar. Auffälligkeiten in Kontakt, Ausdruck und Affektivität sind nicht erkennbar. Nach der Frau kann man ihm seine Krankheit nicht anmerken, da er sich stets völlig normal und vernünftig unterhalte und nur ihr, nicht aber anderen gegenüber über seine Vorstellungen spreche. Er sei sehr interessiert, gar nicht menschenscheu, gehe gern in Gesellschaft und habe sich in seinem Wesen nicht verändert. Herr K. wohnt mit seiner Frau in einer Mietwohnung, besorgt den Garten, hilft im Haushalt mit und geht seinen Hobbys (Angeln, Basteln) nach. – Nach drei kurzen, nur wenige Tage anhaltenden psychotischen Episoden seit dem 37. Lebensjahr bis zur Nachuntersuchung im 57. Lebensjahr persistierende chronische reine paranoid-halluzinatorische Psychose.

Ebenso wie beim monophasischen Verlaufstyp I findet sich auch beim Verlaufstyp III eine signifikante Verschiebung zu den Gruppen mit höherem Erkrankungsalter; $\frac{2}{3}$ der Patienten mit chronischen reinen Psychosen erkranken nach dem 30. Lebensjahr. Der Anteil chronischer reiner Psychosen an den Spätschizophrenien ist 11,4%, d.h. 8 Fälle von 70 Patienten mit Spätschizophrenien sind chronische reine Psychosen, während der Anteil des Verlaufstyps III im Gesamtkollektiv nur 4,2% beträgt.

3.4.2.4 Verlaufstyp IV: Mit 1 Schub zu reinen Residuen

Hierher rechnen Verläufe, die nur einen psychotischen Schub aufweisen und danach *überwiegend (21 Fälle = 67,7%)* in Minimalresiduen, seltener in leichte (8 Fälle) oder mäßige reine Residualzustände (2 Fälle) ausmünden. 6,2% des Bonner Beobachtungsgutes (31 Fälle) gehören zu diesem Typ, der mit Verlaufstyp 7 (s. S. 185) identisch ist und bei Männern und Frauen etwa gleich häufig vorkommt. Die durchschnittliche Rate sozialer Heilungen ist mit 80,6% immer noch relativ günstig und günstiger als die soziale Heilungsrate im Bonner Gesamtkollektiv (56,2%). Die durchschnittliche Dauer der ersten und einzigen psychotischen Manifestation beträgt 10,3 Monate; der kürzeste Schub hielt nur 4 Wochen, der längste 5 Jahre an. Der nach der psychotischen Manifestation zurückbleibende reine Residualzustand bestand durchschnittlich bis zur Spätkatamnese 17,4 Jahre; bei 87% war der Zustand seit mehr als 10 Jahren, bei den restlichen 13% seit mehr als 5 Jahren stabil.

Der reine Residualzustand wurde bei der Mehrzahl (58,1%) erst nach einem gewöhnlich Monate oder – in fünf Fällen – auch Jahre dauernden, partiell reversiblen *postpsychotischen asthenischen Basisstadium* erreicht. Bei den restlichen Patienten (41,9%) kam es zur Remission ohne Einschaltung eines teilweise rückbildungsfähigen asthenischen Basissyndroms zwischen akuter psychotischer Manifestation und reinem Residualzustand.

Beim Vergleich mit dem monophasischen Verlaufstyp I ergibt sich entgegen der Erwartung, daß die durchschnittliche Dauer der psychotischen Manifestation beim monophasischen Verlaufstyp mit 17,4 Monaten deutlich länger ist als beim Verlaufstyp IV (der nicht zu einer vollständigen Restitutio ad integrum führt) mit 10,3 Monaten. *Auch dieser Befund spricht nicht für die Hypothese, der psychotische Erlebniswandel könne bei längerer Persistenz der Psychose von dem betroffenen Individuum nicht mehr bewältigt und verarbeitet werden (s. S. 114), so daß ein nach dieser Vorstellung aus erlebnisabhängigen Prägungen hervorgehendes reines Defizienzsyndrom oder eine Strukturverformung zurückbleibt.* Die durchschnittliche Verlaufsdauer ist mit 17,4 Jahren praktisch dieselbe wie bei Verlaufstyp I (17,6 Jahre) . Auch das durchschnittliche Lebensalter bei der Spätkatamnese stimmt mit 47 Jahren annähernd mit dem bei Verlaufstyp I (49 Jahre) überein. Postpsychotische asthenische Basisstadien sind bei Verlaufstyp IV mit 58,1% deutlich häufiger als beim vollständig remittierenden Typ I mit 38%.

Genaugenommen müßte man sagen, daß bei den schubförmigen Verläufen des Typs IV, die zu $^2/_3$ in Minimalresiduen und in ca. $^1/_3$ in leichte und mäßige reine Residuen ausmünden, die hier bei der Mehrzahl zu beobachtenden postpsychotischen asthenischen Basisstadien bereits als – nur partiell reversible – reine Residualsyndrome aufzufassen sind. Wie wir schon zeigten, sind asthenische Basisstadien, die sich in 3,6% noch nach mehr als 2jähriger Persistenz vollständig zurückbilden (s. S. 161), und reine Residuen psychopathologisch querschnittsmäßig nicht sicher differenzierbar (s. S. 161).

Ursula N. (Fall 96). Die prämorbid lebhafte und humorvolle, gewissenhafte und strebsame, aber auch als etwas „einzelgängerisch" geltende Patientin war eine sehr gute Schülerin und nach der Schule als Dolmetscherin und Sekretärin tätig. Im 31. Lebensjahr erkrankte sie mit einem kurzen coenästhetisch-depressiv-vegetativen Prodrom, in dessen Verlauf u.a. paroxysmale dysästhetische Krisen zu beobachten waren. Nach 2 Monaten traten Symptome wie Gedankenabbrechen, Akoasmen, akustische Halluzinationen 1. und 2. Ranges, Willensbeeinflussung, Gedankeneingebung, Vergiftungswahn, optische Halluzinationen, Coenästhesien der Stufe 2 und leibliche Beeinflussungserlebnisse auf. 10 Monate nach Einsetzen der produktiv-psychotischen Symptomatik stationäre Behandlung mit Elektrokrampf. Nach der Klinikentlassung Abklingen der produktiv-psychotischen Symptomatik. Doch war sie „nervöser, empfindlicher, vergeßlicher und leichter ermüdbar" als früher geworden. Sie konnte „Hetze" nicht mehr ertragen, mußte langsamer arbeiten als früher, war gezwungen, sich ihr Pensum sorgfältig einzuteilen und jegliche Belastung, Zeitdruck und Schlafdefizit zu vermeiden. Von Zeit zu Zeit, besonders nach Überanstrengungen, litt sie unter Schlafstörungen und stichartigen Schmerzen in verschiedenen Körperabschnitten. Trotz dieser im Subjektiven bleibenden Beschwerden konnte sie ihren Beruf wieder aufnehmen und bis zu ihrer Verheiratung 4 Jahre nach der Klinikentlassung ganztags und danach noch einige Jahre lang halbtags ausüben. – Bei der *Nachuntersuchung* im 45. Lebensjahr ist die Patientin in Affekt, Kontakt und Ausdruck nicht auffällig, gut zugewandt, schwingungsfähig und frei von psychotischen Inhalten. Sie berichtet über die angeführten und andere Zeichen der reinen Potentialreduktion, die in den letzten 12 Jahren in etwa gleicher Ausprägung bestanden. – Hier war es also nach einer 11 Monate dauernden psychotischen Manifestation im 31. Lebensjahr zu einer Remission auf ein bei der Spätkatamnese im 45. Lebensjahr unverändert persistierendes Minimalresiduum gekommen.

Ottilie E. (Fall 259). Die Patientin wird in der Kindheit als sehr still, brav, folgsam und schüchtern geschildert. Nach der Volksschule hilft sie in der elterlichen Landwirtschaft und Poststelle mit. Im 18. Lebensjahr monosymptomatisch-coenästhetisches Prodrom, das nach etwa 1 Jahr in eine schizophrene Psychose mit Wahnstimmung, wahnhaften Aktualisierungen, optischen Halluzinationen, imperativen und kommentierenden akustischen Halluzinationen und abrupter Aggressivität übergeht. Die psychotische Symptomatik klingt nach stationärer Behandlung (Elektrokrampf) bis auf einen leichten reinen Residualzustand ab. – Bei der *Katamnese* im 30. Lebensjahr klagt die Patientin über eine Reihe von Beschwerden, die seit der Klinikentlassung bestehen, u.a. über Coenästhesien, Wetterfühligkeit und nachlassende Leistungsfähigkeit. Nach Belastungen habe sie Schmerzen im Gesicht und Kopf, Schwindel und Gleichgewichtsstörungen. Sie könne sich nicht mehr so freuen, sich anderen Menschen nicht mehr so zuwenden wie früher. Sie sei nervös geworden, weniger belastbar als vorher und könne sich schlecht konzentrieren. Die Körpermißempfindungen werden zum Teil durch affektive und sensorische Stimuli ausgelöst. Wegen der mit vegetativen Störungen einhergehenden Coenästhesien wurde nach längerer, auch stationärer internistischer Behandlung eine Schilddrüsen-, Gaumenmandel-, Blinddarm- und Nebenhöhlenoperation durchgeführt. Sie wohnt bei ihren Eltern und Geschwistern und hilft auf der Poststelle und im Textilgeschäft des Bruders mit. Im Gespräch ist sie hinsichtlich Emotionalität, Kontakt und Ausdruck nicht auffällig. – Nach etwa 1 Jahr dauerndem Prodrom im 18. Lebensjahr erste und einzige psychotische Manifestation, die nach ca. 12 Monaten auf einen leichten reinen Residualzustand remittiert, der bis zur Nachuntersuchung im 30. Lebensjahr ohne wesentliche Schwankungen fortdauert.

Helmut U. (Fall 347). Der prämorbid kontaktschwache und schüchterne, konstitutionell ausgeprägt asthenische Patient beginnt nach der Mittleren Reife eine kaufmännische Lehre. Vom 17. bis 20. Lebensjahr entwickelt sich ein Prodrom mit Leistungsinsuffizienz, zunehmender Interesse- und Lustlosigkeit und subdepressiver Verstimmung, das dann kontinuierlich in eine schizophrene Psychose mit vegetativen und sensorischen Störungen, Akoasmen, Coenästhesien, katatoner Symptomatik und akustischen Halluzinationen übergeht. In der Nervenklinik wird die Diagnose einer „Hebephrenie" gestellt und der Patient ohne Behandlung wieder entlassen. In den folgenden Jahren arbeitet er nur noch unregelmäßig als Gelegenheitsarbeiter. Nach dem Tod der Eltern versorgt er sich selbst, arbeitet aber nicht mehr und lebt von dem ererbten Vermögen. – Bei der *Nachuntersuchung* im 41. Lebensjahr berichtet er, daß er nicht arbeiten könne, weil er nicht mehr leistungsfähig sei. Verschiedene Behandlungsversuche bei internistischen und praktischen Ärzten hätten keinen Erfolg gebracht. Er sei leicht reizbar und erregbar, im Gegensatz zu früher auch sehr wetterempfindlich, habe keine Ausdauer und kein Durchhaltevermögen mehr, fühle sich allgemein schwach und wie erschöpft. Bei Witterungsumschwung, besonders im Frühjahr und Herbst, kommt es zu phasenhaften, coenästhetisch gefärbten Verstimmungszuständen. Er wirkt matt, subdepressiv, wenig schwingung- und kontaktfähig und modulationsarm. In etwas fahriger und hastiger Diktion gibt er bereitwillig und sichtlich bemüht Auskunft. Er macht den Eindruck, als ob er ziemlich unbekümmert, ohne Zukunftsplanung und Lebensentwurf in den Tag hineinlebe. Im Fabeltest wird eine Schwäche der gedanklichen Intentionalität deutlich; er ist nicht imstande, die Fabel zu reproduzieren und den Sinnzusammenhang zu erfassen. – Nach längerem Prodrom im 20. Lebensjahr erste und einzige psychotische Manifestation, die nach ca. ½ Jahr auf einen mäßigen reinen Residualzustand mit schizophrenieverdächtigen, der Potentialreduktion zuzurechnenden Zügen (Typ 8, s. S. 107 ff) remittiert; der stärker ausgeprägte reine Residualzustand persistiert seit nunmehr 21 Jahren ohne wesentliche Schwankungen.

3.4.2.5 Verlaufstyp V: Primär phasisch, dann schubförmig zu reinen Residuen

Hierher gehören primär phasenhaft, dann schubförmig verlaufende Erkrankungen, die in 34% (17 Fälle) in Minimalresiduen, in 54% (27 Fälle) in leichte reine Residuen und in 12% (6 Fälle) in mäßige reine Residualzustände ausmünden. Dieser (mit Typ 3 identische) Verlaufstyp umfaßt 10% (50 Fälle) des Bonner Beobachtungsgutes und ist bei Männern mit 6,7% (14 Fälle) signifikant seltener als bei Frauen mit 12,3% (36 Fälle), obschon im Gesamtkollektiv reine Residuen (Typ 2-8) bei Männern mit 43,5% häufiger sind als bei Frauen (37,2% – s. S. 225). Durchschnittlich werden 1,6 Phasen, dabei in 35 Fällen nur eine und in 15 Fällen 2-20 Phasen durchgemacht; die durchschnittliche Anzahl der Schübe beträgt 3,9, wobei in 14 Fällen nur ein Schub und in den restlichen 36 Fällen zwei bis maximal 20 Schübe auftreten.

Bei 70% (35 Fälle) der hierher gehörigen Patienten tritt also nur eine initiale Phase auf; die Rate der Patienten mit nur einer Phase ist bei Männern mit 69,4% (10 Fälle) gleich groß wie bei Frauen mit 71,4% (25 Fälle). Das bei Verlaufstyp V deutliche starke Überwiegen der Frauen (72% sind weibliche Kranke) ist mit dafür verantwortlich, daß bei den Bonner weiblichen Kranken insgesamt mehr Verläufe mit nur einer Phase vorkommen als bei den Männern (s. S. 90).

Die reinen Residuen stellen bei 54% einen seit zumindest 5 Jahren (zum Teil 10 oder sogar 20 Jahre) einigermaßen stabilen Zustand dar; bei den restlichen 46% sind diese seit weniger als 5 Jahren stabil. Die durchschnittliche Beobachtungsdauer beträgt bei Verlaufstyp V 22,1 Jahre. Die Rate sozialer Heilungen liegt mit 70% noch deutlich über der des Gesamtkollektivs.

Anna L. (Fall 162). Die Patientin, eine mittelmäßige Schülerin, wird als von Haus aus etwas ängstlich, stiller und schwernehmender als die Geschwister bezeichnet. Sie erkrankt im 25. Lebensjahr, 8 Tage nach dem ersten Partus, mit Schlafstörungen, Coenästhesien, akustischen und optischen Halluzinationen, Wahneinfällen sowie Denk-, Affekt-, Kontakt- und Ausdrucksstörungen. Wenige Tage nach der Aufnahme in der Nervenklinik wegen eines schweren psychomotorischen Erregungszustandes aus vitaler Indikation 10 Elektrokrämpfe. Nach etwa 8 Wochen Abklingen der produktivpsychotischen Symptomatik. Nach der Klinikentlassung besteht noch etwa 6 Monate lang ein asthenisches Basisstadium mit allgemeiner Schwäche, Kopfschmerzen und Vergeßlichkeit. Danach ist die Patientin 10 Jahre lang unauffällig, beschwerdefrei und in ihrer Leistungsfähigkeit nicht beeinträchtigt. Sie heiratet und übersteht vor der zweiten psychotischen Manifestation noch zwei weitere Geburten störungsfrei. Im 33. Lebensjahr kommt es nach dem vierten Partus zu einem uncharakteristischen Verstimmungszustand mit Schlafstörungen, Leibsensationen und allgemeiner „Nervosität." Nach ambulanter Behandlung unvollständige Besserung. Die Patientin ist in den folgenden Jahren wenig belastbar, in ihrer Leistungsfähigkeit etwas gemindert. Häufig nach geringfügigen Belastungen, während der Menstruation und auch ohne faßbare Anlässe, insbesondere im Frühjahr und Herbst, Tage bis Wochen anhaltende dysthym-coenästhetische Verstimmungen. Sie kann jedoch in der ganzen Zeit ihren Haushalt voll versorgen. Im 42. Lebensjahr erneut ohne äußeren Anlaß psychotische Exacerbation mit ängstlicher Verstimmung, akustischen Halluzinationen und Wahneinfällen, die ohne Behandlung nach wenigen Wochen abklingt. Zurückbleibt ein ca. 4 Monate anhaltendes Basisstadium mit Zunahme der schon vor der dritten psychotischen Manifestation vorhandenen Zeichen einer reinen Defizienz und depressiver Herabgestimmtheit; das Basisstadium klingt bis auf ein Minimalresiduum ab. Mit 44 Jahren wiederum Monate anhaltende depressiv gefärbte „Hypo-Phase", die nach thymoleptischer Behandlung (bis dahin keine Behandlung mit Neuro- oder Thymoleptica!) auf den Status quo ante remittiert. In der Folge verstärken sich jeweils im Frühjahr und Herbst für einige Wochen die Beschwerden. – Bei der *Spätkatamnese* im 46. Lebensjahr wird aus dem Bericht der Patientin deutlich, daß seit dem (unpsychotischen) Rezidiv im 33. Lebensjahr eine gesteigerte Erschöpfbarkeit, Reizbarkeit, herabgesetzte Belastungsfähigkeit und Neigung zu phasenhaften hypergisch-subdepressiven Flachwellen bestand. Die Patientin kann jedoch bei „guter Einteilung" ihren 8-Personen-Haushalt mit eigenem Haus und Garten und Getränkeverkauf zufriedenstellend bewältigen. – Nach der ersten psychotischen Phase im 25. Lebensjahr Vollremission; seit der zweiten Manifestation im Alter von 33 Jahren minimales reines Residuum, das in den folgenden 13 Jahren und Remanifestationen im 42. und 44. Lebensjahr sich nicht weiter verschlimmert.

Berta P. (Fall 387). Die Patientin, eine durchschnittliche Volksschülerin, war nach der Darstellung der Angehörigen vor der Erkrankung in ihrem Wesen still und zurückgezogen, etwas empfindlich, fast pedantisch, „bockig" und „pingelig". Sie habe sich alles zu Herzen genommen und wenig Freundinnen gehabt. Nach der Schule arbeitet sie im Haushalt. Im 21. Lebensjahr nur wenige Tage anhaltende und spontan abklingende erste psychotische Phase mit vager Wahnstimmung und Wechsel von Glücksgefühl und Angst. 1 Jahr lang ist die Patientin völlig beschwerdefrei und unauffällig. Mit 22 Jahren zweite psychotische Manifestation mit Schlaf- und Konzentrationsstörungen, Coenästhesien, Depersonalisations- und Zeitrafferphänomenen, Akoasmen, sensorischen Störungen, katatoner Erregung, ästhetischen Symptomen und schizophrener Denk-, Affekt- und Kontaktstörung. Nach Behandlung mit Elektrokrampf in der Nervenklinik nur vorübergehende Besserung; jetzt neben vegetativen Störungen und Coenästhesien Denkzerfahrenheit und Grimassieren. Eine erneute Elektro- und Cardiazolschockbehandlung ist ohne Effekt. Bei der Klinikentlassung 1957 wird die Prognose als dubiös angesehen und bei erneuter Exacerbation eine Unterbringung im Landeskrankenhaus empfohlen. Nach 4 Monaten verschwinden die produktiv-psychotischen Symptome; zurückbleiben die Zeichen einer leichten dynamischen Insuffizienz. Die Patientin arbeitet voll in ihrem Beruf; häufig hat sie allerdings über tagelang anhaltende Körpermißempfindungen, vegetative Störungen und ausgeprägte Wetterempfindlichkeit zu klagen. – Bei der *Nachuntersuchung* im 36. Lebensjahr berichtet sie über mannigfaltige Coenästhesien, u.a. über Schweregefühl, als ob die Gliedmaßen dicker würden oder „weg wären", Arme und Beine neben dem Körper schwebten; über Tage bis Wochen anhaltende subdepressiv-hypergische Verstimmungen, sensorische und vegetative Störungen, u.a. paroxysmale Tachycardie und Verschwommensehen, sowie rasche Ermüdbarkeit, leichte Erregbarkeit, Mangel an Durchhaltevermögen und Ausdauer. Sie sei leicht aus dem Konzept zu bringen und könne sich schlecht konzentrieren; sie müsse immer eins nach dem anderen erledigen und Zeitdruck vermeiden.

Sie ist in Affekt und Kontakt unauffällig und berichtet bereitwillig über ihre Störungen; doch wirkt sie etwas fahrig und hastig, aufgeregt und flattrig. Sie versorgt seit ihrer Verheiratung vor 5 Jahren den Haushalt und im Sommer zusätzlich Pensionsgäste. – Nach der ersten psychotischen Manifestation mit 21 Jahren Vollremission; nach Remanifestation im 22. Lebensjahr residualer leichter reiner Defizienzzustand, der seit 15 Jahren persistiert.

Hans H. (Fall 249). Der gelernte Schriftsetzer wird prämorbid als zurückhaltend, still, dabei fleißig und fürsorglich charakterisiert. Im 27. Lebensjahr erste, vorwiegend paranoide psychotische Manifestation, die spontan nach wenigen Wochen abklingt. Danach ist der Patient beschwerdefrei und geht seinem Beruf nach. Im 28. Lebensjahr Remanifestation mit wahnhaften und halluzinatorischen Phänomenen 1. und 2. Ranges. Nach stationärer Behandlung mit Neuroleptica Remission der Psychose; bei der Klinikentlassung noch etwas still, mißtrauisch und zurückhaltend. Er geht wieder regelmäßig seiner Arbeit nach und versorgt seine Familie; nach den Angaben seiner Frau ist er aber nicht mehr so wie früher. Mit 29 Jahren dritte psychotische Manifestation mit Wahneinfällen, Stimmenhören, schizophrenen Störungen des Icherlebnisses (Willensbeeinflussung, Gedankeneingebung) sowie Denk-, Affekt- und Ausdrucksstörungen. Der Patient bleibt ohne Behandlung; 1 Jahr später wird er stationär wegen der von der Ehefrau eingereichten Scheidung begutachtet. Nach der Scheidung wird er invalidisiert und lebt seither bei der Mutter. – Bei der *Nachuntersuchung* im 41. Lebensjahr auch objektiv deutlich faßbare Zeichen einer Potentialreduktion mit vegetativen und Schlafstörungen, Leistungsinsuffizienz und Antriebsdefizit. Der Patient berichtet über Coenästhesien und eine selbsterlebte Einschränkung von Interesse, Schwung und Unternehmungslust. Seit seiner Invalidisierung habe er nicht mehr gearbeitet, nur gelegentlich bei der Gartenarbeit geholfen oder Nachbarn kleine Handreichungen gemacht. Zu mehr sei er nicht in der Lage. Der Zustand sei in den vergangenen 12 Jahren, abgesehen von fast periodischen Verschlimmerungen der Störungen, im wesentlichen gleichgeblieben. – Nach der ersten psychotischen Phase im 27. Lebensjahr vollständige Remission; nach der zweiten Manifestation mit 28 Jahren kommt es nicht mehr zu einer Restitutio ad integrum; nach der dritten psychotischen Exacerbation im 29. Lebensjahr bleibt ein mäßiger reiner Residualzustand mit auch in Ausdruck und Verhalten erkennbaren dynamischen Einbußen zurück.

3.4.2.6 Verlaufstyp VI: Schubförmig mit zweitem, positivem Knick zu reinen Residuen

Hier handelt es sich einmal, nämlich bei sieben Fällen (24,1%), um zunächst phasenhafte, später schubförmige Verläufe, die nach einem zweiten, positiven Knick in Minimalresiduen (1 Fall) oder leichte reine Residuen (6 Fälle) ausmünden; oder um von Anfang an schubförmig verlaufende Erkrankungen (22 Fälle), die gleichfalls nach einem zweiten, positiven Knick auf reine Residuen remittieren. Bei diesem Verlaufstyp sind also die früheren Typen 4 und 9 (s. S. 185) zusammengefaßt. Die von Anfang an schubförmig verlaufenden hierher gehörigen Erkrankungen zeigen in 16 Fällen einen Ausgang in leichte reine Residuen, während je drei Fälle bei der Spätkatamnese Minimalresiduen bzw. mäßige reine Residualzustände aufweisen. Der Verlaufstyp VI umfaßt insgesamt 5,8% (29 Fälle) des Bonner Kollektivs; Männer und Frauen sind mit 6,2 bzw. 5,5% etwa gleich häufig. Die Quote sozialer Heilungen liegt mit 65,5% unter den sozialen Heilungsraten der Verlaufstypen V (70%) und IV (80,6%), doch noch deutlich über der Rate des Bonner Gesamtkollektivs (56,2%).

Der für diesen Verlaufstyp kennzeichnende obligate *zweite, positive Knick* (s. S. 88f) tritt im Durchschnitt nach einer Krankheitsdauer von 16,5 Jahren ein, bei den Männern im 15., bei den Frauen im 17. Krankheitsjahr, und frühestens (2 Fälle) im 5., spätestens (2 Fälle) im 30. Krankheitsjahr. Die Verlaufsdauer beträgt bei den Patienten dieses Typs, die im Mittel ein Lebensalter von 52 Jahren aufweisen, durchschnittlich 26,4 Jahre, liegt also höher als im Gesamtkollektiv (21,4 Jahre). Beim Gros der Kranken (21 Fälle) ist die Remission mehr als 5 Jahre (zum Teil mehr als 20 Jahre) stabil. Das Charakteristikum dieses Typs ist, daß nach längerer Persistenz einer schizophrenen Psychose bzw. eines gemischten Residualzustandes oder auch nach zahlreichen psychotischen Remanifestationen in einer über Jahre sich erstreckenden Krankheitsperiode die psychotischen Symptome zurücktreten und eine Remission auf einen einigermaßen stabilen reinen Residualzustand eintritt (s. S. 88). Ein zweiter, positiver Knick wird auch bei den Verlaufstypen VIII, X und XI in einem Teil der Fälle (aber nicht obligat wie beim Typ IV) beobachtet.

Edith H. (Fall 383). Die Patientin, Tochter eines Fabrikbesitzers, wird als ausgesprochen schüchtern, zurückgezogen, kontaktarm, ungewöhnlich brav und unsportlich, das genaue Gegenteil ihrer jüngeren Schwester, beschrieben. Eine Kusine wurde wegen Schizophrenie stationär behandelt, eine andere beging Suicid. Die Patientin, die nach der Mittleren Reife Diätassistentin wurde, macht im 18., 19. und 21. Lebensjahr jeweils ein etwa 4-8 Wochen anhaltendes Vorpostensyndrom mit depressiver Verstimmung und Leistungsminderung durch. Im 23. Lebensjahr wird sie nach einem erschütternden Erlebnis anläßlich eines Auslandsaufenthaltes erstmals psychotisch mit akustischen und olfactorischen Halluzinationen, Wahneinfällen und Personenverkennung. Mit „katatonem Erregungszustand" Aufnahme in Nervenklinik. Nach der Entlassung remittiert die Psychose vollständig; sie arbeitet in ihrem Beruf als Diätassistentin. Im 26., 31. und 34. Lebensjahr ohne äußeren Anlaß Remanifestationen der Psychose mit Wahnstimmung, Wahnwahrnehmungen und schizophrenen Ichstörungen. Nach stationärer Behandlung mit Elektro- und Insulinschock jeweils voll remittiert entlassen. Zwischen dem 36. und 46. Lebensjahr wird sie noch achtmal wegen psychotischer Remanifestationen stationär behandelt. Nach der fünften Manifestation im 36. Lebensjahr remittiert die Psychose auf ein gemischtes Residuum, das mit etwa gleicher Ausprägung der Zeichen der reinen Potentialreduktion auch nach den späteren (6.-12.) psychotischen Rezidiven nachweisbar ist. Seit dem 46. Lebensjahr keine psychotischen Remanifestationen mehr; nur im Frühjahr und Herbst subdepressiv-hyperge Phasen mit jeweiliger Remission auf den Status quo ante. – Bei der *Nachuntersuchung* im 57. Lebensjahr bietet die Patientin keine Affekt-, Kontakt- oder Ausdrucksstörungen. Die Beschwerden der reinen Potentialreduktion, u.a. vermehrte Reizbarkeit und Mangel an Ausdauer und Belastbarkeit, die seit dem 36. Lebensjahr sich bemerkbar machten, kann sie anschaulich schildern. Ein gewisses Maß an „Trubel" und „Hektik" könne sie im Gegensatz zu früher nicht mehr ertragen. Sie könne auch nicht mehr so rasch Kontakt finden wie vor der Erkrankung, was sie sehr störe. Von den früheren psychotischen Inhalten ist sie kritisch distanziert und deutet sie als Ausdruck einer „seelischen Erkrankung." Seit der fünften psychotischen Manifestation war sie nicht mehr berufstätig und führte den Haushalt der Eltern bis zu deren Tod. Seither lebt sie allein und versorgt ihren eigenen Haushalt; sie hat einen großen Bekanntenkreis, liest und reist viel. – Nach drei kurzen Phasen von Vorpostensyndromen seit dem 18. Lebensjahr im 23. Lebensjahr psychotische Erstmanifestation, die ebenso wie weitere psychotische Rezidive im folgenden Jahrzehnt vollständig remittieren. Nach der fünften psychotischen Exacerbation im 36. Lebensjahr Zeichen einer Potentialreduktion; bis zum 46. Lebensjahr zahlreiche weitere psychotische Attacken, die jeweils auf ein gemischtes und schließlich auf ein reines Residuum remittieren. Seither und bis zur Nachuntersuchung im 57. Lebensjahr keine produktiven Symptome mehr; man kann von einem im 23. Krankheitsjahr (46. Lebensjahr) eingetretenen zweiten, positiven Knick mit Zurücktreten der Psychose unter Hinterlassung eines Minimalresiduums sprechen.

Werner L. (Fall 398). Der gelernte Stellmachergeselle war prämorbid nicht auffällig. Im 23. Lebensjahr nach einem 2 Jahre anhaltenden vegetativen Prodrom erste, durch eine Appendektomie ausgelöste psychotische paranoid-halluzinatorische Manifestation. Nach stationärer Behandlung mit Elektrokrampf zeigt er bei der Klinikentlassung noch aktuelle psychotische Erlebnisweisen und wirkt matt, schwunglos und subdepressiv. In den folgenden 7 Jahren persistieren die psychotischen Erlebnisweisen neben den Zeichen der reinen Defizienz; er bietet demnach einen gemischten Residualzustand. Wegen vielfältiger Coenästhesien wird er unter der Annahme von Verwachsungsbeschwerden nach Appendektomie sechsmal reoperiert. Im 32. Lebensjahr katatoner Erregungszustand mit akustischen Halluzinationen und Vergiftungswahn; er wird stationär einige Monate lang, u.a. mit Elektrokrampf behandelt. Nach der Klinikentlassung allmähliches Abklingen der produktiven Symptome unter Zurückbleiben eines leichten reinen Residuums. Infolge der dynamischen Insuffizienz ist er nicht mehr imstande, ausdauernd und regelmäßig einer Arbeit nachzugehen. In den folgenden Jahren gehäuft jeweils Wochen anhaltende coenästhetisch-dysthyme Flachwellen und phasenhaft sich verstärkende Kopfschmerzen. – Bei der *Nachuntersuchung* im 43. Lebensjahr lebt der unverheiratete Patient bei seinen Geschwistern. Er arbeitet im Winter auf Baustellen als Einschaler und versorgt im Sommer die elterliche Landwirtschaft und den Weinberg. Unter anderem berichtet er über eine rasche Ermüdbarkeit, leichte Erregbarkeit und eine ausgesprochene Wetter- und Geräuschempfindlichkeit. Nach Witterungsumschlägen leide er an heftigen Kopfschmerzen. Er habe lange nicht mehr die Spannkraft und Energie wie vor seiner Erkrankung. Wenn er sich nicht strikt an einen geregelten Lebenswandel halte, komme es zu Verschlimmerungen. Unter Zeitdruck arbeiten könne er nicht mehr. Er leide auch an Schlaf-, Verdauungs- und Appetitstörungen und vertrage bestimmte Speisen nicht mehr. – Nach 2jährigem vegetativen Prodrom somatisch-reaktiv ausgelöste psychotische Erstmanifestation im 23. Lebensjahr; die produktive Symptomatik persistiert bis zum 35. Lebensjahr, dann allmähliche Remission im Sinne eines zweiten, positiven Knicks auf einen leichten reinen Residualzustand, der seit 8 Jahren ohne weitere psychotische Rezidive und ohne Progredienz oder Remission fortbesteht.

3.4.2.7 Verlaufstyp VII: Phasisch-schubförmig, primär schubförmig oder einfach zu Strukturverformungen

Hier sind alle Verläufe mit Ausgang in Strukturverformungen, d.h. die früher als Verlaufstypen 5, 10, 13, 19 und 22 (s. S. 185) bezeichneten Typen zusammengefaßt. In sieben Fällen ist der Verlauf primär phasisch, dann schubförmig; von Anfang an schubförmig ist die Verlaufsweise bei 18, primär einfach bei sechs Patienten. Auch dieser Typ ist mit 6,2% (31 Fälle), davon 15 mit Ausgang in Strukturverformung ohne Psychose und 16 mit Ausmündung in Strukturverformung mit Psychose relativ selten; der Typ ist bei Männern mit 5,7% und bei Frauen mit 6,5% etwa gleich häufig. Die Rate sozialer Heilungen liegt hier mit 51,6% erstmals unterhalb der durchschnittlichen Quote des Gesamtkollektivs (56,2%). Bei den Verläufen mit Ausgang in residuale Strukturverformungen *ohne* Psychose ist die soziale Heilungsrate mit 60% (9 von 15 Fällen) deutlich günstiger als bei Ausgang in Strukturverformungen *mit* Psychose mit 43% (7 von 16 Fällen). Dies entspricht der Erwartung, da, wie wir bereits zeigten (s. S. 165), psychotische Entäußerungen die soziale Prognose ungünstig beeinflussen (s. a. S. 216).

Im einzelnen finden sich unter den sieben Patienten mit primär phasischer Verlaufsweise drei Strukturverformungen ohne Psychose und vier mit Strukturverformungen mit Psychose zur Zeit der Spätkatamnese. Unter den 18 Patienten mit primär schubförmigem Verlauf zeigen acht eine Strukturverformung ohne und 10 eine Strukturverformung mit Psychose. Die sechs primär einfachen Verläufe boten bei der Nachuntersuchung in je drei Fällen das Bild einer Strukturverformung ohne bzw. mit Psychose. Bei den primär phasischen Verläufen handelt es sich bei zwei Fällen um nur eine Phase, bei vier Fällen um 2-3 Phasen und in einem Fall um 12 Phasen, die abliefen, ehe ein Schub mit Ausgang in Strukturverformung auftrat. Die primär schubförmigen Verläufe boten durchschnittlich 2,9 Schübe; vier Patienten zeigten nur einen Schub, acht zwei Schübe, vier Patienten 3-6 Schübe und die restlichen zwei Patienten 8 bzw. 12 Schübe.

Die durchschnittliche Verlaufsdauer beim Verlaufstyp VII beträgt 24,7 Jahre. Beim Gros der Patienten, nämlich bei 87,1% (27 Fälle), stellt die Strukturverformung einen zumindest seit 5 Jahren und mehr stabilen Zustand dar. Die strukturelle Verformung trat durchschnittlich im 6. Krankheitsjahr, bei den Frauen etwas früher (5. Krankheitsjahr) als bei den Männern (7. Krankheitsjahr) in Erscheinung.

Harro H. (Fall 12). Schon immer gehemmt und ängstlich, sensibel, einzelgängerisch und „voller Minderwertigkeitskomplexe." Der Patient besuchte bis zur Untersekunda das Gymnasium und wurde anschließend landwirtschaftlicher Lehrling. Seit dem 20. Lebensjahr zunehmende Wesensänderung mit Denkstörungen. Mit 21 Jahren wird er unter der Diagnose „schizoide Psychopathie" erstmals in einer Nervenklinik untersucht und ungebessert wieder entlassen. In den folgenden Monaten treten zu den mehr oder minder uncharakteristischen Störungen (depressive Verstimmung, Denk- und Konzentrationsstörungen) Eigenbeziehungen und schizophrene Affekt-, Kontakt- und Ausdrucksstörungen. In der Nervenklinik in Bonn diagnostiziert Gruhle eine Schizophrenie. Vom 23. bis 34. Lebensjahr noch sechsmal wegen Exacerbationen der Psychose mit katatoner Erregung in stationärer Behandlung. Nach den Klinikentlassungen versucht der Patient vergeblich, beruflich wieder Fuß zu fassen; er gibt seine Stellung jeweils nach kurzer Zeit wieder auf. Zwar absolviert er noch nach Ausbruch der Erkrankung eine Landbauschule und legt sein Examen ab; doch arbeitet er später nicht in seinem Beruf, sondern als Milchkontrolleur, Gärtnergehilfe und Fabrikarbeiter. Im 40. Lebensjahr wird er invalidisiert. Das Zustandsbild ist vom 33. Lebensjahr an bis zur Katamnese im 41. Lebensjahr weitgehend stationär. Der Patient lebt vorrangig weltverbesserischen und missionarischen Ambitionen, verläßt das Elternhaus und zieht in ein Arbeiterviertel, um dort „Mensch zu sein". Er versorgt seinen Haushalt selbst und hilft gelegentlich bei der Inneren Mission. – Bei der *Katamnese* fällt eine inadäquate Affektivität und eine seltsam gewählte und gestelzte Ausdrucksweise mit ungewöhnlichem Satzbau auf. Produktiv-psychotische Phänomene sind, abgesehen von einigen festgehaltenen paranoiden Inhalten, z.B. daß alte Nazis seine Wiederbemündigung hintertreiben, nicht zu eruieren. Er leide unter der Ablehnung durch die Gesellschaft und habe zu seinen Angehörigen eher ein kühles Verhältnis. Auffallend ist auch eine Schwäche der gedanklichen Intentionalität mit Neigung zu unpointiertem, verschwommenem Denken. – Allmählich seit dem 20. Lebensjahr einsetzender Wesenswandel mit zwischen dem 23. und 34. Lebensjahr auftretenden psychotischen Exacerbationen; etwa seit dem 13. Krankheitsjahr Syndrom einer Strukturverformung ohne psychotische Symptomatik, das in den folgenden 8 Jahren bis zur Katamnese persistiert.

Hanna B. (Fall 412). Die Patientin, in deren Familie endogene Depressionen und Schizophrenien bekannt sind, war prämorbid synton und unauffällig. Nach Abgang von der Unterprima Ausbildung als medizinisch-technische Assistentin. Im 30. Lebensjahr erstmals vorwiegend depressiv-paranoid gefärbte psychotische Manifestation. Mit 31 Jahren erste stationäre Behandlung wegen paranoid-halluzinatorischer Psychose mit Leibhalluzinationen, Wahnwahrnehmungen, Wahneinfällen, katatoner Erregung sowie Denk- und Ausdrucksstörungen. Nach Elektrokrampfbehandlung weitgehend gebessert. Schon nach einigen Monaten ist wegen eines psychotischen Rezidivs erneut stationäre Behandlung notwendig. Die produktiven Symptome mit Erlebnisweisen 1. und 2. Ranges persistieren in den folgenden 10 Jahren; zeitweilig tritt ein endogen-depressives Syndrom mit Schuldgefühlen und Vitalstörungen in den Vordergrund. Vom 34. bis 37. Lebensjahr liegt die Patientin mit Klagen über vielfältige Leibgefühlstörungen untätig zu Bett. Nach stationärer Behandlung im 41. Lebensjahr Abklingen der produktiven Symptomatik; es bleibt eine Strukturverformung ohne Psychose zurück. – Bei der *Nachuntersuchung* im 51. Lebensjahr sind produktiv-psychotische Symptome oder Zeichen einer Potentialreduktion nicht zu eruieren. Die Patientin macht zunächst den Eindruck einer betriebsamen, resoluten Frau, wirkt etwas schnoddrig und distanzlos und in ihren Affektäußerungen überschießend und leicht enthemmt. Sie spricht sehr gewählt und läßt in ihre Diktion laufend französische Vokabeln einfließen. Seit Erkrankungsbeginn hat sie nicht mehr gearbeitet. Sie bewohnt mit ihrem alten Vater ein eigenes Haus, das sie selbst versorgt. Sie betreut den Vater, außerdem Kinder von Freunden und verwaltet einige Grundstücke und Häuser. Sie gibt an, sich künftig auch kommunalpolitisch betätigen zu wollen. – Seit dem 30. Lebensjahr schubförmige Psychose; im 11. Krankheitsjahr wird eine Strukturverformung ohne produktive Symptombildungen erkennbar, die im 51. Lebensjahr bei der Katamnese seit ca. 10 Jahren ohne Schwankungen oder erneute psychotische Rezidive fortbesteht.

Ilse F. (Fall 374). Der ältere Bruder war nach einem Suicidversuch wegen einer coenästhetisch gefärbten Psychose in stationärer psychiatrischer Behandlung. Die prämorbid unauffällige Patientin arbeitet nach der Mittleren Reife als Kindergärtnerin. Im 41. Lebensjahr Manifestation einer paranoidhalluzinatorischen Psychose, die bis zur Nachuntersuchung im 23. Krankheitsjahr nicht remittiert. Mit 49 Jahren stationäre Behandlung mit kombinierter Elektrokrampf-Insulinschock-Therapie. Bei der Entlassung nur vorübergehende Besserung und kurzfristiges Zurücktreten der produktiven Symptome. In den folgenden 15 Jahren bis zur Nachuntersuchung (1973) persistieren Wahngedanken und akustische Halluzinationen. – Bei der *Spätkatamnese* im 64. Lebensjahr wirkt die Patientin im Gespräch über neutrale Themen streckenweise weitgehend unauffällig. Berührt man die psychotischen

Inhalte, wird sie verschlossen und abweisend, mißtrauisch und unwirsch. Vom Bruder werden zahlreiche Verschrobenheiten geschildert, die seit mehr als 20 Jahren bestehen. Zum Beispiel pflückte sie das Obst stets grün und wartet darauf, bis es auf einem Tablett in bestimmter Weise ausreife. Den Garten teile sie in grabähnliche Parzellen, auf denen sie Unkraut u.ä. ziehe. Aus Angst bestohlen zu werden, verließ sie seit Jahren das Haus nicht mehr. Sie äußert, fremde Personen würden Dachbalken, Möbel usw. „ausbolzen." Sie ist ungepflegt und nachlässig gekleidet, im sprachlichen Ausdruck verschroben mit Neologismen. Zeichen einer Potentialreduktion lassen sich subjektiv und auch objektiv nicht fassen. Die Patientin, die zusammen mit dem Bruder ein eigenes Haus bewohnt, versieht den Haushalt und betreut den älteren Bruder. – Einfacher Verlauf mit allmählichem Einsetzen einer paranoid-halluzinatorischen Psychose seit dem 41. Lebensjahr und Entwicklung einer psychotischen Strukturverformung etwa seit dem 4. Krankheitsjahr.

3.4.2.8 Verlaufstyp VIII: Einfach zu reinen Residuen

Im Verlaufstyp VIII wurden die Typen 17: einfache Verläufe zu reinen Residuen (12 Fälle – 2,4%), und 18: einfach zu reinen Residuen nach zweitem, positivem Knick (15 Fälle = 3%), zusammengefaßt. Der Verlaufstyp umfaßt 5,4% (27 Fälle) des Bonner Beobachtungsgutes und ist bei Männern mit 10,1% signifikant häufiger als bei Frauen mit nur 2,1%. Die soziale Heilungsrate liegt mit 48,1% kaum niedriger als bei Typ VII, doch schon deutlich unter der des Bonner Gesamtkollektivs (56,2%). Die Erkrankung verläuft entweder einfach-geradlinig zu – in sechs Fällen leichten und in vier Fällen mäßigen – reinen Residuen oder sie mündet nach einfachem Verlauf und zweitem, positivem Knick (mit Remission eines charakteristischen Residualzustandes) in einen leichten (10 Fälle) oder mäßigen (3 Fälle) reinen Residualzustand aus; schließlich können abortive coenästhetische Verläufe in ein Minimalresiduum (2 Fälle) oder in ein leichtes reines Residuum (2 Fälle) ausgehen. Am häufigsten ist demnach mit $^2/_3$ (18 Fälle) ein Ausgang in leichte reine Residualzustände, während immerhin $^1/_4$ (25,9% – 7 Fälle) bei der Spätkatamnese stärker ausgeprägte reine Residualzustände und nur 7,4% (2 Fälle) Minimalresiduen bieten. Die durchschnittliche Verlaufsdauer ist 22,9 Jahre. Bei 92,6% (25 Fälle) ist die Remission bei der Katamnese mehr als 5 Jahre stabil. Das durchschnittliche Lebensalter zur Zeit der Spätkatamnese liegt mit 45,6 Jahren etwas unter dem des Bonner Gesamtkollektivs.

Anton K. (Fall 351). Der prämorbid unauffällige Patient absolvierte nach Schulabschluß eine kaufmännische Lehre und arbeitete als kaufmännischer Angestellter. Nach einem 1 Jahr dauernden vegetativen Prodrom im 27. Lebensjahr Manifestation psychotischer paranoid-halluzinatorischer Symptomatik, die in den folgenden 8 Jahren fortbesteht. Im 28., 31. und 34. Lebensjahr stationäre Behandlung ohne wesentliche Beeinflussung der Psychose. Im 35. Lebensjahr kommt es unter Abklingen der produktiv-psychotischen Phänomene zur Remission auf einen leichten reinen Residualzustand. Der Patient kann jetzt wieder arbeiten, doch nicht mehr in seinem früheren Beruf, sondern nur als Hilfsgärtner. Im 38. Lebensjahr psychotische Remanifestation, die spontan ohne Behandlung auf den Status quo ante, d.h. ein leichtes reines Residuum remittiert. Der Patient verrichtet seither Zubringerarbeiten in einer Schuhfabrik, eine Tätigkeit, bei der er das Arbeitstempo selbst bestimmen kann. – Bei der *Katamnese* im 52. Lebensjahr berichtet er über rasche Ermüdbarkeit, erhöhte Erregbarkeit, Mangel an Ausdauer und Belastungsfähigkeit, schlechten Schlaf, Konzentrationsstörungen und über Coenästhesien, die vor allem in Stunden bis Tage andauernden Paroxysmen auftreten. Er habe nicht mehr die Initiative und Energie wie vor der Erkrankung und könne im Beruf nicht mehr das Gleiche leisten wie früher. Bei der Exploration zeigt er keine Auffälligkeiten hinsichtlich Affektivität und Ausdruck. Bei der Beschwerdeschilderung verliert er sich oft in Einzelheiten und ist in seinem formalen Denkablauf etwas unpointiert. Es fehlt ihm an Frische, Unmittelbarkeit und Spontaneität. – Nach einem Prodrom entwickelt sich im 27. Lebensjahr allmählich eine 8 Jahre lang ohne Unterbrechung andauernde paranoid-halluzinatorische Psychose, die im 35. Lebensjahr im Sinne eines zweiten, positiven Knicks auf ein leichtes reines Residuum remittiert, das bis zur Katamnese im 52. Lebensjahr im wesentlichen, abgesehen von einem kurzen psychotischen Rezidiv mit 38 Jahren, unverändert und mit befriedigender sozialer Anpassung persistiert.

Josef H. (Fall 80). Der von Haus aus schüchterne und etwas kontaktarme Patient arbeitet nach der Volksschule als Bergmann. Seit dem 20. Lebensjahr entwickelt sich eine blande Wesensänderung nach Art einer „Dementia simplex". In den folgenden Jahren arbeitet er zwar die ganze Zeit weiter als Bergmann bzw. Bauarbeiter, wechselt jedoch häufig die Stellen und hat in dieser Zeitspanne 30 verschiedene Arbeitsplätze. Im Krieg wird er zur Wehrmacht eingezogen. Die Diagnose einer endogenen Psychose wird nicht gestellt. Im 46. Lebensjahr erstmals im zeitlichen Zusammenhang mit einem Arbeitsunfall produktiv-psychotische Symptome, u.a. akustische und optische Halluzinationen, Wahnwahrnehmungen, Wahneinfälle, Coenästhesien und schizophrene Affekt-, Kontakt- und Ausdrucksstörungen neben vegetativen Dysregulationen. In der Nervenklinik wird er nicht behandelt, weil man einen schon lange bestehenden therapierefraktären „schizophrenen Defektzustand" annimmt. Die produktive Psychose persistiert in den folgenden 8 Jahren; nach seinem eigenen und dem Bericht der Angehörigen lag er in dieser Zeit wegen „allgemeiner Schwäche" praktisch 7 Jahre lang im Bett und war nicht imstande, irgendeine Tätigkeit auszuüben. Er wird wegen eines schizophrenen Defektzustandes invalidisiert. Im 54. Lebensjahr klingt die produktiv-psychotische Symptomatik ab; es bleibt ein leichter reiner Residualzustand, so daß man von einem zweiten, positiven Knick 34 Jahre nach Einsetzen der Erkrankung sprechen kann. In den folgenden Jahren unterstützt er seine Frau im Haushalt und macht kleinere Handreichungen bei Nachbarn. – Bei der *Nachuntersuchung* im 62. Lebensjahr berichtet er über rasche Ermüdbarkeit und erhöhte Beeindruckbarkeit durch Ereignisse verschiedener Art, auch solche, die nicht ihn selbst betreffen; er sei im Gegensatz zu früher wetterempfindlich und könne bestimmte Speisen nicht mehr ertragen. Zeitweilig leide er unter „unheimlichen Schmerzen" in der Magenwandung. Während der Exploration wirkt er nicht schizophren, allenfalls im Ausdruck gelegentlich leicht geziert und pathetisch. – Seit dem 20. Lebensjahr allmählich einsetzender blander Wesenswandel; erst im 46. Lebensjahr durch Unfall ausgelöste, 8 Jahre andauernde paranoid-halluzinatorische psychotische Manifestation; dann zweiter, positiver Knick mit Remission auf reines Residuum, das seit nunmehr 8 Jahren ohne wesentliche Schwankungen andauert.

3.4.2.9 Verlaufstyp IX: Mit mehreren Schüben zu reinen Residuen

Bei Verlaufstyp IX, der dem alten Verlaufstyp 8 entspricht, kommt es nach durchschnittlich 4,5 Schüben, dabei am häufigsten nach 2, 4 oder 5 Schüben zu einer dauerhaften Remission auf Minimalresiduen (11 Fälle), leichte (43 Fälle) oder mäßige reine Residualsyndrome (11 Fälle). Die Residualsyndrome sind nur bei 43,7% mehr als 5 Jahre stabil; bei diesem Verlaufstyp zeigen also die Mehrzahl der Patienten zur Zeit der Spätkatamnese noch weniger als 5 Jahre stabile oder unstabile Remissionen. Die Verlaufsdauer beträgt durchschnittlich 19,3 Jahre. Der Verlaufstyp umfaßt 12,9% des Bonner Beobachtungsgutes (65 Fälle) und ist bei Männern mit 15,8% (33 Fälle) häufiger, doch nicht signifikant häufiger als bei Frauen mit 10,9% (32 Fälle). Die soziale Heilungsrate beträgt nur noch 44,6%.

Gertrud Sch. (Fall 33). Ein Bruder der Mutter der Patientin war mit einer Schizophrenie in einem psychiatrischen Krankenhaus und verstarb dort; eine Schwester der Mutter und die Mutter des Vaters der Patientin litten an diagnostisch unklaren endogenen Psychosen. Die Patientin selbst war prämorbid nicht auffällig und arbeitete nach der Schulentlassung als Dolmetscherin bei einer Landesregierung. Im 27. Lebensjahr kommt es nach einem ca. 9 Monate dauernden vegetativ-coenästhetischen Prodrom zur ersten psychotischen Manifestation mit paranoider Symptomatik in Form von Wahneinfällen, Wahnwahrnehmungen sowie schizophrenen Denk- und Affektstörungen. Nach etwa ½ Jahr spontanes Abklingen der produktiven Symptome; zurück bleibt ein Minimalresiduum. Im 28. Lebensjahr psychotische Remanifestation mit Gedankenabbrechen, sensorischen Störungen, Schlaf- und Appetitanomalien, gustatorischen Halluzinationen, Wahngedanken, Wahnwahrnehmungen, schizophrenen Ichstörungen, katatonem Stupor und Bewegungsstereotypien. Mit ausgeprägter Wahnstimmung wegen suicidaler Impulse stationär aufgenommen. Nach kombinierter Schockbehandlung wenig gebessert nach 4 Monaten entlassen. Nach einem halben Jahr Exacerbation mit einer Fülle von Erlebnisweisen 1. und 2. Ranges sowie Affekt- und Ausdrucksstörungen. Im Verlauf einer über 3jährigen stationären Behandlung allmähliches Abklingen der psychotischen Symptome. Nach der Krankenhausentlassung im 34. Lebensjahr 2 Jahre lang asthenisches Basisstadium, das sich bis auf ein Minimalresiduum zurückbildete. Die inzwischen invalidisierte Patientin arbeitet in der elterlichen Gärtnerei, später als Sekretärin in einem Krankenhaus und seit dem 40. Lebensjahr zusätzlich halbtags als Auslandskorrespondentin. – Bei der *Katamnese* im 45. Lebensjahr berichtet sie, daß sie sich nicht überfordern dürfe, sonst habe sie hartnäckige Schlafstörungen; ohne regelmäßige und vollständige Nachtruhe gerate sie aus dem Geleis. Sie sei beeindruckbarer, habe weniger Ausdauer und Durchhaltevermögen, Spannkraft und Konzentration als früher. Die Freude an der Natur sei nur noch ein schwacher Abglanz von früher; auch könne sie z.B. Lyrik nicht mehr so erleben wie vorher und nicht mehr die gleichen intensiven Gefühle für die Angehörigen aufbringen wie vor ihrer Erkrankung. Sie habe an Selbstbewußtsein eingebüßt und sei pessimistischer als früher. Manchmal sei es mit Tatkraft und Lebensmut besser und dann wieder wochenlang schlechter. Alle diese Beschwerden seien schon nach dem ersten Aufflackern der Erkrankung vor 18 Jahren zurückgeblieben. Die von der in Ausdruck und Emotionalität nicht auffälligen Patientin geschilderten Züge einer Potentialreduktion sind testpsychologisch objektivierbar. – Nach der psychotischen Erstmanifestation mit 27 Jahren Remission auf Minimalresiduum; nach zweiter psychotischer Manifestation mit 28 Jahren persistiert die Psychose 4 Jahre lang und remittiert dann über ein asthenisches Basisstadium wieder auf ein Minimalresiduum, das unverändert mit geringen Schwankungen bis zur Nachuntersuchung im 45. Lebensjahr nachweisbar ist.

Erika D.-C. (Fall 338). Die Patientin, jüngste Tochter eines Fabrikbesitzers, wird prämorbid als etwas ängstlich und sensibel, dabei ruhig und gewissenhaft geschildert. Sie sei das Musterkind und die Musterschülerin unter den Geschwistern gewesen. Nach dem Abitur Volkswirtschaftsstudium bis zur Heirat. Im 24. Lebensjahr während des Studiums einige Wochen anhaltendes uncharakteristisches Vorpostensyndrom mit Reizbarkeit, Konzentrationsstörungen, Leistungsminderung und Angstgefühlen. Im 25. Lebensjahr (1943) erste paranoid-halluzinatorische psychotische Manifestation, die bei ambulanter Behandlung nach wenigen Wochen auf ein Minimalresiduum remittiert. Sie kann jetzt das Klima in Schweden, wohin sie nach der Heirat umzog, nicht vertragen, ist „nervlich schlecht dran", kommt mit dem Haushalt wegen einer allgemeinen Leistungsminderung nicht mehr zurecht, leidet an Angstzuständen, u.a. im Sinne einer Agoraphobie. In den folgenden Jahren immer wieder kurzfristige Exacerbationen der Psychose mit Symptomen 1. und 2. Ranges, die nach ambulanter nervenärztlicher Behandlung jeweils wieder abklingen. Im 32. Lebensjahr während der Ehescheidung Remanifestation mit Wahneinfällen, Denkzerfahrenheit, Willensbeeinflussung, schizophrenen Ausdrucksstörungen und suicidalen Impulsen. Nach stationärer Behandlung mit Elektrokrampf erneut Remission auf Minimalresiduum. Vom 34. bis 46. Lebensjahr noch acht stationär behandelte psychotische Rezidive, die zunächst noch jeweils auf ein Minimalresiduum remittieren. Seit dem 38. Lebensjahr nehmen die Zeichen der reinen Defizienz zu und es besteht nunmehr ein leichter reiner Residualzustand. Nach der Ehescheidung noch vorübergehend berufstätig; später versorgt sie nur noch ihren eigenen Haushalt. Seit dem 46. Lebensjahr nicht mehr psychotisch, doch wegen der durch die dynamische Insuffizienz bedingten Beschwerden in regelmäßiger nervenärztlicher Behandlung. – Bei der *Spätkatamnese* im 53. Lebensjahr berichtet die Patientin, daß sie schon nach der ersten Erkrankung mit 25 Jahren eine Leistungsminderung bemerkte, die seit dem 38. Lebensjahr sich verstärkte. Der innere Schwung sei nicht mehr da, sie habe ein vorher nicht gekanntes Ruhebedürfnis. Bei der Hausarbeit müsse sie sich zwischendurch immer wieder ausruhen, sonst werde es ihr zu viel. Handarbeiten könne sie gar nicht mehr machen, weil sie hinterher aufgewühlt sei und nicht schlafen könne. Sie sei auch sehr wetterfühlig, könne bei Hoch- und Tiefdruck nicht schlafen. Ein Aufenthalt in überfüllten Zügen oder Omnibussen sei ihr unmöglich, da sei sie zu empfindlich. Wegen der Beschwerden habe sie sich zurückgezogen, pflege kaum Bekanntschaften; Gesellschaften würden sie aufwühlen und ihr den Schlaf rauben. Eigentlich habe sie keine Schwierigkeiten, Kontakt zu finden; aber wegen der nach Kontakten auftretenden Störungen sei sie gezwungen, den Kontakt zu anderen Menschen zu vermeiden („sekundärer Autismus", s. S. 129). Mit derartigen Beschwerden habe sie als junges Mädchen überhaupt nichts zu tun gehabt, damals sei sie im Vergleich zu später tatkräftig und leistungsfähig gewesen. – Die allein lebende, äußerlich sehr gepflegte Patientin berichtet präzis und anschaulich. In Affekt, Kontakt und Ausdruck ist sie nicht auffällig; ihren früheren psychotischen Inhalten steht sie kritisch distanziert gegenüber. Sie kennt auch ihre Diagnose und akzeptiert sie. – Nach einem Vorpostensyndrom im 24. Lebensjahr psychotische Erstmanifestation, die auf ein Minimalresiduum remittiert; in den folgenden 21 Jahren noch mehrere psychotische Rezidive, die seit dem 38. Lebensjahr auf einen leichten reinen Residualzustand zurückgehen, der bis zur Katamnese im 53. Lebensjahr unverändert fortdauert.

Martin H. (Fall 53). Der Patient galt prämorbid als still, brav und folgsam, etwas empfindlich und weich. Nach der Schulentlassung und einer Lehre als Pflasterergeselle im väterlichen Tiefbauunternehmen tätig. Im 18. Lebensjahr, nach der Rückkehr aus der Kriegsgefangenschaft, fällt er durch eine zunehmende Wesensänderung mit Gehemmtheit und überspanntem religiösem Verhalten auf. Er wird immer stiller, verschlossener und abgesonderter und versagt in seinem Beruf. Im 19. Lebensjahr erste, vorwiegend paranoide psychotische Manifestation mit religiösem Wahn. Diese veranlaßt ihn auch, seinen Beruf aufzugeben und mit dem Ziel, Diakon zu werden, in Bethel zu arbeiten. Nach 1 ½ Jahren wird er dort wegen unzureichender Leistungen nicht weiter beschäftigt. Im 23. Lebensjahr Zunahme der Leistungsinsuffizienz, Klagen über uncharakteristische Denkstörungen, Leibgefühlstörungen mit Bannungszuständen (s. S. 128), dann manisch-glückhafte Verstimmung, schizophrene Ichstörungen, Wahneinfälle und Bewegungsstereotypien. Durch stationäre Behandlung gebessert; nach einer weiteren stationären Behandlung mit der Diagnose „chronische Schizophrenie" entlassen. Allmählich klingen die produktiv-psychotischen Symptome und katatonen Bewegungsstörungen ab. Nach einem jahrelangen Basisstadium bessert sich im 28. Lebensjahr die Leistungsfähigkeit und es kommt zu einer Remission auf ein leichtes reines Residuum. Er arbeitet wieder im alten Beruf im väterlichen Geschäft und legt mit 30 Jahren die Meisterprüfung im Straßenbau ab. – Bei der *Katamnese* im 41. Lebensjahr nach 22jähriger Verlaufsdauer berichtet er, daß seine Beschwerden in den letzten 13 Jahren gleichgeblieben seien. Er leide besonders bei warmem Wetter an Mattigkeit und Erschöpfbarkeit. Er sei vergeßlicher, auch ein richtiger Einzelgänger geworden, habe im Umgang mit anderen Menschen Hemmungen. In der linken Brustseite Beklemmungsanwandlungen mit eigenartigem Ziehen und Taubheitsgefühle besonders im linken Bein (Coenästhesien). Er könne schlechter schlafen, habe nicht mehr so viel Selbstvertrauen wie früher. Im Winter fühle er sich besser als im Sommer und Herbst. Im Laufe der Jahre habe er gelernt, wie er seine Leistungsfähigkeit etwas verbessern könne. Nach Aussage der Angehörigen ist er sehr zurückgezogen und habe auch in der Familie wenig Kontakte. Auffallend sei ein häufiges Auf-der-Stelle-Treten und eigenartige ruckartige Bewegungen mit Schultern, Kopf und Armen. – Nach einem Jahre dauernden Prodrom psychotische Erstmanifestation mit 19 Jahren; nach zweimaliger stationärer Behandlung allmähliches Abklingen der psychotischen Symptomatik im 28. Lebensjahr und Remission auf ein reines Residuum mit schizophrenieverdächtigen, der Potentialreduktion zuzurechnenden Zügen (offenbar nicht mehr rückbildungsfähige Affekt-, Kontakt- und Ausdrucksstörungen); dieser Zustand besteht bei voller Erwerbstätigkeit im erlernten Beruf seit nunmehr 13 Jahren ohne wesentliche Schwankungen.

3.4.2.10 Verlaufstyp X: Schubförmig zu gemischten Residuen

Dieser Typ ist bei Männern mit 8,6% (18 Fälle) etwas seltener als bei Frauen mit 10,2% (30 Fälle); 9,6% (48 Fälle) des Bonner Beobachtungsgutes (und zwar die alten Typen 6, 11 und 12) gehören hierher. Der Verlaufstyp ist dadurch gekennzeichnet, daß in der Regel, nämlich bei 42 von 48 Patienten (87,5%), nach einem primär schubförmigen Verlauf mit mehreren Schüben ein gemischter Residualzustand resultiert, der in 60,4% (29 Fälle) leicht und in 27,1% (13 Fälle) mäßig ausgeprägt ist. Bei sechs Patienten (12,5%) entwickelte sich der gemischte Residualzustand nach einem primär phasenhaften und erst später schubförmigen Verlauf. Bei sieben Patienten (14,6%), bei denen das Syndrom einer typisch schizophrenen Defektpsychose sich noch auf einen gemischten Residualzustand zurückbildete, nachdem es 10-17 Jahre lang bestanden hatte, kann man von einem zweiten, positiven Knick sprechen.

Das Bild einer typisch schizophrenen Defektpsychose bestand in je einem Fall 10, 12 bzw. 14 Jahre lang, in zwei Fällen 15 Jahre und in je einem Fall 16 bzw. 17 Jahre lang, ehe unter Zurücktreten der psychotischen Züge eine Remission auf ein gemischtes Residuum eintrat.

Der gemischte Residualzustand stellt bei fast $^2/_3$ einen mehr als 5 Jahre stabilen Zustand dar; bei $^1/_3$ ist der Zustand mehr als 10 Jahre stabil. Die durchschnittliche Verlaufsdauer beträgt 22,5 Jahre; das durchschnittliche Lebensalter zur Zeit der Spätkatamnese liegt mit 53 Jahren höher als im Bonner Gesamtkollektiv (49 Jahre). Die Rate sozialer Heilungen ist im Vergleich zu Verlaufstyp IX erheblich, nämlich von 44,6% auf nur 25% (12 Patienten) abgesunken. Der Verlaufstyp X, bei dem im Unterschied zu den Verlaufstypen I-IX (abgesehen von den Strukturverformungen mit Psychose bei Verlaufstyp VII) erstmals nach außen hin in Erscheinung tretende psychotische Erlebnis- und Ausdruckssymptome den Residualzustand kennzeichnen, gehört zusammen mit den Typen XI und XII zur Gruppe der ungünstigen Verlaufstypen (s.S. 214 ff).

Herta F. (Fall 50). Die Großmutter mütterlicherseits beging Suicid. Prämorbid war die Patientin ernst und schwernehmend. Nach der Volksschule arbeitete sie als Näherin. Im 29. Lebensjahr durch Ehescheidung ausgelöstes, Wochen anhaltendes vegetatives Vorpostensyndrom. Im 31. Lebensjahr psychotische Erstmanifestation mit Wahneinfällen, ästhetischen Symptomen und schizophrenen Affekt- und Ausdrucksstörungen. Eine ambulante Behandlung bringt nur vorübergehende Besserung. Nach Exacerbation der Psychose mit schizophrenen Ichstörungen und Wahngedanken machen sich nach stationärer Behandlung neben der persistierenden psychotischen Symptomatik Zeichen einer reinen Defizienz bemerkbar. Mit 34 Jahren dritte psychotische Manifestation, wiederum mit schizophrenen Ichstörungen, Wahnerlebnissen und jetzt auch mit Coenästhesien und schließlich Leibhalluzinationen. Die Psychose remittiert nach stationärer Behandlung mit Elektrokrampf und nach einem längeren Basisstadium auf einen leichten gemischten Residualzustand. Die Patientin, die ihre anstrengende Tätigkeit als Näherin nicht mehr ausüben kann, arbeitet seither ohne Unterbrechung voll als Küchenhilfe (sozialer Remissionsgrad 1). – Bei der *Nachuntersuchung* im 52. Lebensjahr berichtet sie, daß ihr seit dem erstmaligen Auftreten der Psychose (31. Lebensjahr) die Arbeit viel schwerer falle als früher. Sie dürfe sich nicht anstrengen und müsse den Umgang mit Menschen meiden. Die natürliche Wärme im Umgang mit Angehörigen und Bekannten sei abhanden gekommen. Sie schildert zahlreiche, seit der Ersterkrankung zum Teil phasenhaft oder paroxysmal vorhandene Coenästhesien: Das Blut schieße ihr in die Adern, dann breite sich eine unheimliche Wärme, verbunden mit Schmerzen und Schwächegefühl, aus. In den Armen unheimliches Stechen. Neben leiblichen Beeinflussungserlebnissen und Akoasmen besteht ein hypochondrischer Wahn mit auch reziproken Ichstörungen: Das Blut gehe von ihr nach außen auf andere über; auch das von ihr empfundene Stechen übertrage sich auf andere Menschen, die sich dann kratzen müßten (hier kann man in Analogie zur Gedankenausbreitung von „Empfindungsausbreitung" sprechen). Die Patientin ist bei der Nachuntersuchung in Affekt, Kontakt und Ausdruck nicht merkbar verändert; der Rapport mit der emotional gut schwingungsfähigen Frau ist befriedigend. – Nach Vorpostensyndrom mit 29 Jahren remittiert die erste psychotische Manifestation im 31. Lebensjahr auf einen leichten gemischten Residualzustand, der auch nach psychotischen Rezidiven mit 32 und 34 Jahren zurückbleibt und bis zur Nachuntersuchung im 52. Lebensjahr persistiert.

Elisabeth St. (Fall 474). Die Patientin wird vor der Erkrankung als ruhig, schüchtern und ängstlich, empfindlich und ungewöhnlich korrekt, dabei stets einzelgängerisch und ohne Interesse für Tanzvergnügen und andere Gesseligkeiten geschildert. Sie arbeitet nach der Schule als Büroangestellte im einem Pfarrbüro. Im 29. Lebensjahr (1946) psychotische Erstmanifestation mit wahnhafter Symptomatik 1. und 2. Ranges und gleichzeitiger depressiver Verstimmung mit Selbstvorwürfen und Depersonalisationserlebnissen. Nach Elektrokrampfbehandlung gut gebessert aus stationärer Behandlung entlassen; doch ist sie den Anforderungen im früheren Beruf nicht mehr gewachsen; offenbar machen sich schon jetzt die Symptome einer reinen Defizienz bemerkbar. Sie wird invalidisiert und ist in den folgenden Jahren als Haushaltshilfe bei Verwandten tätig. Mit 36 Jahren psychotisches Rezidiv mit akustischen Halluzinationen und katatonen Störungen mit Wechsel von Erregung und Stupor. Auch nach der Klinikentlassung persistieren in den folgenden Jahren die psychotischen Symptome neben den erlebnismäßigen und phänomenalen Aspekten der reinen Defizienz. Seit dem 45. Lebensjahr kommt es unter erstmals durchgeführter ambulanter neuroleptischer Behandlung zu einem zweiten, positiven Knick mit Zurücktreten der psychotischen Symptome und besserer sozialer Anpassung. – Bis zur Nachuntersuchung im 55. Lebensjahr bietet die Patientin das weitgehend stationäre Zustandsbild eines mäßig ausgeprägten gemischten Defizienzsyndroms. Bei der Exploration erscheint sie ohne Wärme und Herzlichkeit, konventionell-höflich mit starrer Mimik und deutlicher emotionaler Modulationsschwäche. Die in Verhalten und Ausdruck ohne weiteres faßbaren Zeichen der Potentialreduktion werden nur in geringem Umfang subjektiv wahrgenommen. Die Patientin berichtet über gelegentlich auftretende Akoasmen und geformte akustische Halluzinationen. Auch nach dem Bericht der Angehörigen deutliche Einbußen an Spontaneität, Initiative und Providenz. Sie helfe im Haushalt mit, sei aber rasch ermüdbar und erschöpfbar und nicht imstande, von sich aus ausdauernd etwas zu arbeiten. Schwester und Mutter bezeichnen sie als „großes, braves Kind." – Nach der ersten psychotischen Manifestation im 29. Lebensjahr Teilremission wohl auf leichtes reines Residuum. Nach psychotischem Rezidiv mit 36 Jahren 9 Jahre lang Bild einer typisch schizophrenen Defektpsychose; unter neuroleptischer Dauerbehandlung seit dem 45. Lebensjahr Remission auf einen 10 Jahre später noch unverändert fortbestehenden mäßiggradigen gemischten Defizienzzustand (Typ 11).

3.4.2.11 Verlaufstyp XI: Schubförmig-einfach oder primär einfach zu gemischten Residuen

Als Verlaufstyp XI sind die früheren Verlaufstypen 15, 20 und 21 (s. S. 185) zusammengefaßt. Im Unterschied zum Verlaufstyp X ist hier die Verlaufsweise von Anfang an (22 Patienten = 61,1%) oder nach initial schubförmigem Verlauf (14 Fälle = 38,9%) einfach, während der Ausgang, wie beim Verlaufstyp X, ein hier allerdings überwiegend (26 Fälle = 72,2%) stärker ausgeprägter gemischter Residualzustand ist. Entsprechend ist auch die soziale Heilungsrate mit 8,3% (nur 3 Fälle) noch schlechter als bei Verlaufstyp X mit 25%. Der Verlaufstyp XI wird bei 7,2% (36 Fälle) der 502 Bonner Probanden und bei Männern mit 9,6% (20 Fälle) häufiger als bei Frauen mit nur 5,5% (16 Fälle) beobachtet.

Auch die initial schubförmig und dann erst einfach verlaufenden, hierher gehörigen schizophrenen Erkrankungen führten überwiegend, nämlich in 10 von 14 Fällen zu einem mäßiggradigen und nur bei vier Fällen zu einem leichten reinen Residualzustand; bei den von Anfang an einfachen Verläufen finden sich bei 16 von 22 Fällen bei der Spätkatamnese mäßige und in sechs Fällen leichte reine Residuen. Bei sechs Patienten (16,6%) trat die Remission auf einen mäßigen (5 Fälle) oder leichten (1 Fall) gemischten Defektzustand im Rahmen eines *zweiten, positiven Knicks*, d.h. nach jahrelangem Bestehen des Syndroms einer typisch schizophrenen Defektpsychose ein.

Die durchschnittliche Verlaufsdauer des Verlaufstyps XI liegt mit 23,7 Jahren geringfügig über der des Bonner Gesamtkollektivs, während das durchschnittliche Lebensalter zur Zeit der Spätkatamnese mit 48 Jahren etwas niedriger ist als in der Gesamtpopulation von 502 Bonner Patienten. Bei 66,7% stellt das gemischte Residualsyndrom einen seit mehr als 5 Jahren stabilen Zustand dar; dabei handelt es sich bei 11 Patienten um einen mehr als 10 Jahre und bei drei Patienten um einen mehr als 20 Jahre stabilen „Endzustand."

Eva Sch. (Fall 66). Zwei blutsverwandte Tanten litten an einer Schizophrenie. Die Patientin selbst war prämorbid immer schon „nervös" und „zappelig." Nach zwei erlebnisreaktiv ausgelösten, jeweils Wochen anhaltenden depressiv-pseudoneurasthenischen Vorpostensyndromen im 24. und 35. Lebensjahr im 38. Lebensjahr 6 Wochen nach der zweiten Geburt erste psychotische Manifestation, u.a. mit vegetativen Störungen, Coenästhesien, Depersonalisationserlebnissen und optischen Halluzinationen. Die nach stationärer Behandlung eingetretene Remission hält nur wenige Wochen an; erneute Aufnahme wegen katatonen Stupors. Nach Remission Klagen über quälende Coenästhesien: Ihre inneren Organe seien zu eng und zu kurz, in der Zunge ein komisches Gefühl, die Zunge stehe zu hoch, zu weit rechts; im Körper ein Leichtigkeits-, Leere- und Völlegefühl, ein Hämmern oder ein rutschendes Gefühl im Rücken. Im Kopf sei alles lose, bestimmte Organe fehlten, überall ein komisches Druckgefühl. Das Hautgefühl sei ganz anders, die Haut fehle, sei abgezogen, vor Schmerzen könne sie es nicht aushalten. Dieser durch Coenästhesien der Stufe 2 charakterisierte Zustand kann durch kombinierte Schocktherapie jeweils nur passager beeinflußt werden. Erst nach einer neuroleptischen Behandlung im 43. Lebensjahr anhaltende Besserung und Remission auf ein leichtes gemischtes Residuum, das in den folgenden Jahren mit geringen Schwankungen andauert. — Bei der *Katamnese* im 55. Lebensjahr berichtet die Patientin über eine seit Erkrankungsbeginn vorhandene rasche Ermüdbarkeit. Sie könne nicht mehr viel verkraften, in Gesellschaft nicht mehr so mitmachen, sei leicht irritierbar und dürfe sich nicht anstrengen. Die Energie von früher habe sie lange nicht mehr. Zwischen den Arbeiten müsse sie sich immer ausruhen, so auch hier während der Testuntersuchung bei der Psychologin. Sie sei hilflos und abhängig von ihrem Mann geworden. Sie schildert vielfältige Leibgefühlstörungen: Im Kreuz eine schwere Last, die sie nachschleppen müsse, dann wieder ein Leichtigkeitsgefühl; im Rücken ein Gefühl, als ob etwas nicht angewachsen wäre und herunterhänge; im Gehirn ein eigenartiger Druck, im Leib ein Fremdkörpergefühl usw. Außerdem lassen sich Anankasmen, optische und Leibhalluzinationen nachweisen. Nach den Angaben der Angehörigen sei ihr Spontaneität und Unternehmungsgeist von früher abhanden gekommen; sie könne nur noch mit Mühe und mit Hilfe der Tochter ihren 3-Personen-Haushalt versorgen. In Ausdruck und Affektivität erscheint sie nicht schizophren verändert. — Nach zwei Vorpostensyndromen im Alter von 24 und 35 Jahren seit dem 38. Lebensjahr zunächst schubförmiger, dann einfacher Verlauf mit Entwicklung eines leichten gemischten Residualzustandes, der bis zur Katamnese im 55. Lebensjahr mit Schwankungen persistiert.

Maria D. (Fall 150). Bei der Patientin, die prämorbid als leicht nervös und kontaktarm imponierte und vor Erkrankungsbeginn als Verkäuferin arbeitete, entwickelt sich seit dem 21. Lebensjahr (1933) eine blande Wesensänderung mit zunehmender Potentialreduktion. Im 30. Lebensjahr erstmals stationär mit Elektrokrampf behandelt und als „ausgesprochene Defektpersönlichkeit" entlassen. Sie arbeitet als Hausangestellte, wechselt aber sehr häufig — 50 mal in 18 Jahren! — die Stellen. Mit 38 Jahren erneut stationäre Behandlung wegen katatoner Erregung mit akustischen Halluzinationen, Coenästhesien und hebephrenen Ausdruckssymptomen. Wenig gebessert, wird sie 4 Monate später mit der Diagnose „Hebephrenie" entlassen und invalidisiert. Bei der stationären Begutachtung u.a. schizophrene Ichstörungen, Wahngedanken und formale Denkstörungen. In den folgenden Jahren Bild eines gemischten Defizienzsyndroms. Sie arbeitet in verschiedenen Haushaltungsstellen. Mit 46 Jahren Wiederaufnahme wegen Exacerbation der Psychose; nach neuroleptischer Behandlung kaum gebessert. Seit 12 Jahren bis zur Katamnese ist sie als Langzeitpatientin im Psychiatrischen Landeskrankenhaus. — Bei der *Nachuntersuchung* (1970) durch gezierte Ausdrucksweise und Gestik, mangelnde Wärme und deutliche Antriebsstörung auffällig. Es bestehen noch wahnhafte Erlebnisweisen und Stimmenhören. Der behandelnde Arzt teilt mit, daß sie immer wieder umfangreiche, kaum verständliche Schriftstücke verfasse. Sie hilft bei den Stationsarbeiten mit. Selbst berichtet sie, sie könne die Arbeit nicht mehr so schaffen, alles werde ihr zu viel. Sie könne nicht mehr ausdauernd arbeiten, müsse sich zwischendurch immer wieder hinlegen, weil sie so schwach sei. Fernsehen könne sie nicht mehr, weil es sie zu sehr aufrege und wegen ihrer Geräuschempfindlichkeit. Seit der Erkrankung könne sie nicht mehr recht froh sein, fühle sich anderen Menschen gegenüber unsicher. — Nach schleichendem Beginn im 21. Lebensjahr allmähliche Entwicklung eines mäßig ausgeprägten gemischten Defizienzzustandes, der zur Dauerhospitalisierung führte und bis zur Nachuntersuchung im 58. Lebensjahr mit Schwankungen persistiert.

Werner T. (Fall 414). Die jüngere Schwester des Patienten verstarb nach jahrelanger stationärer Unterbringung wegen Schizophrenie an einer Katatonie. Der Patient war prämorbid kontaktarm und „nervenschwach." Nach einem 1 Jahr anhaltenden Prodrom mit Nachlassen der Leistungsfähigkeit und Konzentrationsstörungen im 16. Lebensjahr (1939) kommt es allmählich zu einem blanden, schizophren gefärbten Wesenswandel mit Coenästhesien, Affekt- und Ausdrucksstörungen. Seit dem 22. Lebensjahr mehrfach stationär behandelt. In den Krankenakten werden ein leer-heiterer und uneinfühlbarer mißtrauischer Affekt, eine eckig-verschrobene Psychomotorik, Kontaktarmut, Denkzerfahrenheit sowie akustische Halluzinationen, Gedankenentzug und Wahnerlebnisse beschrieben. Mit 27 Jahren wegen „Hebephrenie" invalidisiert, ist der Patient seit dem 30. Lebensjahr in einem Psychiatrischen Krankenhaus dauerhospitalisiert. Er bietet 10 Jahre lang das Bild einer typisch schizophrenen Defektpsychose mit produktiv-psychotischen Symptomen und querschnittsmäßig erkennbarer Potentialreduktion. Im 40. Lebensjahr zweiter, positiver Knick mit Rückbildung der psychotischen Symptome und besserer sozialer Anpassung. In den folgenden 8 Jahren ist er regelmäßig in der Arbeitstherapie tätig und wird als gewissenhafter und fleißiger Arbeiter geschätzt. – Bei der *Spätkatamnese* 1971 können keine produktiv-psychotischen Phänomene eruiert werden, doch ist er in seinem Gesamtverhalten eigentümlich, in der Psychomotorik steif, geziert und zum Teil maniriert mit auffälligen Bewegungsstereotypien. Ein näherer Kontakt läßt sich nicht herstellen; ein Mangel an Interesse, Initiative und Providenz, eine emotionale Modulationsschwäche und Nivellierung werden deutlich. Er berichtet, daß er sich seit der Erkrankung nicht mehr konzentrieren könne, bei der Arbeit keine Ausdauer habe, sich schwach fühle und nicht mehr so durchhalten könne wie früher. Er leide sehr unter jedem Wetterumschwung, dann würden sich seine Beschwerden verschlimmern und er könne schlecht schlafen. Nach seiner Schilderung bestehen Coenästhesien, die sich phasenhaft verstärken. – Im 16. Lebensjahr mit einem asthenischen Prodrom einsetzende, dann einfach-progredient verlaufende Erkrankung mit Ausmündung in das Syndrom einer typisch schizophrenen Defektpsychose im 10. Krankheitsjahr; nach 10jähriger Anstaltsinternierung im 23. Krankheitsjahr zweiter, positiver Knick mit allmählichem Zurücktreten der psychotischen Symptome und Remission auf einen mäßig ausgeprägten gemischten Defizienzzustand, der seit nunmehr 8 Jahren bei guter Anstaltssozialisierung unverändert fortbesteht.

3.4.2.12 Verlaufstyp XII: *Schubförmig, schubförmig-einfach und primär einfach zu typisch schizophrenen Defektpsychosen. „Katastrophenschizophrenien"*

Der Verlaufstyp XII umfaßt 10,5% (53 Fälle) der Bonner Gesamtpopulation; er ist bei Männern mit 10,5% (22 Fälle von 209) und Frauen mit 10,6% (31 von 293 weiblichen Kranken) gleich häufig. In diesem prognostisch ungünstigsten Verlaufstyp sind die alten Verlaufstypen 14, 16 und 23 (s. S. 185) zusammengefaßt. Am häufigsten handelt es sich mit 47,2% (25 Fälle) bzw. 39,6% (21 Fälle) um zunächst schubförmige, dann einfache bzw. um primär einfache Verläufe und nur selten (7 Fälle = 13,2%) um dauernd schubförmig zu typisch schizophrenen Defektpsychosen führende Erkrankungen. In mehr als $\frac{2}{3}$ (69,8%) ist die typisch schizophrene Defektpsychose zur Zeit der Spätkatamnese ein mehr als 5 Jahre stabiler „Endzustand"; dabei sind 34% mehr als 10 Jahre und 13,2% mehr als 20 Jahre stabil. Der Verlaufstyp XII kennt praktisch keine sozialen Heilungen; nur ein Fall (1,9%) ist hier sozial geheilt.

Dieser Patient (Fall 211) ist seit 4 Jahren 8½ Std täglich mit nur kurzen Unterbrechungen infolge psychotischer Exacerbationen als Lagerarbeiter in einer Fabrik tätig. Er hatte vor Erkrankungsbeginn und nach der Mittleren Reife eine Elektrikerlehre begonnen, die er dann später nach Ausbruch der Erkrankung abschloß.

Die typisch schizophrenen Defektpsychosen entwickeln sich bei diesem Verlaufstyp durchschnittlich nach einer Verlaufsdauer von 6,7 Jahren und bei der Mehrzahl, nämlich bei 62,3%, erst nach dem 3. Krankheitsjahr. *Bei 20 Patienten, d.h. 37,7%, des Verlaufstyps XII und 4% des Bonner Gesamtkollektivs hat sich der Zustand einer dann chronisch persistierenden, typisch schizophrenen Defektpsychose bereits vor dem 4. Krankheitsjahr und zwar bei neun Patienten schon im 1., bei vier Kranken im 2. und bei sieben Patienten im 3. Krankheitsjahr entwickelt.* Bei diesen 20 Kranken, bei denen schon in den ersten 3 Krankheitsjahren ein denkbar ungünstiger Ausgang in eine typisch schizophrene Defektpsychose festzustellen ist, kann man von einer „*schizophrenen Katastrophe*" (Mauz, 1930) sprechen. Hier trat also vor Ablauf des 3. Krankeitsjahres ein schwerer schizophrener Defektzustand in Erscheinung, der , von unwesentlichen Schwankungen abgesehen, bis zur Nachuntersuchung – im Durchschnitt 21,4 Jahre – ohne Remission andauerte.

1941 hatte M. Bleuler schizophrene Katastrophenverläufe in diesem Sinne noch in 5-18% beobachtet; 1972 fand er sie nur noch in 1%. Huber hatte aufgrund der Heidelberger und Wieslocher Untersuchungen eine günstige Verlaufsänderung schizophrener Erkrankungen und dabei auch ein Seltenerwerden eines schweren und endgültigen Zerfalls in den ersten Krankheitsjahren im Sinne der schizophrenen Katastrophe hervorgehoben (Huber, 1961a, 1966b, 1968c).

Die im Bonner Kollektiv, also bei Patienten, die 1945-1959 überwiegend erstmals stationär psychiatrisch behandelt wurden, ermittelte Rate von 4% liegt wesentlich unter den 1941 von M. Bleuler gefundenen Grenzwerten (5-18%), doch deutlich über der von ihm am Züricher Erfahrungsgut (Erstaufnahmen aus den Jahren 1941-1942) ermittelten Rate von 1%.

Dabei ist allerdings zu berücksichtigen, daß wir als „schizophrene Katastrophe" alle Patienten erfassen, bei denen sich in den ersten 3 Krankheitsjahren eine typisch schizophrene Defektpsychose entwickelte, unabhängig davon, ob in diesen 3 Jahren eine – wenigstens partielle und passagere – Remission zu beobachten war oder nicht. Bei unseren 20 hierher gerechneten Patienten wurde in den ersten 3 Krankheitsjahren bei fünf Patienten nach der psychotischen Erstmanifestation eine passagere Remission registriert; dabei remittierten drei Patienten auf ein reines und zwei auf ein gemischtes Residuum.

In aus früheren Jahrzehnten stammenden Untersuchungen von M. Bleuler waren demnach katastrophale, schwerste Verläufe in größerer Häufigkeit, nämlich bis 18% festzustellen. Wenn man aufgrund früherer Beschreibungen annimmt, daß die „schizophrene Katastrophe" nach der Jahrhundertwende als eine der häufigsten Verlaufsformen angesprochen wurde, ist die Abnahme ihrer Häufigkeit evident und nach M. Bleuler die Vermutung naheliegend, daß sie den Fortschritten der Behandlung zuzuschreiben ist (Bleuler et al., 1976). Freilich ist zu bedenken, daß die in Rede stehenden klassischen Beschreibungen sich fast ausschließlich auf Beobachtungen bei hospitalisierten Kranken stützen und ein repräsentatives, auch extramurale lebenslange Verläufe umfassendes Erfahrungsgut seinerzeit nicht untersucht wurde. Dennoch wird man wohl kaum an eine Abnahme der Häufigkeit der Katastrophenschizophrenien zweifeln können, wenn sie auch nicht so ausgeprägt ist, wie es zunächst scheint; ein Vergleich der älteren Beobachtungen mit den Ergebnissen der neueren Verlaufsuntersuchungen ist aus den genannten Gründen nur bedingt möglich (s. auch S. 1 ff).

Bei den 20 Bonner Kranken mit Entwicklung einer typisch schizophrenen Defektpsychose in den ersten 3 Krankheitsjahren, d.h. der Teilgruppe der *Katastrophenschizophrenien,* ist das durchschnittliche *Erkrankungsalter* mit 25,4 Jahren nicht wesentlich niedriger als im Gesamtkollektiv mit 27,7 Jahren. Nur drei Patienten erkrankten schon vor dem 16., nämlich im 12., 14. und 15. Lebensjahr, die restlichen 17 dagegen zwischen dem 17. und 42. Lebensjahr. Der Anteil der Frühschizophrenien (Erkrankung vor dem 20. Lebensjahr) ist allerdings mit 35% (7 Fälle) höher, doch nicht signifikant höher als der Anteil der Frühschizophrenien im Bonner Gesamtkollektiv (24,5% = 123 Fälle).

13 von unseren 20 Patienten mit schizophrener Katastrophe sind Frauen, sieben Männer. Schizophrene Katastrophenverläufe kommen damit bei den Frauen mit 4,4% (13 von 293 Fällen) etwas häufiger vor als bei den Männern mit 3,4% (7 von 209 Fällen); doch ist das Überwiegen der Frauen nicht signifikant.

Bei den übrigen 33 Kranken des Verlaufstyps XII entwickelt sich die typisch schizophrene Defektpsychose erst im 4.-35. Krankheitsjahr; das durchschnittliche Erkrankungsalter unterscheidet sich in dieser Teilgruppe mit 26,7 Jahren nicht wesentlich vom Erkrankungsalter der Katastrophenverläufe (25,4 Jahre) und des Gesamtkollektivs (27,7 Jahre). Die Männer sind im Teilkollektiv mit Entwicklung der typisch schizophrenen Defektpsychose erst nach dem 3. Krankheitsjahr im Unterschied zu den Katastrophenschizophrenien mit 7,2% etwas häufiger als die Frauen mit 6,1%; doch sind auch diese Abweichungen bei weitem nicht signifikant.

Die typisch schizophrene Defektpsychose entwickelt sich bei 18 Kranken des Verlaufstyps XII unmittelbar aus der psychotischen Erstmanifestation. Bei gleichfalls 18 Kranken kam es nach der ersten psychotischen Manifestation, zum Teil auch noch nach einer zweiten und dritten psychotischen Exacerbation zu einer Teilremission auf ein gemischtes Defizienzsyndrom und erst nach weiteren psychotischen Rezidiven zur Ausbildung der dann chronisch persistierenden typisch schizophrenen Defektpsychose. *In immerhin 10 von 53 Fällen des Verlaufstyps XII (18,9%) remittierte die psychotische Erstmanifestation zunächst auf ein reines Residuum;* erst im weiteren Verlauf entwickelte sich dann eine typisch schizophrene Defektpsychose. *Bei den restlichen sieben Kranken (13,2%) kam es nach der ersten (6 Fälle) bzw. nach der ersten und der zweiten psychotischen Manifestation (1 Fall) sogar zu einer psychopathologischen Vollremission und erst nach späteren psychotischen Rezidiven zur Ausbildung einer typisch schizophrenen Defizienzpsychose* (s. Fallbeispiele). Es zeigt sich, daß auch eine primär phasische Verlaufsweise keine Garantie dafür bietet, daß es nicht doch noch später zu dem in psychopathologischer und sozialer Hinsicht ungünstigsten Ausgang schizophrener Erkrankungen in eine typisch schizophrene Defektpsychose kommt. Einen primär phasenhaften Verlauf mit vollständiger Wiederherstellung nach der ersten oder ersten und zweiten psychotischen Manifestation sahen wir auch bei den gleichfalls mehr oder weniger ungünstigen Ausmündungen in gemischte Defizienzsyndrome (s. Verlaufstyp X, S. 205 ff) und psychotische Strukturverformungen (Verlaufstyp VII, s.S. 200 ff). Für die reinen Residualsyndrome gilt diese auch für die praktische Prognostik bedeutsame Erfahrung insofern, als es, wie wir bei der Darstellung der Verlaufstypen V (s.S. 196 ff) und VI (s.S. 198 ff) sahen, nach einem primär phasenhaften Verlauf noch zur Ausmündung in einen prognostisch nur noch als relativ günstig anzusehenden reinen Residualzustand (70% soziale Heilungen bei Verlaufstyp V, 65,5% bei Verlaufstyp VI) kommen kann. *Für die Individualprognostik ist es wichtig zu wissen, wieviele Jahre nach einer psychopathologisch vollständig ausheilenden ersten schizophren-psychotischen Manifestation noch ein mehr oder weniger ungünstiger Ausgang in typisch schizophrene Defektpsychosen, gemischte oder reine Residualsyndrome möglich ist.*

Wir bringen zunächst einige Fallbeispiele für einen Ausgang in typisch schizophrene Defektpsychosen bei initial phasischer Verlaufsweise.

August K. (Fall 151). Der Patient, der nach der Volksschule die Aufnahmeprüfung für die höhere Handelsschule bestand, dann aber als Flakhelfer eingezogen wurde, erlebte im 16. Lebensjahr (1945 in amerikanischer Kriegsgefangenschaft) eine kurze psychotische Episode mit Derealisationserlebnissen, Coenästhesien und vager Wahnstimmung. Die psychopathologisch vollständige Remission hielt in den folgenden 3 Jahren an. Nach einem 2 Jahre dauernden, im 19. Lebensjahr einsetzenden pseudoneurasthenischen Syndrom mit 21 Jahren zweite psychotische Manifestation mit Schlafstörungen, Coenästhesien, Wahnerlebnissen und Ausdrucksstörungen, die gleichfalls nach stationärer Behandlung vollständig remittierten. Wie schon zwischen der ersten und zweiten psychotischen Phase war der Patient auch jetzt wieder in seinem erlernten Beruf als Postfacharbeiter tätig. 1 Jahr später erkrankt er erneut mit Schlafstörungen, akustischen Halluzinationen, Wahngedanken und schizophrenen Ichstörungen. Stationäre Behandlung mit Elektrokrampf kann die Psychose nicht nachhaltig beeinflussen. Im 23. Lebensjahr lebensbedrohliches katatones Zustandsbild, nach dessen Abklingen schizophrene Affekt- und Ausdrucksstörungen sowie eine Spontaneitätsverarmung bestehen bleiben. 1 Jahr später wird der Patient als „völlig versandeter Katatoner mit gelegentlichen faxenhaften Erregungszuständen" beschrieben. Er ist seit der dritten psychotischen Manifestation bis zur Spätkatamnese seit 18 Jahren dauernd hospitalisiert; nach Auskunft der Ärzte ist er nicht mehr zu beschäftigen, muß selbst zu den einfachsten Verrichtungen und zur persönlichen Pflege ständig angehalten werden, interessiert sich nur noch für das Essen. – Bei der *Katamnese* im 41. Lebensjahr kann man kaum einen Kontakt herstellen; er beantwortet Fragen nur mit Ja oder Nein, wiederholt während des Gesprächs stereotyp bestimmte Satzbruchstücke. Er befolgt einfache Aufforderungen, wenn man ihn ständig antreibt. Sichtlich steht er noch unter dem Einfluß psychotischer Erlebnisse (akustische Halluzinationen und Wahnphänomene). Auffallend sind ein ausgeprägtes Grimassieren, Bewegungsstereotypien und der inadäquate Affekt. – Nach psychotischen Episoden im 16. und 21. Lebensjahr jeweils vollständige Remission; im 22. Lebensjahr dritte, nicht mehr beeinflußbare psychotische Manifestation; nach einer vital bedrohlichen katatonen Symptomatik im 23. Lebensjahr Entwicklung einer typisch schizophrenen Defektpsychose, die inzwischen 18 Jahre lang unter dem Bilde eines „alten Katatonikers" („Syndrom der gebrochenen Feder" – s. S. 104) persistiert.

Maria W. (Fall 215). Die Patientin, die vor ihrer Heirat als Stenotypistin arbeitete, erkrankte im 35. Lebensjahr erstmals an einer nur wenige Wochen dauernden paranoiden Psychose, die spontan voll remittierte. Im 40. Lebensjahr zweite psychotische paranoid-halluzinatorische Psychose mit Verfolgungswahn, schizophrenen Ichstörungen, akustischen Halluzinationen, Coenästhesien, Personenverkennung und Wahnstimmung. Nach stationärer Aufnahme und Elektrokrampfbehandlung wird sie nach 3 Monaten offensichtlich wiederum voll remittiert entlassen. Im Abschlußbericht heißt es, die Patientin stehe ihren psychotischen Erlebnissen kritisch distanziert gegenüber, sei in Affekt und Kontakt zugewandt und unauffällig, man könne ihr in keiner Weise ansehen, daß sie eine Psychose durchgemacht habe. Sie ist 3 Jahre beschwerdefrei. Im 43. Lebensjahr kommt es dann zu der dritten psychotischen Manifestation und ohne Remission zur Entwicklung einer typisch schizophrenen Defektpsychose, die bis zur Nachuntersuchung im 55. Lebensjahr ohne Schwankungen bestehen bleibt.

Heinrich Sch. (Fall 222). Der Vater beging während einer schizophrenen Psychose durch Erhängen Suicid. Der Patient erkrankte im 13. Lebensjahr mit einer nur wenige Tage dauernden psychotischen Episode mit ängstlich-wahnhafter Verstimmung, Situations- und Personenverkennungen und schizophrenen Ausdruckssymptomen, die ohne Behandlung vollständig wieder abklingen. Der Patient absolviert eine Schreinerlehre, bewirtschaftet dann selbständig die elterliche Landwirtschaft nach dem Tod des Vaters. Er heiratet im 35. Lebensjahr. 1 Jahr später zweite vorwiegend paranoide psychotische Manifestation, die erst nach 3 Jahren ohne besondere Behandlung offenbar wiederum vollständig remittiert. Bis zum 43. Lebensjahr ist der Patient erneut völlig unauffällig und beschwerdefrei und kann voll in seinem Beruf arbeiten. Dann erneute psychotische Exacerbation mit Wahneinfällen im Sinne der Verfolgung und Vergiftung, Wahnwahrnehmungen, leiblichen Beeinflussungserlebnissen, Coenästhesien und katatonen Störungen. In den folgenden Jahren klingt die Psychose nicht mehr ab; der Patient muß schließlich wegen zunehmender Aggressivität den Angehörigen gegenüber im 47. Lebensjahr im psychiatrischen Krankenhaus aufgenommen werden. Er kann noch einmal 1 Jahr später mit einem gemischten Residuum nach Hause entlassen werden, muß dann aber wegen akuter Verschlimmerung seiner Psychose erneut eingewiesen werden. Jetzt kommt es trotz neuroleptischer Dauermedikation zur Ausbildung einer typisch schizophrenen Defektpsychose, die bis zur Nachuntersuchung im 48. Lebensjahr bestehen bleibt. – Bei der *Spätkatamnese* Bild einer typischen schizophrenen Defizienzpsychose mit akustischen Halluzinationen 1. und 2. Ranges, Wahngedanken, Coenästhesien, Ichstörungen und leiblichen Beeinflussungserlebnissen. Der Patient kann dort zeitweilig in der Gartengruppe und bei der Feldarbeit beschäftigt werden. *In diesem Fall hatte sich erst 35 Jahre nach der ersten psychotischen Phase im 13. Lebensjahr das Syndrom einer typisch schizophrenen Defektpsychose entwickelt;* noch ca. 30 Jahre nach Erkrankungsbeginn war der Patient im 42. Lebensjahr nach der zweiten, 3 Jahre anhaltenden psychotischen Manifestation psychopathologisch vollständig geheilt.

Walter H. (Fall 404). Bei dem Patienten entwickelte sich im 17. Lebensjahr ein 5 Jahre lang bestehendes asthenisches Prodrom; er verließ die Unterprima und begann eine kaufmännische Lehre. Mit 19 Jahren eingezogen, erlitt er im 22. Lebensjahr als Soldat in Rußland die erste, vorwiegend paranoide psychotische Episode, die nach wenigen Wochen ohne Behandlung vollständig abklang.

Im 24. Lebensjahr psychotische Remanifestation mit allmählich zunehmener paranoider Symptomatik; er konnte jedoch noch 3 Jahre lang nach abgeschlossener Ausbildung als kaufmännischer Angestellter arbeiten. Zu der paranoiden Symptomatik traten leibliche Beeinflussungserlebnisse, schizophrene Ichstörungen, akustische und optische Halluzinationen, so daß er im 27. Lebensjahr erstmals stationär psychiatrisch behandelt werden mußte. Nach Elektrokrampfbehandlung wurde er teilremittiert nach Hause entlassen, war jedoch nicht mehr imstande, in seinem Beruf zu arbeiten. Nach wenigen Monaten erneute Exacerbation und Ausbildung einer typisch schizophrenen Defektpsychose, die im 29. Lebensjahr eine Dauerunterbringung notwendig machte und bei der *Nachuntersuchung* im 51. Lebensjahr im wesentlichen unverändert persistiert. Der Patient ist ganz, unter völligem Verlust von Providenz, Initiative und Interesse, in seine Wahnwelt eingesponnen; es bestehen noch leibliche und akustische Halluzinationen. Bei der Exploration rascher Wechsel zwischen gelegentlichen geordneten Antworten und völlig unverständlich-zerfahrenen sprachlichen Äußerungen mit Neologismen. Seit dem 32. Lebensjahr lebt er ohne Kontakt zu den Mitpatienten auf der Station und ist zu keiner Arbeit mehr zu bewegen. – Hier war es also nach einem vorausgegangenen langen Prodrom nach einer kurzen psychotischen Episode im 22. Lebensjahr zu einer 2 Jahre anhaltenden Vollremission gekommen; aus der zweiten paranoid-halluzinatorischen psychotischen Manifestation im 24. Lebensjahr heraus entwickelte sich dann ohne Remission allmählich im Verlauf von einigen Jahren das Syndrom einer typisch schizophrenen Defektpsychose, die zu einer Dauerhospitalisierung führte und seit ca. 20 Jahren ohne wesentliche Schwankungen fortbesteht.

Bei den restlichen drei Patienten, bei denen sich nach *primär phasischem Verlauf* eine typisch schizophrene Defektpsychose entwickelte, trat diese in zwei Fällen im 4. und in einem Fall im 9. Krankheitsjahr deutlich in Erscheinung. Das zeitliche Intervall zwischen erster psychotischer Phase und Manifestation der typisch schizophrenen Defektpsychose betrug demnach bei den hierher gehörigen sieben Bonner Patienten bei zwei Patienten 4 Jahre, bei drei Patienten 6-8 Jahre und bei je einem Patienten 9 bzw. sogar 35 Jahre. Die Dauer der nach der ersten bzw. ersten und zweiten psychotischen Phase eingetretenen psychopathologischen Vollremission betrug bei den Patienten mit einer Phase in zwei Fällen ½ Jahr, in einem Fall 1 Jahr und in einem weiteren Fall 2 Jahre; die drei Patienten mit zwei vorausgegangenen psychotischen Phasen hatten eine 4, 8 bzw. 30 Jahre anhaltende psychopathologische Vollremission erlebt, ehe sich eine nicht mehr rückbildungsfähige chronische schizophrene Psychose manifestierte, die nach mehr oder weniger langem Verlauf in einen „Endzustand" nach Art einer typisch schizophrenen Defektpsychose ausmündete.

Wir bringen ein Fallbeispiel für einen *primär schubförmigen Verlauf,* der nach der ersten und zweiten Manifestation auf ein reines bzw. gemischtes Residuum remittierte und bei dem sich erst nach der dritten psychotischen Manifestation im 5. Krankheitsjahr eine typisch schizophrene Defektpsychose manifestierte.

Lieselotte N. (Fall 386). Die Tochter der Patientin wurde mehrfach wegen einer Schizophrenie stationär behandelt. Die Patientin selbst schien prämorbid sehr ordentlich, sensibel, verletzlich und kontaktarm. Nach der Mittleren Reife Ausbildung als Chemielaborantin; sie besteht das Examen als Beste und erhält ein Fortbildungsstipendium. 18 Jahre lang ist sie als Chemotechnikerin berufstätig. Im 36. Lebensjahr nach einem einige Monate dauernden coenästhetisch-vegetativen Prodrom psychotische Erstmanifestation mit kommentierenden und dialogischen Stimmen, Wahneinfällen und Wahnwahrnehmungen, Denk-, Affekt-, Kontakt- und Ausdrucksstörungen. Nach stationärer Behandlung Remission auf einen leichten reinen Residualzustand. Sie kann nun in ihrem früheren Beruf nicht mehr arbeiten und wird teilinvalidiert. In den folgenden Jahren mehrfach Arbeitsversuche als Hilfsarbeiterin. Im 42. Lebensjahr erlebnisreaktiv durch die Ehescheidung ausgelöste zweite psychotische Exacerbation, die nach stationärer Behandlung mit Neuroleptica auf einen leichten gemischten Defizienzzustand remittiert. Nach der Scheidung lebt die Patientin mit ihren Kindern bei der Mutter und verrichtet noch Gelegenheitsarbeiten. Ihren jeweiligen Arbeitsplatz gibt sie unter dem Einfluß sich verstärkender psychotischer Erlebnisweisen immer wieder auf. Mit 47 Jahren dritte psychotische Exacerbation. Nach stationärer Behandlung bietet sie das Bild einer typisch schizophrenen Defektpsychose, das in den folgenden Jahren mit zeitweiligen, Monate anhaltenden Verschlimmerungen persistiert. – Bei der *Spätkatamnese* im 51. Lebensjahr unverändertes Bild mit zahlreichen Wahngedanken (sie werde vergiftet, ermordet, es sei eine bundesweite Intrige gegen sie angezettelt), Wahnwahrnehmungen, gustatorischen Halluzinationen, Gedankeneingebung und akustischen Halluzinationen. Außerdem besteht eine von ihr selbst angedeutet wahrgenommene, objektiv deutlich erkennbare dynamische Insuffizienz: Ihr fehle die Körperkraft, sie könne nicht mehr so arbeiten und sich konzentrieren, sie sei nervös und müsse viel liegen. Nach Angaben der Mutter hilft sie kaum im Haushalt mit, liegt vorwiegend zu Bett und ist von ihren psychotischen Erlebnissen eingenommen.

Fallbeispiel für einen schizophrenen *Katastrophenverlauf.*

Martha Sch. (Fall 186). Die prämorbid syntone Patientin erkrankte erstmals im 17. Lebensjahr (1949) akut mit einer hebephren gefärbten Psychose. Ambulante und stationäre Behandlung bleiben ohne Effekt. Seit dem 18. Lebensjahr bestehen akustische Halluzinationen. Mit 20 Jahren wird sie wegen eines Stupors erneut stationär aufgenommen, jedoch wegen eines „deutlichen Defektzustandes mit Desinteresse, unmotiviertem Lachen, Verschrobenheiten und Antriebsarmut" nach wenigen Tagen ohne Behandlung wieder entlassen. In den folgenden 17 Jahren bietet die in der ganzen Zeit unbehandelt bleibende Patientin, die von ihren Eltern – ihr Vater ist Landwirt – in einem kleinen Dorf im elterlichen Schlafzimmer gehalten wird, das Bild einer paranoid-halluzinatorischen defektuösen Psychose, wobei sicher die Minussymptomatik durch die denkbar ungünstigen Milieubedingungen (durchaus im Sinne des Institutionalismus!) verstärkt wird. – Bei der *Katamnese* im 37. Lebensjahr lassen sich akustische und optische Halluzinationen sowie leibliche Beeinflussungserlebnisse eruieren. Die Patientin ist denkzerfahren und murmelt pausenlos Worte und Satzbruchstücke vor sich hin. Sie zeigt eine eigentümliche, fast tänzerisch anmutende choreiforme Bewegungsunruhe und einen rasch wechselnden inadäquaten Affekt. Ein Kontakt ließ sich kaum gewinnen, weil sie offenbar völlig in ihrer Wahnwelt eingesponnen lebt. Zeichen einer Potentialreduktion lassen sich querschnittsmäßig nicht feststellen. – Nach der psychotischen Erstmanifestation mit 17 Jahren entwickelt sich nach Art einer Katastrophenschizophrenie eine typisch schizophrene Defektpsychose, die inzwischen 20 Jahre lang ohne wesentliche Schwankungen fortbesteht.

3.4.2.13 Zusammenfassung der Verlaufstypen zu vier prognostisch differenten Verlaufs- typgruppen. Primär phasische Verläufe mit Ausgang in Residualsyndrome

Die Verlaufstypen I-XII wurden, wie gezeigt, nach der sozialen Heilungsrate geordnet: Verlaufstyp I hat mit 100% die höchste, Verlaufstyp XII mit 1,9% die niedrigste durchschnittliche Rate sozialer Heilungen; die Typen II-XI liegen dazwischen. *Aufs Ganze gesehen, lassen sich vier größere Gruppen von Verlaufstypen herausheben, die je etwa ¼ aller schizophrenen Verläufe umfassen:* Die *prognostisch günstige Gruppe der Verlaufstypen I und II* mit einer sozialen Heilungsrate von 98,2% (109 von 111 Fällen); dann eine *prognostisch noch relativ günstige Gruppe mit den Verlaufstypen III-VI* mit sozialen Heilungsraten, die zwischen 90,5% (Verlaufstyp III) und 65,5% (Verlaufstyp VI) liegen; weiter eine *intermediäre, prognostisch schon relativ ungünstige, aus den Verlaufstypen VII-IX bestehende Gruppe* mit sozialen Heilungsraten um 50% (51,6% bei Verlaufstyp VII, 44,6% bei Verlaufstyp IX); schließlich eine *prognostisch ungünstige Gruppe mit den Verlaufstypen X-XII*, bei der die sozialen Heilungsquoten von 25% bei Typ X über ca. 8% bei Typ XI auf ca. 2% bei Typ XII absinken (Tabelle 43).

Eine nähere Betrachtung der Verlaufstypen und ihrer an der Quote sozialer Heilungen orientierten Rangfolge zeigt, daß die *Chancen der Rehabilitation durch die irreversiblen Komponenten schizophrener Residualsyndrome, die Strukturverformung und die reine Defizienz und besonders deren Interferenz mit – grundsätzlich reversiblen – pro-

duktiv-psychotischen Symptomen in den typisch schizophrenen Defektpsychosen und gemischten Residualsyndromen beeinträchtigt werden. Wir sehen (Tabelle 43), daß am Aufbau der prognostisch günstigen Verlaufstypen I-III weder die Komponente der reinen Defizienz noch die der Strukturverformung beteiligt ist. Die soziale Heilungsrate nimmt dann von Verlaufstyp IV-XII, die alle − im Unterschied zu den Verlaufstypen I-III − die Komponente der reinen Defizienz oder/und der Strukturverformung (die jeweils auch isoliert vorkommen können: reines Residuum, „Strukturverformung ohne Psychose") enthalten, stetig ab. Bei den Verlaufstypen IV, V, VI, VIII und IX ist es die in der Regel nicht reversible Komponente der reinen Defizienz, bei Verlaufstyp VII die gleichfalls irreversible Strukturverformung, die die soziale Remission ungünstig beeinflußt; bei den ungünstigen Verlaufstypen X, XI und XII interferiert die reine Potentialreduktion mit produktiv-psychotischen Symptomen (möglicherweise auch mit einer Strukturverformung, was in unserem Konzept unberücksichtigt bleibt − s. S. 96 f) und verhindert eine soziale Heilung beim Gros der hierher gehörigen Verläufe.

Betrachten wir nochmals die einzelnen Verlaufstypen. Entsprechend der Erwartung ist die *soziale Dauerprognose* der monophasischen (I) und polyphasischen (II) Verlaufstypen, die 22,1% des Bonner Beobachtungsgutes umfassen, psychopathologisch voll remittieren und zusammen die *prognostisch günstigste Gruppe* bilden, mit einer Rate von 98,2% sozialen Heilungen am günstigsten. Bei der *prognostisch relativ günstigen, aus den Verlaufstypen III-VI gebildeten Gruppe,* die 26,1% des Bonner Kollektivs ausmacht, erklärt sich die mit über 90% erstaunlich hohe Rate bei den „chronischen reinen Psychosen" (Verlaufstyp III) dadurch, daß die hier vielfach über Jahrzehnte persistierenden psychotischen Inhalte spontan nicht geäußert werden und die Psychose so verarbeitet und kompensiert ist, daß soziale Adaptation und Leistungsvermögen nicht wesentlich beeinträchtigt sind. Die psychotischen Inhalte beeinflussen soziales Verhalten und Ausdruck nicht erkennbar, zumindest nicht so, daß sozial negative Konsequenzen resultieren und Realitätsanpassung und Leistungsfähigkeit der Patienten, bei denen weder Zeichen einer Potentialreduktion noch einer Strukturverformung aufweisbar sind, in stärkerem Maße gefährdet und gemindert werden (s. S. 191). Bei den Verlaufstypen IV, V und VI entspricht es der Erwartung, daß *schubförmige Verläufe mit nur einer Manifestation* (Typ IV − 80,6% soziale Heilungen) eine günstigere soziale Dauerprognose haben als solche mit mehreren Manifestationen (Verlaufstypen V und VI mit 70 bzw. 65,5% sozialen Heilungen), wobei hier wieder Verlaufstyp VI mit einem größeren Anteil von Anfang an schubförmiger Verläufe (75,9%) prognostisch ungünstiger ist als Verlaufstyp V, bei dem nach zunächst stets phasischer Verlaufsweise erst später Schübe mit Hinterlassung reiner Residuen auftreten.

Die drei Verlaufstypen VII, VIII und IX, zu denen 24,5% des Bonner Kollektivs gehören, bilden die *intermediäre, prognostisch schon relativ ungünstige Gruppe;* die drei Typen zeigen keine wesentlichen Differenzen hinsichtlich der sozialen Heilungsraten, die hier zwischen 51,6 bei Typ VII und 44,6 bei Typ IX liegen. Verlaufstyp VII ist der erste der 12 Verlaufstypen, bei dem für die Mitwelt erkennbare psychotische Entäußerungen vorkommen; dies gilt für die „Strukturverformungen mit Psychose", die etwa die Hälfte der hierher gerechneten Verläufe (51,6%) ausmachen, nicht für die gleichfalls hierher gehörigen „Strukturverformungen ohne Psychose", die postpsychotischen schizophrenen Sonderlinge und Originale (s.S. 110 f). Betrachtet man bei Verlaufstyp VII die in *Strukturverformungen mit Psychose* ausmündenden Verläufe gesondert, ist die soziale

Heilungsrate mit 43% etwas ungünstiger als bei den Verlaufstypen VIII (48,1%) und IX (44,6%), die beide in — uncharakteristische und unpsychotische — reine Residuen ausgehen.

Das schlechte Abschneiden der vierten, aus den Typen X-XII gebildeten, *prognostisch ungünstigsten Gruppe*, die 27,3% der 502 Bonner Probanden umfaßt, verwundert nicht, wenn man vergegenwärtigt, daß hierher — sieht man von den 16 Patienten mit „Strukturverformungen mit Psychose" des Verlaufstyps VII ab — alle Kranken gehören, die nach außen hin erkennbare und das soziale Verhalten beeinflussende psychotische Erlebnis- und Ausdrucksmerkmale aufweisen. Die Rate sozialer Heilungen ist dabei bei Verlaufstyp XI mit überwiegend (61,1%) primär einfacher Verlaufsweise mit 8,3% noch deutlich niedriger als beim Verlaufstyp X (25% soziale Heilungen) mit schubförmiger — in 11% sogar primär phasischer — Verlaufsweise. Bei den Kranken des *Verlaufstyps XII* sind chronisch persistierende, typisch schizophrene Erlebnis- und Ausdruckssymptome dominierend und treten noch aufdringlicher als bei den Verlaufstypen X und XI, die in gemischte Residualsyndrome ausgehen, in Verhalten und Ausdruck in Erscheinung; Realitätsanpassung und Leistungsvermögen sind bei diesen, in ihrer Persönlichkeit in typisch schizophrener Weise gewandelten Kranken schwer beeinträchtigt, die Möglichkeit kritischer Distanzierung und eines Sich-zu-sich-selbst-verhalten-Könnens sind verlorengegangen. Der Ausgang in typisch schizophrene Defektpsychosen schließt praktisch eine soziale Heilung aus; nur einer von 53 Patienten ist hier sozial geheilt und unterhalb des früheren Niveaus (sozialer Remissionsgrad 1) voll erwerbstätig.

Die vier heraushebbaren Gruppen von prognostisch günstigen, relativ günstigen, relativ ungünstigen und ungünstigen Verlaufstypen umfassen je ungefähr ¼ der Bonner Gesamtpopulation schizophrener Erkrankungen, nämlich die günstige Gruppe 22,1%, die relativ günstige 26,2%, die relativ ungünstige 24,5% und die ungünstige Gruppe 27,2%. Hinsichtlich der *Geschlechtsverteilung* zeigt die Mehrzahl der Verlaufstypen keine Differenzen. Unterschiede lassen sich bei den relativ günstigen Verlaufstypen III und V erkennen, bei denen die Frauen prozentual (χ^2-Werte von 2,5 bzw. 2,2 — Tabelle 44) häufiger sind, sowie bei dem relativ ungünstigen Verlaufstyp VIII und dem ungünstigsten Typ XI, wo die Männer überwiegen; hier ist die Differenz zugunsten der Männer beim Verlaufstyp VIII signifikant, beim Verlaufstyp XI nur prozentual (χ^2-Wert 1,7) erkennbar. Die zuletzt angeführten Befunde bedingen es, daß im Bonner Gesamtkollektiv die *soziale Dauerprognose der weiblichen Kranken etwas günstiger ist als die der Männer*. Dieser Sachverhalt wird noch deutlicher, wenn man die vier Verlaufstypgruppen getrennt nach Geschlechtern betrachtet (Tabelle 44). Wir sehen, daß der Anteil der günstigen Gruppe (Verlaufstypen I und II) bei Männern und Frauen mit 37,7 bzw. 39,4% kaum differiert; dagegen ist die *relativ günstige, aus den Typen III-VI bestehende Gruppe bei den Männern mit 24,5% gegenüber den Frauen mit 40,6% trendmäßig (10-%-Niveau) unterrepräsentiert. Umgekehrt ist die relativ ungünstige, aus den Typen VII-IX gebildete Gruppe bei den Männern mit 30,2% schwachsignifikant häufiger als bei den Frauen mit 14,9%.* Bei der ungünstigsten, aus den Typen X-XII zusammengesetzten Gruppe findet sich lediglich ein prozentuales Überwiegen der Männer mit 7,5% gegenüber den Frauen mit 5,1% (Tabelle 44).

Wenn man die günstigen und relativ günstigen Verlaufstypen I-VI zusammenfaßt, gehören 48,2% der Bonner Gesamtpopulation hierher; die relativ ungünstigen und ungünstigen Typen umfassen mit 51,8% die andere Hälfte schizophrener Erkrankungen.

Tabelle 44. Verteilung der männlichen und weiblichen schizophrenen Kranken mit sozialen Heilungen auf die günstigen, relativ günstigen, relativ ungünstigen und ungünstigen Verlaufstypgruppen

Verlaufstypgruppen	Soziale Heilungen		
	♂	♀	♂ + ♀
I und II (günstig)	40 37,7%	69 39,4%	109 38,8%
III -VI (relativ günstig)	26 24,5%	71 40,6%	97 34,5%
VII-IX (relativ ungünstig)	32 30,2%	26 14,9%	58 20,6%
X-XII (ungünstig)	8 7,5%	9 5,1%	17 6,0%
n	106	175	281

χ^2-Anteil 13,1 bei 3 FG = 1-%-Niveau

Ein genaueres Bild der sozialen Heilungsraten ergibt sich bei gesonderter Betrachtung jedes einzelnen schizophrenen Kranken; 56,2% der nachuntersuchten Bonner Probanden sind sozial geheilt (s. S.169).

Primär phasische Verläufe mit Ausgang in Residualsyndrome. Wir betrachten abschließend die für die praktische individuelle Prognostik besonders bedeutsamen primär phasischen Verläufe, die später doch noch in — uncharakteristische oder charakteristische — Residualsyndrome ausmünden. *Hierher gehören alle 50 Patienten des Verlaufstyps V, der primär phasisch, dann schubförmig zu reinen Residuen führt (s. S. 196 ff); dann ein kleinerer Teil der Patienten der Verlaufstypen VI (7 Fälle), VII (7 Fälle), X (5 Fälle) und XII (7 Fälle), zusammen also 76 Fälle, das sind 15,1% des Bonner Beobachtungsgutes von 502 Fällen.* Die große Mehrzahl, nämlich 75% dieser primär phasischen und dann doch noch defektuösen Verläufe münden in *reine Residualzustände;* hierher gehören die 50 Fälle des Verlaufstyps V und die sieben Fälle des Verlaufstyps VI. 9,2%, nämlich die sieben initial phasischen Verläufe des Verlaufstyps VII, gehen in *Strukturverformungen* über; 6,6%, das sind fünf Kranke des Verlaufstyps X, münden in *gemischte Residualsyndrome* und 9,2%, nämlich die sieben bereits dargestellten Verläufe des Typs XII (s.S. 211), in *typisch schizophrene Defektpsychosen.* Die sieben Patienten des Verlaufstyps VI, die nach primär phasischem und sekundär schubförmigem Verlauf mit einem zweiten, positiven Knick zu reinen Residuen führen, bieten abgesehen von der längeren Persistenz der psychotischen Symptomatik vor dem zweiten, positiven Knick gegenüber den ausnahmslos primär phasischen Verläufen des Verlaufstyps V keine Besonderheiten. Zur Charakterisierung der hierher gehörigen Patienten des Verlaufstyps VII, bei dem sich *nach primär phasischem und dann schubförmigem Verlauf eine Strukturverformung mit oder ohne Psychose* herausbildet, bringen wir im folgenden einige Fallbeispiele.

Hans K. (Fall 497). Der Patient macht nach der Mittleren Reife eine kaufmännische Lehre und arbeitet dann als Reisevertreter. Er wird als stimmungslabil, sehr brav, andererseits kontaktfreudig und unternehmungslustig geschildert. Nach einem 7 Jahre dauernden Prodrom erkrankt er erstmals im 35. Lebensjahr mit einer vorwiegend paranoiden Psychose, die ohne Behandlung nach wenigen Monaten voll remittiert. In der Folgezeit als Büroangestellter, später als Rechnungsführer in einem Großmarkt tätig. Im 42. Lebensjahr psychotisches, paranoid geprägtes Rezidiv; nach Suicidversuch, „um einem Fememord zuvorzukommen", Einweisung in psychiatrisches Krankenhaus. 1jährige Behandlung, vollständige Remission. Er übt 3 Jahre lang den Beruf eines Buchhalters aus. Im 45. Lebensjahr dritte psychotische Manifestation; nach stationärer Behandlung wird er nicht mehr arbeitsfähig und erhält Berufsunfähigkeitsrente. Nach weiteren Rezidiven persistieren nunmehr psychotische Symptome in Verbindung mit deutlichen Affekt-, Kontakt- und Ausdrucksstörungen. Seit dem 52. Lebensjahr dauerhospitalisiert, persistieren die psychotischen Symptome noch 7 Jahre, um dann allmählich zurückzutreten und schließlich ganz zu verschwinden. Zurück bleibt eine *Strukturverformung ohne Psychose*, die auch bei der *Nachuntersuchung* im 75. Lebensjahr deutlich erkennbar ist. Der gut kontaktfähige Patient klagt über keinerlei Beschwerden, bezeichnet sich als gesund, registriert eher eine gewisse positive Wandlung durch die Erkrankung. Zu seinen früheren psychotischen Inhalten ist er kritisch distanziert. Affektiv ohne tiefere Schwingungsfähigkeit; auffällig ist eine gespreizt-gestelzte Sprechweise mit Neologismen und ein theatralisch-wichtigtuerisches Gebaren. Er gilt als fleißiger Arbeiter in der Arbeitstherapie und hat auf der Station eine gewisse Aufsichtsfunktion. – Die ersten beiden psychotischen Manifestationen im 35. und 42. Lebensjahr remittieren nach wenigen Monaten bzw. 1 Jahr vollständig; nach der zweiten psychotischen Remanifestation im 45. Lebensjahr entwickelt sich eine Strukturverformung mit paranoid-halluzinatorischer Psychose, die im 59. Lebensjahr im Sinne eines zweiten, positiven Knicks allmählich zurücktritt und ganz verschwindet. Die residuale Strukturverformung persistiert ohne psychotische Rezidive und ohne Zeichen einer Potentialreduktion noch bei der Spätkatamnese im 75. Lebensjahr.

Wilma R. (Fall 464). Die vor der Erkrankung als schüchtern und nicht sehr kontaktfreudig geltende Patientin erkrankt im 26. Lebensjahr erstmals mit einer paranoiden Psychose mit Wahneinfällen, Wahnwahrnehmungen, Coenästhesien und Leibhalluzinationen sowie schizophrenen Ichstörungen. Nach stationärer Behandlung klingen die psychotischen Symptome vollständig ab, die Patientin geht wieder ihrem Beruf als Krankenschwester nach. Im 28. Lebensjahr zweite psychotische Manifestation, die nunmehr in eine paranoid-halluzinatorische *Psychose mit deutlichen Zeichen einer Strukturverformung* übergeht. Seit dem 33. Lebensjahr verlieren die psychotischen Inhalte an Gefühlsgewicht und Wirkungswert, ohne vollständig zu verschwinden. Die Patientin, die noch bis zum 36. Lebensjahr in ihrem Beruf arbeitete, wurde mit 40 Jahren berentet und pflegt seither ihre kranke Mutter. Bei der *Spätkatamnese* im 48. Lebensjahr hält sie an ihren paranoiden Wahninhalten fest; aktuell bestehen noch leibliche Beeinflussungserlebnisse und Coenästhesien. Auffällig ist ihre gewählte und gestelzte Sprechweise. Zeichen einer Potentialreduktion finden sich nicht. Zu Nachbarn und anderen Menschen hat sie keinerlei Kontakt. – Nach der ersten psychotischen Phase mit 26 Jahren hinterläßt die zweite psychotische Manifestation im 28. Lebensjahr eine psychotische Strukturverformung, die auch 20 Jahre später bei der Nachuntersuchung noch persistiert.

Wilhelm D. (Fall 21). Prämorbid unauffällig. Die erste psychotische, vorwiegend katatone Manifestation im 18. Lebensjahr remittiert nach 1 Jahr ohne Behandlung vollständig. Im 26. und 40. Lebensjahr psychotische Rezidive; nach stationärer Behandlung jeweils vollständige Wiederherstellung. Voll berufstätig bis zur vierten psychotischen Manifestation im 45. Lebensjahr. Jetzt keine Rückbildung mehr; der Patient wird bei der Krankenhausentlassung als „defekt" und „affektsteif" bezeichnet. Die psychotischen Symptome persistieren bis zur Nachuntersuchung im 58. Lebensjahr; wegen Verschlimmerung der Symptomatik noch viermal stationär ohne wesentliche Beeinflussung der Psychose behandelt. Bei der Nachuntersuchung 40 Jahre nach Erkrankungsbeginn Residualwahn; innerhalb des wahnhaften Komplexes sthenisch-erregt mit leicht auslösbaren, ungehemmten Affektäußerungen und abruptem Umschlag im Sinne des Registerziehens. Etwas verschrobener Sprachstil mit häufigen Neologismen und Flickworten. Weder subjektiv noch objektiv sichere Zeichen einer Potentialreduktion. Seit der Invalidisierung im 45. Lebensjahr lebt der Patient ziemlich abgeschlossen von der Umwelt im Dachgeschoß des Hauses seiner Schwester, versorgt sich selbst, beschäftigt sich ausschließlich mit „privaten Musikstudien" und der Niederschrift seiner Autobiographie. – Hier kam es also nach drei vorausgegangenen, psychopathologisch voll ausheilenden psychotischen Manifestationen erst 27 Jahre nach Erkrankungsbeginn zur Entwicklung einer inzwischen 13 Jahre bestehenden *psychotischen Strukturverformung.*

Bei den sieben Bonner Patienten mit Entwicklung einer Persönlichkeitswandlung im Sinne einer Strukturverformung nach primär phasischem Verlauf waren in drei Fällen eine Phase, in einem Fall zwei Phasen, in zwei Fällen drei Phasen und in einem Fall sogar 14 kurze psychotische Episoden abgelaufen, ehe sich die strukturelle Verformung manifestierte. Das zeitliche Intervall zwischen psychotischer Erstmanifestation und Ausbildung der Strukturverformung betrug in je einem Fall 2, 4, 8, 10, 15, 23 und 27 Jahre. *Ähnlich wie bei den primär phasischen Verläufen mit späterer Entwicklung einer typisch schizophrenen Defektpsychose kann es auch hier noch viele Jahre nach vollständiger psychopathologischer Heilung einer schizophrenen Psychose, in vier Fällen noch 10-27 Jahre nach der psychotischen Erstmanifestation zur Entwicklung einer strukturellen Verformung mit oder ohne psychotische Symptombildungen kommen.*

3.4.3 Verlaufstyp und soziale Remission

Bei der Konzeption unserer 12 neuen Verlaufstypen wurde die Reihenfolge der 12 Typen entsprechend der durchschnittlichen Rate sozialer Heilungen festgelegt. Das Kriterium *„soziale Heilung"* ist, wie wir früher zeigten (s. S. 168 ff), insofern noch unzureichend differenziert, als es nur auf den Tatbestand der *vollen Erwerbstätigkeit* abzielt, unabhängig davon, ob die Patienten auf ihrem früheren oder einem vergleichbaren beruflichen Niveau (sozialer Remissionsgrad 0) oder unterhalb des früheren bzw. nach der Schulbildung zu erwartenden Niveaus (sozialer Remissionsgrad 1) voll tätig sind. Wir gingen daher weiter der Frage der *Verteilung der von uns unterschiedenen fünf sozialen Remissionsgrade bei den 12 Verlaufstypen* nach. Tabelle 45 gibt einen Überblick über die unterschiedliche Häufigkeitsverteilung bei den Verlaufstypen I-XII.

Neben den sozialen Remissionsgraden 0 und 1 wird der Remissionsgrad 2: nur begrenzt arbeitsfähig im Erwerbsleben, gewöhnlich Berufsunfähigkeit; Remissionsgrad 3: erwerbsunfähig, jedoch begrenzt arbeitsfähig zu Hause, und Remissionsgrad 4: völlig arbeitsunfähig, unterschieden; bei Hausfrauen wurde eine äquivalente Skalierung vorgenommen (s. S. 169).

Die unterschiedliche Häufigkeitsverteilung der sozialen Remissionsgrade bei den 12 Verlaufstypen ist statistisch signifikant (zum Teil hochsignifikant mit χ^2-Anteilen bis zu 117,0). Wir entnehmen der Tabelle u.a., daß bei den *Probanden der Verlaufstypen I und II fast ausnahmslos volle Erwerbstätigkeit auf früherem beruflichen Niveau* (zum Teil darüber, s. S. 318 u. 320) besteht.

Beim Verlaufstyp II fällt auf, daß auch der soziale Remissionsgrad 3 vertreten ist. Hier handelt es sich um einen spätschizophrenen Patienten (Fall 84), der zur Zeit der Spätkatamnese im 75. Lebensjahr psychopathologisch vollständig remittiert war, bei dem jedoch zur Zeit der vorzeitigen Berentung im 63. Lebensjahr noch – nach einer kurzen psychotischen Phase im 58. Lebensjahr – eine chronische reine Psychose bestand, die zur Gewährung einer Erwerbsunfähigkeitsrente führte. Im 73. Lebensjahr, 1½ Jahre vor der Spätkatamnese, waren die psychotischen Symptome vollständig verschwunden.

Auch beim Verlaufstyp III, den chronischen reinen Psychosen, überwiegen mit 70% die auf früherem beruflichen Niveau voll tätigen Patienten. Dasselbe gilt für Verlaufstyp IV: mit nur einem Schub zu reinen Residuen; doch findet man hier neben 58,1% mit

Tabelle 45. Verlaufstypen und soziale Remission bei 500 Patienten des Bonner Hauptkollektivs (ohne 2 oligophrene Probanden)

Verlaufstypen	Soziale Remission					
	0	1	2	3	4	n
I	49 98,0%	1 2,0%	–	–	–	50
II	58 96,7%	1 1,7%	–	1 1,7%	–	60
III	14 70,0%	5 25,0%	–	1 5,0%	–	20
IV	18 58,1%	7 22,6%	2 6,5%	4 12,9%	–	31
V	20 40,0%	15 30,0%	10 20,0%	5 10,0%	–	50
VI	4 13,8%	14 48,3%	7 24,1%	4 13,8%	–	29
VII	9 29,0%	7 22,6%	9 29,0%	6 19,4%	–	31
VIII	6 22,2%	7 25,9%	6 22,2%	7 25,9%	1 3,7%	27
IX	11 16,9%	18 27,7%	21 32,3%	12 18,5%	3 4,6%	65
X	4 8,3%	9 18,8%	20 41,7%	13 27,1%	2 4,2%	48
XI	–	3 8,3%	11 30,6%	15 41,7%	7 19,4%	36
XII	–	1 1,9%	11 20,8%	15 28,3%	26 49,1%	53
n	193	88	97	83	39	500

χ^2-Anteil 441,8 bei 44 FG = 1-%-Niveau

Remissionsgrad 0 und 22,6% mit Remissionsgrad 1, d.h. neben 80% sozialen Heilungen fast ⅕ (19,4%) nur begrenzt arbeitsfähige und erwerbsunfähige (Remissionsgrade 2 und 3) Patienten. Beim Verlaufstyp V (primär phasisch, dann schubförmig zu reinen Residuen) gehören schon 20% dem Remissionsgrad 2 und 10% dem Remissionsgrad 3 an; d.h. daß fast ⅓ nur begrenzt arbeitsfähig oder erwerbsunfähig sind. Auch die Relation zwischen Patienten, die auf früherem beruflichen Niveau tätig sind (40%) und solchen, die zwar voll erwerbstätig sind, aber unterhalb des früheren Standards arbeiten (30%), ist deutlich ungünstiger als beim Verlaufstyp IV. Noch ungünstiger ist dieses Verhältnis beim Verlaufstyp VI: schubförmig mit zweitem, positivem Knick zu reinen Residuen, wo nur knapp 14% auf früherem Niveau, dagegen annähernd die Hälfte nicht mehr im früheren Beruf bzw. auf einem entsprechenden Niveau voll erwerbstätig sein können; auch steigt die Quote der beschränkt Erwerbsfähigen und Erwerbsunfähigen im Vergleich mit Typ V leicht an. Noch deutlicher wird dies beim Verlaufstyp VII mit Ausgang in Strukturverformung, wo nahezu die Hälfte der Patienten nur begrenzt arbeitsfähig oder erwerbsunfähig sind; doch ist hier die Relation zwischen den sozialen Remissionsgraden 0 und 1 im Vergleich mit Typ VI günstiger: 29% sind — gegenüber nur knapp 14% beim Typ VI — auf früherem Niveau voll erwerbstätig. Der Verlaufstyp VIII: einfach zu reinen Residuen, unterscheidet sich nicht wesentlich vom Typ VII, abgesehen davon, daß hier die Relation zwischen den Remissionsgraden 0 und 1 und ebenso zwischen 2 und 3 etwas ungünstiger ist und außerdem erstmals der ungünstigste Remissionsgrad 4 (1 Fall = 3,7%) vertreten ist. Beim Verlaufstyp IX: mit mehreren Schüben zu reinen Residuen, ist lediglich im Vergleich mit Typ VIII eine Zunahme der Verschiebung in Richtung der nicht mehr auf früherem Niveau voll Erwerbstätigen zu registrieren, die aber durch einen größeren Anteil von begrenzt arbeitsfähigen gegenüber erwerbsunfähigen Patienten annähernd ausgeglichen wird.

Beim Verlaufstyp X: schubförmig zu gemischten Residuen, sind nur noch gut ¼ und dabei nur 8,3% auf früherem Niveau voll erwerbstätig. Bei den prognostisch ungünstigsten Typen XI und XII sinkt die Rate sozialer Heilungen auf 8,3 und 1,9% wobei auch diese Patienten nur unterhalb ihres früheren Niveaus voll erwerbstätig sein können; beim Verlaufstyp XII mit Ausgang in typisch schizophrene Defektpsychosen ist nahezu die Hälfte aller Patienten völlig arbeitsunfähig.

Würde man für die soziale Heilung rigorose Kriterien anlegen und verlangen, daß das frühere oder ein äquivalentes berufliches Niveau gehalten werden kann, käme es nur hinsichtlich Verlaufstyp VI zu einer Veränderung und zwar Verschlechterung seiner Position: dieser Typ wäre dann erst nach Typ VII mit Ausmündung in Strukturverformungen und auch noch nach den Typen VIII (einfach zu reinen Residuen) und IX (mit mehreren Schüben zu reinen Residuen) einzuordnen, weil der optimale soziale Remissionsgrad 0 beim Verlaufstyp VI nur von 13,8% (4 Patienten) erreicht wird. Hier scheint sich auszuwirken, daß die Patienten des Typs VI viele Jahre, oft Jahrzehnte lang vor Eintreten des zweiten, positiven Knicks psychotisch waren und infolge der dadurch erzwungenen langjährigen Unterbrechung ihrer Berufstätigkeit auch nach der Remission auf einen reinen Residualzustand nicht mehr imstande waren, das frühere berufliche Niveau zu halten bzw. wiederzugewinnen.

3.4.4 Vergleich unserer Verlaufstypen mit den Verlaufsformen von M. Bleuler und Ciompi und Müller

Ein unmittelbarer Vergleich unserer 12 Verlaufstypen mit den Verlaufsformen und Verlaufskurven von M. Bleuler sowie Ciompi und Müller oder anderer Autoren ist nicht möglich (s. S. 43). Im Züricher Erfahrungsgut (M. Bleuler, 1972) sind hinsichtlich der Verlaufsweise 38%, im Bonner Kollektiv — einschließlich der primär schubförmigen und erst später einfachen Verläufe — nur 23% einfach-geradlinig-progredient. Wir differenzierten in schubförmige (mit Ausgang in uncharakteristische oder charakteristische Residualsyndrome) einerseits, phasenhafte Verlaufsweise mit Ausgang in psychopathologische Vollremissionen auf der anderen Seite, während M. Bleuler unter seinen wellenförmigen Verlaufstypen — neben den zu schweren, mittelschweren und leichten Endzuständen führenden — auch die vollständig ausheilenden rubriziert. Der 7. Bleulersche Verlaufstyp: wellenförmig in einer oder mehreren psychotischen Phasen mit Ausgang jeder einzelnen Phase in Heilung, ist im Züricher und Bonner Erfahrungsgut mit je 22% genau gleich häufig. Der Vergleich der wellenförmigen Verläufe von M. Bleuler mit Ausgang in leichte, mittelschwere und schwere „Endzustände" mit unseren schubförmigen Verläufen zeigt, daß die schubförmige Verlaufsweise im Züricher Erfahrungsgut mit 36% seltener vorkommt als im Bonner Kollektiv mit 47,6%. Dabei wurden von uns auch die zunächst phasenhaft, dann schubförmig verlaufenden Erkrankungen (14,1%) neben den schubförmigen mit nur einem Schub (6,6%) und mit mehreren Schüben (26,9%) zur „schubförmigen Verlaufsweise" gerechnet. Insgesamt ergibt sich also, daß die *schubförmigen Verläufe im Züricher Erfahrungsgut seltener, die einfachen deutlich häufiger beobachtet wurden als im Bonner Kollektiv.* Daß eine „schizophrene Katastrophe" im Bonner Erfahrungsgut mit 4% noch häufiger ist als im Züricher Material von 1972 mit 1%, wurde bereits ausgeführt (s. S. 210).

Auf die methodischen Schwierigkeiten, die sich einem Vergleich entgegenstellen, wurde von Ciompi und Müller, die die eigenen mit den Resultaten von M. Bleuler zu vergleichen versuchten, und uns (s. S. 43 f) hingewiesen. Bei der Aufstellung unserer Verlaufstypen wurde aus Gründen der Vereinfachung und Übersichtlichkeit die Art des Beginns (akut — chronisch) außerachtgelassen (s. S. 184) und dafür der Verlaufsweise und dem Ausgang und hier der qualitativ-psychopathologischen Differenzierung der „Endzustände" besondere Aufmerksamkeit geschenkt. Eine Differenzierung des Pauschalbegriffes des sogenannten schizophrenen Defektes bzw. der „Endzustände" schizophrener Erkrankungen, die unserer Typologie schizophrener Residualsyndrome vergleichbar ist, wurde bisher bei langfristigen Verlaufsuntersuchungen nicht vorgenommen. Bei einem Versuch von M. Bleuler und uns, die Züricher und Bonner Befunde auch in bezug auf die Verlaufsformen, ungeachtet der unterschiedlichen Beurteilung der Ausgänge, zu vergleichen, wurden die Kriterien der Selbstwahrnehmung der Mangelerscheinungen, der Kontaktfähigkeit, Krankheitseinsicht und der Fähigkeit, sich zu sich selbst verhalten zu können, herangezogen, die für unsere uncharakteristischen reinen Residuen und für die „leichten chronischen Psychosen" von M. Bleuler gültig sind (Bleuler et al., 1976).

Die genannten Merkmale gelten uneingeschränkt für die Minimalresiduen und leichten reinen Residualsyndrome, d.h. für die große Mehrzahl (85%) der uncharakteristischen Residuen (Typen 2, 3, 5, 6 und 7 unserer Typologie, s. S. 101 ff). Mit den „mittelschweren chronischen Psychosen" von M. Bleuler sind unsere „mäßigen reinen Residualsyndrome", „gemischten Residualsyndrome", „Strukturverformungen ohne Psychose" und die „chronischen reinen Psychosen" vergleichbar; schließlich mit den „schweren chronischen Psychosen" von M. Bleuler vor allem unsere „typisch schizophrenen Defektpsychosen" und — bedingt — die „Strukturverformungen mit Psychose." Weiter wurden, um einen Vergleich zu ermöglichen, nicht sämtliche Probanden, sondern nur diejenigen, deren Zustand vor der spätkatamnestischen Untersuchung während zumindest 5 Jahren einigermaßen stabil war, berücksichtigt. Im Bonner Beobachtungsgut sind dies 73,1%, d.h. 367 von 502 nachuntersuchten Probanden (s. S. 138), im Züricher Material sind es gleichfalls 73,1% der Kranken (152 von 208 Fällen).

Die eben erläuterte Angleichung der Beurteilung der Ausgänge bzw. „Endzustände"
bietet nun auch die Möglichkeit eines — allerdings beschränkten — Vergleichs mit den
am Lausanner Beobachtungsgut ermittelten Ausgängen. Zugrundegelegt wurden die von
Ciompi und Müller (1976) in ihrer Abb. 16 (S. 77) angeführten Zahlen, wobei die nicht
hinreichend zuverlässig erfaßbaren (unsicheren) Fälle (10 Fälle = 3,5% von 289) und
diejenigen mit bei der Spätkatamnese noch florider und unstabiler Psychose nicht berücksichtigt sind. Es bleiben an sicheren und zur Zeit der Katamnese stabilen „Endzuständen"
262 Fälle, von denen 29,4% (77 Fälle) geheilt sind, während 24,4% (64 Fälle) leichte,
26,3% (69 Fälle) mittelschwere und 19,8% (52 Fälle) schwere Endzustände darstellen.
Tabelle 32 (s. S. 141) gibt eine *Übersicht über das Züricher, Lausanner und Bonner
Beobachtungsgut „stabiler Endzustände."* Wir sehen u.a., daß im Bonner und Züricher
Beobachtungsgut der Prozentsatz der leichten und mittelschweren Endzustände annähernd übereinstimmt, während Heilungen im Züricher Krankengut etwas seltener, schwere
Endzustände — mit ca. 24 gegenüber ca. 14% — deutlich häufiger vorkommen. Im Lausanner Teilkollektiv stabiler „Endzustände" sind psychopathologische Heilungen mit
29,4% am häufigsten, leichte Endzustände seltener als im Bonner und Züricher Material,
während schwere Endzustände mit 19,8% zwischen der Bonner und Züricher Rate liegen
(s. auch S. 140 ff).

Wenn wir im Bonner Krankengut *sämtliche nachuntersuchten Probanden, also auch die unstabilen
Ausgänge* berücksichtigen und anhand der Verlaufstypen vier Gruppen differenzieren, die ungefähr
den Heilungen und den leichten, mittelschweren und schweren Endzuständen von M. Bleuler und
Ciompi und Müller entsprechen, ist die *Relation zwischen geheilten Patienten und solchen mit leichten, mittelschweren und schweren Ausgängen 22 : 26,2 : 34,1 : 17,6%.* Dabei wurden bei den psychopathologisch Geheilten die Verlaufstypen I und II zusammengefaßt, bei den leichten „Endzuständen"
die Verlaufstypen III-VI, bei den mittelschweren Endzuständen (abweichend von unserer bisherigen
Zusammenfassung der Typen VII, VIII und IX zu der intermediären Gruppe) die Verlaufstypen VII-
X und bei den schweren Endzuständen die Verlaufstypen XI und XII. Im Vergleich mit den Zahlen
bei den „stabilen Endzuständen" der Bonner Kranken ergeben sich relativ geringe Verschiebungen insofern, als die Rate der Geheilten von 26 auf 22% zurückgeht und die der schweren Ausgänge von
14 auf 17,6% ansteigt; die Quote der leichten und mittelschweren Ausgänge zusammen ist praktisch
dieselbe, nämlich 59,9% bei den „stabilen Endzuständen" und 60,3% im Gesamtkollektiv.

3.5 Prognostik: Einfluß anamnestischer, klinisch-psychopathologischer und therapeutischer Faktoren auf den Langzeitverlauf

3.5.1 Methodik

Um einer Antwort auf die Frage näher zu kommen, ob und in welcher Weise bestimmte
persönlichkeitseigene und peristatische (nicht morbogene) und krankheitsbezogene (morbogene) Faktoren den Verlauf und Ausgang der Erkrankung beeinflussen, untersuchten
wir weiter die prognostische Bedeutung aller mit genügender Sicherheit eruierbaren anamnestischen, klinisch-psychopathologischen und therapeutischen Daten. Dabei interessieren im Hinblick auf die praktische individuelle Prognostik in erster Linie Korrelationen zwischen Daten, die schon im Erkrankungsbeginn eruierbar sind, und dem Langzeitverlauf der Erkrankung. Soweit bisher diese Faktoren in ihrem Einfluß auf die langen
Verläufe schizophrener Erkrankungen untersucht wurden, weichen die Ergebnisse er-

heblich voneinander ab. Zahlreiche Faktoren werden von verschiedenen Untersuchern in ihrer prognostischen Valenz unterschiedlich und oft konträr beurteilt (Gross u. Huber, 1972; Huber, 1961a).

Wir berücksichtigen neun anamnestische, acht klinische und psychopathologische und zwei therapeutische Faktoren. *Diese als unabhängige Variablen behandelten Faktoren wurden systematisch in ihrer Beziehung zum Ausgang, d.h. zum psychopathologischen Syndrom (Heilung oder Residualsyndrom) zur Zeit der letzten Katamnese, zum Verlaufstyp und zur sozialen Remission (als „abhängige Variable") überprüft.* Aus statistischen Gründen wurden dabei unsere 15 Typen psychopathologischer Ausgänge überwiegend auf drei große Gruppen, nämlich psychopathologische Vollremissionen, uncharakteristische und charakteristische Residualzustände reduziert (s. S. 119 f). Die 12 Verlaufstypen (I-XII, s. S. 185 ff) wurden dagegen in der Regel jeder für sich mit den anamnestischen, klinischen und therapeutischen Faktoren korreliert. Auch hier ging es um die Feststellung einer statistischen Beziehung der verschiedenen geprüften Faktoren zu günstigen oder ungünstigen Entwicklungstendenzen, wie sie auch durch die Verlaufstypen repräsentiert sind. Wie gezeigt wurde, ist Verlaufstyp I der in bezug auf die soziale Heilungsrate günstigste Typ, Verlaufstyp XII der ungünstigste, während die Typen II-XI dazwischen liegen und eine zunehmend niedrigere Rate sozialer Heilungen aufweisen. Bei der Überprüfung der Korrelationen mit dem sozialen Remissionsgrad tritt an die Stelle einer Dichotomie (sozial geheilt − sozial nicht geheilt) eine Differenzierung in fünf graduelle Untergruppen, wobei die Gruppe 0 volle Erwerbstätigkeit auf früherem beruflichen Niveau, die Gruppe 4 völlige Arbeitsunfähigkeit bedeutet (s. S. 169).

Die *statistische Methodik* wurde bereits dargestellt (s. S. 36 f). Wir bedienten uns auch hier der χ^2-Methode und der Vier-Felder- bzw. Mehr-Felder-Kontingenztafeln. Hinsichtlich des Niveaus der statistischen Signifikanzen sprechen wir, wie bereits dargelegt, von Signifikanzen auf dem 1-%-Niveau als *„signifikant"* (χ^2-Wert ab 6,6 bei 1 Freiheitsgrad) und von solchen auf dem 5-%-Niveau als *„schwachsignifikant"* (χ^2-Wert ab 3,8). Gelegentlich werden auch Signifikanzen auf dem 2,5-%-Niveau (χ^2-Wert 5,0-6,5) und häufiger *trendmäßige Abweichungen* auf dem 10-%-Niveau (χ^2-Wert 2,7-3,7 bei 1 Freiheitsgrad) gesondert angegeben. Wenn wir von *prozentualen Abweichungen* sprechen, sind damit stets im Unterschied zu den trendmäßigen Abweichungen (= 10-%-Niveau) solche mit einem χ^2-Wert unter 2,7 gemeint, gewöhnlich bis zu einem χ^2-Wert von 1,6 (bei 1 FG − 20-%-Niveau), gelegentlich auch bis 1,0 (30-%-Niveau). Nur selten werden als *„hochsignifikant"* solche Signifikanzen besonders hervorgehoben, bei denen der χ^2-Wert (bei 1 FG) über 7,8 (0,5-%-Niveau) bzw. über 10,8 (0,1-%-Niveau) liegt. Zum Teil werden auch Extremgruppen einander gegenübergestellt und so die Beziehungen der überprüften Faktoren zu den jeweils extrem günstigen oder ungünstigen Ausgängen bzw. Verlaufstypen oder sozialen Remissionsgraden untersucht. Auch wir mußten, wie Ciompi und Müller und M. Bleuler, auf eine noch weitergehende Prüfung der Zusammenhänge zwischen den verschiedenen Variablen mittels korrelationsstatistischer varianz- und faktorenanalytischer Verfahren verzichten, weil die Anwendung solcher Methoden angesichts der Inhomogenität hinsichtlich Art und Meßweise der überprüften Daten kaum möglich ist. Mit Sicherheit ist anzunehmen, daß außer den überprüften noch andere, nicht faßbare Faktoren die Langzeitentwicklung schizophrener Erkrankungen beeinflussen, also auch die von uns als abhängige Variablen untersuchten Faktoren (psychopathologischer Ausgang, Verlaufstyp und soziale Remission) noch von anderen Faktoren abhängig sind als den untersuchten.

3.5.2 Anamnestische Faktoren

3.5.2.1 Geschlecht

Frauen überwiegen im nachuntersuchten Bonner Kollektiv, wie wir bereits zeigten (s. S. 40), mit 58,4% gegenüber Männern mit 41,6%. Bei Berücksichtigung des zusätzlichen Erfahrungsgutes des Rheinischen Landeskrankenhauses Bonn und einer Bonner Privatklinik wird dieser Unterschied noch deutlicher (s. S. 351). Die Männer erkranken durchschnittlich signifikant früher als die Frauen: Bis zum 30. Lebensjahr manifestieren sich bei den Männern 71,3%, bei den Frauen nur 54,6% schizophrener Erkrankungen (s. S. 64 f). Die Männer erkranken signifikant seltener nach dem 30. Lebensjahr als die Frauen.

Die *psychopathologische Dauerprognose* unterscheidet sich bei Männern und Frauen bei einer groben Aufgliederung in drei große Gruppen, nämlich Vollremissionen, uncharakteristische und charakteristische Residualsyndrome, nicht signifikant (Tabelle 27, S. 121). Wir entnehmen der Tabelle, daß sowohl die günstigste Gruppe der Vollremissionen wie auch die ungünstigste Gruppe der charakteristisch schizophrenen Residualsyndrome bei Frauen etwas häufiger vorkommt als bei Männern; andererseits sind uncharakteristische Residuen bei Männern häufiger als bei Frauen. Sämtliche Unterschiede erreichen keine statistische Signifikanz.

Betrachtet man die *15 Typen psychopathologischer Residualsyndrome* (s. S. 97 ff), fallen Unterschiede bei den Typen 1, 2, 6, 8, 10, 11, 12, 13, 14 und 15 auf. Die Frauen überwiegen gegenüber den Männern bei den beiden günstigsten Ausgängen, den Vollremissionen (mit 23,9 gegen 19,6%) und bei den Minimalresiduen mit 12,6 gegen 8,6%; weiter bei den leichten gemischten Residualsyndromen (Typ 10) mit 9,5 gegenüber 7,6%, bei den chronischen reinen Psychosen (Typ 12) mit 5,8 gegen 1,9%, bei den typisch schizophrenen Defektpsychosen ohne Potentialreduktion (Typ 14) mit 4,1 gegenüber 2,9% und schließlich bei den Strukturverformungen mit Psychose (Typ 15) mit 4,1 gegenüber 1,9%. Auf der anderen Seite sind die männlichen Schizophrenen häufiger bei den leichten reinen Residuen des Typs 3 mit 10,5 gegenüber 8,2% und noch deutlicher bei den leichten reinen Residuen mit Zügen der Strukturverformung (Typ 6) mit 5,7 gegen 2% bei den Frauen; weiter bei den mäßigen reinen Residuen des Typs 8 mit 7,6 gegen 3,7%, den mäßigen gemischten Residuen (Typ 11) mit 10 gegen 6,1% und schließlich den typisch schizophrenen Defektpsychosen mit erkennbarer Potentialreduktion (Typ 13) mit 8,1 gegenüber 6,5% (Tabelle 25, S. 98 f).

Auch bei der Gegenüberstellung der 15 Einzeltypen zeigt sich, daß *bei den Männern die deutlicher ausgeprägten uncharakteristischen reinen Residuen und ebenso die stärker ausgeprägten gemischten Residuen überrepräsentiert sind, während bei den Frauen vor allem die an sich seltenen chronischen reinen Psychosen etwa dreimal häufiger und die noch selteneren Strukturverformungen mit Psychose doppelt so häufig sind wie bei den Männern.* Die Unterschiede der Geschlechter bei den 15 Typen psychopathologischer Ausgänge sind insgesamt schwachsignifikant. Über diese Feststellung globaler Verteilungsunterschiede hinaus sind aber wegen der kleinen Fallzahl bei den einzelnen Typen signifikante Differenzen statistisch nicht zu sichern.

Betrachten wir die Beziehungen zwischen *Geschlecht und Verlaufstyp,* so findet sich, wie Tabelle 46 zeigt, die Mehrzahl der 12 Verlaufstypen bei beiden Geschlechtern in etwa gleicher Häufigkeitsverteilung. Bei fünf Verlaufstypen bestehen mehr oder weniger deutliche Differenzen. Die relativ günstigen Typen III: chronische reine Psychose, und V: primär phasisch, dann schubförmig zu reinen Residuen, sind bei den Frauen prozentual häufiger (χ^2-Wert 2,5) als bei den Männern. Umgekehrt ist bei den Männern der relativ ungünstige Typ VIII: einfach zu reinen Residuen, hochsignifikant häufiger, der relativ ungünstige Verlaufstyp IX: in mehreren Schüben zu reinen Residuen, und der ungünstige Typ XI: einfach zu gemischten Residuen, prozentual häufiger als bei den Frauen. Auch in diesen Befunden kommt die insgesamt etwas günstigere psychopathologische und soziale Dauerprognose der Frauen gegenüber den Männern zum Ausdruck. Die Kontingenztafel ist insgesamt signifikant; hinsichtlich der genauen Lokalisation der globalen

Tabelle 46. Verteilung der Verlaufstypen bei männlichen und weiblichen Kranken im Bonner Hauptkollektiv

	Verlaufstypen	♂	♀	♂ + ♀
I:	Monophasisch zur Vollremission	19 9,1%	31 10,6%	50 10,0%
II:	Polyphasisch zur Vollremission	22 10,5%	39 13,3%	61 12,1%
III:	Chronische reine Psychosen	4 1,9%	17 5,8%	21 4,2%
IV:	Mit nur 1 Schub zu reinen Residuen	11 5,3%	20 6,8%	31 6,2%
V:	Primär phasisch, dann schubförmig zu reinen Residuen	14 6,7%	36 12,3%	50 10,0%
VI:	Schubförmig mit zweitem, positivem Knick zu reinen Residuen	13 6,2%	16 5,5%	29 5,8%
VII:	Phasisch-schubförmig, primär schubförmig oder einfach zu Strukturverformungen	12 5,7%	19 6,5%	31 6,2%
VIII:	Einfach zu reinen Residuen	21 10,0%	6 2,0%	27 5,4%
IX:	Mit mehreren Schüben zu reinen Residuen	33 15,8%	32 10,9%	65 12,9%
X:	Schubförmig zu gemischten Residuen	18 8,6%	30 10,2%	48 9,6%
XI:	Schubförmig-einfach oder primär einfach zu gemischten Residuen	·20 9,6%	16 5,5%	36 7,2%
XII:	Schubförmig, schubförmig-einfach und primär ein- fach zu typisch schizophrenen Defektpsychosen	22 10,5%	31 10,6%	53 10,5%
	n	209	293	502

χ²-Anteil 30,0 bei 11 FG = 1-%-Niveau

Unterschiede der Verteilung der Typen auf Männer und Frauen ergibt sich aber nur bei Verlaufstyp VIII eine signifikante Differenz.

Die *soziale Remission* ist bei Zugrundelegung unserer Einteilung in fünf Remissionsgrade insgesamt *bei Frauen signifikant günstiger als bei Männern;* bei Lokalisation innerhalb der Kontigenztafel ist nur beim sozialen Remissionsgrad 3 (Erwerbsunfähigkeit) ein signifikanter Unterschied zuungunsten der Männer nachzuweisen. Hier sind die Männer mit 24,9% gegenüber nur 10,7% bei den Frauen überrepräsentiert; auch beim ungünstigsten Remissionsgrad 4 (völlige Arbeitsunfähigkeit) überwiegen die Männer mit 9,6% gegenüber den Frauen (6,5%) prozentual. *Faßt man die beiden ungünstig-sten sozialen Remissionsgrade 3 und 4 zusammen, findet man doppelt so viele Männer (34,5%) wie Frauen (17,2%).* Aus der Tabelle 37 (s. S. 170) ist weiter zu ersehen, daß 41,6% der Frauen und nur 34,5% der Männer dem optimalen Remissionsgrad 0 angehö-ren; beim sozialen Remissionsgrad 1 ist die Relation 16,3% Männer und 18,6% Frauen. *Demnach stehen 60,2% sozial geheilten Frauen nur 50,7% männliche Kranke mit sozia-len Heilungen gegenüber.* Auch beim sozialen Remissionsgrad 2 (begrenzt arbeitsfähig im Erwerbsleben, gewöhnlich Berufsunfähigkeit) überwiegen noch die Frauen mit 22,7 gegenüber 14,8% bei den Männern.

Aus den angeführten, wenn auch nicht sehr ausgeprägten Korrelationen hinsichtlich der psychopathologischen und sozialen Remission könnte man schließen, daß dem Ge-schlecht eine Bedeutung für die Langzeitentwicklung der Schizophrenie zukommt; dies könnte wiederum ein Hinweis darauf sein, daß auch ein rein hereditär festgelegter indi-vidueller Anlagefaktor die psychopathologische und soziale Dauerprognose beeinflußt. Wir werden später noch auf diese Frage zurückkommen, zumal in diesem Punkt und hin-sichtlich des prämorbiden Intelligenzniveaus, gemessen am Schulerfolg, die Bonner Be-funde von denen der Lausanne-Studie, der zufolge weder Geschlecht noch Intelligenz eine faßbare Rolle für die Langzeitentwicklung spielen, abweichen. *Methodenkritisch* ist einzuwenden, daß bei unserer Definition der sozialen Remissionsgrade eine – nicht unproblematische – Analogisierung zwischen Männern und Frauen beim größten Teil der weiblichen Kranken erforderlich war, nämlich bei allen Patientinnen, die zur Zeit der letzten Katamnese nicht im Beruf, sondern als Hausfrau tätig waren. Dies trifft für 178 Frauen von insgesamt 293 weiblichen schizophrenen Kranken zu (s. S. 168 f). Nur 36 Frauen sind zur Zeit der Katamnese voll berufs- und erwerbstätig. Weitere 37 üben eine Teilzeitbeschäftigung aus und 40 sind dauerhospitalisiert (2 oligophrene weibliche Kran-ke konnten bei der sozialen Remission nicht eingeordnet werden).

Es ist zu vermuten, daß die Anforderungen einer Tätigkeit im Beruf oder überhaupt im Erwerbs-leben innerhalb der einzelnen graduellen Abstufungen (5 Remissionsgrade) doch höher sind als bei der Tätigkeit als Hausfrau. Die Gleichsetzungen: „voll erwerbstätig im früheren Beruf" und „als Hausfrau selbständig voll tätig" sowie „voll erwerbstätig unterhalb des früheren beruflichen Niveaus" und „in der Leistungsfähigkeit als Hausfrau leicht reduziert" und ähnlich „begrenzt arbeitsfähig im Erwerbsleben" und „als Hausfrau in der Leistungsfähigkeit mäßig reduziert", würden dann nicht dasselbe Maß an (verbliebener) sozialer Leistungsfähigkeit umschreiben. Mit anderen Worten: *Wenn die weiblichen Kranken ebenso häufig im Erwerbsleben stünden wie die Männer, würde sich möglicher-weise die zwischen den Geschlechtern bestehenden Unterschiede in der Güte der sozialen Remission ausgleichen. Dagegen scheint zu sprechen, daß auch in den beiden ungünstigen sozialen Remissions-gradgruppen (3 und 4), wo weder die Männer noch die Frauen im Erwerbsleben stehen, vielmehr zu Hause leben und dort begrenzt arbeitsfähig oder völlig arbeitsunfähig sind, die Männer signifikant un-günstiger abschneiden und doppelt so häufig vertreten sind wie die Frauen.* Allerdings ist auch hier der Einwand möglich, daß die Männer infolge ihrer tradierten sozialen Rolle gewöhnlich nach ihrem Ausscheiden aus dem Arbeitsprozeß zu Hause weniger zur Arbeit zu motivieren sind als die Frauen.

Immerhin ist auf der anderen Seite nicht zu übersehen, daß auch hinsichtlich der *psy-chopathologischen Remission* die Frauen aufs Ganze gesehen besser remittieren als die Männer, wenn auch hier die Differenzen trotz signifikanter globaler Unterschiede in der Häufigkeitsverteilung bei Lokalisation nur bei einzelnen ungünstigen bzw. günstigen Ver-laufstypen und Residualsyndromen statistische Signifikanz erreichen.

3.5.2.2 Familiäre Belastung (Erbverhältnisse)

Die Belastung mit Schizophrenien in der engeren oder weiteren Familie betrug im Bonner Beobachtungsgut je 15% (s. S. 44 f). Bei 5,2% bestand eine Belastung mit Cyclothymien in der engeren (2,5%) und weiteren (2,7%) Familie, bei 20,7% darüber hinaus eine solche mit diagnostisch unklaren endogenen Psychosen in der engeren (6,3%) und weiteren (14,4%) Familie. *Vorhandensein oder Fehlen einer Belastung mit Schizophrenien, Cyclothymien oder diagnostisch unklaren endogenen Psychosen ist, wie sich ergibt, aufs Ganze gesehen ohne statistisch signifikanten Einfluß auf die psychopathologische Dauerprognose.* Eine mögliche Ausnahme sind männliche Schizophrene mit Schizophreniebelastung in der engeren Familie; hierher gehören 29 von 198 männlichen schizophrenen Kranken, d.h. 14,6%. In dieser Teilgruppe finden sich nur 3,5% psychopathologische Vollremissionen (1 Fall) bei 65,5% uncharakteristischen und 31% charakteristischen Residuen. Das *seltenere Vorkommen von Vollremissionen bei männlichen Schizophrenen mit Schizophreniebelastung in der engeren Familie* ist im Vergleich mit dem Gesamtkollektiv statistisch schwachsignifikant.

Bei den weiblichen Kranken mit Schizophreniebelastung in der engeren Familie entspricht die Verteilung von Vollremissionen, uncharakteristischen und charakteristischen Residuen mit 25,6%, 44,2% und 30,2% annähernd der im Gesamtkollektiv und ist prozentual noch etwas günstiger – mehr Vollremissionen, weniger charakteristische Residuen – als dort.

Bei gemeinsamer Betrachtung von männlichen und weiblichen schizophrenen Kranken mit Schizophreniebelastung in der engeren oder weiteren Familien ergeben sich keine signifikanten Differenzen. In der Teilgruppe mit Schizophreniebelastung in der engeren Familie ist die Quote der Vollremissionen, wie Tabelle 47 zeigt, mit 16,7% aber auch die der charakteristischen Residuen mit 30,5% etwas niedriger als im Gesamtkollektiv. Auffällig ist demnach lediglich das prozentual relativ häufige Vorkommen von uncharakteristischen Residuen bei den Probanden mit Sekundärfällen von Schizophrenien in der engeren Familie (Eltern, Kinder, Geschwister). In der kleinen Teilgruppe mit Cyclothymiebelastung in der engeren Familie (13 Fälle = 2,5%) ist die psychopathologische Dauerprognose mit 25% Vollremissionen, 58,3% uncharakteristischen und 16,7% charakteristischen Residuen insbesondere hinsichtlich der niedrigeren Rate von charakteristischen Residuen günstiger als im Gesamtkollektiv. Bei den Patienten mit Cyclothymiebelastung in der weiteren Familie ist jedoch der Anteil charakteristischer Residuen umgekehrt mit 46,2% sogar deutlich höher als im Gesamtkollektiv (34,7%); beide gegensinnigen Befunde sind jedoch angesichts der kleinen Fallzahlen nicht signifikant. *Das Vorkommen von Cyclothymien in der engeren und weiteren Familie beeinflußt demnach statistisch gesehen die psychopathologische Dauerprognose im Bonner Beobachtungsgut nicht.* Dasselbe gilt für die Belastung mit diagnostisch (hinsichtlich des schizophrenen oder cyclothymen Formenkreises) nicht einzuordnenden endogenen Psychosen in der engeren und weiteren Familie.

Auch wenn man die familiäre Belastung mit endogenen Psychosen insgesamt, also sowohl mit Schizophrenien wie mit Cyclothymien und diagnostisch unklaren endogenen Psychosen in der Blutsverwandtschaft berücksichtigt, lassen sich keine signifikanten Differenzen gegenüber dem Gesamtkollektiv aufdecken. Bei Belastung mit endogenen Psychosen (Schizophrenien, Cyclothymien, diagnostisch unklare endogene Psychosen) in der engeren Familie liegt die Rate der Vollremissionen wie der charakteristischen Resi-

Tabelle 47. Vorhandensein oder Fehlen von Sekundärfällen von Schizophrenie in der Blutsverwandtschaft und psychopathologische Dauerprognose im Bonner Hauptkollektiv

Sekundärfälle von Schizophrenien	Voll- remissionen	Uncharakt. Residuen	Charakt. Residuen	n
keine	83 24,7%	138 41,1%	115 34,2%	336 70,0%
in der engeren Familie	12 16,7%	38 52,8%	22 30,5%	72 15,0%
in der weiteren Familie	15 20,8%	31 43,1%	26 36,1%	72 15,0%
n	110	207	163	480
unbekannt	1	10	11	22
Gesamt- kollektiv	111 22,1%	217 43,2%	174 34,7%	502 100%

χ^2-Anteil 4,0 bei 4 FG = nicht signifikant

duen etwas niedriger als im Gesamtkollektiv, während bei Belastung mit endogenen Psychosen in der weiteren Familie praktisch keine Abweichungen zu registrieren sind.

Auch eine Beziehung zwischen den 12 *Verlaufstypen* (s. S. 185 ff) und dem Vorhandensein oder Fehlen einer Belastung mit schizophrenen, cyclothymen und diagnostisch
unklaren endogenen Psychosen in der engeren und weiteren Familie läßt sich nicht erkennen. Betrachtet man die Belastung mit schizophrenen Psychosen in der engeren Familie, so liegen die Belastungsziffern, wie Tabelle 48 zeigt, beim Verlaufstyp I mit 10%,
beim Verlaufstyp II mit 11,9%, Verlaufstyp III mit 0% und Verlaufstyp XI mit 8,6%
mehr oder weniger deutlich unter der entsprechenden Häufigkeitsrate in der Gesamtpopulation (15%). Mehr oder weniger deutlich über dieser Rate liegen die Verlaufstypen
IV mit 26,7%, V mit 19,1%, VIII mit 23,1% und XII mit 18,4%. *Doch sind alle Abweichungen statistisch nicht signifikant und betreffen regellos sowohl günstige wie ungünstige Verlaufstypen.*

Die Belastungsrate ist z.B. beim relativ günstigen Typ IV: mit nur einem Schub zu reinen Residuen, mit 26,7%, aber auch beim relativ ungünstigen Typ VIII: einfach zu reinen Residuen, mit
23,1% und beim ungünstigsten Typ XII (zu typisch schizophrenen Defektpsychosen) mit 18,4% erhöht; andererseits ist sie sowohl beim günstigsten monophasischen Verlaufstyp I mit 10% und beim
relativ günstigen Typ III (chronische reine Psychose) mit 0% wie beim ungünstigen Verlaufstyp XI
(zu gemischten Residuen) deutlich niedriger als im Gesamtkollektiv. Ähnliche Verhältnisse findet
man hinsichtlich der Belastungsziffern mit Schizophrenie in der weiteren Familie, wo beispielsweise
bei den relativ günstigen Typen IV und VI (20 bzw. 25%) ebenso wie bei den relativ ungünstigen Typen VII (33,3%), XI (20%) und XII (20,4%) überdurchschnittlich hohe und beim Verlaufstyp VIII
mit 7,7% relativ niedrige Belastungsraten nachweisbar sind (Tabelle 48).

Diese Situation ändert sich nicht, wenn man die *Belastung mit endogenen Psychosen
überhaupt* ins Auge faßt; die entsprechenden Belastungsziffern im Gesamtmaterial betragen für die engere Familie 20,5% und die weitere Familie 25,2%.

Tabelle 48. Belastungsraten mit Schizophrenie bei den 12 Verlaufstypen im Bonner Hauptkollektiv

Verlaufstypen	Sekundärfälle von Schizophrenien in der	
	engeren Familie	weiteren Familie
I	10,0%	12,0%
II	11,9%	15,3%
III	–	10,0%
IV	26,7%	20,0%
V	19,1%	10,6%
VI	14,3%	25,0%
VII	16,7%	33,3%
VIII	23,1%	7,7%
IX	16,4%	16,4%
X	14,3%	16,7%
XI	8,6%	20,0%
XII	18,4%	20,4%

Auch hier finden sich *in der engeren Familie*, mit Ausnahme von Verlaufstyp IV, durchgehend nicht signifikante Abweichungen nach oben und unten sowohl bei günstigen wie bei ungünstigen Verlaufstypen. Höhere Belastungsziffern sind beim relativ günstigen Typ IV (36,4%) wie bei den relativ ungünstigen Typen VII (32,2%) und VIII (25%) nachzuweisen. Die mono- und polyphasischen Verläufe I und II haben in der engeren Familie mit 11,8% bzw. 16,9% niedrigere Belastungsziffern als das Gesamtkollektiv. Beim prognostisch ungünstigsten Verlaufstyp XII ist die Belastungsziffer mit endogenen Psychosen in der engeren Familie mit 19,6% praktisch dieselbe wie im Gesamtkollektiv.

Ein durchgehendes Prinzip etwa in dem Sinne, daß die prognostisch günstigen Verlaufstypen eine höhere Belastungsquote mit endogenen Psychosen aufweisen, wie es in früheren Untersuchungen (1941) M. Bleuler fand, läßt sich nicht erkennen. So zeigen die günstigsten Verlaufstypen I, II und III relatv niedrige Belastungsquoten, dagegen der nächstgünstige Verlaufstyp IV mit 36,4% eine ungewöhnlich hohe Belastungsrate. Auch wenn wir die Belastungsraten mit endogenen Psychosen *in der weiteren Familie* betrachten, die im Gesamtkollektiv 25,2% ausmacht, ergibt sich keine Beziehung zum Verlaufstyp und damit zur Prognose.

Die niedrigste Belastungsziffer findet man bei Verlaufstyp VII mit 6,4%, die höchste bei dem prognostisch nur unbedeutend günstigeren Verlaufstyp VI mit 33,3%.

Hinsichtlich der Belastungsziffern in der engeren Familie mit endogenen Psychosen überhaupt weicht nur die hohe Rate beim Verlaufstyp IV: mit einem Schub zu reinen Residuen (36,4%), schwachsignifikant vom Gesamtkollektiv nach oben ab; umgekehrt ist die Häufigkeit des Vorkommens von endogenen Psychosen überhaupt in der weiteren Familie bei Verlaufstyp VII mit Ausmündung in Strukturverformungen mit 6,4% schwachsignifikant niedriger als im Gesamtkollektiv. Diese Abweichungen betreffen aber nur einzelne Verlaufstypen und lassen sich auch hier nur bei gesonderter Betrachtung der Belastungsziffern in der engeren und weiteren Familie eruieren. Man wird diesen Befunden keine Bedeutung zumessen dürfen, zumal bei Verlaufstyp VII die ungewöhnlich niedrige Belastungsrate in der weiteren Familie durch eine überdurchschnittlich hohe Belastungsrate in der engeren Familie (32,2% gegenüber 20,6% im Gesamtkollektiv) wieder ausgeglichen wird und ähnlich auch bei Verlaufstyp IV der hohen Belastungsrate in der engeren Familie eine unterdurchschnittlich niedrige Belastungsrate in der weiteren Familie (18,2%) gegenübersteht.

Wir halten fest, daß Fehlen oder Vorhandensein von Schizophrenien, von Cyclothymien und von diagnostisch unklaren endogenen Psychosen in der Blutsverwandtschaft schizophrener Erkrankungen die Dauerprognose nicht signifikant beeinflußt. Die einzige bemerkenswerte Ausnahme stellt die Teilgruppe männlicher Schizophrener mit Schizophreniebelastung in der engeren Familie mit einer schwachsignifikant geringeren Rate psychopathologischer Vollremissionen dar.

Diese Feststellung bestätigt sich auch, wenn wir die *soziale Remission* als abhängige Variable heranziehen. In bezug auf die familiäre Belastung mit endogenen Psychosen überhaupt sind die Belastungsziffern bei den fünf Remissionsgraden weder in der engeren noch in der weiteren Familie signifikant different. Sie liegen in der engeren Familie beispielsweise in der ungünstigen Remissionsgradgruppe 3 mit 25% etwas über und in der ungünstigsten Gruppe 4 (völlige Arbeitsunfähigkeit) mit 14,3% etwas unter dem Wert des Gesamtkollektivs (20,5%). Die Gruppe mit der denkbar ungünstigsten sozialen Remission zeigt also eine relativ niedrige Belastungsquote. Dies bleibt auch so, wenn wir die Belastungsrate mit schizophrenen Psychosen in der engeren Blutsverwandtschaft berücksichtigen, die in der ungünstigsten sozialen Remissionsgradgruppe 4 mit 11,4% am niedrigsten liegt (Gesamtkollektiv: 15%); doch wird dies wieder annähernd ausgeglichen durch eine mit 20% relativ hohe Schizophreniebelastung in der weiteren Familie (Gesamtkollektiv: 15%).

Keinerlei Beziehungen zur sozialen Remission lassen auch die Belastungsraten mit *Cyclothymien* in der engeren und weiteren Familie erkennen. So haben wir bei der prognostisch ungünstigen Gruppe 4 in der engeren Familie keinen Fall einer Cyclothymie; doch liegt andererseits die Belastungsrate mit Cyclothymien in der weiteren Familie in diesem Teilkollektiv völlig arbeitsunfähiger schizophrener Kranker mit 6,1% höher als in den anderen Gruppen und bei den sozial geheilten Probanden (soziale Remissionsgrade 0 und 1), wo sie 2,2% beträgt.

In Übereinstimmung mit M. Bleuler und Ciompi und Müller zeigt sich, daß *weder das Vorliegen noch das Fehlen einer familiären Belastung mit Schizophrenie, Cyclothymie oder diagnostisch unklaren Psychosen (abgesehen von der erwähnten Ausnahme) für die langfristige psychopathologische und soziale Remission von Bedeutung ist.* Einschränkend ist methodenkritisch hervorzuheben, daß sich die bisherigen Studien und auch unsere eigene hinsichtlich der familiären Belastung mit Psychosen nur auf die Angaben der Patienten und ihrer nahen Bezugspersonen stützen können. Systematische, genetisch gerichtete, alle Blutsverwandten in persönlichen Nachuntersuchungen und/oder — bei verstorbenen Probanden — anhand zweckdienlicher Unterlagen erfassende Untersuchungen, die von spätkatamnestisch nach jahrzehntelangem Verlauf persönlich untersuchten Probanden ausgehen, liegen in der Weltliteratur nicht vor. Eine definitive Beantwortung der Frage, welchen Einfluß die familiäre Belastung auf die Dauerprognose hat, kann nur durch eine solche methodisch exakte und vollständige Erforschung der Sippen ermöglicht werden.

Immerhin scheint nach den Ergebnissen der Züricher, Lausanner und Bonner Studie die Hypothese sehr gut gestützt, daß bei schizophrenen Erkrankungen das Vorhandensein oder Fehlen von schizophrenen oder cyclothymen Erkrankungen in der engeren und weiteren Blutsverwandtschaft für die soziale und psychopathologische Dauerprognose ohne Belang ist.

Auch die Frage, ob das Ausmaß einer Belastung mit Psychosen den Langzeitverlauf beeinflußt, wurde in der Literatur, soweit wir sehen, unterschiedlich beantwortet. *Bei den 46 Bonner Schizophrenien mit zwei und mehr an Schizophrenie Erkrankten in der Blutsverwandtschaft* (s. S. 45) *ist die psychopathologische Dauerprognose signifikant günstiger.* Mit 17,4% (8 Fälle) werden nur halb so viel charakteristische Residualzustände beobachtet wie im 434 Fälle umfassenden Restkollektiv (35,7%); uncharakteristische Residualzustände sind mit 63% schwachsignifikant häufiger als im Restkollektiv mit 41,0%. Die Rate der Vollremissionen liegt mit 19,6% geringfügig unter der des Restkollektivs (23,3%) (Tabelle 49). Der Befund einer günstigeren psychopathologischen Langzeitprognose der Schizophrenien mit zwei und mehr Sekundärfällen von Schizophrenien in der Blutsverwandtschaft, wie er in der relativen Seltenheit von charakteristischen Residuen und der relativen Häufigkeit von uncharakteristischen Residuen zum Ausdruck kommt, könnte für die Bleulersche Annahme eines günstigeren Verlaufs bei höherer Belastungsquote sprechen (s. auch S. 230).

Tabelle 49. Bonner Teilkollektiv mit zwei und mehr Sekundärfällen von Schizophrenie in der Blutsverwandtschaft und psychopathologische Langzeitprognose im Vergleich zum Restkollektiv

	Voll- remissionen	Uncharakt. Residuen	Charakt. Residuen	n
2 und mehr Sekundärfälle	9 19,6%	29 63,0%	8 17,4%	46 9,6%
Rest- kollektiv	101 23,3%	178 41,0%	155 35,7%	434 90,4%
n unbekannt	110 1	207 10	163 11	480 22
Gesamt- kollektiv	111 22,1%	217 43,2%	174 34,7%	502 100%

χ^2-Anteil 9,1 bei 2 FG = 1-%-Niveau

Entgegen der Erwartung verhält sich die soziale Remission im Teilkollektiv mit Mehrfachbelastung nicht gleichsinnig: Die Rate sozialer Heilungen ist mit 52,2% sogar prozentual geringfügig ungünstiger als im Bonner Gesamtkollektiv (56,2%). Signifikante Abweichungen sind jedoch in keiner der fünf sozialen Remissionsgradgruppen vorhanden.

In der sehr kleinen Teilgruppe von *Schizophrenien mit drei und mehr Sekundärfällen von Schizophrenie in der Blutsverwandtschaft* (16 Fälle = 3,3% von 480 mit ausreichenden Angaben) ist die gleiche Tendenz wie bei den Schizophrenien mit zwei und mehr schizophrenen Blutsverwandten zu erkennen, d.h. charakteristische Residuen sind mit 18,8% wesentlich seltener, uncharakteristische mit 50% etwas häufiger als im Gesamtkollektiv; doch sind hier auch Vollremissionen mit 31,3% prozentual häufiger als im Gesamtkollektiv mit 22,1%. Diese Abweichungen sind jedoch, bedingt durch die kleine Fallzahl, nicht signifikant.

3.5.2.3 Geschwisterreihe

Der Stellung in der Geschwisterreihe wurde von verschiedenen Autoren eine Bedeutung für Erkrankungsrisiko, Manifestation und Verlauf der Erkrankung zugesprochen. Wir fanden im Bonner Kollektiv unter 440 Probanden Einzelkinder mit 9,3% relativ selten. Die Probanden waren in 27,5% das jüngste Kind in der Geschwisterreihe, in 24,8% das älteste, während bei 38,4% der Proband eine mittlere Position in der Geschwisterreihe einnahm. Bei 12,4% waren Geschwister vorhanden, jedoch die Stellung in der Geschwisterreihe nicht genau feststellbar. Signifikante Geschlechtsunterschiede in der Geburtenfolge bestehen nicht; der Prozentsatz der Einzelkinder z.B. ist bei männlichen und weiblichen Schizophrenen mit 9,5 bzw. 9,2% praktisch genau gleich (Tabelle 93, S. 327).

Auch hier prüften wir die Frage, ob die Stellung in der Geschwisterreihe, wiederum als unabhängige Variable behandelt, die Langzeitentwicklung in den drei von uns herausgehobenen Aspekten beeinflußt. *Die psychopathologische Dauerprognose in den verschiedenen Kategorien ist nicht unterschiedlich;* die Verteilung von Vollremissionen, uncharakteristischen und charakteristischen Residuen weicht in allen Untergruppen nicht signifikant von der Verteilung im Gesamtkollektiv ab.

Zu registrieren ist lediglich, daß in der mit 9,3% relativ schwach besetzten Untergruppe der *Einzelkinder* Vollremissionen mit 12,2% seltener, charakteristische Residuen mit 39% etwas häufiger vorkommen als im Gesamtkollektiv; doch ist dieser Befund nicht signifikant.

Die Verteilung der verschiedenen Positionen in der Geschwisterreihe bei den 12 *Verlaufstypen* ergibt gleichfalls keine signifikanten Differenzen. Insbesondere finden sich auch keine Unterschiede zwischen den mehr oder weniger günstigen und ungünstigen Verlaufstypen.

Einzelkinder sind wohl beim günstigsten monophasischen Verlaufstyp I mit 2% und beim Verlaufstyp III: chronische reine Psychose, mit 0% selten, andererseits bei den ungünstigen Verlaufstypen XI und XII mit 11,1 und 11,3% etwas häufiger als im Gesamtkollektiv, doch sind alle Befunde nicht signifikant. Dasselbe gilt für den hohen Anteil von ältesten Kindern beim Verlaufstyp III (38,1%) und den mit 6,5% ungewöhnlich niedrigen Prozentsatz von Probanden, die älteste Kinder in der Geschwisterreihe sind, beim Typ VII. Der Anteil von Probanden, die jüngste Kinder in der Geschwisterreihe sind, ist sowohl bei dem günstigen Verlaufstyp III mit 33,3% wie beim ungünstigsten Typ XII mit 30,2% relativ hoch, andererseits beim noch relativ günstigen Typ VI mit 16,7% relativ niedrig. Die Rate der Probanden mit Mittelstellung in der Geschwisterreihe ist bei Typ VII mit 51,6% deutlich höher, bei Verlaufstyp VIII mit 19,2% deutlich niedriger als im Gesamtkollektiv. Alle Befunde erreichen keine Signifikanz.

Schließlich wird auch die *soziale Dauerprognose* durch die Stellung der später an Schizophrenie erkrankenden Probanden in der Geschwisterreihe nicht signifikant beeinflußt. Die Verteilung der fünf Remissionsgrade zeigt bei Einzelkindern, jüngsten und ältesten Kindern oder mittlerer Position in der Geschwisterreihe keine wesentlichen Differenzen.

Die höchste Rate sozialer Heilungen findet sich bei den jüngsten Kindern mit 58,6%, die niedrigste bei den Einzelkindern mit 48,8%; optimale soziale Remission, d.h. volle Erwerbstätigkeit auf früherem beruflichen Niveau zur Zeit der Spätkatamnese, ist bei den ältesten Kindern mit 44% am häufigsten, bei den Einzelkindern mit 24,3% am seltensten. Andererseits ist der Anteil des ungünstigsten sozialen Remissionsgrades — völlige Arbeitsunfähigkeit — bei den Einzelkindern mit 4,9% am niedrigsten und bei den ältesten und jüngsten Kindern mit 8,3% am höchsten. Alle Abweichungen sind nicht signifikant.

Das Resultat ist, daß die Stellung in der Geschwisterreihe für die psychopathologische und soziale Dauerprognose und für den Verlaufstyp der Schizophrenie ohne Bedeutung bleibt.

3.5.2.4 Primärpersönlichkeit

Über die Häufigkeit von syntonen, leicht auffälligen und von abnormen Primärpersönlichkeiten und die speziellen Typen der Ausgangspersönlichkeit im Bonner Beobachtungsgut wurde bereits berichtet (s. S. 45 ff). Dabei haben wir die methodologischen Schwierigkeiten bei der Erfassung der sogenannten prämorbiden Persönlichkeitsstruktur von später an Schizophrenie erkrankenden Individuen hervorgehoben.

a) Unauffällige (syntone), leicht auffällige und abnorme (psychopathische) Primärpersönlichkeiten. Im Bonner Kollektiv fanden wir 36,9% mit syntoner Primärpersönlichkeit. 52,2% mit leicht auffälliger und nur 10,9% mit ausgeprägt abnormer (psychopathischer) Ausgangspersönlichkeit. Tabelle 50 zeigt zunächst, daß die später an Schizophrenie erkrankenden Probanden hochsignifikante Korrelationen zwischen Primärpersönlichkeit und psychopathologischer Langzeitprognose aufweisen; die Kontingenztafel ist auf dem 0,05-%-Niveau signifikant. Wir sehen weiter, daß sich *sowohl die Probanden mit unauffälliger (syntoner) wie mit abnormer (psychopathischer) Ausgangspersönlichkeit signifi-*

Tabelle 50. Prämorbide Persönlichkeit und psychopathologische Dauerprognose im Bonner Hauptkollektiv

Primär-persönlichkeit	Voll-remissionen	Uncharakt. Residuen	Charakt. Residuen	n
unauffällig	51 29,0%	75 42,6%	50 28,4%	176 36,9%
leicht auffällig	57 22,9%	109 43,8%	83 33,3%	249 52,2%
abnorm	—	27 51,9%	25 48,1%	52 10,9%
n unbekannt	108 3	211 6	158 16	477 25
Gesamt-kollektiv	111 22,1%	217 43,2%	174 34,7%	502 100%

χ^2-Anteil 20,6 bei 4 FG = 0,05-%-Niveau

kant vom Gesamtkollektiv unterscheiden. Bei den Probanden mit unauffälliger Primärpersönlichkeit sind die Vollremissionen mit 29% häufiger, die charakteristischen Residuen
mit 28,4% seltener als im Gesamtkollektiv. Bei der allerdings kleinen Teilgruppe (52 Fälle)
der Probanden mit ausgeprägt abnormer Primärpersönlichkeit fehlen Vollremissionen vollständig, während charakteristische Residualzustände mit 48,1% erheblich häufiger, uncharakteristische Residuen mit 51,9% noch deutlich häufiger sind als im Gesamtkollektiv. Die
Korrelationen zwischen ausgeprägt abnormer Primärpersönlichkeit und ungünstiger psychopathologischer Remission sind signifikant. Die Probanden mit leicht auffälliger Primärpersönlichkeit differieren nicht gegenüber dem Gesamtkollektiv; demnach ist eine leicht auffällige Wesensstruktur der Ausgangspersönlichkeit für die psychopathologische Dauerprognose ohne Bedeutung.

Trennt man Männer und Frauen, ergibt sich nur noch bei den *weiblichen Kranken* eine
insgesamt signifikante Korrelation zwischen Primärpersönlichkeit und psychopathologischer Langzeitprognose; die Kontingenztafel ist hier auf dem 0,5-%-Niveau (χ^2-Anteil 16,3)
hochsignifikant. Bei den Frauen mit syntoner Primärpersönlichkeit ist die Rate von Vollremissionen mit 35,4% signifikant höher als im Gesamtkollektiv weiblicher Kranker, während
die Raten sowohl der charakteristischen wie der uncharakteristischen Residuen mit 30,3
bzw. 34,4% prozentual niedriger sind als dort. Eine signifikant positive Korrelation besteht
auch zwischen abnormer (psychopathischer) Primärpersönlichkeit und ungünstiger Dauerprognose; in dieser Teilgruppe, in der Vollremissionen fehlen, sind insbesondere charakteristische Residualzustände mit 50% wesentlich häufiger als im weiblichen Gesamtkollektiv
(36,2%). *Bei den schizophrenen Frauen beeinflußt demnach eine prämorbid unauffällige,
syntone Persönlichkeit die psychopathologische Dauerprognose signifikant günstig, eine
ausgeprägt abnorme Primärpersönlichkeit dagegen signifikant ungünstig.*

Auch für die *männlichen Schizophrenen* gilt, daß eine *ausgeprägt abnorme Primärpersönlichkeit schwachsignifikant (5-%-Niveau, χ^2-Wert 4,8) die psychopathologische Dauerprognose ungünstig beeinflußt; ein günstiger Einfluß einer syntonen, unauffälligen Ausgangspersönlichkeit auf die psychopathologische Remission läßt sich, wie Tabelle 51
zeigt, nur noch prozentual erkennen.* Die Kontingenztafel insgesamt zeigt nur noch eine
trendmäßige Beziehung (10-%-Niveau) zwischen prämorbider Persönlichkeit und psychopathologischem Ausgang. Der Zusammenhang zwischen Primärpersönlichkeit und psychopathologischem Ausgang betrifft also bei den männlichen Schizophrenen mit statistischer
Signifikanz nur die (relativ kleine) Teilgruppe der Patienten mit prämorbid ausgeprägt abnormer Persönlichkeitsstruktur; hier fehlen Vollremissionen, während charakteristische
Residualzustände mit 45,8% prozentual deutlich häufiger vorkommen als im männlichen
Gesamtkollektiv (32,5%).

Die Verhältnisse ändern sich nicht grundsätzlich, wenn wir *nur die aus nicht gestörten Heimverhältnissen (s. S. 52 ff) stammenden Probanden* berücksichtigen. Bei diesen 335 Probanden finden wir
u.a. bei den prämorbid unauffälligen Persönlichkeiten 32,3% Vollremissionen und 27,1% charakteristische Residuen, andererseits bei den Patienten mit prämorbid ausgeprägt abnormer Persönlichkeit
keine psychopathologischen Vollremissionen und 45% charakteristische Residuen. Die Beziehungen
zwischen Primärpersönlichkeit und psychopathologischem Ausgang sind auch hier (auf dem 1-%-Ni-
veau) signifikant. Die Frage einer möglichen Beziehung zwischen prämorbid psychopathischer Persönlichkeitsstruktur und gestörten Familienverhältnissen wird später noch (s. S. 321 f) gesondert behandelt.

Tabelle 51. Prämorbide Persönlichkeit und psychopathologische Dauerprognose bei den *männlichen* schizophrenen Kranken des Bonner Hauptkollektivs

Primär-persönlichkeit	Voll-remissionen	Uncharakt. Residuen	Charakt. Residuen	n
unauffällig	16 20,8%	41 53,2%	20 26,0%	77 39,5%
leicht auffällig	23 24,5%	42 44,7%	29 30,9%	94 48,2%
abnorm	–	13 54,2%	11 45,8%	24 12,3%
n unbekannt	39 2	96 4	60 8	195 14
Gesamt-kollektiv	41 19,6%	100 47,8%	68 32,5%	209 100%

χ^2-Anteil 8,9 bei 4 FG = 10-%-Niveau

Tabelle 52 zeigt, daß die Häufigkeitsverteilung prämorbid unauffälliger, leicht auffälliger und abnormer Persönlichkeiten bei den 12 *Verlaufstypen* signifikant (0,5-%-Niveau) differiert. Der detaillierte Vergleich ergibt signifikante Differenzen hinsichtlich der Verlaufstypen I und II (2,5-%-Niveau) sowie VII (0,5-%-Niveau), während die Verlaufstypen IV, VIII und XI trendmäßige Abweichungen (10-%-Niveau) erkennen lassen. Beim monophasischen Typ I sind prämorbid syntone Persönlichkeiten häufiger, während abnorme vollständig fehlen. Beim polyphasischen Verlaufstyp II fehlen ebenfalls psychopathische Ausgangspersönlichkeiten vollständig. Der Verlaufstyp VII mit Ausgang in Strukturverformungen zeichnet sich durch einen mit 31% hochsignifikant erhöhten Anteil von abnormen Persönlichkeitsstrukturen aus, während syntone Primärpersönlichkeiten mit 24,1% unterrepräsentiert sind, ein Befund, der die Hypothese stützen kann, daß sich Strukturverformungen (als zweite Komponente der Irreversibilität) in der Regel auf der Grundlage einer prädisponierenden Persönlichkeitsstruktur entwickeln und fixieren (s. S. 96 u. 158).

Beim Verlaufstyp VIII: einfach zu reinen Residuen, sind psychopathische Primärpersönlichkeiten trendmäßig häufiger als im Gesamtkollektiv. Beim Verlaufstyp IV (mit nur 1 Schub zu reinen Residuen) fehlen psychopathische Primärpersönlichkeiten vollständig, ein Befund, der angesichts der kleinen Fallzahl nur trendmäßig auffällig ist. Beim Verlaufstyp XI (einfach zu gemischten Residuen) sind abnorme Primärpersönlichkeiten trendmäßig häufiger als im Gesamtkollektiv.

Wir sehen, daß bei den prognostisch günstigen Typen I und II signifikante Differenzen insofern bestehen, als hier ausgeprägt abnorme Primärpersönlichkeiten fehlen, andererseits syntone Ausgangspersönlichkeiten häufiger sind als im Gesamtkollektiv; ein entsprechender Trend findet sich bei dem relativ günstigen Typ IV, wo gleichfalls psychopathische Primärpersönlichkeiten vermißt werden. Umgekehrt zeigen die prognostisch relativ ungünstigen Typen VII und VIII eine hochsignifikante bzw. trendmäßige Häufung von

Tabelle 52. Verlaufstypen und prämorbide Persönlichkeit bei 477 Patienten des Bonner Hauptkollektivs (25 Fälle ohne zureichende Angaben)

Verlaufstypen	unauffällig	leicht auffällig	abnorm	n
I	26 53,1%	23 46,9%	–	49
II	25 42,4%	34 57,6%	–	59
III	8 44,4%	7 38,9%	3 16,7%	18
IV	12 38,7%	19 61,3%	–	31
V	17 35,4%	25 52,1%	6 12,5%	48
VI	9 32,1%	16 57,1%	3 10,7%	28
VII	7 24,1%	13 44,8%	9 31,0%	29
VIII	7 26,9%	13 50,0%	6 23,1%	26
IX	27 42,2%	30 46,9%	7 10,9%	64
X	15 32,6%	25 54,3%	6 13,0%	46
XI	8 24,2%	18 54,5%	7 21,2%	33
XII	15 32,6%	26 56,5%	5 10,9%	46
n	176 36,9%	249 52,2%	52 10,9%	477 100%

χ^2-Anteil 44,6 bei 22 FG = 0,5-%-Niveau

prämorbid abnormen Persönlichkeitsstrukturen; dieselbe Tendenz läßt auch der prognostisch ungünstige Verlaufstyp XI erkennen. Auch diese Befunde stützen die Annahme, daß die prämorbide Persönlichkeit für die Dauerprognose von Bedeutung ist und daß insbesondere eine prämorbid ausgeprägt abnorme Persönlichkeitsstruktur, und zwar überwiegend im Sinne schizoider Wesenszüge (s. S. 240), die psychopathologische Langzeitprognose ungünstig beeinflußt.

Schließlich wurde der Faktor „Primärpersönlichkeit" in seiner Beziehung zur *sozialen Remission* untersucht. Trendmäßige Differenzen fanden sich wiederum bei den ausgeprägt abnormen Ausgangspersönlichkeiten, die bei den auf früherem beruflichem Niveau voll erwerbstätigen Probanden (sozialer Remissionsgrad 0) nur in 6,4%, dagegen bei den nur begrenzt arbeitsfähigen, berufsunfähigen Patienten (sozialer Remissionsgrad 2) in 16,1% und bei den erwerbsunfähigen Patienten (Remissionsgrad 3) in 17,7% beobachtet werden. Der Prozentsatz der prämorbid unauffälligen, syntonen und kontaktfähigen Persönlichkeiten ist bei den sozialen Remissionsgraden 0 und 1 mit 41 und 38,8% relativ hoch, während er bei den Remissionsgraden 2-4 prozentual niedriger ist, ohne daß hier signifikante Abweichungen vorliegen. Bei Trennung in Männer und Frauen sind die Unterschiede wiederum, wie wir es schon bei der psychopathologischen Remission sahen (s. S. 235), nur noch bei den weiblichen Patienten trendmäßig auffällig (10-%-Niveau). Hier finden sich z.B. bei den begrenzt arbeitsfähigen Patientinnen (sozialer Remissionsgrad 2) 17,5% und bei den erwerbsunfähigen Patientinnen 20% ausgeprägt abnorme Primärpersönlichkeiten, während die entsprechende Rate bei den Probanden des sozialen Remissionsgrades 0 (voll auf früherem Niveau erwerbstätig) nur 5% beträgt. Bei den Männern sind auch Differenzen auf dem 10-%-Niveau nicht mehr eruierbar.

Stellt man die sozial geheilten (soziale Remissionsgrade 0 und 1) den sozial nicht geheilten (Remissionsgrade 2, 3 und 4) Probanden im Gesamtkollektiv von Männern und Frauen gegenüber, findet man bei den sozial geheilten Probanden 40,3% unauffällige und nur 7,7% psychopathische Ausgangspersönlichkeiten, umgekehrt bei den sozial nicht geheilten Patienten 32,5% syntone und 15,2% psychopathische Primärpersönlichkeiten, Differenzen, die auf dem 2,5-%-Niveau signifikant sind. Bei Trennung in Männer und Frauen ist der Unterschied erneut nur noch bei den Frauen und zwar auf dem 0,5-%-Niveau signifikant. Schon hinsichtlich der psychopathologischen Dauerprognose war der Einfluß der prämorbiden Persönlichkeitsstruktur bei den Frauen deutlicher als bei den Männern; hinsichtlich der sozialen Remission ist er nur noch bei den Frauen mit statistischer Signifikanz nachweisbar.

Auch die eben mitgeteilten Korrelationen von Primärpersönlichkeit und sozialer Remission zeigen, daß eine *prämorbid ausgeprägt abnorme Persönlichkeitsstruktur* die Langzeitentwicklung, und zwar auch die soziale Dauerprognose ungünstig beeinflußt; andererseits ist der günstige Einfluß einer *syntonen, unauffälligen Primärpersönlichkeit* für die Langzeitentwicklung zwar auch noch nachweisbar, aber weniger ausgeprägt. Bei den männlichen Kranken ist er hinsichtlich der psychopathologischen Remission nur noch prozentual erkennbar; was die soziale Remission anbelangt, ist der ungünstige Einfluß der Primärpersönlichkeit auch hinsichtlich einer ausgeprägt abnormen Persönlichkeitsstruktur nicht mehr in statistischer Signifikanz vorhanden.

β) Typen abnormer Primärpersönlichkeiten. Die Bonner Patienten mit leicht auffälliger und ausgeprägt abnormer Primärpersönlichkeit wurden in bezug auf die spezielle Artung der Persönlichkeitsstruktur gemeinsam betrachtet (s. S. 46 ff). Von den 301 hierher gehörigen Probanden lassen sich die große Mehrzahl, nämlich 77,1%, fünf Typen zuordnen: dem schizoiden Typ, der mit 27,6% am häufigsten vorkommt (Typ 1); dem sensitiv-weich-gehemmten Typ (Typ 2), der mit 22,3% nach dem schizoiden Typ am häufigsten ist; dann einem Typ, bei dem die Kontaktschwäche mit den Zügen des Typus melancholicus (Tellenbach) kombiniert ist (Typ 3 – 16,6%); schließlich dem asthenischen (Typ 4 –

6,6%) und depressiv-schwernehmenden (Typ 5 – 4%) Typus. $^2/_3$ der Probanden gehören demnach drei Typen an. Faßt man den schizoiden und den mit Zügen des Typus melancholicus kombinierten schizoiden Typ zusammen, kommt man auf *44,2% schizoide Primärpersönlichkeiten;* neben dem schizoiden ist nur noch der *sensitive Typ mit 22,3%* mit mehr als 10% im Bonner Beobachtungsgut von Schizophrenen mit leicht oder ausgeprägt abnormer Primärpersönlichkeit repräsentiert.

Abgesehen von den nicht sicher rubrizierbaren Typen (18,3%) sind alle anderen typologischen Untergruppen, nämlich der temperamentsarm-unjugendliche Typ (2,3%), der anankastische Typus (0,7%) sowie stimmungslabile und haltlose Primärpersönlichkeiten (zusammen 1,7%) sehr selten (s. S. 48 f).

Tabelle 53. Typen abnormer Primärpersönlichkeiten und psychopathologische Langzeitprognose bei 301 Patienten des Bonner Hauptkollektivs mit leicht oder ausgeprägt abnormen Persönlichkeitszügen

	Typen prämorbider Persönlichkeiten	Voll-remissionen	Uncharakt. Residuen	Charakt. Residuen	n
(1.)	Kontaktschwäche (,,schizoid")	7 8,4%	31 37,3%	45 54,2%	83 27,6%
(2.)	sensitiv-gehemmt-empfindsam-weich	22 32,8%	33 49,2%	12 17,9%	67 22,3%
(3.)	Kontaktschwäche kombiniert mit den Zügen des ,,Typus melancholicus"	6 12,0%	28 56,0%	16 32,0%	50 16,6%
(4.)	asthenisch	5 25,0%	9 45,0%	6 30,0%	20 6,6%
(5.)	depressiv-schwernehmend	3 25,0%	5 41,7%	4 33,3%	12 4,0%
(6.)	temperamentsarm-unjugendlich	–	3 42,8%	4 57,2%	7 2,3%
(7.)	anankastisch	–	–	2 100%	2 0,7%
(8.)	ungeschickt-tolpatschig; stimmungslabil; haltlos	–	2 40,0%	3 60,0%	5 1,7%
(9.)	sonstige	14 25,4%	25 45,4%	16 29,1%	55 18,3%
	n	57 18,9%	136 45,2%	108 35,9%	301 100%
	Gesamt-kollektiv	22,1%	43,2%	34,7%	

χ^2-Anteil 39,8 bei 16 FG = 0,1-%-Niveau

Die Häufigkeitsverteilung psychopathologischer Vollremissionen, uncharakteristischer und charakteristischer Residuen bei den verschiedenen Typen von Primärpersönlichkeiten zeigt Tabelle 53. Die Kontingenztafel insgesamt ist auf dem 0,1-%-Niveau signifikant. Wir sehen, daß die psychopathologische Dauerprognose beim schizoïden und beim sensitiven Typ (und nur hier) signifikant gegenüber dem Gesamtkollektiv differiert. *Die Probanden mit prämorbid schizoider Persönlichkeitsstruktur haben eine deutlich ungünstigere psycho-pathologische Langzeitprognose:* Vollremissionen sind mit 8,4% schwachsignifikant seltener, charakteristische Residuen mit 54,2% signifikant häufiger als im Gesamtkollektiv der 301 schizophrenen Probanden mit prämorbid auffälliger oder ausgesprochen abnormer Persönlichkeitsstruktur. Bei den prämorbid durch eine Kombination von Kontaktschwäche mit Zügen des Typus melancholicus charakterisierten Probanden sind die Abweichungen nicht mehr signifikant. *Überraschenderweise zeigt der sensitiv-empfindsam-gehemmte Typ einen entgegengesetzten Trend: Die hierher gehörigen Patienten zeigen mit 32,8% signifi-kant (1-%-Niveau) häufiger Vollremissionen und mit 17,9% signifikant seltener (2,5-%-Ni-veau) charakteristische Residualzustände* im Vergleich mit dem Gesamtkollektiv von Pro-banden mit prämorbid mehr oder weniger auffälliger Wesensstruktur.

Zu bemerken ist, daß bei 22,9% (19 von 83) der Probanden mit schizoider Primärpersönlichkeit eine ausgeprägte Abnormität bestand, während dies bei den 67 Patienten des sensitiven Typs nur bei 1,5% (1 Fall) zutraf; die übrigen 66 sensitiven Probanden sind nur „leicht auffällig". Bei den Patien-ten mit Kontaktschwäche und Zügen des Typus melancholicus zeigen 38% (19 von 50) eine ausgeprägt abnorme Ausgangspersönlichkeit; dennoch ist hier die gegenüber dem Gesamtkollektiv ungünstigere psychopathologische Dauerprognose nur prozentual vorhanden. Dieses Verhalten läßt vermuten, daß die besondere Art der Persönlichkeitsabnormität und nicht einfach der Ausprägungsgrad für die Lang-zeitentwicklung von Bedeutung ist.

Die übrigen Persönlichkeitstypen differieren hinsichtlich der psychopathologischen Remission nicht signifikant; erwähnenswert ist lediglich, daß in den sehr kleinen Untergruppen der temperamentsarm-unjugendlichen (7 Fälle) und anankastischen Ausgangspersönlichkeiten (2 Patienten) keine psycho-pathologischen Vollremissionen vorkommen.

Der Befund einer im Bonner Kollektiv innerhalb der prämorbid auffälligen Primärper-sönlichkeiten nachweisbaren, *signifikanten Differenz zwischen dem schizoiden und sen-sitiven Typ* ist bemerkenswert und entsprach nicht unserer Erwartung. Im Lausanner Be-obachtungsgut fanden sich innerhalb der prämorbid auffälligen Charaktere keine Verlaufs-unterschiede; insbesondere zeichneten sich die schizoiden Typen nicht durch besonders schlechte Entwicklungstendenzen aus (s. hierzu auch S. 47).

Bei Trennung in Männer und Frauen sind die im Gesamtkollektiv von Männern und Frauen nachweisbaren Signifikanzen nur noch bei den Frauen und zwar wiederum beim schizoiden Typ im Sinne einer ungünstigen und beim sensitiven Typ im Sinne einer gün-stigen psychopathologischen Dauerprognose nachweisbar. Bei den *Männern* sind die Un-terschiede sowohl beim schizoiden wie beim sensitiven Typ nur noch trendmäßig (10-%-Niveau) vorhanden. Wir stoßen also auf den gleichen Befund, der schon bei der rein quan-titativen Aufgliederung in Probanden mit ausgeprägt abnormer, leicht auffälliger und un-auffälliger Primärpersönlichkeit festgestellt wurde (s. S. 235 ff): *Der Einfluß der Primärper-sönlichkeit auf die Langzeitentwicklung ist bei den Frauen stärker ausgeprägt als bei den Männern* (s. a. S. 49).

In den Beziehungen zwischen den verschiedenen Typen prämorbid mehr oder weniger auffälliger Persönlichkeitsstrukturen und *Verlaufstyp* kommen dieselben oder ähnliche Tendenzen zum Ausdruck. *Bei den günstigen mono- und polyphasischen Typen I und II sind schizoide Ausgangspersönlichkeiten (Typen 1 und 3) unterrepräsentiert, sensitive überrepräsentiert.* So beträgt die Rate leicht oder ausgeprägt schizoider Primärpersönlichkeiten der Typen 1 („schizoid") und 3 („Kontaktschwäche mit Zügen des Typus melancholicus") bei Verlaufstyp I nur 13% und bei Verlaufstyp II 29,4% (gegenüber 44,2% im Gesamtkollektiv, s. S. 239); umgekehrt ist der Anteil der sensitiven Typen beim Verlaufstyp I 39,1 und beim Verlaufstyp II 38,9% gegenüber 22,3% im Gesamtkollektiv von 301 Bonner schizophrenen Kranken mit prämorbid mehr oder weniger ausgeprägt abnormer Persönlichkeitsstruktur; die eben angeführten Befunde sind auf dem 5-%-Niveau signifikant. *Beim ungünstigen Verlaufstyp XI ist die Rate schizoider Ausgangspersönlichkeiten mit 64% deutlich höher als im Gesamtkollektiv (44,2%), diejenige sensitiver Persönlichkeiten mit 4% wesentlich niedriger als dort (22,3%).* Auch dieser Befund ist auf dem 5-%-Niveau signifikant. Beim ungünstigsten Typ XII finden sich trendmäßig gleichfalls mehr schizoide und weniger sensitive Primärpersönlichkeiten.

Bei den übrigen Typen mehr oder weniger abnormer Ausgangspersönlichkeiten sind die Kollektive zu klein, um sichere Aussagen zu erlauben. Die relativ günstigen Verlaufstypen V und VI lassen den gleichen Trend wie die Verlaufstypen I und II – Seltenheit schizoider und Häufigkeit sensitiver Primärpersönlichkeiten – erkennen, doch ohne statistische Signifikanz.

Bei der Trennung nach *Geschlechtern* läßt die starke Aufsplitterung keine sicheren Aussagen mehr zu. Bei den Männern sind bei Verlaufstyp I nur noch 11, bei Verlaufstyp II nur noch 12 Probanden mit auffälliger Primärpersönlichkeit; bei den Frauen sind die entsprechenden Zahlen 12 und 22. Bei Typ XI sind bei den Männern 13 und bei den Frauen 12 Patienten mit abnormer Primärpersönlichkeit. Bei den Frauen ist bei den günstigen Verlaufstypen I und II der beschriebene Trend – weniger schizoide und mehr sensitive Primärpersönlichkeiten – noch deutlicher (10-%-Niveau) erkennbar als bei den Männern; beim Verlaufstyp XI tritt die in Rede stehende Tendenz bei den Männern deutlicher (schwachsignifikant) in Erscheinung als bei den Frauen.

Abschließend betrachten wir die Beziehungen zwischen Typ der Ausgangspersönlichkeit und *sozialer Remission.* Auch hier können wir uns auf 301 Probanden mit gering oder deutlich ausgeprägter abnormer Primärpersönlichkeit und ausreichenden Informationen stützen. *Die Quote der sozial geheilten Patienten liegt bei schizoider Primärpersönlichkeit vom Typ 1 mit 42,2% unter dem Prozentsatz im gesamten Kollektiv der 301 Probanden (54,2%), die der sensitiven Primärpersönlichkeiten mit 65,7% darüber;* diese Differenz ist nur noch trendmäßig (10-%-Niveau) auffällig.

Auch bei den asthenischen und depressiven Ausgangspersönlichkeiten liegt die Rate sozialer Heilungen mit 60 bzw. 66,7% relativ hoch (ohne Signifikanz). Beim schizoiden Typ ist der Anteil der ungünstigen sozialen Remissionsgradgruppe 3 (erwerbsunfähige Patienten) mit 30,1% signifikant höher als im Gesamtkollektiv mit 16,5%.

3.5.2.5 Schulerfolg (prämorbides Intelligenzniveau)

Die Frage „Schizophrenie und Intelligenz" wird in der Literatur, wie wir bereits darlegten (s. S. 52), unterschiedlich beantwortet. Dies gilt für die Häufigkeit von Minderbegabung und überdurchschnittlicher Begabung bei Schizophrenen wie für deren Einfluß auf die Prognose.

Wie in allen anderen vergleichbaren Langzeituntersuchungen wurde des Intelligenzniveau unserer Patienten prämorbid nicht testmäßig festgestellt. Auch wir standen, wie andere Untersucher, vor der Alternative als Indiz für das prämorbide Intelligenzniveau entweder die anläßlich der ersten stationären Aufnahme – gewöhnlich unter Mitverwendung der geläufigen klinischen Prüffragen – getroffenen klinischen Beurteilungen der prämorbiden intellektuellen Kapazität heranzuziehen oder uns ausschließlich auf den Schulerfolg (Schulbildung) zu stützen. Die erste Möglichkeit ist schon deswegen unseres Erachtens keine ausreichend verläßliche Basis für die Einschätzung des prämorbiden Intelligenzniveaus, weil diese Beurteilungen mehr oder weniger lange Zeit nach Erkrankungsbeginn und zudem in der Mehrzahl der Fälle während einer akuten psychotischen Manifestation abgegeben wurden. Außerdem enthält ein nicht unerheblicher Anteil von Krankenakten keine zureichenden Angaben zu dieser Frage. Wir stützten uns daher ausschließlich auf den Schulerfolg, der jedenfalls bei einer relativ groben Aufgliederung in drei Gruppen, wie wir sie vornahmen, die prämorbide intellektuelle Kapazität als wichtigste Determinante enthält. Wir unterscheiden Volksschulversager (Gruppe 1), Probanden mit Volksschulabschluß (Gruppe 2) und solche mit weiterführender Schulbildung (Gruppe 3); in Gruppe 3 sind außerdem, um den hier sicher am ehesten vorhandenen Einfluß sozialer Faktoren soweit als möglich zu eliminieren, Volksschüler mit überdurchschnittlichen Leistungen (und ohne weiterführende Schulbildung) enthalten (s. S. 49 ff).

Die Bonner Probanden absolvierten die Volksschule in einer Zeit, in der es noch üblich war, bei durchschnittlichen Klassengrößen von 40-60 Schülern die einzelnen Schüler aufgrund der schulischen Gesamtleistung zu „setzen"; die ersten 3-4 Plätze in der Rangordnung der Schulklassen können in der Regel bei derartigen Klassengrößen ein einigermaßen brauchbares Kriterium für ein überdurchschnittliches Niveau der betreffenden Probanden abgeben. Bei allen Probanden, bei denen überdurchschnittliche Volksschulleistungen angenommen wurden, stützt sich diese Annahme auf die Angaben von Bezugspersonen und der Patienten selbst bei der Ersthospitalisation und bei der Spätkatamnese; sie wurde in diesen Fällen auch durch das Ergebnis der persönlichen Nachuntersuchung und zum Teil durch vorgelegte Schulzeugnisse bestätigt.

In der Gruppe 1 der *Volksschulversager* sind 1,2% (6 Fälle) Probanden mit prämorbider Debilität (Hilfsschüler oder solche, die in der Volksschule mehr als zweimal sitzenblieben) und 9,2% (46 Fälle) solche mit unterdurchschnittlichem Intelligenzniveau, die in der Volksschule ein- bis zweimal (ohne daß äußere Gründe hierfür maßgeblich waren) nicht versetzt wurden; bei diesen 46 minderbegabten, aber nicht ausgesprochen oligophrenen Probanden dürfte das prämorbide Intelligenzniveau etwa einem Intelligenzquotienten zwischen 70 und 90 entsprechen. Das Teilkollektiv (Gruppe 1) der Volksschulversager umfaßt also 10,4% (52 Fälle) des Bonner Beobachtungsgutes von 502 persönlich nachuntersuchten Probanden (s. auch S. 50 ff). Zur Gruppe 3 mit *weiterführender Schulbildung* rechnen Probanden mit Mittlerer Reife, Abitur oder abgeschlossenem Hochschulstudium, außerdem Volksschulabsolventen mit überdurchschnittlichen Schulleistungen; zur Gruppe 3 gehören 35,3% (177 Fälle). Die Gruppe 2 der Probanden mit *Volksschulabschluß* (ohne Probanden mit überdurchschnittlichen Volksschulleistungen) umfaßt 54,4% (273 Fälle).

Der Anteil der Volksschüler mit überdurchschnittlichen Leistungen beträgt 12,9% (65 Fälle); ohne dieses Teilkollektiv würde der Anteil der Gruppe 3 der Probanden mit weiterführender Schulbildung nur 22,3% (112 Fälle) betragen und auch so noch wesentlich höher liegen als im Lausanner Material, wo nur 9,4% Sekundarschulbildung oder Universitätsbildung aufweisen. Dies ist sicher in erster Linie dem Umstand zuzuschreiben, daß die Lausanner Probanden einige Jahrzehnte früher im Schulalter waren, zu einer Zeit, in der die Möglichkeit einer weiterführenden Schulbildung und ihre Nutzung noch auf einen relativ kleinen Kreis von Schülern begrenzt war. Insofern sagt die genossene Schulbildung der Lausanner Probanden, wie Ciompi und Müller bemerken, nur wenig über die Intelligenz aus (s. S. 52).

Tabelle 54 zeigt zunächst die Beziehungen zwischen der prämorbiden Intelligenz, gemessen am Schulerfolg, zur psychopathologischen Langzeitprognose der Bonner Probanden. *Die Kontingenztafel insgesamt ist auf dem 2,5-%-Niveau signifikant und belegt so einen Zusammenhang zwischen prämorbider Intelligenz (Schulerfolg) und psychopathologischer Dauerprognose.* Bei der nur 10,4% des Gesamtkollektivs umfassenden Teilgruppe der Volksschulversager sind charakteristische Residuen mit 50% trendmäßig deutlich häufiger, Vollremissionen mit 11,5% seltener als im Gesamtkollektiv und insbesondere bei den Probanden mit weiterführender Schulbildung. Bei diesen fällt vor allem die mit 27,7% relativ niedrige Rate der Patienten mit charakteristischen Residuen auf, die bei den Volksschulversagern mit 50% fast doppelt so hoch ist. Hinsichtlich der Quote der Vollremissionen (23,7%) bestehen keine nennenswerten Unterschiede gegenüber dem Gesamtkollektiv (22,1%). Die Gruppe der Probanden mit Volksschulabschluß entspricht annähernd der Verteilung bei der Gesamtpopulation Bonner Schizophrener.

Im Lausanner Beobachtungsgut fanden Ciompi und Müller, im Gegensatz zur prämorbiden Persönlichkeit, nur eine sehr lockere Beziehung von prämorbidem Intelligenzniveau und Langzeitverlauf. *Auch in der Bonn-Studie sind die Zusammenhänge zwar insgesamt auf dem 2,5-%-Niveau signifikant, doch bei Lokalisierung nur noch trendmäßig bzw. prozentual vorhanden.* So erreicht der überdurchschnittlich hohe Wert charakteristischer Residuen bei den Volksschulversagern mit einem χ^2-Wert von 3,6 noch nicht das 5-%-Niveau; der relativ niedrige Wert von Vollremissionen bei den Volksschulversagern bleibt ebenso wie die relativ niedrige Zahl von charakteristischen Residuen bei den Probanden mit weiterführender Schulbildung mit χ^2-Werten von 2,6 bzw. 2,5 noch unterhalb des 10-%-Niveaus.

Auch in der Bonn-Studie sind demnach die Zusammenhänge weniger deutlich als bei den Korrelationen von prämorbider Persönlichkeitsstruktur und Langzeitverlauf. Daß aber doch eine Beziehung besteht, kann unseres Erachtens kaum bezweifelt werden; dafür sprechen unseres Erachtens auch eine Reihe von Befunden der Lausanne-Studie.

Tabelle 54. Prämorbide Intelligenz, gemessen am Schulerfolg, und psychopathologische Dauerprognose im Bonner Hauptkollektiv

Prämorbide Intelligenz	Voll- remissionen	Uncharakt. Residuen	Charakt. Residuen	n
Volksschul- versagen	6 11,5%	20 38,5%	26 50,0%	52 10,4%
Volksschul- abschluß	63 23,1%	111 40,7%	99 36,3%	273 54,4%
Weiterführende Schulbildung	42 23,7%	86 48,6%	49 27,7%	177 35,3%
n	111 22,1%	217 43,2%	174 34,7%	502 100%

χ^2-Anteil 11,1 bei 4 FG = 2,5-%-Niveau

So sind die „Endzustände" (und die soziale Anpassung) nach Ciompi und Müller häufiger gravierend bei Oligophrenen; der Intelligenzdefekt müsse also, wie die Autoren folgern, ausgeprägt sein, um einen Einfluß auszuüben. Auch fanden Ciompi und Müller eine auf dem 5-%-Niveau signifikante Tendenz zu günstigeren „Endzuständen" bei ehemaligen Sekundarschülern.

Um die im Bonner Beobachtungsgut vorhandenen Beziehungen zwischen Schulerfolg (prämorbidem Intelligenzniveau) und Langzeitentwicklung der Schizophrenien weiter zu präzisieren, *stellten wir die beiden Extremgruppen, also Gruppe 1 (Volksschulversager) und Gruppe 3 („weiterführende Schulbildung") einander gegenüber. Es ergibt sich, wie Tabelle 55 zeigt, ein auf dem 1-%-Niveau signifikanter Einfluß des prämorbiden Intelligenzniveaus auf die psychopathologische Langzeitremission.* Hinsichtlich der genaueren Lokalisation ist nun die mit 50% hohe Rate von charakteristischen Residualzuständen bei den Volksschulversagern gegenüber der mit 27,7% niedrigen Rate bei den Probanden mit weiterführender Schulbildung schwachsignifikant (χ^2-Wert 4,7) different. Trennt man *Männer* und *Frauen*, findet sich zwar bei beiden Geschlechtern die gleiche Tendenz zu ungünstigeren psychopathologischen Ausgängen bei den Volksschulversagern und günstigen bei den Probanden mit weiterführender Schulbildung, doch ist dieser Zusammenhang nur noch bei den männlichen Kranken und auch hier nur auf dem 5-%-Niveau signifikant. Bei den männlichen Schizophrenen mit Volksschulversagen ist die Rate charakteristischer Residualzustände mit 52,4% über doppelt so hoch wie bei den männlichen Patienten mit weiterführender Schulbildung (23,8%). *Bei den Männern beeinflußt demnach Volksschulversagen die psychopathologische Langzeitprognose noch stärker in negativem Sinne als bei den Frauen, während umgekehrt weiterführende Schulbildung die psychopathologische Remission stärker als bei den Frauen günstig beeinflußt.* Bei den Frauen ist die gleiche Tendenz, wenn auch weniger ausgeprägt, noch erkennbar, erreicht jedoch, offenbar auch wegen des praktisch übereinstimmenden Anteils von uncharakteristischen Residuen bei Volksschulversagern und Probanden mit weiterführender Schulbildung, nicht mehr statistische Signifikanz (Tabellen 56a und b). Läßt man die uncharakteristischen Residuen unberücksichtigt, ergibt sich auch bei den Frauen ein schwachsignifikanter Einfluß des prämorbiden Intelligenzniveaus auf den psychopathologischen Ausgang (Tabelle 57). Der Unterschied zugunsten der Probanden mit weiterführender Schulbildung ist bei den Frauen hinsichtlich der Vollremissionen, die hier mit 25,8% über doppelt so häufig sind wie bei den Volksschulversagern mit 9,7%, deutlicher als bei den charakteristischen Residualzuständen, wo die entsprechenden Raten 30,9 und 48,4% sind.

Tabelle 55. Psychopathologische Langzeitprognose bei den Probanden des Bonner Hauptkollektivs mit Volksschulversagen und mit weiterführender Schulbildung

Prämorbide Intelligenz	Voll-remissionen	Uncharakt. Residuen	Charakt. Residuen	n
Volksschul-versagen	6 11,5%	20 38,5%	26 50,0%	52 10,4%
Weiterführende Schulbildung	42 23,7%	86 48,6%	49 27,7%	177 35,3%
n	48	106	75	229

χ^2-Anteil 9,8 bei 2 FG = 1-%-Niveau

Tabelle 56a. Psychopathologische Langzeitprognose bei den *männlichen* Schizophrenen des Bonner Hauptkollektivs mit Volksschulversagen und weiterführender Schulbildung

Prämorbide Intelligenz	Voll- remissionen	Uncharakt. Residuen	Charakt. Residuen	n
Volksschul- versagen	3 14,3%	7 33,3%	11 52,4%	21 20,8%
Weiterführende Schulbildung	17 21,3%	44 55,0%	19 23,8%	80 79,2%
n	20	51	30	101

χ^2-Anteil 6,5 bei 2 FG = 5-%-Niveau

Tabelle 56b. Psychopathologische Langzeitprognose bei den *weiblichen* Schizophrenen des Bonner Hauptkollektivs mit Volksschulversagen und weiterführender Schulbildung

Prämorbide Intelligenz	Voll- remissionen	Uncharakt. Residuen	Charakt. Residuen	n
Volksschul- versagen	3 9,7%	13 41,9%	15 48,4%	31 24,2%
Weiterführende Schulbildung	25 25,8%	42 43,3%	30 30,9%	97 75,8%
n	28	55	45	128

χ^2-Anteil 4,8 bei 2 FG = nicht signifikant

Tabelle 57. Psychopathologische Langzeitprognose in bezug auf die günstigsten (Vollremissionen) und ungünstigsten Ausgänge (charakteristische Residuen) bei den *weiblichen* Schizophrenen des Bonner Hauptkollektivs mit Volksschulversagen und weiterführender Schulbildung

Prämorbide Intelligenz	Voll- remissionen	Charakt. Residuen	n
Volksschul- versagen	3 16,7%	15 83,3%	18 24,7%
Weiterführende Schulbildung	25 45,5%	30 54,5%	55 75,3%
n	28	45	73

χ^2-Anteil 4,4 bei 1 FG = 5-%-Niveau

Eine Gegenüberstellung der Extremgruppen auch in bezug auf die psychopathologische Remission ist berechtigt, weil Vollremissionen den günstigsten, charakteristisch schizophrene Residualzustände den ungünstigsten Ausgang darstellen, während die mittlere Gruppe der uncharakteristischen Residuen insgesamt noch als relativ günstig zu betrachten ist; dies kommt u.a. in der sozialen Heilungsrate zum Ausdruck, die bei den uncharakteristischen Residuen 59,4%, bei den charakteristischen nur 24,8% beträgt (s. S. 172).

Die Analyse der *Verlaufstypen* hinsichtlich des Schulerfolgs zeigt u.a., daß Probanden mit Volksschulversagen bei den ungünstigen Typen X (18,8%) und XII (18,9%) und beim relativ ungünstigen Typ VII (16,1%) deutlich häufiger beobachtet werden als im Gesamtkollektiv (10,4%); Probanden mit weiterführender Schulbildung kommen umgekehrt beim günstigen Verlaufstyp II mit 49,2% und bei den relativ günstigen Typen IV und VI mit 41,9 und 51,7% überdurchschnittlich häufig vor.

Doch haben auch die Verlaufstypen VII und VIII, die bereits in ihrer sozialen Heilungsrate (mit 51,6 und 48,1%) knapp unterhalb des Durchschnittswertes des Gesamtkollektivs (56,2%) liegen, eine mit 48,4 und 44,4% hohe Rate von Probanden mit weiterführender Schulbildung. Die Kontingenztafel insgesamt ist auf dem 5-%-Niveau signifikant; von den einzelnen Verlaufstypen zeigen nur die günstigen Typen II und die prognostisch ungünstigen Typen X und XII eine Abweichung auf dem 10-%-Niveau, Verlaufstyp II durch die Häufung von Probanden mit prämorbid überdurchschnittlichem Intelligenzniveau und Verlaufstypen X und XII umgekehrt durch die hohe Rate von Patienten mit Volksschulversagen.

Der Einfluß der prämorbiden intellektuellen Kapazität auf den Verlaufstyp und damit auf die Langzeitprognose wird, wie Tabelle 58 zeigt, bei *Gegenüberstellung der drei günstigsten und drei ungünstigsten Verlaufstypen* deutlich erkennbar. In der Teilgruppe der drei günstigsten Verlaufstypen I, II und III findet man Probanden mit Volksschulversagen nur in 5,3%; bei den drei ungünstigsten Gruppen X, XI und XII dagegen in 15,6%. Volksschulversager kommen in der Extremgruppe mit den drei prognostisch ungünstigsten Verlaufstypen trendmäßig häufiger, in der Gruppe mit den drei günstigsten Typen trendmäßig seltener (χ^2-Werte 3,7 bzw. 3,5) vor. Wir sehen weiter, daß der Unterschied hinsichtlich der weiterführenden Schulbildung mit 36,6 gegenüber 28,1% nur unerheblich ist und durchschnittliche Volksschüler in beiden Gruppen praktisch gleich häufig sind. Auch bei der Überprüfung der Beziehungen zu den Verlaufstypen bestätigt sich, daß ein *prämorbid unterdurchschnittliches Intelligenzniveau einen prognostisch ungünstigen Einfluß ausübt, während bei den überdurchschnittlich Intelligenten ein günstiger Einfluß auf die Langzeitentwicklung weniger deutlich in Erscheinung tritt.*

Gegenüber den Befunden der Lausanne-Studie ist nochmals anzumerken, daß unsere nur 10,4% des Bonner Gesamtkollektivs ausmachenden Probanden mit Volksschulversagen überwiegend keine ausgeprägten Intelligenzdefekte im Sinne einer Debilität oder Imbecillität aufweisen; nur 1,2% von 502 sind debil, das Gros der Unterbegabten (9,2%) rekrutiert sich aus unterdurchschnittlich begabten (mit einem IQ etwa zwischen 70 und 90), jedoch nicht ausgesprochen oligophrenen Patienten (s. S. 51 f).

Auch die Inbeziehungsetzung von prämorbidem Intelligenzniveau bzw. Schulerfolg und *sozialer Remission* ergibt einen Zusammenhang, der hier auf dem 1-%-Niveau signifikant ist. *Bei den Schulversagern sind nur 36,5% (19 von 52 Patienten) sozial geheilt, bei den Probanden mit weiterführender Schulbildung dagegen 61,6% (109 von 177).* Andererseits sind 42,3% (22 von 52) der Volksschulversager bei der Katamnese erwerbsunfähig oder völlig arbeitsunfähig (soziale Remissionsgrade 3 und 4), während bei den Probanden mit weiterführender Schulbildung nur 17,5% (31 von 177) den beiden ungünstigsten sozialen Remissionsgraden 3 und 4 angehören.

Tabelle 58. Prämorbide Intelligenz, gemessen am Schulerfolg, bei den Probanden der beiden Extremgruppen günstiger (I, II und III) und ungünstiger (X, XI und XII) Verlaufstypen des Bonner Hauptkollektivs

Prämorbide Intelligenz	günstig (I, II, III)	ungünstig (X, XI, XII)	n
Volksschul-versagen	7 5,3%	22 15,6%	29 10,8%
Volksschul-abschluß	77 58,0%	77 56,3%	154 57,2%
Weiterführende Schulbildung	48 36,6%	38 28,1%	86 32,0%
n	132	137	269

χ^2-Anteil 8,8 bei 2 FG = 2,5-%-Niveau

Bei Trennung nach Männern und Frauen ist der Zusammenhang bei den *Männern* wiederum auf dem 1-%-Niveau signifikant. Von den männlichen Schizophrenen mit Volksschulversagen sind 71,4% (15 von 21) erwerbsunfähig oder völlig arbeitsunfähig; bei den Männern mit weiterführender Schulbildung dagegen nur 22,5% (18 von 80). Sozial geheilt sind bei den männlichen Kranken mit Volksschulversagen nur 28,6% (6 von 21), bei den Männern mit weiterführender Schulbildung dagegen 61,3%. Bei den *Frauen* ist diese im Gesamtkollektiv von Männern und Frauen und bei den Männern sehr deutliche Beziehung weit weniger ausgeprägt. Wir finden hier bei den Patienten mit Volksschulversagen 41,9% sozial Geheilte gegenüber 61,9% bei den weiblichen Probanden mit weiterführender Schulbildung; die beiden ungünstigsten sozialen Remissionsgrade 3 und 4 sind bei den weiblichen Volksschulversagern in 22,6, bei den Frauen mit weiterführender Schulbildung in 13,4% vertreten. *Der Trend einer Beziehung von Schulerfolg und sozialer Remission ist zwar auch bei den Frauen noch erkennbar, doch nicht mehr signifikant.*

Die Frage erhebt sich, ob das signifikant erhöhte Ausscheiden der männlichen Schizophrenen mit Volksschulversagen aus dem Arbeitsprozeß mit der schizophrenen Erkrankung zusammenhängt oder mit dem Sachverhalt, daß unabhängig von der Erkrankung Volksschulversager die Forderungen des allgemeinen Arbeitsmarktes, zumal mit fortschreitendem Lebensalter, schwerer erfüllen können und deswegen aus dem Arbeitsprozeß ausscheiden. Der Befund, daß männliche Volksschulversager gegenüber männlichen Kranken mit weiterführender Schulbildung über doppelt so häufig charakteristische Residuen aufweisen (s. S. 244), die — unabhängig vom Schulerfolg — die soziale Remission erheblich verschlechtern, spricht dafür, daß die psychopathologischen und sozialen Folgen der schizophrenen Erkrankung den maßgeblichen Faktor für das Ausscheiden aus dem Arbeitsprozeß darstellen. Der erhebliche Unterschied zwischen Männern und Frauen erklärt sich wohl zur Hauptsache damit, daß ein großer Teil der Frauen schon prämorbid nicht im Erwerbsleben stand und die Tätigkeit als Hausfrau trotz krankheitsbedingter Einschränkung der Leistungsfähigkeit noch eher geleistet werden kann als eine Tätigkeit im Erwerbsleben. Vermutlich fällt aber auch ins Gewicht, daß bei den Frauen unter den charakteristischen Residualsyndromen (die insgesamt sogar etwas häufiger sind als bei den Männern — s. S. 225) diejenigen mit geringerer Ausprägung und weniger gravierenden sozialen Konsequenzen, nämlich leichte gemischte Residuen und chronische reine Psychosen, relativ häufiger sind als bei den Männern (s. auch S. 225).

Die Ansichten über den Einfluß der prämorbiden intellektuellen Kapazität auf die Langzeitprognose der Schizophrenien sind in der Literatur nicht einheitlich; eine Reihe von Autoren verneint einen Zusammenhang. Die Beziehungen sind in der Tat, wie wir zeigten, nicht so klar wie der Zusammenhang von prämorbider Persönlichkeitsstruktur und Ausgang der Erkrankung. Hier wurde in dem von M. Bleuler und unserer Gruppe vorgelegten Bericht über die gemeinsamen Ergebnisse der Züricher und Bonner Untersuchungen festgestellt, daß beide Studien die älteren Annahmen bestätigen, wonach gesunde, unpsychopathisch-syntone und kontaktfähige präpsychotische Persönlichkeiten im Durchschnitt einen günstigeren Verlauf einer schizophrenen Erkrankung erwarten lassen als präpsychotisch gestörte Persönlichkeiten. Ciompi und Müller folgern aus ihren Ergebnissen, daß die Intelligenz mit dem Verlauf nur in sehr lockerer Beziehung steht (s. S. 243). Immerhin besteht Übereinstimmung darin, daß eine anlagemäßig unterdurchschnittliche intellektuelle Ausstattung Verlauf und Ausgang ungünstig beeinflußt. Bei den überdurchschnittlich Begabten konnten Ciompi und Müller weder besonders günstige noch besonders ungünstige Entwicklungstendenzen feststellen. Allerdings umfaßt ihre Gruppe der überdurchschnittlich Intelligenten bei Einstufung aufgrund der Ersthospitalisation nur 3,5%; die 7,3% umfassende Gruppe der Probanden mit Sekundarschulbildung zeigt auch im Lausanner Beobachtungsgut eine auf dem 5-%-Niveau signifikante Beziehung zu günstigeren Endzuständen. Angesichts des skizzierten Diskussionsstandes schien eine weitere Aufgliederung der Gruppe 3 der *Probanden mit weiterführender Schulbildung* von Interesse (Tabelle 59).

Wir unterscheiden als Untergruppen die *Volksschüler mit überdurchschnittlichen Volksschulleistungen*, die 12,9% von 502 Bonner Probanden (65 Fälle) umfassen; die Probanden mit *Mittlerer Reife* mit 13,7% (69 Fälle); die Patienten mit *Abitur* mit 5% (25 Fälle) und schließlich diejenigen mit *Hochschul- bzw. Universitätsabschluß* mit 3,6% (18 Fälle). *Die Verteilung von Vollremissionen, uncharakteristischen und charakteristischen Residuen ist in den Untergruppen mit „Mittlerer Reife", „Abitur" und „Hochschulabschluß" gegenüber dem Gesamtkollektiv, wie die Tabelle zeigt, nicht signifikant und noch nicht einmal trendmäßig different.*

Tendenzen in Richtung einer günstigen Langzeitentwicklung sind insofern zu erkennen, als in der Gruppe mit Mittlerer Reife die Rate der charakteristischen Residuen mit 30,4% relativ niedrig ist. Auch bei den Abiturienten und Hochschulabsolventen liegt sie mit 32 bzw. 33,3% noch knapp unterhalb der Rate des Gesamtkollektivs (34,7%); auch sind Vollremissionen bei den Abiturienten mit 24% etwas häufiger als im Gesamtkollektiv. Die Probanden mit Hochschulabschluß entsprechen praktisch vollständig den Werten im Gesamtkollektiv, zeigen also weder eine besonders günstige noch besonders ungünstige psychopathologische Dauerprognose. Die *soziale Remission* bei den Patienten mit Hochschulabschluß (18 Fälle) ist – entgegen der Erwartung (s. S. 249 f) – insofern deutlich günstiger als im Gesamtkollektiv, als hier 50% dem sozialen Remissionsgrad 0 (voll erwerbstätig auf früherem beruflichen Niveau) angehören (Gesamtkollektiv: 38,4%); die Rate der sozial nicht geheilten Patienten (soziale Remissionsgrade 2, 3 und 4) beträgt jedoch gleichfalls 50%, da kein Proband dem sozialen Remissionsgrad 1, d.h. voll erwerbstätig unterhalb des früheren beruflichen Niveaus (!), zuzurechnen ist; sie liegt damit etwas höher als im Gesamtkollektiv (44%). *Bei der Rehabilitation der Hochschulabsolventen scheint demnach gleichsam ein „Alles-oder-Nichts-Gesetz" zu gelten.* Es entspricht der Erfahrung, daß es sehr schwierig ist, die Akademiker unter unseren Patienten unterhalb des früheren oder nach der Ausbildung zu erwartenden Niveaus zu rehabilitieren (Huber, 1976b).

Tabelle 59. Schulbildung (prämorbide Intelligenz) mit Aufgliederung der Gruppe „weiterführende Schulbildung" in vier Untergruppen und psychopathologische Langzeitprognose im Bonner Hauptkollektiv

	Schul-erfolg	Voll-remissionen	Uncharakt. Residuen	Charakt. Residuen	n
	Volksschul-versagen	6 11,5%	20 38,5%	26 50,0%	52 10,4%
	Durchschnittl. Volksschulabschluß	63 23,1%	111 40,6%	99 36,3%	273 54,4%
„weiterf. Schulbildung"	Überdurchschnittl. Volksschulleistungen	18 27,7%	33 50,8%	14 21,5%	65 12,9%
	Mittlere Reife	14 20,3%	34 49,3%	21 30,4%	69 13,7%
	Abitur	6 24,0%	11 44,0%	8 32,0%	25 5,0%
	Abgeschlossenes Hochschulstudium	4 22,2%	8 44,4%	6 33,3%	18 3,6%
	n	111 22,1%	217 43,2%	174 34,7%	502 100%

χ^2-Anteil 13,4 bei 10 FG = nicht signifikant

Am deutlichsten ist die Tendenz zu einer günstigen Langzeitentwicklung bei den Volksschülern mit überdurchschnittlichen Schulleistungen, die keine weiterführende Schule besuchten, aber aus den genannten Gründen (s. S. 242) bei der Gruppe mit weiterführender Schulbildung rubriziert wurden. Hier ist die Rate der Vollremissionen mit 27,7% deutlich höher als im Gesamtkollektiv, die der charakteristischen Residualzustände mit 21,5% deutlich niedriger als dort (34,7%); der zuletzt angeführte Befund ist als einziger der Kontingenztafel auf dem 10-%-Niveau (χ^2-Wert 3,2) trendmäßig auffällig. *Fassen wir alle Probanden, die tatsächlich eine weiterführende Schulbildung genossen haben, zusammen und lassen die Volksschüler mit überdurchschnittlichen Schulleistungen unberücksichtigt, sind in dieser nunmehr nur noch 22,3% des Bonner Gesamtkollektivs (112 Fälle) umfassenden Teilgruppe die Raten mit 21,4% für Vollremissionen, 47,3% für uncharakteristische und 31,2% für charakteristische Residualzustände nur unerheblich gegenüber der Bonner Gesamtpopulation different.* Lediglich ein etwas selteneres Vorkommen des psychopathologisch ungünstigsten Ausgangs der charakteristischen Residualzustände läßt noch den Trend zu einer günstigeren Langzeitprognose der überdurchschnittlich begabten Schizophrenen erkennen.

Berücksichtigt man außer den 18 Patienten, die vor Erkrankungsbeginn ein Hochschulstudium erfolgreich abschlossen, auch noch weitere sieben Patienten, denen dies nach Erkrankungsbeginn gelang, so sind 52% jener 25 Bonner Probanden mit Hochschulabschluß auf früherem beruflichen Niveau voll erwerbstätig, 4% (1 Fall) unterhalb des früheren Niveaus, während die restlichen 44% bei der Spätkatamnese den sozialen Remissionsgraden 2, 3 und 4 angehörten, also sozial nicht geheilt sind. *Die soziale Remission ist demnach auch in diesem Teilkollektiv von Hochschulabsolventen praktisch dieselbe wie im Gesamtkollektiv.*

Das *Erkrankungsalter*, d.h. das Lebensalter bei Einsetzen der psychotischen Erstmanifestation oder des Prodroms, zeigt keine Beziehung zum Schulerfolg. Der Anteil von Volksschulversagern, durchschnittlichen Volksschülern und Probanden mit weiterführender Schulbildung ist in den verschiedenen Erkrankungsaltergruppen annähernd gleich (s. auch S. 268).

3.5.2.6 Soziale Herkunftsschicht

Wir überprüften, ob die Herkunft aus einer bestimmten sozialen Schicht (s. S. 58 ff) für die Dauerprognose von Bedeutung ist. Tabelle 60 zeigt die Verteilung von Vollremissionen, uncharakteristischen und charakteristischen Residuen in bezug auf die soziale Schicht der Elternfamilie. *Die Herkunftsschicht ist, wie sich ergibt, für die psychopathologische Dauerprognose ohne statistisch signifikante Relevanz.*

In der mit 32 Probanden nur schwach besetzten unteren Unterschicht ist die Rate der Vollremissionen mit 15,6% prozentual niedriger und diejenige der charakteristischen Residuen mit 40,6% etwas höher als im Gesamtkollektiv von 496 Bonner Probanden mit hinreichend sicheren Informationen über die soziale Herkunftsschicht. Die Verhältnisse in der oberen Unterschicht, der 185 Patienten angehören, entsprechen fast genau der Verteilung im Gesamtkollektiv. Auch die untere Mittelschicht zeigt keine nennenswerten Abweichungen. In der höchsten Schicht, der oberen Mittelschicht, liegt die Quote der Vollremissionen mit 20% prozentual niedriger als im Gesamtkollektiv. Sämtliche Einzelbefunde sind nicht signifikant und auch nicht trendmäßig auffällig (höchster erreichter χ^2-Wert

Tabelle 60. Soziale Schicht der Elternfamilie (Herkunftsschicht) und psychopathologische Dauerprognose im Bonner Hauptkollektiv

Herkunfts-schicht	Voll-remissionen	Uncharakt. Residuen	Charakt. Residuen	n
Untere Unterschicht	5 15,6%	14 43,8%	13 40,6%	32 6,5%
Obere Unterschicht	38 20,5%	81 43,8%	66 35,7%	185 37,3%
Untere Mittelschicht	50 23,9%	87 41,6%	72 34,4%	209 42,1%
Obere Mittelschicht	14 20,0%	33 47,1%	23 32,9%	70 14,1%
n unbekannt	107 4	215 2	174 –	496 6
Gesamt-kollektiv	111 22,1%	217 43,2%	174 34,7%	502 100%

χ^2-Anteil 1,9 bei 6 FG = nicht signifikant

0,5); auch nach der insgesamt nicht signifikanten Kontingenztafel bestehen keine Zusammenhänge zwischen sozialer Herkunftsschicht und psychopathologischer Langzeitentwicklung.

Faßt man angesichts der schwachen Besetzung der unteren Unterschicht die beiden Unterschichten zusammen und stellt sie der unteren und oberen Mittelschicht gegenüber, entspricht die Verteilung von Vollremissionen, uncharakteristischen und charakteristischen Residuen in den Unterschichten annähernd der im Gesamtkollektiv; der höchste erreichte χ^2-Wert ist 0,3. Bei Trennung in Männer und Frauen finden sich gleichfalls keine Differenzen.

Die Verteilung der vier sozialen Herkunftsschichten auf die einzelnen *Verlaufstypen* zeigt gleichfalls keine signifikanten Unterschiede.

Bei den Verlaufstypen X und XI ist der Anteil von Probanden aus der unteren Unterschicht mit 10,9 bzw. 11,1% etwas höher als im Gesamtkollektiv, ohne daß dieser Befund auch nur trendmäßig auffällig ist. Bei den Verlaufstypen VI und VII mit sozialen Heilungsraten, die etwas über bzw. unter dem Wert des Gesamtkollektivs liegen, ist die Rate von Probanden aus der oberen Mittelschicht mit 26,7 und 25,8% höher als im Gesamtkollektiv mit 14,1%; auch diese Befunde sind nicht signifikant.

Schließlich bestehen auch keine signifikanten Korrelationen zwischen *sozialer Remission* und sozialer Herkunftsschicht. Selbst trendmäßige Unterschiede zwischen den vier sozialen Herkunftsschichten hinsichtlich der Rate sozialer Heilungen oder der Verteilung der beiden günstigsten sozialen Remissionsgrade 0 und 1 fehlen. Die Rate sozialer Heilungen ist in der unteren Mittelschicht mit 59,1% etwas höher als im Gesamtkollektiv von 464 Bonner Probanden mit ausreichenden Informationen (55,7%); in der oberen Unterschicht stimmt die Rate sozialer Heilungen genau mit der des Gesamtkollektivs überein (55,7%), während sie in der unteren Unterschicht mit 50% niedriger ist als dort, am ungünstigsten jedoch in der höchsten Schicht, der oberen Mittelschicht, mit 47,8%. Bemerkenswert ist auch, daß die Rate von Probanden, die dem optimalen sozialen Remissionsgrad 0 (auf früherem Niveau voll erwerbstätig) angehören, in der oberen Unterschicht mit 42,2% am höchsten und in der oberen Mittelschicht mit 27,5% am niedrigsten ist und dort auch noch deutlich unter der des Gesamtkollektivs (37,9%) liegt. Die einzige schwachsignifikante Abweichung besteht darin, daß Probanden mit begrenzter Arbeitsfähigkeit (Berufsunfähigkeit, sozialer Remissionsgrad 2) in der oberen Mittelschicht häufiger sind als im Gesamtkollektiv (19,6%) und in den anderen drei Schichten. Die Probanden der oberen Mittelschicht zeigen demnach die schlechteste soziale Remission: Soziale Heilung ist seltener als in den anderen drei Schichten, nur begrenzte Arbeitsfähigkeit (Berufsunfähigkeit) signifikant häufiger als dort. Aufs Ganze gesehen, lassen sich keine signifikanten oder auch nur trendmäßigen Korrelationen zwischen Elternschicht der Probanden und sozialer Remission nachweisen.

Bei Trennung in Männer und Frauen gibt es bei den *männlichen Schizophrenen* keinerlei Korrelationen zwischen Elternschicht der Probanden und sozialer Remission. Bei den *Frauen* dagegen besteht eine schwachsignifikante Korrelation, und zwar insofern, als bei den aus der oberen Mittelschicht stammenden Probanden die Rate des günstigsten sozialen Remissionsgrades 0 mit 22,3% signifikant (5-%-Niveau) niedriger ist als im Gesamtkollektiv (41,2%); die höchste Rate von auf früherem Niveau voll erwerbstätigen Probanden findet sich mit 46% in der oberen Unterschicht. Entsprechend ist auch die Rate sozialer Heilungen in der oberen Mittelschicht mit 43,2% bei weitem am ungünstigsten; sie ist in der unteren Unterschicht mit 64,7% und in der unteren Mittelschicht mit 65,3% erheblich günstiger. *Das Fazit ist, daß bei an Schizophrenie erkrankten Frauen die Herkunft aus der höchsten sozialen Schicht (obere Mittelschicht) die Chancen der sozialen Remission signifikant mindert; bei den Männern fehlen Beziehungen zwischen sozialer Herkunftsschicht und sozialer Remission.*

3.5.2.7 Höchste prämorbid erreichte soziale Schicht

Nach einigen Autoren ist die berufliche Situation unmittelbar vor Ausbruch der Psychose bzw. zur Zeit des Erkrankungsbeginns ein Faktor, der zwischen günstigen und ungünstigen Langzeitverläufen zu differenzieren erlaubt (s. auch Ciompi und Müller, S. 223). Wir untersuchten, ob die höchste vom Probanden prämorbid erreichte soziale Schicht mit der psychopathologischen und sozialen Remission zur Zeit der Spätkatamnese und dem Verlaufstyp in Beziehung steht.

95 Probanden, die bei Ausbruch der Erkrankung noch Lehrlinge, Schüler oder Studenten u.ä. und noch nicht berufstätig waren (s.a.S. 58), blieben unberücksichtigt (Tabelle 61). Die psychopathologische und soziale Remission und die Verteilung auf die Verlaufstypen unterscheiden sich in dieser Teilgruppe von 95 vor der Erkrankung noch nicht berufstätigen Patienten nicht signifikant von den entsprechenden Daten der übrigen 407 Bonner Patienten. Die Verteilung von Vollremissionen, uncharakteristischen und charakteristischen Residuen ist praktisch dieselbe wie im Gesamtkollektiv.

Signifikante Beziehungen zwischen höchster prämorbid erreichter sozialer Schicht und psychopathologischem Ausgang fehlen im Bonner Erfahrungsgut (Tabelle 61). Die Ver-

Tabelle 61. Höchste prämorbid erreichte soziale Schicht und psychopathologische Langzeitprognose im Bonner Hauptkollektiv

Soziale Schicht prämorbid	Voll- remissionen	Uncharakt. Residuen	Charakt. Residuen	n
Untere Unterschicht	7 11,9%	30 50,8%	22 37,3%	59 14,5%
Obere Unterschicht	38 22,1%	72 41,9%	62 36,0%	172 42,3%
Untere Mittelschicht	40 26,7%	62 41,3%	48 32,0%	150 36,9%
Obere Mittelschicht	6 23,1%	11 42,3%	9 34,6%	26 6,4%
n	91 22,4%	175 43,0%	141 34,6%	407 100%
Schüler, Lehr- linge, Studenten u.ä.	20 21,1%	42 44,2%	33 34,7%	95 100%
Gesamt- kollektiv	111 22,1%	217 43,2%	174 34,7%	502 100%

χ^2-Anteil 5,7 bei 6 FG = nicht signifikant

teilung von Vollremissionen, uncharakteristischen und charakteristischen Residualsyndromen zur Zeit der Spätkatamnese ist in den vier Schichten nicht signifikant different.

Trendmäßig auffällig (χ^2-Wert 2,9) ist lediglich, daß Vollremissionen in der unteren Unterschicht mit 11,9% (7 von 59 Fällen) seltener sind als in den anderen Schichten und im Gesamtkollektiv; auch die noch relativ günstigen uncharakteristischen Residuen sind mit 50,8% in der unteren Unterschicht häufiger als in den übrigen Schichten. In der oberen Mittelschicht und ebenso in der oberen Unterschicht entspricht die Verteilung fast genau derjenigen im Gesamtkollektiv. Unterschiede zwischen männlichen und weiblichen Kranken bestehen nicht.

Auch die *Verlaufstypen* zeigen keine Korrelationen mit der höchsten prämorbid vom Probanden erreichten sozialen Schicht.

Hier ist der einzige auffällige Befund, daß die untere Unterschicht beim relativ günstigen Typ V (primär phasisch, dann schubförmig zu reinen Residuen) mit 27% stärker vertreten ist als im Gesamtkollektiv (14,5%), während umgekehrt beim gleichen Typ die untere Mittelschicht mit 22,6% gegenüber dem Gesamtkollektiv (36,8%) unterrepräsentiert ist. Beim ungünstigsten Verlaufstyp XII mit Ausgang in typisch schizophrene Defektpsychosen ist die untere Mittelschicht mit 22,5% gleichfalls unterrepräsentiert. Alle Befunde sind jedoch nicht signifikant. Die Patienten der unteren Unterschicht sind beim Verlaufstyp XII mit 15% praktisch genauso häufig wie im Gesamtkollektiv. Bei den weiblichen Kranken ist die Überrepräsentation des relativ günstigen Verlaufstyps V bei der unteren Unterschicht auf dem 2,5-%-Niveau signifikant.

Faßt man die Verlaufstypen in vier große Gruppen zusammen (s. S. 214 ff), ist die *ungünstigste Verlaufsgruppe (Typen X, XI und XII) bei der unteren Mittelschicht mit 19,5% etwas seltener als im Gesamtkollektiv (27,3%), während sie bei der oberen Mittelschicht etwas häufiger (30,8%) ist als dort.* Auch diese Befunde sind nicht signifikant.

Signifikante Beziehungen zwischen höchster prämorbid erreichter sozialer Schicht und *sozialer Remission* zur Zeit der Spätkatamnese sind gleichfalls nicht eruierbar. Doch läßt sich, wie schon bei den Verlaufstypen, ein gewisser Trend dahingehend erkennen, daß die Probanden der unteren Mittelschicht die günstigste soziale Remission aufweisen: Hier sind 63,3% sozial geheilt gegenüber 50,2% im gesamten Kollektiv von prämorbid schon berufstätigen Patienten. Dagegen liegt die nur schwach besetzte untere Unterschicht (mit 45,8%) unterhalb der sozialen Heilungsrate des Gesamtkollektivs prämorbid schon berufstätiger Patienten, während die obere Unterschicht (172 Patienten) mit einer sozialen Heilungsrate von 54,7% darüber liegt und die obere Mittelschicht in 50% dieselbe Rate sozialer Heilungen hat wie das Gesamtkollektiv. Der günstigste soziale Remissionsgrad 0 ist in der oberen Unterschicht mit 41,9% sogar etwas häufiger als in den beiden Mittelschichten. Alle angeführten Befunde sind jedoch nicht signifikant und noch nicht einmal trendmäßig auffällig.

3.5.2.8 Gestörte Familienverhältnisse (Broken home-Situationen)

In der Lausanne- und Zürich-Studie fanden Ciompi und Müller und M. Bleuler keinen eindeutigen Einfluß von Broken home-Situationen auf den lebenslangen Verlauf. Sicher schwer gestörte Kindheitsverhältnisse sind in der Lausanne-Studie für die Langzeitentwicklung bis ins Alter ohne Belang. Allerdings besagt dieses Ergebnis nach Ciompi und Müller nichts hinsichtlich eines *ursächlichen* Einflusses des Kindheitsmilieus. In den Statistiken von M. Bleuler zeigte sich, daß der Faktor „gestörte Familienverhältnisse" – Verlust eines Elternteils in der Kindheit und gestörte Beziehungen zwischen den Angehörigen in der elterlichen Familie – bei Frauen einen deutlicheren Einfluß auf den

Krankheitsverlauf hat als bei Männern. *Bei den Bonner Patienten konnte dieser Befund insofern bestätigt werden, als gestörte Familienverhältnisse bis zum 16. Lebensjahr (s. S. 52 ff) bei Frauen mit einer etwas ungünstigeren psychopathologischen und sozialen Langzeitprognose korreliert sind, während männliche Kranke aus Broken home-Situationen sogar eine etwas günstigere psychopathologische Langzeitprognose haben als solche aus nicht gestörten Heimverhältnissen.*

Im Bonner Teilkollektiv mit gestörten Heimverhältnissen (Männer und Frauen, 27,4% − s. S. 52 ff) ist die psychopathologische Dauerprognose mit 18% Vollremissionen und 39,1% charakteristischen Residuen etwas weniger günstig als im Gesamtkollektiv und bei den Probanden aus nicht gestörten Familienverhältnissen, wo die Zahlen 23% für Vollremissionen und 33,5% für charakteristische Residualsyndrome sind; uncharakteristische Residuen sind in den beiden Teilkollektiven aus gestörten und nicht gestörten Heimverhältnissen fast genau gleich häufig (42,8 und 43,5%). Bei den Männern aus gestörten Familienverhältnissen ist die psychopathologische Dauerprognose mit 22,2% Vollremissionen und nur 31,5% charakteristischen Residuen sogar etwas günstiger als im Gesamtkollektiv der männlichen Kranken und als bei den männlichen Schizophrenen aus nicht gestörten Familienverhältnissen, wo man nur 17,2% Vollremissionen findet. Bei den *Frauen* aus gestörten Heimverhältnissen ist die psychopathologische Dauerprognose, wie Tabelle 62 zeigt, eher etwas ungünstiger: Vollremissionen kommen nur in 15,2% gegenüber 27,1% bei den Frauen aus nicht gestörten Familienverhältnissen vor, während charakteristische Residualzustände mit 44,3% deutlich häufiger sind als dort (33,8%). Doch sind auch diese Befunde nicht signifikant und auch noch nicht trendmäßig auffällig. Der Befund, daß die Kontingenztafel insgesamt zwar keinen signifikanten, aber einen trendmäßigen Zusammenhang (10-%-Niveau) zwischen Heimverhältnissen und psychopathologischer Langzeitprognose erkennen läßt, spricht für die eingangs diskutierte Bleulersche Annahme, daß bei Frauen gestörte Kindheitsverhältnisse einen (ungünstigen) Einfluß auf die psychopathologische Langzeitremission haben.

Tabelle 62. Vorhandensein bzw. Fehlen von Broken home-Situationen und psychopathologische Langzeitprognose bei den *weiblichen* schizophrenen Kranken des Bonner Hauptkollektivs

Heimverhältnisse	Vollremissionen	Uncharakt. Residuen	Charakt. Residuen	n
gestört	12 15,2%	32 40,5%	35 44,3%	79 27,6%
nicht gestört	56 27,1%	81 39,1%	70 33,8%	207 72,4%
n unbekannt	68 2	113 4	105 1	286 7
Gesamtkollektiv ♀	70 23,9%	117 39,9%	106 36,2%	293 100%

χ^2-Anteil 5,0 bei 2 FG = 10-%-Niveau

Auch in bezug auf die 12 *Verlaufstypen* ist ein signifikanter Einfluß der Familienverhältnisse nicht nachzuweisen. Die Verteilung ist bei den einzelnen Typen annähernd
dieselbe wie im Gesamtkollektiv. Auch bei Zusammenfassung der Verlaufstypen zu
vier größeren Verlaufstypgruppen (s. S. 214 ff) ergeben sich keine signifikanten Differenzen. Bei den weiblichen Kranken aus gestörten Familienverhältnissen sind die Patientinnen aus der günstigsten Verlaufstypgruppe (Typen I und II) trendmäßig unterrepräsentiert; auch dieser Befund bleibt also unterhalb der Signifikanzschranke für
das 5-%-Niveau.

Bemerkenswert ist noch, daß der Anteil der Probanden aus gestörten Heimverhältnissen sowohl
beim günstigsten Verlaufstyp I wie beim ungünstigsten Verlaufstyp XII niedriger ist als im Gesamtkollektiv. Beim relativ ungünstigen Typ VIII ist die Rate der Patienten aus gestörten Familienverhältnissen mit 12,5% um mehr als die Hälfte niedriger als im Gesamtkollektiv, während beim relativ günstigen Typ VI diese Quote mit 44,8% deutlich höher liegt als dort. Auch diese Befunde sind nicht signifikant.

Aufs Ganze gesehen, ergibt sich, daß *Herkunft aus gestörten oder nicht gestörten Heimverhältnissen keinen statistisch signifikanten Einfluß auf die psychopathologische
Dauerprognose hat;* bei den Verlaufstypen kommt eine prozentuale Häufung der Herkunft aus gestörten Heimverhältnissen sowohl bei günstigen wie bei ungünstigen Typen
vor.

Dasselbe gilt für die *soziale Remission.* Soziale Heilung findet man bei den Probanden aus gestörten elterlichen Familienverhältnissen in 51,1%, bei denjenigen aus nicht
gestörten Kindheitsverhältnissen in 56,8%; der Unterschied ist nicht signifikant. *Männliche und weibliche Kranke zeigen auch hier wie bei der psychopathologischen Dauerprognose ein unterschiedliches Verhalten:* Bei den Männern aus gestörten Familienverhältnissen liegt die soziale Heilungsrate mit 55,6% deutlich höher als bei den Männern
aus nicht gestörten Familienverhältnissen mit 46,9%. Dagegen ist bei den Frauen aus
Broken home-Situationen die Rate sozialer Heilungen mit 48,1% prozentual deutlich
niedriger als bei den weiblichen Kranken aus nicht gestörten Familienverhältnissen mit
63,7%. Insgesamt stimmen die Bonner Befunde mit denen der Lausanne- und Zürich-
Studie insofern überein, als ein eindeutiger, genereller Einfluß von Broken home-Situationen auf den lebenslangen Verlauf nicht nachweisbar ist. Wenn überhaupt, haben
Broken home-Situationen nur bei weiblichen Kranken einen (ungünstigen) Einfluß auf
den Krankheitsverlauf. So oder so verdient das gegensinnige Verhalten von männlichen
und weiblichen Kranken hinsichtlich der Auswirkung gestörter Kindheitsverhältnisse
Beachtung.

Wir haben außerdem das *Teilkollektiv der Probanden, die in der Kindheit den Vater
(55 Fälle), die Mutter (18 Fälle) oder beide Eltern (15 Fälle) verloren,* gesondert untersucht. Es handelt sich dabei um 88 Patienten (18,1% des Bonner Gesamtkollektivs), darunter 51 Frauen (17,8%) und 37 Männer (18,6%) (s. auch S. 53 f). Auch hier fand
sich, daß die *psychopathologische Dauerprognose* etwas ungünstiger ist als im Gesamtkollektiv. Sie ist auch hier bei den Frauen noch ungünstiger als bei den Männern; bei
den Frauen findet man 49%, bei den Männern 40,5% charakteristische Residualzustände.
Auch in bezug auf die *soziale Remission* ist die Prognose in der Teilgruppe mit Verlust
des Vaters, der Mutter oder beider Elternteile etwas ungünstiger; nur 47,8% sind sozial
geheilt gegenüber 55,3% im Bonner Gesamtkollektiv (von 485 Probanden mit ausreichenden Angaben über die Familienverhältnisse in der Kindheit – s. S. 52 ff).

Auf die Relativierung der Bedeutung der Kindheitsverhältnisse einschließlich des Verlustes eines oder beider Elternteile für die Persönlichkeitsentwicklung und die Langzeitprognose der Erkrankung hatten wir bereits hingewiesen (s. S. 253 f). Festzuhalten ist, daß gestörte Kindheitsverhältnisse im Sinne der Broken home-Situation die Langzeitentwicklung nicht signifikant beeinflußt. Doch ist ein Trend auffallend, wonach die Geschlechter sich gegensinnig verhalten und der Faktor „gestörte Heimverhältnisse" bei Frauen eher mit einer ungünstigen, bei Männern eher mit einer günstigen psychopathologischen und sozialen Langzeitprognose einhergeht.

3.5.2.9 Auslösefaktoren und Langzeitverlauf

α) Psychische Auslösung. Wie wir sahen, ist eine psychisch-reaktive Auslösung der psychotischen Erstmanifestation in 25%, eine solche psychotischer Remanifestationen in 28,8% der Bonner schizophrenen Kranken eruierbar (s. S. 70 ff). Wir versuchten, die Frage zu beantworten, ob die psychisch-reaktiv ausgelösten Schizophrenien, entsprechend einer in der Literatur mehrfach vertretenen Ansicht, eine günstigere Prognose besitzen als die nicht durch seelische Anlässe ausgelösten Schizophrenien.

Retterstøl hatte noch 1968 frühere Untersuchungen skandinavischer Autoren bestätigt, wonach den sogenannten reaktiven Schizophrenien eine wesentlich günstigere Prognose zukommt; von seinen so kategorisierten Patienten waren 81% geheilt, dagegen bei den als „echte Schizophrenien" (Prozeß- oder Kernschizophrenien) bezeichneten Probanden nur 23%. Diese Resultate sind, wie gezeigt (s. S. 2 ff u. 12), mit den unsrigen nicht vergleichbar, weil der zugrundegelegte Schizophreniebegriff nicht übereinstimmt; die Schizophreniediagnose wird von Retterstøl entsprechend der Konzeption von Langfeldt und anderen Autoren (s. S. 6) mit von der ungünstigen Prognose, d.h. der Ausmündung in einen sogenannten schizophrenen Defekt, abhängig gemacht.

Psychische Auslösung der Erstmanifestation. Die *psychopathologische Langzeitprognose* der Bonner schizophrenen Kranken, deren psychotische Erstmanifestation psychisch-reaktiv ausgelöst wurde, ist, wie Tabelle 63 zeigt, trendmäßig, aber nicht signifikant günstiger als die des Gesamtkollektivs.

Beim Vergleich mit den Schizophrenien mit somatischer Auslösung der psychotischen Erstmanifestation wird dieser Unterschied deutlicher. Die durch Generationsvorgänge provozierten Schizophrenien der weiblichen Kranken sind in ihrer psychopathologischen Remission gleichfalls günstiger als das Gesamtkollektiv und fast so günstig wie die Teilgruppe mit psychischer Auslösung der Erstmanifestation.

Wir finden bei den Schizophrenien, deren erste psychotische Manifestation in unmittelbarem zeitlichem Zusammenhang mit einem subjektiv gewichtigen Erlebnis erfolgte, nur 25% mit Ausgang in charakteristische Residualzustände gegenüber 34,7% im Gesamtkollektiv; die Rate der Vollremissionen liegt mit 26,6% und die der uncharakteristischen Residuen mit 48,4% etwas über den entsprechenden Raten (22,1% bzw. 43,2%) des Gesamtkollektivs.

Die Kontingenztafel insgesamt erreicht bei weitem keine statistische Signifikanz, vor allem auch deswegen, weil (im Unterschied zu der Teilgruppe der nicht ausgelösten Remanifestationen – s. S. 258 f) die Teilgruppe ohne Auslösung der Erstmanifestation nur unerheblich (in negativem Sinne) vom Gesamtkollektiv abweicht. Die Teilgruppe der Schizophrenien, bei der die Erstmanifestation weder psychisch noch somatisch oder durch Generationsvorgänge ausgelöst wurde, entspricht mit 20,6% Vollremissionen und 37,5% charakteristischen Residuen annähernd den an der Bonner Gesamtpopulation Schizophrener ermittelten Werten.

Tabelle 63. Auslösung der psychotischen Erstmanifestation und psychopathologische Langzeitprognose im Bonner Hauptkollektiv

Auslösung der Erstmanifestation	Voll-remissionen	Uncharakt. Residuen	Charakt. Residuen	n
somatisch	9 20,0%	18 40,0%	18 40,0%	45 9,1%
psychisch	33 26,6%	60 48,4%	31 25,0%	124 25,0%
Generations-vorgänge	7 26,9%	11 42,3%	8 30,8%	26 5,2%
keine Aus-lösungsfaktoren	62 20,6%	126 41,9%	113 37,5%	301 60,7%
n unbekannt	111 –	215 2	170 4	496 6
Gesamt-kollektiv	111 22,1%	217 43,2%	174 34,7%	502 100%

χ^2-Anteil 7,2 bei 6 FG = nicht signifikant

Stellt man die Teilgruppe der Schizophrenien ohne Auslösung der Erstmanifestation dem Teilkollektiv der psychisch ausgelösten Schizophrenien gegenüber (ohne Berücksichtigung der somatisch und durch Generationsvorgänge ausgelösten Fälle) *ergibt sich, daß die psychopathologische Langzeitprognose der Schizophrenien mit psychischer Provokation der Erstmanifestation gegenüber den nicht ausgelösten Schizophrenien schwachsignifikant günstiger ist.*

Bei Trennung in Männer und Frauen finden sich bei den Männern mit psychischer Auslösung der Erstmanifestation prozentuale Unterschiede insofern, als die Rate der Vollremissionen mit 30% deutlich über der des Gesamtkollektivs männlicher Schizophrener (19,8%) liegt, die Quote der charakteristischen Residuen mit 22% deutlich unter den entsprechenden Werten des männlichen Gesamtkollektivs (32,5%). Diese Abweichungen erreichen aber noch nicht das 10-%-Niveau (höchster χ^2-Wert 2,6). Bei den *Frauen* sind die Abweichungen noch weniger deutlich als bei den Männern; immerhin ist auch hier die psychopathologische Langzeitprognose mit nur 27% charakteristischen Residualzuständen bei den Frauen mit psychischer Auslösung der Erstmanifestation gegenüber 35,6% im weiblichen Gesamtkollektiv relativ günstig.

Unter den *Verlaufstypen* fand sich eine psychisch-reaktive Auslösung der Erstmanifestation bei den prognostisch günstigen Typen I mit 38% und V mit 32% häufiger als im Gesamtkollektiv (25%), andererseits bei den prognostisch ungünstigen Typen XI mit 17,1% und XII mit 15,4% seltener als dort. Stellt man die beiden ungünstigsten Typen XI und XII den beiden günstigsten Verlaufstypen I und II gegenüber, so ist die *Rate psychisch-reaktiver Auslösungen bei den prognostisch günstigen Verlaufstypen mit 30% fast doppelt so hoch wie bei den beiden ungünstigsten Typen XI und XII mit 16,1%.* Dieser Befund ist *trendmäßig auffällig (10-%-Niveau).*

Für die einzelnen Verlaufstypen sind die Unterschiede der Auslösungsraten nicht sicher signifikant; nur beim Verlaufstyp I ist die hohe Rate psychischer Auslösungen trendmäßig auffällig. Bei getrennter Betrachtung der Geschlechter ergeben sich bei keinem Verlaufstyp signifikante Differenzen.

Die Überprüfung der Beziehungen zwischen psychischer Auslösung der Erstmanifestation und *sozialer Remission* ergibt, daß bei den auf früherem beruflichen Niveau voll erwerbstätigen männlichen Schizophrenen (sozialer Remissionsgrad 0) die Rate psychischer Auslösungen mit 34,7% signifikant höher ist als bei den sozial nicht geheilten männlichen Patienten (Remissionsgrade 2, 3 und 4) mit 16,8%. Bei den Frauen besteht keine signifikante Differenz zwischen den fünf Remissionsgraden.

Psychische Auslösung von Remanifestationen. Diese Teilauswertung bezieht sich auf 375 Bonner Probanden mit Remanifestationen. Die übrigen Patienten der Verlaufstypen I (monophasisch), IV (mit nur 1 Schub zu reinen Residuen), VIII (einfach zu reinen Residuen) sowie (zum Teil) III, bei denen keine Remanifestationen beobachtet wurden, bleiben unberücksichtigt.

Eine Auslösung von Remanifestationen durch psychische Einflüsse – ebenso durch somatische Momente oder Generationsvorgänge – wurde jeweils dann angenommen, wenn bei einem Patienten wenigstens eine psychotische Remanifestation durch die in Rede stehenden Faktoren provoziert wurde. Dabei wurden bei jedem Patienten Auslösungen durch psychische und somatische Momente oder Generationsvorgänge gesondert gezählt; falls mehrere Manifestationen beim gleichen Patienten psychisch (oder somatisch oder durch Generationsvorgänge) ausgelöst wurden, blieb dies unberücksichtigt. *Die Berechnung bezieht sich also auf die Zahl der Patienten, nicht die Zahl der psychotischen Rezidive.* Insofern sind die beiden Befunde, daß psychotische Erstmanifestationen in 25% (hier sind Zahl der Fälle und Zahl der psychotischen Manifestationen identisch) und Remanifestationen in 28,8% ausgelöst wurden, nicht miteinander vergleichbar, weil sich der Prozentsatz bei den Remanifestationen auf sämtliche psychotischen Rezidive der hierher gehörigen 375 Patienten bezieht. Andererseits kann man im Hinblick auf die nur geringfügig höhere Rate bei den Remanifestationen auch nicht ohne weiteres folgern, daß psychotische Erstmanifestationen häufiger psychischreaktiv provoziert werden als psychotische Remanifestationen, weil die Informationen über die Remanifestationen, insbesondere mittlerer und späterer Verlaufsstadien, in der Regel unvollständiger sind als bei den Erstmanifestationen (s. S. 73).

Bei den Patienten mit psychisch-reaktiver Auslösung psychotischer Remanifestationen, die bei 108 von 375 hierher gehörigen Probanden beobachtet wurden (28,8%), ist die psychopathologische Dauerprognose signifikant (2,5-%-Niveau) günstiger als im Gesamtkollektiv. Wie wir aus Tabelle 64 entnehmen, ist bei den Patienten mit psychischreaktiver Provokation von Remanifestationen die Rate charakteristischer Residualsyndrome mit 24,1% erheblich niedriger als im Gesamtkollektiv der Patienten mit Remanifestationen (37,6%) und insbesondere bei den Probanden ohne Auslösung von Remanifestationen (46,9%). Die Rate der Vollremissionen ist mit 21,2% prozentual höher als die des Teilkollektivs der Probanden ohne Auslösung von Remanifestationen (14,2%). Die insgesamt auf dem 0,1-%-Niveau signifikante Kontingenztafel (Tabelle 64) erlaubt die Feststellung, daß *die psychopathologische Langzeitentwicklung bei Schizophrenien ohne Auslösung von Remanifestationen signifikant ungünstiger ist als bei Schizophrenen mit psychischer Provokation psychotischer Rezidive,* die sich durch einen selteneren Ausgang in charakteristische Residualzustände und eine relativ häufigere Ausmündung in Vollremissionen und uncharakteristische Residuen von der Teilgruppe der Schizophrenien abheben, bei denen Remanifestationen weder durch psychische noch durch soma-

Tabelle 64. Auslösung psychotischer Remanifestationen und psychopathologische Langzeitprognose bei 375 schizophrenen Kranken des Bonner Hauptkollektivs mit Remanifestationen

Auslösung der Remanifestationen	Voll-remissionen	Uncharakt. Residuen	Charakt. Residuen	n
somatisch	2 6,9%	18 62,1%	9 31,0%	29 7,7%
psychisch	23 21,2%	59 54,6%	26 24,1%	108 28,8%
Generations-vorgänge	5 41,7%	7 58,3%	−	12 3,2%
keine Aus-lösungsfaktoren	32 14,2%	88 38,9%	106 46,9%	226 60,3%
n	62 16,5%	172 45,9%	141 37,6%	375 100%

χ^2-Anteil 30,1 bei 6 FG = 0,1-%-Niveau

tische Faktoren oder Generationsvorgänge provoziert werden. Bei Trennung in Männer und Frauen bleibt diese Differenz bei den Männern auf dem 2,5-%-Niveau, bei den *Frauen* auf dem 5-%-Niveau signifikant. Bei den Männern mit psychischer Auslösung von Rezidiven ist die Rate der charakteristischen Residuen mit 18,2% noch deutlich niedriger als bei den Frauen mit 26,6%; auch ist die Rate der Vollremissionen bei den Männern mit 30,3% günstiger als bei den Frauen mit nur 17,3%.

Psychisch-reaktive Auslösung von Remanifestationen findet sich bei den prognostisch günstigen *Verlaufstypen* II und V mit 35,6 und 40% relativ häufiger als im Gesamtkollektiv (28,8%); doch zeigt auch der prognostisch relativ ungünstige Typ IX mit 40,6% eine relativ hohe Auslösungsrate psychotischer Rezidive. Die prognostisch ungünstigen Typen X, XI und XII zeigen dagegen mit 20, 14,8 bzw. 15% deutlich niedrigere Auslösungsraten. Die Gegenüberstellung der beiden günstigsten Typen mit psychotischen Remanifestationen, nämlich der Verlaufstypen II (polyphasisch) und V (primär phasisch, dann schubförmig zu reinen Residuen) einerseits, der beiden ungünstigsten Typen XI und XII auf der anderen Seite ergibt, *daß bei den ungünstigsten Typen XI und XII mit 19,4% signifikant (2,5-%-Niveau) seltener psychisch-reaktive Auslösungen von Remanifestationen beobachtet werden als bei den beiden günstigsten Typen mit 37,6%.*

Schließlich interessieren noch die Beziehungen zwischen der Teilgruppe von Schizophrenien mit psychischer Auslösung von Remanifestationen und *sozialer Remission* zur Zeit der Katamnese. In dieser Teilgruppe sind 60,2% sozial geheilt gegenüber nur 51,5% im Gesamtkollektiv mit Remanifestationen und 43,1% bei den Schizophrenien ohne Auslösung von Remanifestationen; der Unterschied ist nicht signifikant (χ^2-Wert 2,1). Bei Trennung in Männer und Frauen ist die Differenz bei den *männlichen Schizophrenen* mit psychischer Auslösung von Remanifestationen deutlich: Hier ist die Rate sozialer Heilungen mit 63,7% schwachsignifikant höher als bei den schizophrenen

Männern ohne Auslösung von Remanifestationen mit nur 37,5%. Bei den *weiblichen Kranken* mit psychischer Auslösung von Remanifestationen (75 Fälle) ist die soziale Heilungsrate mit 58,7% (44 Fälle) noch etwas günstiger als im weiblichen Gesamtkollektiv (221 Fälle) mit Remanifestationen und bei den weiblichen Schizophrenien ohne Auslösung von Remanifestationen (47,9%); diese Abweichungen sind jedoch nicht signifikant.

β) Somatische Auslösung. Im Bonner Teilkollektiv (45 Fälle = 9,1%) mit somatischer Auslösung der *psychotischen Erstmanifestation* fanden wir, wie Tabelle 63 (S. 257) zeigt, 20% Vollremissionen und je 40% uncharakteristische und charakteristische Residuen; im Unterschied zu den Schizophrenien mit psychischer Auslösung ergeben sich demnach keine bemerkenswerten Differenzen im Vergleich mit dem Gesamtkollektiv und den ohne erkennbare Auslösungsfaktoren sich manifestierenden Schizophrenien.

Eine somatische Auslösung von psychotischen *Remanifestationen* (Tabelle 64) ließ sich in 7,7% (29 Fälle) nachweisen. Auch dieses Teilkollektiv zeigt hinsichtlich der psychopathologischen Ausgänge keine signifikanten Abweichungen.

Die Rate der Vollremissionen ist hier mit 6,9% erheblich niedriger als im Gesamtkollektiv; dies ist jedoch angesichts der kleinen Fallzahl (2 von 29 Fällen sind voll remittiert!) und der gegensinnig mit 31% relativ niedrigen Rate von charakteristischen Residuen prognostisch ohne Bedeutung. Dasselbe gilt für die relativ hohe Rate (62,1%) von uncharakteristischen Residuen. Sämtliche Befunde sind nicht signifikant.

Bei den *Verlaufstypen* unterscheiden sich nur die relativ ungünstigen Typen IX und X mit relativ hohen Raten von somatischen Auslösungen von Erstmanifestationen (14,1 und 13,3%) vom Gesamtkollektiv (9,1%). Beide Befunde sind jedoch nicht signifikant. Hinsichtlich somatisch ausgelöster Remanifestationen weicht nur der relativ günstige Verlaufstyp V (primär phasisch, dann schubförmig zu reinen Residuen) mit einer hohen Auslösungsrate von 18% signifikant vom Gesamtkollektiv (7,7%) ab.

Die *soziale Remission* der Schizophrenien mit somatischer Auslösung von Erst- oder Remanifestationen ist gleichfalls nicht signifikant different gegenüber dem Gesamtkollektiv. Bemerkenswert ist lediglich, daß im Teilkollektiv mit somatischer Auslösung von Remanifestationen die Rate der sozial geheilten Probanden mit 72,4% höher ist als in der Teilgruppe mit somatischer Auslösung der Erstmanifestation (48,9%).

γ) Auslösung durch Generationsvorgänge. *Erstmanifestationen.* Bei den weiblichen Patienten führen in 9% (26 von 289 Fällen) Generationsvorgänge (in 16 Fällen das Wochenbett, s. S. 71) zu einer Ausklinkung der psychotischen Erstmanifestation. Bei diesen 26 Patientinnen ist die Rate der Vollremissionen mit 26,9% (weibliches Gesamtkollektiv: 23,9%) und die der charakteristischen Residualzustände mit 30,8% (36,2%) etwas günstiger als im Gesamtkollektiv. Der Unterschied wird im Vergleich mit den Probanden ohne Auslösung der Erstmanifestation noch etwas deutlicher (Tabelle 63, S. 257), ist aber bei weitem nicht signifikant. Der Befund relativiert die Ansicht von der günstigen Prognose der durch Generationsvorgänge ausgelösten, speziell der sogenannten Wochenbettschizophrenien.

Auch Ciompi und Müller fanden in ihrer 11 Fälle umfassenden Untergruppe von Patienten, bei denen der Ausbruch der Schizophrenie in direktem zeitlichem Zusammenhang mit Schwangerschaft oder Geburt stand, eine ganz überwiegend gute und signifikant bessere Langzeitprognose als bei den übrigen Probanden; doch messen auch diese Autoren wegen der kleinen Fallzahl dem Befund kein allzu großes Gewicht bei.

Bei den *Verlaufstypen* liegen die Raten für die Auslösung der psychotischen Erstmanifestation durch Generationsvorgänge bei den günstigen und relativ günstigen Typen II mit 15,8%, V mit 11,1% und VI mit 17,6% mehr oder weniger deutlich höher als im Gesamtkollektiv (%). Dagegen sind die Auslösungsraten bei den prognostisch ungünstigen Typen X mit 3,3% und XI mit 6,7%, außerdem bei dem relativ ungünstigen Typ IX mit 3,3% relativ niedrig. Alle Abweichungen sind jedoch nicht signifikant.

Auch die *soziale Remission* ist bei den Frauen mit Auslösung der Erstmanifestation durch Generationsvorgänge mit 68% sozialen Heilungen relativ günstig, jedoch wiederum ohne statistische Signifikanz.

Remanifestationen. Der Trend einer prognostisch günstigen Bedeutung der Auslösung durch Generationsvorgänge wird bei den Remanifestationen noch deutlicher. Von 12 Frauen, bei denen Remanifestationen durch Generationsvorgänge provoziert wurden, sind 41,7% voll und 58,3% auf uncharakteristische Residuen remittiert, während charakteristische Residuen vollständig fehlen. Der Befund ist auf dem 5-%-Niveau signifikant, kann aber wegen der kleinen Fallzahl nicht überbewertet werden (Tabelle 64, S. 259).

Bei den *Verlaufstypen* zeichnen sich die günstigen oder relativ günstigen Typen II mit 13,2%, V mit 8,3% und VI mit 11,8% durch eine deutlich höhere Auslösungsrate von Remanifestationen durch Generationsvorgänge (bezogen auf weibliche Kranke) aus, die im Gesamtkollektiv der Frauen mit Remanifestationen (221 Fälle) 5,4% beträgt. Diese Abweichungen sind nur beim Verlaufstyp II signifikant.

Auf der anderen Seite fehlen bei den prognostisch ungünstigen Typen VII – XII (außerdem bei Typ VI) Auslösungen von Remanifestationen durch Generationsvorgänge (bis auf 1 Fall beim Verlaufstyp IX) vollständig.

Hinsichtlich der *sozialen Remission* sind von den Schizophrenien mit Auslösung vor Remanifestationen durch Generationsvorgänge 81,8% sozial geheilt, ein Befund, der trendmäßig auffällig ist, insbesondere im Vergleich mit der Teilgruppe ohne Auslösung von Remanifestationen, wo die entsprechende Rate nur 47,9% beträgt.

Wochenbettpsychosen. Wir sprachen bisher von 26 an Schizophrenie erkrankten Patientinnen, bei denen die psychotische Erstmanifestation durch Generationsvorgänge ausgelöst wurde. Wir betrachten nunmehr noch diejenigen Patientinnen gesondert, bei denen der Ausbruch der Krankheit im zeitlichen Zusammenhang mit Geburt und Wochenbett stand; hierher rechneten wir *alle Fälle, bei denen sich die Psychose erstmals im Wochenbett, d.h. spätestens 6-8 Wochen post partum manifestierte.* Zu dieser kleinen Gruppe, die also nur die eigentlichen Puerperalpsychosen (und nicht die in zeitlichem Zusammenhang mit der Gravidität vor dem Geburtstermin ausbrechenden Psychosen) umfaßt, gehören im Bonner Beobachtungsgut 16 Kranke. Bei allen Kranken ist, wie wir eingangs darlegten, die Diagnose der Schizophrenie anhand der psychopathologischen Symptomatik zweifelsfrei gesichert (s. S. 10 ff). Der Vergleich der Langzeitprognose dieser 16 Fälle mit derjenigen aller anderen Schizophrenien ergibt *keine signifikanten Differenzen hinsichtlich der psychopathologischen Dauerprognose.* 18,7% (3 Fälle) sind psychopathologisch voll remittiert gegenüber 23,9% im Gesamtkollektiv weiblicher schizophrener Kranker. Psychopathologische Vollremissionen sind also eher seltener als bei den übrigen Schizophrenien. Andererseits ist die Rate charakteristisch schizophrener Residualsyndrome, d.h. der Gruppe mit dem ungünstigsten Ausgang, mit 31,2% etwas niedriger als im weiblichen Gesamtkollektiv mit 36,2%. Die Rate der uncharakteristischen Residuen liegt mit 50% über der der übrigen weiblichen Kranken (39,9%). *Aufs Ganze gesehen, wird die etwas ungünstigere Rate von Vollremissionen durch die etwas günstigere Rate, d.h. das seltenere Vorkommen von charakteristisch schizophrenen Residualzuständen und die größere Häufigkeit von uncharakteristischen Residuen ausgeglichen.* Die Abweichungen gegenüber dem Kollektiv der weiblichen Kranken oder dem Gesamtkollektiv von Männern und Frauen sind bei weitem statistisch nicht signifikant.

Erwähnenswert ist, daß die Rate des nächst den Vollremissionen günstigsten psychopathologischen Ausgangs, nämlich der Minimalresiduen mit 31,3% fast dreimal so hoch ist wie im Gesamtkollektiv (11%). Im übrigen bringt auch eine weitere Differenzierung der groben Aufgliederung in Vollremissionen, uncharakteristische und charakteristische Residuen, also die Berücksichtigung unserer 15 Typen von Residualsyndromen (s. S. 97 ff), keine weitere Verbesserung zugunsten der schizophrenen Wochenbettpsychosen. Der Anteil der psychopathologisch ungünstigsten Ausgänge, d.h. der typisch schizophrenen Defektpsychosen und Strukturverformungen mit Psychose, innerhalb der Gruppe der charakteristischen Residualzustände ist mit 12,5% (2 Fälle) praktisch derselbe wie im Gesamtkollektiv weiblicher Schizophrener (14,7%).

Ein günstigeres Bild bieten die schizophrenen Wochenbettpsychosen hinsichtlich ihrer *sozialen Remission,* wie Tabelle 65 zeigt. 50% gehören dem sozialen Remissionsgrad 0 und weitere 31,3% dem sozialen Remissionsgrad 1 an; d.h. 81,3% sind sozial geheilt gegenüber nur 60,1% im Gesamtkollektiv weiblicher Kranker; der Unterschied ist trendmäßig (10-%-Niveau) auffällig.

Bei den restlichen drei (nicht sozial geheilten) Wochenbettpsychosen sind zwei völlig arbeitsunfähig, während eine Kranke begrenzt arbeitsfähig ist. Der Anteil des ungünstigsten sozialen Remissionsgrades 4 ist gleich hoch wie im Restkollektiv (6,2 bzw. 6,5%).

Alles in allem zeigt sich, daß *die prognostisch günstige Bedeutung des Auftretens der psychotischen Erstmanifestation einer schizophrenen Erkrankung im Wochenbett zwar vorhanden, aber geringer ist als erwartet. Eine nosologische Sonderstellung der in zeitlichem Zusammenhang mit dem Wochenbett erstmals in Erscheinung tretenden Schizophrenien läßt sich durch die Bonner Befunde nicht stützen.*

δ) Mehrfachauslösungen. Mehrfache Auslösungen verschiedener Phasen bzw. Schübe ein und desselben Patienten durch psychisch-reaktive und/oder somatisch-reaktive Faktoren oder Generationsvorgänge fanden sich bei Berücksichtigung ausschließlich der Remani-

Tabelle 65. Soziale Langzeitprognose der schizophrenen Wochenbettpsychosen im Vergleich mit dem Restkollektiv *weiblicher* schizophrener Kranker des Bonner Hauptkollektivs

Soziale Remission	Wochenbett-psychosen	Rest-kollektiv	n
(0 + 1) sozial geheilt	13 81,3%	162 58,9%	175 60,1%
(2 – 4) sozial nicht geheilt	3 18,7%	113 41,1%	116 39,9%
n	16	275	291

χ^2-Anteil 2,9 bei 1 FG = 10-%-Niveau

festationen bei 49 unserer Bonner Patienten. Bezogen auf das 375 Fälle umfassende Teil-kollektiv mit Remanifestationen beträgt demnach die *Rate schizophrener Erkrankungen mit mehrfacher Auslösung psychotischer Remanifestationen 13,1%.* In der Literatur fan-den wir keine Angaben über die Höhe von Mehrfachauslösungen bei Schizophrenen. Bei Cyclothymien, insbesondere Manien, wurde über eine mit ca. 1% wesentlich niedrigere Rate mehrfacher Auslösungen bei ein und demselben Patienten berichtet (Blankenburg, 1962; Tölle u. Fritz, 1971) (s. auch S. 73).

Bei 65,3% (32 Fälle) von jenen 49 Patienten mit Mehrfachauslösungen wurden zwei Re-manifestationen, bei 28,6% drei, bei 4,1% vier und bei 2% (1 Fall) fünf Remanifestatio-nen ausgelöst. Bei 49% (24 Fälle) lag eine Auslösung sowohl durch psychische wie durch somatische und/oder Generationsvorgänge vor. Mehrere, ausschließlich psychisch ausge-löste Remanifestationen zeigten 18 Patienten (36,7%), während mehrere ausschließlich somatisch (oder durch Generationsvorgänge) ausgelöste Remanifestationen bei 14,3% (7 Fälle) beobachtet wurden. Mehrfachauslösungen von Remanifestationen sind bei Frau-en mit 16,6% (37 von 223 weiblichen Kranken) häufiger als bei Männern mit 7,9% (12 von 152 männlichen Schizophrenen).

Die psychopathologische Langzeitprognose ist bei den Patienten mit Mehrfachauslö-sung von Remanifestationen signifikant günstiger als im Gesamtkollektiv: Die Rate cha-rakteristischer Residualzustände beträgt nur 6,1% (gegenüber 34,7% im Gesamtkollektiv). Außerdem ist die Rate von uncharakteristischen Residuen mit 73,5% signifikant höher als im Gesamtkollektiv (43,2%), während hinsichtlich der Vollremissionen keine nennens-werte Differenz besteht (20,4 bzw. 22,1%). Auch die soziale Remission ist mit 71,5% so-zial geheilten Patienten trendmäßig günstiger als im Gesamtkollektiv (56,2%).

Schließlich betrachten wir noch die *Teilgruppe aller derjenigen Patienten, bei denen unter Einbeziehung der Erstmanifestationen mehr als eine Manifestation psychisch oder somatisch oder durch Generationsvorgänge provoziert wurde. Hierher gehören 98 von 375 Bonner Patienten mit mehr als einer psychotischen Manifestation (s. S. 73 f), das sind 26,1%.*

Im einzelnen wurden bei 13,1% (49 Fälle) die Erst- und eine Remanifestation ausgelöst; bei 8,3% (31 Fälle) die Erst- und zwei oder mehr Remanifestationen und schließlich bei 4,8% (18 Fälle) zwei oder mehr Remanifestationen durch psychische oder somatische Faktoren oder Generationsvorgänge provoziert.

Frauen sind bei den Bonner Schizophrenien mit Mehrfachauslösungen psychotischer Manifestationen signifikant überrepräsentiert; 30,9% der weiblichen Kranken (69 von 223 Fällen) und nur 19,1% der Männer (29 von 152 Fällen) zeigen Mehrfachauslösun-gen.

Die Bonner Probanden mit mehrfacher Auslösung von psychotischen Manifestatio-nen haben, wie Tabelle 66 zeigt, eine signifikant günstigere psychopathologische Lang-zeitentwicklung als das Teilkollektiv von 277 Bonner Probanden mit Remanifestation und ohne mehrfache Auslösung von psychotischen Manifestationen. Charakteristische Residualzustände entwickeln sich bei den Probanden mit Mehrfachauslösung nur in 16,3%, uncharakteristische Residuen dagegen in 61,2%; die Rate der Vollremissionen ist mit 22,4% nicht different. Auch die soziale Remission der Schizophrenen mit Mehr-fachauslösungen ist mit 69,1% sozialen Heilungen trendmäßig günstiger als im Restkol-lektiv und im Gesamtkollektiv. Dieser Befund bestätigt die schon bei der Analyse der

Tabelle 66. Psychopathologische Langzeitprognose des Bonner Teilkollektivs mit mehrfacher Auslösung von psychotischen Manifestationen im Vergleich mit dem Restkollektiv

	Voll-remissionen	Uncharakt. Residuen	Charakt. Residuen	n
Mehrfach-auslösungen	22 22,4%	60 61,2%	16 16,3%	98 26,1%
Rest-kollektiv	40 14,4%	112 40,4%	125 45,1%	277 73,9%
n	62 16,5%	172 45,9%	141 37,6%	375 100%

χ^2-Anteil 25,5 bei 2 FG = 0,1-%-Niveau

Teilgruppen mit Auslösung der Erst- und besonders der Remanifestation durch psychische Faktoren und Generationsvorgänge (bei den Remanifestationen auch der Teilgruppe mit Auslösung durch somatische Faktoren) sich abzeichnende Tendenz, wonach *Schizophrenien mit Auslösung eine günstigere, solche ohne Auslösung eine ungünstigere Langzeitentwicklung zu erwarten haben.* Aufs Ganze gesehen wird durch die Bonner Befunde die Annahme (Langfeldt, 1956; von Baeyer, 1966; Gross et al., 1971b; Gross u. Huber, 1973) gestützt, wonach Auslösungsfaktoren zu den prognostisch günstigen Kriterien gehören. Bei dem Versuch, im Rahmen einer multifaktoriellen Betrachtungsweise endogene und somatische (morbogene) Faktoren einerseits, peristatische Faktoren auf der anderen Seite hinsichtlich ihrer pathogenetischen Bedeutung zu gewichten, *kann „Auslösung", insbesondere psychische Auslösung und Auslösung durch Generationsvorgänge, möglicherweise zu einer typologischen Differenzierung in eine Kerngruppe am organischen Pol und eine Randgruppe am anderen, gleichsam endoreaktiven Pol der Übergangsreihe dienen. Auf der anderen Seite sind, wie die Bonner Befunde belegen, die Unterschiede zwischen ausgelösten und nicht ausgelösten schizophrenen Erkrankungen nicht so erheblich, daß sie eine nosologische Sonderstellung der psychisch oder durch Generationsvorgänge ausgelösten Schizophrenien („reaktive Schizophrenie", „psychogene Psychosen") begründen und die Zugehörigkeit zur Schizophreniegruppe in Frage stellen könnten* (s. auch S. 12 f). Unseres Erachtens sind die Verhältnisse ähnlich wie bei der sogenannten endoreaktiven Dysthymie, die nach Weitbrecht ungeachtet der speziellen pathogenetischen Relevanz peristatischer und dabei insbesondere psychisch-reaktiver Faktoren zur „Gruppe der endogenen Depressionen" gehören (Weitbrecht, 1967).

3.5.3 Klinische und psychopathologische Faktoren

3.5.3.1 Erkrankungsalter

α) Erkrankungsalter in bezug auf die psychotische Erstmanifestation. Das Alter bei Beginn der schizophrenen Erkrankung soll, so wurde häufig angenommen, für Verlauf und Ausgang von Bedeutung sein. Unter anderem wurde eine ungünstigere Prognose von Frühschizophrenien und eine günstigere, zum Teil aber auch eine ungünstigere Prognose von spät sich manifestierenden Schizophrenien vermutet. Ciompi und Müller fanden, daß der Zeitpunkt der Ersterkrankung offenbar für den Altersverlauf der Schizophrenie keine wesentliche Rolle spielt, sofern Ersterkrankungen vor und nach dem 45. Lebensjahr einander gegenübergestellt werden.

Nach Ciompi und Müller sind soziale Anpassung und „globaler psychischer Gesundheitszustand" im Alter bei den früher erkrankten Schizophrenen schwachsignifikant besser als im Gesamtmaterial. Demnach neigen vor dem 45. Lebensjahr Erkrankte zu einer etwas günstigeren Entwicklung als später Erkrankte. Schlechtere Verläufe bei Späterkrankungen wurden von einer Reihe von Autoren berichtet (Rennie, 1941; Polonio, 1957; Hinterhuber, 1973). Nach M. Bleuler entwickeln Spätschizophrene seltener schwere Demenzen, aber häufiger leichte Defektzustände, während die sozialen Remissionen ungefähr gleich häufig seien wie beim Gros der Schizophrenen. Eine besonders ungünstige Prognose von Früherkrankungen wurde u.a. von Mauz (1930), Eversen (1937), Hedenberg (1943) und Masterson (1956) angenommen. Ciompi und Müller stellen fest, daß ihre Befunde sich auf einer Mittellinie zwischen den recht divergenten Angaben der Literatur bewegen. Sie gelangen damit insgesamt zu einer Bestätigung der früher von M. Müller (1949) geäußerten Ansicht, daß die frühere oder spätere Manifestation einer Schizophrenie prognostisch keine allzu große Rolle spiele.

Im Bonner Erfahrungsgut kommt dem Erkrankungsalter keine statistisch signifikante Bedeutung für die psychopathologische Langzeitprognose zu (Tabelle 67). Wir entnehmen der Tabelle, daß die Verteilung der psychopathologischen Ausgänge in den einzelnen Erkrankungsaltergruppen (s. S. 64 ff) sich nicht signifikant von der im Gesamtkollektiv unterscheidet. Im einzelnen finden wir bei den im 4. Lebensjahrzehnt Erkrankenden mit 17,9% weniger Vollremissionen und dafür mehr charakteristische Residuen (38,2%) als im Gesamtkollektiv; andererseits bei den Spätschizophrenien mit psychotischer Erstmanifestation nach dem 40. Lebensjahr mit 30,2 bzw. 29,4% mehr Vollremissionen als im Gesamtkollektiv. Auch bei der mit nur 12 Probanden sehr schwach besetzten Gruppe der kindlichen Schizophrenien sind Vollremissionen mit 41,7% (5 Fälle) überraschend häufig.

Der Befund läßt sich wegen der kleinen Fallzahl nicht verwerten; immerhin kann man hierin einen Hinweis erblicken, daß kindliche Schizophrenien prognostisch nicht so ungünstig sind, wie früher angenommen wurde (Eggers und Stutte, 1971; Eggers, 1973).

Von Bedeutung scheint uns, daß bei den *Frühschizophrenien* mit Erkrankungsalter zwischen dem 15. und 19. Lebensjahr, entgegen unserer eigenen Erwartung und den in der Literatur vertretenen Ansichten, die Dauerprognose nicht ungünstiger ist als bei den Schizophrenien mit späterem Manifestationsalter; eine eher günstige psychopathologische Langzeitprognose der *Spätschizophrenien* ist gleichfalls bemerkenswert. Alles in allem jedoch ist festzuhalten, daß signifikante Unterschiede nicht vorliegen. Die Ergebnisse der Bonn-Studie stimmen also im wesentlichen mit den Befunden der Lausanner und auch der Züricher Studie überein.

Bei gesonderter Betrachtung der beiden Geschlechter fällt lediglich auf, daß bei den Frauen mit Erkrankungsalter im 3. Dezennium der Anteil der uncharakteristischen Residuen mit 52,4% schwachsignifikant höher ist als im weiblichen Gesamtkollektiv, wo er mit 39,9% niedriger liegt als bei den Männern mit 47,8%. Auch im Gesamtkollektiv von Männern und Frauen ist die Quote uncharakteristischer Residuen bei Erkrankungsalter im 3. Lebensjahrzehnt mit 48,9% am höchsten (Tabelle 67). Im übrigen finden sich bei Männern und Frauen keine trendmäßigen (10-%-Niveau) oder gar signifikanten Abweichungen. Bei den männlichen kindlichen Schizophrenien ist der Befund, daß zwei von drei hierher gehörigen Kranken voll remittieren, wegen der sehr kleinen Fallzahl nicht zu verwerten.

Tabelle 67. Erkrankungsalter (ab psychotischer Erstmanifestation) und psychopathologische Langzeitprognose im Bonner Hauptkollektiv

Erkrankungs-alter in Jahren	Voll-remissionen	Uncharakt. Residuen	Charakt. Residuen	n
5 – 14	5 41,7%	2 16,7%	5 41,7%	12 2,4%
15 – 19	26 23,4%	46 41,4%	39 35,1%	111 22,1%
20 – 29	37 19,9%	91 48,9%	58 31,2%	186 37,1%
30 – 39	22 17,9%	54 43,9%	47 38,2%	123 24,5%
40 – 49	16 30,2%	19 35,8%	18 34,0%	53 10,6%
ab 50	5 29,4%	5 29,4%	7 41,2%	17 3,4%
n	111 22,1%	217 43,2%	174 34,7%	502 100%

χ^2-Anteil 12,0 bei 10 FG = nicht signifikant

Bei den *Verlaufstypen* unterscheiden sich die Typen II, III, VII und VIII signifikant
vom Gesamtkollektiv und den übrigen Typen. Die Patienten mit dem günstigen *polyphasischen Verlaufstyp II* erkranken durchschnittlich früher; bei 32,8% manifestiert sich
die Psychose vor dem 20. und bei weiteren 42,6% im 3. Lebensjahrzehnt; 75,4% erkranken demnach vor dem 30. Lebensjahr gegenüber nur 61,6% im Gesamtkollektiv. Bemerkenswert ist hier der hochsignifikant erhöhte Anteil von kindlichen Schizophrenien, die
in mehreren Phasen mit vollständiger Remission verlaufen; fünf von insgesamt 12 kindlichen Schizophrenien im Bonner Gesamtkollektiv gehören zum polyphasischen Verlaufstyp II. Im 4. Lebensjahrzehnt erkranken nur noch 9,8% der Probanden des Verlaufstyps
II gegenüber 24,5% im Gesamtkollektiv; auch dieser Befund ist signifikant.

Doch auch bei dem relativ ungünstigen *Verlaufstyp VIII*, der einfach zu reinen Residuen führt, ist das durchschnittliche Erkrankungsalter signifikant niedriger. Hier erkranken 44,4% vor dem 20. Lebensjahr und weitere 40,7% im 3. Lebensjahrzehnt, d.h. insgesamt 85,1% vor dem 30. Lebensjahr. *Eine signifikante Verschiebung zu den Gruppen
mit höherem Erkrankungsalter findet sich dagegen bei den Verlaufstypen III: chronische
reine Psychosen, und VII: mit Ausmündung in Strukturverformungen.* Beim Verlaufstyp
III erkranken 66,7%, beim Verlaufstyp VII 58% nach dem 30. Lebensjahr.

Die Frauen, bei denen auch im Gesamtkollektiv das Erkrankungsalter höher liegt als bei den Männern, erkranken bei den Verlaufstypen III und VII noch später als die Männer, während die Männer
beim monophasischen Typ I und beim Verlaufstyp VII früher erkranken als die Frauen.

Wie die psychopathologische ist auch die *soziale Remission* in den verschiedenen Erkrankungsaltergruppen nicht signifikant different. Die sozialen Remissionsgrade 0-4 verteilen sich in den verschiedenen Gruppen ähnlich wie im Gesamtkollektiv. Zu registrieren ist lediglich, daß bei den in der 5. Lebensdekade erkrankenden, zu den Spätschizophrenien zu rechnenden Probanden die Rate der auf früherem beruflichen Niveau voll Erwerbstätigen mit 52,8% (28 von 53 Fällen) trendmäßig höher liegt als im Gesamtkollektiv (37,8%). Auch bei getrennter Auswertung von Männern und Frauen ergeben sich keine signifikanten Abweichungen.

β) Erkrankungsalter ab Einsetzen des Prodroms im Teilkollektiv mit Prodromen. Bei 36,7% nämlich 184 von 502 Bonner Probanden, bestanden uncharakteristische Prodrome (s. S. 62). In diesem Teilkollektiv mit Prodromen überhaupt ist die psychopathologische Dauerprognose gegenüber dem Gesamtkollektiv nicht signifikant different.

Vollremissionen sind mit 16,3% etwas seltener als im Gesamtkollektiv, uncharakteristische Residuen mit 47,8% etwas häufiger; die Rate charakteristischer Residuen ist mit 35,9% annähernd dieselbe wie im Gesamtkollektiv (34,7%).

Bei Berechnung des Erkrankungsalters ab Beginn des Prodroms im Bonner Teilkollektiv mit Prodromen zeigt die Verteilung von Vollremissionen, uncharakteristischen und charakteristischen Residualzuständen in den sechs Erkrankungsaltergruppen aufs Ganze gesehen keine signifikanten Unterschiede (Tabelle 68).

Tabelle 68. Erkrankungsalter (bei Beginn Prodrom) und psychopathologische Langzeitprognose beim Bonner Teilkollektiv mit Prodromen

Erkrankungsalter bei Beginn Prodrom in Jahren	Voll- remissionen	Uncharakt. Residuen	Charakt. Residuen	n
5 – 14	1 6,3%	7 43,7%	8 50,0%	16 8,7%
15 – 19	7 12,3%	27 47,4%	23 40,4%	57 31,0%
20 – 29	10 16,1%	31 50,0%	21 33,9%	62 33,7%
30 – 39	6 18,8%	16 50,0%	10 31,2%	32 17,4%
40 – 49	6 40,0%	6 40,0%	3 20,0%	15 8,2%
ab 50	–	1 50,0%	1 50,0%	2 1,1%
n	30 16,3%	88 47,8%	66 35,9%	184 100%

χ^2-Anteil 10,5 bei 10 FG = nicht signifikant

Nur bei der Teilgruppe mit Erkrankungsbeginn (Einsetzen des Prodroms) in der 5. Lebensdekade sind Vollremissionen mit 40% signifikant häufiger als im Gesamtkollektiv mit Prodromen; auch der Anteil der charakteristischen Residuen ist hier mit 20% relativ niedrig. Bei gesonderter Betrachtung von Männern und Frauen ergeben sich keine signifikanten Differenzen. Bei den Männern ist die Rate der Vollremissionen bei den Probanden mit Erkrankungsbeginn im 5. Lebensjahrzehnt sogar 60%, ohne daß diesem Befund angesichts der kleinen Fallzahl — nur fünf Männer mit Prodromen erkranken erst im 5. Lebensjahrzehnt — Bedeutung zukommt.

Hinsichtlich der *Verlaufstypen* findet sich eine signifikante Verschiebung zugunsten der frühen Erkrankungsaltergruppen lediglich beim (ungünstigen) Verlaufstyp XI (einfach zu gemischten Residuen); hier sind kindliche Schizophrenien mit 21% (4 Fälle) häufiger als im Gesamtkollektiv mit Prodromen, wo sie in 8,8% (16 von 182 Fällen) vorkommen. Andererseits zeigen die günstigen oder relativ günstigen Typen III und VI, aber auch der ungünstige Verlaufstyp X eine Verschiebung in Richtung eines späteren Erkrankungsbeginns. Die ungünstigen Typen X, XI und XII, die in gemischte und typisch schizophrene Residualsyndrome ausmünden, haben häufiger Prodrome und erkranken früher, ohne daß dieser Trend statistische Signifikanz erreicht.

Das Erkrankungsalter bei Einsetzen der Prodrome hat im Teilkollektiv mit Prodromen auch keinen signifikanten Einfluß auf die *soziale Remission*.

Zu registrieren ist lediglich eine schwachsignifikante Abweichung bei den *kindlichen Schizophrenien*, bei denen erwerbsunfähige Patienten mit 43,6% (7 von 16 Probanden mit Einsetzen des Prodroms schon in der Kindheit) doppelt so häufig vorkommen wie im Gesamtkollektiv mit Prodromen (20,3%); auch die völlig arbeitsunfähigen Patienten sind mit 12,5% bei den kindlichen Schizophrenien etwas häufiger als dort (7,1%). Andererseits finden sich im Teilkollektiv der Probanden mit Auftreten eines Prodroms schon vor dem 14. Lebensjahr nur 37,5% (6 von 16 Fällen) sozial geheilte Probanden gegenüber 52,7% in der Gesamtgruppe der Probanden mit Prodromen. *Dies bedeutet, daß 62,5% (10 Fälle) derjenigen an Schizophrenie Erkrankten, bei denen ein uncharakteristisches, später kontinuierlich in eine Psychose einmündendes Prodrom schon vor dem 14. Lebensjahr auftritt, sozial nicht geheilt sind.* Zu beachten ist, daß diese Teilgruppe mit Auftreten von Prodromen schon vor dem 14. Lebensjahr nicht mit dem Teilkollektiv kindlicher Schizophrenien identisch ist, bei dem die Psychose bereits in der Kindheit sich erstmals manifestiert (s. S. 64 f u. 265 f). Hier war, wie wir sahen, die Prognose in psychopathologischer und sozialer Hinsicht eher günstiger als im Gesamtkollektiv; 66,6% der hierher gehörigen Patienten (8 von 12 Fällen) sind bei der Spätkatamnese sozial geheilt.

γ) Spätschizophrenien. Als Spätschizophrenien fassen wir alle Probanden mit einer erstmaligen Manifestation der Psychose ab bzw. nach dem 40. Lebensjahr zusammen. Hierher gehören 14% des Bonner Gesamtkollektivs (70 von 502 Fällen) mit einer durchschnittlichen Verlaufsdauer von 20,7 Jahren. Nur 3,4% (17 Fälle) beginnen nach dem 5. Lebensjahrzehnt (s. S. 64 f).

Bei den Bonner Spätschizophrenien ist das *Prävalieren der Frauen* mit 64,3% gegenüber 35,7% Männern noch deutlicher als im Gesamtkollektiv. Hinsichtlich der *Primärpersönlichkeit* finden sich mit 52,3% signifikant mehr syntone, unauffällige Ausgangspersönlichkeiten als in der Gesamtpopulation (36,7%). Die *Ledigenquote* liegt mit 31,4% niedriger als im Gesamtkollektiv mit 44,8%, während die Zahl der Probanden mit ehelichen Kindern mit 52,8% höher ist als dort (41,6%). Die prämorbide Intelligenz, gemessen am *Schulerfolg*, ist gegenüber den in der ersten Lebenshälfte erkrankenden Probanden nicht signifikant different; dasselbe gilt für die *familiären Belastungsziffern*. *Prodrome* wurden mit 31,4% etwas seltener und *Vorpostensyndrome* mit 21,4% etwas häufiger als im Gesamtkollektiv beobachtet. Eine psychisch-reaktive *Auslösung* der psychotischen Erstmanifestationen ist mit 31,9% etwas häufiger als im Gesamtkollektiv (25%), eine seelische Provokation von Remanifestationen mit 24,4% etwas seltener als dort (28,8%). Auch diese Unterschiede sind jedoch nicht signifikant; dasselbe gilt für die Häufigkeit der Auslösung durch somatische Faktoren (7,1%) oder Generationsvorgänge (6,7%).

269

Im Erkrankungsbeginn dominierende *paranoid-halluzinatorische Syndrome* wurden bei den Bonner Spätschizophrenien mit 59,4% signifikant häufiger, *paranoide Syndrome* mit 23,2% trendmäßig häufiger als in der Gesamtpopulation beobachtet; paranoid-halluzinatorische oder rein paranoide Syndrome kennzeichnen in 82,6% — gegenüber nur 54,6% im Gesamtkollektiv — das Bild der psychotischen Erstmanifestation, während ein initiales Prävalieren katatoner oder hebephrener Syndrome bei den Spätschizophrenien nicht beobachtet wird.

Bei den *psychopathologischen Einzelsymptomen* sind initial Leibhalluzinationen und Wahnwahrnehmungen signifikant häufiger, andererseits uncharakteristische Denkstörungen, katatone Hyposymptome und hebephrene Ausdrucksstörungen signifikant seltener als bei den übrigen Schizophrenien. Depressive Verstimmungen kommen fast bei der Hälfte der Spätschizophrenien (47,1%) vor, doch — entgegen der Erwartung — immer noch deutlich seltener als im Gesamtkollektiv (60,4%). Ähnliches gilt für abnorme Leibgefühlstörungen (Coenästhesien), die bei Spätschizophrenen in 64,3%, im Gesamtkollektiv in 73,2% nachweisbar sind.

In der Literatur wurde mehrfach eine vergleichsweise günstige Prognose der Spätschizophrenien festgestellt (M. Bleuler, 1943; Klages, 1961; Siegel u. Rollberg, 1970). Für die Bonner Spätschizophrenien ergibt sich die in Tabelle 69 dargestellte Verteilung von Vollremissionen, uncharakteristischen und charakteristischen Residuen. *Die psychopathologische Langzeitprognose ist demnach infolge der mit 30% relativ hohen Rate von Vollremissionen prozentual günstiger als in der Gesamtpopulation; der Unterschied ist jedoch nicht signifikant.*

Uncharakteristische Residuen sind bei den Spätschizophrenien mit 34,3% seltener als im Gesamtkollektiv mit 43,2%. Der Trend zu einer günstigeren psychopathologischen Dauerprognose ist bei den Frauen mit 33,3% Vollremissionen und nur 26,7% uncharakteristischen Residuen noch etwas deutlicher. Charakteristische schizophrene Residualsyndrome sind bei den Spätschizophrenien mit 35,7% gleich häufig wie im Gesamtkollektiv (34,7%). Alle Differenzen sind nicht signifikant.

Bei den charakteristischen Residuen fällt auf, daß die *typisch schizophrenen Defektpsychosen*, also die ungünstigsten Ausgänge, mit 5,7% nur etwa halb so häufig sind wie im Gesamtkollektiv mit 10,8%; auch die gemischten Residuen sind mit 12,9% etwas seltener als dort (16,6%). Außerdem kommen *chronische reine Psychosen,* die weitgehend den von anderen Autoren (M. Bleuler, 1943) beschriebenen paraphrenieartigen Typen entsprechen und trotz Persistenz paranoid-halluzinatorischer Syndrome sozial gut integriert sind, mit 11,4% bei den Spätschizophrenien signifikant häufi-

Tabelle 69. Psychopathologische Langzeitprognose der Spätschizophrenien im Vergleich mit den Schizophrenien der ersten Lebenshälfte im Bonner Hauptkollektiv

	Voll- remissionen	Uncharakt. Residuen	Charakt. Residuen	n
Spät- schizophrenien	21 30,0%	24 34,3%	25 35,7%	70 13,9%
Rest- kollektiv	90 20,8%	193 44,7%	149 34,5%	432 86,1%
n	111 22,1%	217 43,2%	174 34,7%	502 100%

χ^2-Anteil 3,8 bei 2 FG = nicht signifikant

ger vor als im Bonner Gesamtkollektiv (4,2%). Alle acht hierher gehörigen spätschizophrenen Kranken mit chronischen reinen Psychosen sind sozial geheilt, davon sechs auf früherem Niveau (sozialer Remissionsgrad 0). Auch diese Zahlen zeigen die Tendenz zu einer günstigeren Langzeitentwicklung der Spätschizophrenien.

Alle *Verlaufstypen*, die im Gesamtkollektiv beobachtet werden (s. S. 185 ff), kommen auch bei den Spätschizophrenien vor. Häufigkeitsunterschiede betreffen die Verlaufstypen I und III, also die monophasischen Typen und die paraphrenieartigen chronischen reinen Psychosen, die mit 17,4 bzw. 11,6% signifikant häufiger sind als im Gesamtkollektiv. Andererseits sind die beiden prognostisch ungünstigen Typen XI mit 1,4% und XII mit 5,8% trendmäßig bzw. prozentual seltener als im Gesamtkollektiv (7,2 bzw. 10,5%). Die größere Häufigkeit der prognostisch günstigen Typen I und III und die relative Seltenheit der ungünstigen Typen XI und XII bedingt die insgesamt etwas bessere psychopathologische und soziale Dauerprognose der Spätschizophrenien im Bonner Kollektiv.

Fast $^2/_3$, nämlich 64,3% der Bonner Spätschizophrenen, zeigen eine *soziale Heilung* gegenüber 56,2% im Gesamtkollektiv. Auch Dauerunterbringungen sind mit 10% eher etwas seltener als dort (13,3%). Die bessere Sozialremission der Spätschizophrenien betrifft nur die weiblichen Kranken, die in 71,1% (gegenüber 60,2% im weiblichen Gesamtkollektiv) sozial geheilt sind.

Aufs Ganze gesehen zeigen die am Bonner Kollektiv erhobenen Befunde, daß *trotz einiger Besonderheiten in Ausgangspersönlichkeit, Symptomatologie und Verlauf sich eine nosologische Sonderstellung für die Spätschizophrenien genauso wenig begründen läßt wie für die schizophrenen Wochenbettpsychosen* (s. S. 262) und die psychisch ausgelösten Schizophrenien oder – hier gegenüber den monopolaren depressiven Cyclothymien – die sogenannten Involutionsdepressionen (Angst u. Perris, 1968).

3.5.3.2 Vorpostensyndrome und Prodrome

Die Bedeutung von Fehlen oder Vorhandensein von Prodromen und Vorpostensyndromen (in der von uns gegebenen Definition) für die Langzeitentwicklung der Schizophrenie wurde bisher noch nicht untersucht. Prodrome ohne vorausgehende Vorpostensyndrome fanden sich im Bonner Erfahrungsgut in 31,7% und zwar bei Männern mit 41,6% signifikant häufiger als bei Frauen mit 24,6% (s. S. 63). *Bei dem 159 Patienten (87 Männer und 72 Frauen) umfassenden Teilkollektiv von Patienten mit (isolierten, nicht mit Vorpostensyndromen verbundenen) Prodromen ist die psychopathologische Langzeitprognose prozentual ungünstiger als im Gesamtkollektiv* (Tabelle 70). Vollremissionen sind mit 17% seltener, charakteristische Residuen mit 37,1% häufiger als im Gesamtkollektiv; die Unterschiede sind jedoch nicht signifikant.

Verläufe mit isolierten Vorpostensyndromen (ohne späteres Auftreten von Prodromen) kommen in 10,2% (51 Fälle) vor; sie sind im Gegensatz zu den Verläufen mit Prodromen ohne Vorpostensyndrome bei Frauen mit 14,3% (42 Fälle) signifikant häufiger als bei Männern mit 4,3% (9 Fälle). *Das Teilkollektiv mit Vorpostensyndromen ohne Prodrome hat eine günstigere psychopathologische Langzeitprognose:* Vollremissionen sind hier mit 29,4% häufiger, charakteristische Residuen mit 23,5% deutlich seltener als im Gesamtkollektiv; doch ist auch dieser Befund nicht signifikant (Tabelle 70).

Nur 5% (25 Fälle) von 502 Bonner Schizophrenieverläufen zeigen *Prodrome und Vorpostensyndrome*. In diesem Teilkollektiv sind sowohl Vollremissionen mit 12% wie charakteristische Residuen mit 28% deutlich seltener als im Gesamtkollektiv, während uncharakteristische Residuen mit 60%

Tabelle 70. Fehlen oder Vorhandensein von Prodromen und/oder Vorpostensyndromen und psychopathologische Langzeitprognose im Bonner Hauptkollektiv

	Voll-remissionen	Uncharakt. Residuen	Charakt. Residuen	n
Keine Prodrome u. Vorpostensyndrome	66 24,7%	105 39,3%	96 36,0%	267 53,2%
Prodrome (isoliert)	27 17,0%	73 46,0%	59 37,1%	159 31,7%
Vorpostensyndrome (isoliert)	15 29,4%	24 47,1%	12 23,5%	51 10,2%
Prodrome und Vorpostensyndrome	3 12,0%	15 60,0%	7 28,0%	25 5,0%
n	111 22,1%	217 43,2%	174 34,7%	502 100%

χ^2-Anteil 10,7 bei 6 FG = nicht signifikant

häufiger vorkommen. Aufs Ganze gesehen ist hier die psychopathologische Langzeitprognose durch die relative Seltenheit von charakteristischen Residuen etwas günstiger als bei den Verläufen mit Prodromen ohne Vorpostensyndrome, jedoch ungünstiger als bei den Schizophrenieverläufen mit Vorpostensyndromen ohne Prodrome; auch diese Abweichungen sind nicht signifikant.

Bei den *Männern* wird die günstigere Prognose der Verläufe mit Vorpostensyndromen (ohne Prodrome) noch deutlicher: Vollremissionen sind hier mit 55% signifikant häufiger, charakteristische Residuen mit 11% erheblich seltener als in den anderen Teilgruppen. Auch die relativ ungünstige Prognose der Patienten mit Prodromen ohne Vorpostensyndrome ist insofern bei den Männern noch akzentuierter, als hier 40,2% (gegenüber 32,5% beim Teilkollektiv aller männlichen Schizophrenien) charakteristische Residuen aufweisen. Bei den Frauen finden sich keine signifikanten Differenzen.

Bemerkenswert ist jedoch, daß *uncharakteristische Residuen* bei weiblichen Patienten, die Prodrome und/oder Vorpostensyndrome aufweisen (129 Fälle), mit 49,6% (64 Fälle) häufiger vorkommen als beim weiblichen Teilkollektiv ohne Prodrome und Vorpostensyndrome mit nur 32,3%. Bei den Männern ist dagegen die Rate uncharakteristischer Residuen bei den Verläufen ohne Prodrome und Vorpostensyndrome mit 50,5% entgegen der Erwartung sogar etwas höher als bei den Verläufen mit Prodromen und/oder Vorpostensyndromen (45,3%).

Weiter interessiert, wie häufig bei den verschiedenen *Verlaufstypen* Prodrome und Vorpostensyndrome vorkommen und ob sich hier Unterschiede zwischen günstigen und ungünstigen Typen erkennen lassen. Im Hinblick auf den psychopathologischen Ausgang zeigte sich, daß Vorkommen von Vorpostensyndromen ohne Prodrome prognostisch günstig, umgekehrt das Auftreten von Prodromen ohne Vorpostensyndrome prognostisch eher ungünstig ist. Daher achteten wir in erster Linie auf die Häufigkeit des Vorkommens von isolierten Prodromen und isolierten Vorpostensyndromen bei den 12 Verlaufstypen.

Es ergab sich, daß *Prodrome ohne Vorpostensyndrome* signifikant häufiger beim prognostisch relativ ungünstigen Verlaufstyp VIII (einfach zu reinen Residuen) und beim ungünstigen Typ XI (zu gemischten Residuen) vorkommen. Doch zeigt auch der relativ günstige Verlaufstyp IV (mit nur 1 Schub zu reinen Residuen) ein signifikant gehäuftes Vorkommen von (isolierten) Prodromen. Auf der anderen Seite werden isolierte Prodrome bei den günstigen Verlaufstypen II (polyphasisch) und V (primär phasisch, dann schubförmig zu reinen Residuen) signifikant seltener als im Gesamtkollektiv registriert. *Wir sehen also, daß nicht mit Vorpostensyndromen vergesellschaftete Prodrome bei einigen ungünstigen Verläufen (VIII, XI) häufiger und bei einigen günstigen Verläufen (II, V) seltener vorkommen. Doch gibt es auch relativ günstige Verläufe wie Verlaufstyp IV mit überdurchschnittlich häufigem Vorkommen von isolierten Prodromen.* Selbst der günstigste monophasische Verlaufstyp I zeigt mit 34% etwas häufiger als das Gesamtkollektiv (31,7%) isolierte Prodrome, während der ungünstigste, zu typisch schizophrenen Defektpsychosen führende Verlaufstyp XII mit 30,2% isolierten Prodromen sich nicht vom Gesamtkollektiv unterscheidet. Das Vorkommen von (nicht mit Vorpostensyndromen verbundenen) Prodromen überhaupt – ohne Berücksichtigung ihrer Dauer und Unterscheidung von kurzen und langen Prodromen (s. S. 273 f) – ist nach diesen Befunden nicht signifikant mit einer ungünstigen psychopathologischen und sozialen Dauerprognose korreliert, obschon eine gewisse Tendenz in diese Richtung nicht zu übersehen ist.

Isolierte, d.h. nicht mit Prodromen kombinierte Vorpostensyndrome sind bei den prognostisch günstigen bzw. relativ günstigen Verlaufstypen I und V trendmäßig (10-%-Niveau) häufiger als im Gesamtkollektiv. Auf der anderen Seite sind sie bei den drei ungünstigsten Verlaufstypen X, XI und XII prozentual selten. Wie schon bei den psychopathologischen Residualsyndromen ergibt sich demnach auch hier keine durchgehende signifikante Korrelation zwischen dem Vorkommen von isolierten Vorpostensyndromen und (günstiger) Langzeitentwicklung, obschon eine solche trendmäßig erkennbar ist.

Ein kombiniertes Auftreten von *Vorpostensyndromen und Prodromen* kommt bei Verlaufstyp IX (schubförmig zu reinen Residuen) signifikant häufiger vor als im Gesamtkollektiv; bei den übrigen Verlaufstypen sind signifikante Unterschiede nicht vorhanden.

Das Fehlen sowohl von Prodromen wie von Vorpostensyndromen, das im Gesamtkollektiv in 53,2% (267 Fälle) beobachtet wird, ist beim günstigen polyphasischen Typ II mit 70,5% trendmäßig häufiger als im Gesamtkollektiv, andererseits beim relativ günstigen Typ IV (mit nur 1 Schub zu reinen Residuen) mit 29% und ebenso beim relativ ungünstigen Typ VIII (einfach zu reinen Residuen) mit 29,6% trendmäßig seltener als in der Gesamtpopulation Bonner Schizophrener. *Auch wenn man alle Verlaufstypen zusammennimmt, die zu reinen Residuen führen, also die Typen IV, V, VI, VIII und IX, läßt sich keine eindeutige Regelhaftigkeit in dem Sinne erkennen, daß die in reine Residuen ausmündenden Typen seltener als das Gesamtkollektiv oder die übrigen Typen sowohl Prodrome wie Vorpostensyndrome vermissen lassen:* Das Fehlen dieser uncharakteristischen Vorläufer wird zwar bei den Typen IV und VIII trendmäßig seltener als im Gesamtkollektiv registriert, doch beim Typ V prozentual (64%) etwas häufiger und bei den Typen VI und IX praktisch genauso häufig wie im Gesamtkollektiv. Isolierte Prodrome kommen bei Verlaufstyp IV und VIII signifikant häufiger, bei Verlaufstyp VI prozentual häufiger, andererseits bei Verlaufstyp V signifikant seltener und bei Verlaufstyp IX prozentual seltener vor als im Gesamtkollektiv. *Bei der Teilgruppe der in reine Residuen ausmündenden Verlaufstypen (IV, V, VI, VIII und IX) wurden bei 65 von 202 hierher gehörigen Patienten, d.h. bei 32,2% isolierte Prodrome beobachtet; diese Rate entspricht der Rate im Bonner Gesamtkollektiv (31,7%).* Unsere frühere Hypothese, das Vorkommen von Prodromen korreliere positiv mit einem Ausgang in uncharakteristische reine Residuen (auf Kosten sowohl der Vollremissionen wie der charakteristischen Residualsyndrome — Huber et al., 1976a) ließ sich also nicht bestätigen. Unabhängig davon, ob Prodrome beobachtet werden oder nicht, kommt es bei schizophrenen Erkrankungen, sofern die Psychose nicht vollständig remittiert, häufig, nämlich in 40,3% des Bonner Gesamtkollektivs, zu einem Ausgang in mehr oder minder uncharakteristische, durch die Potentialreduktion bestimmte reine Residualzustände. *Die reinen Residuen entwickeln sich nicht selten auch ohne vorausgegangene uncharakteristische Vorläufer im Sinne von Prodromen oder Vorpostensyndromen;* dies wird durch den Verlaufstyp V, der zunächst phasisch und dann schubförmig zu reinen Residuen führt und in 64% weder Prodrome noch Vorpostensyndrome aufweist und nur in 12% mit einem Prodrom einsetzt, belegt. Die krankheitsimmanente Verlaufstendenz zum „reinen Defekt" braucht sich also nicht obligat in vorauslaufenden uncharakteristischen Psychosyndromen, die phänomenal mit der reinen Potentialreduktion der reinen Residuen übereinstimmen, anzukündigen; nur in einem Teil der Fälle wird der Verlauf vom Uncharakteristischen über das Charakteristische zum Uncharakteristischen, vom Prodrom über die Psychose zur reinen Potentialreduktion beobachtet.

Die Aufgliederung in Männer und Frauen ergibt u.a., daß bei den *Männern* isolierte Prodrome beim Verlaufstyp V signifikant seltener und beim Verlaufstyp XI signifikant häufiger vorkommen (entsprechend dem Befund im Gesamtkollektiv von Männern und Frauen) und daß Vorpostensyndrome, wiederum in Übereinstimmung mit den Verhältnissen im Gesamtkollektiv, beim Verlaufstyp I und VI häufiger sind; die Unterschiede sind bei Verlaufstyp I nunmehr auf dem 2,5-%-Niveau, bei Verlaufstyp VI auf dem 5-%-Niveau signifikant. Bei den *Frauen* sind Prodrome beim Verlaufstyp II signifikant seltener und beim Verlaufstyp IV signifikant häufiger, Vorpostensyndrome beim Verlaufstyp V gleichfalls signifikant häufiger; auch diese Befunde entsprechen der Tendenz im Gesamtkollektiv von Männern und Frauen.

Das Fehlen von Prodromen und Vorpostensyndromen und das Vorhandensein von isolierten Prodromen oder von Prodromen und Vorpostensyndromen sind für die *soziale Remission* ohne wesentliche Bedeutung.

Im *Teilkollektiv ohne Prodrome und Vorpostensyndrome* ist die Verteilung der fünf sozialen Remissionsgradgruppen annähernd dieselbe wie im Gesamtkollektiv. Auch in der *Teilgruppe mit isolierten Prodromen* ergeben sich keine signifikanten Abweichungen. *Nur im Teilkollektiv mit isolierten Vorpostensyndromen sind der soziale Remissionsgrad 0 mit 51% trendmäßig häufiger und die beiden ungünstigsten sozialen Remissionsgrade 3 und 4 mit 5,9% signifikant seltener;* soziale Heilungen sind hier mit 74,3% prozentual häufiger als im Gesamtkollektiv mit 56,2%. Die Befunde zeigen, daß das Vorhandensein von isolierten Vorpostensyndromen die soziale Dauerprognose (und die psychopathologische Remission, s. S. 270) günstig beeinflußt.

Dauer der Prodrome und psychopathologische Langzeitprognose. Tabelle 71 gibt Auskunft über die Beziehungen zwischen Dauer der Prodrome und psychopathologischem Ausgang. Dabei wurden in der ersten Gruppe die Probanden mit einer *Dauer des Prodroms bis zu 2 Jahren,* in der zweiten diejenigen mit einer *Dauer von mehr als 2 Jahren* (bis zu 35 Jahren) zusammengefaßt. Wir sehen, daß Vollremissionen bei den Probanden mit kurzen Prodromen in 22%, in der Teilgruppe mit langen Prodromen nur in 9,2% beobachtet werden. Andererseits sind sowohl uncharakteristische wie charakteristische Residuen im Teilkollektiv mit kurzen Prodromen seltener als bei den Probanden mit langen Prodromen. Doch sind die Befunde nur trendmäßig (10-%-Niveau) auffällig. In der Teilgruppe mit kur-

Tabelle 71. Psychopathologische Langzeitprognose in den beiden Teilkollektiven mit kurzen bzw. langen Prodromen des Bonner Hauptkollektivs

Dauer der Prodrome	Voll-remissionen	Uncharakt. Residuen	Charakt. Residuen	n
bis zu 2 Jahren	20 22,0%	40 43,9%	31 34,1%	91 58,3%
mehr als 2 Jahre	6 9,2%	31 47,7%	28 43,1%	65 41,7%
n	26	71	59	156

χ^2-Anteil 4,6 bei 2 FG = 10-%-Niveau

zen Prodromen sind die Raten von Vollremissionen, uncharakteristischen und charakteristischen Residuen annähernd dieselben wie im Gesamtkollektiv.

Wir untersuchten weiter, um eine anhand der angeführten Befunde schon erkennbare Tendenz noch deutlicher sichtbar zu machen, die Beziehungen der Variable „psychopathologischer Ausgang" zu den als Extremgruppen einander gegenübergestellten besonders günstigen bzw. besonders ungünstigen Teilgruppen von *Probanden mit isolierten Vorpostensyndromen und mit langen Prodromen.* Zusätzlich ist noch die (267 Probanden umfassende) Teilgruppe der Patienten in die Kontingenztafel aufgenommen, bei denen weder Prodrome noch Vorpostensyndrome beobachtet wurden. Die Unterschiede in der Verteilung von Vollremissionen, uncharakteristischen und charakteristischen Residuen sind nun auf dem 2,5-%-Niveau signifikant. Vollremissionen kommen in der Teilgruppe mit isolierten Vorpostensyndromen in 29,4%, im Teilkollektiv mit langen Prodromen nur in 9,2% vor; andererseits charakteristische Residuen bei den Probanden mit (isolierten) Vorpostensyndromen nur in 23,5%, bei den Kranken mit langen Prodromen dagegen in 43,1%.

Eine weitere Aufschlüsselung der Teilgruppe mit langen Prodromen zeigt, daß *psychopathologische Vollremissionen umso seltener sind, je länger die Prodrome andauern.* Bei den 2-5jährigen Prodromen (37 Fälle) finden sich noch 13,5% Vollremissionen, bei einer Dauer des Prodroms über 5 und bis zu 10 Jahren (18 Fälle) nur noch 5,5%; während eine psychopathologische Heilung bei einer Dauer der Prodrome über 10 Jahre (10 Fälle) nicht mehr beobachtet wird. Außer den uncharakteristischen reinen Residuen, die in 41,5% (27 Fälle) bei den langen Prodromen vorkommen (Gesamtkollektiv: 40,3%) entwickeln sich in dieser Teilgruppe 26,2% (17 Fälle) gemischte Residuen (Gesamtkollektiv: 16,6%); *in über 2/3 (67,7%) resultieren also bei den länger als 2 Jahre dauernden Prodromen ausschließlich (reine Residuen) oder vorwiegend (gemischte Residuen) durch die Potentialreduktion bestimmte Defizienzsyndrome* (Gesamtkollektiv: 56,8%). Man kann also, die oben erörterte Hypothese modifizierend, feststellen, daß das *Vorkommen von langen Prodromen trendmäßig positiv korreliert ist mit einem in erster Linie durch die Zeichen der Potentialreduktion gekennzeichneten Ausgang in reine und gemischte Residualsyndrome auf Kosten der Vollremissionen.*

3.5.3.3 Art des Erkrankungsbeginns und Langzeitverlauf

Der Erkrankungsbeginn hinsichtlich der psychotischen Erstmanifestation war im Bonner Kollektiv bei gut $^1/_4$ (27,1%) perakut (innerhalb von 8 Tagen), bei gut $^1/_3$ (34,1%) akut (1-4 Wochen), bei ca. $^1/_6$ (16,5%) subakut (2-6 Monate) und bei knapp $^1/_4$ (22,3%) chronisch-schleichend (mehr als 6 Monate) (s. S. 67 f). Legt man die Kriterien von Ciompi und Müller zugrunde, die von einem akuten und subakuten Beginn bei Entwicklung der Krankheit innerhalb von weniger als 6 Monaten sprechen, von einem chronischen Erkrankungsbeginn, wenn dies innerhalb von mehr als 6 Monaten geschieht, ist der Erkrankungsbeginn bei den Bonner Patienten bei mehr als $^3/_4$, nämlich 77,7% akut und bei knapp $^1/_4$ chronisch-schleichend. Ein Vergleich mit den Prozentzahlen von Ciompi und Müller (42,9% mit akutem und 44,3% mit chronischem Erkrankungsbeginn) ist aber aus den schon erörterten Gründen (s. S. 67 f) nicht ohne weiteres möglich.

Die psychopathologische Dauerprognose ist, wie Tabelle 72 zeigt, bei perakutem Psychosebeginn signifikant günstiger, bei schleichendem hochsignifikant (0,1-%-Niveau) ungünstiger als im Gesamtkollektiv. Bei perakutem Psychosebeginn finden wir 33,1% Vollremissionen und nur 24,2% charakteristische Residuen; dagegen bei chronischem Einsetzen der Psychose nur 8% Vollremissionen und 58% charakteristische Residualsyndrome. Bei akutem Psychosebeginn (innerhalb von 1-4 Wochen) ist die Rate der charakteristischen Residuen mit 27,4% gleichfalls noch deutlich niedriger als im Gesamtkollektiv, diejenige der uncharakteristischen Residuen mit 49,7% höher als dort; die psychopathologische Dauerprognose ist aufs Ganze gesehen noch deutlich besser als im Gesamtkollektiv. Bei subakutem Einsetzen der Psychose (innerhalb von 2-6 Monaten) ist die Prognose praktisch dieselbe wie die im Gesamtkollektiv; erst ein chronischer Erkrankungsbeginn mit Entwicklung der Psychose in einem Zeitraum von mehr als 6 Monaten verschlechtert die Prognose hochsignifikant. Auch wenn man die Teilkollektive mit perakutem und akutem

Tabelle 72. Akuität der psychotischen Erstmanifestation und psychopathologische Langzeitprognose im Bonner Hauptkollektiv

Erkrankungs-beginn	Voll-remissionen	Uncharakt. Residuen	Charakt. Residuen	n
perakut	45 33,1%	58 42,6%	33 24,2%	136 27,1%
akut	39 22,8%	85 49,7%	47 27,4%	171 34,1%
subakut	18 21,7%	36 43,3%	29 34,9%	83 16,5%
chronisch	9 8,0%	38 33,9%	65 58,0%	112 22,3%
n	111 22,1%	217 43,2%	174 34,7%	502 100%

χ^2-Anteil 45,7 bei 6 FG = 0,1-%-Niveau

Erkrankungsbeginn, also einem Einsetzen der Psychose innerhalb weniger Tage bis zu 2 Monaten einerseits, mit subakutem und chronischem Erkrankungsbeginn, d.h. Entwicklung der Psychose innerhalb einer Zeitspanne von 2 und mehr Monaten andererseits einander gegenübergestellt, ist die psychopathologische Dauerprognose bei den Probanden mit perakutem und akutem Psychosebeginn (307 Fälle) statistisch signifikant günstiger als bei den Patienten, bei denen die Psychose innerhalb eines längeren Zeitraumes sich entwickelt.

Die Art des Erkrankungsbeginns hinsichtlich der Akuität ist wohl dasjenige prognostische Kriterium, über das in der Literatur die weitgehendste Übereinstimmung besteht. Nach zahlreichen Untersuchungen verlaufen akut einsetzende Schizophrenien in der Regel günstiger als chronisch beginnende (Langfeldt, 1937, 1939; Kant, 1940, 1941; M. Bleuler, 1941; M. Müller, 1949; Simon u. Wirt, 1961; Vaillant, 1964; Jansson u. Alström, 1967; Stephens, 1970; M. Bleuler, 1972; Ciompi und Müller, 1976). Ciompi und Müller stellten fest, daß bei akutem Erkrankungsbeginn der Langzeitverlauf, u.a. Globalverlauf, Endzustand und soziale Anpassung, bis ins höhere Alter besser ist, bei chronischem Erkrankungsbeginn dagegen durchweg schlechter. Die Bonner Befunde bestätigen die günstige prognostische Bedeutung eines akuten Erkrankungsbeginns und die ungünstige eines chronisch-schleichenden Einsetzens der Erkrankung; dabei bezieht sich diese Feststellung, soweit wir sehen, erstmals *ausschließlich auf die psychotische Erstmanifestation* unter Ausschluß von uncharakteristischen Vorläufern.

Darüber hinaus ergibt eine weitere Aufschlüsselung der Akuität der Psychosemanifestation, daß eine statistisch signifikante Korrelation zwischen Psychosebeginn und psychopathologischem Ausgang nur die Merkmale „perakuter Psychosebeginn" und „schleichendes Einsetzen der Psychose" betrifft, die psychopathologische Langzeitprognose also hochsignifikant günstiger ist, wenn die Psychose stürmisch innerhalb weniger Tage ausbricht, umgekehrt ungünstiger, wenn sie sich schleichend in einem Zeitraum von mehr als $\frac{1}{2}$ Jahr entwickelt.

Die auch von Ciompi und Müller diskutierte Frage ist, warum die Art des Erkrankungsbeginns auch auf längere Sicht prognostische Relevanz besitzt; eine Erklärung könnte sein, daß ein akuter Psychosebeginn Ausdruck von „Mobilität" und damit eines erhöhten Remissionspotentials, ein chronischer dagegen ein Zeichen besonderer Immobilität ist. Angesichts des offenbar lebenslangen Einflusses dieser Merkmale ist zu vermuten, daß sie tief in der Persönlichkeitsstruktur und Reaktionsweise des Individuums begründet sind. Damit stößt man nach Ciompi und Müller wie bei mehreren anderen, für den Langzeitverlauf relevanten Variablen möglicherweise auf den gleichen, eng mit (primärem) Persönlichkeitsgefüge und „Ich-Struktur" zusammenhängenden, vielleicht den Verlauf determinierenden Grundfaktor. Würde es sich aber um den Ausdruck eines (lebenslang nicht aufhörenden) somatisch-cerebralen Krankheitsprozesses handeln, müßte man annehmen, daß dieser Krankheitsvorgang bei perakutem Psychosebeginn, was die Wahrscheinlichkeit der Restitutio ad integrum anbelangt, weniger „schwer" ist, dagegen bei chronischem Psychosebeginn „schwerer", d.h. in weit höherem Maße (92% der Bonner Population mit chronischem Einsetzen der psychotischen Erstmanifestation entwickeln Residualsyndrome!) mit einer Tendenz einhergeht, irreversible psychische Residuen zu hinterlassen. Diesen bräuchten wiederum nicht unbedingt und obligat Verluste am zentral-nervösen funktionstragenden Parenchym zu entsprechen, es könnte sich auch um eine rein funktionale und dennoch nicht reversible Störung handeln, z.B. um eine nicht vollständig wieder ausgleichbare Dekompensation eines cerebralen Enzymdefektes, der den Funktionsstoffwechsel — aber nicht obligat den Erhaltungsstoffwechsel — von bestimmten Neuronen beeinträchtigt und neben reversiblen auch irreversible Psychosyndrome hervorruft (Huber, 1976c). Die Frage, ob eine gleichsinnige Korrelation von Art des Erkrankungsbeginns und Prognose quoad restitutionem auch bei charakterisierbaren Hirnerkrankungen vorkommt, ist möglicherweise zu bejahen. Perakut foudroyant einsetzende Schübe einer Encephalomyelitis disseminata sind (sofern es nicht zu einem letalen Ausgang analog der letalen perniciösen Katatonie kommt) möglicherweise hinsichtlich der Chancen einer vollständigen Heilung ohne neurologische Residualsymptome günstiger als innerhalb einer längeren Zeitspanne allmählich schleichend einsetzende Schübe oder nicht schubförmige, einfach-schleichende Verläufe derselben Erkrankung. Hier ist zu berücksichtigen, daß *in der Teilgruppe der Bonner Schizophrenien mit chronischem Einsetzen der psychotischen Erstmanifestation auch die große Mehrzahl (ca. 85%) der insgesamt 72 Probanden mit von Anfang an einfach-geradliniger Verlaufsweise enthalten sind,* abgesehen von 11 Patienten, bei denen trotz primär einfacher Verlaufsweise die erste psychotische Manifestation akut einsetzte. Statistisch verwertbare Untersuchungen über die in Rede stehende Problematik bei Encephalomyelitis disseminata sind uns nicht bekannt.

Die von Ciompi und Müller diskutierte Hypothese eines Zusammenhangs des Psychosebeginns mit der *Primärpersönlichkeit* versuchten wir an unserem Bonner Beobachtungsgut zu überprüfen. Tabelle 73 zeigt die Beziehungen zwischen perakutem bzw. chronischem Psychosebeginn auf der einen und prämorbider Persönlichkeitsstruktur auf der anderen Seite. *Bei ausgeprägt abnormer (psychopathischer) Primärpersönlichkeit ist, wie sich zeigt, ein chronisches Einsetzen der psychotischen Erstmanifestation schwachsignifikant häufiger als bei leicht auffälliger oder unauffälliger (syntoner) Primärpersönlichkeit,* wo in dieser Teilgruppe ein perakuter Erkrankungsbeginn mit 58,3 bzw. 57,8% häufiger vorkommt als ein chronischer, während umgekehrt bei psychopathischer Primärpersönlichkeit ein chronisches Einsetzen der Psychose bei 22 von 32 hierher gehörigen Fäl-

Tabelle 73. Perakutes bzw. chronisches Einsetzen der psychotischen Erstmanifestation und Primärpersönlichkeit im Bonner Hauptkollektiv

Primär-persönlichkeit	perakut	chronisch	n
unauffällig	48 57,8%	35 42,2%	83 35,3%
leicht auffällig	70 58,3%	50 41,7%	120 51,1%
abnorm	10 31,3%	22 68,8%	32 13,6%
n	128 54,5%	107 45,5%	235 100%

χ^2-Anteil 8,0 bei 2 FG = 2,5-%-Niveau

len (68,8%) beobachtet wird, ein perakuter Krankheitsbeginn dagegen nur bei 10 Patienten (31,3%). Während auch im Gesamtkollektiv perakuter Krankheitsbeginn mit 27,1% häufiger ist als chronischer mit 22,3%, verschiebt sich diese Relation bei psychopathischer Primärpersönlichkeit zugunsten eines chronischen Krankheitsbeginns, der hier über doppelt so häufig ist wie ein perakutes Einsetzen der Psychose. Bezogen auf das Gesamtkollektiv von 502 Bonner Probanden finden sich bei 19,2% (10 von 52) der ausgeprägt abnormen Primärpersönlichkeiten ein perakuter Krankheitsbeginn (gegenüber 27,1% im Gesamtkollektiv), andererseits bei 42,3% (22 von 52 Fällen) der psychopathischen Ausgangspersönlichkeiten ein chronisches Einsetzen der psychotischen Erstmanifestation. Nach allem besteht ein allerdings nur schwachsignifikanter Zusammenhang zwischen Art des Erkrankungsbeginns und Primärpersönlichkeit, d.h. chronischem Einsetzen der psychotischen Erstmanifestation und ausgeprägt abnormer Primärpersönlichkeit. Mit den angeführten Korrelationen könnte tatsächlich ein eng mit dem primären Persönlichkeitsgefüge zusammenhängender Faktor getroffen sein, der für die Langzeitentwicklung schizophrener Erkrankungen von Bedeutung ist, der aber sicher, wie schon die nur relativ lockeren Korrelationen zeigen, Verlauf und Ausgang nicht ausschließlich und unseres Erachtens auch nicht vorrangig determiniert.

3.5.3.4 Dominierendes psychopathologisches Initialsyndrom und Langzeitverlauf

Über die im Bonner Beobachtungsgut dominierenden psychopathologischen Anfangsbilder und ihre Beziehungen zum Erkrankungsalter hatten wir berichtet (s. S. 76). Schon aufgrund der Heidelberger und Wieslocher Untersuchungen an schizophrenen Kranken ergab sich, daß die als Prägnanztypen heraushebbaren schizophrenen Untergruppen ebenso wie die Psychosyndrome des reinen, asthenischen Residualzustandes und die coenästhetischen Verläufe nicht mehr sein können als eine *typologische Querschnittsbeschreibung aus einer fließenden Mannigfaltigkeit von Verlaufsgestaltungen* (Huber, 1957a, 1961a; Janzarik, 1959). Dabei können katatone, hebephrene, coenästhetische oder bland-anergisch-asthenische Stadien initial, aber auch in mittleren und späteren Verlaufsabschnitten aufeinanderfolgen, sich kombinieren und ablösen. In Übereinstimmung mit den Ergebnissen anderer Autoren ergab sich eine Relativierung des Konzeptes der klassischen schizophrenen Unterformen (Janzarik, 1959; Huber, 1966b).

Am Wieslocher Beobachtungsgut von seit Jahren asylierten chronischen Schizophrenen konnten wir noch bei 66% von 212 Patienten eine Zuordnung aufgrund des Dominierens einer bestimmten, am häufigsten katatonen und paranoid-halluzinatorischen, seltener hebephrenen und coenästhetischen Leitsymptomatik vornehmen; diese Verläufe blieben dauernd mehr oder weniger innerhalb ihrer Untergruppe. Doch fanden wir auch in diesem Krankengut bei der großen Mehrzahl im Verlauf u.a. katatone, hebephrene und coenästhetische Episoden und Exacerbationen; 74% durchliefen übereinstimmend ein paranoid-halluzinatorisches Initialstadium (Huber, 1961a).

Beim Bonner Krankengut verzichteten wir aus den erörterten Gründen auf eine Aufgliederung in Untergruppen; sie wäre auch bei großzügiger Handhabung des Prinzips „nominatio fit a potiori" angesichts der vielfältigen Übergänge von einem Typ in den anderen in den langen Verläufen ohne Zwang nicht möglich gewesen. Auch an dieser Stelle ist wieder zu vergegenwärtigen, daß die klassischen Schizophrenielehren die Inkonstanz und Wandelbarkeit der schizophrenen Syndrome im Verlauf nicht ausreichend berücksichtigen konnten, weil sie sich weitgehend an der relativ kleinen Teilgruppe der chronischen Anstaltskranken unter Vernachlässigung der extramuralen und der nicht mehr in das Blickfeld der Psychiatrie gelangenden Verläufe orientierten.

Wir beschränkten uns daher auf die *dominierenden psychopathologischen Initialsyndrome* und prüften, ob der vorwiegenden psychopathologischen Symptomatik in den ersten 6 Krankheitsmonaten nach der psychotischen Erstmanifestation eine prognostische Bedeutung zukommt. Dabei unterschieden wir sieben Typen dominierender psychopathologischer Anfangsbilder und stellten fest, ob und inwieweit Zusammenhänge mit der psychopathologischen und sozialen Dauerprognose und den Verlaufstypen aufweisbar sind. Signifikante Korrelationen zwischen dominierendem initialen Psychosyndrom und psychopathologischem Ausgang lassen sich, wie Tabelle 74 zeigt, nur für die hebephrenen, die katatonen und die zusammengefaßten coenästhetischen und depressiv-coenästhetischen Anfangsbilder nachweisen.

Tabelle 74. Dominierendes psychopathologisches Initialsyndrom und psychopathologische Langzeitprognose im Bonner Hauptkollektiv

Vorwiegende Symptomatik	Voll- remissionen	Uncharakt. Residuen	Charakt. Residuen	n
paranoid-halluzinatorisch	42 22,7%	66 35,7%	76 41,3%	184 37,2%
paranoid	17 19,8%	41 47,7%	28 32,5%	86 17,4%
hebephren-einfach	5 9,1%	17 30,9%	33 60,0%	55 11,1%
coenästhetisch	10 29,4%	17 50,0%	7 20,6%	34 6,9%
kataton	10 43,5%	8 34,8%	5 21,7%	23 4,7%
depressiv	7 30,4%	12 52,2%	4 17,4%	23 4,7%
depressiv-coenästhetisch	5 22,7%	14 63,6%	3 13,6%	22 4,5%
keine vorwiegende Symptomatik	14 20,9%	36 53,7%	17 25,4%	67 13,6%
n unbekannt	110 1	211 6	173 1	494 8
Gesamt-kollektiv	111 22,1%	217 43,2%	174 34,7%	502 100%

χ^2-Anteil 42,3 bei 14 FG = 0,1-%-Niveau

Bei prävalierendem hebephrenem Syndrom im Erkrankungsbeginn (11,1% von 494 Bonner Probanden mit ausreichenden Informationen) ist die psychopathologische Dauer-prognose hochsignifikant (0,5-%-Niveau) ungünstig: In diesem Teilkollektiv finden sich nur in 9,1% Vollremissionen, andererseits bei 60% charakteristisch schizophrene Residual-syndrome. Auch uncharakteristische Residuen sind mit 30,9% deutlich seltener als im Gesamtkollektiv. Dies bedeutet, daß Vollremissionen weniger als halb so häufig, charak-teristische Residualsyndrome fast doppelt so häufig sind wie in der Bonner Gesamtpopu-lation. Bei Trennung in Männer und Frauen ist diese Differenz bei den *Frauen* auf dem 0,1-%-Niveau hochsignifikant; überraschenderweise ist bei den *Männern* zwar der gleiche Trend noch erkennbar, doch ohne Signifikanz.

Dabei ist bemerkenswert, daß initiales Dominieren hebephrener Symptomatik im Bonner Kollek-tiv bei Männern mit 15% häufiger vorkommt als bei Frauen mit 8,3%. Bei den Frauen mit dominieren-der hebephrener Initialsymptomatik sind bei der Spätkatamnese nur 4,2% voll und 16,7% auf uncha-rakteristische Residuen remittiert, während 79,2% charakteristisch schizophrene Residualsyndrome aufweisen. Im einzelnen handelt es sich dabei um 33,3% mit gemischten Residuen und 45,8% mit typisch schizophrenen Defektpsychosen, chronischen reinen Psychosen und Strukturverformungen mit Psychose. Bei den Männern mit hebephrenen Initialsyndromen sind Vollremissionen mit 12,9% prozentual seltener, charakteristische Residuen mit 45,2% häufiger als im Gesamtkollektiv.

Eher prognostisch ungünstig ist auch das Vorwiegen *paranoid-halluzinatorischer Sym-ptomatik* im Erkrankungsbeginn. In diesem, 184 Patienten umfassenden Teilkollektiv (37,2%) ist die Rate der charakteristischen Residuen mit 41,3% gegenüber dem Gesamt-kollektiv (35%) leicht erhöht, die der uncharakteristischen Residuen mit 35,7% ernie-drigt; doch erreicht diese (nur prozentuale) Abweichung keine Signifikanz. Die prävalie-renden *rein paranoiden Initialsyndrome* zeigen annähernd die gleichen psychopatholo-gischen Ausgänge wie das Gesamtkollektiv; Vollremissionen und charakteristische Resi-duen sind etwas seltener, dafür uncharakteristische Residuen etwas häufiger als im Ge-samtkollektiv (Tabelle 74).

Die Trennung in Geschlechter ergibt keine wesentlichen Unterschiede. Bei den rein paranoiden Initialsyndromen ist bemerkenswert, daß hier bei den Frauen uncharakteristische Residuen mit 52,5% häufiger vorkommen als im weiblichen Gesamtkollektiv (39,9%). Dieser allerdings nicht signifikante Befund ist überraschend, weil man gerade bei den reinen paranoiden Initialsyndromen weiblicher Kran-ker (die an sich seltener uncharakteristische Residuen aufweisen als die Männer – s. S. 225) eine Häu-fung uncharakteristischer Residuen am wenigsten erwartet hätte.

Das Prävalieren katatoner Syndrome im Erkrankungsbeginn ist prognostisch schwach-signifikant günstig; in diesem nur mit 23 Kranken besetzten Teilkollektiv (9 Männer und 14 Frauen) sind 43,5% voll remittiert, während nur 21,7% in charakteristische Residual-syndrome ausmünden (Tabelle 74).

Bei den Männern findet sich wegen der kleinen Fallzahl nur noch eine trendmäßige und bei den Frau-en eine prozentuale Differenz. Bei den initial katatonen Männern sind 44,4%, bei den Frauen 42,8% voll remittiert. Die Raten für die ungünstigsten Ausgänge, d.h. die charakteristischen Residualzustände, sind nur bei den Frauen mit 14,2% (Gesamtkollektiv der Frauen: 36,2%!) deutlich besser, bei den Män-nern mit 33,3% praktisch genauso hoch wie im Gesamtkollektiv der Männer (32,5% der hier berück-sichtigten 209 Bonner Patienten).

Die mit 34, 23 und 22 Kranken wiederum nur schwach besetzten Teilgruppen der Pa-tienten mit *initialem Prävalieren coenästhetischer, depressiver und depressiv-coenästhe-tischer Syndrome* zeigen gleichfalls eine trendmäßig günstigere psychopathologische Dauerprognose (Tabelle 74). Charakteristische Residuen sind hier mit 20,6, 17,4 bzw. 13,6% deutlich seltener als im Gesamtkollektiv. *Faßt man coenästhetische und depressiv-coenästhetische Initialsyndrome zusammen (56 Fälle), so sind uncharakteristische reine Residuen mit 55,4% schwachsignifikant häufiger, charakteristische Residuen mit 17,9% erheblich seltener als im Gesamtkollektiv.* Dieser Befund ist auf dem 5-%-Niveau signifikant. Bei den Männern ist der Befund gleichfalls schwach signifikant, bei den Frauen nur noch trendmäßig (10-%-Niveau) nachzuweisen. Bei den Männern treten Vollremissionen mit 14,3%, besonders aber charakteristische Residuen mit gleichfalls 14,3% zugunsten der uncharakteristischen reinen Residualsyndrome (71,4%) stark zurück. *Dieser Befund bestätigt frühere spätkatamnestische Erhebungen bei den ganz überwiegend männlichen Heidelberger Patienten mit coenästhetischen Schizophrenien, bei denen zwar selten eine völlige Restitution (15%), doch auch selten charakteristisch schizophrene Defektpsychosen (20%), vielmehr in der Regel (65%) reine Residualzustände beobachtet wurden* (Huber, 1971b).

Bei den weiblichen Patienten mit coenästhetischen und depressiv-coenästhetischen Initialsyndromen ist das Bild bei der Spätkatamnese insofern etwas anders, als hier Vollremissionen mit 39,3% wesentlich häufiger und uncharakteristische reine Residuen mit 39,3% deutlich seltener sind als bei den Männern; doch sind auch hier charakteristische Residuen mit 21,4% relativ selten (Gesamtkollektiv weiblicher Kranker: 36,2%).

Auch initiales Prävalieren depressiver Symptomatik ist, wie gesagt, prognostisch günstig; Vollremissionen sind häufiger (30,4%), charakteristische Residuen (17,4%) seltener gegenüber dem Gesamtkollektiv, ohne daß der Befund bei der kleinen Fallzahl Signifikanz erreicht. Unterschiede zwischen Männern und Frauen werden hier vermißt.

Hinsichtlich der *Verlaufstypen* ist ein Dominieren *paranoid-halluzinatorischer Symptomatik* bei Verlaufstyp III: chronische reine Psychose, mit 76,2% hochsignifikant häufiger, beim Verlaufstyp VIII: einfach zu reinen Residuen, signifikant seltener als im Gesamtkollektiv (37,3%). Bei der Aufgliederung der Verlaufstypen in günstige (I und II), relativ günstige (III-VI), relativ ungünstige (VII-IX) und ungünstige Typen (Verlaufstypen X-XII) ergeben sich keine signifikanten Differenzen.

Die Häufigkeit initial prävalierender rein paranoider Syndrome ist bei keinem der 12 Verlaufstypen signifikant different gegenüber dem Gesamtkollektiv.

Dominierende hebephrene Initialsyndrome sind bei den ungünstigen Typen XI (34,3%) und XII (30,2%), außerdem beim relativ ungünstigen Verlaufstyp VIII mit 36% hochsignifikant häufiger als im Gesamtkollektiv (11,1%); bei den günstigen Verlaufstypen I und II und den relativ günstigen Typen III-VI dagegen sind hebephrene Anfangsbilder signifikant seltener. Es bestätigt sich die schon bei den psychopathologischen Residualsyndromen nachgewiesene prognostisch ungünstige Bedeutung hebephrener Initialsyndrome.

Diese Feststellung ist insofern einzuschränken, als der Verlaufstyp VIII: einfach zu reinen Residuen, der mit 36% die höchste Quote hebephrener Initialsyndrome aufweist, in bezug auf die psychopathologische und soziale Remission (46,2% soziale Heilungen) noch nicht als prognostisch ausgesprochen ungünstig zu werten ist. Dieser Verlaufstyp zeichnet sich außerdem durch ein signifikant selteneres Auftreten von paranoid-halluzinatorischen Anfangsbildern und ein signifikant häufigeres Vorkommen von coenästhetischen Initialsyndromen (20% gegenüber 6,9% im Gesamtkollektiv) aus.

Ein Dominieren *katatoner Initialsyndrome* kommt beim polyphasischen Verlaufstyp II mit 13,6% (4,7% im Gesamtkollektiv) hochsignifikant gehäuft vor. *Depressive und depressiv-coenästhetische Initialsyndrome* sind beim Verlaufstyp V: primär phasisch, dann schubförmig zu reinen Residuen, mit je 10,6% signifikant häufiger als im Gesamtkollektiv, wo sie in 4,5 bzw. 4,7% vorkommen.

Bemerkenswert ist, daß *initiales Prävalieren katatoner Symptomatik gelegentlich auch bei den ungünstigen Verlaufstypen* beobachtet wird. Im Bonner Kollektiv war dies in 3,7% der Fall, nämlich bei 5 von 135 den Verlaufstypen X, XI und XII zuzurechnenden Verläufen, die in gemischte Residuen (3 Fälle) und typisch schizophrene Defektpsychosen (2 Fälle) ausmündeten. Die Frage, ob diese Verläufe wenigstens zum Teil mit jenen chronisch gewordenen akuten Katatonien identisch sind, die früher als „alte Katatoniker" bezeichnet und noch bei 49 Patienten des Wieslocher Beobachtungsgutes gefunden wurden (s. G. Huber 1961a), soll anderenorts behandelt werden. Bei den alten Katatonikern des Wieslocher Materials traten allerdings die katatonen Symptombildungen bei der Mehrzahl der Fälle erst nach einem vorangehenden paranoid-halluzinatorischen Initialstadium (nämlich im 2.-5. Krankheitsjahr) auf. Initial dominierende depressive oder depressiv-coenästhetische Bilder fehlen bei den chronischen reinen Psychosen (Verlaufstyp III) vollständig.

Die Probanden mit hebephrenen sowie mit coenästhetischen, depressiven und depressiv-coenästhetischen Initialsyndromen unterscheiden sich auch in bezug auf die *soziale Remission* vom Gesamtkollektiv. In der Teilgruppe mit initial dominierenden hebephrenen Syndromen sind nur 14,4% auf früherem Niveau voll erwerbstätige Probanden gegenüber 38,6% im Gesamtkollektiv, andererseits 47,1% erwerbsunfähige und völlig arbeitsunfähige Kranke (soziale Remissionsgrade 3 und 4) gegenüber nur 24,4% im Gesamtkollektiv; diese Abweichungen sind signifikant (zum Teil hochsignifikant). Bei den coenästhetischen Initialsyndromen sind 55,9%, bei den depressiv-coenästhetischen 45,5% und bei den depressiven 60,7% auf früherem Niveau voll erwerbstätig und – in der gleichen Reihenfolge – 76,5, 73,7 und 77,3% sozial geheilt gegenüber 56,2% im Gesamtkollektiv Diese Abweichungen sind trendmäßig auffällig. Bei den initial katatonen Bildern liegt die Rate der sozial geheilten Patienten mit 65,2% ebenfalls prozentual über der des Gesamtkollektivs.

Bei den paranoiden Initialsyndromen liegt die Rate der auf früherem Niveau voll erwerbstätigen mit 30,2% etwas niedriger, andererseits die Quote der begrenzt arbeitsfähigen Probanden mit 27,9% etwas höher als im Gesamtkollektiv. Das Teilkollektiv der Patienten mit paranoid-halluzinatorischen Initialsyndromen unterscheidet sich in der Häufigkeitsverteilung der fünf sozialen Remissionsgradgruppen nicht von der Gesamtpopulation.

Bei der Trennung in Geschlechter zeigt sich auch bei der sozialen wie schon bei der psychopathologischen Remission, daß *die Frauen mit initial dominierenden hebephrenen Syndromen hochsignifikant ungünstiger remittieren:* Nur 8,3% (gegenüber 60,1% im Gesamtkollektiv weiblicher Kranker) sind sozial geheilt; bei den Männern liegt die Rate der sozial geheilten Patienten mit 41% fünfmal so hoch und nur noch wenig unter der des Gesamtkollektivs männlicher Patienten (51%). Der Unterschied ist hier nicht mehr signifikant. Im übrigen ist wegen der kleinen Fallzahlen bei den Männern nur noch die *bessere soziale Remission der initial coenästhetischen Typen,* wo 63% (gegenüber 34,5% im Gesamtkollektiv) auf früherem Niveau voll berufstätig sind, statistisch signifikant.

Die Bonner Befunde stimmen mit den Lausanner Ergebnissen insofern überein, als katatone Initialsyndrome prognostisch günstig, dagegen hebephrene Anfangsbilder prognostisch ungünstig sind. Die von Ciompi und Müller ermittelte schlechtere Langzeitentwicklung der paranoiden Syndrome ist im Bonner Kollektiv insofern zu bestätigen, als paranoid-halluzinatorische Initialsyndrome trendmäßig ungünstiger sind; dagegen heben sich rein paranoide Initialsyndrome in der Bonner Population nicht vom Gesamtkollektiv ab.

3.5.3.5 Psychopathologische Initialsymptome und Langzeitprognose

Die Versuche, prognostische Bedeutung erlangende Gesetzmäßigkeiten zwischen bestimmten Symptomen im Erkrankungsbeginn und Langzeitverlauf aufzuzeigen, führten zu unterschiedlichen und zum Teil konträren Ergebnissen. Eine Vorhersage über den Ausgang ist im Einzelfall vom Erscheinungsbild der Initialstadien her kaum möglich. Die Bemühungen, aus bestimmten Symptomen oder Syndromen bestimmte ungünstige oder günstige, typische oder atypische Verläufe abzuleiten, blieben problematisch und führten nicht zu einer Aufstellung von Erscheinungsbild, Verlauf und Ausgang einschließenden Regeln (Huber, 1968b). Über den Versuch, Kriterien für die Prognosestellung aus dem dominierenden psychopathologischen Initialsyndrom herzuleiten, wie es sich bei der ersten psychotischen Manifestation der Bonner Patienten bot, wurde im vorhergehenden Abschnitt berichtet (s. S. 278 ff).

Seit langem kennt man in der prämorbiden Konstitution, in anamnestischen und klinischen Daten gelegene, sich wechselseitig steigernde oder abschwächende Einzelfaktoren, die beim Zusammentreffen mehrerer, den Ausgang gleichsinnig beeinflussender Faktoren Anhaltspunkte für die Dauerprognose liefern können. Die Ergebnisse der zu dieser Frage bis vor etwa 10 Jahren vorliegenden Untersuchungen werden weiter unten zusammengefaßt (s. S. 311 ff).

Für die praktische Prognostik wäre es von Bedeutung zu wissen, ob das Vorhandensein oder Fehlen bestimmter psychopathologischer und anderer Symptome im Erkrankungsbeginn Rückschlüsse auf die Langstreckenprognose erlaubt. Wir untersuchten 31 im Initialstadium sicher erfaßbare Einzelsymptome in dieser Hinsicht. Jedes Symptom wurde mit dem psychopathologischen Ausgang und zum größten Teil auch mit den Verlaufstypen und der sozialen Remission korreliert. Die Fragestellung ist also, ob ein Teilkollektiv, bei dem ein bestimmtes Symptom im Erkrankungsbeginn einwandfrei nachweisbar ist, sich vom Gesamtkollektiv bzw. Restkollektiv, bei dem dieses Symptom in den ersten 6 Krankheitsmonaten nicht beobachtet wird, in bezug auf die Langzeitentwicklung unterscheidet.

Als Erkrankungsbeginn definierten wir die ersten 6 Monate nach Einsetzen der psychotischen Erstmanifestation; entscheidend war, ob das Symptom in diesem Zeitraum vorhanden war oder nicht, unabhängig davon, ob es auch später im weiteren Verlauf nachweisbar war oder nicht. Obschon ein Teil der Symptome, nämlich die uncharakteristischen Phänomene, wie z.B. depressive Verstimmungen, Leibsensationen (Coenästhesien der Stufe 1) oder vegetative Störungen, auch in den Prodromen und Vorpostensyndromen vorkommen, wurden diese uncharakteristischen Vorläufer nicht berücksichtigt. Wir beschränkten uns also bei der Definition des Erkrankungsbeginns auf die erste eindeutig psychotische Manifestation der Erkrankung.

Für die statistische Auswertung wurden vier Kategorien unterschieden: Vorhandensein des betreffenden Symptoms nur während der ersten 6 Monate der ersten psychotischen Manifestation; Vorhandensein während der ersten 6 Monate der psychotischen Erstmanifestation *und* im weiteren Verlauf; Vorhandensein nur im weiteren Verlauf, d.h. erst *nach* den ersten 6 Monaten der psychotischen Erstmanifestation; Fehlen des Symptoms im Gesamtverlauf. Patienten ohne hinreichend verläßliche Angaben blieben unberücksichtigt. Da im Einzelfall gelegentlich nicht mit hinreichender Sicherheit zu entscheiden war, ob beispielsweise akustische Halluzinationen 1. *oder* 2. Ranges vorlagen oder ob Geruchs-halluzinationen bestanden, kann die Größe des Gesamtkollektivs je nach dem, ob das untersuchte Symptom einwandfrei faßbar und abgrenzbar war, schwanken. Bei unseren 31 Einzelsymptomen liegt die Anzahl der herangezogenen Patienten zwischen 481 und 502 Fällen. Außer dem Gesamtkollektiv wurden jeweils Männer und Frauen getrennt untersucht.

Von den überprüften 31 initial nachgewiesenen Einzelsymptomen zeigten sieben einen statistisch signifikanten Zusammenhang mit der psychopathologischen Dauerprognose der Erkrankung. Mit einem günstigen psychopathologischen Ausgang korreliert signifikant das Vorliegen folgender Symptome im Erkrankungsbeginn: wahnhafte Personenverkennung bei den Männern; katatone Hypersymptome; endogen-depressive Verstimmungen; endogen-depressive Wahngedanken bei den Frauen; motorische Symptome bei den Männern; autopsychische und allopsychische Depersonalisation (Derealisation). Mit einer ungünstigen psychopathologischen Langzeitentwicklung korreliert signifikant nur ein Symptom, nämlich akustische Halluzinationen 1. Ranges. Ein weiteres Symptom, nämlich Anankasmen, ist mit einem im Gesamtkollektiv trendmäßig, bei den Frauen signifikant häufigeren Ausgang in uncharakteristische reine Residuen korreliert, eine Langzeitentwicklung, die weder als ungünstig noch als günstig anzusehen ist. Sowohl Vollremissionen wie charakteristische Residuen kommen bei initial auftretenden Zwangsphänomenen seltener vor als im Gesamtkollektiv (Tabelle 75).

Bei den *wahnhaften Personenverkennungen,* die wir mit K. Schneider zu den Wahnwahrnehmungen rechnen (Huber u. Gross, 1977), ist die prognostisch günstige Bedeutung nur für die männlichen Schizophrenen (schwach)signifikant (χ^2-Wert 4,7); beim weiblichen Geschlecht und im Gesamtmaterial findet sich der gleiche Trend, doch ohne statistische Signifikanz.

Im Gesamtkollektiv von Männern und Frauen mit initialem Auftreten von Personenverkennungen zeigen 31,7% Vollremissionen und gleichfalls 31,7% charakteristische Residuen; bei den Männern sind 46,2% voll remittiert gegenüber 19,5% im männlichen Gesamtkollektiv. Nur bei 41 von 481 Probanden mit verläßlichen Angaben waren während der psychotischen Erstmanifestation wahnhafte Personenverkennungen sicher nachweisbar (s. Tabelle 23, S. 82 f).

Auch bei den *motorischen Symptomen,* die bei 34 von 486 Probanden beobachtet wurden, ist die positive Korrelation zum psychopathologischen Ausgang nur bei den Männern signifikant (41% Vollremissionen). Im Gesamtkollektiv männlicher und weiblicher Kranker ist die Differenz nur noch prozentual auffällig.

Bei den übrigen angeführten Einzelsymptomen ist die positive Korrelation zum günstigen Ausgang im Männer und Frauen umfassenden Gesamtkollektiv feststellbar. Im einzelnen zeigen die Patienten mit *katatonen Hypersymptomen* (s. S. 80) in 30,8% psychopathologische Vollremissionen und nur in 29% charakteristische Residuen; die Korrelation ist hier bei den Frauen noch deutlicher als bei den Männern. Beim Initialsymptom *endogen-depressive Verstimmung* ist die prognostisch günstige Bedeutung (Signifikanz auf dem 2,5-%-Niveau) bei den Frauen noch etwas stärker ausgeprägt als bei den Männern. Von 210 Kranken mit initial nachweisbaren endogen-depressiven Verstimmungen sind 25,7% voll remittiert, während nur 24,8% bei der Spätkatamnese charakteristische Residualsyndrome bieten (Gesamtkollektiv: 34,7%).

Bei den Probanden mit initialen *depressiven Wahnthemen* (15,3% = 75 Fälle) finden sich nur 21,3% charakteristische Residuen; hier ist die Korrelation mit günstigem Ausgang bei den Frauen auf dem 2,5-%-Niveau signifikant, im Gesamtkollektiv nur noch trendmäßig auffällig, während sie bei den Männern bei getrennter Untersuchung nur noch prozentual erkennbar ist. In unserem Teilkollektiv mit dem

Tabelle 75. Initialsymptome und psychopathologische Langzeitprognose (N. = Niveau)

Initialsymptom	günstig		
	♂	♀	♂ + ♀
Depressive Züge	20-%-N.	10-%-N.	2,5-%-N.
Auto- und allopsychische Depersonalisation	–	5-%-N.	2,5-%-N.
Katatone Hypersymptome	–	20-%-N.	5-%-N.
Depressive Wahnthemen	–	2,5-%-N.	10-%-N.
Olfact. Halluzinationen	–	10-%-N.	10-%-N.
Personenverkennung	5-%-N.	–	20-%-N.
Motorische Symptome	5-%-N.	20-%-N.	20-%-N.
Gedankenabbrechen	10-%-N.	–	20-%-N.
Akoasmen	20-%-N.	–	–
Optische Halluzinationen	–	–	20-%-N.
Katatone Hyposymptome	20-%-N.	–	–
Coenästhesien i.e.S.	–	20-%-N.	–
Vegetative Störungen	–	–	20-%-N.
Somatopsychische Depersonalisation	20-%-N.	–	–

	ungünstig		
Akustische Halluzinationen 1. Ranges	5-%-N.	10-%-N.	1-%-N.
Akustische Halluzinationen 2. Ranges	–	10-%-N.	10-%-N.
Ichstörungen	20-%-N.	–	–

Initialsymptom „autopsychische Depersonalisation" und „allopsychische Depersonalisation" (Derealisation) fällt vor allem die mit 17,7% sehr niedrige Rate von charakteristischen Residuen auf; dafür ist der Anteil uncharakteristischer reiner Residuen mit 58,1% ungewöhnlich hoch. Auch diese Beziehung ist bei getrennter Untersuchung bei den Frauen nur noch schwachsignifikant und bei den Männern nur noch prozentual vorhanden. *Anankastische Symptome* im Erkrankungsbeginn sind prognostisch neutral. Doch findet man hier (ähnlich wie beim Symptom der Depersonalisation) bei den Frauen mit

75% eine schwachsignifikant höhere Rate von uncharakteristischen Residuen. Im Gesamtkollektiv (66,7% uncharakteristische Residuen) und bei den Männern (60% uncharakteristische Residuen) ist diese Beziehung infolge der kleinen Fallzahl (nur 27 Patienten mit initialen Anankasmen) nur noch trendmäßig erkennbar.

Während die prognostisch günstige Bedeutung der eben genannten Symptome nur bei drei Einzelsymptomen, nämlich „depressive Verstimmung", „depressive Wahnthemen" (bei den Frauen) und „Depersonalisation und Derealisation" auf dem 2,5-%-Niveau, bei den anderen Symptomen nur auf dem 5-%-Niveau signifikant ist, ist die *prognostisch ungünstige Bedeutung des Initialsymptoms „akustische Halluzinationen 1. Ranges" auf dem 1-%-Niveau signifikant.* Von 82 Patienten, die schon in den ersten 6 Monaten akustische Halluzinationen 1. Ranges aufweisen, zeigen mehr als die Hälfte, nämlich 51,2% (gegenüber 34,7% im Gesamtkollektiv) charakteristisch schizophrene Residualsyndrome, während der Anteil der uncharakteristischen Residuen mit 29,3% erheblich niedriger liegt als dort. Bei Trennung in Männer und Frauen ist der Befund beim männlichen Teilkollektiv noch auf dem 5-%-Niveau signifikant, bei den Frauen dagegen nur noch trendmäßig nachweisbar.

Akustische Halluzinationen 2. Ranges (s. S. 82) sind gleichfalls prognostisch ungünstig, doch ist diese Beziehung nur noch trendmäßig auffällig (χ^2-Wert 2,9). Im Teilkollektiv von 211 Probanden mit dem Anfangssymptom „akustische Halluzinationen 2. Ranges" bieten 41,7% bei der Spätkatamnese charakteristische Residualsyndrome, während auch hier die Rate uncharakteristischer Residuen mit 36% relativ niedrig ist. Anders als bei den erstrangigen akustischen halluzinatorischen Erlebnisweisen ist dieser prognostisch ungünstige Trend hier bei den Frauen deutlicher als bei den Männern. Eine *trendmäßige Beziehung zum psychopathologischen Ausgang zeigen außer den zweitrangigen akustischen Halluzinationen nur noch zwei weitere Initialsymptome, nämlich olfactorische Halluzinationen, die – im Gegensatz zu den akustischen Halluzinationen 2. Ranges – prognostisch günstig sind, und Gedankenabbrechen, das aber nur bei den Männern eine trendmäßig prognostisch günstige Bedeutung (χ^2-Wert 2,9) erreicht;* im Gesamtkollektiv von Männern und Frauen ist diese Beziehung nur noch prozentual nachweisbar.

Im kleinen Teilkollektiv der Probanden mit initialen *Geruchshalluzinationen* (31 Fälle = 6,4%) ist die Rate der Vollremissionen mit 38,7% relativ hoch, die der charakteristischen Residuen mit 25,8% relativ niedrig (χ^2-Wert 3,6). Die Beziehung ist bei den Frauen deutlicher als bei den Männern.

Schließlich läßt sich noch bei 13 weiteren Symptomen eine nur noch prozentual aufzeigbare Tendenz zu einer günstigen (11 Symptome) bzw. ungünstigen (2 Symptome) prognostischen Valenz erkennen. Hier handelt es sich um χ^2-Werte, die unter 2,8, d.h. unter jenem Bereich liegen, den wir als „trendmäßig auffällig" bezeichnet hatten (χ^2-Wert 2,8-3,7). Wir sprachen bisher in diesem Zusammenhang von einer nur prozentualen Abweichung. *Prognostisch in diesem Sinne eher günstig sind folgende Initialsymptome: Wahnwahrnehmungen, Akoasmen, optische Halluzinationen, katatone Hyposymptome, Denkdissoziation, uncharakteristische Denkstörungen, Coenästhesien der Stufen 1 und 2, vegetative Störungen, sensorische Störungen und somatopsychische Depersonalisation; prognostisch eher ungünstig sind leibliche Beeinflussungserlebnisse und Ichstörungen.*

Bei den *katatonen Hyposymptomen* ist eine nur prozentuale Korrelation überdies nur bei den Männern erkennbar. In bezug auf die *Coenästhesien der Stufe 1* (Leibgefühlstörungen ohne qualitativ eigenartige Gegebenheitsweise) betrifft die Korrelation unter den charakteristisch schizophrenen Residuen nicht die gemischten Residuen, sondern die Untergruppe der typisch schizophrenen Defektpsychosen, Strukturverformungen mit Psychose und chronischen reinen Psychosen, die hier nur in 12% gegenüber 18,2% im Gesamtkollektiv beobachtet werden.

Die höchsten χ^2-Werte bei diesen nur prozentualen Abweichungen werden vom Symptom „schizophrene Ichstörungen" mit 2,2 und somatopsychische Depersonalisation mit 2,3 erreicht.

Von den Symptomen mit trendmäßig positiver oder negativer prognostischer Bedeutung interessieren besonders die häufiger vorkommenden abnormen Erlebnisweisen 1. und 2. Ranges, also die Wahnwahrnehmungen, leiblichen Beeinflussungserlebnisse und Ichstörungen als Symptome 1. Ranges und die optischen Halluzinationen sowie die Coenästhesien der Stufe 2, die wir als Symptome 2. Ranges werten. Im 106 Fälle umfassenden Teilkollektiv mit initialen *Wahnwahrnehmungen* sind Vollremissionen mit 26,4% etwas häufiger, charakteristische Residuen mit 29,2% seltener als im Gesamtkollektiv. In der Teilgruppe mit initialen *Leibhalluzinationen* (80 Fälle = 16,4%) sind Vollremissionen mit 20% relativ seltener, charakteristische Residuen mit 38,7% relativ häufig. Der prognostisch ungünstige Trend betrifft hier ausschließlich die Männer mit nur 11,1% Vollremissionen und 44,8% charakteristischen Residualzuständen, während die Frauen mit 22,4% Vollremissionen und 34,5% charakteristischen Residuen sich nicht vom weiblichen Gesamtkollektiv unterscheiden. Dasselbe gilt für die *schizophrenen Störungen des Icherlebnisses*. Die männlichen Schizophrenen mit Ichstörungen (Gedankenausbreitung, Gedankenentzug, Gedankeneingebung, sogenannte Willensbeeinflussung und ähnliche Symptome – s. S. 79) während der psychotischen Erstmanifestation zeigen mit 9,3% nur halb so viel Vollremissionen wie das männliche Gesamtkollektiv (19,6%); die Rate der uncharakteristischen Residuen ist mit 55,8% etwas erhöht, die der charakteristischen mit 34,9% praktisch dieselbe wie bei den übrigen männlichen Schizophrenen (32,5%).

Bei den Frauen mit initialen Ichstörungen ist dieser Trend nicht mehr vorhanden. Hier ist die Rate der Vollremissionen und der charakteristischen Residuen geringfügig höher, die der uncharakteristischen Residuen niedriger als im weiblichen Gesamtkollektiv.

Coenästhesien der Stufe 2, also qualitativ eigenartige Leibgefühlstörungen („schizophrene Leibsensationen" – Huber, 1957b), die in 41,1% (204 Fälle) initial vorkommen, zeigen im Gegensatz zu den leiblichen Beeinflussungserlebnissen und Ichstörungen nur bei den *Frauen* einen prognostischen, und zwar positiven Trend an; im Teilkollektiv mit initialen Coenästhesien finden sich 30,3% Vollremissionen und nur 31,2% charakteristische Residualsyndrome. Bei den *Männern* sind initiale Coenästhesien prognostisch neutral. Hier ist sogar die Rate der Vollremissionen etwas niedriger und die der uncharakteristischen wie der charakteristischen Residuen etwas höher als bei den übrigen männlichen Schizophrenen. *Man findet also bei männlichen Schizophrenen mit initialen Coenästhesien angedeutet den gleichen prognostisch ungünstigen Trend wie bei den Männern mit leiblichen Beeinflussungserlebnissen als Anfangssymptom.*

Dieser Befund ist mit der Erfahrung vereinbar, daß im Einzelfallverlauf die drei Stufen schizophrener Coenästhesien, nämlich diagnostisch neutrale Mißempfindungen (Stufe 1), qualitativ eigenartige Coenästhesien (Stufe 2) und leibliche Beeinflussungserlebnisse mit dem Kriterium des Gemachten (Stufe 3), beobachtet werden und beim gleichen Patienten häufig der Übergang von Stufe 1 über Stufe 2 zu Stufe 3 und umgekehrt registriert werden kann (Huber, 1957b, 1971b).

Auch bei *optischen Halluzinationen* als Initialsymptom ist ein prognostisch günstiger Trend erkennbar, der sich in der mit 29,1% relativ hohen Rate von Vollremissionen und der relativ niedrigen Rate von charakteristischen Residuen (31,4%) manifestiert.

Akoasmen, die noch als Symptom 2. Ranges gewertet werden können, sind als Initialsymptom nur bei den Männern trendmäßig prognostisch günstig; neben 25% Vollremissionen liegt hier die Rate der charakteristischen Residualsyndrome mit 16,6% um die Hälfte niedriger als im männlichen Bonner Gesamtkollektiv. Bei den Frauen (45,1% charakteristische Residuen) kehrt sich der Trend eher um.

Die *formalen Denkstörungen* sind − entgegen unserer Erwartung − eher prognostisch günstig; doch ist dieser schwache Trend bei den Symptomen „Denkdissoziation" und „uncharakteristische Denkstörungen" nur bei den Frauen, beim Symptom „Gedankenabbrechen" nur bei den Männern erkennbar.

Das bei 95 Patienten (19,3%) initial vorhandene Symptom „*Denkdissoziation*" ist hinsichtlich des psychopathologischen Ausgangs mit 27,4% Vollremissionen und nur 31,6% charakteristischen Syndromen im Gesamtkollektiv von Männern und Frauen relativ günstig; bei den Frauen liegt die Rate der charakteristischen Residuen mit 28,5% im Vergleich zum weiblichen Gesamtkollektiv (36,2%) noch deutlich niedriger, während sie bei den Männern mit 37,5% etwas höher ist als im männlichen Gesamtkollektiv (32,5%). Die Quote der Vollremissionen bei den Männern mit initialer Denkdissoziation ist mit 25% dagegen noch deutlich über der des männlichen Gesamtkollektivs (19,6%). Ähnlich ist der Trend beim Initialsymptom „*uncharakteristische Denkstörungen*" mit 25,8% Vollremissionen und 29,8% charakteristischen Residuen im Gesamtkollektiv und je 28,7% Vollremissionen und charakteristischen Residuen bei den Frauen. Bei den Männern ist derselbe Trend nur noch angedeutet. „*Gedankenabbrechen*" ist als Initialsyndrom mit 7,8% wesentlich seltener als die Symptome „Denkdissoziation" (19,3%) und „uncharakteristische Denkstörungen" (35,8%). Der prognostisch positive Trend erreicht hier bei den Männern schon das 10-%-Niveau (χ^2-Wert 2,9); die Rate der charakteristischen Residuen ist hier mit 7,1% erheblich unter der des männlichen Gesamtkollektivs (32,5%). Bei den Frauen ist dieser Trend nur noch angedeutet erkennbar.

„*Zentral-vegetative Störungen*", die initial in 72,5% beobachtet werden, „*sensorische Störungen*" (15,3%) und das Symptom „*somatopsychische Depersonalisation*" (5,3%) sind trendmäßig prognostisch günstig; die Raten der Vollremissionen liegen hier durchgehend relativ hoch, die der charakteristischen Residualzustände relativ niedrig, am niedrigsten beim Initialsyndrom „somatopsychische Depersonalisation" (23,1%). Der Trend ist hier bei den sensorischen Störungen und bei der somatopsychischen Depersonalisation bei den Männern deutlicher als bei den Frauen.

Besonders im Hinblick auf die immer wieder und auch in der jüngsten Vergangenheit diskutierte nosologische Problematik der Abgrenzung der Schizophreniegruppe ist von Interesse, ob und gegebenenfalls in welcher Weise sich die *Teilgruppe mit initial auftretenden formalen Denkstörungen* überhaupt, also Denkzerfahrenheit, Gedankenabbrechen, mehr oder minder uncharakteristische Denkstörungen, hinsichtlich ihrer psychopathologischen Dauerprognose vom Gesamtkollektiv abhebt. *Wir fanden bei 46% der Bonner Probanden (230 von 500 Fällen) ein initiales Auftreten von Denkstörungen; in diesem Teilkollektiv ist die psychopathologische Langzeitprognose prozentual günstiger als im Gesamtkollektiv:* 27% zeigen psychopathologische Vollremissionen und nur 29,6% charakteristische Residualzustände. Die entsprechenden Werte im Teilkollektiv ohne initiale Denkstörungen (270 Fälle = 54%) sind 18,1% Vollremissionen und 39,3% charakteristische Residuen. Die psychopathologische Remission ist also bei Fehlen initialer Denkstörungen prozentual ungünstiger als bei ihrem Vorhandensein. *Es zeigt sich, daß das initiale Vorhandensein oder Fehlen von schizophrenen Denkstörungen die psychopathologische Langzeitentwicklung der Schizophrenie nicht signifikant beeinflußt.* Darüber hinaus läßt sich zeigen, daß das Vorkommen oder Fehlen von formalen Denkstörungen im gesamten Verlauf der Schizophrenie nur trendmäßig (10-%-Niveau) mit der psychopathologischen Langzeitentwicklung korreliert ist; bei der kleinen Teilgruppe (17,8%) der Probanden ohne Denkstörungen im gesamten Verlauf sind Vollremissionen häufiger (31,5%) und charakteristische Residuen (30,3%) seltener als im 82,2% aller Probanden umfassenden Teilkollektiv mit Denkstörungen (s.a. S. 30).

Wir haben ergänzend untersucht, *ob der Befund, daß ein bestimmtes Symptom im gesamten Verlauf nicht beobachtet wird, mit der psychopathologischen Dauerprognose statistisch gekoppelt ist.* Hier ist von vornherein zu erwarten, daß das Fehlen derjenigen Symptome, die als Kriterien eines charakteristisch schizophrenen Residualzustandes gelten, eine prognostisch günstige Bedeutung hat und umgekehrt. Das Ergebnis dieser Untersuchung ist in Tabelle 76 zusammengefaßt. Wir sehen, daß das Fehlen von acht Symptomen im gesamten Verlauf der schizophrenen Erkrankung signifikant mit einem günstigen Ausgang und das Fehlen eines Symptoms, nämlich von endogen-depressiven Verstimmungen, signifikant mit einem ungünstigen Ausgang korreliert ist. *Von den acht Symptomen, deren Fehlen prognostisch günstig ist, ist das Nichtvorhandensein akustischer Halluzinationen 1. und 2. Ranges hochsignifikant (0,1-%-Niveau) mit einem günstigen Ausgang verbunden.*

Im Teilkollektiv mit Fehlen von akustischen Halluzinationen 1. Ranges im Gesamtverlauf sind nur 22,4% charakteristische Residuen, andererseits 27,2% Vollremissionen. Bei Nichtvorhandensein von akustischen Halluzinationen 2. Ranges (nur 25,1%) beträgt die Quote charakteristischer Residuen nur 8,9%.

Das *Fehlen von schizophrenen Ichstörungen und von ästhetischen Symptomen (Ausdrucksstörungen im engeren Sinne)* ist signifikant mit einer günstigen psychopathologischen Dauerprognose assoziiert. Das *Fehlen von Wahneinfällen, von leiblichen Beeinflussungserlebnissen, Denkzerfahrenheit und katatonen Hypersymptomen* ist gleichfalls, wenn auch nur schwachsignifikant mit einem günstigen psychopathologischen Ausgang verbunden.

Eine trendmäßige Beziehung ergibt sich für das *Nichtvorhandensein der Symptome Eigenbeziehung, katatone Störungen im Sinne des ,,Hypo" und Coenästhesien der Stufe 2,* das prognostisch günstig ist, ferner das *Fehlen von vegetativen Störungen* hinsichtlich einer prognostisch ungünstigen Bedeutung. Prozentual ungünstig (χ^2-Wert 2,7-1,0) ist schließlich das Fehlen von depressiven Wahneinfällen und auto- und allopsychischer Depersonalisation.

Das *Nichtvorhandensein von depressiven Verstimmungen im Gesamtverlauf* ist – ebenso wie das Fehlen von akustischen Halluzinationen 1. und 2. Ranges hinsichtlich einer prognostisch positiven Bedeutung – hochsignifikant mit einem ungünstigen psychopathologischen Ausgang korreliert. In diesem Teilkollektiv, bei dem im gesamten Verlauf endogen-depressive Verstimmungen nicht beobachtet wurden, finden sich in 49,5% charakteristische Residualsyndrome. Auch hier sehen wir, daß selbst bei einer hochsignifikanten statistischen Beziehung diese selbstverständlich niemals auch nur annähernd obligat ist; die Rate der Vollremissionen ist mit 21% praktisch dieselbe wie im Gesamtkollektiv Bonner Probanden, während uncharakteristische reine Residuen mit 29,6% signifikant seltener sind als dort.

Wie wir sahen, ist das Vorhandensein von formalen Denkstörungen im Erkrankungsbeginn eher (prozentual) prognostisch günstig als ungünstig. Andererseits ist das Fehlen von Denkzerfahrenheit im Gesamtverlauf hinsichtlich der psychopathologischen Dauerprognose schwachsignifikant günstig. Dies ist kein Widerspruch, da das Symptom Denkzerfahrenheit gehäuft bei den charakteristisch schizophrenen Residualsyndromen und damit bei den ungünstigsten Ausgängen registriert wird.

Tabelle 76. Fehlen bestimmter Symptome im Gesamtverlauf und psychopathologische Langzeitprognose

Fehlende Symptome im Gesamtverlauf	günstig
Akustische Halluzinationen 1. Ranges	0,1-%-N.
Akustische Halluzinationen 2. Ranges	0,1-%-N.
Ichstörungen	1-%-N.
Ästhetische Symptome	1-%-N.
Wahneinfälle	5-%-N.
Leibliche Beeinflussungserlebnisse	5-%-N.
Denkdissoziation	5-%-N.
Katatone Hypersymptome	5-%-N.
Eigenbeziehungen	10-%-N.
Katatone Hyposymptome	10-%-N.
Coenästhesien i.e.S.	10-%-N.
Gedankenabbrechen	20-%-N.
	ungünstig
Depressive Züge	0,1-%-N.
Vegetative Störungen	10-%-N.
Uncharakt. Denkstörungen	20-%-N.
Depressive Wahnthemen	20-%-N.
Auto- und allopsychische Depersonalisation	20-%-N.

Ähnliches gilt für katatone Hyper- und Hyposymptome, deren Vorhandensein im Erkrankungsbeginn prognostisch günstig ist, während das Fehlen derselben Symptome im Gesamtverlauf gleichfalls sich als prognostisch günstig herausstellt. Dies hängt wiederum damit zusammen, daß katatone Symptome bei einem Teil der typisch schizophrenen Residualsyndrome, insbesondere der dauerhospitalisierten Kranken (s. S. 89 f; „alte Katatoniker", s. S. 104) gehäuft vorkommen.

Wir fanden weiter, daß das *Fehlen des Symptoms „uncharakteristische Denkstörungen"* im Gesamtverlauf weder prognostisch günstig noch ungünstig ist, vielmehr schwachsignifikant mit einer relativ niedrigen Rate von uncharakteristischen (reinen) Residuen korreliert ist, während sowohl charakteristische Residuen wie Vollremissionen häufiger sind als im Gesamtkollektiv. Daß sich die Teilgruppen von schizophrenen Kranken, die im gesamten Verlauf formale Denkstörungen überhaupt aufweisen oder vermissen lassen, nur trendmäßig hinsichtlich der psychopathologischen Langzeitentwicklung unterscheiden, wurde bereits hervorgehoben (s. S. 288). *Das Fehlen einer signifikanten Differenz hinsichtlich der psychopathologischen Dauerprognose zwischen Schizophrenien mit und ohne formale Denkstörungen im Gesamtverlauf und im Erkrankungsbeginn zeigt unseres Erachtens, daß Vorhandensein oder Fehlen formaler Denkstörungen im Sinne von Denkzerfahrenheit, Gedankenabbrechen und mehr oder minder uncharakteristischen Denkstörungen („Verlust der Leitbarkeit der Denkvorgänge" – s. S. 80) bei schizophrenen Psychosen nicht als Kriterium für eine nosologische Differenzierung zwischen echten und Pseudoschizophrenien, Schizophrenien und schizoaffektiven Psychosen oder gar Schizophrenien und manisch-depressiven Erkrankungen herangezogen werden kann.* Die am Bonner Beobachtungsgut gewonnenen Befunde sind im Hinblick auf die erneut aktuelle Frage der Bedeutung der in Rede stehenden formalen Denkstörungen für die Schizophreniediagnostik und die Nosologie der Schizophrenien belangvoll.

In bezug auf die vier von uns unterschiedenen Gruppen von *Verlaufstypen* ergeben sich analoge Zusammenhänge wie hinsichtlich der psychopathologischen Ausgänge; bei der hochsignifikanten Korrelation zwischen psychopathologischer und sozialer Dauerprognose (s. S. 172) und der Einteilung der Verlaufstypen gemäß der Güte der sozialen Remission war diese Übereinstimmung zu erwarten. Statistisch signifikant gekoppelt mit einer relativen Häufung in einer oder zwei unserer vier Verlaufstypgruppen sind die Symptome Wahnwahrnehmung, akustische Halluzinationen 1. Ranges, Gedankenabbrechen (nur bei Männern), katatone Hypersymptome, motorische Symptome (bei den Männern), Depersonalisation und Anankasmen. *Wahnwahrnehmungen* als Initialsymptom sind in der prognostisch ungünstigsten Gruppe der Verlaufstypen X, XI und XII schwachsignifikant seltener; *akustische Halluzinationen 1. Ranges* kommen in der gleichen prognostisch ungünstigen Gruppe signifikant häufiger (2,5-%-Niveau) vor. Das Initialsymptom *„Gedankenabbrechen"*, das sich bei der Korrelation mit dem psychopathologischen Ausgang als trendmäßig günstig erwies, tritt signifikant gehäuft in der relativ günstigen Verlaufstypgruppe mit den Typen III, IV, V und VI auf. *Katatone Hypersymptome* sind bei der günstigsten Gruppe der mono- und polyphasischen Typen I und II signifikant häufiger, in der relativ ungünstigen Gruppe mit den Typen VII, VIII und IX signifikant seltener.

Motorische Symptome, die nur sehr selten initial vorkommen (6,9%), zeigen bei den Männern eine signifikante Korrelation mit der günstigen, aus den Typen I und II bestehenden Gruppe. *Anankasmen* sind signifikant korreliert mit der relativ ungünstigen intermediären Gruppe, die aus den Typen VII, VIII und IX besteht. Das Initialsymptom auto- und allopsychische *Depersonalisation,* das sich schon hinsichtlich des psychopathologischen Ausgangs als günstig erwies, wird in der ungünstigsten Verlaufstypgruppe signifikant seltener beobachtet. Trendmäßige Korrelationen finden sich hinsichtlich der Anfangssymptome *Personenverkennung* (seltener in der relativ ungünstigen Verlaufstypgruppe), *Ichstörungen* (seltener in der günstigsten Verlaufstypgruppe) und *Geruchshalluzinationen* (häufiger in der günstigsten Verlaufstypgruppe). Auch diese Beziehungen der angeführten Initialsymptome zu den Verlaufstypgruppen entsprechen im wesentlichen den Korrelationen der gleichen Anfangssymptome mit dem psychopathologischen Ausgang.

Ein *Vergleich unserer Ergebnisse mit denen anderer Autoren* ist bei einer Reihe von initialen Krankheitssymptomen nicht möglich, weil in der Bonn-Studie eine Differenzierung insbesondere der — in der Literatur gewöhnlich nicht weiter aufgeschlüsselten — Symptome „Wahn", „Halluzinationen", „Beeinflussungserlebnisse" und „Denkstörungen" vorgenommen wurde. So unterscheiden wir beim Wahn Wahnwahrnehmung, Wahneinfall, einfache Eigenbeziehungen und wahnhafte Personenverkennung, bei den Denkstörungen Denkdissoziation (Denkzerfahrenheit), Gedankenabbrechen und mehr oder minder uncharakteristische formale Denkstörungen, schließlich bei den Halluzinationen akustische Halluzinationen 1. und 2. Ranges, leibliche Beeinflussungserlebnisse, olfactorische, gustatorische und optische Halluzinationen. Andererseits wurden einige Symptome wie „Gleichgültigkeit" und „affektiver Rückzug" (Autismus) bei der Initialsymptomatik nicht gesondert erfaßt; diese Symptome wurden im wesentlichen bei den initial dominierenden Psychosyndromen als „hebephrenes Syndrom" berücksichtigt, das eine hochsignifikant ungünstige psychopathologische Dauerprognose aufweist (s. S. 280). Insofern besteht Übereinstimmung mit dem von Ciompi und Müller gefundenen ungünstigen Langzeitverlauf (hinsichtlich „Endzustand" und sozialer Anpassung) der Anfangssymptome „Gleichgültigkeit", „affektiver Rückzug" und „Abulie". Ein Vergleich mit anderen Literaturergebnissen ist auch dadurch erschwert, daß bei diesen Studien die Katamnesendauer (so bei Vaillant, 1964a,b; Jansson u. Alström, 1967; Stephens et al., 1969) erheblich niedriger ist als in der Bonn-Studie.

Bei den Initialsymptomen, die in der Bonn-Studie prognostisch günstig sind, besteht mehr oder weniger weitgehende Übereinstimmung mit früheren Befunden anderer Autoren hinsichtlich der *optischen und olfactorischen Halluzinationen,* der Symptome *endogen-depressive Verstimmung, Depersonalisation und katatone Störungen* und zum Teil auch *Wahnwahrnehmung* und *wahnhafte Personenverkennung.*

Optische und olfactorische Halluzinationen sind in der Lausanne-Studie mit einem günstigen Spätverlauf korreliert, ebenso katatone Störungen und depressive Symptomatik (hinsichtlich später „sozialer Anpassung") sowie Depersonalisations- und Derealisationsphänomene und „Wahn". Dagegen ist bei Jansson und Alström *„Wahn"* (ohne weitere Differenzierung) prognostisch ungünstig, bei Stephens prognostisch neutral. Bei den Bonner Patienten fand sich eine trendmäßig bzw. signifikant günstige Bedeutung der Initialsymptome Wahnwahrnehmung und wahnhafte Personenverkennung (bei den Männern), während Wahneinfälle (Wahngedanken) und einfache Eigenbeziehungen sich als prognostisch neutral erwiesen.

Die im Bonner Erfahrungsgut signifikant bzw. trendmäßig prognostisch ungünstigen Initialsymptome akustische Halluzinationen 1. und 2. Ranges wurden in dieser differenzierenden Weise von anderen Autoren nicht untersucht. Ciompi und Müller fanden das Fehlen des Anfangssymptoms „akustische Halluzinationen" in bezug auf den „Endzustand" und die späte „soziale Anpassung" prognostisch günstig. Der Bonner Befund einer eher (prozentual) günstigen Bedeutung der Initialsymptome „Denkdissoziation", „Gedankenabbrechen" und „uncharakteristische Denkstörungen" erlaubt insofern einen Vergleich mit den Resultaten anderer Untersucher, die sich global auf „Denkstörungen" beziehen, als auch das initiale Auftreten von formalen Denkstörungen überhaupt im Bonner Beobachtungsgut hinsichtlich der psychopathologischen Dauerprognose eher (prozentual) prognostisch günstig zu werten ist. Während Jansson und Alström anfängliche Denkstörungen mit ungünstigeren Verläufen korreliert sahen, konnten Stephens et al. keine Beziehung zwischen Langzeitverlauf und anfänglichen Denkstörungen nachweisen. Auch in der Lausanne-Studie ist, wie Ciompi und Müller hervorheben, abgesehen von einem schwachen Zusammenhang des Fehlens von Denkstörungen mit günstigerer Globalentwicklung, keine besondere prognostische Bedeutung dieses Initialsymptoms nachzuweisen.

Die Hypothese einer allgemeinen *Verlaufstendenz vom Wahn zur Halluzinose* (Janzarik, 1959; s. S. 86) versuchten wir anhand des Bonner Erfahrungsmaterials zu überprüfen. Hinsichtlich der hauptsächlichen Wahnphänomene zeigte sich in der Tat, daß Wahneinfälle und einfache Eigenbeziehungen in der Regel schon im ersten Halbjahr der psychotischen Erstmanifestation auftreten und nur noch relativ selten erst im weiteren Verlauf. *Wahneinfälle* sind in 68,3% schon initial vorhanden, während sie nur in 17,8% erst im weiteren Verlauf, d.h. später als 6 Monate nach Ausbruch der Psychose erstmals in Erscheinung treten. Für *einfache Eigenbeziehungen* ist die Relation mit 48,8% (initial) zu 26,6% (erst im weiteren Verlauf) zwar nicht mehr so ausgeprägt, aber immerhin noch deutlich. Ausgeformte *Wahnwahrnehmungen* mit bestimmter, konkreter Bedeutung, die erwartungsgemäß eher einem nicht mehr initialen Verlaufsstadium entsprechen (Stadium 3 nach Conrad, 1958; Janzarik, 1959; Huber u. Gross, 1977), werden mit 20,7% annähernd so häufig erst im weiteren Verlauf wie schon im ersten Halbjahr (21,7%) beobachtet. Dasselbe gilt, obschon wir dieses Symptom nach dem klinischen Eindruck eher den initialen Stadien zurechneten (es kann aber auch bei psychotischen Remanifestationen erstmals auftreten), für *wahnhafte Personenverkennungen,* die in 9,4% erst im weiteren Verlauf und in 8,5% schon im ersten Halbjahr registriert wurden. Auch die *schizophrenen Ichstörungen* verhalten sich ähnlich: 28,3% werden erst im weiteren Verlauf, 22,4% der hierher gehörigen Phänomene werden schon im ersten Halbjahr beobachtet.

Im Vergleich mit Wahneinfällen und einfachen Eigenbeziehungen ist die Relation der Häufigkeitsraten des Auftretens schon im ersten Halbjahr bzw. erst im weiteren Verlauf bei den akustischen Halluzinationen 1. Ranges und den leiblichen Beeinflussungserlebnissen zugunsten der Stadien nach dem ersten Halbjahr verschoben: *Akustische Halluzinationen 1. Ranges treten in 16,9% initial und in 22,6% erst im weiteren Verlauf* auf, *Leibhalluzinationen in 16,4% initial und in 22,7% erst nach dem ersten Halbjahr.*

Auch das als erstrangiges Symptom nach K. Schneider geltende Phänomen „Gedankenlautwerden" verhält sich ähnlich; es wurde in 3,8% schon initial und in 5% erst später erstmals registriert.

Akustische Halluzinationen 2. Ranges allerdings sind im ersten Halbjahr von psychotischen Erstmanifestationen mit 42,6% etwas häufiger als danach (32,3%).

Optische Halluzinationen, die im allgemeinen als bevorzugt im Beginn auftretendes Symptom gelten, wurden in 17,7% im ersten Halbjahr und in 15,6% im weiteren Verlauf registriert. Ähnlich ausgewogen sind die Zahlen für *Geschmackshalluzinationen* mit 5,2% initial und 5,8% für den weiteren Verlauf und *Geruchshalluzinationen* mit 6,4% initial und 6,8% im weiteren Verlauf.

Aufs Ganze gesehen sprechen die Befunde doch für eine gewisse, wenn auch nicht sehr ausgeprägte Verlaufsrichtung vom Wahn zur Halluzinose. Doch gelangen insbesondere Wahnwahrnehmungen und wahnhafte Personenverkennungen ebenso häufig erst im weiteren Verlauf nach dem ersten Halbjahr zur Beobachtung, während andererseits akustische Halluzinationen 2. Ranges etwas häufiger schon initial auftreten als später (s. auch S. 86).

3.5.3.6 Einfluß der Verlaufsdauer auf die psychopathologische und soziale Langzeitentwicklung

Die Verteilung von Vollremissionen, uncharakteristischen und charakteristischen Residuen ist in den verschiedenen Verlaufsdauergruppen (s. S. 41) nicht signifikant different. *Demnach ist der psychopathologische Ausgang (die psychopathologische Dauerprognose) unabhängig von der Verlaufsdauer.* Es läßt sich nicht nachweisen, daß nach längerer Dauer der Erkrankung die Prognose schlechter wird, d.h. in den Gruppen mit längerer Beobachtungsdauer die Rate der Vollremissionen zugunsten der charakteristischen Residualzustände abnimmt (Tabelle 77).

Tabelle 77. Verlaufsdauer und psychopathologische Langzeitprognose im Bonner Hauptkollektiv

Verlaufsdauer ab Erstmanifestation der Psychose	Voll- remissionen	Uncharakt. Residuen	Charakt. Residuen	n
9 − 14 Jahre	22 27,8%	39 49,4%	18 22,8%	79 15,7%
15 − 19 Jahre	40 25,6%	56 35,9%	60 38,5%	156 31,1%
20 − 29 Jahre	38 18,6%	93 45,6%	73 35,8%	204 40,6%
30 − 59 Jahre	11 17,5%	29 46,0%	23 36,5%	63 12,5%
n	111 22,1%	217 43,2%	174 34,7%	. 502 100%

χ^2-Anteil 10,6 bei 6 FG = nicht signifikant

In den Verlaufsdauergruppen 15-19 Jahre, 20-29 Jahre und 30-59 Jahre (ab Beginn der psychotischen Erstmanifestation) finden sich keine signifikanten oder auch nur trendmäßigen Unterschiede in der Verteilung der psychopathologischen Ausgänge.

In der Verlaufsdauergruppe 15-19 Jahre besteht, wie aus der Tabelle zu entnehmen ist, ein prozentualer Unterschied (χ^2-Wert 1,9) insofern, als hier die uncharakteristischen Residuen mit 35,9% seltener sind als im Gesamtkollektiv mit 43,2%. In den Verlaufsdauergruppen 20-29 Jahre und 30-59 Jahre sind die Vollremissionen mit 18,6 bzw. 17,5% prozentual seltener als in der Bonner Gesamtpopulation (22,1%), in der Gruppe mit 15-19jährigen Verläufen mit 25,6% etwas häufiger als dort.

Nur die kürzeste Verlaufsdauergruppe (9-14 Jahre) differiert trendmäßig (χ^2-Wert 3,1) gegenüber den drei anderen Gruppen. Vollremissionen sind hier mit 27,8% relativ häufig, charakteristische Residualsyndrome mit 22,8% deutlich seltener als im Gesamtkollektiv (34,7%).
Für dieses Teilkollektiv mit einer Katamnesendauer (Verlaufsdauer) von nur 9-14 Jahren, bei dem der Erkrankungsbeginn hinsichtlich der psychotischen Erstmanifestation in den

Zeitraum 1953-1963 fällt (die spätkatamnestischen Untersuchungen wurden 1967-1972 durchgeführt), hatten wir früher die Hypothese ventiliert (Gross et al., 1971c; Gross et al., 1973a), daß im Vergleich mit den anderen Verlaufsdauergruppen hier mehr Patienten von Anfang an mit Psychopharmaka behandelt und dadurch die psychopathologischen Ausgänge günstig beeinflußt wurden, und zwar im Sinne einer Verschiebung der Häufigkeitsverteilung zugunsten uncharakteristischer Residuen und von Vollremissionen auf Kosten der charakteristisch schizophrenen Residualzustände. Tatsächlich sind in der kürzesten Verlaufsdauergruppe uncharakteristische Residuen mit 49,4% häufiger als in den anderen Gruppen und im Gesamtkollektiv (43,2%); dasselbe gilt für die Vollremissionen, die mit 27,8% relativ häufig vorkommen, während charakteristische Residuen mit 22,8% deutlich seltener sind als in den anderen Teilgruppen und im Gesamtkollektiv. Die Unterschiede zugunsten der kürzesten Verlaufsdauergruppe sind prozentual deutlich, doch nicht signifikant; die Kontingenztafel insgesamt liegt noch knapp unterhalb des 10-%-Niveaus.

Zur weiteren Überprüfung des in Rede stehenden Zusammenhangs wurden als *Extremgruppen* das 79 Probanden umfassende Teilkollektiv mit der kürzesten Verlaufsdauer (9-14 Jahre) einer (neu gebildeten) Teilgruppe mit einer Verlaufsdauer von 26 Jahren und mehr (109 Fälle) gegenübergestellt. *Wie Tabelle 78 zeigt, unterscheiden sich die beiden Extremgruppen schwachsignifikant (5-%-Niveau). Vollremissionen sind bei den kurzen Verläufen mit 27,8% häufiger als bei den langen mit 15,6%, umgekehrt charakteristische Residuen mit 22,8% seltener als dort mit 40,4%.* Bei Trennung in Männer und Frauen ist diese Korrelation nur noch trendmäßig, aber nicht mehr signifikant nachweisbar.

Für die *Hypothese einer günstigen pharmakogenen (medikamentösen) Beeinflussung der psychopathologischen Langzeitentwicklung in der kürzesten Verlaufsdauergruppe* könnte sprechen, daß hier im Gesamtverlauf 80,8% mit Psychopharmaka behandelt wurden gegenüber nur 60,2% in der Teilgruppe mit einer Verlaufsdauer von 26 Jahren und mehr. Noch stärker wird diese Annahme jedoch gestützt durch den Befund, daß in der Gruppe mit einer Verlaufsdauer von nur 9-14 Jahren, wie Tabelle 79 zeigt, 50,6% (40 von 79 Patienten) initial mit Psychopharmaka behandelt wurden, während eine initiale Psychopharmakabehandlung im Restkollektiv von 421 Probanden mit einer Verlaufsdauer von 15-59 Jahren nur bei 25 von 421 Patienten, d.h. bei 5,9% durchgeführt wurde; dieser Unterschied ist hochsignifikant.

Tabelle 78. Psychopathologische Langzeitprognose der Teilgruppen mit einer Verlaufsdauer von 9 – 14 Jahren bzw. von 26 Jahren und mehr im Bonner Hauptkollektiv

Verlaufsdauer ab Erstmanifestation der Psychose	Vollremissionen	Uncharakt. Residuen	Charakt. Residuen	n
9 – 14 Jahre	22 27,8%	39 49,4%	18 22,8%	79 42,0%
26 Jahre und mehr	17 15,6%	48 44,0%	44 40,4%	109 58,0%
n	39	87	62	188

χ^2-Anteil 7,7 bei 2 FG = 5-%-Niveau

Tabelle 79. Initiale Behandlung bei den beiden Teilgruppen mit einer Verlaufsdauer von 9 – 14 und von 15 – 59 Jahren des Bonner Hauptkollektivs

Verlaufsdauer ab Erstmanifestation der Psychose	Psychopharmaka	Schocktherapie	keine Therapie	n
9 – 14 Jahre	40 50,6%	23 29,1%	16 20,3%	79 15,8%
15 – 59 Jahre	25 5,9%	199 47,3%	197 46,8%	421 84,2%
n	65 13,0%	222 44,4%	213 42,6%	500 100%

χ^2-Anteil 117,6 bei 2 FG = 0,1-%-Niveau

Wir entnehmen weiter Tabelle 77 (S. 294), daß *in der Gruppe mit der längsten Verlaufsdauer (30-59 Jahre) die Rate uncharakteristischer Residuen mit 46% praktisch genauso hoch liegt wie in der Gruppe mit der kürzesten Verlaufsdauer (49,4%)* und höher als in den beiden mittleren Verlaufsdauergruppen (35,9 und 45,6%), obschon bei diesen sehr langen Verläufen keine Chance einer schon im Krankheitsbeginn durchgeführten Psychopharmakabehandlung bestand. Von der Bonner Population mit einer Verlaufsdauer von 15 Jahren und mehr wurden, wie eben ausgeführt, nur 5,9% (25 von 421 Patienten) initial (in den ersten 6 Monaten nach Einsetzen der psychotischen Erstmanifestation) mit Psychopharmaka behandelt.

Bei einer weiteren Aufgliederung hinsichtlich unserer 15 Typen psychopathologischer Ausgänge ergibt sich u.a., daß *stärker ausgeprägte reine Defektsyndrome (mäßiger reiner Defekt, Typen 4 und 8 –* s. S. 103 ff) und Strukturverformungen ohne Psychose (Typ 9) in der Gruppe mit einer Verlaufsdauer von 15-19 Jahren mit 3,8% schwachsignifikant seltener, dagegen in der Verlaufsdauergruppe 30-59 Jahre mit 15,9% signifikant häufiger vorkommen als im Gesamtkollektiv mit 8,8%. Doch ist auch hier keine durchgehende Tendenz einer Zunahme der stärker ausgeprägten reinen Defektsyndrome mit längerer Verlaufsdauer zu erkennen; die entsprechende Rate ist in der kürzesten Verlaufsdauergruppe mit 12,8% deutlich höher, in der Gruppe mit einer Verlaufsdauer von 20-29 Jahren mit 8,8% genauso hoch wie im Gesamtkollektiv.

Bei Berücksichtigung der *Verlaufsdauer ab Beginn des Prodroms beim Teilkollektiv von 184 Bonner Probanden mit Prodromen (s. S. 61 ff) ergeben sich gleichfalls keine signifikanten Unterschiede in den vier Verlaufsdauergruppen.* Eine prozentuale Abweichung ist auch hier insofern zu erkennen, als in der längsten, nur mit 21 Fällen besetzten Verlaufsdauergruppe die Rate der Vollremissionen mit 4,8% am niedrigsten ist (Tabelle 80).

Signifikante Korrelationen zwischen den Verlaufsdauergruppen und den Gruppen von *Verlaufstypen* sind nicht nachweisbar. Man findet lediglich eine trendmäßige Korrelation insofern, als in der kürzesten Verlaufsdauergruppe (9·14 Jahre) die Gruppe der ungünstigsten Verlaufstypen X·XII mit 9,6% gegenüber dem Gesamtkollektiv (27,2%) unterrepräsentiert ist; in der Gruppe mit einer Erkrankungsdauer von 15-19 Jahren ist die relativ ungünstige Gruppe mit den Typen VII, VIII und IX mit 17,3% gleichfalls relativ selten.

Im übrigen fehlen selbst trendmäßige Differenzen. *Bei den längsten Verläufen (30-59 Jahre) sind die Anteile der günstigen (18%), relativ günstigen (32,8%), relativ ungünstigen (26,2%) und ungünsti-*

Tabelle 80. Verlaufsdauer ab Einsetzen des Prodroms bei den 184 Patienten des Bonner Haupt-kollektivs mit Prodromen

Verlaufsdauer ab Beginn Prodrom	Voll-remissionen	Uncharakt. Residuen	Charakt. Residuen	n
9 – 14 Jahre	5 26,3%	10 52,6%	4 21,1%	19 10,3%
15 – 19 Jahre	10 20,8%	19 39,6%	19 39,6%	48 26,1%
20 – 29 Jahre	14 14,6%	47 49,0%	35 36,5%	96 52,2%
30 – 59 Jahre	1 4,8%	12 57,2%	8 38,1%	21 11,4%
n	30 16,3%	88 47,8%	66 35,9%	184 100%

χ^2-Anteil 5,6 bei 6 FG = nicht signifikant

gen (22,9%) *Verlaufstypgruppen nicht wesentlich anders als im Gesamtkollektiv.* Auch bei Berück-sichtigung der Verlaufsdauer ab Beginn des Prodroms werden signifikante Unterschiede vermißt.

Wir betrachten noch die Verteilung der 12 Verlaufstypen (s. S. 185 ff) auf die Verlaufs-dauergruppen. Beim Verlaufstyp IV (mit nur 1 Schub zu reinen Residuen) und beim Ver-laufstyp IX (mit mehreren Schüben zu reinen Residuen) ist der Anteil der kürzesten Ver-laufsdauergruppe mit 35,5 bzw. 30,2% signifikant häufiger als im Gesamtkollektiv (15,7%); eine trendmäßige Häufung von kürzeren Verläufen zeigt auch der monophasische Verlaufs-typ I (26%). Mit 2,8% sind kurze Verläufe beim ungünstigen Verlaufstyp XI signifikant seltener. Bei den längsten Verläufen sind die Verlaufstypen VI (mit zweitem, positivem Knick zu reinen Residuen) und VII (zu Strukturverformungen) signifikant häufiger, Ver-laufstyp I signifikant seltener als im Gesamtkollektiv. Dabei ist zu beachten, daß die Ver-laufstypen VI und VII mit sozialen Heilungsraten von 65,5 und 51,6% noch nicht zu den ungünstigen Typen gehören.

Im Teilkollektiv mit Prodromen unterscheiden sich nur die Verlaufstypen I und IV signifikant und der Verlaufstyp VI schwachsignifikant vom Gesamtkollektiv. Beim monophasischen Verlaufstyp I und beim Verlaufstyp IV (mit nur 1 Schub zu reinen Residuen) sind die kürzesten Verläufe erheblich häu-figer als im gesamten Teilkollektiv mit Prodromen; beim Verlaufstyp VI sind die längeren Verläufe häufiger als dort.

Zwischen *sozialer Remission* und Verlaufsdauer ergeben sich, wie Tabelle 81 zeigt, ins-gesamt keine signifikanten Zusammenhänge. Nur in der längsten Verlaufsdauergruppe sind voll auf früherem Niveau erwerbstätige Probanden mit 25,4% trendmäßig seltener, anderer-seits begrenzt arbeitsfähige Patienten mit 30,2% schwachsignifikant häufiger als im Gesamt-kollektiv. Der Anteil sozialer Heilungen ist bei den 63 Patienten mit einer Erkrankungs-dauer von 30-59 Jahren mit 46% trendmäßig niedriger als im Gesamtkollektiv (56,2%). Die Rate der beiden schlechtesten Remissionsgrade zusammen ist bei den längsten Ver-

Tabelle 81. Soziale Langzeitprognose und Verlaufsdauer ab Erstmanifestation der Psychose im Bonner Hauptkollektiv

Soziale Remission	9-14 Jahre	15-19 Jahre	20-29 Jahre	30-59 Jahre	n
(0) voll erwerbstätig auf früherem Niveau	34 44,2%	71 45,5%	72 35,3%	16 25,4%	193 38,6%
(1) voll erwerbstätig unter früh. Niveau	11 14,3%	26 16,7%	38 18,6%	13 20,6%	88 17,6%
(2) begrenzt erwerbstätig	11 14,3%	21 13,5%	46 22,5%	19 30,2%	97 19,4%
(3) erwerbsunfähig	17 22,1%	22 14,1%	33 16,2%	11 17,5%	83 16,6%
(4) völlig arbeitsunfähig	4 5,2%	16 10,3%	15 7,4%	4 6,3%	39 7,8%
n nicht rubrizierbar	77 2	156 –	204 –	63 –	500 2
Gesamt- kollektiv	79 15,7%	156 31,1%	204 40,6%	63 12,5%	502 100%

χ^2-Anteil 19,8 bei 12 FG = 10-%-Niveau

läufen mit 23,8% nicht höher als im Gesamtkollektiv (24,4%). Soziale Heilungen kommen bei den kürzesten Verläufen in 58,5% etwas seltener vor als in der Verlaufsdauergruppe 15-19 Jahre mit 62,2%; im Teilkollektiv mit einer Verlaufsdauer von 20-29 Jahren ist die soziale Heilungsrate mit 53,9% annähernd dieselbe wie im Gesamtkollektiv. Der Anteil von Patienten der beiden schlechtesten sozialen Remissionsgrade ist in der kürzesten Verlaufsdauergruppe mit 27,3% noch etwas höher als in den beiden längsten Verlaufsdauergruppen mit 23,5 und 23,8%. *Im Unterschied zur psychopathologischen Langzeitentwicklung fehlen bei der sozialen Remission selbst trendmäßige Differenzen zugunsten der kürzesten Verlaufsdauergruppe, die sich in allen fünf sozialen Remissionsgraden nicht vom Gesamtkollektiv abhebt.*

Bei Trennung in Männer und Frauen sind bei den *Männern* bei den längsten Verläufen Probanden mit voller Erwerbstätigkeit auf früherem Niveau mit 13,6% erheblich unterrepräsentiert gegenüber dem Gesamtkollektiv der Männer (34,5%); dafür sind die unterhalb des früheren Niveaus voll Erwerbstätigen mit 22,7% und die begrenzt Arbeitsfähigen mit 27,3% häufiger als dort, während die schlechtesten Sozialremissionen (Remissionsgrade 3 und 4) mit zusammen 36,3% annähernd genauso häufig sind wie im männlichen Gesamtkollektiv (34,5%).

Auch im 184 Fälle umfassenden *Teilkollektiv mit Prodromen* finden sich Abweichungen (bei Berechnung der Verlaufsdauer ab Beginn des Prodroms) nur bei den längsten Verläufen. Hier ist der soziale Remissionsgrad 0 mit 13,6% trendmäßig seltener als im Gesamtkollektiv, andererseits der soziale Remissionsgrad 2 mit 50% hochsignifikant häufiger als dort. Die ungünstigsten Sozialremissionen 3 und 4 sind bei den längsten Verläufen mit 18,2% dagegen eher etwas seltener als im Gesamtkollektiv (27,4%).

Bei einer weiteren Aufgliederung der psychopathologischen Ausgänge zeigt sich, daß die *Minimalresiduen* (Typ 2) bei den kurzen Verläufen relativ häufig, bei den langen relativ selten vorkommen. *Struk-*

turverformungen ohne Psychose dagegen fehlen bei den kurzen Verläufen und sind bei den langen Verläufen häufiger als im Gesamtkollektiv.

Aufs Ganze gesehen ist die psychopathologische und soziale Dauerprognose weitgehend unabhängig von der Verlaufsdauer, ein Ergebnis, das mit dem der Zürich-Studie übereinstimmt. *Eine regelhafte Verschlechterung der psychopathologischen oder sozialen Remission mit der Erkrankungsdauer liegt mit Sicherheit nicht vor.* Die Verteilung der verschiedenen Ausgänge von der psychopathologischen und sozialen Heilung bis zu den schwersten Defektpsychosen (charakteristische Residualzustände) bleibt annähernd gleich. *Einige Daten sprechen dafür, daß das unterschiedliche Verhalten der kurzen Verläufe (9-14 Jahre) mit trendmäßigen Abweichungen zugunsten der Vollremissionen auf Kosten der charakteristischen Residualsyndrome mit der hier im Vergleich mit dem Restkollektiv hochsignifikant häufigeren initialen Psychopharmakotherapie zusammenhängt.*

3.5.3.7 Stabilität der psychopathologischen Remission und Langzeitentwicklung

73,1% der Bonner Patienten zeigten, wie wir sahen (s. S. 138), bei der letzten Spätkatamnese eine Stabilität der psychopathologischen Remission von 5 Jahren und mehr; 26,9% waren weniger als 5 Jahre stabil oder bis zur Spätkatamnese unstabil. Von den zur Zeit der letzten Nachuntersuchung mehr als 5 Jahre einigermaßen stabilen Zustandsbildern, den stabilen „Endzuständen" im Sinne von M. Bleuler, waren 19,9% mehr als 5 und bis zu 10 Jahren, 39,8% 10-19 Jahre und die restlichen 13,3% 20 Jahre und mehr stabil (s. S. 138 f). Tabelle 82 zeigt die Beziehungen der Stabilität der Remission zum psychopathologischen Ausgang. *In der Gruppe der weniger als 5 Jahre stabilen oder unstabilen Patienten ist die Rate der Vollremissionen mit 11,9% signifikant niedriger,* dafür der Anteil der uncharakteristischen Residuen mit 53,3% trendmäßig höher als im Gesamtkollektiv. Die Rate der

Tabelle 82. Stabilität der psychopathologischen Remission und Ausgang in Vollremissionen, uncharakteristische und charakteristische Residuen im Bonner Hauptkollektiv

Stabilität der Remission	Voll-remissionen	Uncharakt. Residuen	Charakt. Residuen	n
5 − 9 Jahre	14 14,0%	48 48,0%	38 38,0%	100 19,9%
10 − 19 Jahre	61 30,5%	73 36,5%	66 33,0%	200 39,8%
20 Jahre und mehr	20 29,9%	24 35,8%	23 34,3%	67 13,3%
unstabil bzw. weniger als 5 Jahre	16 11,9%	72 53,3%	47 34,8%	135 26,9%
n	111 22,1%	217 43,2%	174 34,7%	502 100%

χ^2-Anteil 24,8 bei 6 FG = 0,1-%-Niveau

charakteristischen Residualzustände unterscheidet sich nicht von der des Gesamtkollektivs. *Die beiden Teilgruppen mit einer Stabilität von 10-19 und 20 Jahren und mehr unterscheiden sich von den beiden Teilkollektiven, die weniger als 5 Jahre stabil (bzw. unstabil) oder nur 5-10 Jahre stabil sind, durch die mit 30,5 bzw. 29,9% signifikant höhere Rate von Vollremissionen,* während hinsichtlich der charakteristischen Residuen keine wesentlichen Unterschiede zwischen den vier Gruppen bestehen. Der Anteil der uncharakteristischen Residuen ist in den beiden Gruppen, die weniger als 10 Jahre stabil bzw. unstabil sind, mit 53,3 bzw. 48,0% auf Kosten der Vollremissionen erhöht.

Unter den *Verlaufstypen* sind sechs mit signifikanten Abweichungen hinsichtlich der Dauer der Stabilität der psychopathologischen Remission. Beim monophasischen Verlaufstyp I fehlen erwartungsgemäß unstabile Remissionen vollständig. Dagegen zeichnen sich die Verlaufstypen V: primär phasisch, dann schubförmig zu reinen Residuen, und IX, der in mehreren Schüben zu reinen Residuen führt, durch eine signifikante Häufung von weniger als 5 Jahren stabilen oder unstabilen Remissionen aus. Beim Verlaufstyp IV (mit nur 1 Schub zu reinen Residuen) fehlen unstabile oder weniger als 5 Jahre stabile Remissionen vollständig. Bei Typ III: chronische reine Psychosen, zeigt nur einer von 21 Fällen einen unstabilen Zustand, während acht Patienten mehr als 20 und 11 mehr als 10 Jahre stabile Zustände bieten.

Der nach einem zweiten, positiven Knick zu reinen Residuen verlaufende Typ VI zeigt eine signifikante Häufung in der Untergruppe mit 5-10jähriger Stabilität. Relativ wenig unstabile Remissionen und eine hohe Rate von 20 Jahren und mehr stabilen Zuständen findet sich auch bei dem in Strukturverformungen ausgehenden Verlaufstyp VII. Auch Verlaufstyp VIII: einfach zu reinen Residuen, zeigt eine trendmäßig niedrige Rate von unstabilen Remissionen.

Von den *Verlaufstypgruppen* zeigt nur die erste, günstige Gruppe (Verlaufstypen I und II) signifikante Differenzen: Eine Stabilität von mehr als 10 Jahren ist hier mit 73,7% signifikant häufiger als im Gesamtkollektiv (53,1%), andererseits sind unstabile Remissionen mit 14,5% signifikant seltener als dort (26,9%).

Von besonderer Bedeutung schien uns die Prüfung der Beziehungen zwischen Vorhandensein und Dauer der Stabilität der psychopathologischen Zustandsbilder zur Zeit der Spätkatamnese einerseits, *sozialer Remission* auf der anderen Seite zu sein. Hier fanden wir erwartungsgemäß eine signifikante Korrelation. Die Güte der sozialen Remission ist, wie Tabelle 83 veranschaulicht, abhängig von Vorhandensein und Dauer einer Stabilität der psychopathologischen Remission. *Aufs Ganze gesehen ist die soziale Remission um so besser, je länger das psychopathologische Zustandsbild stabil ist.* Im Teilkollektiv mit unstabiler oder weniger als 5 Jahre stabiler psychopathologischer Remission ist die Rate des günstigsten sozialen Remissionsgrades 0 (volle Erwerbstätigkeit auf früherem beruflichen Niveau) mit 25,4% signifikant niedriger, die der erwerbsunfähigen Patienten (sozialer Remissionsgrad 3) mit 25,4% signifikant höher als im Gesamtkollektiv. Doch gibt es überraschenderweise keinen Unterschied gegenüber der Teilgruppe mit 5-9jähriger Stabilität der Remission. Auch hier ist die Rate des günstigsten sozialen Remissionsgrades 0 mit 23% signifikant niedriger als im Gesamtkollektiv (38,6%); soziale Heilungen (soziale Remissionsgrade 0 und 1) werden in der unstabilen Gruppe in 46,3% und in der Gruppe mit 5-9jähriger Stabilität sogar nur in 43% beobachtet; soziale Heilung ist also hier wie dort deutlich seltener als im Gesamtkollektiv (56,2%).

Tabelle 83. Dauer der Stabilität der psychopathologischen Remission und soziale Langzeitprognose im Bonner Hauptkollektiv

Soziale Remission	5 – 9 Jahre	10 – 19 Jahre	>20 Jahre	unstabil/ <5 Jahre	n
(0) voll erwerbstätig auf früherem Niveau	23 23,0%	99 49,7%	37 55,2%	34 25,4%	193 38,6%
(1) voll erwerbstätig unter früh. Niveau	20 20,0%	31 15,6%	9 13,4%	28 20,9%	88 17,6%
(2) begrenzt erwerbstätig	28 28,0%	31 15,6%	10 14,9%	28 20,9%	97 19,4%
(3) erwerbsunfähig	20 20,0%	22 11,1%	7 10,4%	34 25,4%	83 16,6%
(4) völlig arbeitsunfähig	9 9,0%	16 8,0%	4 6,0%	10 7,5%	39 7,8%
n nicht rubrizierbar	100 –	199 1	67 –	134 1	500 2
Gesamtkollektiv	100 19,9%	200 39,8%	67 13,3%	135 26,9%	502 100%

χ^2-Anteil 44,7 bei 12 FG = 0,1-%-Niveau

Die Gruppe mit einer Stabilität von 5-9 Jahren unterscheidet sich nur durch die mit 28% etwas höhere Rate von begrenzt arbeitsfähigen Probanden in günstigem Sinne von der Gruppe mit unstabiler oder weniger als 5 Jahre stabiler Remission. Der Anteil der erwerbsunfähigen und völlig arbeitsunfähigen Probanden ist in beiden Gruppen mit 32,9 und 29% annähernd gleich hoch und erheblich höher als in den beiden Gruppen mit einer Stabilität von mehr als 10 Jahren (19,1 bzw. 16,4%).

Die beiden Teilkollektive mit einer Stabilität von 10-19 bzw. 20 Jahren und mehr unterscheiden sich nicht wesentlich. Die Rate sozialer Vollremissionen liegt bei einer Stabilität von mehr als 20 Jahren mit 55,2% noch etwas günstiger als bei den seit 10-19 Jahren stabilen Probanden (49,7%). *Die Zahlen zeigen, daß eine mehr als 10 Jahre stabile psychopathologische Remission auch die soziale Remission signifikant verbessert.* Die Zusammenhänge zwischen der Dauer der Stabilität der psychopathologischen Residualsyndrome bzw. Vollremissionen und sozialer Remission sind insgesamt hochsignifikant; insbesondere sind die Unterschiede der sozialen Heilungsraten zugunsten der 10 Jahre und mehr stabilen Remissionen signifikant. Die Befunde sind auch ein deutlicher Hinweis auf die Bedeutung einer Langzeitmedikation mit Psychopharmaka, die Remissionen stabilisieren und Rezidive hintanhalten kann, für die Rehabilitation schizophrener Kranker.

3.5.3.8 Lebensalter zur Zeit der Spätkatamnese und Langzeitentwicklung

Zwischen dem Lebensalter zur Zeit der Nachuntersuchung und psychopathologischem Ausgang bestehen, wie Tabelle 84 zeigt, keine signifikanten Korrelationen. Vollremissionen, uncharakteristische und charakteristische Residualsyndrome sind in den sechs Lebensaltergruppen nicht signifikant different.

Lediglich in der mit 12 Fällen (2,4% der Gesamtpopulation) schwach besetzten Untergruppe mit einem Lebensalter von 20-29 Jahren bei der Nachuntersuchung sind Vollremissionen mit 41,7% (5 Fälle) prozentual häufiger als im Gesamtkollektiv. Auch in den Teilkollektiven mit einem Lebensalter von 30-39 Jahren, andererseits von 70 Jahren und mehr sind Vollremissionen mit 28,3 bzw. 28% etwas überrepräsentiert. In der Teilgruppe der 30-39jährigen finden sich charakteristische Residuen mit 28,3% etwas seltener als im Gesamtkollektiv (34,7%), während diese ungünstigsten psychopathologischen Ausgänge umgekehrt bei den 50-59jährigen mit 39,6% relativ häufig vorkommen. Uncharakteristische Residuen zeigen bei den 40-49jährigen eine geringfügige Abweichung nach oben (48,8%); andererseits sind uncharakteristische Residuen (die abgesehen von den seltenen, nur 3% der Gesamtpopulation umfassenden „Strukturverformungen ohne Psychose" reine Residualzustände darstellen) sowohl in der Gruppe mit dem niedrigsten (20-29 Jahre) wie mit dem höchsten Lebensalter (über 70 Jahre) in 25 bzw. 32% relativ selten. Alle angeführten Befunde bleiben weit unterhalb der Signifikanzgrenze; der höchste erreichte χ^2-Anteil ist 1,6.

Bei einer weitergehenden Aufgliederung der psychopathologischen Ausgänge in unsere 15 Prägnanztypen (s. S. 97 ff) ist nur ein einziger Befund trendmäßig auffällig, nämlich die mit 12,5% relativ niedrige Rate von typisch schizophrenen Defektpsychosen (Typen 13 und 14), Strukturverformungen mit Psychose (Typ 15) und chronischen reinen Psychosen (Typ 12) bei den 40-49jährigen; zu diesen vier Typen charakteristischer Residualsyndrome gehören 18,2% der Bonner Gesamtpopulation.

Die Korrelation von Lebensalter zur Zeit der Spätkatamnese und *sozialer Remission* bringt kein wesentlich anderes Ergebnis.

Nur zwei Befunde sind schwachsignifikant abweichend: Bei den 50-59jährigen ist die Rate der voll auf früherem Niveau Erwerbstätigen mit 27,3% niedriger als im Gesamtkollektiv (38,6%); bei den 30-39jährigen ist die Quote der begrenzt Arbeitsfähigen (sozialer Remissionsgrad 2) mit 9,8% niedriger als im Gesamtkollektiv (19,4%), während andererseits die auf früherem Niveau voll erwerbstätigen Probanden mit 50% häufiger sind als dort. Im übrigen finden sich in den sechs Altersklassen keine auch nur trendmäßigen Differenzen hinsichtlich der Häufigkeitsverteilung der sozialen Remissionsgrade.

Tabelle 84. Lebensalter zur Zeit der Spätkatamnese und psychopathologische Langzeitentwicklung im Bonner Hauptkollektiv

Lebensalter bei Spätkatamnese	Voll- remissionen	Uncharakt. Residuen	Charakt. Residuen	n
20 – 29 Jahre	5 41,7%	3 25,0%	4 33,3%	12 2,4%
30 – 39 Jahre	26 28,3%	40 43,5%	26 28,3%	92 18,3%
40 – 49 Jahre	31 19,4%	78 48,8%	51 31,9%	160 31,9%
50 – 59 Jahre	27 19,4%	57 41,0%	55 39,6%	139 27,7%
60 – 69 Jahre	15 20,2%	31 41,9%	28 37,8%	74 14,7%
ab 70 Jahre	7 28,0%	8 32,0%	10 40,0%	25 5,0%
n	111 22,1%	217 43,2%	174 34,7%	502 100%

χ^2-Anteil 11,0 bei 10 FG = nicht signifikant

Auch soziale Vollremissionen (sozialer Remissionsgrad 0) zeigen, abgesehen von der angeführten geringen Verschiebung bei den im 6. Lebensjahrzehnt stehenden Probanden, keine Tendenz zum Rückgang in den höheren Altersklassen.

Auch die Rate sozialer Heilungen (soziale Remissionsgrade 0 und 1), also der voll erwerbstätigen Patienten, ist in den sechs Altersklassen nicht signifikant different.

Bei den *Verlaufstypen* bestehen signifikante Korrelationen zum Lebensalter bei der Nachuntersuchung nur bei den Typen III, VII und XI. Beim *Verlaufstyp III:* chronische reine Psychosen, sind die Altersklassen der 60-69jährigen und der über 70jährigen signifikant häufiger; dasselbe gilt für den in Strukturverformungen ausmündenden *Verlaufstyp VII* für die 60-69jährigen. Beim ungünstigen, zu gemischten Defektsyndromen führenden Verlaufstyp XI ist die Altersklasse 40-49 Jahre zur Zeit der Spätkatamnese überrepräsentiert. Im übrigen fehlen selbst trendmäßige (10-%-Niveau) Abweichungen.

3.5.4 Behandlung und Langzeitverlauf

3.5.4.1 Methodik. Beeinflussung der Streckenprognose

Beim Versuch der Beantwortung der Frage, welchen Einfluß therapeutische Faktoren auf die Dauerprognose haben, beschränkten wir uns aus methodischen Gründen auf die Somatotherapie, d.h. auf die Behandlung mit Elektrokrampf, Insulinschock und Psychopharmaka. Rehabilitative Maßnahmen erstreckten sich im Bonner Beobachtungsgut im wesentlichen lediglich auf einfache Arbeits- und Beschäftigungstherapie; moderne Formen der berufsbezogenen Rehabilitation und industriellen Arbeitstherapie wurden noch nicht angewandt. Von unseren 56,2% sozial geheilten Patienten wurden nur 13,2% (37 von 281 Patienten) extramuralen rehabilitativen Maßnahmen gewöhnlich einfachster Art unterworfen (s. S. 171).

Ein Überblick über die Literatur zeigt, daß unser Wissen über die Wirksamkeit therapeutischer Maßnahmen bei den schizophrenen Erkrankungen bruchstückhaft ist. Man kann mit M. Bleuler annehmen, daß allgemein die Fortschritte der Behandlung, sowohl der Sozio- wie der Somato- und speziell Psychopharmakotherapie, den Verlauf günstig beeinflußt haben. Der Eindruck, daß der Langzeitverlauf der Schizophrenien seit Einführung neuer und aktiver Behandlungsmethoden von den 30er Jahren an — neben der Insulin- und Elektrokrampftherapie vor allem die Ergotherapie — günstiger wurde, konnte am Lausanner Erfahrungsgut, das allerdings zu $^4/_5$ weder Schocktherapie noch neuroleptische Behandlung erhielt, nicht bestätigt werden. Hier ergaben sich keine Beziehungen zwischen der Zeitperiode der Erstaufnahme und dem Spätverlauf; es fanden sich sogar bei Gegenüberstellung der vor und nach 1933 erfolgten Erstaufnahmen schwachsignifikant günstigere Verläufe bei den aus den ersten 3 Jahrzehnten des Jahrhunderts stammenden Patienten. Der Schluß, ein günstiger Einfluß der modernen psychiatrischen Behandlungsmaßnahmen auf den Langzeitverlauf sei nicht vorhanden, ist, wie Ciompi und Müller hervorheben, anhand dieses Ergebnisses aus den von ihnen genannten Gründen nicht erlaubt. Immerhin ist zu vermuten, daß die Langzeiteffekte moderner Behandlungsmethoden und hier unseres Erachtens auch moderner Formen der Soziotherapie, insbesondere soweit es sich um sogenannte sozioemotionale Methoden und nicht um moderne Formen der berufsbezogenen Rehabilitation und industriellen Arbeitstherapie handelt (Huber, 1976b; Häfner, 1976; Wing, 1976; Gross u. Huber, 1978), nicht so überwältigend positiv sind, daß sie über alle methodischen Beschränkungen hinweg sichtbar bleiben.

Der *günstige Einfluß der Psychopharmakotherapie auf die Streckenprognose* (im Sinne von E. Bleuler), die Beseitigung von psychotischen Manifestationen und die Inhibierung von psychotischen Rezidiven, ist statistisch gesichert (u.a. Hogarthy et al., 1974; Grinspoon et al., 1968; Huber et al., 1976a).

Während reine Psychopharmakotherapie gegenüber reiner Placebobehandlung signifikant wirksam ist, gibt es keinen Beweis für ein besseres Resultat reiner Sozio- oder Psychotherapie gegenüber reiner Placebogabe bzw. gegenüber dem Spontanverlauf. Die besten Ergebnisse erreicht die Kombination der Psychopharmakabehandlung mit Sozio- bzw. Psychotherapie im weiteren Sinne. Der Vergleich der Psychopharmakotherapie mit Sozio- und Psychotherapie und mit dem Spontanverlauf, dabei auch alle Placebodoppelblindstudien, zeigen die Überlegenheit der Neurolepticabehandlung in bezug auf Beseitigung akuter psychotischer Exacerbationen und Verhinderung von psychotischen Rezidiven (Huber u. Schüttler, 1978; Gross u. Huber, 1978; Huber, 1978).

Bis heute fehlen jedoch Beweise dafür, daß Psychopharmakabehandlung die Dauerprognose, d. h. den Verlauf und Ausgang über 3 Jahre hinaus signifikant verbessert (u.a. Angst u. Woggon, 1975). Dasselbe gilt offenbar auch für die Elektrokrampf- und Insulinschockbehandlungen.

In unserem Bonner Kollektiv wurden vier Teilgruppen unterschieden: ausschließliche Behandlung mit Elektro- und/oder Insulinschock; ausschließliche Behandlung mit Psychopharmaka; Behandlung sowohl mit Schock- (Elektro- und/oder Insulinschock) wie mit Psychopharmakotherapie; keine Behandlung.

Eine außerdem vorgenommene detailliertere Aufgliederung ergab keine weitergehenden Aufschlüsse und ist wegen der zum Teil zu kleinen Fallzahlen für die statistische Auswertung weniger geeignet. Insbesondere konnte auf eine gesonderte Auswertung der Insulinschockbehandlung verzichtet werden. Eine isolierte Insulinschockbehandlung (ohne gleichzeitige Elektrokrampftherapie) wurde im Gesamtverlauf nur in acht Fällen (1,6%) vorgenommen. Initial erhielten 16 Patienten von 287, die während der ersten psychotischen Manifestation behandelt wurden, eine Insulinschocktherapie; das sind 5,6% oder, bezogen auf das initial nur mit Schockmethoden behandelte Teilkollektiv (222 Fälle), 7,2%. *Die gesonderte Auswertung der 16 Patienten, die initial nur mit Insulinschock behandelt wurden, ergab keine signifikanten Abweichungen hinsichtlich der psychopathologischen Dauerremission;* sowohl die Rate der Vollremissionen (25%) wie die der charakteristischen Residualzustände (43,8%) ist etwas höher als im Gesamtkollektiv, ohne daß die Abweichungen statistische Signifikanz erreichen. Die initial nur mit Insulinschock behandelten Probanden sind in der ersten Teilgruppe „ausschließliche Behandlung mit Elektro- und/oder Insulinschock" enthalten.

Wir betrachten zunächst den Einfluß einer *Behandlung während der psychotischen Erstmanifestation,* d.h. in den ersten 6 Monaten nach Einsetzen der ersten psychotischen Manifestation ohne Berücksichtigung der Prodrome, dann die Behandlung im Gesamtverlauf, wobei sowohl die Behandlung während der ersten psychotischen Manifestation wie die Therapie im Gesamtverlauf mit der psychopathologischen und sozialen Remission zur Zeit der Spätkatamnese und dem Verlaufstyp in Beziehung gesetzt werden.

3.5.4.2 Behandlung während der ersten psychotischen Manifestation

Im Bonner Gesamtkollektiv wurden während der psychotischen Erstmanifestation 44,4% (222 Fälle) ausschließlich mit Elektrokrampf und/oder Insulinschock behandelt, 6,8% (34 Fälle) ausschließlich mit Psychopharmaka und 6,2% (31 Fälle) sowohl mit Schocktherapie wie mit Psychopharmaka. 42,6% (213 Fälle) blieben in den ersten 6 Monaten nach Ausbruch der Psychose unbehandelt.

Die im Erkrankungsbeginn unbehandelten Patienten remittierten, wie Tabelle 85 zeigt, signifikant (2,5-%-Niveau) ungünstiger als das Gesamtkollektiv und das Teilkollektiv der initial behandelten Patienten. Im Teilkollektiv der initial nicht behandelten Patienten sind nur 14,6% Vollremissionen gegenüber 27,9% in der Teilgruppe der initial behandelten Patienten, andererseits 40,4% charakteristische Residualzustände gegenüber 30,7% der behandelten Gruppe; der Anteil der uncharakteristischen Residuen ist mit 45% bei den nicht behandelten Patienten nur geringfügig höher als bei den behandelten. Die kleinen Teilgruppen der ausschließlich mit Psychopharmaka oder mit Schock und Psychopharmaka behandelten Patienten unterscheiden sich nicht nennenswert vom Gesamtkollektiv.

Bei den ausschließlich mit Psychopharmaka Behandelten findet man 23,5% Vollremissionen und 32,3% charakteristische Residualzustände; die entsprechenden Werte im Gesamtkollektiv sind 22,1 und 34,7%. Bei den mit Schock und Psychopharmaka Behandelten stimmen die Raten fast vollständig mit denen des Gesamtkollektivs überein.

Die Teilgruppe der initial ausschließlich mit Elektrokrampf und/oder Insulinschock behandelten Patienten remittiert schwachsignifikant günstiger; die Rate der Vollremissionen ist hier mit 29,2% schwachsignifikant höher als im Gesamtkollektiv, während die Quote der charakteristischen Residuen mit 29,7% etwas niedriger liegt als dort.

Wenn man alle behandelten Patienten zusammenfaßt und diese Teilgruppe von 287 Patienten (57,4%) mit initialer Behandlung dem Teilkollektiv der nicht behandelten 213

Tabelle 85. Behandlung während der psychotischen Erstmanifestation und psychopathologische Langzeitentwicklung im Bonner Hauptkollektiv

Therapie Erstmanifestation	Voll- remissionen	Uncharakt. Residuen	Charakt. Residuen	n
Elektro- und/oder Insulinschock	65 29,2%	91 40,1%	66 29,7%	222 44,4%
Psychopharmaka	8 23,5%	15 44,1%	11 32,3%	34 6,8%
Schock und Psychopharmaka	7 22,6%	13 41,9%	11 35,5%	31 6,2%
keine Behandlung	31 14,6%	96 45,0%	86 40,4%	213 42,6%
n unbekannt	111 –	215 2	174 –	500 2
Gesamt- kollektiv	111 22,1%	217 43,2%	174 34,7%	502 100%

χ^2-Anteil 14,6 bei 6 FG = 2,5-%-Niveau

Probanden (42,6%) gegenübergestellt, ist die *psychopathologische Langzeitentwicklung bei der nicht behandelten Teilgruppe, wie Tabelle 86 zeigt, signifikant (0,5-%-Niveau) ungünstiger.*

Diese Befunde bestätigen sich auch bei der Überprüfung der Häufigkeitsverteilung der vier Behandlungsgruppen bei den 12 *Verlaufstypen.* Unter anderem ergibt sich, daß die Patienten der beiden ungünstigsten Verlaufstypen XI und XII mit 56,6 bzw. 50% während der ersten psychotischen Manifestation prozentual (ohne Signifikanz) häufiger unbehandelt bleiben. Dagegen überwiegen beim günstigen monophasischen Typ I mit 88% und beim relativ günstigen Typ IV (mit nur 1 Schub zu reinen Residuen) mit 90,3% die behandelten Patienten hochsignifikant. Beim Verlaufstyp I wurden mit 72% und beim Verlaufstyp IV mit 77,4% initial signifikant mehr Patienten ausschließlich mit Schock behandelt (Gesamtkollektiv: 44,4%).

Die Korrelationen von *sozialem Remissionsgrad* und Therapie während der ersten psychotischen Manifestation weisen in die gleiche Richtung. *Die soziale Heilungsrate beträgt bei den initial unbehandelten Patienten nur 47,4% gegenüber 56,2% im Gesamtkollektiv; nur 28,6% (Gesamtkollektiv: 38,6%) gehören dem optimalen sozialen Remissionsgrad 0 an. Auch diese Differenzen sind signifikant (2,5-%-Niveau) und zeigen, daß ebenso wie die psychopathologische auch die soziale Dauerprognose bei fehlender Initialbehandlung signifikant ungünstiger ist.* Die kleinen Teilgruppen der initial mit Psychopharmaka oder mit Schock und Psychopharmaka behandelten Patienten weichen nicht signifikant gegenüber dem Gesamtkollektiv ab. Bei den initial ausschließlich schockbehandelten Probanden ist die soziale Heilungsrate mit 65,3% und insbesondere der Anteil des sozialen Remissionsgrades 0 mit 49,1% erhöht (Tabelle 87).

Tabelle 86. Psychopathologische Langzeitprognose der initial behandelten bzw. nicht behandelten Teilkollektive des Bonner Hauptkollektivs

Erstmanifestation	Voll-remissionen	Uncharakt. Residuen	Charakt. Residuen	n
behandelt	80 27,9%	119 41,5%	88 30,7%	287 57,4%
nicht behandelt	31 14,6%	96 45,1%	86 40,4%	213 42,6%
n unbekannt	111 –	215 2	174 –	500 2
Gesamt-kollektiv	111 22,1%	217 43,2%	174 34,7%	502 100%

χ^2-Anteil 13,5 bei 2 FG = 0,5-%-Niveau

Bei Trennung in *Männer* und *Frauen* sind die Differenzen zwischen den vier Behandlungsgruppen nur bei den Männern (auf dem 2,5-%-Niveau) signifikant. Hier finden sich in der initial ausschließlich mit Schock behandelten Gruppe 64,9% soziale Heilungen gegenüber nur 50,7% im männlichen Gesamtkollektiv. Die initial unbehandelten Männer

Tabelle 87. Behandlung der psychotischen Erstmanifestation und soziale Langzeitprognose im Bonner Hauptkollektiv

Therapie der Erstmanifestation	Soziale Remission					n
	0	1	2	3	4	
Elektro- und/oder Insulinschock	109 49,1%	36 16,2%	38 17,1%	26 11,7%	13 5,9%	222 44,6%
Psychopharmaka	12 36,4%	5 15,2%	3 9,1%	10 30,3%	3 9,1%	33 6,6%
Schock und Psychopharmaka	11 36,7%	7 23,3%	6 20,0%	4 13,3%	2 6,7%	30 6,0%
keine Behandlung	61 28,6%	40 18,8%	50 23,5%	41 19,2%	21 9,9%	213 42,8%
n unbekannt	193 –	88 –	97 –	81 2	39 –	498 2
Gesamt-kollektiv	193 38,6%	88 17,6%	97 19,4%	83 16,6%	39 7,8%	500 100%

χ^2-Anteil 27,5 bei 12 FG = 1-%-Niveau

zeigen mit 42,6% eine schwachsignifikant ungünstigere Rate sozialer Heilungen. Bei den Frauen ist dieser Trend gleichfalls noch erkennbar, doch ohne statistische Signifikanz; in der Teilgruppe der Frauen ohne initiale Behandlung sind nur 51,8% sozial geheilt gegenüber 60,1% im weiblichen Gesamtkollektiv.

Nach den referierten Befunden ist eine *ausschließliche initiale Schockbehandlung,* d.h. eine Behandlung mit Elektrokrampf (die Insulinbehandlung verbessert, wie wir sahen, die Langzeitprognose nicht), mit einer vergleichsweise günstigen psychopathologischen und sozialen Langzeitentwicklung korreliert. Man kann hieraus nicht ohne weiteres schließen, daß die initiale Elektrokrampfbehandlung für die günstigere Langzeitentwicklung verantwortlich ist. Die Annahme liegt nahe, daß andere, krankheitsimmanente Faktoren, die die Indikationsstellung zur initialen Elektrokrampfbehandlung bedingten bzw. begünstigten, für die bessere Langzeitentwicklung der Gruppe der initial ausschließlich mit Elektrokrampf behandelten Patienten verantwortlich sind.

So könnte ein perakuter Erkrankungsbeginn bei den initial ausschließlich schockbehandelten Patienten relativ häufig, ein chronisch-schleichendes Einsetzen der Psychose relativ selten vorliegen; die Dauerprognose ist aber, wie wir sahen (s. S. 275), bei perakutem Psychosebeginn signifikant günstiger, bei schleichendem signifikant ungünstiger. Im Teilkollektiv mit chronischem Einsetzen der Psychose (112 Fälle) wurden nur 33% (37 Fälle) gegenüber 44,4% im Gesamtkollektiv initial ausschließlich mit Schock behandelt. Doch ist bei den perakut beginnenden Schizophrenien (136 Fälle) die Rate der initial ausschließlich mit Schock behandelten Patienten mit 36,8% (50 von 136 Fällen) ebenfalls niedriger als im Gesamtkollektiv (44,4%). Demnach ergibt sich, daß zwar ein chronisch-schleichendes Einsetzen der Psychose bei den Patienten mit ausschließlicher initialer Schockbehandlung mit 16,7% seltener ist als im Gesamtkollektiv (22,3%), aber andererseits ein perakuter Erkrankungsbeginn in dieser Teilgruppe nicht relativ häufig, sondern mit 22,5% sogar etwas seltener beobachtet wird als im Gesamtkollektiv (27,1%). Die eben formulierte Hypothese zur Erklärung der günstigeren Langzeitentwicklung der initial ausschließlich mit Elektrokrampf behandelten Teilgruppe schizophrener Erkrankungen kann also nicht aufrechterhalten werden.

Mit Sicherheit kann man feststellen, daß initiale Behandlung mit Elektrokrampf die Dauerprognose nicht ungünstig beeinflußt. Die Bonner Befunde widerlegen die Ansicht, initiale Elektroschockbehandlung sei prognostisch ungünstig und für die Entwicklung von schizophrenen Defektsyndromen verantwortlich zu machen (Eicke, 1973).

3.5.4.3 Therapie im Gesamtverlauf

Im Gesamtverlauf wurden 28,6% (143 Fälle) des Bonner Kollektivs ausschließlich mit Schock (Elektro- und/oder Insulinschock) behandelt; die Rate der ausschließlich mit Psychopharmaka behandelten Teilgruppe ist 8,8% (44 Fälle). Sowohl eine Behandlung mit Schock wie mit Psychopharmaka erhielt mit 55,8% die Mehrzahl der Patienten (279 Fälle). Die Teilgruppe der völlig unbehandelten Patienten ist mit 6,8% (34 Fälle) am schwächsten besetzt.

Signifikante Unterschiede finden sich in der Gruppe der im Gesamtverlauf ausschließlich mit Schock behandelten Probanden; 35% sind hier psychopathologisch voll remittiert und nur 19,6% zeigen charakteristische Residualzustände. Dieser signifikante (1-%-Niveau) Befund erlaubt freilich keinerlei Rückschlüsse. In unserem Bonner Kollektiv hatte die große Mehrzahl der Patienten mit nur einer psychotischen Manifestation, nämlich alle diejenigen, die diese erste und einzige psychotische Manifestation (Phase oder Schub) vor 1955 durchmachten, kaum eine Chance, mit Psychopharmaka behandelt zu werden. Dies gilt ausnahmslos für die vollständig remittierenden und vor 1955 aufgetretenen Verläufe des monophasischen Typs I und auch weitgehend für den nur mit einer psychotischen Manifestation zu reinen Residuen führenden Typ IV, wo die hier nach dem ersten und einzigen Schub persistierenden reinen uncharakteristischen Residualsyndrome gewöhnlich nicht mehr zu einer Behandlung mit Psychopharmaka Anlaß gaben.

Verlaufstyp I wurde in 70%, Verlaufstyp IV in 70,9% im Gesamtverlauf ausschließlich mit Schock behandelt; nur 12% von Verlaufstyp I und 16,1% von Verlaufstyp IV erhielten sowohl Schock wie Psychopharmaka.

Die am stärksten besetzte Teilgruppe der sowohl mit Schock wie mit Psychopharmaka behandelten Patienten (55,8%) zeigt mit nur 16,5% Vollremissionen gegenüber 40,5% charakteristischen Residuen eine schwachsignifikant ungünstigere psychopathologische Dauerprognose. Die kleine Gruppe der nur mit Psychopharmaka behandelten Patienten läßt keine signifikanten Abweichungen erkennen; sowohl die Rate der Vollremissionen wie die der charakteristischen Residuen liegt hier etwas höher als im Gesamtkollektiv. Bemerkenswert ist die bei ausschließlicher Psychopharmakabehandlung dennoch mit 31,8% relativ niedrige Rate von uncharakteristischen reinen Residuen, ein Befund, der zusammen mit anderen Ergebnissen (s. S. 136 f) darauf hinweist, daß es sich bei den reinen Residuen nicht um pharmakogene Syndrome handelt.

Die kleine Teilgruppe der im gesamten Verlauf unbehandelten Patienten (34 Fälle) zeigt nur 11,8% Vollremissionen, während charakteristische Residualzustände mit 38,2% und reine Residuen mit 50% häufiger vorkommen als im Gesamtkollektiv. Die psychopathologische Dauerprognose ist also auch hier wie bei den initial unbehandelten 213 Bonner Patienten ungünstiger, ohne daß der Befund angesichts der kleinen Fallzahl statistische Signifikanz (χ^2-Wert 1,7) erreicht. *Bei diesen im Gesamtverlauf unbehandelten Patienten ist die mit 50% relativ hohe Rate uncharakteristischer Residuen bemerkenswert und spricht wiederum für den morbogenen – und nicht pharmakogenen – Charakter der durch die Potentialreduktion bestimmten reinen Residualsyndrome.*

Dies wird weiter dadurch belegt, daß, wie bereits gezeigt (s. S. 136 f), von insgesamt 285 Patienten mit reinen oder gemischten Residualsyndromen der „reine Defekt" sich bei 127 Fällen vor Beginn einer Psychopharmakotherapie und bei weiteren 93 Patienten ganz ohne Psychopharmakabehandlung entwickelte. Bei 220 von 285 Patienten, bei denen das Zustandsbild bei der Spätkatamnese ausschließlich (reines Residuum) oder vorwiegend (gemischtes Residuum) durch die Zeichen der reinen Potentialreduktion bestimmt war, hatte sich die reine Defizienz unabhängig von Psychopharmakotherapie entwickelt.

In der Psychopharmakaära kam es offenbar nur insofern zu einer Syndromverschiebung, als uncharakteristische reine Residuen sich schon in früheren Stadien entwickeln als vorher (Gross et al., 1971c; Huber, 1969; Glatzel, 1969) und gemischte Residuen auf Kosten typisch schizophrener Defektpsychosen unter neuroleptischer Langzeittherapie zunahmen (s. S. 181).

Von den *Verlaufstypen* zeigen die Typen I und IV, außerdem die Typen VII und XII signifikante Abweichungen hinsichtlich der Behandlung im Gesamtverlauf. Beim Verlaufstyp I wurden 70%, beim Verlaufstyp IV 70,9% ausschließlich mit Schock behandelt; dafür sind die Raten für Behandlung mit Schock und Psychopharmaka beim Verlaufstyp I mit 12% und beim Verlaufstyp IV mit 16,1% erheblich niedriger als im Gesamtkollektiv (55,8%). Beim ungünstigen Verlaufstyp XII ist ausschließliche Schocktherapie mit 9,4% sehr selten, dafür Anwendung von Schock und Psychopharmaka mit 71,7% deutlich häufiger als im Gesamtkollektiv. Verlaufstyp VII mit Ausmündung in Strukturverformungen zeichnet sich durch die mit 22,6% höchste Rate von unbehandelten Patienten aus (Gesamtkollektiv: 6,8%). Auch bei den chronischen reinen Psychosen (Verlaufstyp III) ist der Anteil unbehandelter Patienten mit 14,3% relativ hoch. Alle angeführten Befunde, außer dem zuletzt genannten, sind signifikant.

Signifikante Unterschiede zwischen Männern und Frauen fehlen. Bei den *Frauen* sind die im Gesamtkollektiv hinsichtlich der Verlaufstypen I und IV vorhandenen Abweichungen noch stärker ausgeprägt; beim Verlaufstyp I wurden 77,4%, beim Verlaufstyp IV 75% bei den Frauen ausschließlich mit Schock behandelt.

Auch die Inbeziehungsetzung von „Behandlung im Gesamtverlauf" und *sozialer Remission* bei der Spätkatamnese veranschaulicht die bessere Dauerprognose der ausschließlich schockbehandelten Patientengruppe: hier sind 76,9% sozial geheilt gegenüber 56,2% im Gesamtkollektiv.

Erwartungsgemäß liegt die Rate sozialer Heilungen bei den sowohl mit Schock wie mit Psychopharmaka Behandelten mit 47,7% relativ niedrig. In der kleinen Gruppe der nur mit Psychopharmaka behandelten Patienten ist die soziale Heilungsrate mit 47,7% dieselbe; doch ist hier mit 38,6% der günstigste soziale Remissionsgrad 0 häufiger und genauso häufig wie im Gesamtkollektiv vertreten. Die kleine Teilgruppe der im gesamten Verlauf nicht behandelten Patienten, deren psychopathologische Dauerprognose deutlich, aber nicht signifikant ungünstiger ist als die des Gesamtkollektivs (s. S. 309), zeigt zwar eine gegenüber dem Gesamtkollektiv mit 47% niedrigere Rate sozialer Heilungen; doch liegt diese Quote nur geringfügig unter der der beiden Teilgruppen, die ausschließlich mit Psychopharmaka oder mit Schock und Psychopharmaka behandelt wurden.

Der Schluß, ausschließliche Schockbehandlung sei den anderen körperlichen Behandlungsverfahren in bezug auf die soziale und psychopathologische Remission überlegen, ist, wie bereits ausgeführt (s. S. 308), unstatthaft. Bei der Interpretation des Befundes ist zu berücksichtigen, daß unter den vor der Psychopharmakaära ausschließlich schockbehandelten Patienten Verläufe des Verlaufstyps I mit nur einer Phase und solche des Verlaufstyps IV, die mit nur einer psychotischen Manifestation zu reinen Residuen führen, sich häufen, Typen also, die eine günstige psychopathologische und soziale Prognose besitzen. Diese Patienten hatten zum größten Teil keine Chance, mit Psychopharmaka behandelt zu werden.

3.5.4.4 Hinweise für eine günstige Beeinflussung der Langzeitentwicklung durch Psychopharmakotherapie

Ein günstiger Einfluß der Behandlung mit Psychopharmaka auf die psychopathologische und soziale Langzeitprognose ist, wie gesagt, nach wie vor nicht gesichert. Einige am Bonner Erfahrungsgut erhobenen Befunde sprechen jedoch für diese Annahme.

(1) *Die während der ersten psychotischen Manifestation unbehandelten 213 Bonner Patienten zeigen eine signifikant ungünstigere psychopathologische und soziale Dauerprognose* (s. S. 305 u. 306).

(2) *Bei einer Aufteilung des Bonner Beobachtungsgutes in zwei Gruppen von Patienten, von denen die einen (Gruppe 1) sicher vor Beginn der psychopharmakotherapeutischen Ära, nämlich bis einschließlich 1950 erstmals erkrankten (unter Berücksichtigung auch der Prodrome), die anderen (Gruppe 2) erst in den Jahren 1951-1959, zeigt sich,*

daß die Gruppe 2 eine signifikant günstigere Dauerprognose besitzt. Die Rate der Vollremissionen ist hier mit 26,2% höher als in der Gruppe 1 mit 17,3%; umgekehrt sind die charakteristischen Residualsyndrome in Gruppe 2 mit 30,4% erheblich seltener als in Gruppe 1 mit 38,6% (Tabelle 100, S. 339). Von Interesse ist, daß die zunehmende Möglichkeit einer Behandlung mit Psychopharmaka in Gruppe 2 auch hier ohne Einfluß ist auf den Anteil uncharakteristischer Residualsyndrome, der in Gruppe 1 und Gruppe 2 mit 44,1 bzw. 43,5% gleich hoch ist (s. auch S. 136 f).

(3) Einer baldigen stationären Behandlung nach Erkrankungsbeginn wird, wie u.a. die Ergebnisse von Kay und Lindelius (1973) wahrscheinlich machen, ein günstiger Einfluß auf die Langzeitprognose zugeschrieben. *Bei einer Aufteilung des Bonner Gesamtkollektivs in zwei annähernd gleich stark besetzte Teilkollektive, von denen die Patienten der Gruppe 1 innerhalb eines Jahres nach Erkrankungsbeginn erstmals stationär behandelt wurden, die der Gruppe 2 dagegen erst nach Ablauf des ersten Krankheitsjahres, zeigt die Gruppe 1 mit 27,8% doppelt so häufig Vollremissionen wie die Gruppe 2 mit 13,8%, außerdem mit 29,3% gegenüber 41,3% in Gruppe 2 einen deutlich niedrigeren Anteil von charakteristischen Residualsyndromen* (Tabelle 98, S. 337). Der Befund ist auf dem 0,1-%-Niveau signifikant. Die Tendenz zur günstigeren Dauerprognose bei früher erstmaliger stationärer psychiatrischer Behandlung zeigt sich in allen Erkrankungsjahrgängen, also auch schon vor Beginn der Psychopharmakaära. Sie ist jedoch in den jüngeren Jahrgängen deutlicher und sowohl bei den Patienten mit früher wie bei denen mit relativ später erster stationärer Behandlung im Erkrankungszeitraum 1951-1959 signifikant stärker ausgeprägt als in der Erkrankungsperiode vor 1951 (s. S. 338 f).

(4) Bei den Patienten, die zum Zeitpunkt der Katamnese unter einer (ambulanten) neuroleptischen Langzeitbehandlung stehen, sind innerhalb der Teilgruppe der charakteristischen Residualzustände (die insgesamt etwa gleich häufig ist wie bei den Patienten ohne neuroleptische Langzeitmedikation) die – psychopathologisch und sozial relativ günstigen – gemischten Residualsyndrome mit 60,9% der charakteristischen Residuen häufiger als bei den unbehandelten Patienten, wo ihr Anteil an den charakteristischen Residualzuständen nur 43,2% beträgt (s. auch S. 181). *Die Langzeitmedikation kann demnach zu einer in therapeutischer und sozialer Hinsicht günstigen Syndromverschiebung von den typisch schizophrenen Defektpsychosen zu den gemischten Residualsyndromen führen.*

3.5.5 Überblick über die für die Langzeitprognose relevanten Einzelfaktoren. Folgerungen für die individuelle Prognostik

Tabelle 88 gibt einen Überblick über die für die – psychopathologische und/oder soziale – Dauerprognose bedeutsamen Einzelfaktoren. Im ersten Teil der Tabelle sind dabei diejenigen Kriterien angeführt, die die Dauerprognose signifikant – auf dem 5- bzw. 1-%-Niveau beeinflussen, dann die trendmäßig prognostisch günstigen oder ungünstigen Faktoren, die Korrelationen auf dem 10-%-Niveau mit dem psychopathologischen und/oder sozialen Ausgang aufweisen. Es werden zunächst, wie im Text (s. S. 223 ff), die *anamnestischen,* dann die krankheitsbezogenen *klinischen und psychopathologischen* und schließlich die *therapeutischen* Faktoren angeführt. Unser Anliegen war es, die prognostische Relevanz sämtlicher, einer Langzeituntersuchung zugänglich erscheinender Faktoren zu überprüfen,

Tabelle 88. Einfluß anamnestischer, klinischer und psychopathologischer Einzelfaktoren auf die Langzeitprognose (Übersicht)

	Prognostische Einzelfaktoren		
Signifikant günstig	*Trendmäßig günstig*	*Signifikant ungünstig*	*Trendmäßig ungünstig*
Mehrfachbelastung mit Schizophrenien	Weibl. Geschlecht	Volksschulversagen	"Broken home" bei Frauen
Kontaktfähige Primärpersönlichkeit	Weiterführende Schulbildung	Abnorme Primärpersönlichkeit	Lange Prodrome
Perakute Erstmanifestation	Erstmanifestation nach dem 40. Lebensjahr	Chronisches Einsetzen der Erstmanifestation	
Psychisch-reaktive Auslösung von Remanifestationen	Isolierte Vorpostensyndrome	Hebephrenes Initialsyndrom	
Mehrfachauslösung von Manifestationen	Psychisch-reaktive Auslösung der Erstmanifestation	Encephalographisch nachweisbare Hirnkammerveränderungen	
Katatones Initialsyndrom	Auslösung durch Generationsvorgänge		
	Depressive, depressiv-coenästhetische und coenästhetische Initialsyndrome		
Initialsymptome:	*Initialsymptome:*	*Initialsymptome:*	*Initialsymptome:*
Katatone Hypersymptome	Endogen-depressive Wahnthemen	Akustische Halluzinationen 1. Ranges	Akustische Halluzinationen 2. Ranges
Wahnhafte Personenverkennung (bei Männern)	Olfact. Halluzinationen	Keine Therapie während der Erstmanifestation	
Endogen-depressive Verstimmungen	Gedankenabbrechen (bei Männern)		
Depersonalisation			

um so eine Antwort auf die Frage zu finden, ob und inwieweit sich diese nicht morbogenen, persönlichkeitseigenen und peristatischen oder morbogenen, krankheitsbezogenen Faktoren auf den Verlauf und damit auf die Rehabilitationschancen auswirken. In erster Linie interessieren dabei die schon im Erkrankungsbeginn eruierbaren Daten.

Hinsichtlich der *echo- und pneumencephalographisch faßbaren Befunde an den Hirnkammern,* insbesondere am 3. Ventrikel gilt, daß die prognostisch ungünstige Relevanz sich hier nur auf die Differenzierung von psychopathologischen Vollremissionen und Residualsyndromen mit der Komponente der reinen Defizienz bezieht (s. S. 165 ff). Echo- und Pneumencephalogramm können also auch statistisch keine Hinweise darauf liefern, ob ein – prognostisch relativ günstiges – uncharakteristisches reines Residualsyndrom oder – prognostisch ungünstigere – charakteristische Residualzustände, z.B. typisch schizophrene Defektpsychosen oder gemischte Residuen, sich entwickeln.

Für die *Individualprognose* und Beurteilung der langfristigen Rehabilitationsaussichten beim einzelnen Patienten sind vorsichtige Rückschlüsse anhand der prognostisch relevanten Einzelkriterien am ehesten dann möglich, wenn *mehrere die Dauerprognose gleichsinnig – günstig oder ungünstig – beeinflussende Faktoren kumulieren und andererseits prognostisch gegensinnige Faktoren vollständig oder nahezu vollständig fehlen.* Die große Mehrzahl der Patienten weist aber sowohl prognostisch günstige wie ungünstige Einzelkriterien auf. *Für den einzelnen Patienten besagt selbstredend auch die Kombination mehrerer, statistisch gesehen prognostisch günstiger oder prognostisch ungünstiger Faktoren und das mehr oder weniger weitgehende Fehlen von Faktoren mit jeweils konträrer prognostischer Relevanz nichts Zwingendes.* Im Beginn der Erkrankung ist es demnach nicht möglich, sichere Angaben über den Verlauf oder wenigstens den langfristigen psychopathologischen oder sozialen Ausgang zu machen. Hier stimmen wir mit Ciompi und Müller überein, die aufgrund der Befunde der Lausanne-Studie konstatieren, daß es eine sichere Prognostik nicht gibt und auch künftig wahrscheinlich nicht geben wird (s. S. 11 f). Dies gilt natürlich unter therapeutisch-ärztlichen Aspekten insbesondere hinsichtlich der statistisch gesehen als ungünstig zu wertenden Faktoren und ihrer Anhäufung beim einzelnen, konkreten Patienten im Beginn der Erkrankung. Hier erlaubt die negative Feststellung, daß eine einigermaßen sichere Individualprognostik nicht existiert, dem Therapeuten die Annahme einer günstigen Prognose und positiver Beeinflussungsmöglichkeiten. Nochmals möchten wir hervorheben (s. S. 6 ff u. 12 ff), daß wir ebenso wie Ciompi und Müller und M. Bleuler anhand ihrer Ergebnisse und entgegen vielen Pionieren der Verlaufs- und Prognoseforschung aufgrund der Befunde der Bonn-Studie die Hypothese einer Unterscheidung von nosologisch selbständigen Psychoseformen im Sinne von echten und unechten, Kern- und Randschizophrenien nicht stützen können (s. S. 12 ff). Eine derartige Differenzierung ist im Erkrankungsbeginn nicht durchführbar; die Differenzierung günstiger und ungünstiger Verläufe und Ausgänge steht und fällt, wie Ciompi und Müller bemerken, mit dem nachträglichen Verlauf. Sichere Kriterien im Erkrankungsbeginn, die die „Richtungsprognose" und die langfristige psychopathologische und soziale Remission vorauszusagen erlauben, sind nicht nachweisbar.

3.6 Spezielle sozialpsychiatrische Befunde

3.6.1 Soziale Remission zur Zeit der Katamnese

3.6.1.1 Beziehungen der sozialen Remission zu Erkrankungsalter, Verlaufsdauer und psychopathologischem Initialsyndrom

Entgegen der Erwartung hat das *Erkrankungsalter,* d. h. das Lebensalter bei der psychotischen Erstmanifestation bzw. bei Beginn des Prodroms keinen Einfluß auf die soziale Remission (s. S. 267). Bei Betrachtung der Extremgruppen der sozialen Remissionsgrade ergibt sich, daß die Patienten mit *psychotischer Erstmanifestation* zwischen dem 15. und 19. Lebensjahr (111 Fälle) mit 39,6% (44 Fälle) bei der Spätkatamnese seltener voll auf früherem bzw. dem nach ihrer Ausbildung zu erwartenden Niveau berufstätig sind als die Probanden mit einem Erkrankungsalter (ab psychotischer Erstmanifestation) zwischen dem 40. und 49. Lebensalter, bei denen diese Rate mit 52,8% (28 Fälle) trendmäßig, aber nicht signifikant höher ist.

Derselbe Trend gilt auch bezüglich der Beziehungen zwischen sozialer Remission und *Lebensalter bei Beginn des Prodroms* in der Teilgruppe der 184 Patienten mit Prodromen. Hier sind bei den Frühestschizophrenien (Einsetzen des Prodroms vor dem 14. Lebensjahr — 16 Patienten) nur 25% (4 Fälle) bei der Spätkatamnese voll, entsprechend dem zu erwartenden Niveau (sozialer Remissionsgrad 0), berufstätig, während es bei den Probanden mit einem Erkrankungsalter zwischen dem 40. und 49. Lebensjahr (15 Fälle) 46,7% (7 Fälle) sind. Auch dieser Befund ist nicht signifikant. Dagegen sind bei den Frühestschizophrenien mit Einsetzen des Prodroms vor dem 14. Lebensjahr 43,7% (7 Fälle) bei der Spätkatamnese erwerbsunfähig (sozialer Remissionsgrad 3), von den zwischen dem 40. und 49. Lebensjahr erkrankten Probanden nur 7,1% (1 Patient).

Diese Korrelation ist lokal statistisch schwachsignifikant (χ^2-Wert = 4,3). Die Kontingenztafel insgesamt erreicht aber bei weitem keine Signifikanz. Die Geschlechter verhalten sich nicht unterschiedlich.

Bei Gegenüberstellung der *Frühschizophrenien* mit einem Erkrankungsalter zwischen 10 und 19 Jahren und der erst ab dem 40. Lebensjahr erkrankenden Spätschizophrenien ergeben sich hinsichtlich der sozialen Remission keine signifikanten Differenzen.

Auch bezüglich der *Verlaufsdauer* lassen sich keine eindeutigen statistischen Korrelationen erkennen (s. S. 294 ff). Zwar gibt es auch hier bei den *Männern* einen Trend insofern, als die 22 männlichen Patienten der längsten Verlaufsdauergruppe (30-59 Jahre) sozial schlechter remittieren als die 38 Patienten der kürzesten Verlaufsdauergruppe (9-14 Jahre). So sind von der kürzesten Verlaufsdauergruppe 34,2% (13 Patienten) voll auf früherem Niveau berufstätig und 52,6% (20 von 38 Patienten) sozial nicht geheilt (soziale Remissionsgrade 2-4), während in der längsten Verlaufsdauergruppe lediglich 13,6% (3 Patienten) voll auf früherem Niveau berufstätig (sozialer Remissionsgrad 0) und 22,7% (5 Fälle) unterhalb des früheren Niveaus voll erwerbstätig sind, dagegen 63,6% (14 von 22 Fällen) sozial nicht geheilt. Auch dieser Unterschied ist jedoch nicht signifikant. *Sowohl die kürzeste wie die längste Verlaufsdauergruppe remittieren sozial*

schlechter als das Gesamtkollektiv, wo nur 49,3% der Männer sozial nicht geheilt sind
(s. S. 297 f).

Die Korrelationen zwischen sozialer Remission zur Zeit der Spätkatamnese und
prävalierendem *psychopathologischen Initialsyndrom* wurden bereits im Abschnitt
3.5.3.4 (s. S. 278 ff) dargestellt.

3.6.1.2 Soziale Remission und Einstellung von Bezugspersonen

Es ist eine Binsenweisheit, die jedoch schwer objektivierbar ist, daß es bei der sozialen
Remission des einzelnen Kranken Wechselwirkungen zwischen ihm und dem sozialen
Umfeld gibt. Wir versuchten, die Haltung und Einstellung der Bezugspersonen der Bonner nachuntersuchten Probanden gegenüber der Krankheit und ihren Folgen nach unserer Einschätzung (objektiv) und mittels der Einschätzung durch die Patienten selbst
(subjektiv) zu kategorisieren. Wegen der kleinen Fallzahlen wurden in der Gruppe 1 relativ unterschiedliche Einstellungen zusammengefaßt.

Im einzelnen wurde differenziert in (1) ablehnend; hier wurden u. a. folgende Einstellungen
rubriziert: Ablehnung und angstvolle Abwehr, mangelnde Ernstwertung, „belustigt", „lästig",
skotomisierend – man kann oder will sich und anderen nicht eingestehen, daß eine Gemütskrank-
heit vorliegt; (2) hilfsbereit-sachlich; (3) hilfsbereit-unsachlich: hier war bei der objektiven wie
subjektiven Einschätzung das wichtigste Kriterium, ob die Bezugsperson eine „überbeschützende",
überfürsorgliche, zu sehr gefühlsbetonte, bevormundende Haltung einnahm; (4) neutral. Die vierte
Kategorie wurde nur für die Einschätzung der Haltung von Bezugspersonen, die dem Probanden
relativ fern stehen, z. B. Nachbarn und Arbeitskollegen,verwandt, da eine neutrale Haltung bei den
engeren und nah verwandten Bezugspersonen (Ehepartner, Eltern, Kinder, Geschwister) kaum erwartet werden kann.

Bei den Bezugspersonen wurden drei Gruppen unterschieden, nämlich (1) Eltern
bzw. Ehepartner, (2) Kinder und Geschwister (und übrige Verwandte), (3) Nachbarn
und Arbeitskollegen. Das Ergebnis der Bewertung der Haltungsstile der einzelnen
Gruppen von Bezugspersonen ist den Tabellen 89a und b zu entnehmen. *Mit der zunehmenden Distanz der Bezugspersonen zum Probanden nehmen in der subjektiven
wie objektiven Bewertung ablehnende Haltungen zu.* Insgesamt jedoch ist festzustellen,
daß eine ablehnende Haltung seitens der Bezugspersonen nicht so häufig ist, wie wir
erwartet hatten. *Die Rate ablehnender Haltungen war mit 32,0% subjektiv und 24,7%
objektiv am höchsten in der Gruppe der Nachbarn und Arbeitskollegen.* Auch die Ein-
stellungskategorie „hilfsbereit-unsachlich" bei den Eltern und Ehepartnern war sowohl im
Selbsterleben seitens der Probanden (11,6%) wie auch bei der Einschätzung durch die Nachuntersucher (17,2%) seltener als erwartet. *Signifikante Korrelationen zwischen sozialer Remission und Haltungsstil der engeren Bezugspersonen ergaben sich nicht.* Dieser Befund könnte so gedeutet werden, daß zwar die von Wing und anderen Autoren (Wing, 1976) herausge-
stellte ungünstige Bedeutung einer überfürsorglichen, dominierenden, kritisierenden,
zu intensiv affektiv stimulierenden Haltung naher Bezugspersonen von Schizophrenen
sicher vorhanden ist und affektive soziale Überstimulation psychotische Rezidive provozieren kann, daß aber die langfristige soziale Prognose durch die Einstellung der nahen Bezugspersonen, jedenfalls bei statistischer Betrachtung, nicht erkennbar beeinflußt wird. Bei der subjektiven wie objektiven Einschätzung des Haltungsstils von Kindern, Geschwistern und sonstigen verwandten Bezugspersonen (Gruppe 2) fiel auf, daß
der optimale soziale Remissionsgrad 0 (auf früherem Niveau voll berufstätig) schwach-

Tabelle 89a. Einstellung der Gruppen von Bezugspersonen in der Selbsteinschätzung der Patienten

Reaktion subjektiv	Eltern/ Ehepartner	Kinder/ Geschwister	Nachbarn/ Arbeitskollegen	n
ablehnend	56 13,9%	62 17,0%	121 32,0%	239 20,8%
hilfsbereit-sachlich	301 74,5%	271 74,2%	78 20,6%	650 56,7%
hilfsbereit-unsachlich	47 11,6%	32 8,8%	4 1,1%	83 7,2%
neutral	-	-	175 46,3%	175 15,3%
n	404	365	378	1147

χ^2-Anteil 551,7 bei 6 FG = 0,1-%-Niveau

Tabelle 89b. Einstellung der Gruppen von Bezugspersonen gegenüber den an Schizophrenie Er-krankten nach der Bewertung durch die Untersucher

Reaktion objektiv	Eltern/ Ehepartner	Kinder/ Geschwister	Nachbarn Arbeitskollegen	n
ablehnend	39 9,2%	45 11,6%	98 24,7%	182 15,1%
hilfsbereit-sachlich	312 73,6%	282 72,9%	93 23,4%	687 56,9%
hilfsbereit-unsachlich	73 17,2%	60 15,5%	11 2,8%	144 11,9%
neutral	-	-	195 49,1%	195 16,1%
n	424	387	397	1208

χ^2-Anteil 593,7 bei 6 FG = 0,1-%-Niveau

signifikant negativ mit dem Merkmal „ablehnend" korrelierte. Bei der objektiven Ein-schätzung korrelierte das Merkmal „hilfsbereit-unsachlich" mit dem sozialen Remissions-grad 3 (erwerbsunfähig) signifikant positiv. Bei der durch die Nachuntersucher vorge-nommenen (objektiven) Einschätzung der Reaktionen der Nachbarn bzw. Arbeitskolle-gen auf die Krankheit und ihre Folgen sind der soziale Remissionsgrad 0 signifikant negativ und der soziale Remissionsgrad 2 (begrenzt arbeitsfähig) positiv mit einer ab-lehnenden Haltung durch die genannte Gruppe von Bezugspersonen korreliert. Eine neutrale Einstellung der gleichen Gruppe zum Patienten korreliert hochsignifikant

positiv mit einer optimalen sozialen Remission (sozialer Remissionsgrad 0). Alle angeführten Befunde sind jedoch für sich allein genommen nicht eindeutig, da nicht zu erkennen ist, ob z. B. eine krankheitsbedingte Leistungsinsuffizienz und andere, die soziale Integration störende Krankheitsfolgen die Ablehnung provozieren oder ob es sich
umgekehrt verhält.

3.6.2 Soziale Schichtzugehörigkeit

3.6.2.1 Soziale Herkunftsschicht, höchste prämorbid erreichte Schicht und Schicht zur Zeit der Spätkatamnese

Über die soziale Herkunftsschicht (Elternschicht) und die höchste prämorbid vom Probanden erreichte soziale Schicht mit ihren Korrelationen zur psychopathologischen
und sozialen Dauerprognose und zu den Verlaufstypen war in den Abschnitten 3.5.2.6
(s. S. 250 f) und 3.5.2.7 (s. S. 252 f) berichtet worden. Vergleicht man die höchste vom
Probanden prämorbid erreichte soziale Schicht mit der sozialen Schicht zum Zeitpunkt
der Spätkatamnese, ergibt sich, wie Tabelle 15 (s. S. 59) zeigt, eine Verschiebung nach
unten, d. h. in Richtung der Unterschichten; sie ist auf den ersten Blick geringer als erwartet. Während die Verteilung in der oberen Mittelschicht annähernd gleich bleibt
(8,5% prämorbid und 8,8% bei der Katamnese), kommt es in der unteren Mittelschicht
zu einer Abnahme von prämorbid 40% (198 Patienten) auf 33,3% (159 Patienten) bei
der Spätkatamnese; in der oberen Unterschicht von 39,6% (196 Patienten) auf 34,4%
(164 Patienten). *Dagegen kommt es in der unteren Unterschicht zu einem signifikanten
Anstieg von prämorbid 11,9% (59 Fälle) auf 23,5% (112 Patienten) zur Zeit der spätkatamnestischen Nachuntersuchung. Prämorbid gehören zu den beiden Unterschichten
zusammen, die bei dieser Fragestellung besonders interessieren, 51,5% (255 von 495
Probanden), bei der Spätkatamnese 57,9% (276 Patienten); die Zunahme beträgt also
nur 6,4% (21 Fälle).* Trotz der (relativ geringen) Zunahme in der unteren Unterschicht
ist die Stabilität hinsichtlich der Verteilungsraten prämorbid und zur Zeit der Spätkatamnese beträchtlich. Doch handelt es sich aus folgenden Gründen um eine nur *scheinbare Stabilität.*

(1) Während die Verteilung von weiblichen und männlichen Patienten in den Unterschichten prämorbid etwa gleich ist, nämlich 49,1% Frauen (141 Fälle) und 54,8% Männer (114 Fälle), häufen sich die männlichen Kranken zum Zeitpunkt der Spätkatamnese
mit 63,4% (128 Fälle) gegenüber 53,8% (148 Fälle) Frauen in den Unterschichten und
zwar *vornehmlich in der unteren Unterschicht, die bei den Männern im Vergleich mit
der prämorbiden Rate von 9,6% (20 Fälle) bei der Katamnese mit 28,7% (58 Fälle)
signifikant stärker besetzt ist.* Hinzukommt eine bei den Männern stärker ausgeprägte
Abnahme in der unteren Mittelschicht, die bei der Katamnese mit 26,7% (54 Fälle)
erheblich unterhalb der Besetzung in der Gesamtbevölkerung der Bundesrepublik
Deutschland ist, während sie bei den Frauen mit 38,2% der Gesamtbevölkerung der
Bundesrepublik (38,6%) fast genau entspricht. Dieser für das männliche Kollektiv zu-
treffende Befund kann sich auf das Ergebnis hinsichtlich des Gesamtkollektivs nicht
voll auswirken, weil Frauen im Bonner Hauptkollektiv von 502 Probanden stärker
vertreten sind und bei den verheirateten Frauen der Beruf des nicht erkrankten Ehemannes für die Sozialschichtzuordnung verbindlich war; somit waren zur speziellen

Frage eines sozialen Abstiegs das Kollektiv der Männer und das der Frauen nur bedingt miteinander vergleichbar. Dieser Sachverhalt und auch die tradierte berufliche Rolle, die der Frau, pauschal gesehen, weniger differenzierte Berufe zuweist, macht sie für etwaige leistungsbeeinträchtigende Folgen einer schizophrenen Erkrankung weniger vulnerabel als männliche Patienten. Aus diesen Gründen können die sozial benachteiligenden Folgen einer schizophrenen Erkrankung bei Frauen mittels eines auf Berufskategorien basierenden sozioökonomischen Status nicht hinreichend erfaßt werden. Bei gesonderter Betrachtung der männlichen Kranken ergibt sich, daß hier beim Vergleich der prämorbiden Schicht mit der Schicht bei der Spätkatamnese die Verschiebung in Richtung auf die untere Unterschicht ausgeprägter ist (s. Tabelle 90).

Tabelle 90. Vergleich der höchsten prämorbid erreichten sozialen Schicht der *männlichen* schizophrenen Kranken des Bonner Hauptkollektivs mit der Schichtzugehörigkeit zur Zeit der Spätkatamnese

	prämorbid	bei Katamnese
Untere Unterschicht	20 9,6%	58 28,7%
Obere Unterschicht	94 45,2%	70 34,7%
Untere Mittelschicht	74 35,6%	54 26,7%
Obere Mittelschicht	20 9,6%	20 9,9%
n	208	202

(2) Trotz der erwähnten scheinbaren Stabilität der Sozialstruktur der Gesamtpopulation schizophrener Männer und Frauen zeigt sich eine beträchtliche *individuelle Mobilität* und zwar sowohl nach oben als auch nach unten. *Während Janowitz den Anteil der stabilen Gruppe innerhalb einer Generation (1939-1955) mit 73,7% angibt, beträgt er für das Bonner Gesamtkollektiv von schizophrenen Kranken beim Vergleich der prämorbiden Schicht mit der Katamnesenschicht nur 61,6%*, nämlich 290 von 471 Probanden (mit ausreichenden Angaben). Der Anteil der stabilen Gruppe ist dabei bei den nachuntersuchten weiblichen Kranken mit 66,3% (179 von 270 Fällen) deutlich höher als bei den männlichen Kranken mit nur 55,2% (111 von 201 männlichen Kranken), d. h. daß *die individuelle soziale Mobilität bei den an Schizophrenie erkrankten Männern größer ist als bei den Frauen.*
Während nun bei den Frauen der Umfang des individuellen sozialen Aufstiegs nicht in erheblichem Maße hinter dem Umfang des sozialen Abstiegs zurückbleibt, indem 19,9% (54 Fälle) sozialen Absteigern immerhin 13,7% (37 Fälle) soziale Aufsteiger gegenüberstehen, ist die Relation bei den männlichen schizophrenen Kranken 31,8% (64 Fälle) soziale Absteiger zu nur 12,4% (25 Fälle) sozialen Aufsteigern. Festzuhalten

ist, aufs Ganze gesehen, daß bei beiden Geschlechtern, allerdings bei den Männern in erheblich stärkerer Ausprägung, der Anteil der sozialen Absteiger innerhalb einer Generation mit insgesamt (Männer und Frauen) 25,1% (118 von 471 Fällen) deutlich größer ist als in der Gesamtpopulation der Bundesrepublik Deutschland, wo Janowitz einen Wert von 11,3% ermittelte.

Wir fassen zusammen: Hinsichtlich der Erkrankungshäufigkeit in Beziehung zur Herkunftsschicht sowie der prämorbid erreichten höchsten sozialen Schicht unserer Bonner Probanden finden sich keine auffälligen Korrelationen. Die Verteilung der 502 nachuntersuchten Bonner Patienten auf die einzelnen Sozialschichten entspricht der in der Gesamtbevölkerung der Bundesrepublik Deutschland (s. S. 58 ff).

In Übereinstimmung dazu teilte Achté (1961) im Rahmen seiner Verlaufsuntersuchungen in Helsinki mit :,,Die soziale Verteilung des Materials der fünfziger Jahre wich im allgemeinen nicht von der Gesamtbevölkerung ab. Auch konnte man die in der Literatur dargestellte Häufung von Schizophrenien in den untersten sozialen Schichten nicht feststellen". Derselbe Autor zusammen mit Niskanen kommt 1972, zum Teil am gleichen Material, über das er 1961 berichtete, zu dem Ergebnis, daß im Vergleich mit der Gesamtpopulation von Helsinki die unterste soziale Klasse unter den Patienten überrepräsentiert sei. Dieser Befund betrifft jedoch den *sozialen Status zum Zeitpunkt der Katamnese*, d. h. nach mehr oder weniger langem Verlauf der Erkrankung.

Clausen und Kohn teilten 1959 mit, daß sie in einer 36000 Einwohner zählenden Stadt in Maryland/USA keine erkennbare Beziehung zwischen Beruf bzw. sozialem Status des Bezirks und Schizophrenieraten gefunden haben. Sie fanden gleichzeitig, daß die Väter im wesentlichen der gleichen Sozialklasse zugehörten wie ihre schizophrenen Söhne. Über ein ähnliches Ergebnis berichteten Strotzka et al. (1971) für eine 20000-Einwohner-Stadt in Österreich. Auch hier unterschieden sich die schizophren Erkrankten in den meisten sozial-ökologischen Merkmalen nicht wesentlich von der Allgemeinbevölkerung. M. Bleuler teilte 1972 in Übereinstimmung mit den Befunden der Bonn-Studie mit, daß sich die 208 Probanden seiner katamnestischen Untersuchung in bezug auf ihren beruflichen und sozialen Stand bis zum Beginn der Psychose sowohl auf dem Niveau der allgemeinen Bevölkerung wie auf dem Niveau ihrer Väter gehalten hätten (s. auch Bleuler et al., 1976).

Während das Bonner Beobachtungsgut sich hinsichtlich Herkunftsschicht und höchster prämorbid erreichter Schicht nicht von der Gesamtbevölkerung der Bundesrepublik Deutschland unterscheidet, fanden wir bezüglich der Sozialschichtenverteilung zum Zeitpunkt der Katamnese eine Ungleichverteilung zugunsten der Unterschichten. Da diese im Erkrankungsbeginn (vor der psychotischen Erstmanifestation) nicht besteht, kann sie nur Folge der Krankheit sein. Die nächstliegende Erklärung für dieses Verhalten bietet die Drifthypothese (Goldberg u. Morrison, 1963), wonach Schizophrene als Folge psychosozialer Behinderungen durch ihre Krankheit vermehrt zu ökonomisch und sozial schlechter gestellten Bevölkerungsgruppen abwandern. Dieses Ergebnis deckt sich mit den Befunden von Lystad (1957), Goldberg und Morrison (1963) und Dunham (1965).

Daß der soziale Abstieg zur Zeit der Katamnese nur die manifest schizophren erkrankten Familienmitglieder betrifft, zeigt der in Tabelle 15 (s. S. 59) dargestellte *Vergleich der Sozialschichtenverteilung der Probanden zur Zeit der Katamnese mit der Sozialschichtenzugehörigkeit der Geschwister (366 Geschwister mit verwertbaren Angaben).* Aus der Tabelle ist weiter zu entnehmen, daß die *Intergenerationenmobili-*

tät bei den nicht erkrankten Geschwistern noch geringer ist, d. h. daß hier eine noch weitergehende Übereinstimmung ihrer Sozialschichtzuordnung mit der Herkunftsschicht besteht, während bei den schizophren Erkrankten der Familie schon prämorbid eine leichte Anhäufung in den Unterschichten und eine leichte Abnahme in der oberen Mittelschicht zu beobachten ist (s. auch S. 58 ff). Bezüglich der Herkunftsschicht und der höchsten persönlich erreichten prämorbiden sozialen Schicht war im Bonner Beobachtungsgut eine signifikante Differenz zwischen Männern und Frauen nicht nachweisbar.

Soziale Aufsteiger. Wir haben schon (s. S. 172 u. 318) auf jene 62 Probanden, das sind 13,2% von 471 Patienten des Bonner Hauptkollektivs mit ausreichenden Angaben (Männer und Frauen), hingewiesen, die zur Zeit der Spätkatamnese gegenüber ihrem sozialen Status vor der Erkrankung einen sozialen Aufstieg zu verzeichnen hatten. In dieser Teilgruppe finden sich 37 weibliche Kranke, das sind 13,7% (von 270) und 25 Männer, das sind 12,4% (von 201), die sich zur Zeit der Nachuntersuchung gegenüber dem höchsten prämorbid erreichten beruflichen Status verbessert haben. Diese Probanden sind nur zum geringen Teil (6 Fälle) identisch mit jenen 30 Probanden mit *subjektiv als positiv erlebter Persönlichkeitswandlung* (9,1% von 328 mit Vollremissionen und uncharakteristischen Residuen), unter denen sich 24 Fälle mit Vollremissionen (80%), im übrigen fünf Patienten mit Minimalresiduen (4 Fälle) bzw. leichten reinen Residuen (1 Fall) und nur ein Patient mit einer Strukturverformung ohne Psychose befinden (s. S. 117 f).

3.6.2.2 Soziale Schicht und Schulerfolg

Beim Vergleich der sozialen Herkunftsschicht mit der Schulleistung der Probanden ergeben sich folgende statistisch signifikante Beziehungen. Von den aus der unteren Unterschicht stammenden Probanden (32 Fälle) sind 46,9% (15 Patienten) Schulversager (Gruppe 1); nur zwei Probanden, das sind 6,3%, haben weiterführende Schulbildung (Gruppe 3). Fast ebenso selten, nämlich nur in 14,1% (26 Fälle) gelangen Probanden aus der oberen Unterschicht (185 Fälle) in die Gruppe 3 der Probanden mit weiterführender Schulbildung. Dagegen besuchten diejenigen, die der oberen Mittelschicht entstammen (70 Fälle), mit 87,1% (61 Probanden) weit überwiegend weiterführende Schulen; nur acht bzw. ein Patient gehören in Gruppe 2 (Volksschulabschluß) bzw. Gruppe 1 (Volksschulversagen). Ganz ähnliche Beziehungen, ebenfalls statistisch signifikant abgesichert, zeigt der Vergleich der höchsten prämorbid von den Probanden erreichten sozialen Schicht mit der Schulleistung. Hier korrelieren Volksschulversagen mit der unteren Unterschicht und das Fehlen weiterführender Schulbildung (bzw. überdurchschnittlicher Volksschulleistungen) mit den Unterschichten und der Besuch weiterführender Schulen (bzw. überdurchschnittliche Volksschulleistungen) mit den Mittelschichten. Wie zu erwarten, sind die Verhältnisse beim Vergleich mit der Sozialschichtzugehörigkeit zum Zeitpunkt der Katamnese nicht anders.

Wir teilen diese Befunde lediglich mit, ohne in die vorwiegend spekulative Diskussion darüber einzutreten, ob die schlechten Schulleistungen überwiegend als Folge eines anlagemäßig determinierten niedrigen Intelligenzniveaus die niedrige Sozialschichtzugehörigkeit bedingen oder ob soziale Unterprivilegierung der vorwiegende Faktor für die mangelhaften Schulleistungen ist. Auch nach neueren Ergebnissen der psychologischen Forschung ist es sicher, daß Schulerfolg in hohem Maße durch die wesentlich anlagemäßig determinierte intellektuelle Kapazität bestimmt wird; jedenfalls trifft diese Annahme zu bei einer Dreiteilung in Volksschulversagen, Volksschulabschluß und weiterführende Schulbildung, wie wir sie vorgenommen haben (s. S. 50 f).

3.6.2.3 Soziale Schicht und gestörte Heimverhältnisse

Zwischen der sozialen Herkunftschicht und dem Merkmal „gestörte Heimverhältnisse" (s. S. 53) finden sich keine statistisch auffälligen Korrelationen. Die Verteilung entspricht in allen vier Schichten den Erwartungswerten. In bezug auf die höchste prämorbid erreichte soziale Schicht häufen sich dagegen beim männlichen Teilkollektiv in der unteren Unterschicht statistisch signifikant solche Patienten, die aus gestörten Heimverhältnissen kommen. Dies gilt auch für die soziale Schicht zum Zeitpunkt der Spätkatamnese.

3.6.2.4 Soziale Schicht und soziale Remission

Beim Vergleich der höchsten prämorbid erreichten sozialen Schicht und der sozialen Remission finden sich keine besonderen Korrelationen. Dagegen zeigen sich bei einem Vergleich der sozialen Remission mit der sozialen Schicht zum Zeitpunkt der Spätkatamnese in der unteren Unterschicht eine signifikante Abnahme der auf früherem Niveau berufstätigen Probanden (sozialer Remissionsgrad 0) und eine ebenso deutliche Zunahme der sozial nicht geheilten Patienten (soziale Remissionsgrade 2-4). Ebenso signifikant übersteigt in den Mittelschichten die Anzahl der voll Erwerbstätigen den Erwartungswert, während die Zahl der sozial schlecht Remittierten hier die statistischen Erwartungswerte nicht erreicht. Diese Beobachtung gilt für beide Geschlechter. *Die Korrelationen zwischen sozialer Schicht zur Zeit der Spätkatamnese und sozialer Remission sind insgesamt hochsignifikant,* wie Tabelle 91 zeigt.

3.6.3 Gestörte Familienverhältnisse

3.6.3.1 Gestörte Familienverhältnisse und Schulerfolg

Es liegt nahe zu vermuten, daß gestörte Familienverhältnisse (s. S. 52 ff) — gemeint ist die Elternfamilie der nachuntersuchten Probanden — in erhöhtem Maße den Schulerfolg negativ beeinflussen. Erstaunlicherweise ergeben sich für das männliche Teilkollektiv keine auffälligen Beziehungen, vielmehr *nur für die weibliche Teilgruppe, wo signifikant die Anzahl der Schulversager mit der Herkunft aus gestörten Heimverhältnissen korreliert.* Von 79 weiblichen Kranken, die aus gestörten Heimverhältnissen stammen, zählen 20,2% (16 Fälle) zu den Volksschulversagern, während bei den aus nicht gestörten Heimverhältnissen kommenden Patientinnen (207 Fälle) nur 6,8% (14 Fälle) Volksschulversager sind.

3.6.3.2 Gestörte Familienverhältnisse und Primärpersönlichkeit

Ähnlich hätte man vermuten können, daß gestörte Verhältnisse in der Elternfamilie in der Kindheit der nachuntersuchten Probanden nicht ohne Einfluß auf die Primärpersönlichkeit bleibt. Wir fanden im weiblichen Teilkollektiv statistisch keine Korrelationen. Im männlichen Teilkollektiv besteht eine schwache Signifikanz insofern,

Tabelle 91. Soziale Schicht und soziale Remission bei der Spätkatamnese im Bonner Hauptkollektiv

Sozialschicht bei Katamnese	Soziale Remission					
	0	1	2	3	4	n
Untere Unterschicht	9 8,0%	20 17,9%	33 29,5%	37 33,0%	13 11,6%	112 23,5%
Obere Unterschicht	74 45,1%	32 19,5%	27 16,5%	19 11,6%	12 7,3%	164 34,4%
Untere Mittelschicht	83 52,2%	30 18,9%	23 14,5%	17 10,7%	6 3,8%	159 33,3%
Obere Mittelschicht	27 64,3%	6 14,3%	6 14,3%	3 7,1%	– –	42 8,8%
n unbekannt	193 -	88 -	89 8	76 7	31 8	477 23
Gesamt- kollektiv	193 38,6%	88 17,6%	97 19,4%	83 16,6%	39 7,8%	500 100%

χ^2-Anteil 87,6 bei 12 FG = 0,1-%-Niveau

als leicht auffällige Primärpersönlichkeiten mit 60,4% (32 Fälle) bei den an Schizophrenie erkrankten Männern aus gestörten Heimverhältnissen häufiger, bei den Patienten aus nicht gestörten Heimverhältnissen mit 42,9% (58 Fälle) seltener beobachtet werden. Hier ist daran zu erinnern, daß das Merkmal „leicht auffällige Primärpersönlichkeit" ohne Einfluß auf die psychopathologische und soziale Dauerprognose ist (s. S. 234 f). Ein anderer, bereits mitgeteilter Befund, daß nämlich bei weiblichen Kranken aus gestörten Kindheitsverhältnissen die Langzeitentwicklung trendmäßig (aber nicht signifikant) ungünstiger ist, bei Männern dagegen trendmäßig günstiger (s. S. 235), steht demnach mit der Korrelation zwischen leicht auffälliger Wesensstruktur und „Herkunft aus Broken home-Situationen" bei männlichen Schizophrenen nicht im Widerspruch.

3.6.3.3 Gestörte Familienverhältnisse und soziale Schicht

Korrelationen zwischen sozialer Herkunftsschicht und dem Merkmal „gestörte Familienverhältnisse" finden sich nicht. Die Verteilung entspricht in allen vier Schichten den Erwartungswerten.

Im *männlichen Teilkollektiv* entstammen 89 Patienten den sozialen Unterschichten; davon wuchsen 31,4% (im Bonner Gesamtkollektiv von Männern und Frauen: 27,4%) (28 Fälle) in gestörten Heimverhältnissen auf. Von den 108 den sozialen Mittelschichten entstammenden männlichen Patienten wuchsen dagegen nur 24,1% (26 Patienten) in gestörten Heimverhältnissen auf. Für das *weibliche Teilkollektiv* gelten ganz ähnliche Verhältnisse. Von den 122 den sozialen Unterschichten entstammenden Patientinnen verlebten 32,0% (39 Patientinnen) ihre Kindheit in gestörten Familienverhältnissen, dagegen nur 23,9% (39 Kranke) derjenigen, die aus den sozialen Mittelschichten kommen (163 Fälle). Alle angeführten Befunde erreichen noch nicht das 10-%-Niveau (höchster χ^2-Wert 0,5).

Hinsichtlich der höchsten prämorbid vom Probanden erreichten Schicht finden sich die aus Broken home-Situationen kommenden Probanden (133 Fälle) mit 17,3% (23 Fälle) häufiger in der unteren Unterschicht als solche, die aus nicht gestörten Heimverhältnissen stammen (352 Fälle) mit 9,7% (34 Fälle). Dieser Befund erreicht im männlichen Teilkollektiv eine schwache Signifikanz (5-%-Niveau).

Hier sind von 54 in gestörten Heimverhältnissen aufgewachsenen Patienten 18,5% (10 Fälle), von den in nicht gestörten Heimverhältnissen groß gewordenen Patienten (145 Fälle) nur 6,2% (9 Patienten) prämorbid in der unteren Unterschicht. Beim weiblichen Teilkollektiv wird dieser Trend noch schwächer: Die entsprechenden Werte sind hier 16,4 und 12%.

Die eben angeführte Korrelation wird in der sozialen Schicht zur Zeit der Spätkatamnese noch deutlicher. Hier sind die aus gestörten Heimverhältnissen kommenden Patienten mit 30,8% gegenüber nur 18,7% aus nicht gestörten Heimverhältnissen in der unteren Unterschicht signifikant häufiger.

3.6.4 Prämorbides Kommunikationsverhalten

3.6.4.1 Prämorbides Kommunikationsverhalten im Selbsterlebnis und aus der Sicht der Bezugspersonen

Beim Versuch, Aufschluß über die Primärpersönlichkeit zu gewinnen, wurde auch die *prämorbide Kontakt- und Durchsetzungsfähigkeit* anhand der Selbstschilderungen und der Angaben der nächsten Bezugspersonen untersucht. Hierzu wurden nicht nur die Angaben bei der Spätkatamnese, sondern auch die in früheren Krankenblättern protokollierten Äußerungen verwendet. Wir unterscheiden zwischen ungestörtem und gestörtem Kommunikationsverhalten, wobei es für die Festlegung darauf ankam, *wie sich der Patient selbst prämorbid – allerdings im Rückblick – einschätzte, oder aber wie er durch die nächsten Bezugspersonen, gewöhnlich die Eltern oder Ehepartner, beurteilt wurde.* Wir differenzierten weiter bei den Probanden, die sich prämorbid in ihrem Kommunikationsverhalten nicht als gestört erlebten oder von den Bezugspersonen als nicht gestört geschildert wurden, zwischen *„intakt-aktiv" (Gruppe 1)* und *„intakt-passiv" (Gruppe 2).* Die Patienten, deren prämorbides Kommunikationsverhalten von ihnen selbst und/ oder den Bezugspersonen als beeinträchtigt erlebt wurde, teilten wir in *„wenig gestört" (Gruppe 3)* und *„stark gestört" (Gruppe 4)* ein. Mit den Gruppen 3 und 4 erfassen wir unseres Erachtens auffällige oder ausgesprochen abnorme Persönlichkeitsstrukturen, bei denen Kontaktschwäche und Vitalitätsarmut im Vordergrund stehen. Im folgenden geben wir zunächst einige Beschreibungen (der Patienten selbst oder der Bezugspersonen) wieder, die für die vier von uns unterschiedenen Kategorien einigermaßen typisch sind.

Gruppe 1: Sehr fröhlich; viele Freunde; viele Feste und Einladungen mitgemacht; viel gereist; lebendiger Junge; in Vereinen, viele Freunde; sehr beliebt; ging gerne zum Tanzen; Draufgänger; gern unter die Leute gegangen; lebhaft; immer lustig, viele Freundinnen, gern zum Karneval; je länger, je lieber; temperamentvoll; sehr lustig und lebensfroh; sehr gern gespielt mit anderen; ein Haufen Freundinnen und Freunde; nie gerne allein, immer lebenslustig; Anführer, Rädelsführer.
Gruppe 2: Ruhiger als die anderen Geschwister; nicht viel Freundinnen; immer etwas ruhig und sehr brav; Gefühlsmensch, immer wenig Freunde, aber nicht darunter gelitten; immer etwas ruhiger und schwerfälliger als die anderen Geschwister; „ich konnte nicht so aus mir herausgehen"; „weiches Gemüt"; nicht so frei; zu Hause die Bravste; Musterschülerin; immer sehr akkurat und penibel; emp-

findlich, zart, kein so rechter Wildfang; etwas schwernehmend; keine ausgesprochene Führernatur, machte die Streiche eben so mit.

Gruppen 3 und 4: Für sich; keine Freundinnen; sehr brav, sehr sauber und akkurat; ein Typ, der nicht so leicht sagt, was er denkt; „ich konnte mich immer schlecht einordnen"; mehr verschlossen; „ich war wohl nie ein geselliger Mensch"; nie so lustig wie andere; nie ausgegangen; wenig Energie, nie Mut; nie viele Freunde; gemeinsame Spiele nicht mitgemacht; er habe sich nie an andere angeschlossen; ganz anders als die Geschwister; wählerisch und überempfindlich; Einzelgänger; sehr sensibel, menschenscheu und kontaktarm; sehr eigenbrötlerisch; schwieriges Kind, ließ sich nie etwas sagen; sehr zart, konnte sich nie durchsetzen, erwartete immer ein gutes Wort der Mutter; „konnte mich nie anschließen, nie Freunde gewinnen, obwohl ich es gerne gewollt hätte"; starke Hemmungen; konnte nie so aus mir herausgehen; Angst vor Menschen; fühlte mich immer sehr unterlegen, deswegen nie Freunde gehabt, immer zu Hause; sehr jähzornig, besserwisserisch; sehr launisch.

3.6.4.2 Selbsterlebtes prämorbides Kommunikationsverhalten, Sozialschichtzugehörigkeit und psychopathologische Langzeitprognose

80,2% (146 Patienten) des *männlichen Bonner Hauptkollektivs* erlebten ihr prämorbides Kommunikationsverhalten als intakt, davon 40,1% (73 Fälle) als *intakt-aktiv* (Gruppe 1) und ebenfalls 40,1% (73 Patienten) als *intakt-passiv* (Gruppe 2). 19,8% (36 männliche Patienten) hielten sich in ihrem prämorbiden Kommunikationsverhalten für gestört und litten darunter. Davon wurden 18,7% (34 Fälle) aufgrund der Selbstschilderungen in Gruppe 3, d. h. als „wenig gestört" und nur 1,1% (2 Patienten) als *„stark gestört"* in Gruppe 4 eingeordnet. Im *weiblichen Gesamtkollektiv* wurden 75,3% (198 Patientinnen) in Gruppe 1 und 2, davon 32,3% (85 Fälle) in Gruppe 1 (intakt-aktiv) und 43% (113 Fälle) in Gruppe 2 (intakt-passiv) rubriziert. 24,7% (65 Patientinnen) hielten ihr prämorbides Kommunikationsverhalten für gestört; sie wurden sämtlich der Gruppe 3 „wenig gestört" subsumiert. Geschlechtsspezifische signifikante Unterschiede bezüglich der Häufigkeitsverteilung in den vier Gruppen lassen sich nicht erkennen.

Hinsichtlich der sozialen Herkunftsschicht gibt es keine statistisch bemerkenswerten Beziehungen. *Zwischen psychopathologischer Dauerprognose und prämorbidem Kommunikationsverhalten im Selbsterlebnis bestehen dagegen signifikante Korrelationen.* Psychopathologische Vollremissionen sind bei den Probanden mit intakt-aktivem prämorbiden Kommunikationsverhalten (Gruppe 1) mit 33,5% (53 Fälle von 158) sehr viel häufiger als bei den Patienten mit Beeinträchtigung des Kommunikationsverhaltens im Selbsterlebnis (Gruppen 3 und 4) mit 12,1% (12 Fälle). Charakteristische Residuen sind bei Gruppe 1 (intakt-aktiv) mit 23,4% (37 Fälle) seltener als bei Gruppe 3 mit 33,3% (33 Fälle). Dasselbe gilt hinsichtlich der uncharakteristischen Residuen, die bei Patienten der Gruppe 1 mit 43% (68 Fälle) seltener sind als bei Patienten der Gruppe 3 mit 54,5% (54 Fälle). Die statistische Absicherung dieses Befundes gelingt indessen nur für das Gesamtkollektiv. Bei der nach männlichen und weiblichen Patienten getrennten Berechnung zeigt sich zwar der gleiche Trend, aber ohne statistische Signifikanz.

3.6.4.3 Selbsterlebtes prämorbides Kommunikationsverhalten und soziale Remission

Eine statistisch signifikante Korrelation zum Grad der sozialen Remission besteht nicht. Doch scheint das folgende Resultat bemerkenswert zu sein. „Sozial geheilt" (soziale Remissionsgrade 0 und 1) sind von den Probanden mit subjektiv intakt-aktivem prämorbiden Kommunikationsverhalten (Gruppe 1) 69% (109 Fälle), dagegen nur 52,5% (52 Fälle) der Probanden mit gestörten prämorbiden Umweltbeziehungen. Umgekehrt

sind Patienten mit prämorbiden Kommunikationsstörungen im Selbsterlebnis in den
Teilgruppen der sozialen Remissionsgrade 3 und 4 (erwerbsunfähig bzw. völlig arbeitsunfähig) mit 24,2% (24 Fälle) deutlich häufiger als solche mit intakt-aktivem prämorbidem Kommunikationsverhalten (13,9% - 22 Fälle).

3.6.4.4 Selbsterlebtes prämorbides Kommunikationsverhalten, gestörte Heimverhält-
nisse und Schulerfolg

Auch zum *Schulerfolg* (prämorbides Intelligenzniveau) besteht keine statistisch signifikante Korrelation. Es ist bemerkenswert, daß ein prämorbides intellektuelles Defizit
(Volksschulversagen) keinesfalls von den Patienten als für ihr prämorbides Kommunikationsverhalten bestimmend erlebt wurde. In der Gruppe der Probanden, die ihre Umweltbeziehungen prämorbid als intakt-aktiv erlebten, finden sich mit 39,9% (63 Fälle)
gleich viele Probanden mit weiterführender Schulbildung wie in der Gruppe der Patienten mit beeinträchtigter Kommunikation im Selbsterlebnis (38,6% - 39 Fälle). Auch in
bezug auf *gestörte Heimverhältnisse* in der Kindheit läßt sich keine statistisch signifikante Korrelation zum selbsterlebten prämorbiden Kommunikationsverhalten nachweisen.

3.6.4.5 Prämorbides Kommunikationsverhalten aus der Sicht der Bezugspersonen,
Schulerfolg und psychopathologische Dauerprognose

Die Kategorisierung des prämorbiden Kommunikationsverhaltens aus der Sicht nahestehender Bezugspersonen erfolgte in der gleichen Weise wie im Hinblick auf das Selbsterleben der Probanden. Von den *männlichen Patienten* werden 70,8% (109 Fälle) in
ihrem Kommunikationsverhalten als ungestört beurteilt, davon 37,7% (58 Fälle) als
intakt-aktiv und 33,1% (51 Fälle) als intakt-passiv. 29,2% (45 Fälle) waren nach Mei-
nung der Bezugspersonen in ihrem Kommunikationsverhalten gestört, davon 27,9%
(43 Fälle) wenig gestört und 1,3% (2 Fälle) stark beeinträchtigt. Von den *weiblichen
Kranken* wurden 62% als ungestört geschildert, davon 24% (50 Fälle) als intakt-aktiv
und 38% (79 Fälle) als intakt-passiv. In ihrem prämorbiden Kommunikationsverhalten
als beeinträchtigt beurteilt wurden 38% (79 Patientinnen), davon 37% (77 Fälle) wenig
und 1% (2 Fälle) stark gestört. Männer werden demnach mit 37,7% häufiger als Frauen
mit 24% als intakt-aktiv von den Bezugspersonen beurteilt (Tabelle 92).

Bei der Einschätzung des prämorbiden Kommunikationsverhaltens der Patienten
durch die Bezugspersonen geht im Gegensatz zur Selbstschilderung durch die Patienten
offensichtlich *der Faktor „primäres intellektuelles Defizit" (Volksschulversagen)* des
späteren Patienten mit in die Beurteilung der prämorbiden Umweltbeziehungen ein. So
werden von den Schulversagern nur 35,9% (14 Fälle) als in ihrem prämorbiden Kontakt-
verhalten ungestört und 64,1% (25 Fälle) als gestört eingeschätzt. *Diese statistisch signifikante Korrelation und die beim männlichen Teilkollektiv sich wahrscheinlich auswir-
kende Rollenerwartung machen die Schilderungen der Bezugspersonen zur Primärpersönlichkeit der später an Schizophrenie erkrankenden Probanden weniger zuverlässig
als die Selbsteinschätzung.* Hinsichtlich der psychopathologischen Langzeitprognose
lassen sich keine signifikanten Korrelationen zum prämorbiden, durch die Bezugspersonen beurteilten Kommunikationsverhalten (im Unterschied zum Kommunikationsverhalten im Selbsterlebnis) nachweisen.

326

Tabelle 92. Prämorbides Kommunikationsverhalten bei 362 Probanden des Bonner Hauptkollektivs in der Beurteilung durch die Bezugspersonen

Prämorbides Kommunikations- verhalten	♂	♀	♂ + ♀
intakt-aktiv	58 37,7%	50 24,0%	108 29,8%
intakt-passiv	51 33,1%	79 38,0%	130 35,9%
wenig gestört	43 27,9%	77 37,0%	120 33,1%
sehr gestört	2 1,3%	2 1,0%	4 1,1%
n	154	208	362

χ^2-Anteil 8,4 bei 3 FG = 5-%-Niveau

3.6.5 Stellung in der Geschwisterreihe. „Kettenbildung"

Die Stellung der Bonner Probanden in der Geschwisterreihe (Geburtenfolge) ist Tabelle 93 zu entnehmen. Die Häufigkeitsverteilung ist bei beiden Geschlechtern zufällig. Schooler (1961) berichtet über eine generelle Häufung von Letztgeborenen gegenüber Erstgeborenen unter schizophrenen Kranken. Es gibt auch andere Untersuchungen, in denen Schizophrene bevorzugt Erstgeborene sind. Bei diesen, meist kleinen Serien sind Ausleseeffekte wahrscheinlich. Essen-Möller (1959) fand wie wir keinen Einfluß der Stellung der Patienten in der Geschwisterreihe. Daß in größeren Geschwisterreihen auch des Bonner Untersuchungsgutes nur relativ selten mehrere, sehr selten alle Geschwister betroffen sind (s.u.), ist nach Zerbin-Rüdin (1971) ein zusätzliches Argument gegen eine rein umweltbedingte Ätiologie der Schizophrenien, z. B. im Sinne des Konzeptes der „schizophrenogenen Mutter" (s. auch M. Bleuler, 1976).

Im Bonner Hauptkollektiv finden sich 1,3% (6 von 480 Fällen) mit zureichenden Angaben), bei denen alle Geschwister schizophren erkrankt sind; dabei bestand die Geschwisterreihe bei zwei Patienten aus zwei Geschwistern und bei vier Patienten aus drei Geschwistern, die alle zwei bzw. drei an Schizophrenie erkrankten. *Geschwisterreihen, in denen zumindest zwei aufeinanderfolgende Geschwister an Schizophrenie erkrankten, lassen sich im Bonner Hauptkollektiv in 2,1% (10 von 480 Fällen) eruieren;* dabei waren bei acht Probanden zwei in der Reihe aufeinanderfolgende Geschwister erkrankt und bei zwei Patienten vier in einer Geschwisterreihe von sechs bzw. acht Kindern aufeinanderfolgende Geschwister. Bei weiteren 25 Patienten, das sind 5,2% des Bonner Hauptkollektivs, waren außer dem Probanden selbst noch ein Geschwister (22 Fälle) bzw. noch zwei Geschwister (3 Fälle) an Schizophrenie erkrankt, jedoch ohne daß eine sogenannte Kettenbildung vorlag.

Tabelle 93. Stellung in der Geschwisterreihe bei den schizophrenen Probanden des Bonner Haupt-kollektivs

Geschwister-reihe	♂	♀	♂ + ♀
Einzelkind	17 9,5%	24 9,2%	41 9,3%
Jüngstes	53 29,6%	68 26,1%	121 27,5%
Mittleres	61 34,1%	108 41,4%	169 38,4%
Ältestes	48 26,8%	61 23,4%	109 24,8%
n unbekannt	179 30	261 32	440 62
Gesamt-kollektiv	209	293	502

χ^2-Anteil 2,5 bei 3 FG = nicht signifikant

Die Stellung in der Geschwisterreihe ist für die psychopathologische und soziale *Langzeitentwicklung,* wie wir bereits zeigten (s. S. 233 f), ohne Bedeutung. Hinsichtlich der *Primärpersönlichkeit* ist folgender Trend bemerkenswert. Von den 41 als Einzelkinder aufgewachsenen Probanden (9,3% von 440) wurden 17,1% (7 Patienten) prämorbid als ausgeprägt abnorm (psychopathisch) beurteilt, während es von den zusammen mit Geschwistern großgewordenen 437 Probanden lediglich 10,3% (45 Fälle) sind. Korrespondierend dazu wurden von den später an Schizophrenie erkrankten Einzelkindern nur 20% (8 Fälle) als prämorbid in ihrer Persönlichkeitsstruktur unauffällig beurteilt, dagegen von den Probanden mit Geschwistern 38,2% (167 Patienten). Diese Korrelationen erreichen aber keine statistische Signifikanz.

3.6.6 Heirat und Fertilität

3.6.6.1 Ledigenquote. Heirat vor und nach Erkrankungsbeginn

Die *Ledigenquote,* die zum Zeitpunkt der letzten Nachuntersuchung 45% (226 Fälle) beträgt, ist hoch (Tabelle 94); sie ist bei Männern mit 47,8% noch etwas höher als bei Frauen mit 43%. 55,0% (276 Fälle) unserer Bonner Probanden sind bis zur Spätkatamnese mindestens eine Ehe eingegangen. Davon heirateten 30,1% (151 Fälle) vor der Erkrankung, 22,9% (115 Fälle) nach Erkrankungsbeginn und 2% (10 Patienten) vor und nach der psychotischen Erstmanifestation. *Die weiblichen Patienten kommen statistisch schwachsignifikant mit 37,2% häufiger schon vor Erstmanifestation der Erkrankung zur Heirat als die männlichen Patienten mit nur 20,1% (42 Fälle),* die mit 29,7% (62 Fälle)

Tabelle 94. Ledigenquote zur Zeit der Spätkatamnese und Heiratsquoten vor und nach Erkrankungsbeginn im Bonner Hauptkollektiv

	♂	♀	♂ + ♀
ledig	100	126	226
	47,8%	43,0%	45,0%
Heirat vor	42	109	151
Erstmanifestation	20,1%	37,2%	30,1%
Heirat nach	62	53	115
Erstmanifestation	29,7%	18,1%	22,9%
Heirat vor und nach	5	5	10
Erstmanifestation	2,4%	1,7%	2,0%
n	209	293	502

x^2-Anteil 20,0 bei 3 FG = 0,1-%-Niveau

signifikant häufiger erst nach der psychotischen Erstmanifestation eine Ehe eingegangen waren (weibliche Kranke: 18,1% - 53 Fälle). Der Hauptgrund für diese geschlechtsspezifische Ungleichverteilung wird darin zu suchen sein, daß die männlichen Patienten, wie wir an anderer Stelle zeigten (s. S. 64 ff), früher erkrankten als die Frauen (Tabelle 16, S. 65).

Von den Patienten, die bis zum Zeitpunkt der Nachuntersuchung eine Ehe eingegangen waren, waren zu diesem Zeitpunkt 14,9% (41 Fälle) geschieden, davon 22% (9 Frauen, keine Männer) vor, 78% (32 Patienten, und zwar 13 Männer und 19 Frauen) nach der psychotischen Erstmanifestation. Das trendmäßig unterschiedliche Verhalten des weiblichen und männlichen Teilkollektivs hinsichtlich der gleichfalls noch vor Krankheitsausbruch erfolgten Scheidung einer vor der psychotischen Erstmanifestation eingegangenen Ehe erreicht noch nicht das 5-%-Signifikanzniveau (x^2-Wert 3,7). Das Scheidungsrisiko (Männer und Frauen) ist im Vergleich zur Normalpopulation, bezogen auf das zufällige Stichjahr 1963, viermal höher.

3.6.6.2 Heirat und soziale Schichtzugehörigkeit

Bezüglich der sozialen Herkunftsschicht (Elternschicht) fällt auf, daß solche Probanden, die aus der oberen Mittelschicht stammen, statistisch signifikant häufiger ledig sind als diejenigen, die aus den übrigen Sozialschichten kommen. Dagegen heiraten solche, die der oberen Unterschicht entstammen, statistisch signifikant häufiger vor der psychotischen Erstmanifestation, während Patienten aus der oberen Mittelschicht statistisch signifikant seltener vor der Erstmanifestation der Erkrankung zur Ehe kommen. Die zuletzt angeführte statistische Beziehung gilt auch hinsichtlich der höchsten prämorbid erreichten sozialen Schicht unserer Probanden. *In diesem Punkt verhalten sich die Bonner an Schizophrenie Erkrankten ähnlich wie die Normalpopulation, in der Angehörige der Unterschichten früher eine Ehe eingehen als solche der sozialen Mittelschichten.* Mit diesem Tatbestand hängt auch zusammen, daß beim Vergleich der Sozialschichtzugehörigkeit zum Zeitpunkt der Katamnese die Angehörigen der oberen Mittelschicht statistisch hochsignifikant vermehrt erst nach der psychotischen Erstmanifestation eine Ehe eingegangen sind.

Daß zum Zeitpunkt der Katamnese Zugehörige der unteren Unterschicht hochsignifikant vermehrt nicht zur Heirat gekommen sind, war von dem aufgezeigten Aspekt her nicht zu erwarten. Die Erklärung für dieses Verhalten liegt offensichtlich in krankheitsbedingten, sozial benachteiligenden Gründen: Im gleichen Maß, wie die Krankheit die Zugehörigkeit zur unteren Unterschicht zumindest mitverursacht (s. S. 319) und die soziale Tüchtigkeit ganz allgemein mindert, verhindert sie auch die Heirat.

3.6.6.3 Heirat, psychopathologische und soziale Remission

Dieser Tatbestand wird noch deutlicher, wenn man die Tatsache, ob eine Ehe eingegangen wurde oder nicht, hinsichtlich der psychopathologischen und *sozialen Langzeitprognose* analysiert. Diejenigen Patienten, die keine Heirat eingingen (226 Patienten), sind statistisch signifikant weniger gut sozial remittiert (sozialer Remissionsgrad 0 nur 20,4%) als die 115 Patienten, die nach der psychotischen Erstmanifestation eine Ehe schlossen (sozialer Remissionsgrad 0: 65,2%). Umgekehrt sind von denjenigen, die nie geheiratet hatten, zum Zeitpunkt der Katamnese 36,7% (83 Fälle) erwerbsunfähig oder völlig arbeitsunfähig (soziale Remissionsgrade 3 und 4), dagegen nur 6,1% derjenigen, die nach der psychotischen Erstmanifestation eine Ehe eingegangen waren. Statistisch ist dieser Befund bei beiden Geschlechtern signifikant.

Hinsichtlich der *psychopathologischen Dauerprognose* findet sich ein ähnliches Ergebnis. *Hier sind bei den Ledigen signifikant weniger psychopathologische Vollremissionen zugunsten einer erhöhten Rate charakteristischer Residualsyndrome zu verzeichnen, umgekehrt bei den Patienten, die nach der psychotischen Erstmanifestation zur Eheschließung kamen, statistisch hochsignifikant mehr Vollremissionen und weniger charakteristische Residuen.* Bei den Probanden, die bereits vor der psychotischen Erstmanifestation heirateten, gibt es keine auffälligen Korrelationen zur späteren sozialen oder psychopathologischen Remission.

3.6.6.4 Heirat, prämorbides Kommunikationsverhalten und Schulerfolg

Daß eher die Krankheit und ihre Folgen als der Erkrankung vorausgehende Persönlichkeitsmerkmale eine eventuelle Heirat vereiteln, ist auch aus folgenden Befunden zu schließen. Eine signifikante Beziehung zwischen *prämorbidem Kommunikationsverhalten* und dem späteren Eingehen einer Ehe läßt sich nicht aufzeigen. Lediglich für die relativ kleine Gruppe ausgesprochen *abnormer (psychopathischer) Primärpersönlichkeiten* (52 Fälle) gibt es eine statistisch auf dem 2,5-%-Niveau signifikante Korrelation zum Merkmal „ledig". 35 von insgesamt 52 Probanden mit psychopathischer Primärpersönlichkeit sind ledig (67,3%). Diese Signifikanz verliert sich bei einer getrennten Untersuchung des männlichen und weiblichen Teilkollektivs. Hinsichtlich der *primären Intelligenz (Schulerfolg)* lassen sich keine statistischen Korrelationen zu der Tatsache aufweisen, ob später eine Ehe eingegangen wurde oder nicht.

3.6.6.5 Fertilität

75,7% (209 Fälle) der zur Ehe gekommenen Patienten hatten zum Zeitpunkt der Spätkatamnese ein oder mehrere Kinder (Tabelle 95). *24,2% (67 Fälle) der Ehen waren kin-
derlos.* Die Erwartungswerte für die Ehen einer Normalpopulation hinsichtlich Kinderlosigkeit liegen dagegen bei 14%. Geschlechtsspezifische Unterschiede zwischen schizophrenen Männern und Frauen bestehen nicht. Da Frauen insgesamt mit 57% (167 Patientinnen) nur wenig häufiger als Männer mit 52,2% (109 Patienten) zur Ehe kommen,
läßt sich die Ansicht, daß weibliche Schizophrene mehr Kinder als männliche Schizophrene in die Welt setzen, am Bonner Beobachtungsgut nur bedingt bestätigen (s. auch
Zerbin-Rüdin, 1971).

Tabelle 95. Fertilität vor und nach Erkrankungsbeginn bei den zur Ehe gekommenen Patienten des
Bonner Hauptkollektivs

	♂	♀	♂ + ♀
Kinder vor	27	54	81
Erstmanifestation	24,8%	32,3%	29,3%
Kinder nach	44	49	93
Erstmanifestation	40,4%	29,3%	33,7%
Kinder vor und nach	11	24	35
Erstmanifestation	10,1%	14,4%	12,7%
keine Kinder	27	40	67
	24,8%	24,0%	24,2%
verheiratete	109	167	276
Probanden	39,5%	60,5%	100%

x^2-Anteil 4,3 bei 3 FG = nicht signifikant

3.6.7 Belastende Situationen im Erkrankungsjahr

3.6.7.1 Art und Häufigkeit von (psychisch oder somatisch) belastenden Situationen

In Ergänzung der schon mitgeteilten Befunde über psychische und/oder somatische
Faktoren als Auslöser von Erst- und/oder Remanifestationen der Erkrankung (s. S. 68 ff),
versuchten wir, mit dem Merkmal „belastende Situationen im Erkrankungsjahr" alle
mehr oder minder offenkundigen *belastenden Situationen in einem Zeitraum bis zu
1 Jahr vor Beginn der psychotischen Erstmanifestation* zu erfassen, die vom Patienten
selbst oder von den Nachuntersuchern als subjektiv gewichtig eingeschätzt wurden und
denen so vermutlich biographische Bedeutung zukommt. Nach Weitbrecht schließt auch
ein symptomfreies Intervall zwischen potentiellen Anlaßsituationen und Manifestation
der Psychose eine pathogenetische Relevanz nicht von vornherein aus. Die Deutung
und Objektivierung selbst äußerer und vordergründiger Erlebnisse und Konflikte ist,
wie wir bereits bemerkten (s. S. 69), methodisch sehr schwierig.

Wir unterscheiden zwischen somatisch und psychisch belastenden Situationen. *Beim weiblichen bzw. männlichen Teilkollektiv sind in 11,4% (33 Fälle) bzw. 10,1% (21 Fälle) vorwiegend somatisch belastende Ereignisse und in 30% (88 Fälle) bzw. 31,9% (66 Fälle) vorwiegend psychisch belastende Situationen im Erkrankungsjahr eruierbar.* Die Häufigkeitsverteilung ist also bei beiden Geschlechtern gleich. Die Unterscheidung zwischen körperlichen und seelischen Anlässen ist, wie wir bereits hervorhoben, grundsätzlich fragwürdig (s. S. 69).

Bei den *körperlich belastenden Situationen* ergibt sich für die *Frauen* folgende Häufigkeitsreihe: *Generationsvorgänge* (Menarche, Schwangerschaft, Fehlgeburt, Entbindung, Eintritt in die Menopause, Sterilisation) 51,5% (17 Fälle); *körperliche Erkrankungen* 21,2% (7 Fälle); *Operationen* 12,1% (4 Fälle); *körperliche Überforderung und Erschöpfung* 6,1% (2 Fälle); Unfälle und Verletzungen 6,1% (2 Fälle); *Medikamentenmißbrauch* (Amphetamin) 3% (1 Fall). Im Unterschied zu unserem Vorgehen bei der Auslösungsproblematik, wo wir zwischen Provokation durch psychische und somatische Faktoren *und* Generationsvorgänge unterschieden, wurden hier Generationsvorgänge teilweise bei den körperlich belastenden Situationen im Erkrankungsjahr rubriziert. Bei den *männlichen Schizophrenen* sind körperliche Erkrankungen mit 47,6% (10 Fälle) vor körperlicher Überforderung und Erschöpfung mit 23,8% (5 Fälle) sowie Unfällen und Verletzungen mit 14,3% (3 Fälle) relativ am häufigsten; Alkoholmißbrauch wurde in 9,5% (2 Fälle) und Operationen nur bei 4,2% (1 Fall) registriert.

Betrachtet man *alle durch Generationsvorgänge beim weiblichen Teilkollektiv gekennzeichneten (körperlich und/oder psychisch) belastenden Situationen im Erkrankungsjahr,* sind Entbindungen mit 22 Fällen bei weitem am häufigsten, während Menarche, Schwangerschaft, Abort, Eintritt in die Menopause sowie gynäkologische Totaloperationen nur mit je einem Fall vertreten sind.

Von den Frauen, die im Erkrankungsjahr entbanden, haben wir nur die Fälle, bei denen die psychotische Erstmanifestation spätestens 2 Monate post partum auftrat, als sogenannte *Wochenbettpsychosen* der Teilgruppe zugeordnet, deren belastende Situation als vorwiegend somatisch angesehen wurde. Fälle, bei denen die Entbindung 3 Monate und mehr vor der Erstmanifestation der Psychose stattfand, subsumierten wir (in Verbindung mit anderen Faktoren) in die Teilgruppe mit vorwiegend psychisch belastenden Situationen.

Bei einer Differenzierung der *psychischen Belastung* nach Daseinsbereichen, denen die Belastungen entstammen (Gross et al., 1971b), ergibt sich bei den Frauen folgende Häufigkeitsrangreihe: erotische Konflikte einschließlich Verlassenwerden durch den Partner, Entlobung u. ä. 25% (22 Fälle); familiäre Sphäre mit Tod und Erkrankung nahestehender Angehöriger, Ehescheidung, andere Trennungserlebnisse, familiäre Differenzen und Belastungssituationen 25% (22 Fälle); außerberufliche soziale Sphäre (Gefährdung des sozialen Prestiges, Konflikte mit Hausbewohnern, Umzug, Miterleben fremden Leides u. ä.) 17% (15 Fälle); für die Kriegs- und Nachkriegszeit typische Situationen, wie Vertreibung, Umsiedlung, Kriegsgefangenschaft, politische Verfolgung, 11,4% (10 Fälle); massive Traumata der Vitalsphäre im Krieg (Bombardierung, Beschuß, Verschüttung, Mißhandlung) und im Frieden (Überfall, Vergewaltigung, bewußt, unerwartet und ohnmächtig erlebte Konfrontierung mit dem Tod bei Unfällen) 9,1% (8 Fälle); berufliche Konflikte einschließlich Examenssituationen 9,1% (8 Fälle) und schließlich ethische und religiöse Konfliktsituationen mit 3,4% (3 Fälle). Bei den *Männern* sind Belastungsereignisse der Kriegs- und Nachkriegszeit mit 25% (16 Fälle), berufliche Konfliktsituationen mit 18,8% (12 Fälle) sowie Konfliktsituationen der familiär-häuslichen Sphäre mit 17,2% (11 Fälle) und der sozialen Sphäre mit 14,1% (9 Fälle) am häufigsten und häufiger als erotische Konflikte mit 10,9% (7 Fälle); Traumata der Vitalsphäre wurden in 7,8% (5 Fälle), ethische und religiöse Konflikte in 6,3% (4 Fälle) eruiert.

Der deutlichste geschlechtsspezifische Unterschied ist, daß erotische Konfliktsituationen beim weiblichen Geschlecht, berufliche beim männlichen Geschlecht häufiger vorkommen. Dieser Befund stimmt mit unseren früheren Befunden bezüglich psychischer Auslösung schizophrener Erkrankungen überein (Gross et al., 1971b; Huber u. Gross, 1971).

Wir haben weiter alle Situationen des – eingetretenen oder drohenden – Verlustes einer nahestehenden Bezugsperson durch Tod, schwere Erkrankung, Trennung, Scheidung, Verlassenwerden u. ä. zusammengefaßt. Solche *Verlustsituationen* im mitmenschlich-kommunikativen Bereich finden sich bei den insgesamt 154 vorwiegend als psychisch belastend beurteilten Situationen im Erkrankungsjahr bei den *Frauen* mit 42,1% (37 von 88 Fällen) häufiger als bei den *Männern* mit 26,6% (17 von 66 Fällen). Diese Ungleichverteilung erklärt sich vermutlich hauptsächlich durch die Tatsache, daß unser Beobachtungsgut zahlreiche Kriegerwitwen enthält.

3.6.7.2 Belastende Situationen im Erkrankungsjahr und psychopathologische bzw. soziale Remission

Eine Korrelation zwischen dem Merkmal „somatisch belastende Situation im Erkrankungsjahr" und psychopathologischer Remission ist nicht nachweisbar. Dasselbe gilt auch für *psychisch belastende Situationen* im Erkrankungsjahr beim Gesamtkollektiv und beim männlichen Teilkollektiv.

Bei der Teilgruppe *weiblicher Kranker* (293 Fälle) gibt es insofern eine schwachsignifikante Differenz zwischen den Patientinnen mit und ohne psychisch belastende Situationen im Erkrankungsjahr, als im Teilkollektiv mit psychisch belastenden Situationen (88 Fälle) 45,4% und in der Teilgruppe ohne psychisch belastende Situationen (205 Fälle) nur 27,8% uncharakteristische Residuen zur Zeit der Spätkatamnese vorliegen. Die Rate der Vollremissionen beträgt im Teilkollektiv mit Belastung 17,0%, die der charakteristischen Residuen 37,6%; in der Teilgruppe ohne psychische Belastung sind die entsprechenden Quoten 27,8 und 44,4%, d. h. daß sowohl der ungünstigste Ausgang, die charakteristischen Residuen, wie der günstigste Ausgang, nämlich Vollremissionen, im Teilkollektiv ohne psychisch belastende Situationen häufiger sind. Insbesondere sind auch innerhalb der charakteristischen Residuen die typisch schizophrenen Defektpsychosen und Strukturverformungen mit Psychose, die auch in sozialer Hinsicht noch ungünstiger zu beurteilen sind als gemischte Residuen, mit 24,2% (41 Fälle) deutlich häufiger als in der Teilgruppe mit psychisch belastenden Situationen mit 13,6% (12 Fälle). *Aufs Ganze gesehen ist also die psychopathologische Dauerprognose bei weiblichen Kranken mit psychisch belastenden Situationen im Erkrankungsjahr doch eher günstiger als im Restkollektiv weiblicher Kranker,* ein Befund, der den Ergebnissen bei den psychisch-reaktiv ausgelösten (männlichen und weiblichen) Schizophrenien entspricht (s. S. 256 f).

Betrachtet man die Patienten mit *Verlustsituationen* im mitmenschlich-kommunikativen Bereich hinsichtlich der psychopathologischen Langzeitentwicklung gesondert, zeigen von 37 hierher gehörigen Frauen 18,9% (7 Fälle) bei der Katamnese eine Vollremission, 70,3% (26 Fälle) ein uncharakteristisches Residuum und nur 10,8% (4 Fälle) einen charakteristischen Residualzustand; *die Dauerprognose ist also auch in der Teilgruppe mit Verlustsituationen im Erkrankungsjahr günstiger als im Restkollektiv.* Bei den 17 männlichen, hierher gehörigen Patienten sind sowohl Vollremissionen mit 35,3% (6 Fälle) wie charakteristische Residuen mit 41,2% (7 Fälle) häufiger, dagegen uncharakteristische Residuen mit 23,5% (4 Fälle) seltener als im Gesamtkollektiv.

Hinsichtlich der *sozialen Remission* finden sich keine signifikanten Beziehungen
beim Gesamtkollektiv (Männer und Frauen) und beim weiblichen Teilkollektiv.

Beim *männlichen Teilkollektiv* gibt es eine signifikante Korrelation zwischen dem ungünstigsten
sozialen Remissionsgrad 4 (völlig arbeitsunfähig) und dem Merkmal „körperlich belastende Situation im Erkrankungsjahr". Von den hierher gehörigen Patienten sind 38% (8 Fälle) zur Zeit der
Spätkatamnese völlig arbeitsunfähig, während die entsprechende Rate für Patienten mit psychisch
belastenden Situationen bzw. keiner belastenden Situation im Erkrankungsjahr 9,1% (6 Fälle) bzw.
5% (6 Fälle) beträgt. Bei gesonderter Auswertung der Teilgruppe mit *Verlustsituationen* zeigt das
weibliche Teilkollektiv ähnlich wie bei der psychopathologischen Langzeitentwicklung einen trendmäßig günstigen Ausgang: 78,4% (29 Fälle) sind „sozial geheilt".

3.6.7.3 Beziehungen zu gestörten Heimverhältnissen, Schulerfolg, Prodromen und
psychopathologischem Initialsyndrom

Beziehungen zwischen *gestörten Familienverhältnissen* und belastenden (psychischen
oder körperlichen) Situationen im Erkrankungsjahr sind statistisch nicht erkennbar. Dies
gilt auch hinsichtlich des *Schulerfolges. Prodrome* sind in der Teilgruppe ohne belastende
Situation im Erkrankungsjahr mit 40,1% (116 Fälle) signifikant häufiger als im Teilkollektiv mit psychisch belastenden Situationen (19,5% – 30 Fälle). Dies spricht eher für
als gegen die Annahme, daß die von uns erfaßten belastenden Situationen nicht ins Vorfeld der Psychose fallen und nicht Ausdruck und Folge einer bereits vorhandenen prodromalen (morbogenen) Veränderung sind. Auch kann man in der negativen Korrelation
zwischen Prodromen und belastenden Situationen im Erkrankungsjahr einen Hinweis
darauf erblicken, daß bei fehlenden Prodromen oft erst Belastungsereignisse (unspezifischer Streß, s. S. 71) die Auslösung der psychotischen Erstmanifestation herbeiführen,
während bei bereits bestehenden Prodromen für die Manifestation der schizophrenen
Psychose eine (faßbare) belastende Situation nicht erforderlich ist. Im Hinblick auf die
prävalierende *psychopathologische Symptomatik der psychotischen Erstmanifestation*
ist bemerkenswert, daß bei psychisch belastenden Situationen im Erkrankungsjahr depressive psychopathologische Initialsyndrome signifikant häufiger vorkommen als im
Teilkollektiv mit Fehlen von Belastungssituationen im Erkrankungsjahr.

3.6.8 Wohnort

3.6.8.1 Wohnort prämorbid und zur Zeit der Spätkatamnese

Unter dem prämorbiden Wohnort verstehen wir den *letzten ständigen Wohnsitz zum
Zeitpunkt der Erstmanifestation der Psychose.* Mit dem *Wohnort zur Zeit der Katamnese* ist dagegen der ständige Wohnsitz bei der persönlichen Nachuntersuchung (Spätkatamnese) gemeint. In den Fällen, in denen sich zwischen der Erfassung des Wohnortes
prämorbid und seiner Festlegung zum Zeitpunkt der Nachuntersuchung strukturelle
Veränderungen der Wohngemeinde, z. B. durch Gebietsreformen, ergaben (z. B. ein
Dorf, das sich zu einer Kleinstadt entwickelte), wird der jeweils aktuelle Status berücksichtigt.

Ein Patient, der prämorbid seinen ständigen Wohnort in einem Dorf hatte, das bei der Katamnese
Mittelstadt geworden ist, wird also einmal als Dorfbewohner und zum anderen als Einwohner einer
Mittelstadt rubriziert, ohne daß er die Wohngemeinde wechselte. Nur hinsichtlich der Stadt Bonn
wurde von dieser Regel eine Ausnahme gemacht: Patienten, die prämorbid, z.B. vor 1945, in Bonn

wohnten, wurden, obschon Bonn damals noch keine 100 000 Einwohner hatte, als Großstädter eingeordnet. Die gefundenen Verteilungen reichen also nicht aus, um die Frage nach der geographischen Mobilität sicher zu beantworten. Weiter sind die Befunde nicht geeignet, die geographische Verteilung unserer Patienten mit der der Gesamtbevölkerung zu vergleichen, weil es sich nicht um ein geschlossenes Einzugsgebiet handelt. Die Patienten der Bonner Universitäts-Nervenklinik wohnten zwar in der Mehrzahl im Raum Köln-Bonn, doch waren anteilmäßig auch Westerwald, Mosel und Eifel stärker vertreten. Darüber hinaus kamen einzelne Patienten aus anderen Bundesländern, aus Belgien und den Niederlanden und eine größere Gruppe aus dem Großherzogtum Luxemburg. Trotz dieser Einschränkungen sind die Zahlen unseres Erachtens geeignet, das Untersuchungsgut zu charakterisieren und Grundlagen für umschriebene sozialpsychiatrische Erhebungen, z.B. hinsichtlich der ärztlichen Versorgung, zu schaffen.

Zur Zeit der psychotischen Erstmanifestation wohnten 31,9% (160 Patienten) in einer Großstadt mit über 100 000 Einwohnern, 25,1% (126 Patienten) in einer Klein- oder Mittelstadt und 42,8% (215 Patienten) in einer dörflichen Wohngemeinde. Zum Zeitpunkt der Katamnese war die Verteilung abzüglich der in psychiatrischen Landeskrankenhäusern dauerhospitalisierten Patienten (67 Patienten = 13,3%) folgendermaßen: 27,1% (117 Patienten) lebten in einer Großstadt, 30,4% (131 Patienten) in einer Klein- oder Mittelstadt und 42,5% (183 Patienten) in einem Dorf. *Danach ergab sich also auch unter Berücksichtigung der erwähnten Einschränkungen keine größere Verschiebung in der geographischen Zusammensetzung des Untersuchungsgutes hinsichtlich des prämorbiden Wohnortes und dem Wohnort zur Zeit der Katamnese.* Zu vermuten, aber nicht zu beweisen ist, daß bei der Katamnese mehr Patienten im Dorf wohnen, weil trotz des anzunehmenden Rückganges dörflicher Wohngemeinden in der Zeitspanne bis zur Spätkatamnese (die 1967-1973 durchgeführt wurde) die Rate der Dorfbewohner gleichgeblieben ist. Die Verteilung ändert sich auch nicht, wenn man dem Kollektiv der persönlich Nachuntersuchten auch die Teilgruppe der bei der Katamnese bereits verstorbenen ehemaligen Patienten (s. S. 17 ff) hinzurechnet. Zur Orientierung seien die Zahlen der Wohnbevölkerung der Bundesrepublik Deutschland am 6.6.1961 nach Gemeindeklassen, zitiert nach dem statistischen Jahrbuch 1965, genannt: Großstadt 33%; Klein-(Mittel-)stadt 44%; dörfliche Wohngemeinden 23%. Hieraus kann man zumindest entnehmen, daß Schizophrene vor Erkrankungsbeginn nicht häufiger in der Großstadt wohnen als die Durchschnittsbevölkerung (Vergleichszahlen hinsichtlich des Einzugsgebietes der Bonner Nervenklinik aus diesem Zeitraum liegen nicht vor).

3.6.8.2 Wohnort und soziale Schicht

Beim Vergleich des prämorbiden Wohnortes mit der prämorbid erreichten höchsten sozialen Schicht ist insofern eine signifikante Beziehung zu erkennen, als in dörflichen Wohngemeinden mit 54,5% mehr Angehörige der Unterschichten und mit 27,1% entsprechend weniger solche der Mittelschichten wohnen. Für großstädtische Gemeinden kehrt sich diese Beziehung um: Nur 22,9% der Angehörigen der Unterschichten wohnen in Großstädten, dagegen 43,7% der den Mittelschichten Zugehörigen. Die gleiche Beobachtung gilt auch im Vergleich von Wohngemeinde und Sozialschichtzugehörigkeit zum Zeitpunkt der Katamnese. Auch jetzt leben in dörflichen Wohngemeinden mit 46,9% statistisch signifikant mehr Angehörige der oberen Unterschicht und in großstädtischen Gemeinden ebenfalls statistisch signifikant mit 42,8% mehr Angehörige der oberen Mittelschicht.

3.6.8.3 Wohnort und psychopathologische bzw. soziale Remission

Prämorbider Wohnort und psychopathologische Langzeitentwicklung zeigen keine signifikante Korrelation. Bei einem Vergleich von *Wohngemeinde zum Zeitpunkt der Spätkatamnese* und psychopathologischer Remission läßt sich nur beim männlichen Teilkollektiv trendmäßig erkennen, daß in der Großstadt etwas häufiger Patienten mit Vollremissionen und etwas seltener Kranke mit charakteristischen Residualzuständen leben. Dies überrascht nicht, da, wie wir sahen (s. S. 172 f), die Anzahl der Vollremissionen und diejenige der charakteristischen Residuen positiv bzw. negativ mit der Zugehörigkeit zur oberen Mittelschicht zur Zeit der Katamnese korrelieren. Eine Beziehung von Wohngemeinde zum Zeitpunkt der Katamnese und sozialer Remission läßt sich nicht nachweisen.

3.6.8.4 Wohnort und Schulerfolg

Beim Vergleich des prämorbiden Wohnortes mit dem Schulerfolg ist erwähnenswert, daß von den in dörflichen Wohngemeinden Aufgewachsenen (215 Patienten) nur 20,9% (45 Patienten) eine weiterführende Schule besuchten, dagegen 47,5% (76 Fälle) derjenigen Probanden, die in der Großstadt aufwuchsen.

3.6.9 Erste stationäre psychiatrische Behandlung

3.6.9.1 Erkrankungsbeginn und erste stationäre psychiatrische Behandlung

Zur ersten stationären psychiatrischen Behandlung kommt es im Gesamtkollektiv bei 55,6% (273 Patienten) im Laufe des ersten Krankheitsjahres nach Einsetzen der psychotischen Erstmanifestation bzw. (bei den Patienten mit Prodromen) des Prodroms. Männer kommen mit 41,7% (85 Fälle) seltener als Frauen mit 65,5% (188 Fälle) innerhalb des ersten Jahres zur stationären Aufnahme (Tabelle 96). Der signifikante Geschlechtsunterschied erklärt sich u. a. aus der Tatsache, daß bei den männlichen Patienten uncharakteristische Prodrome, die eine eindeutige Diagnose noch nicht zulassen, statistisch signifikant (2,5-%-Niveau) häufiger sind als bei den weiblichen Patienten (s. S. 63).

Wenn man die Zeitspanne zwischen Beginn des Prodroms (soweit vorhanden) bzw. der ersten psychotischen Manifestation und der ersten psychiatrischen stationären Behandlung in Abhängigkeit vom Erkrankungsjahr betrachtet (Tabelle 97), dann zeigt sich *von den 1939 und früher Erkrankten bis hin zu den ab 1956 und später Erkrankten eine deutliche Zunahme der Häufigkeit der stationären Behandlung schon innerhalb des ersten Jahres nach Erkrankungsbeginn von 31,5% auf 71,8%.*

Dieser Befund scheint nicht wesentlich auf Selektionsvorgängen bezüglich des Bonner Beobachtungsgutes zu beruhen, obwohl man dies für die Jahrgänge bis 1944 vermuten könnte. Bei der Auswahl unseres Untersuchungskollektivs sind ja diejenigen, die bis 1944 erkrankten und bei denen es sich um Verläufe mit nur einer psychotischen Manifestation handelte, im Untersuchungsgut nicht enthalten. Gegen eine derartige Selektion spricht, daß sich bei den ab 1945 erstmals Erkrankten fortschreitend dieselbe Tendenz zeigt, rascher in stationäre Behandlung zu kommen.

Die Gründe für dieses Verhalten können wir nur vermuten. Bei den älteren Jahrgängen hat die späte stationäre psychiatrische Behandlung ohne Zweifel auch mit der unter dem nationalsozialistischen Regime geübten Praxis in den damaligen psychiatrischen

Tabelle 96. Zeitliches Intervall zwischen Erkrankungsbeginn und erster stationärer psychiatrischer Behandlung

Intervall	♂	♀	♂ + ♀
Tage- 4 Wochen	45 22,1%	92 32,1%	137 27,9%
4 Wochen - 1 Jahr	40 19,6%	96 33,4%	136 27,7%
1 Jahr - 5 Jahre	71 34,8%	50 17,4%	121 24,6%
5 Jahre und mehr	48 23,5%	49 17,1%	97 19,8%
n	204	287	491

χ^2-Anteil 28,9 bei 3 FG = 0,1-%-Niveau

Tabelle 97. Zeitliches Intervall zwischen Erkrankungsbeginn und erster stationärer psychiatrischer Behandlung in den verschiedenen Erkrankungsperioden

Erkrankungsjahr	Tage - 1 Jahr	1 Jahr und mehr	n
bis 1939	17 31,5%	37 68,5%	54 11,0%
1940-1945	31 44,3%	39 55,7%	70 14,3%
1946-1950	70 53,9%	60 46,1%	130 26,5%
1951-1955	99 62,3%	60 37,7%	159 32,4%
ab 1956	56 71,8%	22 28,2%	78 15,9%
n	273	218	491

χ^2-Anteil 27,3 bei 4 FG = 0,1-%-Niveau

Anstalten und mit der Furcht der Betroffenen und ihrer Familien vor sogenannten eugenischen Konsequenzen zu tun. Ganz allgemein wird man vermuten dürfen, daß die zunehmenden Behandlungsmöglichkeiten, zunächst im Sinne der Abschwächung besonders störender Symptome die raschere Krankenhausbehandlung veranlaßt und zu einem gewissen Abbau der Vorurteile gegen psychiatrische Einrichtungen beigetragen haben, zum anderen, daß die Toleranz der originären Bezugsgruppen (z.B. Familie) gegenüber einem aus welchen Gründen auch immer störenden Mitglied nachgelassen hat und man zunehmend eher geneigt war, die Verantwortung und Sorge für psychisch Erkrankte den öffentlichen Gesundheitsinstitutionen zu übertragen.

3.6.9.2 Erste stationäre psychiatrische Behandlung und psychopathologische Remission

Gibt es einen Zusammenhang zwischen der Zeitspanne vom Beginn des Prodroms bzw. der ersten psychotischen Manifestation bis zur ersten stationären psychiatrischen Behandlung und psychopathologischer Dauerprognose? Um diese Frage beantworten zu können, teilten wir das Gesamtkollektiv in zwei annähernd gleich große Gruppen ein. Gruppe 1 umfaßt 273 Patienten, das sind 55,6%, bei denen die Zeitspanne zwischen dem Beginn des Prodroms bzw. der psychotischen Erstmanifestation und der ersten stationären psychiatrischen Behandlung wenige Tage bis 1 Jahr betrug; Gruppe 2 hat 218 Patienten, das sind 44,4%, bei denen zwischen Erkrankungsbeginn und erster stationärer psychiatrischer Behandlung mehr als 1 Jahr verging (Tabelle 98).

Tabelle 98. Zeitspanne zwischen Erkrankungsbeginn und erster stationärer psychiatrischer Behandlung und psychopathologische Dauerprognose

Intervall	Voll-remissionen	Uncharakt. Residuen	Charakt. Residuen	n
Tage - 1 Jahr	76 27,8%	117 42,9%	80 29,3%	273 55,6%
1 Jahr und mehr	30 13,8%	98 45,0%	90 41,3%	218 44,4%
n unbekannt	106 5	215 2	170 4	491 11
Gesamt-kollektiv	111 22,1%	217 43,2%	174 34,7%	502 100%

χ^2-Anteil 16,4 bei 2 FG= 0,1-%-Niveau

In Gruppe 1 sind, wie die Tabelle zeigt, mit 27,8% (76 Fälle) psychopathologische Vollremissionen signifikant (2,5-%-Niveau) häufiger als in Gruppe 2 mit 13,8% (30 Patienten). Während sich die Zahl der uncharakteristischen Residualsyndrome in beiden Gruppen mit 42,9 bzw. 45% annähernd die Waage hält, sind die charakteristischen Residuen mit 29,3% in Gruppe 1 trendmäßig seltener als in Gruppe 2 mit 41,3%. *Die psychopathologische Dauerprognose insgesamt ist bei den schon im ersten Krankheitsjahr behandelten Patienten signifikant günstiger.*

Auch dieser Befund kann unterschiedlich interpretiert werden. So sind in Gruppe 2 mit stationärer Erstbehandlung erst nach dem ersten Krankheitsjahr signifikant mehr (40,8%) Patienten mit chronischem Einsetzen der psychotischen Erstmanifestation als im Gesamtkollektiv (22,3%), andererseits weniger (21,6%) Patienten mit perakutem

Beginn der psychotischen Erstmanifestation als dort (27,1%). In Gruppe 1 der schon im ersten Krankheitsjahr Behandelten sind dagegen mit 8,4% signifikant weniger Patienten mit chronischem Einsetzen der psychotischen Erstmanifestation als im Gesamtkollektiv (22,3%), andererseits mit 32,6% mehr Patienten mit perakutem Psychosebeginn als dort (27,1%). Wir haben aber früher gezeigt (s. S. 275), daß perakuter Beginn der psychotischen Erstmanifestation mit einer signifikant günstigen, chronisches Einsetzen der psychotischen Erstmanifestation mit einer signifikant ungünstigen psychopathologischen Langzeitprognose korreliert ist. Die psychopathologisch günstigere Prognose der schon im ersten Krankheitsjahr behandelten Patienten kann also auch durch den relativ geringen Anteil von Patienten mit chronischem Einsetzen der psychotischen Erstmanifestation zugunsten von solchen mit perakutem Psychosebeginn bedingt sein (s. hierzu auch S. 342).

3.6.9.3 Erste stationäre psychiatrische Behandlung und Erkrankungsperiode

Die Tendenz zur günstigeren psychopathologischen Dauerprognose bei frühzeitiger erster stationärer psychiatrischer Behandlung ist nun nicht nur bei den in weniger weit zurückliegenden Jahren erstmals Erkrankten zu beobachten, sie zeigt sich vielmehr in allen Erkrankungsjahrgängen (Tabelle 99). Dennoch konnte man vermuten, daß es einen Einfluß der Psychopharmakotherapie auf diesen Befund gibt. Um diesen Einfluß zu untersuchen, teilten wir das Gesamtkollektiv erneut in zwei Gruppen ein. Gruppe 1 umfaßt diejenigen 51,7% der Patienten (254 Fälle), die in den Jahren bis einschließlich 1950 erstmals erkrankten und somit bezüglich der psychotischen Erst-

Tabelle 99. Zeitliches Intervall zwischen Erkrankungsbeginn und erster stationärer psychiatrischer Behandlung in den verschiedenen Erkrankungsperioden und psychopathologische Langzeitprognose im Bonner Hauptkollektiv

Erkrankungs-jahr	Tage – 1 Jahr			1 Jahr und mehr		
	Voll-remissionen	Unchar. + Char. Residuen	n	Voll-remissionen	Unchar. + Char. Residuen	n
bis 1939	3 17,6%	14 82,4%	17	5 13,5%	32 86,5%	37
1940 – 1945	6 19,4%	25 80,6%	31	5 12,8%	34 87,2%	39
1946 – 1950	21 30,0%	49 70,0%	70	4 6,7%	56 93,4%	60
1951 – 1955	29 29,3%	70 70,7%	99	10 16,7%	50 83,3%	60
ab 1956	17 30,4%	39 69,6%	56	6 27,3%	16 72,7%	22
n	76	197	273	30	188	218

χ^2-Anteil 2,2 bei 4 FG = nicht signifikant

χ^2-Anteil 6,5 bei 4 FG = nicht signifikant

Tabelle 100. Psychopathologische Langzeitprognose in Gruppe 1 der bis 1950 und Gruppe 2 der 1951-1959 erkrankten Bonner Patienten und deren Teilgruppen mit früher bzw. später erster stationärer psychiatrischer Behandlung

Erkrankungsjahr: bis 1950 (Gruppe 1)

Intervall	Voll-remissionen	Uncharakt. Residuen	Charakt. Residuen	n
Tage – 1 Jahr	30 25,4%	48 40,7%	40 33,9%	118 43,2%
1 Jahr und mehr	14 10,3%	64 47,1%	58 42,6%	136 62,4%
n	44 17,3%	112 44,1%	98 38,6%	254 51,7%

χ^2-Anteil 10,3 bei 2 FG = 1-%-Niveau

Erkrankungsjahr: 1951 – 1959 (Gruppe 2)

Intervall	Voll-remissionen	Uncharakt. Residuen	Charakt. Residuen	n
Tage – 1 Jahr	46 29,7%	69 44,5%	40 25,8%	155 56,8%
1 Jahr und mehr	16 19,5%	34 41,5%	32 39,0%	82 37,6%
n	62 26,2%	103 43,5%	72 30,4%	237 48,3%

χ^2-Anteil 5,3 bei 2 FG = 10-%-Niveau

manifestation keine Chance hatten, mit Psychopharmaka im engeren Sinne behandelt zu werden. Zur Gruppe 2 gehören die 48,3% der Bonner Patienten (237 Fälle), die zwischen 1951 und 1959 erkrankten, in einer Zeitspanne also, in der die Psychopharmaka im engeren Sinne zunehmende Verwendung in der Klinik fanden (Tabelle 100).

Die Patienten der Gruppe 2 haben, wie die Tabelle zeigt, mit 26,2% Vollremissionen und nur 30,4% charakteristischen Residuen eine bessere psychopathologische Langzeitprognose als die Probanden der Gruppe 1 mit nur 17,3% Vollremissionen und 38,6% charakteristischen Residuen. Uncharakteristische Residuen sind in beiden Gruppen mit 44,1 und 43,5% etwa gleich häufig. Man darf vermuten, daß die bessere Dauerprognose in Gruppe 2 im wesentlichen ein Effekt der raschen und nachhaltigen Beeinflussung der Psychose mittels Psychopharmaka im engeren Sinne ist, wenngleich gerade die Patienten der Gruppe 2, wie wir schon zeigten (Tabelle 97), ganz allgemein rascher in stationäre Behandlung kommen als die in früheren Jahren Erkrankten und damit auch andere somatische (z.B. Elektrokrampfbehandlung) und soziotherapeutische Maßnahmen im Krankenhaus bei dieser Gruppe rascher zum Einsatz gekommen sein mögen als in Gruppe 1, was gleichfalls die Dauerprognose in günstigem Sinne beeinflußt haben könnte.

Es fällt auf, daß nur in Gruppe 1 der bis einschließlich 1950 Erkrankten die Teilgruppe der schon im ersten Krankheitsjahr stationär psychiatrisch behandelten Patienten im Vergleich mit der Teilgruppe der erst später erstmals Behandelten eine signifikant günstigere psychopathologische Dauerprognose aufweisen (1-%-Niveau, Tabelle 100), während in Gruppe 2 der ab 1951 erkrankten Patienten nur noch ein trendmäßiger Unterschied nachweisbar ist (Tabelle 100).

Die längere Verlaufsdauer bei Gruppe 1 gegenüber den Patienten der Gruppe 2 kann jedenfalls die bessere psychopathologische Langzeitprognose der Gruppe 2 der erst ab 1951 und später erkrankten Patienten nicht erklären, da sich statistisch keine signifikante Korrelation zwischen Verlaufsdauer und psychopathologischer Dauerprognose nachweisen ließ (s. S. 294).

3.6.9.4 Erste stationäre psychiatrische Behandlung und psychopathologisches Initialsyndrom

Wir gingen weiter der Frage nach, ob das Dominieren eines bestimmten psychopathologischen Syndroms im Erkrankungsbeginn, d.h. während der ersten 6 Monate der psychotischen Erstmanifestation, den Zeitpunkt der ersten Krankenhausaufnahme beeinflußt. Differenziert wurde eine vorwiegend paranoid-halluzinatorische, katatone, hebephrene, depressiv-coenästhetische und paranoide Symptomatik (s. S. 74 f). 82,5% des Gesamtkollektivs, 241 Frauen (82,3%) und 173 Männer (82,8%), konnten so gekennzeichnet werden.

Die Tabellen 101 und 102 zeigen, in welcher Häufigkeit die Teilgruppen von Patienten mit bestimmten psychopathologischen Initialsyndromen bereits im ersten Krankheitsjahr nach Einsetzen der psychotischen Erstmanifestation (ohne Berücksichtigung von Prodromen) erstmals stationär psychiatrisch aufgenommen und behandelt wurden. Bei den *weiblichen Kranken* ist dies am häufigsten bei paranoid-halluzinatorischen Anfangsbildern mit 79,2% der Fall, gefolgt von katatonen und — entgegen der Erwartung — hebephrenen Initialsyndromen mit 71,4 bzw. 66,7%, depressiv-coenästhetischen Bildern mit 65,7% und paranoiden Syndromen mit 59,5%. Bei den *männlichen Kranken* gelangen die Probanden mit katatonen Initialsyndromen mit 88,9% am häufigsten schon im ersten Krankheitsjahr zur ersten stationären psychiatrischen Behandlung, gefolgt in weitem Abstand von Probanden mit paranoid-halluzinatorischen Anfangsbildern mit 66,7% und Patienten mit depressiv-coenästhetischen Initialsyndromen mit 64,4%; Patienten mit paranoiden und hebephrenen psychopathologischen Initialsyndromen gelangen in weniger als der Hälfte der Fälle, nämlich in 47,5 bzw. 46,7% bereits im ersten Krankheitsjahr zur stationären Aufnahme. Wir entnehmen den Tabellen, daß *Patienten mit vorwiegend paranoider Initialsymptomatik relativ selten kurz nach Krankheitsbeginn stationär aufgenommen werden* (bei den Frauen mit 59,5% noch häufiger als bei den Männern mit 47,5%); *ähnliches gilt, allerdings nur für das männliche Teilkollektiv, für Patienten mit initial hebephrenen Syndromen.*

Aus der Rangreihe der dominierenden psychopathologischen Syndrome im Erkrankungsbeginn bezüglich der ersten Krankenhausaufnahme läßt sich die oben mitgeteilte günstigere psychopathologische Dauerprognose der schon im ersten Krankheitsjahr stationär Behandelten nicht erklären,

Tabelle 101. Psychopathologisches Initialsyndrom und stationäre Erstbehandlung innerhalb des ersten Krankheitsjahres oder später im Bonner Teilkollektiv der *weiblichen* schizophrenen Kranken

Vorwiegende Symptomatik	Tage – 1 Jahr	1 Jahr und mehr	n
paranoid-halluzinatorisch	95 79,2%	25 20,8%	120
kataton	10 71,4%	4 28,6%	14
hebephren-simplex	16 66,7%	8 33,3%	24
depressiv-coenästhetisch	27 65,7%	14 34,3%	41
paranoid	25 59,5%	17 40,5%	42
n	173 71,8%	68 28,2%	241

χ^2-Anteil 6,7 bei 4 FG = nicht signifikant

Tabelle 102. Psychopathologisches Initialsyndrom und stationäre Erstbehandlung innerhalb des ersten Krankheitsjahres oder später im Bonner Teilkollektiv der *männlichen* schizophrenen Kranken

Vorwiegende Symptomatik	Tage – 1 Jahr	1 Jahr und mehr	n
kataton	8 88,9%	1 11,1%	9
paranoid-halluzinatorisch	40 66,7%	20 33,3%	60
depressiv-coenästhetisch	22 64,4%	12 35,6%	34
paranoid	19 47,5%	21 52,5%	40
hebephren-simplex	14 46,7%	16 53,3%	30
n	103 59,5%	70 40,5%	173

χ^2-Anteil 9,4 bei 4 FG = 5-%-Niveau

da das initiale Dominieren eines bestimmten psychopathologischen Syndroms nur bei den hebephrenen Anfangsbildern die Dauerprognose signifikant beeinflußt (s. S. 279 f).

3.6.9.5 Erste stationäre psychiatrische Behandlung und Vorhandensein von Prodromen

Größere Bedeutung für die ungünstigere Prognose derjenigen Patienten, die erst nach mehr als 1 Jahr (gerechnet nach Beginn der psychotischen Erstmanifestation bzw. ab Beginn des Prodroms) erstmals stationär psychiatrisch behandelt wurden, hat anscheinend die Tatsache, ob ein Prodrom vorliegt oder nicht. Bei einer gesonderten stichprobenartigen Auswertung der erstmals in den Jahren 1951-1955 erkrankten schizophrenen Patienten fanden sich 129 Probanden, von denen 78 (60,5%) innerhalb Jahresfrist und 51 Patienten (39,5%) nach einer Zeitspanne von mehr als 1 Jahr nach Erkrankungsbeginn erstmals stationär behandelt wurden. Von den insgesamt 129 Probanden wiesen 25,6% (33 Fälle) ein unterschiedlich langes (isoliertes, nicht mit Vorpostensyndromen verbundenes) Prodrom auf (Gesamtkollektiv: 31,7%), während 74,4% (96 Fälle) ohne Prodrom psychotisch erkrankten. Während nun von den 78 Patienten mit stationärer Behandlung innerhalb Jahresfrist nur 10,3% (8 Fälle) ein Prodrom zeigten, ging bei 49% (25 Patienten) derjenigen Patienten, bei denen mehr als 1 Jahr bis zur ersten stationären Behandlung verging, der psychotischen Erstmanifestation ein Prodrom voraus. Die Dauerprognose ist aber, wie wir früher zeigten (s. S. 270 ff), bei den Patienten mit isolierten und mit längeren Prodromen relativ ungünstig.

So gesehen, ist zu vermuten, daß bestehende uncharakteristische Prodrome, die aufgrund des psychopathologischen Syndroms keine eindeutige Diagnose einer schizophrenen Erkrankung ermöglichen, die Zeitspanne bis zur ersten stationären psychiatrischen Behandlung verlängern und andererseits die ungünstigere psychopathologische Dauerprognose bei später erster psychiatrischer Krankenhausbehandlung vom Vorliegen derartiger uncharakteristischer prodromaler Vorläufer mitbestimmt wird. *Wünschenswert wäre demnach die Früherkennung und Frühbehandlung der uncharakteristischen Prodrome.* Diesem Desiderat genügt bis heute aber keine psychopathologische, psychopathometrische oder gar somatische Methode; Ansatzpunkte hierfür wurden anderenorts aufgezeigt (Huber et al., 1976a; Huber, 1978; Gross u. Huber, 1978; Süllwold, 1977).

3.6.10 „Soziale Rückkehr" und Aufenthalt zur Zeit der Katamnese

3.6.10.1 „Soziale Rückkehr" und Erkrankungsalter

Die Häufigkeitsverteilung bezüglich des *aufnehmenden sozialen Milieus nach der ersten psychiatrischen Krankenhausbehandlung* („soziale Rückkehr", u.a. Gastager, 1965) ist Tabelle 103 zu entnehmen. Geschlechtsspezifische Unterschiede in der Häufigkeitsverteilung sind nicht nachzuweisen. Die männlichen Patienten kehren trendmäßig gehäuft nach der ersten psychiatrischen Krankenhausbehandlung zu den Eltern zurück (63,5% gegenüber 47,1% der weiblichen Kranken). Das überrascht nicht, da es sich offensichtlich um eine Folge des niedrigeren Erkrankungsalters im männlichen Teilkollektiv (s. S. 65 f) handelt. Die „soziale Rückkehr" zu den Eltern bzw. zum Ehepartner und/oder zu den eigenen Kindern ist, wie zu erwarten und wie Tabelle 104 zeigt, eine eindeutige Funktion des Lebensalters bei der psychotischen Erstmanifestation.

Tabelle 103. „Soziale Rückkehr" der Patienten des Bonner Hauptkollektivs nach der ersten stationären psychiatrischen Behandlung

Soziale Rückkehr	♂	♀	♂ + ♀
allein	22 10,6%	32 11,0%	54 10,8%
zum Ehepartner und/oder eigenen Kindern	48 23,1%	105 36,1%	153 30,7%
zu den Eltern	132 63,5%	137 47,1%	269 53,9%
zu Geschwistern	6 2,9%	17 5,8%	23 4,6%
n	208	291	499

χ^2-Anteil 15,1 bei 3 FG = 0,1-%-Niveau

Tabelle 104. „Soziale Rückkehr" nach der ersten stationären psychiatrischen Behandlung und Erkrankungsalter bei der psychotischen Erstmanifestation im Bonner Hauptkollektiv

Soziale Rückkehr	Lebensalter				n
	5-19 Jahre	20-29 Jahre	30-39 Jahre	ab 40 Jahre	
allein	5 4,1%	16 8,7%	22 17,9%	11 15,7%	54 10,8%
zum Ehepartner und/oder eigenen Kindern	3 2,5%	46 25,0%	61 49,6%	43 61,4%	153 30,7%
zu den Eltern	110 90,2%	117 63,6%	33 26,8%	9 12,9%	269 53,9%
zu Geschwistern	4 3,3%	5 2,7%	7 5,7%	7 10,0%	23 4,6%
n	122	184	123	70	499

χ^2-Anteil 160,5 bei 9 FG = 0,1-%-Niveau

3.6.10.2 „Soziale Rückkehr", psychopathologische und soziale Dauerprognose und Aufenthalt zur Zeit der Spätkatamnese

Hinsichtlich der *psychopathologischen Dauerprognose* fällt auf, daß in der Gruppe der Patienten, die nach der ersten psychiatrischen Krankenhausbehandlung zum Ehepartner und/oder zu den eigenen Kindern zurückkehren, Vollremissionen mit 28,1% (43 Fälle) prozentual häufiger sind; diese Gruppe schneidet auch bei der *sozialen Remission* mit 67,3% (103 Fälle) sozialen Heilungen am günstigsten ab. Von den zu den Eltern Zurückgekehrten sind 54,7% (146 Patienten), von den allein Lebenden nur 46,3% (25 Fälle) und von den in den Haushalt der Geschwister Aufgenommenen nur 30,4% (7 Patienten) sozial geheilt. Die Unterschiede der sozialen Heilungsraten in Korrelation zum aufnehmenden sozialen Milieu nach der ersten psychiatrischen Krankenhausbehandlung sind im Gesamtkollektiv (Tabelle 105) und im weiblichen Teilkollektiv signifikant.

Beim Vergleich des *Aufenthaltes zur Zeit der Spätkatamnese* mit der psychopathologischen Dauerprognose finden sich, wie Tabelle 106 zeigt, unter solchen Probanden, die mit dem Ehepartner und/oder den eigenen Kindern zusammenleben, signifikant mit 38,8% (81 Patienten) häufiger Vollremissionen und mit 11,5% (24 Fälle) seltener charakteristische Residuen. Daß die „soziale Rückkehr" keine prognostischen Rückschlüsse erlaubt, z.B. „soziale Rückkehr" ins Elternhaus mit ungünstiger Langzeitprognose korreliert ist, läßt sich unschwer aus der Häufigkeitsverteilung der sozialen und psychopathologischen Ausgänge in den beiden Teilgruppen von Probanden ablesen, die einerseits nach der ersten psychiatrischen Krankenhausbehandlung in das Elternhaus zurückkehrten und andererseits bei der Katamnese im Elternhaus lebten (Tabel-

Tabelle 105. „Soziale Rückkehr" nach der ersten stationären psychiatrischen Behandlung und soziale Remission zur Zeit der Spätkatamnese (0 und 1 = soziale Heilung)

Soziale Rückkehr	Soziale Remission		n
	0 + 1	2 − 4	
allein	25 46,3%	29 53,7%	54 10,9%
zum Ehepartner und/oder eigenen Kindern	103 67,3%	50 32,7%	153 30,8%
zu den Eltern	146 54,7%	121 45,3%	267 53,7%
zu Geschwistern	7 30,4%	16 69,6%	23 4,6%
n	281	216	497

χ^2-Anteil 16,3 bei 3 FG = 0,1-%-Niveau

len 106 und 108). Die Erwartungswerte hinsichtlich der Verteilung der psychopathologischen Ausgänge entsprechen bei der „sozialen Rückkehr" ziemlich genau der im Gesamtkollektiv (21,2% Vollremissionen und 36,1% charakteristische Residuen), während bei Aufenthalt im Elternhaus zum Zeitpunkt der Spätkatamnese psychopathologische Vollremissionen mit 10,6% signifikant seltener und charakteristische Residuen mit 47,1% (Tabelle 106) signifikant häufiger beobachtet werden. Es zeigt sich, daß die „soziale Rückkehr" für die — psychopathologische und/oder soziale — Dauerprognose ohne Bedeutung ist.

3.6.10.3 Soziale und psychopathologische Merkmale der zur Zeit der Spätkatamnese dauerhospitalisierten oder im Elternhaus lebenden Patienten

Ähnlich ungünstig wie bei den zum Zeitpunkt der Spätkatamnese im Elternhaus lebenden Patienten ist die psychopathologische Dauerprognose bei den *dauerhospitalisierten Kranken*. In dieser Teilgruppe sind zum Zeitpunkt der letzten Nachuntersuchung charakteristische Residuen mit 82,1% (55 Fälle) signifikant häufiger als im Gesamtkollektiv (34,7%). Elternhaus und psychiatrisches Großkrankenhaus (Landeskrankenhaus) sind gleichermaßen Orte, wo sich Kranke mit besonders ungünstigem Verlauf ansammeln. Die für die psychopathologische Dauerprognose aufgezeigten Be-

Tabelle 106. Aufenthalt und psychopathologische Remission zur Zeit der Spätkatamnese im Bonner Hauptkollektiv

Aufenthalt bei Katamnese	Voll- remissionen	Uncharakt. Residuen	Charakt. Residuen	n
allein	17 20,2%	37 44,0%	30 35,7%	84 16,7%
mit Ehepartner und/oder eigenen Kindern	81 38,8%	104 49,8%	24 11,5%	209 41,6%
bei Eltern	9 10,6%	36 42,4%	40 47,1%	85 16,9%
bei Geschwistern	4 8,5%	23 48,9%	20 42,6%	47 9,4%
dauer- hospitalisiert	–	12 17,9%	55 82,1%	67 13,3%
in Altersheim etc.	–	5 50,0%	5 50,0%	10 2,0%
n	111 22,1%	217 43,2%	174 34,7%	502 100%

χ^2-Anteil 146,0 bei 10 FG = 0,1-%-Niveau

ziehungen gelten in weitgehender Übereinstimmung auch für den Grad der sozialen Remission (Tabellen 106 und 107).

Das Vorkommen einiger für die soziale Selbständigkeit bedeutsamer Faktoren und Persönlichkeitsmerkmale bei den zur Zeit der Katamnese bei den Eltern lebenden Probanden (83 Fälle) und bei den dauerhospitalisierten Patienten (67 Fälle) im Vergleich mit dem Gesamtkollektiv (502 Patienten) ist in Tabelle 108 dargestellt. Wir sehen, daß bei den dauerhospitalisierten Kranken die ungünstigen Faktoren durchweg stark gehäuft vorkommen. Im Vergleich mit den im Elternhaus lebenden Patienten zeigt sich die Übereinstimmung in dem mit 79,2% bzw. 72% gleichermaßen gegenüber dem Gesamtkollektiv (57,9%) erhöhten Anteil der – vor der Dauerhospitalisierung bzw. bei der Spätkatamnese – zu den sozialen Unterschichten gehörenden Patienten, in der erhöhten Rate charakteristischer Residuen (82 bzw. 47%) und schlechter sozialer Remissionen (soziale Remissionsgrade 2-4 – 97 bzw. 61,2%) sowie der erhöhten Ledigenquote (67,2 bzw. 89,4%). Bei den Dauerhospitalisierten findet sich darüber hinaus eine gegenüber dem Gesamtkollektiv mit 19,4% erhöhte Rate von Schulversagern, von Probanden aus gestörten Heimverhältnissen (42,4%) und solchen, die schon prämorbid den sozialen Unterschichten zuzuordnen sind (68,8%).

Tabelle 107. Aufenthalt und soziale Remission zur Zeit der Spätkatamnese im Bonner Hauptkollektiv

Aufenthalt bei Katamnese	Soziale	Remission				n
	0	1	2	3	4	
allein	40 47,6%	21 25,0%	14 16,7%	9 10,7%	–	84 16,8%
mit Ehepartner und/oder eigenen Kindern	131 62,7%	39 18,7%	23 11,0%	12 5,7%	4 1,9%	209 41,8%
bei Eltern	15 18,1%	16 19,3%	18 21,7%	26 31,3%	8 9,6%	83 16,6%
bei Geschwistern	7 14,9%	9 19,1%	17 36,2%	11 23,4%	3 6,4%	47 9,4%
dauer-hospitalisiert	–	2 3,0%	22 32,8%	21 31,3%	22 32,8%	67 13,4%
in Altersheim etc.	–	1 10,0%	3 30,0%	4 40,0%	2 20,0%	10 2,0%
n	193 38,6%	88 17,6%	97 19,4%	83 16,6%	39 7,8%	500 100%

χ^2-Anteil 225,0 bei 20 FG = 0,1-%-Niveau

Tabelle 108. Häufigkeit des Vorkommens einiger sozialer Faktoren und Persönlichkeitsmerkmale bei den zur Zeit der Spätkatamnese im Elternhaus lebenden und bei den dauerhospitalisierten Patienten im Vergleich mit dem Bonner Hauptkollektiv

	Eltern-haus	Dauer-unterbringung	Gesamt-kollektiv
Gestörte Heimverhältnisse	17 20,2%	28 42,4%	133 27,4%
Prämorbide Kommunikationsstörungen (objektiv)	28 35,0%	21 51,2%	124 34,2%
Volksschulversagen	8 9,4%	13 19,4%	52 10,4%
Ledig	76 89,4%	45 67,2%	225 45,0%
Prämorbide Zugehörigkeit zu den sozialen Unter-schichten	30 51,7%	33 68,8%	255 51,5%
Zugehörigkeit zu den sozialen Unterschichten bei Katamnese bzw. vor Dauerunterbringung	54 72,0%	42 79,2%	276 57,9%
Charakteristische Defizienztypen	40 47,0%	55 82,0%	174 34,7%
Schlechte soziale Remission (Gruppen 2-4)	52 61,2%	65 97,0%	219 43,8%

3.6.11 Erlebnis einer psychischen Veränderung beim Probanden und den Bezugspersonen

Wir haben mehrmals darauf hingewiesen (s. S. 121), daß im Gegensatz zu den Patienten mit charakteristischen Residuen und besonders denjenigen mit typisch schizophrenen Defektpsychosen und Strukturverformungen mit Psychose, die u.a. auch durch die Indifferenz des Patienten gegenüber der Veränderung gekennzeichnet sind, bei den reinen Residualzuständen die Patienten die Defizienzen wahrnehmen und unter den Mangelerscheinungen, die sie selbst mehr oder weniger anschaulich schildern können, leiden. Das Bild ist hier in erster Linie durch die erlebnismäßigen Aspekte der Reduktion des psychischen energetischen Potentials bestimmt.

Um dieser Fragestellung statistisch nachgehen zu können, wurde allen Patienten bei der Spätkatamnese auch die Frage vorgelegt, ob sie sich seit Erkrankungsbeginn im Vergleich zum prämorbiden Selbsterlebnis (gewöhnlich negativ, selten positiv, s.

S. 117 f) verändert fühlten. Von 479 Probanden (202 Männer und 277 Frauen) erhielten wir verwertbare Angaben. 66,1% berichteten über ein Andersgewordensein gegenüber dem Zustand vor der Ersterkrankung und zwar fühlten sie sich gewöhnlich im negativen Sinne verändert, in erster Linie hinsichtlich Leistungsfähigkeit, Befinden, zwischenmenschlicher Kontakt- und Erlebnisfähigkeit und auch im Sinne einer erhöhten als negativ erlebten – Beeindruckbarkeit und Erregbarkeit. 33,8% (162 Patienten) fühlten sich im Vergleich mit dem Zustand vor der Erkrankung nicht verändert. Die Geschlechter verhalten sich in diesem Punkt nicht unterschiedlich.

Das Selbsterlebnis einer Veränderung zum Zeitpunkt der Spätkatamnese wurde bei den Patienten mit psychopathologischen Vollremissionen und bei den uncharakteristischen und den charakteristischen Residualzuständen getrennt untersucht. Von den Probanden mit psychopathologischen *Vollremissionen* erlebten sich nur 21,6% (24 Fälle) als (positiv, s. S. 118) verändert und (erwartungsgemäß) die große Mehrzahl nämlich 78,4% (87 Patienten) als nicht verändert. Diese Korrelation ist statistisch hochsignifikant. Von den Patienten mit *uncharakteristischen Residuen* bezeichneten sich 86,1% (186 Patienten) ausdrücklich und spontan als verändert, während bei nur 13,9% (30 Fälle) derartige Angaben vermißt wurden (s. aber S. 133 f). Auch diese Beziehung ist signifikant. Von den Patienten mit *charakteristischen Residualzuständen* bezeichnen sich 73% (111 Patienten) und damit die Mehrzahl als verändert und nur 27% (41 Patienten) als nicht verändert, eine Korrelation, die statistisch im Vergleich mit den beiden anderen Gruppen keine Signifikanz erreicht (Tabelle 109). Überprüft man die einzelnen Typen von Residualsyndromen (s. S. 97 ff) hinsichtlich des Selbsterlebens einer Veränderung, wird das Ergebnis noch eindrucksvoller. Die Probanden, die bei der Spätkatamnese auf ein *Minimalresiduum* oder einen *leichten reinen Residualzustand* (Typen 2, 3, 5, 6 und 7) remittiert waren (172 Patienten), haben zu 91,3% (157 Patienten) das Selbsterlebnis einer Veränderung, das nur bei 8,7% (15 Patienten) nicht eindeutig geäußert wird. Diese Beziehung ist statistisch hochsignifikant. Bei den

Tabelle 109. Selbsterlebnis einer Veränderung und psychopathologische Langzeitprognose im Bonner Hauptkollektiv

Erlebnis einer Veränderung (subjektiv)	Voll- remissionen	Uncharakt. Residuen	Charakt. Residuen	n
vorhanden	24 21,6%	186 86,1%	111 73,0%	321 67,0%
nicht vorhanden	87 78,4%	30 13,9%	41 27,0%	158 33,0%
n unbekannt	111 –	216 1	152 22	479 23
Gesamt- kollektiv	111 22,1%	217 43,2%	174 34,7%	502 100%

χ^2-Anteil 159,6 bei 2 FG = 0,1-%-Niveau

Patienten mit *gemischten Residualsyndromen* (Typ 10 und 11 – 82 Patienten) ist diese Korrelation noch schwachsignifikant vorhanden. Hier berichten 81,7% (67 Patienten) über das Selbsterlebnis einer Veränderung. Die Ergebnisse hinsichtlich *ausgeprägterer reiner Residualzustände* (Typen 4 und 8) und Probanden mit *Strukturverformungen ohne Psychose* (Typ 9), die zusammen 44 Fälle umfassen, bzw. *typisch schizophrener Defektpsychosen* (Typen 13 und 14 – 70 Patienten) gleichen sich sehr. Hier berichten noch 65,9% (29 Patienten) bzw. 62,8% (44 Patienten) über die Selbstwahrnehmung einer Veränderung gegenüber prämorbid, während bei 34,1% (15 Fälle) der Patienten mit stärker ausgeprägten reinen Defektsyndromen und Strukturverformungen ohne Psychose (15 Fälle) bzw. 32,2% (26 Fälle) der Kranken mit typisch schizophrenen Defektpsychosen ein derartiges Veränderungsgefühl fehlt, eine Korrelation, die keine statistische Signifikanz mehr erreicht.

Die Folgerung aus diesem Befund kann sein: (1) Reine Residualzustände korrelieren hochsignifikant positiv mit der Selbstwahrnehmung der Mangelerscheinungen durch den Patienten. (2) Auch bei Kranken mit charakteristischen Residualzuständen, vor allem solchen mit gemischten Residuen, ist das Selbsterlebnis für eine (fast ausschließlich negative) Befindlichkeitsveränderung und somit häufig ein Leidensdruck vorhanden.

In 367 Fällen haben wir von nahen Bezugspersonen unserer nachuntersuchten Patienten ausreichende Angaben darüber, ob sie ihre erkrankten Familienmitglieder für psychisch verändert gegenüber dem Zustand vor der Erkrankung halten. 75,4% (277 Bezugspersonen) glauben, daß der Erkrankte sich verändert hat; nur 24,6% (90 Bezugspersonen) meinen, daß sich der Patient nicht verändert habe. Anders als im Selbsterlebnis (Angaben der nachuntersuchten Patienten) besteht hier eine hochsignifikante Korrelation zwischen dem Erlebnis einer Veränderung bei den Bezugspersonen und dem Vorliegen eines charakteristischen Residualzustandes; hier geben 97,9% (141 Bezugspersonen) an, daß der Erkrankte sich verändert hat. Berücksichtigt man die einzelnen Typen von Residualsyndromen, zeigt sich klar, daß es in erster Linie die produktiv-psychotische Komponente und die dadurch bedingten Verhaltensstile der Patienten sind, die statistisch hochsignifikant bei den Bezugspersonen mit dem Erlebnis einer Veränderung gegenüber dem Zustand vor der Erkrankung korreliert sind. Patienten, die lediglich auf ein Minimalresiduum oder einen leichten reinen Residualzustand remittierten, werden zwar auch in 79,3% (96 Bezugspersonen) als verändert erlebt und nur in 20,7% (25 Bezugspersonen) als gegenüber prämorbid unverändert; diese Raten übersteigen jedoch nicht die Erwartungswerte.

Die Statistik läßt also aufgrund der genannten Korrelationen folgenden Schluß zu: Es zeigt sich auch hier, daß die reine Potentialreduktion der sozialen Integration weniger Hindernisse in den Weg legt (s. S. 143). Andererseits wird Patienten mit einer diskreten, oft weitgehend im Subjektiven bleibenden Minderung des gesamtseelischen Energieniveaus seitens der Umwelt und auch der nahen Bezugspersonen häufig wenig Verständnis entgegengebracht; die Reduktion des Leistungsvermögens wird übersehen bzw. das tatsächlich noch vorhandene Leistungsvermögen überschätzt.

3.6.12 Schizophrene Mütter und Väter

Von 480 Bonner Probanden haben 21, das sind 4,4%, *schizophrene Mütter*. Diese kleine Teilgruppe mit schizophrenen Müttern unterscheidet sich hinsichtlich der psychopathologischen Langzeitentwicklung insofern vom Gesamtkollektiv, als hier Vollremissionen mit nur 4,8%, aber auch charakteristische Residualzustände mit nur 19% erheblich seltener sind; die Rate uncharakteristischer Residuen ist mit 76,2% (16 Fälle) überrepräsentiert. Nur 13 Patienten des Bonner Beobachtungsgutes, das sind 2,7% haben *schizophrene Väter;* in dieser Teilgruppe kommen Vollremissionen mit 30,8% etwas häufiger und charakteristische Residuen mit 30,8% etwas seltener vor als im Gesamtkollektiv; die Prognose ist also günstiger als dort. Das gleiche gilt auch für die Teilgruppe weiblicher Patienten mit schizophrenen Müttern angesichts der mit 19% erheblich niedrigeren Rate von charakteristischen Residualzuständen gegenüber dem weiblichen Gesamtkollektiv (36,2%). Nur bei einem Bonner Probanden (0,2%) sind sowohl Vater wie Mutter schizophren; dieser Patient remittierte auf ein leichtes reines Residuum.

Im Hinblick auf die u.a. von Arieti (1971) verfochtene Hypothese der sogenannten *„schizophrenogenen" Mutter* als Schizophrenieursache ist es von Interesse, daß im repräsentativen Bonner Beobachtungsgut nur 4,4% der Schizophrenen eine schizophrene Mutter haben. Arieti selbst hatte seine Theorie 1971 relativiert und darauf hingewiesen, daß höchsten 25% der Schizophrenen eine schizophrene Mutter haben. Manifest schizophren sind jedenfalls, wie gezeigt, nur 4,4% der Mütter schizophrener Kranker. Die Beobachtung, daß im Bonner Hauptkollektiv mit 21 Fällen mehr schizophrene Mütter als schizophrene Väter (13 Fälle) auftreten, läßt sich unseres Erachtens vielleicht damit erklären, daß auch bei den Schizophrenien eine Geschlechtsdisposition zugunsten der Frauen besteht (s. S. 351) und deswegen an Schizophrenie Erkrankte auch häufiger manifest schizophrene Mütter als manifest schizophrene Väter haben. Die Beobachtung, daß die Mütter Schizophrener etwa doppelt so häufig schizophren sind wie die Väter — im Bonner Kollektiv ist die Relation 62,8% zu 38,2% —, wurde auch als Stütze einer psychogenetischen Theorie der Schizophrenien herangezogen. Dies ist aus den genannten Gründen unseres Erachtens nicht möglich. Zerbin-Rüdin hält die Beobachtung, daß *schizophrene Mütter häufiger sind als schizophrene Väter,* für eine statistische Ausleseerscheinung. Kranke Eltern Schizophrener erkrankten meist erst nach der Geburt des später schizophrenen Kindes; zum Zeitpunkt der Geburt aber haben die Mütter, statistisch gesehen, ein doppelt so hohes Erkrankungsrisiko vor sich wie die Väter, weil sie (1) jünger sind und (2) weil Frauen später erkranken als Männer (s. S. 352; Essen-Moeller, 1963; Zerbin-Rüdin, 1971).

4. Ergebnisse der Untersuchungen am Bonner Gesamtmaterial

4.1 Geschlechtsverteilung

In den Jahren 1945-1959 kamen insgesamt 3767 Patienten erstmals in einem der drei Bonner psychiatrischen Krankenhäuser unter der gesicherten Abschlußdiagnose einer Schizophrenie zur stationären Aufnahme, davon im Rheinischen Landeskrankenhaus 2842 (75,4%), in der Universitäts-Nervenklinik 752 (20%) und in der Privatklinik 173 Patienten (4,6%). Bei den Patienten des Rheinischen Landeskrankenhauses handelt es sich um 1827 Frauen und 1015 Männer, bei der Universitäts-Nervenklinik um 431 Frauen und 321 Männer und bei der Privatklinik im 133 weibliche und 40 männliche Patienten. *Männer sind mit 1376 Fällen, das sind 36,5% des Bonner Gesamtmaterials, deutlich seltener vertreten als Frauen mit 2391 Fällen, d.h. 63,5%.* Dies läßt sich nicht aus dem Bevölkerungsverhältnis des Einzugsbereichs erklären, da z.B. der Anteil von Männern und Frauen im Regierungsbezirk Köln, der zum Pflichtaufnahmegebiet des Rheinischen Landeskrankenhauses Bonn zählt, im Jahre 1959 47,2% bzw. 52,8% betrug. Auch andere äußerlich faßbare Umstände und soziale Faktoren können unseres Erachtens den Unterschied nicht oder allenfalls zum Teil erklären.

Ein Teilfaktor könnte sein, daß bei Frauen häufiger als bei Männern sich die schizophrene Erkrankung in äußerlich auffälligen produktiv-psychotischen Symptomen manifestiert und deswegen Frauen häufiger zur stationär-klinischen Einweisung gelangen (s.a. S. 335); sogenannte latente und abortive Schizophrenien kommen bei Männern anscheinend häufiger vor als bei Frauen. Hierfür spricht u.a., daß unter den ,,formes frustes" schizophrener Erkrankungen der von Glatzel und Huber beschriebene Typ ,,endogen-juvenil-asthenischer Versagenssyndrome" ebenso wie der coenästhetische Typus schizophrener Erkrankungen (Huber, 1957b, 1971b) das männliche Geschlecht bevorzugt. Vermutlich haben diejenigen coenästhetischen Typen, bei denen nie beweisende schizophrene Symptome zur Beobachtung gelangen, wesentlichen Anteil an den sogenannten latenten Schizophrenien. Huber hatte auf eine Geschlechtsdisposition zugunsten der Männer beim coenästhetischen Typ auch anhand der Wiesloch-Studie (1961a) hingewiesen und auf mögliche Zusammenhänge mit einer gleichgerichteten Disposition zugunsten des männlichen Geschlechts hinsichtlich bestimmter benigner hirnatrophischer Prozeß der Involution, der endogen-juvenilen asthenischen Versagenszustände und der zentralen Hirnatrophie bei schizophrenen Erkrankungen mit der Komponente der reinen Potentialreduktion aufmerksam gemacht (1964a, 1966b, 1969, 1971b).

4.2 Erkrankungsalter

Zur Frage des Lebensalters zur Zeit der Erstmanifestation der Psychose (ohne Berücksichtigung der Prodrome) faßten wir die 502 Probanden des Bonner Hauptkollektivs
der Universitäts-Nervenklinik und die 2489 Patienten des Rheinischen Landeskrankenhauses (mit ausreichenden Angaben) zusammen. Es handelt sich um insgesamt 2991
Kranke (Tabelle 110). *Die Patienten erkrankten am häufigsten im Lebensalter von 20-
29 Jahren, nämlich in 38,5%; zwischen dem 30. und 39. Lebensjahr in 26,3%, zwischen
dem 15. und 19. Lebensjahr in 15% und im Alter zwischen 40 und 49 Jahren in 14,4%.*
Nach dem 50. Lebensjahr erkrankten nur 3,8%; sogenannte kindliche Schizophrenien
mit einem Erkrankungsalter zwischen dem 5. und 14. Lebensjahr fanden wir nur in 1,9%.
  Männer und Frauen unterscheiden sich insofern, als *bei den männlichen Patienten
die Erkrankungshäufigkeit zwischen dem 15. und 19. Lebensjahr mit 22,0% doppelt so
häufig ist wie bei den Frauen mit 11,1%.* Männer erkranken in 24%, Frauen nur in 13%
vor dem 20. Lebensjahr. Ähnliches gilt für das Erkrankungsalter von 20-29 Jahren, in
dem Männer mit 46% häufiger als Frauen mit 34,4% erkrankten. *Im späteren Lebensalter überwiegen ersterkrankte Frauen:* zwischen 30 und 39 Jahren erkranken 30,1%
der Frauen gegenüber nur 19,4% der männlichen Patienten und zwischen 40 und 49
Jahren 17,6% der Frauen gegenüber nur 8,6% der Männer; auch nach dem 50. Lebensjahr erkranken mit 4,8% mehr Frauen als Männer mit 2%. Insgesamt ist also auch bei
diesem, Universitäts-Nervenklinik und psychiatrisches Landeskrankenhaus umfassenden großen Kollektiv die gleiche Tendenz zu erkennen, wie sie bei der Auswertung der
502 Probanden der Universitäts-Nervenklinik bereits nachweisbar war, daß nämlich
Männer signifikant früher erkranken als Frauen. (s. S. 64 f).

4.3 Erkrankungshäufigkeit

Da das Einzugsgebiet der drei Bonner Krankenhäuser nicht geographisch geschlossen
ist und deswegen Vergleichszahlen zur Gesamtbevölkerung fehlen, wurden zur Frage
der Erkrankungshäufigkeit, berechnet aufgrund der Erstaufnahmezahlen in einem definierten Zeitraum, diejenigen Patienten gesondert erfaßt, die bei der Aufnahme im unmittelbaren Stadtgebiet Bonn bzw. in den Wohngemeinden wohnten, die aufgrund ihrer verkehrstechnischen, kulturellen und wirtschaftlichen Zuordnung de facto zum
Stadtbereich zu zählen waren. Es handelt sich um die damaligen Städte Bad Godesberg
und Beuel sowie um die Gemeinden Duisdorf, Mehlem und Röttgen.
  Von 752 Patienten der Universitäts-Nervenklinik waren dies 149 Patienten (19,8%),
aus dem Rheinischen Landeskrankenhaus 327 Patienten (11,5%) und aus der Privatklinik 23 Patienten (13,3%). Zusammen handelt es sich um 499 Patienten, das sind
13,2% des Gesamtmaterials von 3767 an Schizophrenie Erkrankten.
  In den genannten Gemeinden belief sich die Bevölkerungszahl am 30.6.1964 nach
dem Statistischen Jahrbuch der Bundesrepublik Deutschland wie folgt: Bonn 142 800
Einwohner; Bad Godesberg 68 100 Einwohner; Beuel 33 600 Einwohner; Mehlem/
Duisdorf/Röttgen ca. 10 000 Einwohner; d.h. daß in dem von uns definierten Stadtgebiet Bonn zusammen 254 500 Einwohner registriert wurden. Legt man diese Zahlen
zugrunde, wären in den 15 Jahren von 1945-1959 0,2% der Bonner Bevölkerung wegen einer manifesten schizophrenen Psychose in eines der drei Bonner Krankenhäuser

Tabelle 110. Erkrankungsalter und Geschlecht bei 502 schizophrenen Kranken des Bonner Hauptkollektivs (NKL) sowie 2489 Kranken des Rheinischen Landeskrankenhauses Bonn (RLK)

Erkrankungs- alter in Jahren	NKL		RLK		NKL + RLK		
	♂	♀	♂	♀	♂	♀	n
5 – 14	3 1,4%	9 3,1%	18 2,1%	28 1,7%	21 2,0%	37 1,9%	58 1,9%
15 – 19	65 31,1%	46 15,7%	170 19,8%	168 10,3%	235 22,0%	214 11,1%	449 15,0%
20 – 29	81 38,8%	105 35,8%	409 47,7%	557 34,1%	490 46,0%	662 34,4%	1152 38,5%
30 – 39	35 16,7%	88 30,0%	172 20,1%	492 30,1%	207 19,4%	580 30,1%	787 26,3%
40 – 49	18 8,6%	35 11,9%	74 8,6%	304 18,6%	92 8,6%	339 17,6%	431 14,4%
ab 50	7 3,3%	10 3,4%	14 1,6%	83 5,1%	21 2,0%	93 4,8%	114 3,8%
n	209 41,6%	293 58,4%	857 34,4%	1632 65,6%	1066 35,6%	1925 64,4%	2991 100%

χ^2-Anteil 161,7 bei 5 FG = 0,1-%-Niveau

aufgenommen worden, Wiederaufnahmen im gleichen Zeitraum nicht mitgerechnet. Auf je 509 Einwohner entfiel also ein schizophrener Kranker, der in dem genannten Zeitraum erstmals in eines der Bonner psychiatrischen Krankenhäuser aufgenommen wurde. Eine durchschnittliche Lebenserwartung von 60 Jahren unterstellt, vervierfacht sich die Erstaufnahmerate auf 0,8%. Der in dieser Berechnung enthaltene Fehler, nämlich die Gleichsetzung einer erstmaligen Aufnahme in ein psychiatrisches Krankenhaus einer definierten Region mit einer stationären Erstaufnahme wegen der schizophrenen Psychose überhaupt dürfte aufgrund der geographischen Mobilität der Bevölkerung und des natürlichen Zu- und Abgangs gleichsinnig sein und somit das Ergebnis nicht wesentlich verfälschen. Unter Berücksichtigung einer nicht genau auszumachenden Dunkelziffer, z.B. aus dem Bereich der sogenannten latenten und abortiven Schizophrenien (s. S. 8 f), und des Sachverhaltes, daß ein Teil schizophrener Kranker wohl ambulant, jedoch niemals stationär behandelt wird, widersprechen die am Bonner Material errechneten Zahlen nicht der in der Weltliteratur angegebenen geschätzten Erkrankungshäufigkeit an Schizophrenien von ca. 1%.

4.4 Soziale Schichtzugehörigkeit

Zur Beantwortung der Frage nach der Erkrankungshäufigkeit in den einzelnen Sozialschichten bestimmten wir sowohl den sozioökonomischen Status der Herkunftsfamilie (Elternfamilie) als auch die höchste persönlich erreichte soziale Schicht vor Manifestation der schizophrenen Erkrankung (s. S. 58 ff). Aus dem Gesamtmaterial der drei Bonner psychiatrischen Krankenhäuser konnten wir bei 2537 Patienten, das sind 67,3%, zuverlässige Auskunft über die *soziale Herkunftsschicht* erhalten. Aus den Unterschichten stammen 1058 Probanden, das sind 41,7%, aus der unteren Mittelschicht 1083, d.h. 42,7%, und aus der oberen Mittelschicht 396, das sind 15,6%. Aufgeschlüsselt nach dem Krankengut der einzelnen Einrichtungen stimmen die Sozialschichtverteilungen hinsichtlich der Herkunft im Patientengut der Universitätsklinik und des Rheinischen Landeskrankenhauses annähernd überein, wie Tabelle 111 zeigt. Entgegen der Vermutung ist das Krankengut dieser beiden Einrichtungen offensichtlich bezüglich der Sozialschichtzugehörigkeit unausgelesen.

Das zeigt sich auch, wie Tabelle 112 zu entnehmen ist, beim Vergleich der *persönlich erreichten höchsten sozialen Schicht vor der Erkrankung* bei den Patienten dieser beiden Institutionen. Dagegen stimmt es mit der Erwartung überein, daß die Privatklinik nur wenige Patienten der Unterschicht aufgenommen hat und dafür weit überproportional Patienten der oberen Mittelschicht behandelte. *Beim Vergleich der Herkunftsschicht sowie der höchsten persönlich prämorbid erreichten sozialen Schicht mit der Verteilung in der Gesamtbevölkerung der Bundesrepublik Deutschland (s. S. 58 ff) erkennt man keine erhöhten Erkrankungs- (Behandlungs-)raten in den Unterschichten und der unteren Mittelschicht; eher ist die obere Mittelschicht überrepräsentiert.* Ferner zeigt sich, daß die Verteilung der Sozialschichtzugehörigkeit aufgrund der eigenen höchsten prämorbid erreichten sozialen Schicht, die bei 2975 Patienten (78,9%) festgelegt werden konnte, aufs Ganze gesehen nur unwesentlich von der Verteilung aufgrund der Herkunftsschicht (Elternschicht) abweicht. Dies ist eine Bestätigung des schon anhand des Untersuchungsgutes der Universitäts-Nervenklinik beschriebenen

Befundes, wonach die *Intergenerationenmobilität* auch bei den an Schizophrenie Erkrankten gegenüber der Durchschnittsbevölkerung nur geringfügig erhöht ist (s. S. 60 u. 318 f).

Tabelle 111. Soziale Schicht der Elternfamilie (Herkunftsschicht) der schizophrenen Kranken der Universitäts-Nervenklinik (NKL), des Rheinischen Landeskrankenhauses (NKL) und einer Privatklinik im Bonner Gesamtmaterial von 1945-1959

Herkunfts-schicht	NKL	RLK	Privat-klinik	n	Bundes-republik
Unter-schichten	217 43,8%	820 43,6%	21 13,0%	1058 41,7%	51,9%
Untere Mittelschicht	209 42,1%	795 42,2%	79 49,0%	1083 42,7%	38,6%
Obere Mittelschicht	70 14,1%	265 14,2%	61 38,0%	396 15,6%	4,6%
n	496	1880	161	2537	

Tabelle 112. Höchste prämorbid erreichte soziale Schicht der schizophrenen Kranken der Universitäts-Nervenklinik (NKL), des Rheinischen Landeskrankenhauses (RLK) und einer Privatklinik im Bonner Gesamtmaterial von 1945-1959

Soziale Schicht prämorbid	NKL	RLK	Privat-klinik	n	Bundes-republik
Unter-schichten	255 51,2%	1214 53,0%	17 9,9%	1486 50,0%	51,9%
Untere Mittelschicht	198 40,0%	855 37,0%	90 52,6%	1143 38,4%	38,6%
Obere Mittelschicht	42 8,5%	240 10,0%	64 37,5%	346 11,6%	4,6%
n	495	2309	171	2975	

5. Zusammenfassung der Ergebnisse*

Die Studie geht aus von den 758 Kranken, die 1945-1959 bei stationärer Aufnahme in der Bonner Universitäts-Nervenklinik als sichere Schizophrenien diagnostiziert worden waren. 502 Patienten konnten 1967-1973 überwiegend im häuslichen Milieu persönlich nachuntersucht werden („Bonner Hauptkollektiv"). Die Diagnose erfolgte nach den Kriterien von K. Schneider und M. Bleuler; sie stützte sich in 78,5% auf Symptome 1. Ranges, in 21,5% auf Symptome 2. Ranges und Ausdruckssymptome nach K. Schneider. Bei den nicht persönlich nachuntersuchten 250 Patienten des Ausgangsmaterials handelt es sich überwiegend um verstorbene Probanden, im übrigen um nur fremdkatamnestisch erfaßbare und um nicht auffindbare oder eine Nachuntersuchung verweigernde Probanden. Der Vergleich mit dem Hauptkollektiv ergibt keine Anhaltspunkte für eine ungünstigere Langzeitentwicklung der drei Teilgruppen der nicht persönlich spätkatamnestisch untersuchten Probanden. Todesursachen sind in annähernd 1/4 Suicid, in 6% perniciöse Katatonien und in 14% indirekte Folgen der Erkrankung. Verweigerung der Nachuntersuchung (12%) ist mit den Faktoren abnorme Primärpersönlichkeit, weiterführende Schulbildung und Zugehörigkeit zu den oberen Sozialschichten positiv korreliert.

Der negative Ausleseeffekt durch die Berücksichtigung von Patienten, die erst anläßlich der zweiten oder späterer Krankenhausaufnahmen Probanden wurden (33%), wird im Hauptkollektiv vermutlich durch den positiven Ausleseeffekt infolge der Einbeziehung von schizophrenen Kranken ohne Symptome 1. Ranges annähernd ausgeglichen. Schizophrenien mit Symptomen 1. Ranges zeigen eine signifikant ungünstigere, ersthospitalisierte Schizophrene eine trendmäßig günstigere Langzeitprognose (s. S. 28 f u. 30 f). Die Befunde sprechen dafür, daß das Bonner Hauptkollektiv sich annähernd gleich verhält wie eine Population von schizophrenen Kranken, die ausnahmslos Symptome 1. Ranges aufweisen und ausschließlich anläßlich der Erstkospitalisation Probanden werden (s. S. 30 ff).

Außer den stationären schizophrenen Kranken der Bonner Nervenklinik wurden alle im gleichen Zeitraum in den anderen Bonner psychiatrischen Einrichtungen hospitalisierten schizophrenen Kranken, nämlich 2842 Patienten des Rheinischen Landeskrankenhauses und 173 Patienten einer Bonner Privatklinik, anhand der Krankenblattunterlagen erfaßt und die Befunde mit denen des Hauptkollektivs verglichen.

Im Hauptkollektiv überwiegen Frauen mit 58,4%. Die durchschnittliche Katamnesendauer beträgt 21,4 bzw. (mit Prodromen) 22,4 Jahre. Bei der Spätkatamnese haben gut die Hälfte (53%) das 50. Lebensjahr noch nicht erreicht; 32% stehen im 5.

* Die Prozentzahlen wurden in der Zusammenfassung, von wenigen Ausnahmen abgesehen, auf volle Zahlen auf- oder abgerundet.

und 28% im 6. Lebensjahrzehnt. Die Verlaufsdauer vor der Ersthospitalisation war bei 56% kürzer als 1 Jahr.

Schizophrenien in der engeren und weiteren Blutsverwandtschaft finden sich in je 15%; die Belastungsrate mit Schizophrenien insgesamt beträgt 30%, mit Cyclothymien 5%. Darüber hinaus liegen bei 21% Sekundärfälle von diagnostisch unklaren endogenen Psychosen vor. Bei 10% sind zwei oder mehr Sekundärfälle von Schizophrenien in der Blutsverwandtschaft bekannt.

In ihrer *prämorbiden Persönlichkeitsstruktur* sind 37% unauffällig (synton), 52% leicht und 11% ausgeprägt abnorm. Von den Probanden mit abnormer Primärpersönlichkeit gehören gut die Hälfte (53%) dem schizoiden und gut 1/5 (22%) dem sensitiv-gehemmten Typus an; andere, z.B. asthenische, depressive, temperamentsarme und anankastische Typen sind selten. Häufig sind schizoide Züge mit übertriebener Ordentlichkeit und Genauigkeit kombiniert. Hinsichtlich der *Schulbildung* sind 10% Volksschulversager, 54% durchschnittliche Volksschüler und 35% Probanden mit weiterführender Schulbildung einschließlich von Volksschulabsolventen mit übeɪdurchschnittlichen Schulleistungen. Oligophrenien sind mit 1,2% sehr selten.

Gestörte Familienverhältnisse („broken home") finden sich bei 27% (davon 2/3 mit Verlust eines oder beider Elternteile) und damit anscheinend nicht häufiger als in der Durchschnittsbevölkerung und seltener als beim Alkoholismus.

Zur Erfassung des sozioökonomischen Status werden „*soziale Schicht der Elternfamilie*" (Herkunftsschicht), „*höchste prämorbid erreichte soziale Schicht*" und „*Schicht bei der Spätkatamnese*" unterschieden. Hinsichtlich der Herkunftsschicht stammen 43,8% aus den Unterschichten und 56,2% aus den Mittelschichten. Die Unterschichten sind im Vergleich mit der Gesamtbevölkerung der Bundesrepublik Deutschland (51,9%) nicht überrepräsentiert, die Mittelschichten gegenüber der Durchschnittsbevölkerung (43,2%) nicht unterrepräsentiert. Die obere Mittelschicht (14,1%) ist gegenüber der Durchschnittsbevölkerung (4,6%) eher überrepräsentiert. Prämorbid findet sich eine geringe Zunahme der Unterschichten von 43,8% (Elternschicht) auf 51,5%; eine stärkere Intergenerationenmobilität liegt demnach bei den späteren schizophrenen Kranken nicht vor. Die Geschwister der Probanden, bei denen eine Intergenerationenmobilität vollständig fehlt, verhalten sich wie die Durchschnittsbevölkerung. Erst beim Vergleich der Elternschicht und der prämorbiden Schicht mit der Schicht bei der Spätkatamnese ergibt sich eine eindeutige Verschiebung in Richtung auf die untere Unterschicht, ein Befund, der für die Drifthypothese spricht.

Prodrome von 2 Monaten bis zu 35 Jahren und einer durchschnittlichen Dauer von 3,2 Jahren werden in 37%, *Vorpostensyndrome* von 3 Tagen bis zu 4 Jahren und einer durchschnittlichen Dauer von 5 Monaten sowie einem Intervall bis zum Beginn des Prodroms bzw. der psychotischen Erstmanifestation von durchschnittlich 10 Jahren in 15% beobachtet. Bei den Schizophrenien mit Prodromen entwickeln sich nach der psychotischen Erstmanifestation in 64% Residualsyndrome, deren Bild ausschließlich (reine Residuen – 2/3) oder vorwiegend (gemischte Residuen – 1/3) durch die reine Potentialreduktion bestimmt wird. Für die Sekundärprävention ist bedeutsam, daß uncharakteristische Prodrome auch vor der zweiten und späteren psychotischen Manifestationen vorkommen. Prodrome sind bei Männern, Vorpostensyndrome bei Frauen signifikant häufiger. Isolierte Prodrome ohne vorausgehende Vorpostensyndrome werden in 32%, isolierte Vorpostensyndrome ohne Prodrome in 10% beobachtet. Bei den Prodromen sind über 2/3 durch coenästhetische sowie asthenische und pseudo-neurasthenische Syndrome gekennzeichnet. Depressive Typen und Syndrome blander Wesensänderung kommen in je 14%, ein Wechsel von Hypo- und Hyperphasen und anankastische Bilder nur in 2 bzw. 1% vor.

Das *Erkrankungsalter* fällt am häufigsten in das 3. (37%) und das 2. und das 4. Lebensjahrzehnt (je 24,5%). 86% erkranken vor dem 40. und 61,6% vor dem 30. Lebensjahr. Die Rate der Spätschizophrenien (14%) steigt bei Berücksichtigung der verstorbenen Patienten auf 17%. Zwischen Männern und Frauen bestehen signifikante Differenzen. Männer erkranken früher als Frauen. 71% der Männer gegenüber nur 55% der Frauen erkranken vor dem 30. Lebensjahr; Frühschizophrenien kommen bei Männern in 33%, bei den Frauen nur in 19% vor. Bei den Schizophrenien mit Prodromen erkranken 40%, bei den Männern sogar über die Hälfte (53%) schon vor dem 20. Lebensjahr.

Perakutes oder akutes Einsetzen der psychotischen Erstmanifestation ist mit 27 bzw. 34% häufiger als ein subakuter (17%) oder chronischer *Erkrankungsbeginn* (22%). Berücksichtigt man auch die Prodrome, erhöht sich die Rate der chronisch einsetzenden Schizophrenien auf 38%. Ein chronischer Beginn der psychotischen Erstmanifestation kommt bei Männern mit 31% signifikant häufiger vor als bei Frauen (16%).

Die psychotische Erstmanifestation wurde bei 25% psychisch-reaktiv ausgelöst. Typische *Anlaßsituationen*, eine Bindung an eine abnorme prämorbide Wesensstruktur oder eine Bevorzugung bestimmter Persönlichkeitstypen ließen sich nicht nachweisen. Eine somatische Auslösung, am häufigsten durch fieberhafte Erkrankungen, Operationen, Überforderung und Erschöpfung, Alkoholintoxikation, Unfälle und Schlafdefizit, fand sich in 9%. Bei den Frauen lösten in 9% Generationsvorgänge, am häufigsten das Wochenbett (6%), sehr selten Schwangerschaft (0,3%), die psychotische Erstmanifestation aus. Psychotische Remanifestationen wurden bei 29% psychisch und bei 8% somatisch ausgelöst. Nur bei 5% der Frauen provozierten Generationsvorgänge die psychotischen Rezidive. Bei gut 1/4 der schizophrenen Kranken mit Remanifestationen (375 Fälle) wurde mehr als eine psychotische Manifestation ausgelöst; wiederholte Auslösungen beim gleichen Kranken sind bei Frauen signifikant häufiger als bei Männern. Auch bei den Prodromen, wo die Auslösungsrate erheblich niedriger ist (17%) als bei psychotischen Erstmanifestationen (39%), überwiegen psychische Anlaßsituationen gegenüber somatischen und Generationsvorgängen. Vorpostensyndrome werden mit 29% deutlich häufiger ausgelöst als Prodrome; dabei ist eine psychische Auslösung praktisch genauso häufig (24%) wie bei psychotischen Erstmanifestationen.

Die *psychopathologischen Bilder bei der psychotischen Erstmanifestation* sind am häufigsten paranoid-halluzinatorische (37%), paranoide (17%) und hebephrene (11%) Syndrome, während coenästhetische, katatone, depressive oder depressiv-coenästhetische Initialsyndrome relativ selten (je 4-7%) beobachtet werden. Der paranoid-halluzinatorische und der depressive Typus kommt bei den Frauen, der rein paranoide, hebephrene und coenästhetische Typ bei den Männern häufiger vor. Rein halluzinatorische Initialsyndrome sind selten (4%). Paranoid-halluzinatorische Anfangsbilder sind bei Erkrankungsbeginn nach dem 30. Lebensjahr am häufigsten, während hebephrene und katatone Initialsyndrome sich fast ausschließlich bei vor dem 30. Lebensjahr beginnenden Schizophrenien finden, dabei hebephrene Bilder relativ häufig auch noch bei Erstmanifestation im 3. Lebensjahrzehnt. Das Prävalieren paranoid-halluzinatorischer Anfangsbilder bei den Spätschizophrenien, von hebephrenen und katatonen Initialsyndromen bei den Frühschizophrenien ist bei den Frauen signifikant. Die Seltenheit katatoner Initialsyndrome bei den Bonner Patienten im Vergleich mit dem älteren Lausanner Beobachtungsgut (s. S. 77) ist möglicherweise Ausdruck einer echten Abnahme eines katatonen Erkrankungsbeginns im Rahmen eines allgemeinen Symptomwandels der Schizophrenien.

Von 31 untersuchten *psychopathologischen Einzelsymptomen* werden nur drei Symptome bei mehr als der Hälfte schon *im ersten Halbjahr* beobachtet, nämlich schizophrene Affekt- und Kontaktstörungen, zentral-vegetative Störungen und Wahneinfälle. Einfache Eigenbeziehungen, Ausdrucksstörungen im engeren Sinne, akustische Halluzinationen 2. Ranges, depressive Verstimmungen, Coenästhesien und uncharakteristische Denk- und Konzentrationsstörungen sind bei mehr als 1/3, alle anderen Symptome einschließlich sämtlicher Erlebnisweisen 1. Ranges und der katatonen Störungen bei weniger als 1/4 schon initial vorhanden. Im *Gesamtverlauf* kommen von den Symptomen 1. Ranges Ichstörungen (51%) vor den Wahnwahrnehmungen (42%), den akustischen Halluzinationen 1. Ranges (40%) und den leiblichen Beeinflussungserlebnissen (39%), bei den Symptomen 2. Ranges Wahneinfälle (86%), Eigenbeziehungen (75%) und akustische zweitrangige Halluzinationen (75%) am häufigsten vor. Optische Halluzinationen werden noch bei 1/3, olfactorische und gustatorische nur noch bei 13 bzw. 11% registriert. Die Symptome 1. Ranges und in noch höherem Maße Denkzerfahrenheit und Gedankenabbrechen manifestieren sich häufiger erst nach dem ersten Halbjahr als zuvor; dasselbe gilt für katatone Hypersymptome, sensorische Störungen, Akoasmen, Geruchs- und Geschmackshalluzinationen, Anankasmen und somatopsychische Depersonalisation. Für die Hypothese einer *Entwicklungsrichtung vom Wahn zur Halluzinose* spricht, daß Eigenbeziehungen und Wahneinfälle häufiger schon in den ersten 6 Monaten, erstrangige akustische sowie leibliche und olfactorische Halluzinationen häufiger erst nach dem ersten Halbjahr beobachtet werden. Doch handelt es sich dabei, wie schon das häufige initiale Auftreten von akustischen Halluzinationen 2. Ranges zeigt, nicht um ein allgemeines Prinzip. Halluzinationen auf akustischem, leiblichem, optischem und olfactorischem Gebiet sind bei den Frauen, uncharakteristische Denkstörungen bei den Männern überrepräsentiert. Die schizophrenen erst- und zweitrangigen Erlebnissymptome, doch auch der größte Teil der Grundsymptome nach Bleuler sind rückbildungsfähig. Ein „*Symptomwechsel*" vom Schizophrenen zum Cyclothymen mit charakteristisch cyclothym-depressiven Syndromen im späteren Verlauf kommt in 5% und fast nur bei Frauen vor.

Eine phasische oder schubförmige *Verlaufsweise* ist mit 22 und 48% weit häufiger als eine einfache. Patienten mit nicht mehr als fünf Schüben im gesamten Verlauf überwiegen mit gut 3/4 bei weitem; bei den Patienten mit Phasen erlebt gut die Hälfte nur eine und fast 2/5 2-5 Phasen. Auch nach jahrelanger Persistenz typisch schizophrener, produktiv-psychotischer Syndrome kam es noch bei 58 Patienten zu einer dauerhaften Remission auf reine (45 Fälle) oder gemischte (13 Fälle) Residuen; ein derartiger *zweiter, positiver Knick* war bei 28% der hierher gehörigen Syndrome zu beobachten. 55% der Bonner Patienten waren 2-5 mal, 27% nur 1 mal *hospitalisiert*. 19% waren wenigstens 1 mal im Gesamtverlauf kontinuierlich 2 Jahre und länger hospitalisiert oder zur Zeit der Spätkatamnese daueruntergebracht; dauerhospitalisierte Patienten sind mit 13% wesentlich seltener als im älteren Lausanner Beobachtungsgut mit 40%.

Die außerklinische Empirie führt zur Revision der Lehrmeinung, *Residualsyndrome* bei Schizophrenien seien stets psychopathologisch qualitativ andersartig und scharf abgrenzbar gegenüber chronischen Psychosyndromen bei definierbaren Hirnkrankheiten. Der Pauschalbegriff des sogenannten schizophrenen Defektes wird anhand der psychopathologischen Syndrome bei der Spätkatamnese in Prägnanztypen differenziert (s. S. 97 ff). Neben der produktiv-psychotischen reversiblen Komponente der schizophrenen Erlebnis- und Ausdruckssymptome werden als irreversible Komponenten „reine Potentialreduktion" („reiner Defekt") und „Strukturverformung" (Janzarik) unterschieden. Das Konzept einer auch qualitativen psychopathologischen Differenzierung der Ausgänge schizophrener Erkrankungen (Huber, 1957a, 1961a, 1966) wird aufgrund der Befunde der Bonn-Studie fortentwickelt und modifiziert. Die häufigsten Einzeltypen sind neben den Vollremissionen die Minimalresiduen (Typ 2), die leichten reinen Residuen ohne (Typ 3) oder mit einzelnen schizophrenieverdächtigen Zügen (Typ 7), die leichten und mäßigen gemischten Residuen (Typen 10 und 11) und die typisch schizophrenen Defektpsychosen mit erkennbarer Potentialreduktion (Typ 13).

Die Minimalresiduen (Typ 2) und das Gros der leichten *reinen Residuen* (Typen 3-6), die schizophrene Züge vermissen lassen, werden als „uncharakteristische reine Residuen im engeren Sinne" zusammengefaßt (27%). Auch bei den „relativ uncharakteristischen Residualsyndromen" (Typen 7-9: 17%) ist ohne Kenntnis der Anamnese eine Schizophreniediagnose kaum möglich (Tabelle 25, S. 98 f). Abgesehen von den Minimalresiduen sind reine Residuen bei den Männern häufiger als bei den Frauen. Allen Typen reiner Residuen ist gemeinsam, daß die nicht schizophreniecharakteristischen Aspekte der reinen Defizienz dominieren und die Patienten ihre dynamischen und kognitiven Einbußen selbst wahrnehmen und unter ihnen leiden.

Am Syndrom der *gemischten Residuen* ist zugleich die produktiv-psychotische wie die Grundkomponente der reinen Potentialreduktion zu erkennen. Die *chronischen reinen Psychosen,* die ausschließlich produktiv-psychotische Symptome und keine Zeichen von Potentialreduktion oder Strukturverformung zeigen, können noch nach jahrzehntelanger Persistenz vollständig remittieren. Solche Beobachtungen belegen, daß reine Potentialreduktion und Strukturverformung nicht als notwendige und obligate seelische Folge eines vorangegangenen langjährigen psychotischen Erlebniswandels erklärt werden können. Die überwiegend weiblichen Patienten mit chronischen reinen Psychosen sind in 90% sozial geheilt und äußerlich geordnet. Zusammen mit den gemischten Residuen bilden die chronischen reinen Psychosen die Teilgruppe der „relativ charakteristischen Residuen". Die *typisch schizophrenen Defektpsychosen* sind chronische Schizophrenien mit im Sichtbild von psychotischen Symptomen teilweise oder vollständig überdeckter Potentialreduktion. Für die Annahme, daß an ihrem Aufbau neben der produktiven und rein defektuösen Komponente nicht regelmäßig eine strukturelle Verformung beteiligt ist, spricht die nicht seltene Rückbildung typisch schizophrener Defektpsychosen auf reine Residuen (zweiter, positiver Knick), die keine Zeichen einer Strukturverformung erkennen lassen. Bei 2/3 der Patienten mit typisch schizophrenen Defektpsychosen zur Zeit der Katamnese war in früheren Verlaufsstadien die Potentialreduktion in Form reiner oder gemischter Residuen nachweisbar.

Strukturverformungen mit Psychose, bei denen ebenso wie bei solchen ohne Psychose (schizophrene Sonderlinge und Originale) Zeichen einer Potentialreduktion fehlen, sind von den chronischen reinen Psychosen durch deutliche Affekt-, Kontakt-

und Ausdrucksstörungen abgrenzbar. Bei der aus typisch schizophrenen Defektpsychosen und Strukturverformungen mit Psychose bestehenden Teilgruppe der „charakteristischen Residualzustände im engeren Sinne" (14%) kann man am ehesten von „spezifisch schizophrenen Endzuständen" sprechen.

Für die statistische Bearbeitung werden die uncharakteristischen und relativ uncharakteristischen Residuen als „*uncharakteristische Residualsyndrome*" (im weiteren Sinne − 43%) und die relativ charakteristischen und charakteristischen Residuen als „*charakteristische Residualzustände*" (im weiteren Sinne − 35%) zusammengefaßt. Insgesamt sind fast 2/3 nach einer durchschnittlichen Beobachtungsdauer von 22,4 Jahren entweder vollständig geheilt (Vollremission − 22%) oder nicht mehr psychotisch (uncharakteristische Residuen − 43%). *Subjektiv positive Persönlichkeitswandlungen* werden von 9% der Probanden mit Vollremissionen (4/5) und uncharakteristischen Residuen (1/5) angegeben. Ein *sozialer Aufstieg* bei der Katamnese gegenüber prämorbid läßt sich bei 13% eruieren.

Anhand der Selbstschilderungen der Patienten mit reinen und gemischten Residuen wird eine Häufigkeitsrangreihe der *Beschwerden und Störungen der „reinen Defizienz"* aufgestellt (s. S. 120 ff). Bei 75% der Patienten mit reinen und gemischten Residuen manifestiert sich der „reine Defekt" schon in den ersten 3 Krankheitsjahren nach der psychotischen Erstmanifestation; nur bei 17% tritt er erstmals nach dem 6. Krankheitsjahr in Erscheinung. Bei 77% der Patienten mit reinen (202 Fälle) und gemischten (83 Fälle) Residuen entwickelten sich die Symptome der reinen Potentialreduktion unabhängig von Psychopharmakamedikation, dabei in 52% schon vor 1953. Dennoch ist anzunehmen, daß durch die Psychopharmaka, zumal die Langzeitmedikation, eine krankheitsimmanente Verlaufsneigung zur Reduktion der Psychose auf relativ uncharakteristische Residuen noch gefördert und im Einzelfallverlauf beschleunigt wurde.

Zur Zeit der Spätkatamnese zeigen 73% eine seit zumindest 5 Jahren andauernde *Stabilität der psychopathologischen Remission;* 13% sind zumindest 20 Jahre und 40% wenigstens 10 Jahre stabil. Die Dauer der Stabilität der psychopathologischen und die Güte der sozialen Remission korrelieren positiv. Von den Patienten mit 10 Jahren und mehr stabilen Remissionen (53%) sind 51% auf früherem beruflichen Niveau voll erwerbstätig, von den Patienten mit einer Stabilität von weniger als 10 Jahren nur 24%. Bis zum 50. Lebensjahr ist die Stabilität der Remissionen unabhängig vom *Lebensalter;* erst danach kann man, wie in der Lausanne-Studie, einen stabilisierenden Effekt des Lebensalters erkennen. Die auch im Lausanner Beobachtungsgut erkennbare Entwicklungstendenz in Richtung auf „unspezifische Residualzustände", von der Psychose zu reinen Residuen, ist nach den Befunden der Bonn-Studie nicht Alterseinflüssen zuzuschreiben, tritt vielmehr schon im mittleren Lebensalter und früher und bei 3/4 der schizophrenen Kranken schon in den ersten Krankheitsjahren in Erscheinung.

Bei *testpsychologischen Untersuchungen* weicht im Hamburg-Wechsler-Intelligenztest das im Handlungsteil geprüfte Leistungsvermögen bei den reinen und gemischten Residuen signifikant von der Normbreite ab. Auch die Leistungsminderungen im visuellen Merkfähigkeitstest von Benton, im Konzentrationsverlaufstest von Abels und bei der Reaktionsprüfung mit dem Beck-Apparat weisen in die gleiche Richtung. Parallel damit geht eine im Schreibversuch nach Steinwachs und bei der Prüfung mit dem Beck-Apparat nachweisbare Verlangsamung der perceptiven und motorischen Vollzüge, zumal der visuell-motorischen Koordination, die vermutlich gleichfalls als Ausdruck einer Störung der selektiven Aufmerksamkeit aufzufassen ist. Alle Beeinträchtigungen zeigen bei den reinen und gemischten Residuen die stärkste Ausprägung. Die Befunde stützen die globale Hypothese, daß den Defizienzen schizophrener Residuen mit der Komponente der reinen Potentialreduktion Beeinträchtigungen der Informationsaufnahme und -verarbeitung zugrundeliegen und grundsätzliche Unterschiede gegenüber hirnorganisch begründbaren Psychosyndromen nicht bestehen. Die Befunde sprechen dafür, daß hier „besonders strukturierte Intelligenzstörungen" (Weitbrecht) bzw. spezielle Leistungsstörungen vorliegen und die reinen Residuen neben den (reversiblen) asthenischen Basisstadien am ehesten als Ausdruck einer Funktionsminderung aufzufassen sind. Künftige Aufgabe ist es, das „Charakteristische im Uncharakteristischen" der reinen Defizienz, die neben den Gemeinsamkeiten anzunehmenden Besonderheiten gegenüber Psychosyndromen bei definierbaren Hirnerkrankungen herauszuarbeiten.

Über die Hälfte (52%) der nicht vollständig ausheilenden schizophrenen Erkrankungen führt langfristig zu Ausgängen, die weniger eine Persönlichkeitsveränderung sensu strictu, als eine von den Patienten selbst registrierte *Leistungsdefizienz* darstellen. Infolge der dynamischen und kognitiven Einbußen sind bei diesen reinen Residuen (Typen 2-8), die die Substanz der Persönlichkeit mehr oder weniger weitgehend unversehrt lassen, Leistungs-, Arbeits- und soziale Kontaktfähigkeit beeinträchtigt, dagegen Fähigkeit zur kritischen Distanzierung und in der Regel auch Verantwortungs-, Schuld- und Geschäftsfähigkeit erhalten. Dies ist für die Psycho- und Soziotherapie, die Rehabilitation und die soziale Wertung des Phänomens Schizophrenie von erheblicher Bedeutung. Für die Rehabilitation sind die nicht schizophreniecharakteristischen Syndrome und *Basisstörungen* mehr als bisher zu berücksichtigen; weil Lernvorgänge, Bewältigungs- und Abschirmungsmechanismen eine wichtige Rolle spielen, können lernpsychologisch begründete therapeutische Verfahren entwickelt werden (Süllwold, 1977). Für die reinen Residuen ist der Terminus „Defizienz" treffender als „schizophrene Persönlichkeitswandlung".

Bei der Überprüfung der Hypothese einer „*vorauslaufenden Defizienz*" (Janzarik) ergeben sich keine Beziehungen zwischen reinen Residuen und prämorbidem Intelligenzniveau (Schulerfolg) bzw. prämorbider Persönlichkeitsstruktur. Umgekehrt sind bei den charakteristischen Residuen Schulversagen und abnorme Ausgangspersönlichkeiten trendmäßig häufiger, weiterführende Schulbildung und syntone Primärpersönlichkeit seltener als bei den reinen Residuen. Einige Befunde sprechen dafür, daß Strukturverformungen sich auf der Grundlage einer prädisponierenden Persönlichkeitsstruktur als Folge der Psychose entwickeln und fixieren. Beim Teilkollektiv mit Strukturverformungen sind ausgeprägt abnorme, in erster Linie schizoide Primärpersönlichkeiten signifikant häufiger als im Gesamtkollektiv.

Das *Konzept der Basisstörungen, prodromalen und postpsychotischen Basisstadien und reinen Defizienzsyndrome* wird anhand der Bonner Befunde überprüft und modifiziert. Dies gilt auch für die Hypothese (1961) der grundsätzlichen Irreversibilität der uncharakteristischen reinen Potentialreduktion und der potentiellen Reversibilität der typisch schizophrenen, produktiv-psychotischen Symptome. Uncharakteristische Basisstörungen und Basissyndrome stellen vor Manifestation der Psychose in den Prodromen und Vorpostensyndromen und nach ihrer Remission in den reversiblen Basisstadien und irreversiblen reinen Residualsyndromen die eigentlichen primären Symptombildungen dar, während das typisch Schizophrene aus der Amalgamierung der basalen Defizienzen mit der „anthropologischen Matrix" resultiert. Substratnahe Basisstörungen, z.B. kognitive Störungen, Wahrnehmungsalterationen oder Coenästhesien, werden als Folge einer dem präphänomenal-somatischen Bereich zuzurechnenden Störung der selektiven Filterung, der Aufnahme und Verarbeitung von Informationen und der Wiederverfügbarmachung von Erfahrungen aus dem Langzeitspeicher des limbischen Systems erklärt. Zu den kognitiven Primärstörungen gehören auch noch nicht schizophreniecharakteristische Denkstörungen, die als „Verlust der Leitbarkeit der Denkvorgänge", Beeinträchtigung der selektiven Aufmerksamkeit, Unfähigkeit zu aufgabenrelevanter Einstellung, kognitives Gleiten oder Störungen der receptiven und expressiven Sprache beschrieben werden. Die Symptome der Prodrome und reinen Residuen überschneiden sich weitgehend (s. S. 161 ff). Die komplexen, durch interindividuell variable Kompensations- und Bewältigungsmechanismen mitbestimmten Sichtsyndrome der Basisstadien und reinen Residuen zeigen im Verlauf sehr verschiedene Grade von „Prozeßaktivität" mit allen Übergängen von uncharakteristischen zu schizophreniecharakteristischen Phänomenen. Vermutlich sind auch die reinen Residuen ein „Basisprozeß in Latenz".

Die Irreversibilität der reinen Residuen wird durch das Vorkommen von phänomenal nicht unterscheidbaren reversiblen prodromalen und postpsychotischen *Basisstadien* eingeschränkt. In 5,4% fanden sich Prodrome und postpsychotische Basisstadien, die noch nach mehr als 2jährigem Bestehen voll reversibel waren. Länger als 2 Jahre persistierende, psychopathologisch von reinen Residuen nicht differenzierbare Psychosyndrome sind demnach zwar in der Regel irreversibel, können sich jedoch gelegentlich noch nach 2 bis maximal 9 Jahren vollständig zurückbilden. Unter den 111 langfristig voll remittierten Bonner schizophrenen Kranken sind 65 mit reversiblen, im Mittel 14 Monate dauernden Basisstadien.

Die phänomenalen Aspekte der reinen Residuen sind größtenteils auch in den Prodromen nachweisbar. Coenästhesien, vegetative Störungen und depressive Verstimmungen, die in der Häufigkeitsrangreihe der *Symptome der Prodrome* an erster, dritter und vierter Stelle stehen, sind bei den Prodromen relativ häufiger als bei den reinen Residuen; auch uncharakteristische Denkstörungen, Störungen des Allgemeinbefindens, erhöhte Erregbarkeit, Einbuße an Energie und Spannkraft und Störungen des In-Erscheinung-Tretens kommen in den Prodromen relativ häufig vor. Auch während einer psychotischen Manifestation sind Symptome einer reversiblen Potentialreduktion nicht selten. Das Querschnittsbild des Syndroms der reinen Potentialreduktion enthält unabhängig davon, ob das Syndrom prä-, intra- oder postpsychotisch auftritt, keine sicheren Merkmale der Reversibilität oder Irreversibilität.

Die *uncharakteristischen Residuen* haben mit 59% eine weit höhere soziale Heilungsrate als die charakteristischen mit 25%. Die Chancen der *Rehabilitation* werden durch die reine Defizienz weniger beeinträchtigt als durch die psychotischen Entäußerungen und Persönlichkeitswandlungen der charakteristisch schizophrenen Residualsyndrome. Doch dürfen die sozialen Folgen der reinen Defizienz nicht unterschätzt werden. Unter den 44% sozial nicht geheilten schizophrenen Kranken sind neben $^3/_5$ mit charakteristischen $^2/_5$ mit uncharakteristischen Residuen. Während Strukturverformungen gewöhnlich therapieresistent sind, können die Symptome der reinen Defizienz durch profilierte Thymoleptica günstig beeinflußt werden.

Im *Echoencephalogramm* zeigen schizophrene Kranke mit deutlichen Zeichen der reinen Potentialreduktion einen signifikant höheren Mittelwert des Transversaldurchmessers des 3. Ventrikels als voll remittierte Patienten. Die echoencephalographisch nachweisbaren Veränderungen am 3. Ventrikel werden als ein Korrelat der reinen Potentialreduktion schizophrener Residualsyndrome angesehen. Die Befunde stimmen überein mit den pneumencephalographisch bei schizophrenen Defektsyndromen nachgewiesenen Veränderungen an den inneren Liquorräumen („neuroradiologisches Basalgangliensyndrom"). Doch ist eine irreversible Potentialreduktion bei schizophrenen Erkrankungen auch auf der Grundlage einer rein funktionalen (nicht mit Atrophie verbundenen) Dekompensation eines cerebralen Enzymdefektes denkbar.

Hinsichtlich der sozialen Situation zur Zeit der Spätkatamnese werden fünf Grade *sozialer Remission* entsprechend dem Ausmaß der Einschränkung im Erwerbsleben gegenüber prämorbid definiert. Von *sozialer Heilung* wird gesprochen, wenn die Patienten auf früherem (sozialer Remissionsgrad 0) oder unterhalb des früheren beruflichen Niveaus (sozialer Remissionsgrad 1) voll erwerbstätig sind. Methodische Schwierigkeiten ergeben sich bei dauerhospitalisierten und bei den als Hausfrauen tätigen weiblichen Patienten, die nach analogen Kriterien wie die Männer einzuschätzen sind. 56,2% (281 Patienten) sind sozial geheilt, d.h. voll erwerbstätig, davon 38,6% auf früherem und 17,6% unterhalb des prämorbiden Niveaus. Von den sozial nicht geheilten Kranken sind 19% begrenzt arbeitsfähig im Erwerbsleben, 17% erwerbsunfähig und 8% völlig arbeitsunfähig. Bei den sozial geheilten Patienten wurden nur in 13%, im Bonner Hauptkollektiv insgesamt nur bei 17% *extramurale Rehabilitationsmaßnahmen* angewandt. 38% erhielten *Renten,* Sozialhilfen oder anderweitige finanzielle Unterstützung wegen ihrer schizophrenen Erkrankung. *Soziale und psychopathologische Remission* korrelieren hochsignifikant (Tabelle 38, S. 173). Praktisch alle Probanden mit psychopathologischen Vollremissionen sind auch sozial geheilt, größtenteils (97%) auf früherem beruflichen Niveau. Annähernd $^1/_4$ steht zur Zeit der Spätkatamnese unter *Pflegschaft* (13%) oder *Vormundschaft* (11%).

Sieht man von den dauerhospitalisierten Kranken ab, werden zur Zeit der Spätkatamnese 18% vom Hausarzt und 17% vom Nervenarzt wegen ihrer schizophrenen Erkrankung ärztlich behandelt; fast $^2/_3$ sind ohne *ärztliche Behandlung*. Die Patienten in dörflichen Wohngemeinden sind signifikant häufiger unbehandelt als Patienten, die in Klein-, Mittel- oder Großstädten wohnen. Der Anteil hausärztlicher Behandlung ist hier signifikant höher. Die soziale Schichtzugehörigkeit kann die Ungleichverteilung bezüglich Behandlung durch den Allgemein- bzw. Nervenarzt nicht erklären. Die *Stellungnahme gegenüber früheren stationären Behandlungen* ist bei der Mehrzahl positiv, bei gut $^1/_3$ negativ. Die Einstellung ist nicht abhängig von sozialer Schicht und Schulbildung, dagegen vom psychopathologischen Ausgang. Eine negative Kritik ist häufiger bei Kranken mit charakteristischen Residuen, die auch seltener in ärztlicher Behandlung sind, als bei Patienten mit uncharakteristischen Residuen. Patienten mit dem Erlebnis einer negativen Veränderung, d.h. vor allem solche mit reinen Residuen und Selbstwahrnehmung der Mangelerscheinungen, sind häufiger in Behandlung als Kranke, denen dieses Erlebnis fehlt. Nur 31% kennen ihre Diagnose und nur 14% akzeptieren sie.

Bei der Spätkatamnese nehmen 43% bei einer durchschnittlichen kontinuierlichen Behandlungsdauer von 6 Jahren regelmäßig *Psychopharmaka,* in $^3/_5$ Neuroleptica, doch in gut $^1/_4$ ausschließlich Sedativa, Hypnotica, Tranquilizer oder Stimulantien,

d.h. eine inadäquate Medikation, die signifikant mit Betreuung durch den Allgemeinarzt korreliert. Bei $^1/_4$ der Teilgruppe mit regelmäßiger Psychopharmakaeinnahme geschieht dies ohne ärztliche Kontrolle. Die Raten einer adäquaten *Langzeitmedikation*
sind bei charakteristischen und uncharakteristischen Residuen annähernd gleich hoch;
Langzeitbehandlung ist demnach häufig nicht imstande, charakteristische Residuen
auf uncharakteristische zu reduzieren. Der Befund, daß bei den charakteristischen Residuen mit Langzeitneurolepsie der Anteil gemischter Residuen auf Kosten der typisch
schizophrenen Defektpsychosen erhöht ist, deutet darauf hin, daß Langzeitmedikation
eine therapeutisch und rehabilitativ günstige Syndromverschiebung von den typisch
schizophrenen Defektpsychosen zu den gemischten Residuen fördert.

Die *Suicidhäufigkeit* im Bonner Ausgangsmaterial beträgt 4,9%. Im Bonner Hauptkollektiv sind die Raten von *Suicidversuchen* mit 20% und von suicidgefährdeten Kranken mit 41% hoch. Die durchschnittliche Krankheitsdauer beim ersten (bzw. einzigen)
Suicidversuch ist 5,7 Jahre; Suicidversuche und besonders Suicide sind auch im späteren Verlauf nicht selten. Die Koinzidenz von Akuität der Erkrankung und suicidalen
Handlungen und deren enge motivische Verknüpfung mit produktiv-psychotischen Erlebnissen ist deutlich. Bei den Probanden mit Suicidversuchen ist ein Zusammenhang
mit primärcharakterlichen Zügen nicht nachweisbar; bei gelungenem Suicid besteht
eine trendmäßige Korrelation mit einer abnormen Struktur der Primärpersönlichkeit.
Gefährliche *fremdaggressive Verhaltensweisen* werden im Gesamtverlauf bei 3% der
Frauen und 6% der Männer beobachtet. *Alkoholabusus* kommt in 8% vor. 10% der
Männer und 2% der Frauen betreiben passager während psychotischer Manifestationen Alkoholmißbrauch, der außerhalb psychotischer Stadien nur bei Männern und
auch hier nur sehr selten (4%) registriert wurde.

Durch die Kombination von Verlaufsweise und psychopathologischem Ausgang ergaben sich 72 empirisch nachweisbare *Verlaufstypen,* die durch Zusammenfassung
verwandter Typen auf 12 reduziert, nach der sozialen Heilungsrate geordnet und als
Verlaufstypen I-XII bezeichnet werden (Tabelle 43, S. 186). Beim monophasischen
Verlaufstyp I kommt es nach einer einzigen, durchschnittlich 17 Monate dauernden
psychotischen Manifestation zu einer vollständigen Remission. Auch der polyphasische Verlaufstyp II mit durchschnittlich fünf psychotischen Phasen zeigt eine dauerhafte psychopathologische Heilung. Die *prognostisch günstige Gruppe* der geheilten
Patienten der Typen I und II ist mit 22,1% gleich häufig wie die wellenförmigen, zur
Heilung führenden Verläufe von M. Bleuler. Verlaufstyp III sind überwiegend von Anfang an chronische, bis zur Spätkatamnese persistierende paranoid-halluzinatorische
Psychosen ohne wesentliche Beeinträchtigung von Leistungsfähigkeit und Realitätsanpassung und einer überraschend hohen sozialen Heilungsrate von 91%. Typ IV führt
mit nur einem Schub zu überwiegend minimalen reinen Residuen. Die durchschnittliche Dauer der ersten und einzigen psychotischen Manifestation ist hier mit 10 Monaten kürzer als beim monophasischen Verlaufstyp I. Auch dieser Befund spricht
nicht für die Hypothese, daß reine Defizienzsyndrome die obligate seelische Folge
eines längerdauernden psychotischen Erlebniswandels sind. Typ V, der primär phasisch, dann schubförmig zu reinen Residuen führt, ist bei Frauen signifikant häufiger
als bei Männern. Auch hier liegt die soziale Heilungsrate noch deutlich über der des
Gesamtkollektivs. Dies gilt auch noch für Typ VI, der in Schüben und mit zweitem,
positivem Knick in reine Residuen ausmündet. Der zweite (positive) Knick mit Remis-

sion einer chronisch persistierenden Psychose auf ein reines Residuum tritt nach einer durchschnittlichen Krankheitsdauer von 17 Jahren frühestens im 5. und spätestens im 30. Krankheitsjahr ein. Die Typen III-VI bilden die *prognostisch relativ günstige Gruppe* von Verlaufstypen.

Die Verlaufstypen VII, VIII und IX stellen die *intermediäre, prognostisch relativ ungünstige Gruppe* dar, deren soziale Heilungsrate mit 52-45% unter der des Gesamtkollektivs liegen. Typ VII mündet nach überwiegend von Anfang an schubförmigem Verlauf in Strukturverformungen mit oder ohne Psychose, wobei die soziale Heilungsrate bei residualen Strukturverformungen ohne Psychose mit 60% günstiger ist als bei Ausgang in psychotische Strukturverformungen (43%). Typ VIII, dem signifikant mehr Männer angehören, führt einfach und in über der Hälfte mit zweitem, positivem Knick zu reinen Residuen. Der gleichfalls bei Männern überrepräsentierte Typ IX verläuft in mehreren Schüben zu reinen Residuen.

In der *prognostisch ungünstigen Gruppe* mit den Typen X, XI und XII sinkt die soziale Heilungsrate von 25% bei Typ X über 8% bei Typ XI auf 2% bei Typ XII. Gegenüber den Typen I-IX kennzeichnen hier, sieht man von den seltenen Strukturverformungen mit Psychose des Typs VII ab, erstmals nach außen hin in Erscheinung tretende psychotische Symptome den Residualzustand. Typ X führt mit mehreren Schüben zu überwiegend leichten gemischten Residuen. Typ XI verläuft einfach zu in $^3/_4$ stärker ausgeprägten gemischten Residualzuständen; er zeigt in $^1/_6$ einen zweiten (positiven) Knick mit Rückbildung einer typisch schizophrenen Defektpsychose auf ein gemischtes Residuum. Der ungünstigste Typ XII führt primär schubförmig, dann einfach oder von Anfang an einfach zu typisch schizophrenen Defektpsychosen, die sich nach einer mittleren Krankheitsdauer von 7 Jahren und in $^2/_3$ erst nach dem 3. Krankheitsjahr herausbilden. Bei 38%, das sind 4% des Gesamtkollektivs, entwickelt sich die dann bis zur Spätkatamnese persistierende typisch schizophrene Defektpsychose schon in den ersten 3 Krankheitsjahren. Die Rate von 4% solcher „schizophrener Katastrophen" liegt erheblich unter den 1941 von M. Bleuler gefundenen Werten.

Für die *Individualprognostik* ist von Bedeutung, daß es in 3,4% nach einer vollständigen Remission oder nach einer Teilremission auf ein reines Residuum doch noch zur Entwicklung einer typisch schizophrenen Defektpsychose kommt. Selbst bei primär phasischer Verlaufsweise mit Restitutio ad integrum ist also noch nach einem freien Intervall von 1 bis zu 30 Jahren der denkbar ungünstigste Ausgang einer schizophrenen Erkrankung möglich. Auch die ungünstigen Ausgänge in gemischte Residuen und psychotische Strukturverformungen kommen bei den Verlaufstypen X und VII noch nach primär phasischer Verlaufsweise vor. Ein Ausgang in reine Residuen wird bei Verlaufstyp V regelmäßig, bei Verlaufstyp VI bei $^1/_4$ noch nach vollständiger Ausheilung der psychotischen Erstmanifestation beobachtet. *Insgesamt bilden sich bei 15% nach primär phasischem Verlauf später doch noch uncharakteristische ($^3/_4$) oder charakteristische Residualsyndrome ($^1/_4$) heraus.*

Die Chancen der *Rehabilitation* werden durch die irreversiblen Komponenten teilremittierter und chronischer Schizophrenien, Strukturverformung und reine Defizienz, und deren Interferenz mit produktiv-psychotischen Symptomen in den typisch schizophrenen Defektpsychosen und gemischten Residuen gemindert. Im Unterschied zu den prognostisch günstigsten Typen I, II und III sind am Aufbau der „Endzustände" der Typen IV-XII, bei denen die soziale Heilungsrate zunehmend absinkt, die Komponenten der reinen Potentialreduktion oder/und der Strukturverformung beteiligt. Bei den Typen IV, V, VI, VIII und IX wird die soziale Langzeitprognose durch die *reine Defizienz*, bei Typ VII durch die *Strukturverformung* und bei den ungünstigsten Typen X, XI und XII durch die Interferenz der reinen Potentialreduktion mit produktiv-psychotischen Symptomen ungünstig beeinflußt. *Die vier Gruppen von prognostisch günstigen, relativ günstigen, relativ ungünstigen und ungünstigen Verlaufstypen umfassen je ca.* $^1/_4$ *des Bonner Hauptkollektivs.* Der Anteil der *Männer* ist in der relativ günstigen Gruppe (Typen III-VI) trendmäßig geringer als der der *Frauen*; umgekehrt überwiegen die Männer bei der relativ ungünstigen intermediären Gruppe (Typen VII-IX) signifikant. Diesen Verteilungsunterschieden entspricht die insgesamt günstigere soziale Dauerprognose der weiblichen Schizophrenen.

Ein genaueres Bild vermittelt die signifikant unterschiedliche Häufigkeitsverteilung der fünf sozialen Remissionsgrade bei den 12 Verlaufstypen. Die Probanden der Typen I und II sind fast ausnahmslos auf früherem Niveau voll erwerbstätig; bei Typ III sind noch 70%, bei Typ IV 58%, bei Typ V 40% und bei Typ VI nur noch 14% auf früherem oder äquivalentem Niveau voll erwerbstätig. Diese optimale soziale Remission (0) wird bei den Typen XI und XII von keinem Patienten mehr erreicht.

Bei der *Überprüfung des Einflusses peristatischer, persönlichkeitseigener und morbogener Faktoren* werden neun anamnestische, acht klinische und psychopathologische und zwei therapeutische Faktoren systematisch mit psychopathologischem Ausgang, Verlaufstyp und sozialer Remission in Beziehung gesetzt. Hinsichtlich der *Geschlechter* ist die psychopathologische Langzeitprognose bei den Frauen günstiger, doch nicht signifikant günstiger. Die Männer sind bei den stärker ausgeprägten reinen und gemischten Residuen überrepräsentiert (s. S. 225). Die soziale Remission ist bei den Frauen signifikant günstiger; doch ist hier die methodische Problematik der Beurteilung der Sozialremission bei den als Hausfrauen tätigen weiblichen Kranken zu berücksichtigen (s. S. 168 f).

Vorhandensein oder Fehlen einer *Belastung mit Schizophrenien, Cyclothymien und diagnostisch unklaren endogenen Psychosen* ist ohne Einfluß auf die Dauerprognose. Eine Ausnahme sind männliche Schizophrene mit Schizophreniebelastung in der engeren Familie (s. S. 228). Auch bei den Verlaufstypen ist kein durchgehendes Prinzip etwa im Sinne einer höheren Belastungsquote bei den prognostisch ungünstigen Typen zu erkennen. Dasselbe gilt für die soziale Remission. Dagegen ist bei den 46 Bonner schizophrenen Kranken mit zwei und mehr Sekundärfällen von Schizophrenie die psychopathologische, doch bemerkenswerterweise nicht die soziale Dauerprognose signifikant günstiger als im Gesamtkollektiv. Die *Stellung in der Geschwisterreihe* ist für die Langzeitentwicklung ohne Belang.

Die Patienten mit unauffälliger und psychopathischer *Primärpersönlichkeit* unterscheiden sich in der Dauerprognose signifikant. Eine ausgeprägt abnorme Primärpersönlichkeit beeinflußt die Langzeitprognose bei Frauen und Männern signifikant ungünstig; dagegen ist ein günstiger Einfluß einer syntonen Ausgangspersönlichkeit nur bei weiblichen Schizophrenen statistisch nachweisbar. Bei den prognostisch günstigen Verlaufstypen I und II fehlen ausgeprägt abnorme Primärpersönlichkeiten, während sie sich bei den mehr oder weniger ungünstigen Typen VII, VIII und X häufen. Bei den sozial geheilten Probanden sind signifikant mehr syntone und weniger psychopathische, umgekehrt bei den sozial nicht geheilten Patienten weniger syntone und mehr psychopathische Primärpersönlichkeiten. Der Einfluß der Primärpersönlichkeit auf die soziale Remission ist nur bei den Frauen signifikant. Patienten mit prämorbid schizoider Struktur zeigen eine signifikant ungünstigere, solche mit sensitiver Primärpersönlichkeit eine signifikant günstigere psychopathologische Remission; auch dieser Zusammenhang ist bei den Frauen deutlicher als bei den Männern. Der Einfluß der Primärpersönlichkeit auf die Langzeitentwicklung ist demnach durchgehend bei den weiblichen Schizophrenen stärker als bei den Männern.

Zwischen *Schulerfolg*, der das *prämorbide Intelligenzniveau* als wichtigste Determinante enthält, und psychopathologischer Remission besteht ein signifikanter Zusammenhang. Bei den Volksschulversagern sind charakteristische Residuen häufiger und Vollremissionen seltener als bei den Patienten mit weiterführender Schulbildung. Diese Beziehung ist, anders als bei der prämorbiden Persönlichkeitsstruktur, bei den Männern deutlicher. Bei Gegenüberstellung der drei günstigsten und ungünstigsten Verlaufstypen häufen sich Volksschulversager bei den ungünstigen Typen. Von den Volksschulversagern sind 37%, von den Probanden mit weiterführender Schulbildung 62% sozial geheilt. Gegenüber der prognostisch ungünstigen Bedeutung von Minderbegabung tritt der günstige Einfluß eines überdurchschnittlichen Intelligenzniveaus auf die Langzeitentwicklung weniger deutlich in Erscheinung. Die psychopathologische Langzeitprognose ist bei den Volksschülern mit überdurchschnittlichen Leistungen trendmäßig, bei den Patienten mit Mittlerer Reife, Abitur und abgeschlossenem Hochschulstudium nur noch prozentual günstiger (Tabelle 59, S. 249). Bei den Hochschulabsolventen sind 50% auf früherem beruflichem Niveau voll tätig; doch beträgt die Rate der sozial nicht geheilten Hochschulabsolventen gleichfalls 50%, weil kein Proband unterhalb des früheren beruflichen Niveaus voll erwerbstätig ist.

Soziale Herkunftsschicht (Elternschicht) und höchste prämorbid erreichte *soziale Schicht* beeinflussen die Langzeitprognose nicht signifikant; sie ist prozentual in der unteren Mittelschicht am günstigsten, in der oberen Mittelschicht am ungünstigsten. Optimale soziale Remission ist mit 42% in der oberen Unterschicht etwas häufiger als in den beiden Mittelschichten. Auch beim ungünstigsten Verlaufstyp XII ist der Anteil der unteren Unterschicht nicht erhöht (s. S. 253).

Der Befund (M. Bleuler), daß *gestörte Familienverhältnisse* bei Frauen den Krankheitsverlauf deutlicher beeinflussen als bei Männern, wird insofern bestätigt, als aus Broken home-Situationen stammende weibliche Kranke trendmäßig ungünstiger remittieren als Frauen aus intakten Familien. Bei männlichen Kranken sind die Verhältnisse umgekehrt. Eine Häufung der Herkunft aus gestörten Heimverhältnissen kommt bei günstigen wie ungünstigen Verlaufstypen vor. Insgesamt beeinflußt Broken home die Langzeitentwicklung nicht signifikant; doch ist das konträre Verhalten der Geschlechter auffällig.

Hinsichtlich der psychischen *Auslösung psychotischer Erstmanifestationen* zeigen psychisch-reaktiv ausgelöste Schizophrenien eine insgesamt und bei den Männern trendmäßig günstigere psychopathologische Dauerprognose. Bei den optimal sozial remittierten männlichen Schizophrenen ist die Rate psychischer Auslösungen signifikant höher als bei den sozial nicht geheilten männlichen Kranken. Im Teilkollektiv mit psychischer *Auslösung psychotischer Remanifestationen* ist die psychopathologische Dauerprognose signifikant günstiger; auch dieser Befund ist bei den Männern deutlicher. Bei der Sozialremission zeigen nur die männlichen Schizophrenen mit psychisch ausgelösten Remanifestationen eine signifikant erhöhte soziale Heilungsrate. Die Langzeitprognose der Schizophrenien mit *mehrfacher Auslösung* von psychotischen Manifestationen ist signifikant günstiger (s. S. 263).

Die schon bei den Frauen mit Auslösung der Erstmanifestation durch *Generationsvorgänge* erkennbare Neigung zu einer günstigeren Dauerprognose wird bei den Frauen mit durch Generationsvorgänge ausgelösten Remanifestationen noch deutlicher. Bei den *Wochenbettpsychosen* finden sich keine signifikanten Differenzen in der psychopathologischen Langzeitprognose, während die soziale Heilungsrate trendmäßig erhöht ist. Eine nosologische Sonderstellung der schizophrenen Wochenbettpsychosen läßt sich nicht begründen (s. S. 264).

Das *Erkrankungsalter* hat keine signifikante Bedeutung für die Langzeitprognose (s. S. 265). Dies gilt auch für die Frühschizophrenien. Bei den Spätschizophrenien ist die Prognose trendmäßig, jedoch nicht signifikant günstiger. *Trotz einiger Besonderheiten kommt den Spätschizophrenien eine nosologische Sonderstellung ebensowenig zu wie den schizophrenen Wochenbettpsychosen und den psychisch-reaktiv ausgelösten Schizophrenien.*

Schizophrenien mit isolierten *Prodromen* zeigen eine prozentual ungünstigere, solche mit isolierten *Vorpostensyndromen* eine trendmäßig günstigere Langzeitprognose. Entgegen der Erwartung ist bei den fünf in reine Residuen ausmündenden Verlaufstypen (IV, V, VI, VIII und IX) die Rate isolierter Prodrome nicht signifikant erhöht. Die Hypothese, das Vorkommen von Prodromen überhaupt korreliere positiv mit dem Ausgang in reine Residuen, läßt sich nicht verifizieren. Reine Residuen entwickeln sich nicht selten auch ohne uncharakteristische Vorläufer, wie u.a. der zu reinen Residuen führende Verlaufstyp V zeigt, der in fast $^2/_3$ weder Prodrome noch Vorpostensyndrome aufweist und nur in 12% mit einem Prodrom einsetzt. Die krankheitsimmanente Verlaufstendenz zum „reinen Defekt" kündigt sich nicht obligat in vorauslaufenden schizophrenieuncharakteristischen, phänomenal weitgehend der reinen Potentialreduktion entsprechenden (s. S. 273) Psychosyndromen an.

Deutliche Unterschiede bestehen zwischen den kurzen und den über 2 Jahre dauernden *langen Prodromen.* Vollremissionen kommen bei isolierten Vorpostensyndromen in 29%, bei langen Prodromen nur in 9% vor; andererseits sind charakteristische Residuen bei langen Prodromen häufiger als in den Teilgruppen mit isolierten Vorpostensyndromen und mit kurzen Prodromen. *Psychopathologische Vollremissionen werden umso seltener, je länger die Prodrome andauern.* Das Vorkommen von langen Prodromen korreliert trendmäßig positiv mit der Entwicklung von durch die reine Defizienz bestimmten reinen und gemischten Residuen (68%) auf Kosten der Vollremissionen.

Die Langzeitprognose ist bei perakutem Einsetzen der psychotischen Erstmanifestation signifikant günstiger, umgekehrt bei chronischem Beginn signifikant ungünstiger (nur 8% Vollremissionen und 58% charakteristische Residuen). Eine Korrelation der *Akuität des Erkrankungsbeginns* mit der Primärpersönlichkeit besteht insofern, als bei abnormer Primärpersönlichkeit ein chronisches Einsetzen häufiger vorkommt als bei unauffälliger oder leicht auffälliger Ausgangspersönlichkeit.

Zwischen *psychopathologischem Initialsyndrom* und Langzeitprognose lassen sich signifikante Korrelationen in günstigem Sinne für katatone und coenästhetisch-depressive Anfangsbilder, in ungünstigem Sinne für hebephrene Initialsyndrome bei weiblichen Kranken nachweisen. Rein paranoide Initialsyndrome sind prognostisch neutral, paranoid-halluzinatorische Anfangsbilder eher ungünstig, doch ohne Signifikanz. Initial coenästhetische und depressiv-coenästhetische Syndrome münden signifikant häufiger in uncharakteristische, seltener in charakteristische Residuen. Dieser Befund ist bei den Männern deutlicher und bestätigt frühere Ergebnisse bei männlichen coenästhetischen Schizophrenen, bei denen sich in der Regel reine Residuen und nur selten typisch schizophrene Defektpsychosen entwickelten. Hebephrene Anfangsbilder kommen bei den ungünstigen Typen XI und XII und bei Typ VIII signifikant häufiger, bei den günstigen Typen I und II und den relativ günstigen Typen III-VI signifikant seltener vor. Katatone Initialsyndrome sind beim polyphasischen Typ II, depressive und depressiv-coenästhetische beim Typ V signifikant gehäuft. In 4% (5 Fälle) sind katatone Anfangsbilder auch bei den ungünstigsten Typen X, XI und XII zu beobachten. Hinsichtlich der Sozialremission ergeben sich ähnliche Zusammenhänge (s. S. 282 f). Patienten mit coenästhetischen Initialsyndromen sind mit 56% signifikant häufiger optimal sozial remittiert als das Gesamtkollektiv (39%).

Von 31 *Einzelsymptomen im Erkrankungsbeginn* zeigen acht einen signifikanten Zusammenhang mit der Langzeitprognose. Günstig sind katatone Hypersymptome, endogen-depressive Verstimmungen und Wahngedanken, motorische Symptome, auto- und allopsychische Depersonalisation und wahnhafte Personenverkennung; ungünstig akustische Halluzinationen 1. Ranges. Auch initiale akustische Halluzinationen 2. Ranges sind trendmäßig ungünstig, andererseits olfactorische Halluzinationen, katatone Hyposymptome und Leibsensationen der Stufe 1 prognostisch günstig. Eher günstig sind auch Wahnwahrnehmungen, Akoasmen, optische Halluzinationen, Coenästhesien der Stufe 2 (nur bei Frauen), vegetative und sensorische Störungen sowie somatopsychische Depersonalisation, eher ungünstig leibliche Beeinflussungserlebnisse (nur bei Männern) und schizophrene Ichstörungen. *Formale Denkstörungen* sind entgegen der Erwartung eher günstig. Das Fehlen von uncharakteristischen Denkstörungen im Gesamtverlauf ist weder günstig noch ungünstig, doch mit einer niedrigeren Rate von uncharakteristischen (reinen) Residuen.korreliert. Die kleine Teilgruppe von Schizophrenien ohne formale Denkstörungen im Gesamtverlauf (18%) unterscheidet sich hinsichtlich der Langzeitprognose nicht signifikant von den Schizophrenien mit formalen Denkstörungen. Dieser Befund spricht nicht dafür, daß formale Denkstörungen bei nach K. Schneider schizophrenen Psychosen als Kriterium für eine nosologische Differenzierung von „echten Schizophrenien", etwa versus „schizoaffektive Psychosen" verwendet werden können.

Das *Fehlen* von akustischen Halluzinationen 1. und 2. Ranges im Gesamtverlauf ist hochsignifikant, von schizophrenen Ichstörungen und Ausdrucksanomalien signifikant und von Wahneinfällen, Leibhalluzinationen, Denkzerfahrenheit und katatonen Hypersymptomen schwachsignifikant mit einem günstigen Ausgang, das Fehlen von endogen-depressiven Verstimmungen hochsignifikant mit einer ungünstigen Langzeitprognose korreliert. Die Teilgruppe ohne endogen-depressive Verstimmungen im gesamten Verlauf zeigt eine Verschiebung zugunsten charakteristischer auf Kosten uncharakteristischer Residuen.

Die häufigsten Wahnphänomene, Wahneinfall und einfache Eigenbeziehungen, sind in der Regel schon im ersten Halbjahr, Wahnwahrnehmungen etwa gleich häufig schon im ersten Halbjahr wie erst im weiteren Verlauf nachweisbar. Akustische Halluzinationen 1. Ranges und leibliche Beeinflussungserlebnisse treten häufiger erst nach dem 1.

Halbjahr der Erkrankung, akustische Halluzinationen 2. Ranges häufiger schon in den ersten 6 Monaten auf. Die Befunde sprechen für eine gewisse, doch keineswegs durchgehende und gesetzmäßige Verlaufsrichtung vom Wahn zur Halluzinose (s. S. 293).

Die Langzeitprognose ist weitgehend unabhängig von der *Verlaufsdauer* der Erkrankung (s. S. 294 ff). Einige Daten sprechen dafür, daß die trendmäßig günstigere Prognose der kürzesten Verläufe mit therapeutischen Faktoren zusammenhängt. Bei Gegenüberstellung der Extremgruppen mit einer Verlaufsdauer unter 14 bzw. über 26 Jahren ist die psychopathologische und soziale Prognose bei den langen Verläufen schwachsignifikant ungünstiger.

Die Patienten mit bei der Nachuntersuchung weniger als 10 Jahre stabilen oder mit unstabilen Zustandsbildern zeigen eine signifikant ungünstigere psychopathologische und soziale Remission als die Patienten mit einer *Stabilität der Remission* von 10 Jahren und mehr (s. auch S. 299 ff). Zwischen *Lebensalter zur Zeit der Spätkatamnese* und Langzeitentwicklung bestehen keine signifikanten Beziehungen.

Hinsichtlich der *Behandlung* sind bei den im Erkrankungsbeginn unbehandelten Patienten (213 Fälle) Vollremissionen signifikant seltener, charakteristische Residuen häufiger als im Gesamtkollektiv; auch die soziale Remission ist bei den initial unbehandelten Patienten signifikant ungünstiger. Bei der nur 7% umfassenden Teilgruppe der im Gesamtverlauf unbehandelten Kranken ist die Langzeitprognose prozentual, doch nicht signifikant ungünstiger. Für einen günstigen Einfluß der Psychopharmakotherapie auf die Langzeitprognose spricht auch, daß bei den in den Jahren 1951-1959 erkrankten Patienten die Langzeitentwicklung signifikant günstiger ist als bei den vor 1951 Erkrankten; auch ist eine bei stationärer Frühbehandlung nachweisbare günstigere Langzeitprognose in der Erkrankungsperiode 1951-1959 signifikant stärker ausgeprägt als in der Periode vor 1951. Die relativ hohe Rate uncharakteristischer Residuen (50%) bei den völlig unbehandelten Patienten und die niedrige Rate bei den ausschließlich mit Psychopharmaka behandelten Kranken (32%) sprechen zusammen mit anderen Befunden für einen morbogenen und gegen einen pharmakogenen Charakter der „reinen Potentialreduktion".

Für die *Individualprognose* sind vorsichtige Rückschlüsse nur möglich, wenn mehrere, die Langzeitprognose gleichsinnig beeinflussende Faktoren kumulieren und prognostisch gegensinnige Faktoren vollständig oder nahezu vollständig fehlen. Doch besagt auch die Kombination mehrerer statistisch-prognostisch günstiger oder ungünstiger Faktoren und das Zurücktreten von Faktoren mit konträrer prognostischer Relevanz für den einzelnen Patienten nichts Zwingendes. Im Erkrankungsbeginn ist eine einigermaßen verläßliche Prognostik im Einzelfall nicht möglich (s. auch S. 313). Die Hypothese einer schon im Erkrankungsbeginn möglichen nosologischen Differenzierung von ungünstigen und günstigen Formen, von Kern- und Randschizophrenien, echten Schizophrenien und schizophreniformen (oder schizoaffektiven) Psychosen läßt sich durch die Befunde der Bonn-Studie nicht stützen.

Zwischen *Einstellung der engeren Bezugspersonen* und sozialer Langzeitprognose läßt sich eine signifikante Beziehung nicht nachweisen (s. S. 315 f). Bei der Reaktion der *Nachbarn und Arbeitskollegen* auf die Krankheit korreliert „optimale soziale Remission" signifikant positiv mit einer neutralen Einstellung, negativ mit einer ablehnenden. Eine ablehnende oder überfürsorgliche Haltung der Eltern und Ehepartner oder Kinder und Geschwister ist weniger häufig als erwartet.

Die Verteilung der Bonner schizophrenen Kranken auf die *Sozialschichten* entspricht hinsichtlich Herkunftsschicht und höchster prämorbid erreichter Schicht der in der Gesamtbevölkerung der Bundesrepublik Deutschland (s. S. 58 ff). An Schizophrenie Erkrankte halten sich bis zum Beginn ihrer Erkrankung sozioökonomisch annähernd auf dem Niveau der allgemeinen Bevölkerung und dem ihrer Väter (Tabelle 15, S. 59). Zur Zeit der Spätkatamnese findet sich eine Ungleichverteilung zugunsten der Unterschichten mit einem Anstieg in der unteren Unterschicht und einer Abnahme in der unteren Mittelschicht (s. S. 317 ff). Diese Befunde können am ehesten durch die *Drifthypothese* erklärt werden: An Schizophrenie Erkrankte wandern infolge krankheitsbedingter sozialer Behinderungen vermehrt zu ökonomisch und sozial schlechter gestellten Bevölkerungsgruppen ab. Bei den männlichen Kranken ist die Zunahme in der unteren Unterschicht von 10% prämorbid auf 29% bei der Spätkatamnese und ebenso die Abnahme in der unteren Mittelschicht deutlicher als bei den Frauen. Der Anteil der stabilen Gruppe innerhalb einer Generation beträgt bei den Bonner Schizophrenen 62% (bei den Männern nur 55%) gegenüber 74% bei der Durchschnittsbevölkerung. Die Rate der *sozialen Absteiger* innerhalb einer Generation ist im Bonner Hauptkollektiv mit 25%, dabei bei den Männern (32%) noch deutlicher als bei den Frauen (20%), höher als in der Durchschnittsbevölkerung (11% – s. S. 318 f).

Soziale Herkunftsschicht und prämorbide Schicht zeigen signifikante Beziehungen zum *Schulerfolg*; Zugehörigkeit zur unteren Unterschicht und Volksschulversagen, Zugehörigkeit zu den Mittelschichten und weiterführende Schulbildung sind positiv korreliert. Ein eindeutiger Einfluß *gestörter Familienverhältnisse* auf die Primärpersönlichkeit läßt sich nicht nachweisen; ebenso fehlen Korrelationen zur sozialen Herkunftsschicht.

Im *prämorbiden Kommunikationsverhalten* erleben sich von den männlichen Schizophrenen 80% als prämorbid intakt, davon je 40% als intakt-aktiv bzw. intakt-passiv (s. S. 324). Bei den Frauen sind die entsprechenden Werte 75, 32 und 43%. 20% der Männer und 25% der Frauen hielten sich in ihrem prämorbiden Kommunikationsverhalten für gestört und litten darunter. Bei subjektiv intakt-aktiver prämorbider Kommunikation sind Vollremissionen signifikant häufiger, charakteristische Residuen seltener als bei subjektiv gestörtem prämorbidem Kommunikationsverhalten. Bei Einschätzung durch nahe Bezugspersonen ist die Rate der kontaktgestörten Probanden mit 29% bei den Männern und 38% bei den Frauen höher als im subjektiven Erlebnis.

Die *Ledigenquote* ist mit 45% hoch. Von den Probanden, die wenigstens eine Ehe eingingen, heirateten 30% vor, 23% nach und 2% vor und nach Erkrankungsbeginn. Frauen kommen häufiger vor der Erstmanifestation zur Heirat als Männer, ein Befund, der mit dem früheren Erkrankungsalter der Männer zusammenhängt. 15% sind zur Zeit der Spätkatamnese geschieden, davon nur $^1/_5$ (ausschließlich Frauen) vor und $^4/_5$ nach Erkrankungsbeginn. Zur Zeit der Spätkatamnese sind Angehörige der unteren Unterschicht signifikant häufiger nicht zur Heirat gekommen, weil die Krankheit in gleichem Maße, wie sie für den Abstieg in die untere Unterschicht verantwortlich ist und die soziale Tüchtigkeit ganz allgemein mindert, auch die Heirat verhindert. Dies zeigt sich auch in den Beziehungen zwischen Heirat bzw. Ledigsein und Langzeitentwicklung. Die zur Zeit der Spätkatamnese ledigen Patienten zeigen eine signifikant ungünstigere soziale und psychopathologische Remission als diejenigen, die noch nach Erkrankungsbeginn eine Ehe schlossen. Auch die fehlende Korrelation zwischen prämorbidem Kommunikationsverhalten und Heirat weist darauf hin, daß weniger prämorbide Persönlichkeitsmerkmale als die sozialen Folgen der Krankheit eine Heirat verhindern. Nur die kleine Teilgruppe der prämorbid ausgeprägt abnormen Persönlichkeiten zeigt eine signifikant erhöhte Ledigenquote. *Kinderlosigkeit* ist mit 24% der zur Ehe gekommenen Probanden häufiger als in einer Normalpopulation (14%).

Somatisch *belastende Situationen im Erkrankungsjahr* fanden sich in 10% bei den Männern und 11% bei den Frauen, psychisch belastende Situationen bei 32% der Männer und 30% der Frauen; davon sind 42% bei den Frauen und 27% bei den Männern Verlustsituationen im mitmenschlich-kommunikativen Bereich. Signifikante Beziehungen zwischen somatischer Belastung und Dauerprognose fehlen; dies gilt auch für psychische Belastungen beim Gesamtkollektiv und bei den Männern. Bei den Frauen mit psychischen Belastungen ist die Langzeitprognose insgesamt eher etwas günstiger als im Restkollektiv. Prodrome sind in der Teilgruppe ohne belastende Situationen im Erkrankungsjahr signifikant häufiger als im Teilkollektiv mit Belastungssituationen. Dies scheint dafür zu sprechen, daß bei vorhandenen Prodromen Belastungssituationen für die Manifestation der Psychose vergleichsweise selten erforderlich sind.

Im Erkrankungsbeginn wohnten 32% der Bonner schizophrenen Kranken in einer Großstadt, 25% in einer Klein- oder Mittelstadt und 43% in einer dörflichen *Wohngemeinde;* bei der Spätkatamnese ergeben sich keine größeren Verschiebungen. Hinsichtlich der sozialen Schicht wohnen sowohl prämorbid wie zur Zeit der Katamnese mehr Unterschichtangehörige in dörflichen Wohngemeinden und mehr Angehörige der Mittelschichten in den Großstädten. Zwischen psychopathologischer und sozialer Langzeitprognose und Wohnort prämorbid bzw. zur Zeit der Spätkatamnese lassen sich keine signifikanten Zusammenhänge nachweisen. Nur bei den Männern besteht eine trendmäßige Korrelation zwischen günstiger psychopathologischer Remission und Wohnsitz in der Großstadt zur Zeit der Katamnese.

Die *erste stationäre psychiatrische Behandlung* erfolgte bei 56% im Laufe des ersten Krankheitsjahres. Frauen kommen signifikant häufiger schon im ersten Krankheitsjahr zur stationären Aufnahme. Ein Grund hierfür dürfte sein, daß bei Männern uncharakteristische, eine Diagnose noch nicht zulassende Prodrome signifikant häufiger sind als bei Frauen. In den verschiedenen Erkrankungsperioden nimmt die Häufigkeit stationärer Frühbehandlungen stetig zu: Vor 1939 wurden nur 32%, ab 1956 71% schon im ersten Jahr nach Erkrankungsbeginn stationär behandelt. Die psychopathologische Langzeitprognose ist bei stationärer Frühbehandlung signifikant günstiger (Tabelle 98, S. 337); diese Beziehung zeigt sich in allen Erkrankungsjahrgängen (Tabelle 99, S. 338). Die Patienten der späteren Erkrankungsperiode 1951-1959 (in der Psychopharmaka zunehmend angewandt wurden) zeigen eine bessere Langzeitprognose als die vor 1951 erkrankten Patienten. Doch ist bei diesen die Dauerprognose bei früher stationärer Behandlung signifikant, bei den ab 1951 Erkrankten nur noch trendmäßig günstiger als bei erstmaliger Behandlung nach dem ersten Krankheitsjahr. Paranoide und hebephrene Initialsyndrome verlängern die Zeitspanne bis zur ersten stationären Behandlung. Innerhalb Jahresfrist stationär behandelte schizophrene Kranke zeigen relativ selten, nach dem ersten Krankheitsjahr erstmals Behandelte häufiger Prodrome. Uncharakteristische Prodrome, die gewöhnlich nicht als Anfangsstadien einer Schizophrenie erkannt werden, verlängern das zeitliche Intervall bis zur ersten stationären psychiatrischen Behandlung.

Die „*soziale Rückkehr*" zu den Eltern bzw. zum Ehepartner und/oder den eigenen Kindern hat für die Langzeitprognose keine Bedeutung und ist erwartungsgemäß eine eindeutige Funktion des Erkrankungsalters (s. S. 342). Während bei sozialer Rückkehr ins Elternhaus die Dauerprognose der im Gesamtkollektiv entspricht, ist hinsichtlich des *Aufenthaltes zur Zeit der Katamnese* Aufenthalt im Elternhaus mit einer signifikant ungünstigeren psychopathologischen und sozialen Remission korreliert. Am ungünstigsten ist die psychopathologische (82% charakteristische Residuen) und soziale Remission der *dauerhospitalisierten Kranken*. Elternhaus und psychiatrisches Großkrankenhaus sind gleichermaßen Orte, wo sich Kranke mit besonders ungünstigem Ausgang ansammeln. Bei den dauerhospitalisierten und bei den im Elternhaus lebenden Kranken sind die Raten der Zugehörigkeit zu den Unterschichten, der ledigen Patienten, der Kranken mit charakteristischen Residuen und fehlender sozialer Heilung erhöht. Bei den dauerhospitalisierten Kranken kommen darüber hinaus Volksschulversagen, gestörte Heimverhältnisse, prämorbide Kommunikationsstörungen und schon prämorbide Zugehörigkeit zu den Unterschichten gehäuft vor.

Das *Erlebnis einer negativen Veränderung gegenüber dem Zustand vor der Erkrankung* wird von $^3/_4$ der nicht vollremittierten Patienten angegeben. Am häufigsten ist das subjektive Erleben einer Veränderung bei den uncharakteristischen Residuen mit 86%. Bei den leichteren reinen Residuen werden die Defizienzen fast ausnahmslos von den Patienten wahrgenommen und geschildert. Doch auch 73% der Kranken mit charakteristischen Residuen, insbesondere mit gemischten Residuen (82%) fühlen sich gegenüber früher verändert. Nahe Bezugspersonen beurteilen die Kranken in $^3/_4$ als gegenüber früher verändert. Hier besteht, anders als in der Selbsteinschätzung, eine positive Korrelation zwischen Vorliegen charakteristischer Residuen und Konstatierung einer Veränderung durch die Bezugspersonen.

Von den 1945-1959 in den drei Bonner psychiatrischen Krankenhäusern aufgenommenen 3767 schizophrenen Kranken (s. S. 351) sind 63,5% Frauen und 36,5% Männer. Die Hypothese einer *Geschlechtsdisposition zugunsten der Frauen* auch bei den Schizophrenien, ähnlich wie bei den Cyclothymien, wird durch diesen Befund gestützt, da andere, z.B. soziale Faktoren zu seiner Erklärung nicht ausreichen. Auch an einem Beobachtungsgut von 2991 Patienten bestätigt sich, daß Männer früher erkranken als Frauen (s. auch S. 352). Bei den Männern erkranken 24%, bei den Frauen nur 13% vor dem 20. Lebensjahr. 70% der Männer und 47% der Frauen erkranken vor dem 30. Lebensjahr. Im 4. und 5. Lebensjahrzehnt und nach dem 50. Lebensjahr erkranken signifikant mehr Frauen als Männer. Die Unterschiede im *Erkrankungsalter* zwischen den Geschlechtern sind hochsignifikant. Am häufigsten erkranken Schizophrene (Männer und Frauen) im 3. Lebensjahrzehnt mit 39%, dann im 4. Dezennium mit 26%, zwischen dem 15. und 19. Lebensjahr in 15% und im 5. Lebensjahrzehnt in 14%; nach dem 50. Lebensjahr erkranken nur noch 4%. Kindliche Schizophrenien finden sich nur in 2%.

Aus dem Stadtgebiet Bonn wurden in 15 Jahren (1945-1959) 499 Patienten, das sind 13% des Bonner Gesamtmaterials und 0,2% der Bonner Bevölkerung, erstmals wegen einer manifesten Schizophrenie in einem der drei Bonner psychiatrischen Krankenhäuser aufgenommen. Die bei Annahme einer durchschnittlichen Lebenserwartung von 60 Jahren errechnete Erstaufnahmequote von ca. 0,8% widerspricht nicht der in der Weltliteratur geschätzten *Erkrankungshäufigkeit* an Schizophrenie von ca. 1%.

Hinsichtlich der *sozialen Herkunftsschicht* stammen im Bonner Gesamtmaterial 42%
aus den Unterschichten, 43% aus der unteren und 16% aus der oberen Mittelschicht. Im
Vergleich mit der Gesamtbevölkerung der Bundesrepublik sind die Erkrankungsraten
an Schizophrenie in den Unterschichten und in der unteren Mittelschicht nicht erhöht,
eher ist die obere Mittelschicht überrepräsentiert. Die Verteilung der Schichten ist bei
den Kranken der Universitäts-Nervenklinik und des Rheinischen Landeskrankenhauses
annähernd gleich; dagegen wurden in der Privatklinik signifikant überproportional Patienten aus der oberen Mittelschicht aufgenommen. Beim Vergleich der Herkunftsschicht (Elternschicht) mit der *höchsten prämorbid erreichten sozialen Schicht* ist die
sogenannte Intergenerationenmobilität mit einem Anstieg in den Unterschichten von
42 auf 50% und einem Rückgang in den Mittelschichten von 58 auf 50% relativ gering
(s. auch S. 354 f). Auch die prämorbide Sozialschichtenverteilung der später an Schizophrenie Erkrankten weicht mit Ausnahme einer immer noch etwas höheren Rate von
Angehörigen der oberen Mittelschicht nicht von der Verteilung in der Durchschnittsbevölkerung der Bundesrepublik ab.

6. Summary

This study deals with 758 schizophrenic patients hospitalized at the Psychiatric University Clinic of Bonn between 1945 and 1959. From 1967 to 1973 follow-up examinations of 502 of these patients, primarily in their domestic environment, were possible. At the time of the catamnesis 13% of these were in-patients of psychiatric hospitals.

We used the concept of schizophrenia which Huber previously applied in his investigations of schizophrenic patients from Heidelberg and Wiesloch. Diagnosis, made according to the psychopathologic criteria of K. Schneider and M. Bleuler, is based on schizophrenic symptoms of first rank (78,5%) and on schizophrenic symptoms of second rank and so-called symptoms of expression (21,5%). Of the main group of 502 patients, 67% became probands on the occasion of their first psychiatric hospitalization. In the entire group of 758 patients 142 patients died, a quarter of them by suicide (4,9% of the entire group).

After an average duration of 22.4 years of the disease, 22% of the patients show complete remission, noncharacteristic residual syndromes were found in 43% (i.e., 40% pure residual syndromes (*reiner Defekt*) and 3% structural deformities without psychosis), and characteristic residues were found in 35%. The psychopathologic picture of pure residual syndromes is determined by the manifold traits of reduced psychic energetic potential, and by dynamic and cognitive deficiencies which are experienced and communicated by the patients themselves. The phenomenal aspects of pure deficiency are described in detail as "basic disorders" (*Basisstörungen*).

In 75% the pure defect became manifest in the first 3 years of disease, and in 77% it developed independently of psychopharmacologic drugs. Psychological tests in pure residual syndromes revealed findings deviating significantly from the norm (see p. 147 ff). In echoencephalograms, patients with pure residues show a significantly higher average value of the transverse diameter of the third ventricle than patients with complete remissions.

The long-term prognosis is independent of age and of duration of the disease (p. 264 ff and 294 ff); 56.2% were socially cured, i.e., fully employed, two-thirds of them at their previous professional levels, one-third below their previous levels. Only in 13% of these socially cured patients extramural rehabilitation measures had been applied. A highly significant correlation exists between social and psychopathologic remission. The differentiation between noncharacteristic and characteristic residues is relevant for the social prognosis: 59% of the noncharacteristic residues and only 25% of the characteristic residues are socially cured.

"Types of course" were formed, taking into consideration the kind of course (*Ver-laufsweise*) and the psychopathologic outcome. Seventy-three types of course were found, and related types were combined into 12 remaining types of course. These were classified according to the rate of social cure and were called type of course (*Verlaufstyp*) I to XII (p. 185 ff). The mono- and polyphasic types I and II with complete psychopathologic remission show a rate of social cure of almost 100%, while type XII shows the lowest rate of social cure (2%); types III to XI are between type II and XII. In all, four large groups can be distinguished, each of them including about one-fourth of all courses of schizophrenia: first, the group of type I and II with the most favorable prognosis; second, the relatively favorable group of types III to VI; then types VII to IX with rates of social cure from 51% to 45% with relatively unfavorable prognosis; finally, the most unfavorable group with types X to XII. Type X and XI end in mixed residual syndromes, type XII in typically schizophrenic defect psychoses, which developed in 4% of 502 patients in the first 3 years of the disease *(schizophrene Katastrophe)*. In 1941 M. Bleuler found these schizophrenic catastrophe courses even in 5%-18%. Importantly, for practical prognosis, 15% of our 502 patients who primarily showed complete remission later developed noncharacteristic or characteristic residual syndromes after a free interval of 1-30 years.

The prognostic significance of all attainable anamnestic, clinical, and therapeutic data was examined. Long-term prognosis is more favorable in female than in male patients. Some findings support the assumption of a sex disposition in favor of females, as is known in cyclothymia. Of 3767 schizophrenic patients admitted in three psychiatric hospitals in Bonn between 1945 and 1959, 64% were females and only 36% males. Males became ill earlier than females, 70% of the males and only 47% of the females becoming ill before the age of 30.

Presence or absence of family history of schizophrenia or cyclothymia has no influence on the long-term prognosis. However, in the group with two and more secondary cases of schizophrenia the psychopathologic prognosis is significantly more favorable. The position in the line of brothers and sisters is without prognostic meaning.

There is a significant influence of the primary personality on the long-term development. The patients with normal and those with markedly abnormal (psychopathic) primary personality differ significantly from the whole group. The influence is stronger in females than in males; a sensitive structure is more favorable than a schizoid structure. The premorbid level of intelligence is the most important component of scholastic success; patients who failed elementary school showed more characteristic residues and fewer complete remissions than did patients with a higher education (see p. 243 f). Different from the primary personality, the influence of the premorbid level of intelligence is more marked in males than in females.

Of the Bonn patients 27% came from broken homes. This factor has no significant influence on the long-term prognosis. It is, however, remarkable that female patients from broken homes have a more unfavorable prognosis, whereas the prognosis in male patients is more favorable. These findings confirm the assumption made by M. Bleuler that disordered family relations have a greater influence on the course in female than in male patients.

With regard to the social class of the parents and the highest class achieved by the patient himself prior to his disease, the lower classes are not overrepresented when compared with the total population of the Federal Republic of Germany. Only a comparison of the social class of the parents and the class prior to the disease (premorbid class) to the social class at the time of the late catamnesis reveals a clear shift in favor of the lower classes (see p. 59, table 15). The findings can be most probably explained in the sense of the "drift hypothesis" as a consequence of the disease. Belonging to a certain social class with regard to parents, or the premorbid class of the patient himself, has no significant influence on the psychopathologic or social longterm prognosis (see p. 250 ff and 317 f).

In the groups with psychic provocation of the first psychotic manifestation (25%) and with psychic provocation of remanifestation (29%), the prognosis is more favorable (see p. 256 ff). Somatic provocation is without prognostic relevance. Provocation of psychotic manifestations by pregnancy, birth, and the postpartum period is favorable, although not significantly. In the partial group with repeated provocations in the same patient (98 cases), the long-term prognosis is significantly more favorable.

The age at the onset of the disease does not influence the long-term development (see p. 264 ff). This applies also to early schizophrenia. In spite of some peculiarities, the late schizophrenias have just as little special nosological position as the schizophrenic puerperal psychoses and the psychic released schizophrenias.

Prodromes are found in 37%; they are phenomenologically almost identical with the pure residues, the reversible asthenic basic syndromes, and the isolated outpost syndromes, which precede the prodromes or the psychotic first manifestations at an average of 10 years. The prodromes lasting for more than 2 years deteriorate, and isolated outpost syndromes improve the long-term prognosis. There is a positive correlation between long-lasting prodromes and the development of pure or mixed residues (see p. 274). In case of a peracute onset of the psychotic first manifestation, the long-term prognosis is significantly more favorable, in case of chronic onset, significantly more unfavorable (see p. 275).

There are also significant correlations between psychopathologic initial syndromes and long-term prognosis (see p. 278 ff). Catatonic and coenesthetic-depressive initial syndromes are favorable, hebephrenic initial syndromes unfavorable, particularly in females. Whereas the prognosis of pure paranoid initial syndromes is neutral, the prognosis of paranoid-hallucinatory syndromes is unfavorable, but without significance. Thirty-one single symptoms were checked as to whether their occurrence or absence at the onset of the disease has an influence on the long-term prognosis. Seven symptoms are significantly favorable, i.e., catatonic hyper symptoms, auto- and allopsychic depersonalization, and delusional misidentification of persons. Only one initial symptom is significantly unfavorable, i.e., acoustic hallucinations of first rank. Acoustic hallucinations of second rank, as well as bodily hallucinations and schizophrenic ego disturbances, are also unfavorable, but without significance. Furthermore, 13 other symptoms are favorable, for example, delusional perceptions, optical hallucinations, and formal disorders of thinking. Schizophrenias with and without disorders of thinking in the whole course show no significant difference with regard to prognosis. The findings do not support the opinion that presence or absence of formal disorders of thinking in schizophrenic psychoses can be used as criterion for a nosological differentiation of "true" schizophrenias, for example against schizoaffective psychoses.

Of the Bonn probands, 43% were not treated during the first psychotic manifestation. This group shows a significantly less favorable long-term prognosis. Some other findings support the assumption that psychopharmacotherapy has a favorable influence on the long-term development (see p. 310 f).

The results verify the influence of peristatic and personality factors. The hypothesis of a disease which is genetically and somatically founded, partly also determined by environmental conditions, and especially the assumption of a genetic cerebral enzyme defect acting by neurobiochemical mechanisms, which are susceptible for nonspecific stress of all kind, is quite compatible with the results of the Bonn study.

Literatur

Achté, K.A.: Der Verlauf der Schizophrenien und der schizophreniformen Psychosen. Acta psychiat. scand. *36,* 102 (1961)

Angst, J., Baastrup, P., Grof, P., Hippius, H., Pöldinger, W., Varga, E., Weis, P., Wyss, F.: Statistische Aspekte des Beginns und Verlaufs schizophrener Psychosen. In: Verlauf und Ausgang schizophrener Erkrankungen (Hrsg. von G. Huber). Stuttgart-New York: Schattauer 1973

Angst, J., Perris, C.: Zur Nosologie endogener Depressionen. Arch. Psychiat. Neurol. *210,* 373 (1968)

Angst, J., Woggon, B.: Gegenwärtiger Stand der neuroleptischen Langzeitbehandlung der Schizophrenie. Nervenarzt *46,* 610 (1975)

Arieti, S.: The Origins and Development of the Psychopathology of Schizophrenia. In: Die Entstehung der Schizophrenie (Hrsg. von M. Bleuler und J. Angst). Bern-Stuttgart-Wien: Huber 1971

Astrup, C.: Long-term prognosis of the functional psychoses. In: Biological Mechanisms of Schizophrenia and Schizophrenia-like psychoses (Ed. by H. Mitsuda and T. Fukuda). Stuttgart: Thieme 1975

Baeyer, W. von: Die moderne psychiatrische Schockbehandlung. Stuttgart: Thieme 1951

Baeyer, W. von: Situation, Jetztsein, Psychose. In: Conditio humana (Hrsg. von W. von Baeyer und R.M. Griffith). Berlin-Heidelberg-New York: Springer 1966

Bannister, D.: The nature and measurement of schizophrenic thought disorder. J. ment. Sci. *108,* 825 (1962)

Bannister, D.: The genesis of schizophrenic thought disorder: a serial invalidation hypothesis. Brit. J. Psychiat. *109,* 680 (1963)

Bannister, D., Salmon, Ph.: Schizophrenic thought disorder: specific or diffuse? Brit. J. med. Psychol. *39,* 215 (1966)

Bauer, M., Bosch, G., Freyberger, H., Hofer, G., Janz, H.W., Kisker, K.P., Krüger, H., Petersen, P., Pflanz, M., Richartz, M., Grosse, K.H., Wulff, W.: Psychiatrie. Psychosomatik – Psychotherapie. 2. Aufl. Stuttgart: Thieme 1976

Baumer, E.: Über geheilte Schizophrenien. Z. ges. Neurol. Psychiat. *164,* 162 (1939)

Benedetti, G., Kind, H., Wenger, V.: Forschungen zur Schizophrenielehre 1961-1965. Übersicht. Teil I und II. Fortschr. Neurol. Psychiat. *35,* 1 und 121 (1967)

Beringer, K.: Beitrag zur Analyse der schizophrenen Denkstörungen. Z. ges. Neurol. Psychiat. *93,* 55 (1924)

Beringer, K.: Denkstörungen und Sprache bei Schizophrenen. Z. ges. Neurol. Psychiat. *103,* 185 (1926)

Berze, J.: Die primäre Insuffizienz der psychischen Aktivität. Ihr Wesen, ihre Erscheinungen und ihre Bedeutung als Grundstörung der Dementia praecox und der Hebephrenen überhaupt. Leipzig-Wien: Deuticke 1914

Berze, J.: Psychologie der schizophrenen Prozess- und der schizophrenen Defektsymptome. Wien. med. Wschr. *1929 I,* 139

Blankenburg, W.: Lebensgeschichtliche Faktoren bei manischen Psychosen. Vita hum. (Basel) *5,* 87 (1962)

Bleuler, E.: Dementia praecox oder Gruppe der Schizophrenien. In: Handbuch der Psychiatrie. Spez. Teil, 4.Abt. (Hrsg. von G. Aschaffenburg). Leipzig-Wien: Deuticke 1911

Bleuler, E.: Primäre und sekundäre Symptome der Schizophrenie. Z. ges. Neurol. Psychiat. *124*, 607 (1930)

Bleuler, E.: Lehrbuch der Psychiatrie. 10. Aufl. (umgearb. von M. Bleuler). Berlin-Heidelberg-New York: Springer 1966

Bleuler, M.: Krankheitsverlauf, Persönlichkeit und Verwandtschaft Schizophrener und ihre gegenseitigen Beziehungen. Sammlung psychiatrischer und neurologischer Einzeldarstellungen. Leipzig: Thieme 1941

Bleuler, M.: Die spätschizophrenen Krankheitsbilder. Fortschr. Neurol. Psychiat. *15*, 259 (1943)

Bleuler, M.: Ursache und Wesen der schizophrenen Geistesstörungen. Dtsch. med. Wschr. *89*, 1865 (1964)

Bleuler: M.: Die schizophrenen Geistesstörungen im Lichte langjähriger Kranken- und Familiengeschichten. Stuttgart: Thieme 1972

Bleuler, M., Huber, G., Gross, G., Schüttler, R.: Der langfristige Verlauf schizophrener Psychosen. Gemeinsame Ergebnisse zweier Untersuchungen. Nervenarzt *47*, 477 (1976)

Bochnik, H.J.: Verzweiflung. Randzonen menschlichen Verhaltens. Stuttgart: Enke 1962

Böcker, F.: Suicide und Suicidversuche. Stuttgart: Thieme 1973

Böker, W., Häfner, H.: Gewalttaten Geistesgestörter. Eine epidemiologische Studie auf Bundesebene. Berlin-Heidelberg-New York: Springer 1973

Borenstein, P., Dabbah, M., Metzger, J.: L'encéphalographie fractionnée dans les syndromes schizophréniques. Ann. méd.-psychol. *115*, 385 (1957)

Broen, W.E.: Response disorganization and breadth of observation in schizophrenia. Psychol. Rev. *73*, 579 (1966)

Broen, W.E.: Schizophrenia. Theory and research. London: Academic 1968

Broen, W.E., Storms, L.H.: Lawful disorganization: the process underlying a schizophrenic syndrome. Psychol. Rev. *73*, 265 (1966)

Bronisch, F.W.: Hirnatrophische Prozesse im mittleren Lebensalter und ihre psychischen Erscheinungsbilder. Stuttgart: Thieme 1951

Bürger-Prinz, H.: Probleme der phasischen Psychosen. In: Probleme der phasischen Psychosen (Hrsg. von H. Bürger-Prinz). Stuttgart: Enke 1961

Bumke, O.: Schizophrene Erkrankungen. In: Lehrbuch der Geisteskrankheiten (Hrsg. von O. Bumke). München: Bergmann 1932

Buss, A.H., Lang, P.J.: Psychological deficit in schizophrenia. I. Affect, reinforcement and concept attainment. J. abnorm. soc. Psychol. *70*, 2 (1965)

Cameron, N.: The functional psychoses. In: Personality and the Behavior Disorders, Vol. II (Ed. by Mc V. Hunt). New York: Ronald 1944

Chapman, J.: The early symptoms of schizophrenia. Brit. J. Psychiat. *112*, 225 (1966)

Ciompi, L., Müller, C.: Katamnestische Untersuchungen zur Altersentwicklung psychischer Krankheiten. Nervenarzt *40*, 349 (1969)

Ciompi, L., Müller, C.: Lebensweg und Alter der Schizophrenen. Eine katamnestische Langzeitstudie bis ins Senium. Monographien aus dem Gesamtgebiete der Psychiatrie, Bd. 12. Berlin-Heidelberg-New York: Springer 1976

Clausen, J.A., Kohn, M.L.: Relation of schizophrenia to the social structure of a small city. In: Epidemiology of Mental Disorder (Ed. by B. Pasamanick). Washington: Amer. Ass. for the Advancement of Science 1959

Conrad, K.: Die beginnende Schizophrenie. Versuch einer Gestaltanalyse des Wahns. Stuttgart: Thieme 1958

Cornu, F.: Katamnestische Erhebungen über den Verlauf einfacher Schizophrenien. Psychiat. et Neurol. (Basel) *135*, 129 (1958)

Dotzauer, G., Goebels, H., Legewie, H.: Selbstmord und Selbstmordversuch. Münch. med. Wschr. *105*, 973 (1963)

Dunham, H.W.: Community and Schizophrenia. An Epidemiological Analysis. Detroit: Wayne State Univ. 1965

Eggers, Ch.: Verlaufsweisen kindlicher und präpuberaler Schizophrenien. Monographien aus dem Gesamtgebiete der Psychiatrie, Bd. 9. Berlin-Heidelberg-New York: Springer 1973

Eggers, Ch.: Todesgedanken, Suicide und Suicidversuche im Verlauf kindlicher Schizophrenien. Nervenarzt *45*, 36 (1974)

Eggers, Ch., Stutte, H.: Formen und Verlaufsdynamik der Frühschizophrenie. In: Ätiologie der Schizophrenien. Bestandsaufnahme und Zukunftsperspektiven (Hrsg. von G. Huber). Stuttgart-New York: Schattauer 1971

Eicke, W.-J.: Erfahrungen über den Verlauf und Ausgang bei schizophrenen Kranken. In: Verlauf und Ausgang schizophrener Erkrankungen (Hrsg. von G. Huber). Stuttgart-New York: Schattauer 1973

Erichsen, F.: Die Bedeutung des suicidalen Absturzes bei Schizophrenen. Arch. Psychiat. Nervenkr. *217*, 351 (1973)

Ernst, K.: Neurotische und endogene Residualzustände. Arch. Psychiat. Nervenkr. *203*, 61 (1962)

Essen-Moeller, E.: Mating and fertility patterns in families with schizophrenia. Eugen. Quart. *6*, 142 (1959)

Essen-Moeller, E.: Über die Schizophreniehäufigkeit der Mütter von Schizophrenen. Schweiz. Arch. Neurol. Psychiat. *91*, 260 (1963)

Esser, A.: Über rein asthenische Endzustände bei Schizophrenie. Ärztl. Sachverständigen-Ztg. *34*, 1 (1928)

Eversen, J.: Recherches faites après la sortie sur environ 800 cas de démence précoce, traités à l'asile d'alénés de Gaustad, durant les années 1915-1929. Acta psychiat. scand. *11*, 799 (1937)

Ey, H.: Einheit und Mannigfaltigkeit der Schizophrenie. Eine Untersuchung über die klinische und theoretische Fassung des Schizophreniebegriffs. Nervenarzt *29*, 433 (1958)

Faris, R.E.L., Dunham, H.W.: Mental disorders in urban areas. Chicago: Chicago Univ. 1939

Feuerlein, W., Dilling, H.: Das Echoencephalogramm des 3. Ventrikels in verschiedenen Lebensaltern. Arch. Psychiat. Nervenkr. *209*, 137 (1967)

Fryers, T.D., Freeman, H.L., Mountney, A.H.: A census of psychiatric patients in an urban community. Soc. Psychiat. *5*, 187 (1970)

Fukuda, T.: Transmission of schizophrenia as viewed from pathophysiologic studies of intrafamilial psychotics. Proceedings of the 5. World Congress of Psychiatry. Psychiatry II, 1143, Excerpta med. (Amst.) 1973

Fukuda, T.: Abgrenzung der zwei Gruppen von Paraphrenie und ihre unterschiedliche Therapieansprechbarkeit. In: Therapie, Rehabilitation und Prävention schizophrener Erkrankungen (Hrsg. von G. Huber). Stuttgart-New York: Schattauer 1976

Funk, U.: Beziehungen zwischen Schulbildung und Verlaufsdaten bei den 190 langjährig untergebrachten schizophrenen Patientinnen des Psychiatrischen Landeskrankenhauses Weissenau. Ulm: Inaug.-Diss. 1971

Gastager, H.: Die Rehabilitation des Schizophrenen. Bern-Stuttgart: Huber 1965

Gerzberg, M.: Über hypo- und adynamische Zustände bei Schizophrenie. Nevropat. i Psichiat. *6, 7*, 82 (1937) (ref. in: Zbl. ges. Neurol. Psychiat. *88*, 493 [1938])

Glatzel, J.: Leibgefühlstörungen bei endogenen Psychosen. In: Schizophrenie und Cyclothymie. Ergebnisse und Probleme (Hrsg. von G. Huber). Stuttgart: Thieme 1969

Glatzel, J., Huber, G.: Zur Phänomenologie eines Typs endogener juvenil-asthenischer Versagenssyndrome. Psychiat. Clin. *1*, 15 (1968)

Goldberg, E.M., Morrison, S.L.: Schizophrenia and social class. Brit. J. Psychiat. *109*, 785 (1963)

Goldstein, K.: Language and language disturbances. New York: Grune and Stratton 1948

Goldstein, K., Scheerer, M.: Abstract and concrete behavior. An experimental study with special tests. Psychol. Monogr. *33*, Nr. 2 (1941)

Gourvich, A.R.: Some peculiarities of the defect after a range of endured acute outbreaks of schizophrenia and the influence of the postacute protracted conditions on the course of the process. Nevropat. i Psichiat. *8*, 54 (1939) (ref. in: Zbl. ges. Neurol. Psychiat. *96*, 398 [1940])

Grinspoon, L., Ewalt, J.R., Shader, R.J.: Psychotherapy and pharmacotherapy in chronic schizophrenia. Amer. J. Psychiat. *124*, 1645 (1968)

Gross, G.: Prodrome und Vorpostensyndrome schizophrener Erkrankungen. In: Schizophrenie und Cyclothymie. Ergebnisse und Probleme (Hrsg. von G. Huber). Stuttgart: Thieme 1969

Gross, G.: Verlaufstypen schizophrener Erkrankungen. Ulm: Habilitationsschrift 1974

Gross, G., Huber, G.: Sensorische Störungen bei Schizophrenien. Arch. Psychiat. Nervenkr. *216*, 119 (1972)

Gross, G., Huber, G.: Zur Prognose der Schizophrenien. Psychiat. Clin. *6*, 1 (1973)

Gross, G., Huber, G.: Soziotherapie der Schizophrenie. Med. Klin., *73*, 531 (1978)

Gross, G., Huber, G., Schlich, D.: Aktuelle Aspekte des Drogenmißbrauchs Jugendlicher. Dtsch. med. Wschr. *97*, 29 (1972)

Gross, G., Huber, G., Schüttler, R.: Verlaufs- und sozialpsychiatrische Erhebungen bei Schizophrenen. Nervenarzt *42*, 292 (1971a)

Gross, G., Huber, G., Schüttler, R.: Peristatische Faktoren im Beginn und Verlauf schizophrener Erkrankungen. Arch. Psychiat. Nervenkr. *215*, 1 (1971b)

Gross, G., Huber, G., Schüttler, R.: Verlaufsuntersuchungen bei Schizophrenen. In: Verlauf und Ausgang schizophrener Erkrankungen (Hrsg. von G. Huber). Stuttgart-New York: Schattauer 1973a

Gross, G., Huber, G., Schüttler, R.: Probleme der Chronizität schizophrener Erkrankungen. In: Chronische endogene Psychosen (Hrsg. von K. Heinrich und H. Kranz). Stuttgart: Thieme 1973b

Gross, G., Huber, G., Schüttler, R., Hasse-Sander, I.: Uncharakteristische Remissionstypen im Verlauf schizophrener Erkrankungen. In: Ätiologie der Schizophrenien. Bestandsaufnahme und Zukunftsperspektiven (Hrsg. von G. Huber). Stuttgart-New York: Schattauer 1971c

Gruhle, H.W.: Die Schizophrenie. Die Psychopathologie. In: Handbuch der Geisteskrankheiten, Bd. IX (Hrsg. von O. Bumke). Berlin: Springer 1932

Gruhle, H.W.: Selbstmord. Leipzig: Thieme 1940

Häfner, H.: Prozess und Entwicklung als Grundbegriffe der Psychopathologie. Fortschr. Neurol. Psychiat. *31*, 393 (1963)

Häfner, H.: Der Einfluß von Umweltfaktoren auf die seelische Gesundheit. Ergebnisse, Möglichkeiten und Grenzen der Forschung. Psychiat. Clin. *7*, 199 (1974)

Häfner, H.: Rehabilitation Schizophrener. Wissensstand, Folgerungen für die Praxis und für eine Theorie der Schizophrenie. In: Therapie, Rehabilitation und Prävention schizophrener Erkrankungen (Hrsg. von G. Huber). Stuttgart-New York: Schattauer 1976

Häfner, H., Reimann, H.: Spatial distribution of mental disorders in Mannheim 1965. In: Psychiatric Epidemiology (Ed. by E. Hare and J.K. Wing). London-New York-Toronto: Oxford Univ. 1970

Häfner, H., Reimann, R., Immich, H., Martini, H.: Inzidenz seelischer Erkrankungen in Mannheim 1965. Soc. Psychiat. *4*, 126 (1969)

Hare, E.H.: Mental illness and social conditions in Bristol. J. ment. Sci. *102*, 349 (1956)

Hartmann, W.: Statistische Untersuchungen an langjährig hospitalisierten Schizophrenen. Soc. Psychiat. *4*, 101 (1969)

Hasse-Sander, I., Huber, G., Gross, G., Schüttler, R.: Testpsychologisch-psychopathologische Untersuchungen bei schizophrenen Residualsyndromen. In: Ätiologie der Schizophrenien. Bestandsaufnahme und Zukunftsperspektiven (Hrsg. von G. Huber). Stuttgart-New York: Schattauer 1971

Haug, J.O.: Pneumencephalographic studies in mental disease. Acta psychiat. scand. Suppl. *38*, 165 (1962)

Hedenberg, S.: Different forms of schizophrenia and psychological age. Allg. Z. Psychiat. *122*, 232 (1943)

Heimann, H., Heim, E., Sperling, E., Lehner, E.: „Prozess" und „Reaktion" im Rahmen des schizoid-schizophrenen Formenkreises. In: Schizophrenie und Umwelt (Hrsg. von H. Kranz und K. Heinrich). Stuttgart: Thieme 1971

Helmchen, H., Hippius, H.: Psychische Nebenwirkungen der psychiatrischen Pharmakotherapie. In: Begleitwirkungen und Mißerfolge der psychiatrischen Pharmakotherapie (Hrsg. von H. Kranz und K. Heinrich). Stuttgart: Thieme 1964

Hinterhuber, H.: Zur Katamnese der Schizophrenie. Eine klinisch-statistische Untersuchung lebenslanger Verläufe. Fortschr. Neurol. Psychiat. *41*, 527 (1973)

Hippius, H., Kanig, K., Selbach, H.: Zur Anwendung von Medikamentkombinationen. In: Probleme der pharmakopsychiatrischen Kombinations- und Langzeitbehandlung (Hrsg. von H. Kranz und N. Petrilowitsch). Basel-New York: Karger 1966

Hoffmann, H.: Schizothym – cyclothym. Z. ges. Neurol. Psychiat. *82*, 93 (1923)

Hogarthy, G., Goldberg, S., Schooler, N., Ulrich, R.: Drug and sociotherapy in the aftercare of schizophrenic patients. II. Two-years relapse rates. Arch. gen. Psychiat. *31*, 603 (1974)

Hollingshead, A.B., Redlich, F.C.: Social class and mental illness. New York: Wiley 1958

Holmboe, R., Astrup, C.: A follow-up study of 255 patients with acute schizophrenia and schizophreniform psychoses. Acta psychiat. scand. Suppl. *115* (1957)

Homburger, A.: Die Schizophrenie. Motorik. In: Handbuch der Geisteskrankheiten, Bd. IX (Hrsg. von O. Bumke). Berlin: Springer 1932

Huber, G.: Zur Frage der mit Hirnatrophie einhergehenden Schizophrenie. Arch. Psychiat. Z. Neurol. *190*, 429 (1953)

Huber, G.: Das Pneumencephalogramm am Beginn schizophrener Erkrankungen. Arch. Psychiat. Z. Neurol. *193*, 406 (1955a)

Huber, G.: Das Wahnproblem (1939 bis 1954). Fortschr. Neurol. Psychiat. *23*, 6 (1955b)

Huber, G.: Pneumencephalographische und psychopathologische Bilder bei endogenen Psychosen. Monographien aus dem Gesamtgebiete der Psychiatrie und Neurologie, H. 79. Berlin-Göttingen-Heidelberg: Springer 1957a

Huber, G.: Die coenästhetische Schizophrenie. Fortschr. Neurol. Psychiat. *25*, 491 (1957b)

Huber, G.: Coenästhetische Schizophrenien. II. Internationaler Kongreß für Psychiatrie in Zürich, 1957. In: Congress Report, Vol. II. Zürich 1959

Huber, G.: Chronische Schizophrenie. Synopsis klinischer und neuroradiologischer Untersuchungen an defektschizophrenen Anstaltspatienten. Einzeldarstellungen aus der theoretischen und klinischen Medizin. Heidelberg-Frankfurt: Dr. Hüthig 1961a

Huber, G.: Klinische und neuroradiologische Untersuchungen an chronisch Schizophrenen. Nervenarzt *32*, 7 (1961b)

Huber, G.: Das Pneumencephalogramm bei Psychopathien und psychoreaktiven Störungen. Arch. Psychiat. Z. Neurol. *202*, 234 (1961c)

Huber, G.: Typen und Korrelate psychoorganischer Abbau-Syndrome. In: Psychopathologie heute (Hrsg. von H. Kranz). Stuttgart: Thieme 1962

Huber, G.: Neuroradiologie und Psychiatrie. In: Psychiatrie der Gegenwart. Forschung und Praxis (Hrsg. von H.W. Gruhle, R. Jung, W. Mayer-Gross und M. Müller), Bd. I/B: Grundlagenforschung zur Psychiatrie. Berlin-Göttingen-Heidelberg-New York: Springer 1964a

Huber, G.: Grenzen der psychiatrischen Pharmakotherapie bei der Behandlung chronisch Schizophrener. In: Begleitwirkungen und Mißerfolge der psychiatrischen Pharmakotherapie (Hrsg. von H. Kranz und K. Heinrich). Stuttgart: Thieme 1964b

Huber, G.: Schizophrene Verläufe. Dtsch. med. Wschr. *89*, 212 (1964c)

Huber, G.: Wahn (1954 bis 1963). Fortschr. Neurol. Psychiat. *32*, 429 (1964d)

Huber, G.: Zur Langstreckenbehandlung endogener Psychosen. In: Probleme der pharmakopsychiatrischen Kombinations- und Langzeitbehandlung (Hrsg. von H. Kranz und N. Petrilowitsch). Basel-New York: Karger 1966a

Huber, G.: Reine Defektsyndrome und Basisstadien endogener Psychosen. Fortschr. Neurol. Psychiat. *34*, 409 (1966b)

Huber, G.: Symptomwandel der Psychosen und Pharmakopsychiatrie. In: Pharmakopsychiatrie und Psychopathologie (Hrsg. v. H. Kranz und K. Heinrich). Stuttgart: Thieme 1967a

Huber, G.: Reine asthenische Residualsyndrome schizophrener Psychosen. In: Problematik, Therapie und Rehabilitation der chronischen endogenen Psychosen. Forum der Psychiatrie, Nr. 19. Stuttgart: Enke 1967b

Huber, G.: Verlaufsgestalt psychiatrischer Krankheitsbilder und Pharmakotherapie. Med. Welt *18*, 1517 (1967c)

Huber, G.: Referat zu K. Leonhard: Aufteilung der endogenen Psychosen. Nervenarzt *38*, 520 (1967d)

Huber, G.: Langzeitbehandlung endogener Psychosen. In: Klinische Psychopharmakologie, Vol. 1: Moderne Probleme der Pharmakopsychiatrie (Hrsg. von F.A. Freyhan, N. Petrilowitsch und P. Pichot). Basel-New York: Karger 1968a

Huber, G.: Zur Frage der Reversibilität im Verlauf von Psychosen. In: Situation und Persönlichkeit in Diagnostik und Therapie. Bibl. psychiat. neurol. (Basel) *137*, 43 (1968b)

Huber, G.: Verlaufsprobleme schizophrener Erkrankungen. Schweiz. Arch. Neurol. Neurochir. Psychiat. *101,* 346 (1968c)

Huber, G.: Aktuelle Aspekte der Schizophrenieforschung. In: Schizophrenie und Cyclothymie. Ergebnisse und Probleme (Hrsg. von G. Huber). Stuttgart: Thieme 1969

Huber, G. (Hrsg.): Ätiologie der Schizophrenien. Bestandsaufnahme und Zukunftsperspektiven. Stuttgart-New York: Schattauer 1971a

Huber, G.: Die coenästhetische Schizophrenie als ein Prägnanztyp schizophrener Erkrankungen. Acta psychiat. scand. *47,* 349 (1971b)

Huber, G.: Klinik und Psychopathologie der organischen Psychosen. In: Psychiatrie der Gegenwart (Hrsg. von K.P. Kisker, J.-E. Meyer, M. Müller und E. Strömgren), Bd. II, 2. Aufl. Berlin-Heidelberg-New York: Springer 1972a

Huber, G.: Forschungsrichtungen und Lehrmeinungen in der Psychologie (und ihre Bedeutung in foro). In: Handbuch der forensischen Psychiatrie (Hrsg. von H. Göppinger und H. Witter), Bd. I/B: Die psychiatrischen Grundlagen. Berlin-Heidelberg-New York: Springer 1972b

Huber, G.: Dezentralisierung der psychiatrischen Krankenversorgung – notwendige Strukturreform oder „unrealistisches Wunschdenken?" Nervenarzt *43,* 482 (1972c)

Huber, G.: Verlauf und Ausgang schizophrener Erkrankungen. Stuttgart-New York: Schattauer 1973

Huber, G.: Psychiatrie. Systematischer Lehrtext für Studenten und Ärzte. Stuttgart-New York: Schattauer 1974a

Huber, G.: Zur Problematik der coenästhetischen Schizophrenie. Saarl. Ärztebl. *27,* 271 (1974b)

Huber, G.: Results of a follow-up study of schizophrenic patients (Russisch mit englischer Zusammenfassung). J. Neuropathol. Psychiat. (Korsahova) *75,* 1368 (1975)

Huber, G.: Psychiatrie. Systematischer Lehrtext für Studenten und Ärzte. 2. Aufl. Stuttgart-New York: Schattauer 1976a

Huber, G. (Hrsg.): Therapie, Rehabilitation und Prävention schizophrener Erkrankungen. Stuttgart-New York: Schattauer 1976b

Huber, G.: Indizien für die Somatosehypothese bei den Schizophrenien. Fortschr. Neurol. Psychiat. *44,* 77 (1976c)

Huber, G.: Zur Problematik quantitativer Verlaufsbeobachtungen bei Schizophrenen. Psychopathometrie *2,* 61 (1976d)

Huber, G.: Psychosyndrome bei Schizophrenie. Prakt. Arzt (Wien) *13,* 1190 (1976e)

Huber, G.: Einige ätiologische und nosologische Aspekte der Schizophrenie. In: Referate-Band des 16. Neuropsychiatrischen Symposiums in Pula/Jugoslawien (Hrsg. von G. Grinschgl). Graz 1976f

Huber, G.: Hinweise für die Somatogenese der Schizophrenien. Referat am 3. Steinhofer Symposion, Wien 29./30.4.77

Huber, G.: Schizophrenien. Therapie und Rehabilitation. In: Neurologische und psychiatrische Therapie (Hrsg. von K.A. Flügel). Erlangen: Peri med. 1978

Huber, G., Betz, H., Kleinöder, I.: Echoencephalographische Untersuchungen der 3. Hirnkammer bei einer männlichen Normalbevölkerung. Nervenarzt *39,* 82 (1968)

Huber, G., Glatzel, J., Lungershausen, E.: Über cyclothyme Residualsyndrome. In: Melancholie in der Forschung, Klinik und Behandlung (Hrsg. von W. Schulte und W. Mende). Stuttgart: Thieme 1969

Huber, G., Gross, G.: Auslösung von Psychosen durch psychische und somatische Faktoren. In: Probleme der Provokation depressiver Psychosen (Hrsg. von W. Walcher). Graz: Hollinek 1971

Huber, G., Gross, G.: Schizophrenie und Pseudo-Schizophrenie. In: Das ärztliche Gespräch. Köln: Tropon 1974

Huber, G., Gross, G.: Wahn. Eine deskriptiv-phänomenologische Untersuchung schizophrenen Wahns. Forum der Psychiatrie, N.F. Bd. 2. Stuttgart: Enke 1977

Huber, G., Gross, G., Schüttler, R.: Course and long-term prognosis of schizophrenic illnesses. In: Biological Mechanisms of Schizophrenia and Schizophrenia-like psychoses (Ed. by H. Mitsuda and T. Fukuda). Stuttgart: Thieme 1975a

Huber, G., Gross, G., Schüttler, R.: Spätschizophrenie. Arch. Psychiat. Nervenkr. *221,* 53 (1975b)

Huber, G., Gross, G., Schüttler, R.: A long-term follow-up study of schizophrenia: psychiatric course and prognosis. Acta psychiat. scand. *52*, 49 (1975c)

Huber, G., Gross, G., Schüttler, R.: Konsequenzen der Verlaufsuntersuchungen für Therapie und Rehabilitation der Schizophrenien. In: Therapie, Rehabilitation und Prävention schizophrener Erkrankungen (Hrsg. von G. Huber). Stuttgart-New York: Schattauer 1976a

Huber, G., Gross, G., Schüttler, R.: Nosologie der Schizophrenie. Münch. med. Wschr. *118*, 1663 (1976b)

Huber, G., Gross, G., Schüttler, R.: Neuroradiologische Befunde. In: Diagnostische und therapeutische Methoden in der Psychiatrie, (Hrsg. von Th. Vogel und J. Vliegen). Stuttgart: Thieme 1977a

Huber, G., Gross, G., Schüttler, R.: Schizophrene Psychosen der 2. Lebenshälfte. Med. Welt *28*, 166 (1977b)

Huber, G., Patiri, C.: Das Echoencephalogramm des 3. Ventrikels bei einer weiblichen Normalbevölkerung. Arch. Psychiat. Z. Neurol. *210*, 61 (1967)

Huber, G., Penin, H.: Klinisch-elektroencephalographische Korrelationsuntersuchungen bei Schizophrenen. Fortschr. Neurol. Psychiat. *36*, 641 (1968)

Huber, G., Schüttler, R.: Psychopharmakotherapie der Schizophrenie. Med. Klin., *73*, 525 (1978)

Janowitz, M.: Soziale Schichtung und Mobilität in Westdeutschland. Kölner Z. Soziol. Sozialpsychol. *10*, 1 (1958)

Jansson, B., Alström, J.: The relation between prognosis, symptoms and background factors in suspected schizophrenic insufficiencies in young people. Acta psychiat. scand. *43*, Suppl. *198* (1967)

Jantz, H.: Schizophrenie und Selbstmord. Nervenarzt *22*, 126 (1951)

Janzarik, W.: Dynamische Grundkonstellationen in endogenen Psychosen. Ein Beitrag zur Differentialtypologie der Wahnphänomene. Berlin-Göttingen-Heidelberg: Springer 1959

Janzarik, W.: Der Aufbau schizophrener Psychosen aus der Sicht der pharmakotherapeutischen Erfahrung. In: Neurolepsie und Schizophrenie (Hrsg. von H. Kranz und K. Heinrich). Stuttgart: Thieme 1962

Janzarik, W.: Schizophrene Verläufe. Eine strukturdynamische Interpretation. Monographien aus dem Gesamtgebiete der Neurologie und Psychiatrie, H. 126. Berlin-Heidelberg-New York: Springer 1968

Janzarik, W.: Psychopathologische Vorüberlegungen zur Verlaufstypik schizophrener Syndrome. In: Verlauf und Ausgang schizophrener Erkrankungen (Hrsg. von G. Huber). Stuttgart-New York: Schattauer 1973

Janzarik, W.: Grenzen der Rehabilitation Schizophrener. In: Therapie, Rehabilitation und Prävention schizophrener Erkrankungen (Hrsg. von G. Huber). Stuttgart-New York: Schattauer 1976

Jaspers, K.: Allgemeine Psychopathologie, 7. Aufl. Berlin-Göttingen-Heidelberg: Springer 1959

Kaménéva, E.: Sur les limites et les particularités symptomatologiques des formes légères de la schizophrénie. Ann. méd.-psychol. *93*, 565 (1935)

Kant, O.: Types and analyses of the clinical pictures of recovered schizophrenics. Psychiat. Quart. *14*, 676 (1940)

Kant, O.: The relation of a group of highly improved schizophrenic patients to one group of completely recovered and another group of deteriorated patients. Psychiat. Quart. *15*, 779 (1941)

Kasanin, J.: The acute schizoaffective psychoses. Amer. J. Psychiat. *13*, 97 (1933)

Kay, D.W.K., Lindelius, R.: Der Wandel in der Prognose der Schizophrenie mit besonderer Berücksichtigung der Mortalität. In: Verlauf und Ausgang schizophrener Erkrankungen (Hrsg. von G. Huber). Stuttgart-New York: Schattauer 1973

Kazner, E., Maier-Hauff, K.: Zur Brauchbarkeit der Echoencephalographie bei der Bestimmung der Weite des 3. Ventrikels. Experimentelle und klinische Untersuchungen. Fortschr. Neurol. Psychiat. *40*, 647 (1972)

Klages, W.: Die Spätschizophrenie. Biographie und Klinik spätschizophrener Ersterkrankungen des mittleren Lebensalters. Stuttgart: Enke 1961

Kleist, K.: Fortschritte der Psychiatrie. Frankfurt: Kramer 1947

Kleist, K.: Die Symptomatik der Schizophrenien im Lichte der Gehirnpathologie. Congress Report of the IInd International Congress for Psychiatry, Vol. I. Zürich 1957

Kornhuber, H.H.: Gedanken eines Neurologen zum Schizophrenieproblem. In: Ätiologie der Schizophrenien. Bestandsaufnahme und Zukunftsperspektiven. Stuttgart-New York: Schattauer 1971

Kraepelin, E.: Psychiatrie. Leipzig: Barth 1913

Kramer, M., Taube, C.A.: The role of a national statistics programs in the planning of community psychiatric services in the United States. In: Roots of Evaluation. The Epidemiological Basis for Planning Psychiatric Services (Ed. by J.K. Wing and H. Häfner). London: Oxford Univ. 1973

Kranz, H.: Symptomwandel schizophrener und cyclothymer Psychosen? In: Schizophrenie und Cyclothymie. Ergebnisse und Probleme (Hrsg. von G. Huber). Stuttgart: Thieme 1969

Kretschmer, E.: Orbital- und Zwischenhirnsyndrome nach Schädelbasisfrakturen. Arch. Psychiat. Z. Neurol. 182, 452 (1949)

Kretschmer, E.: Medizinische Psychologie. Stuttgart: Thieme 1954

Kretschmer, E.: Körperbau und Charakter, 25. Aufl. (Hrsg. von W. Kretschmer). Berlin-Heidelberg-New York: Springer 1967

Krüger, H., Zumpe, V., Veltin, A.: Echoencephalographische Untersuchungen der 3. Hirnkammer bei Gesunden verschiedenen Lebensalters. Arch. Psychiat. Nervenkr. 210, 161 (1967)

Lang, P.J., Buss, A.H.: Psychological deficit in schizophrenia. II. Interference and activation. J. abnorm. soc. Psychol. 70, 77 (1965)

Langfeldt, G.: The prognosis in schizophrenia and the factors influencing the course of the disease. Acta psychiat. scand. Suppl. 13 (1937)

Langfeldt, G.: The schizophreniform states. A catamnestic study based on individual re-examinations. Kopenhagen-London: Munksgaard 1939

Langfeldt, G.: The prognosis in schizophrenia. Acta psychiat. scand. Suppl. 110, 7 (1956)

Leonhard, K.: Aufteilung der endogenen Psychosen, 3. Aufl. Berlin: Akademie 1966

Lystad, M.: Social mobility among selected groups of schizophrenic patients. Amer. Soc. Rev. 22, 288 (1957)

Masterson, J.F.: Prognosis in adolescent disorders. Schizophrenia. J. nerv. ment. Dis. 124, 219 (1956)

Matussek, P.: Lebensgeschichte und endogene Depression. I. und II. Mitteilungen aus der Max-Planck-Gesellschaft 3, 120 (1965) und 4, 206 (1965)

Mauz, F.: Die Prognostik der endogenen Psychosen. Leipzig: Thieme 1930

Mayer, K., Mayer, B., Hamster, W.: Psychodiagnostische und faktorenanalytische Untersuchungen zur sog. traumatischen Hirnleistungsschwäche. Dtsch. Z. Nervenheilk. 196, 331 (1969)

Mayer-Gross, W.: Die Schizophrenien. Atypische Gestaltung. In: Handbuch der Geisteskrankheiten (Hrsg. von O. Bumke), Bd. IX. Berlin: Springer 1932

Mc Ghie, A.: Psychological studies of schizophrenia. Brit. J. med. Psychol. 39, 281 (1966)

Mechanic, D.: Problems and prospects in psychiatric epidemiology. In: Psychiatric Epidemiology (Ed. by E.H. Hare and J.K. Wing). London-New York-Toronto: Oxford Univ. 1970

Mednick, S.A.: A learning theory approach to research in schizophrenia. Psychol. Bull. 55, 316 (1958)

Mitsuda, H.: Clinical Genetics in Psychiatry. Problems in Nosological Classification. Kyoto: Bunko-sha 1967

Mitsuda, H., Fukuda, T. (Eds.): Biological Mechanisms of Schizophrenia and Schizophrenia-like Psychoses. Stuttgart: Thieme 1975

Molochow, A.N.: Zum Studium der abiotrophischen Formen der Schizophrenie. Tr. psichiatr. klin. 5, 44 (1934) (ref. in: Zbl. ges. Neurol. Psychiat. 78, 586 [1936])

Moore, H., Kleining, G.: Das soziale Selbstbild der Gesellschaftsschichten in Deutschland. Kölner Z. Soziol. Sozialpsychol. 12, 86 (1960)

Moser, A.: Die langfristige Entwicklung Oligophrener. Berlin-Heidelberg-New York: Springer 1971

388

Müller, C.: Über das Senium der Schizophrenen. Zugleich ein Beitrag zum Problem der schizophrenen Endzustände. Basel-New York: Karger 1959

Müller, C.: Katamnestische Beobachtungen zur Entwicklung der progressiven Paralyse bis ins hohe Alter. Arch. Psychiat. Nervenkr. *213*, 149 (1970)

Müller, M.: Prognose und Therapie der Geisteskrankheiten. Stuttgart: Thieme 1949

Musanic, R.: Beziehungen zwischen Schulbildung und Verlaufsdaten bei dauerhospitalisierten männlichen Schizophrenen eines psychiatrischen Landeskrankenhauses. Lübeck: Inaug.-Diss. 1976

Nagy, K.: Pneumencephalographische Befunde bei endogenen Psychosen. Nervenarzt *34*, 543 (1963)

Niskanen, P., Achté, K.A.: Prognosis in schizophrenia. A comparative follow-up of first admissions for schizophrenic and paranoid psychoses in Helsinki in 1950, 1960 and 1965. Psychiat. fenn. *1971*, 117

Niskanen, P., Achté, K.A.: Social class and prognosis in schizophrenia and paranoia. Psychiat. fenn. *1972*, 177

Ødegaard, Ø.: Die Epidemiologie der Psychosen. Nervenarzt *42*, 569 (1971)

Oltman, J.E., Friedman, S.: Report on parental deprivation in psychiatric disorders. I. In Schizophrenia. Arch. gen. Psychiat. *12*, 46 (1965)

Osmond, H., Hoffer, A.: Schizophrenie und Suicid. J. Schizophrenia *1*, 54 (1967)

Panse, Fr. (Hrsg.): Problematik, Therapie und Rehabilitation der chronischen endogenen Psychosen. Stuttgart: Enke 1967

Pauleikhoff, B.: Über die Bedeutung situativer Einflüsse bei der Auslösung endogener depressiver Phasen. Nervenarzt *30*, 381 (1959)

Pauleikhoff, B.: Atypische Psychosen. Versuch einer Revision der Kraepelin'schen Systematik. In: Schizophrenie und Cyclothymie. Ergebnisse und Probleme (Hrsg. von G. Huber). Stuttgart: Thieme 1969

Payne, R.W., Friedlander, D.: A short battery of simple tests measuring overinclusive thinking. J. ment. Sci. *108*, 362 (1962)

Petrilowitsch, N.: Cyclothymie. Endogene Psychosen vom depressiven und manischen Typ. Fortschr. Neurol. Psychiat. *32*, 561 (1964)

Plaum, E.: Kognitive Störungen bei Schizophrenen: Forschungsergebnisse und ihre praktische Anwendbarkeit. In: Praxis der klinischen Psychologie, Bd. II (Hrsg. von E. Duhm). Göttingen: Hogrefe 1971

Polonio, D.: Structural analysis of schizophrenia. Psychiat. Neurol. *133*, 351 (1957)

Praag, H.M. van: Über den unmöglichen Begriff Schizophrenie. Psychiatr. Praxis *5*, 73 (1978)

Praag, H.M. van, Leijnse, B.: Die Bedeutung der Psychopharmakologie für die klinische Psychiatrie. Systematik als notwendiger Ausgangspunkt. Nervenarzt *34*, 530 (1964)

Rennie, C.: Analyses of 100 cases of schizophrenia with recovery. Arch. Neurol. Psychiat. *46*, 197 (1941)

Retterstøl, N.: Paranoide Psychosen. Die Stabilität nosologischer Kategorien, illustriert anhand einer persönlichen katamnestischen Untersuchung. Brit. J. Psychiat. *114*, 553 (1968)

Rosenstein, L.M.: Das Problem der milden Schizophrenieformen. (Vorläufige Mitteilung) Z. ges. Neurol. Psychiat. *144*, 297 (1933)

Rosenthal, D.: Problems of sampling and diagnosis in the major twin studies of schizophrenia. J. Psychiat. Res. *1*, 116 (1961)

Ruckdeschel, K.-Th.: Zur Prognose schizophrener Erkrankungen. Dtsch. med. Wschr. *82*, 2166 (1957)

Rümke, H.C.: Das Kernsymptom der Schizophrenie und das „Praecoxgefühl". Zbl. ges. Neurol. Psychiat. *102*, 168 (1942)

Rümke, H.C.: Die klinische Differenzierung innerhalb der Gruppe der Schizophrenien. Nervenarzt *29*, 49 (1958)

Rümke, H.C.: Über alte Schizophrene. Schweiz. Arch. Neurol. Psychiat. *91*, 201 (1963)

Scheid, W.: Die sogenannten symptomatischen Psychosen, ihre Stellung im System der Psychiatrie und ihre psychopathologischen Erscheinungen. Fortschr. Neurol. Psychiat. *28*, 131 (1960)

Schneider, C.: Die schizophrenen Symptomverbände. Berlin: Springer 1942

Schneider, K.: Die psychopathischen Persönlichkeiten, 9. Aufl. Wien: Deuticke 1950

Schneider, K.: Klinische Psychopathologie, 11. Aufl. Stuttgart: Thieme 1976

Schooler, C.: Birth order in schizophrenia. Arch. gen. Psychiat. *4*, 91 (1961)

Schüttler, R.: Der Einfluß einiger peristatischer Faktoren und Persönlichkeitsmerkmale auf das Erkrankungsrisiko für Schizophrenien und auf den Verlauf schizophrener Erkrankungen. Lübeck: Habilitationsschrift 1977a

Schüttler, R.: Die soziale Situation schizophren Erkrankter nach langem Verlauf. Antrittsvorlesung, Lübeck 1977b

Schüttler, R., Gross, G., Huber, G.: Die Bedeutung sozialer Faktoren für den Verlauf schizophrener Erkrankungen. In: Verlauf und Ausgang schizophrener Erkrankungen (Hrsg. von G. Huber). Stuttgart-New York: Schattauer 1973

Schüttler, R., Hillemacher, A.: Die echoencephalographischen Meßwerte des 3. Ventrikels vor und nach der Pneumencephalographie und ihre Beziehungen zum neuroradiologischen Befund. Nervenarzt *45*, 534 (1974)

Schüttler, R., Huber, G.: Untersuchungen am 3. Ventrikel durch Echoencephalographie und Pneumencephalographie. Arch. Psychiat. Nervenkr. *213*, 370 (1970)

Schüttler, R., Huber, G., Gross, G.: Psychopathologische Remissionstypen bei Schizophrenen und echoencephalographischer Befund am 3. Ventrikel. Arch. Psychiat. Nervenkr. *218*, 251 (1974)

Schüttler, R., Huber, G., Gross, G.: Suicid und Suicidversuch im Verlauf schizophrener Erkrankungen. Psychiat. Clin. *9*, 97 (1976)

Schüttler, R., Huber, G., Gross, G.: Der Einfluß einiger sozialer Faktoren auf Erkrankungsrisiko und Langzeitentwicklung der Schizophrenien. In: Chronisch psychisch krank – Artefakt oder Krankheit? (Hrsg. von F. Reimer). Stuttgart: Thieme 1977

Schulte, W.: Nichttraurigseinkönnen im Kern melancholischen Erlebens. Nervenarzt *32*, 314 (1961)

Selbmann, H.K.: Ein Datenbanksystem zur Auswertung statischer Datenbestände. Materialien Nr. 15 der Abteilung für Medizinische Statistik, Dokumentation und Datenverarbeitung der Universität Ulm, 2. überarb. Aufl. Ulm 1973

Shepherd, M., Cooper, B., Brown, A.C., Kalton, G.W.: Psychiatric Illness in General Practice. London: Oxford Univ. 1966

Siegel, E., Rollberg, I.: Über Spätschizophrenien. Wien. Z. Nervenheilk. *28*, 145 (1970)

Simon, W., Wirt, R.D.: Prognostic factors in schizophrenia. Amer. J. Psychiat. *117*, 887 (1961)

Skoda, C.: Der psychotische Prozeß und postpsychotische Defekt. Studien zur Frage einer Möglichkeit der objektiven Unterscheidung besonders bei Schizophrenen. Edition der Abteilung für chemische und biologische Wissenschaften der slowakischen Akademie der Wissenschaften. Bratislava 1963

Stephens, J.H.: Long-term courses and prognosis in schizophrenia. Sem. Psychiat. *2*, 464 (1970)

Stephens, J.H., O'Connor, G., Wiener, G.: Long-term prognosis in schizophrenia using the Becker-Wittman Scale and the Phillips Scale. Amer. J. Psychiat. *126*, 498 (1969)

Strotzka, H., Simon, M.D., Siwy, P., Kunze, E., Stadler, H.: Interdependenzen sozialer Desintegration. Eine sozialpsychiatrische Feldstudie. Soc. Psychiat. *6*, 158 (1971)

Süllwold, L.: Die frühen Symptome der Schizophrenie unter lernpsychologischem Aspekt. In: Ätiologie der Schizophrenien. Bestandsaufnahme und Zukunftsperspektiven (Hrsg. von G. Huber). Stuttgart-New York: Schattauer 1971

Süllwold, L.: Kognitive Primärstörungen und die Differentialdiagnose Neurose/beginnende Schizophrenie. In: Verlauf und Ausgang schizophrener Erkrankungen (Hrsg. von G. Huber). Stuttgart-New York: Schattauer 1973

Süllwold, L.: Uncharakteristische Basisstadien der Schizophrenie und deren Bedeutung für die Rehabilitation von Residualsyndromen. In: Therapie, Rehabilitation und Prävention schizophrener Erkrankungen (Hrsg. von G. Huber). Stuttgart-New York: Schattauer 1976

Süllwold, L.: Symptome schizophrener Erkrankungen. Uncharakteristische Basisstörungen. Monographien aus dem Gesamtgebiete der Psychiatrie, Bd. 13. Berlin-Heidelberg-New York: Springer 1977

Taylor, M.A.: Schneiderian first-rank symptoms and clinical prognostic features in schizophrenia. Arch. gen. Psychiat. *26*, 64 (1972)

Tellenbach, H.: Melancholie. Problemgeschichte, Endogenität, Typologie, Pathogenese, Klinik. 3. Aufl. Berlin-Heidelberg-New York: Springer 1976

Tölle, R., Fritz, H.: Zur Auslösung von Manien (Problematik der Beurteilung). Psychiat. Clin, *4*, 12 (1971)

Turner, R., Wagenfeld, M.O.: Occupational mobility and schizophrenia: an assessment of the social causation and social selection hypotheses. Amer. Sociol. Rev. *32*, 114 (1967)

Vaillant, G.E.: Prospective prediction of schizophrenic remission. Arch. gen. Psychiat. *11*, 509 (1964a)

Vaillant, G.E.: An historical review of the remitting schizophrenias. J. nerv. ment. Dis. *138*, 48 (1964b)

Venables, P.H.: Psychophysiological aspects of schizophrenia. Brit. J. med. Psychol. *39*, 289 (1966)

Venables, P.H., Wing, J.K.: Level of arousal and the subclassification of schizophrenia. Arch. gen. Psychiat. *7*, 114 (1962)

Vogel, Th.: Pneumencephalographische Befunde bei den Schizophrenien. In: Ätiologie der Schizophrenien. Bestandsaufnahme und Zukunftsperspektiven (Hrsg. von G. Huber). Stuttgart-New York: Schattauer 1971

Wechsler, D.: Die Messung der Intelligenz Erwachsener. Textband zum Hamburg-Wechsler-Intelligenztest für Erwachsene (Hawie). Bern-Stuttgart: Huber 1956

Weitbrecht, H.J.: Studie zur Psychopathologie krampfbehandelter Psychosen. Sammlung psychiatrischer und neurologischer Einzeldarstellungen. Stuttgart: Thieme 1949

Weitbrecht, H.J.: Zur Frage der Demenz. In: Psychopathologie heute (Hrsg. von H. Kranz). Stuttgart: Thieme 1962

Weitbrecht, H.J.: Aus dem Vorfeld endogener Psychosen (Klinische Beobachtungen zur Frage der „Auslösung"). Nervenarzt *35*, 521 (1964)

Weitbrecht, H.J.: Die chronische Depression. Wien. Z. Nervenheilk. *24*, 265 (1967)

Weitbrecht, H.J.: Was heißt multikonditionale Betrachtungsweise bei den Schizophrenien? In: Ätiologie der Schizophrenien. Bestandsaufnahme und Zukunftsperspektiven (Hrsg. von G. Huber). Stuttgart-New York: Schattauer 1971

Weitbrecht, H.J.: Psychiatrie im Grundriß, 3. Aufl. Berlin-Heidelberg-New York: Springer 1973

Wieck, H.H.: Zur allgemeinen Psychopathologie. Fortschr. Neurol. Psychiat. *25*, 2 (1954)

Wieck, H.H.: Zur Klinik der sog. symptomatischen Psychose. Dtsch. med. Wschr. *81*, 1345 (1956)

Wieck, H.H.: Der Situationsbegriff in der Psychiatrie. In: Situation und Persönlichkeit in Diagnostik und Therapie (Hrsg. von F. Mauz). Basel: Karger 1967

Wieck, H.H.: Lehrbuch der Psychiatrie. Stuttgart-New York: Schattauer 1967, 2. Aufl. 1977

Wing, J.K.: Eine praktische Grundlage für die Soziotherapie bei Schizophrenie. In: Therapie, Rehabilitation und Prävention schizophrener Erkrankungen (Hrsg. von G. Huber). Stuttgart-New York: Schattauer 1976

Wing, J.K., Bransby, E.R. (Eds.): Psychiatric case registers. DHSS Stat. Rep. Ser. No. 8 H.M.S.O. London 1970

Wing, J.K., Hailey, A.M. (Eds.): Evaluating a Community Psychiatric Service: The Camberwell register 1964-1971. London: Oxford Univ. 1972

World Health Organization: The international pilot study of schizophrenia. Geneva: W.H.O. 1973

Wyrsch, J.: Die Person des Schizophrenen. Studie zur Klinik, Psychologie, Daseinsweise. Bern: Haupt 1949

Wyrsch, J.: Klinik der Schizophrenie. In: Psychiatrie der Gegenwart, Bd. II (Hrsg. von H.W. Gruhle, R. Jung, W. Mayer-Gross und M. Müller). Berlin-Göttingen-Heidelberg: Springer 1960

Yates, A.J.: Psychological deficit. Ann. Rev. Psychol. *17*, 111 (1966)

Zerbin-Rüdin, E.: Genetische Faktoren bei der Schizophrenieentstehung. In: Ätiologie der Schizophrenien. Bestandsaufnahme und Zukunftsperspektiven (Hrsg. von G. Huber). Stuttgart-New York: Schattauer 1971

Zutt, J.: Der ästhetische Erlebnisbereich und seine krankhaften Abwandlungen. Ein Beitrag zum Wahnproblem. Nervenarzt *23*, 163 (1952)

Sachverzeichnis

Schriftenreihe Neurologie

Neurology Series

Herausgeber:
H.J.Bauer, Göttingen; H.Gänshirt, Heidelberg; P. Vogel, Heidelberg

Die Bezieher des Archiv für Psychiatrie und Nervenkrankheiten, der Zeitschrift für Neurologie/ Journal of Neurology und des Zentralblatt für die gesamte Neurologie und Psychiatrie erhalten die Schriftenreihe zu einem um 10 Prozent ermäßigten Vorzugspreis.

Band 1. W.Kahle: Die Entwicklung der menschlichen Großhirnhemisphäre. 1969
DM 84,–; US $ 42.00
ISBN 3-540-04703-4

Band 2. A.Prill: Die neurologische Symptomatologie der akuten und chronischen Niereninsuffizienz. Befunde zur pathogenetischen Wertigkeit von Stoffwechsel-, Elektrolyt- und Wasserhaushaltsstörungen sowie zur Pathologie der Blut/Hirn-Schrankenfunktion. 1969
DM 93,–; US $ 46.50
ISBN 3-540-04704-2

Band 3. K.Kunze: Das Sauerstoffdruckfeld im normalen und pathologisch veränderten Muskel. Untersuchungen mit einer neuen Methode zur quantitativen Erfassung der Hypoxie in situ. 1970
DM 84,–; US $ 42.00
ISBN 3-540-04705-0

Band 4. H.Pilz: Die Lipide des normalen und pathologischen Liquor cerebrospinalis. 1969
DM 69,–; US $ 34.50
ISBN 3-540-05007-8

Band 5. F.Rabe: Die Kombination hysterischer und epileptischer Anfälle. Das Problem der "Hysteroepilepsie" in neuer Sicht. Mit einem Geleitwort von E.Bay. 1970
Gebunden DM 55,–; US $ 27.50
ISBN 3-540-05008-6

Band 6. J.Ulrich: Die cerebralen Entmarkungskrankheiten im Kindesalter. Diffuse Hirnsklerosen. Mit einem Geleitwort von F.Lüthy. 1971
Gebunden DM 105,–; US $ 52.50
ISBN 3-540-05244-5

Band 7. K.H.Puff: Die klinische Elektromyographie in der Differentialdiagnose von Neuro- und Myopathien. Eine Bilanz 1971
Gebunden DM 69,–; US $ 34.50
ISBN 3-540-05527-4

Band 8. K.Piscol: Die Blutversorgung des Rückenmarkes und ihre klinische Relevanz. 1972
Gebunden DM 58,–; US $ 29.00
ISBN 3-540-05740-4

Band 9. M.Wiesendanger: Pathophysiology of Muscle Tone. 1972
Cloth DM 34,–; US $ 17.00
ISBN 3-540-05761-7

Band 10. H.Spiess: Schädigungen am peripheren Nervensystem durch ionisierende Strahlen. Mit ausführlicher englischer Zusammenfassung. 1972
Gebunden DM 42,–; US $ 21.00
ISBN 3-540-05763-3

Band 11. B.Neundörfer: Differentialtypologie der Polyneuritiden und Polyneuropathien. 1973
Gebunden DM 98,–; US $ 49.00
ISBN 3-540-06062-6

Band 12. H.Lange-Cosack; G.Tepfer: Das Hirntrauma im Kindes- und Jugendalter. Klinische und hirnelektrische Längsschnittuntersuchungen an 240 Kindern und Jugendlichen mit frischen Schädelhirntraumen. Unter Mitarbeit von H.-J.Schlesener. Mit einem Geleitwort von W. Tönnis. 1973
Gebunden DM 98,–; US $ 49.00
ISBN 3-540-06262-9

Band 13. S.Kunze: Die zentrale Ventrikulographie mit wasserlöslichen, resorbierbaren Kontrastmitteln. 1974
Gebunden DM 38,–; US $ 19.00
ISBN 3-540-06782-5

Band 14. E.Sluga: Polyneuropathien. Typen und Differenzierung. Ergebnisse bioptischer Untersuchungen. 1974
Gebunden DM 48,–; US $ 24.00
ISBN 3-540-06945-3

Band 15. H.F.Herrschaft: Die regionale Gehirndurchblutung. Meßmethoden, Regulation, Veränderungen bei den cerebralen Durchblutungsstörungen und pharmakologische Beeinflußbarkeit. 1975
Gebunden DM 58,–; US $ 29.00
ISBN 3-540-07363-9

Band 16. R.Heene: Experimental Myopathies and Muscular Dystrophy. Studies in the Formal Pathogenesis of the Myopathy of 2,4-Dichlorophenoxyacetate. 1975
Cloth DM 48,–; US $ 24.00
ISBN 3-540-07376-0

Band 17. T.Tsuboi, W.Christian: Epilepsy. A Clinical, Electroencephalographic and Statistical Study of 466 Patients. 1976
Cloth DM 58,–; US $ 29.00
ISBN 3-540-07735-9

Band 18. E.Esslen: The Acute Facial Palsies. Investigations on the Localization and Pathogenesis of Meato-Labyrinthine Facial Palsies. With a foreword by U. Fisch. 1977
Cloth DM 48,–; US $ 24.00
ISB 3-540-08018-X

Band 19. J.Jörg: Die elektrosensible Diagnostik in der Neurologie. Mit einem Geleitwort von E. Bay 1977
Gebunden DM 68,–; US $ 34.00
ISBN 3-540-08236-0

Band 20. S.Poser: Multiple Sclerosis. An Analysis of 812 Cases by Means of Electronic Data Processing. 1978
Cloth DM 36,–; US $ 18.00
ISBN 3-540-08644-7

Band 21. M.Dehmichen: Mononuclear Phagocytes in the Central Nervous System. 1978
Cloth DM 68,–; US $ 34.00
ISBN 3-540-08958-6

Preisänderungen vorbehalten

Springer-Verlag
Berlin Heidelberg NewYork

Monographien aus dem Gesamtgebiete der Psychiatrie Psychiatry Series

Herausgeber: H. Hippius, W. Janzarik, M. Müller

1. Band: K. HARTMANN
Theoretische und empirische Beiträge zur Verwahrlosungsforschung
2., neubearbeitete und erweiterte Auflage.
1977. 16 Abbildungen, 34 Tabellen.
XII, 180 Seiten
Gebunden DM 48,–; US $ 24.00
ISBN 3-540-07925-4

2. Band: P. MATUSSEK
Die Konzentrationslagerhaft und ihre Folgen
Mit R. Grigat, H. Haiböck, G. Halbach, R. Kemmler, D. Mantell, A. Triebel, M. Vardy, G. Wedel
1971. 19 Abbildungen, 73 Tabellen.
X, 272 Seiten
Gebunden DM 55,–; US $ 27.50
ISBN 3-540-05214-3

3. Band: A. E. ADAMS
Informationstheorie und Psychopathologie des Gedächtnisses
Methodische Beiträge zur experimentellen und klinischen Beurteilung mnestischer Leistungen
1971. 12 Abbildungen. IX, 124 Seiten
Gebunden DM 69,–; US $ 34.50
ISBN 3-540-05215-1

4. Band: G. NISSEN
Depressive Syndrome im Kindes- und Jugendalter
Beitrag zur Symptomatologie, Genese und Prognose
1971. 11 Abbildungen, 51 Tabellen.
IX, 174 Seiten
Gebunden DM 84,–; US $ 42.00
ISBN 3-540-05493-6

5. Band: A. MOSER
Die langfristige Entwicklung Oligophrener
Mit einem Vorwort von Chr. Müller
1971. 4 Abbildungen, 30 Tabellen.
X, 102 Seiten
Gebunden DM 69,–; US $ 34.50
ISBN 3-540-05599-1

6. Band: H. FELDMANN
Hypochondrie
Leibbezogenheit. Risikoverhalten. Entwicklungsdynamik
1972. 36 Abbildungen, 5 Tabellen.
VI, 118 Seiten
Gebunden DM 59,–; US $ 29.50
ISBN 3-540-05753-6

7. Band: S. MEYER-OSTERKAMP, R. COHEN
Zur Größenkonstanz bei Schizophrenen
Eine experimentalpsychologische Untersuchung. Mit einem einführenden Geleitwort von H. Heimann
1973. 5 Abbildungen. VII, 91 Seiten
Gebunden DM 53.–; US $ 26.50
ISBN 3-540-06147-9

8. Band: K. DIEBOLD
Die erblichen myoklonisch-epileptisch-dementiellen Kernsyndrome
Progressive Myoklonusepilepsien – Dyssinergia cerebellaris myoclonica – myoklonische Varianten der drei nachinfantilen Formen der amaurotischen Idiotie
1973. 31 Abbildungen. IX, 254 Seiten
Gebunden DM 108,–; US $ 54.00
ISBN 3-540-06117-7

9. Band: C. EGGERS
Verlaufsweisen kindlicher und präpuberaler Schizophrenien
1973. 3 Abbildungen. IX, 250 Seiten
Gebunden DM 87,–; US $ 43.50
ISBN 3-540-06163-0

10. Band: M. SCHRENK
Über den Umgang mit Geisteskranken
Die Entwicklung der psychiatrischen Therapie vom „moralischen Regime" in England und Frankreich zu den „psychischen Curmethoden" in Deutschland
1973. 20 Abbildungen. IX, 194 Seiten
Gebunden DM 108,–; US $ 54.00
ISBN 3-540-06267-X

11. Band: HEINZ SCHEPANK
Erb- und Umweltfaktoren bei Neurosen
Tiefenpsychologische Untersuchungen an 50 Zwillingspaaren
Unter Mitarbeit von P. E. Becker, A. Heigl-Evers, C. O. Köhler, Helga Schepank, G. Wagner
1974. 1 Abbildung, 82 Tabellen.
VIII, 227 Seiten
Gebunden DM 89,–; US $ 44.50
ISBN 3-540-06647-0

12. Band: L. CIOMPI, C. MÜLLER
Lebensweg und Alter der Schizophrenen
Eine katamnestische Langzeitstudie bis ins Senium
27 Fallbeispiele. 1976. 23 Abbildungen, 48 Tabellen. IX, 242 Seiten
Gebunden DM 88,–; US $ 44.00
ISBN 3-540-07567-4

13. Band: L. SÜLLWOLD
Symptome schizophrener Erkrankungen
Uncharakteristische Basisstörungen
1977. 15 Tabellen, 112 Seiten
Gebunden DM 58,–; US $ 29.00
ISBN 3-540-08203-4

14. Band: **The Apallic Syndrome**
Editors: G. Dalle Ore, F. Gerstenbrand, C. H. Lücking, G. Peters, U. H. Peters
With the editorial assistance of E. Rothemund
1977. 67 figures, 17 tables. XV, 259 pages
Cloth DM 90,–; US $ 45.00
ISBN 3-540-08301-4

15. Band: O. BENKERT
Sexuelle Impotenz
Neuroendokrinologische und pharmakotherapeutische Untersuchungen
1977. 33 Abbildungen, 20 Tabellen.
VIII, 139 Seiten.
Gebunden DM 58,–; US $ 29.00
ISBN 3-540-08427-4

16. Band: R. AVENARIUS
Der Größenwahn
Erscheinungsbilder und Entstehungsweise
1978. VI, 98 Seiten.
Gebunden DM 48,–; US $ 24.00
ISBN 3-540-08547-5

17. Band: **Psychiatrische Epidemiologie**
Geschichte, Einführung und ausgewählte Forschungsergebnisse
Herausgeber: H. Häfner,
1978. 20 Abbildungen, 91 Tabellen.
X, 252 Seiten
Gebunden DM 98,–; US $ 49.00
ISBN 3-540-08629-3

18. Band: **Transmethylations and the Central Nervous System**
Edited by V. M. Andreoli, A. Agnoli, C. Fazio
1978. 45 figures, 42 tables. VI, 185 pages
Cloth DM 58,–; US $ 29.00
ISBN 3-540-08693-5

19. Band: **Psychiatrische Therapie-Forschung**
Ethische und juristische Probleme
Herausgeber: H. Helmchen, B. Müller-Oerlinghausen
1978. XII, 180 Seiten
Gebunden DM 48,–; US $ 24.00
ISBN 3-540-08732-X

20. Band: R. M. TORACK
The Pathological-Physiology of Dementia
With Indications for Diagnosis and Treatment
1978. 11 figures, 24 tables. Approx. 200 pages
Cloth DM 58,–; US $ 29.00
ISBN 3-540-08904-7

Preisänderungen vorbehalten

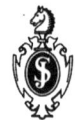
Springer-Verlag
Berlin
Heidelberg
New York